Practice of **Pediatric** 3rd
Rehabilitation Medicine

第**3**版

实用
儿童康复医学

Practice of Pediatric   3rd
Rehabilitation Medicine

主　编　李晓捷　姜志梅

副主编　唐久来　马丙祥　郭　津

人民卫生出版社
·北 京·

图书在版编目（CIP）数据

实用儿童康复医学 / 李晓捷，姜志梅主编 . -- 3 版 .
北京 ：人民卫生出版社，2025. 5. -- ISBN 978-7-117
-37901-4

I. R720. 9

中国国家版本馆 CIP 数据核字第 2025H98C06 号

人卫智网	www.ipmph.com	医学教育、学术、考试、健康，购书智慧智能综合服务平台
人卫官网	www.pmph.com	人卫官方资讯发布平台

实用儿童康复医学
Shiyong Ertong Kangfu Yixue
第 3 版

主　　编：李晓捷　姜志梅
出版发行：人民卫生出版社（中继线 010-59780011）
地　　址：北京市朝阳区潘家园南里 19 号
邮　　编：100021
E - mail：pmph @ pmph.com
购书热线：010-59787592　010-59787584　010-65264830
印　　刷：北京盛通印刷股份有限公司
经　　销：新华书店
开　　本：889 × 1194　1/16　　印张：41　　插页：8
字　　数：1047 千字
版　　次：2006 年 7 月第 1 版　　2025 年 5 月第 3 版
印　　次：2025 年 8 月第 1 次印刷
标准书号：ISBN 978-7-117-37901-4
定　　价：199.00 元

打击盗版举报电话：010-59787491　E-mail：WQ @ pmph.com
质量问题联系电话：010-59787234　E-mail：zhiliang @ pmph.com
数字融合服务电话：4001118166　E-mail：zengzhi @ pmph.com

编　者（以姓氏笔画为序）

刘　青　深圳市儿童医院

刘　娟　湖南省儿童医院

谷昱奇　淮安市妇幼保健院

张金牛　安徽医科大学第二附属医院

郜　莉　深圳市儿童医院

段雅琴　湖南省儿童医院

郭春光　湖南省儿童医院

黄美欢　深圳市儿童医院

黄婷婷　温州医科大学附属第二医院

梁红红　深圳市儿童医院

谭亚琼　湖南省儿童医院

程佩锋　温州医科大学附属第二医院

编写秘书　孔祥颖　李瑞星

主编简介

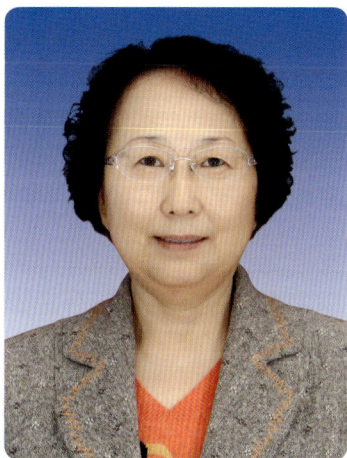

李晓捷 教授

一级主任医师,博士研究生导师。佳木斯大学康复医学院名誉院长、小儿神经疾病研究所所长。享受国务院政府特殊津贴,荣获全国优秀科技工作者、全国卫生健康系统先进工作者、中国康复医学会终身成就奖等荣誉。

协助李树春教授开启我国儿童康复先河,创建我国第一所儿童康复机构;作为主要创始人建立卫生部(现称为国家卫生健康委员会)康复医学人才培训基地、我国首个康复医学院;作为学科带头人,培养研究生200余人及大批研修生。从医40余年,始终工作在儿童发育障碍、脑损伤防治与康复医学医教研第一线。

兼任中国残疾人康复协会副理事长、脑性瘫痪与发育障碍康复专业委员会2~3届主任委员、中国康复医学会儿童康复专业委员会1~2届主任委员、黑龙江省康复医学会副会长、中国非公立医疗机构协会儿童康复专业委员会主任委员等;兼任国际残疾儿童学术联盟(IAACD)执行委员、国际物理与康复医学学会(ISPRM)理事等。

主持及主研国家级及省级科研项目41项,获奖20余项。在我国核心期刊或国际期刊发表一作或通讯作者论文250余篇。牵头编写《中国脑性瘫痪康复指南(2015)》《中国脑性瘫痪康复指南(2022)》;主编及主审国家卫生和计划生育委员会"十一五""十二五""十三五"规划教材《人体发育学》(第1~3版)、《儿童康复学》(第1~3版);主编《儿童常见疾病康复指南》《儿童康复》《实用儿童康复医学》(第1、2版)、《实用脑性瘫痪康复治疗技术》(第1、2版)、《特殊儿童作业治疗》《小儿脑性瘫痪的神经发育学治疗法》、"儿童康复系列丛书"等专著共计34部。

主编简介

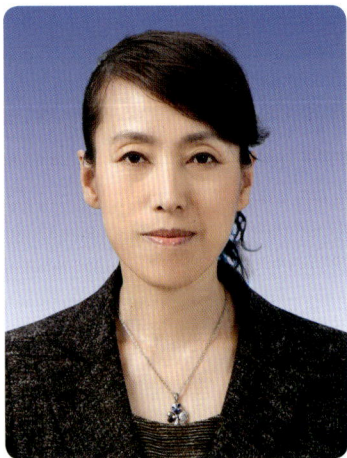

姜志梅 教授

主任医师,博士研究生导师。佳木斯大学副校长兼医学部主任(康复医学院原党委书记、院长)。兼任国际残疾儿童联盟学会理事及全球专业教育委员会委员,中国康复医学会儿童康复专业委员会主任委员、孤独症康复专业委员会副主任委员,中国残疾人康复协会孤独症儿童康复专业委员会副主任委员。为康复医学国家临床重点专科建设项目学科带头人、康复医学省级领军人才梯队带头人、黑龙江省儿童神经康复重点实验室主任、省级教学名师、省级龙江名医、省级一流本科课程"儿童康复学"负责人,担任《中华物理医学与康复杂志》《中华实用儿科临床杂志》编委等。

牵头编写《孤独症儿童康复服务》国家团体标准,参编《中国脑性瘫痪康复指南(2015)》《中国脑性瘫痪康复指南(2022)》。主编、副主编及参编《孤独症谱系障碍及干预方法》《康复治疗师临床工作指南——儿童发育障碍作业治疗技术》等著作16部。副主编国家卫生和计划生育委员会"十二五""十三五"规划教材《作业治疗学》(第1、2版),并主编其配套教材。发表学术论文60余篇。承担国家自然科学基金等科研项目20余项;获省级教学成果奖、省级科学技术进步奖等10余项。

第 3 版前言

儿童康复是我国康复事业的重要组成部分，儿童康复医学是研究儿童功能障碍评定、疗育及预防的独特医学学科，涵盖了对各类发育障碍、先天性疾病、后天性疾病、急性疾病、慢性疾病、损伤以及个人或环境因素所导致的功能障碍发生的基础理论、评定方法和康复治疗技术。20 世纪 80 年代初，李树春教授将现代儿童康复医学的新理念引入我国，儿童康复医学事业逐渐起步并蓬勃发展，至今已走过 40 余年的历程。目前，我国儿童康复事业进入全面提升阶段，康复服务机构广泛覆盖各省、自治区、直辖市，儿童康复专业队伍日益壮大，技术服务水平明显提高，国家及社会对儿童康复的重视、支持和参与程度日益增强。

随着社会的进步及人们生活方式的改变、现代医学水平的提高和疾病谱的变化，儿童康复医学涉及的疾病及康复需求范围日益扩大，除六类残疾儿童、常见疾病和功能障碍康复需求外，近年来重症康复、专科康复、早期康复等需求呈逐年递增之势，儿童康复事业面临新的挑战和重任。在新形势、新机遇下，儿童康复工作者的理论基础需要进一步夯实，专业技术水平需要进一步提升，专业知识需要不断更新，才能更好地为儿童康复事业高质量发展贡献力量。康复及儿童康复相关论著、工具书或参考书等为儿童康复工作者知识拓展与提升提供极大助力。我国儿童康复领域的重要学术论著——《实用儿童康复医学》，自 2006 年发行即受到诸多关注，并于 2016 年出版发行第 2 版。为适应新时期儿童康复疾病谱变化及康复评定、康复诊疗技术手段的革新，适应广大儿童康复工作者的临床和教学需求，启动修订了《实用儿童康复医学》(第 3 版)。

本书编写遵循科学性、先进性、实用性原则，编者均为我国长期工作在儿童康复事业一线的医、教、研专家和专业相关工作者，具有丰富的康复医学临床和教学经验，编写体例上力求统一，格式规范，层次分明，内容上力求全面，言简意赅，图文并茂。本书共分为 18 章，包括儿童康复医学概论、儿童康复评定、儿童康复治疗技术、高危儿早期干预，以及各种儿童疾病及功能障碍的诊断与康复评定、康复治疗和预后及预防，撰写内容丰富，囊括了临床大部分儿童疾病及功能障碍的康复，可供全体儿童康复工作者及儿科、神经科、心理科、康复科专业医学生使用。

编写及印制过程中难免有所疏漏，本书出版之际，恳切希望广大读者在阅读过程中不吝赐教，欢迎发送邮件至邮箱 renweifuer@pmph.com，或扫描上方二维码，关注"人卫儿科学"，对我们的工作予以批评指正，以期再版修订时进一步完善，更好地为大家服务。

李晓捷　姜志梅

2025 年 7 月

第2版前言

2010年9月26日，我尊敬的导师、中国儿童康复事业奠基人李树春教授在其88岁华诞之后不久便永远地离开了我们。李树春教授去世前，由他和我主编、国内部分儿童康复医学专家参与编写的我国首部《儿童康复医学》专著，由人民卫生出版社于2006年10月出版。这一专著的出版，正值我国儿童康复医学事业从起步到快速发展的初期，儿童康复医疗需求量不断增长，专业工作者急需学习和了解相关疾病及各类特殊儿童康复理念、理论与技术知识。因此，尽管《儿童康复医学》一书还有诸多缺憾与不足，但本书的出版填补了国内空白，起到了引导人们从康复医学的视角去认识和处理疾病及满足特殊儿童康复需求的重要作用，转变了人们的思想观念，为促进特殊儿童的身心发育，提高其生命质量，使其回归主流社会开辟了光明之路。

近年来，随着我国社会的发展以及人们对生命质量的渴望和需求，儿童康复医学已经从二十世纪八九十年代以小儿脑性瘫痪康复为主，发展为针对不同功能障碍、不同疾病与创伤以及不同康复层次需求者的康复，儿童康复医学也逐渐形成较为完整的理论体系和康复治疗技术。此次出版的《实用儿童康复医学》(第2版)，正是适应广大儿童康复医学工作者临床康复工作和教学需求，较为全面地介绍了儿童康复评定、康复治疗理念、理论与技术的相关内容，重点阐述当前临床常见相关疾病及各类特殊儿童的康复。本专著以儿童康复实用技术为主，力求既起到抛砖引玉的作用，引导读者了解和掌握如何从康复医学的角度观察处理问题，又着重阐述实用康复治疗技术，使读者学以致用，解决儿童康复医学的实践问题。本书特点：一是层次分明，力求全面，总体分为两大部分，第一章至第三章为概述、评定及康复治疗技术，第四章为高危儿早期干预，第五章至第十九章为各类功能障碍或疾病康复；二是力求体例统一，格式规范，各章疾病康复的阐述均涵盖了概述、评定、康复治疗、预防及预后等内容；三是言简意赅，图文并茂，不仅适应临床康复需求，也可作为教材使用。

儿童康复医学是康复医学领域的亚专科，由于儿童处于生长发育的不同阶段，因此儿童康复医学具有理论、技术、方法、途径以及疾病和康复需求对象等方面的特色及特殊性。本书编者均为我国从事儿童康复医学一线的专家和专业工作者，其中多数也同时从事康复医学教育工作，不仅临床康复经验丰富，而且有丰富的康复医学教学经验。希望本专著的出版能够带给广大读者新的精神享受。

本书出版之际，恳切希望广大读者在阅读过程中不吝赐教，欢迎发送邮件至邮箱 renweifuer@pmph.com，或关注"人卫儿科学"公众号，对我们的工作予以批评指正，以期再版修订时进一步完善，更好地为大家服务。

李晓捷

2016年2月

第1版前言

编写本书起因之一是 1999 年 10 月第四次访问日本北九州时,曾两次前来访问的"忘年之交",北九州市立综合疗育中心、福冈县作业疗法协会会长志井田太一先生赠送给我一本 3 月新出版的阵内一保等编著的《儿童康复医学》。他在赠书上还作了"祝愿中国和日本儿童和其家族们幸福"情真意浓的题词,令我非常高兴和感动,暖流激荡着我的心,我非常喜爱此书。

作为儿科医生的我,十分喜爱孩子,有病的孩子也一样令人怜爱。受"不能为良相也要做良医"教育的影响,有着通过科研去推翻一个前人过时的结论,能在某一个问题上提出自己的看法的梦想;做一个好医生,肯向病人学习而验证临床经验,以书本、文献充实而赶上时代医学进步的理想。

我身居边陲小镇,设备条件差,虽然由儿童保健、佝偻病防治转为小儿神经专科,但展望未来和性格喜爱我选择了运动障碍,以脑瘫为起点从而迈入了康复医学的领域。由于抗生物质制剂进步,临床营养学的改善等而使以急性感染为主的儿童疾病谱发生变化,伴随时代、经济、社会的进步,关心慢性残障儿童的保健(the care of children with choronic handicaps)已经成为必然,慢性残障儿童也可以称之为心身障碍儿童。

当代小儿神经学的三条支柱为:①发育儿科学(development pediatrics);②神经系统疾病的诊断和治疗(the diagnosis and treatment of nervouse system);③慢性残障儿童的保健(care of the chronic handicapped children)。以发育障碍儿为主的心身障碍儿童的研究,将会由发育障碍儿的早期发现,发育儿科学的进步而充实,其转归将由慢性残障儿童保健和康复的实践来解决。这种充实了的医学实践将会为发育障碍儿童的未来带来幸福和希望。如今的时代已经处于康复医学时代。

阅读这本书后获得了更多的信息,开阔了思路,了解到国外关于小儿残障学研究的起步并不是很早,也了解了其范畴,开启了我思维的闸门,又一次触动了我常思考着的一些问题,如在我国脑瘫康复实践中,家长、患儿甚至包括一些医生在内大多偏重于运动康复训练,忽视智能、语言、作业疗法等全面综合康复团队工作方式,有片面康复的倾向。

在社会的实际生活中,智能、语言、精神、感知等障碍儿童无论数量还是严重程度的比重都大,在儿童康复医学领域中,我们在小儿脑瘫康复方面引进了现代治疗手段和理论,而对其他残障儿童怎么办为好,如何开展这方面的康复,都是我所思索的。

我国人口众多,残疾儿童多而且 80% 在农村,经济发展需要时间,虽然早期康复的概念不断普及,但儿科领域中实施医学康复的医疗机构非常少,而且又不能有那么多钱设立康复机构,我们常常会为如何应对此种状况而苦恼。但通过编写学习,资料查询,使我们学习到国家对保护妇女儿童权益的相关精神,认识到少儿化与高龄化时代的到来,社区康复和全科医生的重要性,《提高人口素质,减少出生缺陷和残疾行动计划(2002—2010 年)》等,解决了我们的困扰,明确了儿童康复医学的方向,看到了希望,决定编写一本《儿童康复医学》专著。

借 2002 年在乌鲁木齐市召开第七届全国小儿脑瘫学术研讨会之机,和李晓捷、姜志梅、郭学鹏、唐久来、梁兵等同道讨论,得到了支持,决定分担执笔,尽快出版。并得到佳木斯大学和中国康复医学会领导的支持和关注,更增加了信心。在中国康复医学会的关切下,2004 年 7 月于佳木斯大学召开了首届中国儿童康复医学暨第八届全国小儿脑瘫学术研讨会。

本书对儿童康复医学的概念、范畴、趋势、康复技术等,都依据我国实际情况和查阅文献来编写。我们认为只有介绍和宣传有障碍儿童的康复医学,让儿童和家长们以及政府官员和社会工作者、医生和护士、教师和康复工作者等各方各界人士,更加对障碍儿童理解,唤起他们的关怀和支持,号召健康人和社会的援助,才能减少障碍儿童的痛苦,延长他们的生命,和亲人快乐地生活,看到蓝天白云,阳光和花朵。所以我们一想到为了他们,便感到欣慰和愉快。期望我们全社会的共同努力能为残障或心身障碍儿童带来幸福。诚恳希望大家批评指正。最后对南登崑教授、高松鹤吉博士、教授也表示衷心谢意。

李树春

2006 年 5 月

获取数字资源的步骤

1 扫描封底红标二维码，获取图书"使用说明"。

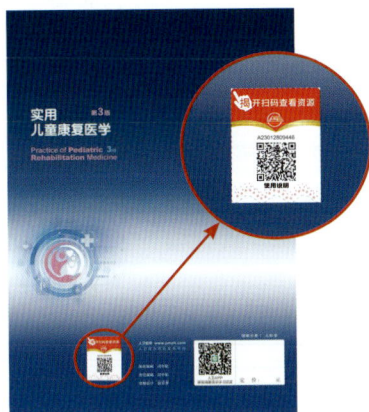

2 揭开红标，扫描绿标激活码，注册/登录人卫账号获取数字资源。

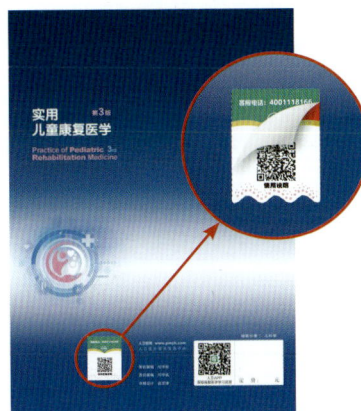

3 扫描书内二维码或封底绿标激活码随时查看数字资源。

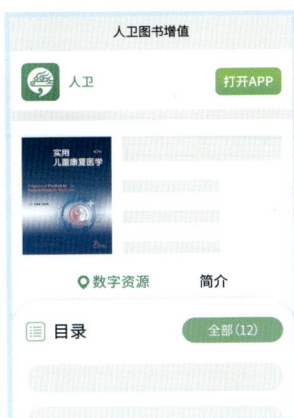

4 登录 zengzhi.ipmph.com 或下载应用体验更多功能和服务。

扫描下载应用

客户服务热线 400-111-8166

目 录

二维码资源目录

第一章

儿童康复医学概论

第一节 基本概念及研究范围

一、基本概念

（一）康复

《世界残疾报告》中将康复定义为"帮助经历着或可能经历残疾的个体，在与环境的相互作用中取得并维持最佳功能状态的一系列措施"。世界卫生组织（World Health Organization，WHO）对康复的描述是"采取一切有效措施，预防残疾的发生和减轻残疾的影响，以使残疾者重返社会。康复不仅是指训练残疾者适应周围的环境，也指调整残疾者的环境和社会条件以利于他们重返社会。在拟订有关康复服务的计划时，应有残疾者本人、他们的家属以及所在社区的参加"。康复应为综合性康复或全面康复，包括采用医学康复、教育康复、职业康复和社会康复等方面的措施。

（二）康复医学及儿童康复医学

康复医学是医学学科的一个新领域和分支，尽管在我国仍是隶属于临床医学的二级学科，但人们普遍认为其与预防、保健、临床医学并重，被称为"第四医学"。康复医学的概念随着以疾病为中心的生物医学模式转变为以人为中心的生物-心理-社会模式而发生着变化。康复医学是通过来源于不同医学专业的人员，以小组工作的方式，采取综合性康复的方法，研究由于功能障碍所导致的残疾，改善功能障碍，提高生活自理能力，使其发挥最佳身体、心理、社会、职业、非职业和教育的潜力。儿童康复医学是康复医学的亚专科，其服务对象是

各种功能障碍的儿童（或称之为残疾儿童），包括先天性疾病、后天性疾病、急性疾病、慢性疾病、各类损伤以及个人或环境因素导致的功能障碍者。

儿童康复医学的疾病种类、临床特点、康复理论与技术、预后及家长的期待等与成人康复医学有很大差别。生长发育是儿童不同于成人的重要特征，要遵循其生理、心理、社会发育的特征与规律开展康复治疗。儿童康复医学同样是从功能障碍预防、评定和处理的角度，成为具有基础理论、评定方法和治疗技术的独特医学学科。

二、研究范畴

儿童康复医学应以 WHO 倡导的《国际功能、残疾和健康分类（儿童和青少年版）》［International Classification of Functioning，Disability and Health（Children and Youth Version），ICF-CY］理念为指导，努力实现集中式康复与社区康复相结合，医学康复与教育、职业、社会、工程等康复相结合，现代康复与传统康复相结合，内科康复与外科康复相结合，生物-心理-社会模式康复的全面康复。儿童康复研究的范围广泛，主要包括以下几个方面：

（一）康复需求

随着社会的发展及生活方式的变化、现代医学水平的提高和疾病谱的变化，儿童康复医学涉及的疾病及康复需求范围日益扩大，主要包括：脑性瘫痪（脑瘫）、孤独症谱系障碍、智力发育障碍、癫痫、注意缺陷多动障碍、学习障碍等多发的疾病

或障碍；脑积水、骨关节疾病、颅脑损伤、分娩性臂丛神经麻痹、烧伤、心脏疾病、支气管哮喘等常见疾病与损伤；遗传性代谢性疾病，如进行性肌营养不良、苯丙酮尿症；神经肌肉疾病、脊柱裂、颅脑先天畸形、四肢先天畸形及其他先天性疾病和创伤等。以脑瘫为例，其发病率在世界范围内平均约为 2‰，2013 年对我国 12 个省市 32 万 1~6 岁儿童的脑性瘫痪流行病学调查结果显示，脑瘫患病率为 2.46‰，我国每年新增脑瘫患儿 4 万例。发育与行为异常是儿童精神疾病的重要内容，特别是以孤独症谱系障碍为例，国外从 20 年前 6‰ 到现在的 1%~2%，美国疾病预防控制中心 2025 年报道患病率约为 3.2%，智力发育障碍的患病率是 10‰~20‰，癫痫的患病率约为 3.5‰~4.8‰，其中 60% 在儿童时期已发病，严重癫痫儿童大多伴有不同程度的功能障碍。2006 年第二次全国残疾人抽样调查结果显示，我国共有 0~14 岁残疾儿童 817 万，其中包括视力残疾 18 万、听力残疾 116 万、肢体残疾 539 万、智力残疾 62 万、精神残疾 1.4 万、多重残疾 80 万，占全国残疾人总数的 15.8%，占全国儿童总数的 2.66‰。0~6 岁残疾儿童约 139.5 万，每年新增近 20 万。2011 年对全国 111 个康复机构调查结果显示，位居各机构康复治疗数量前三位的疾病为脑性瘫痪、智力发育障碍及孤独症谱系障碍，其中孤独症谱系障碍康复需求量逐渐增高。

康复是改善残疾儿童功能，提高生活自理、学习和社会适应能力的重要途径，儿童早期康复效果最明显，社会最关注，最具有抢救性康复价值。

（二）生长发育

全面了解和掌握儿童生长发育全过程中不同阶段从量变到质变的现象、规律及影响因素，是对儿童康复医学工作者的基本要求。既要研究儿童正常生理功能、心理功能及社会功能的发育，也要研究异常发育及其影响因素，包括先天因素与后天因素、内在因素与环境因素等对生长发育的影响及其特征，各种影响因素的作用机制及后果等。学习和研究儿童生长发育规律，对于加深理解儿童康复医学理论与技术的内涵和外延，提高儿童康复水平

具有重要意义。如儿童脑瘫的不同临床表现，反映了中枢神经系统不同程度和不同部位的发育障碍及损伤；神经发育学治疗技术的理论基础、评定原则及治疗技术，均遵循儿童神经发育规律。在儿童生长发育早期：姿势与粗大运动功能的改善和提高，主要依据反射发育及粗大运动发育规律；精细运动功能的改善和提高，主要依据儿童精细运动功能发育规律；言语语言障碍的矫治，主要依据言语语言发育规律；精神心理障碍的矫治，主要依据精神心理发育规律。儿童康复医学应将单纯从生物学角度、心理学角度、社会学角度或不同学科需求角度研究生长发育，变为融合相关学科研究成果、对生长发育的全面研究，从而形成整体和全面的正常与异常生长发育理念，更好地指导儿童康复医疗工作。

（三）康复评定

从 19 世纪 80 年代美国 Arnold Lucius Gesell 制定的《格塞尔发育诊断量表》，到儿童神经心理发育评定中各类筛查性评定、诊断性评定、适应性行为评定、运动功能评定，以及 21 世纪 WHO 所倡导的在 ICF-CY 架构下评估，均不同程度地应用于儿童康复医学临床工作中。儿童康复工作者不仅需要掌握和应用各类康复医学相关评定方法与技术，还应熟悉和应用能够反映儿童生长发育状况的评定方法及技术。对康复需求儿童所要进行的评定一般包括身体状况评定、体格发育评定、神经心理发育评定、运动发育评定、日常生活能力评定，以及诸如肌力评定、肌张力及关节活动范围评定、平衡与协调评定等。此外，还应根据需要，选择采用实验室或仪器设备的辅助检查及评定，如影像学评定、电生理学评定、三维步态分析、基因组学分析或遗传代谢检查等。儿童康复工作者还应了解、熟悉和应用某些特殊障碍或疾病的实验室检查及评定方法，以对某些特殊障碍或疾病进行判定，如言语语言障碍、视觉障碍、听觉障碍、孤独症谱系障碍、精神类疾病、遗传代谢性疾病等的专项评定。应全面掌握 WHO 已经开发的各类疾病或功能障碍（International Classification of Functioning, Disability and Health, ICF）核心分类组合，选择性应用于临床实践中。

(四) 康复治疗

对于儿童康复工作者而言,应在全面掌握康复医学基本理论与技术的前提下,在康复评定的基础上,根据儿童康复需求特点选择康复治疗策略,采用适合于儿童生长发育需求以及功能障碍特征的康复治疗途径、方法与技术。作为康复医学的亚专科,儿童康复工作者应全面掌握儿童康复治疗学理论、方法及技术,在康复治疗团队的紧密合作下,实现最佳康复效果。

残疾儿童具有与健全儿童同样的全面发展需求和权利,为实现这一目标,儿童康复医学工作者应高度重视综合性康复及全面康复,不仅要有正确的理念,而且应学习、掌握和应用相关理论与实施方法和技术。同时要避免"过度"康复治疗,在康复项目选择及总量控制上恰到好处,避免儿童接受超负荷的训练。

(五) 预防及预后

早期发现、早期干预是预防各类致残性因素以及降低残疾程度,实现最佳功能的重要途径。按照ICF 理念,各类致残性因素、功能状况以及残疾程度,不仅与疾病或创伤相关,还与生物学因素相关,而且与个人因素及社会因素相关。预防各类致残性因素的发生,最大程度发掘功能的潜力,使功能障碍降至最低程度,需要研究制订和实施综合的预防与康复措施。不仅应最大限度地阻止导致残疾或功能障碍的因素发生,而且应通过综合治理,改善与疾病、创伤、功能障碍发生、发展相关的个人因素及环境因素;不仅要采取医学手段,更需要建立良好的法律法规、科学的康复途径、规范的康复行为,以及通过教育、职业、社会康复途径并且号召全社会积极参与。

(郭　津)

第二节　儿童生长发育与康复医学

一、儿童生长发育特点及康复需求

儿童康复与成人康复有相似之处,但更多的是不同之处。儿童并不是成人的微缩,而是具有其特殊的生理特征和康复需求,是需要提供综合性或个性化干预的人群。儿童生长发育是连续的、有阶段性的过程,一般分为新生儿期、婴儿期、幼儿期、学龄前期、学龄期及青春期。各年龄阶段生长发育速度不同,既有连续性,也有阶段性,且相互影响,前一阶段的发育为后一阶段奠定必要的基础,任何阶段的发育受到阻碍,都将对后一阶段产生不良影响。

生长(growth)是指儿童身体器官、系统和身体形态上的变化,是量的增加;发育(development)是指细胞、组织和器官的分化与功能成熟,主要指一系列生理、心理和社会功能发育,是质的改变。

1. **生长发育的特点**　儿童发育的过程是相对独立同时又高度开放的系统,既有早期独立于环境的相对封闭系统(子宫内),同时又与系统外环境存在密切关系,与外界存在物质、能量和信息的交换。其独立性和差异性取决于遗传基因所承载的生命信息谱的系统特征,而环境极大地影响着儿童发育的各个方面,包括个体的成熟度和成熟特征。

各系统器官发育不平衡,各系统有各自的生长特点,但统一协调。一般来说,神经系统发育较早,生殖系统发育较晚,而淋巴系统在儿童期迅速生长,在青春期前达高峰,以后逐渐下降。各系统发育并非孤立进行,而是相互影响,相互适应。生长发育速度呈波浪式,身体各部的生长速度亦不均等。各系统发育速度的不同与儿童不同年龄阶段的生理功能有关。

生长发育的一般规律是由上到下、由近到远、由粗到细、由低级到高级、由简单到复杂。例如出生后运动发育的规律是：先抬头、后抬胸，再会坐、立、行（由上到下）；从臂到手，从腿到脚的活动（由近到远）；从全手掌抓握到手指抓握（由粗到细）；从阳性支持反射到站立（由低级到高级）；从直腰坐到坐位的自由玩耍（由简单到复杂）。生长发育存在个体差异，在一定范围内受遗传、营养、环境的影响。

2. 生长发育的关键期特点 在外环境无特殊变化的条件下，个体儿童的发育过程比较稳定，呈现一种轨迹现象。轨迹有动态的、复杂的调控系统，其中遗传基因起关键作用，它尽力使正在生长中的个体在群体范围中保持有限的上下波动幅度。个体出现疾病、内分泌障碍、营养不良等不利现象，会出现明显的生长发育落后；这些阻碍因素被克服后表现出的加速生长并恢复到正常轨迹的现象，称"赶上生长"。

许多重要的器官和组织都有"关键生长期"，此时的生长发育若受干扰，常成为永久性的缺陷或功能障碍。换言之，不抓紧时机治疗，这些器官、组织即便出现"赶上生长"，也往往是不完全的。从胎儿中后期到出生后 6 个月，是脑细胞数量大量增加的脑组织生长关键期。这时若发生严重的蛋白质 - 热量营养不良、缺氧、产伤等现象，细胞的分裂、增殖速度会急剧减慢；即便今后进行各种积极干预，也不能完全实现"赶上生长"，脑细胞数量不能恢复到应有水平，儿童智力将受影响。青春期早期是长骨组织的关键生长期，各种阻碍生长的因素若作用于该阶段，会使骨细胞数量减少，骨骼生长受阻。若不采取积极治疗措施，则伴随骨的干骺愈合，长骨将丧失继续生长的机会，儿童的体格就无法达到其遗传潜力所赋予的水平。

近些年儿童发育障碍及心理行为问题尤显突出，与儿童发展相关疾病，如脑性瘫痪、智力发育障碍、孤独症谱系障碍、注意缺陷多动障碍、学习障碍和阅读障碍等已经成为国内外研究的重点和难点。面对居高不下的发病率，与儿童发育相关疾病的防

治与康复已经成为医学领域的重要任务。人们越来越多地关注和研究儿童的早期发展，将儿童的发展学科与康复医学结合起来，对儿童发育障碍、行为偏离和异常进行防治与康复，对出生缺陷进行研究和筛查。许多国家都把保障和促进儿童早期发展，列为加强综合实力和竞争力的战略措施。近20 年来儿童早期发展与康复研究的进展，在很大程度上受到系统生物学、遗传学、胚胎学、心理学、脑神经科学和发育儿科学等重要学科进展的影响和推动，使儿童康复医学获得了新的理论支持和循证基础。

二、儿童康复策略的选择

儿童康复所涉及的疾病种类很多，目前在我国排在前几位的是脑瘫、智力发育障碍、孤独症谱系障碍、神经发育障碍、颅脑损伤和注意缺陷多动障碍等。儿童无论哪种疾病或功能障碍，都发生于生长发育阶段，其发病机制、病理生理学特点、临床表现等生物学特征及其生长发育和致病的社会学因素，均明显区别于成人。因此，在临床康复工作中，只有以儿童发展理论为依据，才能全面理解和正确解释儿童发育障碍、各类损伤与残疾以及相关疾病的临床表现，恰当地应用适合于儿童的康复方法、途径和技术。

不同生长发育阶段的康复治疗目标及策略选择不同。婴幼儿期的主要目标是建立基本功能及促进生理、心理、社会功能的全面发展；学龄前期的主要目标是为入学作准备；学龄期的主要目标是适应学校及社会的环境；青春期的主要目标是为成年后参与社会作准备。无论何种原因所致的功能障碍，无论功能障碍的特点、程度如何，均应遵循以上原则，根据不同年龄段儿童康复目标，选择采用不同的康复策略。

三、儿童康复中应重视的问题

1. 促进身心全面发育 儿童康复的误区之一是只注重矫治某一方面的障碍而忽视生理、心理、社会功能全面发展的需求。应避免康复训练方法

单一、乏味，从适应特殊需求儿童身心发育及生理需求的角度，重视包括感知、认知、语言、社会交往、情绪、情感和行为等的全面发育，采取丰富多彩的康复手段，以功能为核心，以特殊需求儿童及家庭成员参与为重点开展康复治疗。要避免"过度"治疗，在康复治疗项目选择上以及总量控制上恰到好处，避免儿童接受超负荷的训练。

2. **综合康复**　儿童康复的另一误区是寄希望于某一治疗技术解决所有问题，忽视以内外科结合、中西医结合、医教结合的综合治疗为主渠道，康复训练为主，必要时辅以各种辅助治疗的原则。例如在脑瘫康复治疗中，手术适应证取决于诸如：是否存在行走功能障碍；非手术治疗已无法满足解决行走障碍问题；其他手段无法实现促使运动功能改善等。包括早期肉毒毒素注射在内的积极治疗，可最大程度预防或减少挛缩和畸形的发生，从而降低外科手术密度，改善功能。外科手术也趋向于更多矫正由于骨骼畸形而引起的生物力学的紊乱，尽量减少软组织的创伤性手术。因此，正确选择手术适应证及手术术式，加深外科医生对脑瘫的全面认识，提倡内外科医生的会诊制度及信息交流，慎重选择手术适应证，紧密配合康复训练，避免不规范手术的发生，科学有序地开展脑性瘫痪康复工作十分重要。

3. **加强护理与管理**　特殊需求儿童的护理和管理作为康复的一部分，对提高康复效果、实现全面康复具有重要意义。护理和管理与康复治疗同等重要，对于特殊需求儿童生存、治疗及学习环境以及精神、睡眠、饮食等的合理调整，日常生活的管理，姿势管理、携带、转移方式，制作和选择简易的防护用具及辅助器具，调整特殊需求儿童及家长的心理状况，开展游戏及文娱体育活动等都应受到重视，也应加强对护士、家长和看护者的培训，将康复贯穿于日常生活之中。

4. **早期开展教育及医教结合康复**　如何使特殊需求儿童像普通儿童一样接受教育，特别是早期适时教育，仍是摆在我国政府以及儿童康复工作者面前的严峻挑战。理念的转变、政策的支持、

环境的改善是实现这一愿望的前提。医生和治疗师应作为桥梁，弥合教育与医学康复之间的沟壑，在对特殊需求儿童进行康复治疗的同时，重视并适时开展教育康复及医教结合康复，设法及时开展特殊教育、学前教育及小学教育，与家长及教育机构紧密配合，为特殊需求儿童接受适龄、适当教育创造条件，是实现特殊需求儿童全面康复的重要内容。

5. **不同年龄段康复治疗策略**　不同年龄段特殊需求儿童处于生长发育的不同阶段，各项功能、障碍程度及环境状况亦不尽相同。因此，应重视不同年龄段特殊需求儿童康复治疗目标的制定及康复策略的选择。

(1) 婴儿期策略：重点应主要围绕对婴儿身心发育的全面促进，包括粗大及精细运动功能、精神心理功能的建立和发展。

(2) 幼儿期策略：此期功能障碍的特点已经明确，在智力、语言、思维和社交能力发育日渐增速的同时，功能障碍的未成熟性，各种功能发育的不均衡性，异常发育所导致的功能紊乱，各类异常的多样性，以及发育向异常方向发展、强化而固定的"顺应性"等趋势最强，也是儿童迅速形成自我模式的关键时期。这一阶段康复治疗的重点应围绕上述特点进行，同时注重心理及社会功能全面发育的重要作用和影响。

(3) 学龄前期策略：此期儿童活动范围和种类扩大，主动学习能力增强，开始主动地控制自身得以适应环境。因此，这一时期的康复治疗应以发掘特殊需求儿童自身潜力为重点，应用各类康复手段。康复治疗的重要目标是为入学作准备。

(4) 学龄期策略：此期康复治疗的主要目标是适应学校的环境，应以学会独立、建立计划和处理自我面对问题及需求的能力为主。此阶段已经从康复训练为重点转向认知与文化的学习，康复治疗的重点应放在学会如何使用辅助用具，如何增强自理能力和学校学习能力等。因此，这一阶段应采取多种措施和丰富多彩的康复方法，以适应特殊需求儿童接受教育、生活自理、从儿童阶段向成人发展

的需求。

6. 重视环境及社区康复　家庭对特殊需求儿童的影响不亚于医生和治疗师，康复效果如何，很大程度上取决于家庭。以特殊需求儿童为中心的社区康复服务，对特殊需求儿童的康复起到重要作用，社区是最能体现医疗、教育、职业及社会康复相结合的社会单元。社区康复为特殊需求儿童提供了使用简单、通俗易懂的康复技术，具有低资金投入、充分发挥其自身积极性、家庭成员的参与等多项优越条件，使特殊需求儿童得到长期的康复训练，达到理想的康复效果。因此，社区康复是特殊需求儿童实现全面康复和理想、持久康复效果的必由之路。

（郭　津）

第三节　ICF-CY 与儿童康复医学

ICF-CY 源自 ICF，并与 ICF 兼容，以更广泛的类目编码用于描述儿童和青少年的功能和健康状况。

一、ICF-CY 产生的背景

世界卫生组织于 2001 年 5 月正式发布 ICF，为不同国家和学科提供一种统一的、标准的语言和框架来描述健康状况和与健康有关的状况。为了弥补 ICF 在儿童青少年功能与健康分类的不足，世界卫生组织于 2007 年颁布了 ICF-CY，2013 年完成国际中文版的翻译和标准化工作。ICF-CY 结合了儿童身心发展特点，在 ICF 类目基础上，增加了 37 个身体功能类目、18 个身体结构类目、155 个活动和参与类目以及 9 个环境类目。增加的类目使 ICF-CY 更具有针对性和指导性，为儿童康复奠定了理论基础，并为儿童的功能诊断、功能干预和功能评定提供了方法和工具。

二、ICF-CY 理论构架

ICF 基于"生物 - 心理 - 社会"模式，为健康与残疾的理解提供新概念。包括两部分，第一部分为身体结构（解剖部位，如器官）、身体功能（生理功能，如知觉功能）、活动（执行任务或行动，如走路）和参与（参与社会活动，如玩游戏）；第二部分为背景因素，包括个人因素（个人特征，如性别、习惯、动机）和环境因素（如社会的态度、建筑特点、法律系统），对功能和残疾有积极或消极作用。"功能"表示个体（有某种健康情况）和个体所处的背景因素（环境和个人因素）之间发生交互作用的积极方面，"残疾"指损伤、活动受限、参与受限，它表示个体（有某种健康情况）和个体所处的背景因素（环境和个人因素）之间发生交互作用的消极方面。上述各因素相互影响，而非单纯生物学的线性因果关系，这些被视为健康与残疾的核心概念。ICF 的贡献在于它把使用者的关注点从疾病的结局转移到功能上来。ICF-CY 在 ICF 的理论架构之上，使用通用语言和术语记录儿童和青少年表现出的身体功能、身体结构、活动和参与的问题以及相关环境因素。它为临床、公共卫生和研究应用提供一套共同的和通用的语言，有利于记录和测量儿童和青少年的健康以及与健康有关的状况。

三、ICF-CY 编码系统

ICF 类目使用字母进行编码。类目的每个组成部分按茎 / 枝 / 叶排列。字母 b、s、d 和 e，分别代表身体功能、身体结构、活动和参与以及环境因素领域，字母后面的是编码数字，开始是章数（1 位数，一级类目），接着是二级水平（2 位数，二级类目）、三级和四级水平（各为 1 位数，三级和四级类目）。每个领域都由很多章节组成，章节（一级类目)包含很多二级类目,二级类目包含三级类目,三级类目又包含四级类目。例如:d5 自理(一级类目),d570 照顾个人健康(二级类目),d5702 维持个人健康(三级类目),d57021 向看护寻求建议和帮助(四级类目)。

ICF-CY 限定值用 ICF 限定值对 ICF 类目某种问题、有利因素或障碍因素的严重程度进行量化。限定值在小数点后使用一位、两位或多位数进行编码,没有限定值的编码没有意义。身体功能(b)为一级限定值,显示严重程度;身体结构(s)为一至三级限定值,显示严重程度、损伤性质和损伤部位;活动和参与(d)为一至五级限定值,显示在现有环境中的表现和能力;环境因素(e)为一级限定值,显示现有环境中的有利因素或障碍程度,有利因素在数值前以"+"表示。一级限定值使用(0~4,8,9)进行描述。

WHO 的 ICF 研究小组针对多种特殊疾病状况开发了能广泛应用于临床健康状况测量的 ICF 核心分类组合。在儿童康复领域,已经开发出脑瘫 ICF-CY 核心分类组合和孤独症谱系障碍 ICF-CY 核心分类组合(详见第二章第七节)。

(郭　津)

第四节　循证医学与儿童康复医学

一、概述

近年来,基于循证医学的儿童康复临床实践,越来越引起人们的重视,并已成为国际共识。自 2001 年美国脑瘫与发育医学学会(American Academy for Cerebral Palsy and Developmental Medicine,AACPDM)提出关于神经发育学疗法(neurodevelopmental therapy,NDT)证据报告以来,循证医学(evidence-based medicine,EBM)已经成为儿童康复领域中的研究重点。

David Sackett 于 1996 年将 EBM 定义为"慎重、准确和明智地应用当前可得最佳研究证据,同时结合临床医师个人的专业技能和长期临床经验,考虑患者的价值观和意愿,将三者完美地结合在一起,制订出具体的治疗方案"。Gordon Guyatt 于 2014 年凝练循证医学定义为"临床实践需结合临床医生个人经验、患者意愿和来自系统化评价和合成的研究证据"。

EBM 的核心思想是在医疗决策中将临床证据、个人经验与患者的实际状况和意愿相结合。临床证据主要来自大样本随机对照临床试验、系统性评价或荟萃分析。EBM 有利于提高现有证据的系统性应用,减少存在问题的研究实践、偏倚和利益冲突,制订更易于应用的临床指南,更好地利用真实世界数据而支撑创新、质量改进及提升安全性,在基于证据的医疗实践中作出明智的选择。

二、循证医学在儿童康复领域的应用

儿童康复领域的循证医学研究和应用日益得到广泛重视,不断深入研究和探索康复医疗实践中的循证证据,已经成为儿童康复多学科、多专业、多领域的研究重点。目前,儿童康复领域的循证医学研究已经在重症儿童康复、脑损伤儿童康复、脑瘫儿童康复、孤独症谱系障碍儿童康复、运动转换障碍儿童康复、预防、早期诊断和早期干预、认知、情绪、家庭康复、终生管理等,以及物理治疗、作业治疗、辅助替代医学等方面取得不同程度的成果并指导临床实践。本节重点介绍循证医学在脑性瘫痪(cerebral palsy,CP)及孤独症谱系障碍(autism spectrum disorder,ASD)儿童康复中的研究和应用。

（一）循证医学临床实践指南

临床实践指南分为基于专家共识的指南及循

证医学实践指南两类。基于专家共识的指南,易受专家经验和主观判断的影响,一定程度上会影响其科学性;循证医学实践指南,是在循证医学方法学指导下的实践指南,同时兼顾患者的意愿、价值观、资源消耗等,具有较强的科学性,是临床实践指南的主流。

2011 年美国医学研究所(Institute of Medicine, IOM)对 EBM 实践指南提出六条基本规则:①系统评价当前所有证据;②多学科协作;③考虑患者的价值观;④制订过程要透明,且避免利益冲突;⑤要明确证据质量和推荐强度的关系;⑥恰当和及时地更新指南。临床循证实践指南的制定过程包括文献证据的检索与评价、推荐意见的形成与确定推荐强度两个部分。主要步骤包括:①陈述临床问题:一般应针对亟待解决的关键问题;②收集证据:进行科学、全面的文献检索;③评价证据:采用现代文献研究方法,对检索到的文献进行筛选,形成支持指南临床研究的证据等级,且根据不同的证据等级形成具有不同强度的推荐意见;④将临床问题、证据等级、推荐意见及推荐强度整合成指南建议;⑤通过专家讨论与论证、问卷调查等形式达成共识;⑥综合同行及利益相关者(如患者、相关机构)的意见。

美国卫生与公众服务部、英国国家卫生与保健优化研究所、日本康复医学会诊疗指南委员会等机构相继编制的《脑性瘫痪康复指南》《19 岁以下儿童痉挛的处理》《25 岁以下儿童脑瘫的评估与治疗》《日本小儿脑性瘫痪康复治疗指南》等循证医学临床实践指南,在世界范围内具有广泛的影响。我国近年来出版发行了多种临床实践和管理的指导性团体标准或指南,大多基于专家共识,例如《儿童孤独症诊疗康复指南》《脑性瘫痪儿童康复服务团体标准》《孤独症儿童康复服务团体标准》《孤独症儿童康复服务机构建设管理指导手册》《智力残疾康复服务指南》《婴幼儿脑损伤神经修复治疗专家共识》《有关脑瘫共患癫痫诊治原则的专家共识》《新生儿重症监护发育评估指导意见》《儿童孤独症诊疗康复指南》《儿童脑性瘫痪肉毒毒素治疗专家共识》《儿童常见疾病康复指南》等。

继我国首个儿童康复领域循证医学临床实践指南《中国脑性瘫痪康复指南(2015)》,于 2015—2016 年在《中国康复医学杂志》连续刊登 11 期后,由中国康复医学会儿童康复专业委员会、中国残疾人康复协会小儿脑瘫康复专业委员会、中国医师协会儿童康复专业委员会联合组织编制的《中国脑性瘫痪康复指南(2022)》以及《中国脑性瘫痪康复指南(2022)》核心内容解读,于 2022 年在《中华实用儿科临床杂志》连续刊登 10 期,标志着我国儿童康复领域临床循证医学研究进入到与国际接轨的新阶段。该指南参考美国卫生与公众服务部、日本康复医学会等编制的脑瘫康复指南以及循证医学 Delphi 分级标准、GRADE 证据分级和推荐标准、英国牛津循证医学中心临床证据水平分级和推荐级别等国际循证医学实践指南证据等级及推荐强度标准,采用一致的证据水平及推荐强度标准(四级证据水平、三级证据水平转换推荐强度标准及四级推荐强度),根据国际循证医学实践指南编制的基本规则和要求进行编制,实现了基于循证医学研究开展脑瘫康复的临床实践的指导,初步满足了我国广大儿童康复工作者临床实践的渴求。

(二)循证医学研究进展及应用

近年来,世界各地通过各类特殊儿童登记管理监测网络平台,例如欧洲脑瘫监测组织(Surveillance of Cerebral Palsy in Europe, SCPE)、澳大利亚脑瘫登记组织(Australian Cerebral Palsy Registe, ACPR)、美国孤独症和发育障碍监测网络(Autism and Developmental Disabilities Monitoring Network, ADDMN)、加拿大脑瘫登记管理组织(Canadian Cerebral Palsy Registry, CCPR)等,为终生康复治疗、管理与服务,进行流行病学研究、循证医学研究、临床应用研究以及政府制定政策提供客观依据,发挥了不可替代的重要作用。

依据上述平台循证医学研究报告,显示几年来世界范围内高收入国家脑瘫发病率/患病率已呈下降趋势,产前因素成为导致脑瘫的主要原因;中低收入国家脑瘫发病率／患病率未见明显下降趋势，且高于高收入国家；围产期及产后因素仍是导致脑瘫的重要原因。高收入国家与中低收入国家之间在脑瘫类型分布、严重程度分布、防治状况等方面存在差别。较高质量的循证医学研究证据表明，近几年采用的产前干预、围产期管理、早期诊断及早期干预等措施，对预防脑瘫的发生、减少和减轻功能障碍起着重要作用。

2013年及2020年Novak团队发表的脑瘫干预疗法循证医学证据的系统综述在全世界引起了广泛的反响，系统综述分别对166篇和247篇研究进行循证医学分析，结果显示目前通用的脑瘫干预和预防措施中仅14%~24%疗效确切，推荐使用；70%~83%疗效不明确；3%~6%无效甚至有害，建议停止使用。上述基于循证医学证据的研究结果，对传统的脑瘫预防和治疗理念产生了巨大冲击。此外，2017年Novak团队基于循证医学研究结果发表的"脑瘫早期精准诊断和早期干预"的文章，提出脑瘫或脑瘫高风险状态可在矫正月龄6个月之前准确预测，以及2021年Catherine Morgan等发表的"0~2岁脑瘫或脑瘫高危儿的早期干预：基于系统评价的国际临床实践指南"，打破了人们对脑瘫诊断时机的认识，提出早期预测脑瘫或脑瘫高危儿的标准化工具、诊断时间可提前至矫正月龄6月龄以前，并阐明了早期诊断和早期干预对儿童持续发育的重要性。这可能对转变人们传统的理念以及临床实践，具有重要参考价值和深入研究的意义。

根据美国疾病预防控制中心（Centers for Disease Control and Prevention，CDC）2025年公布的数据，孤独症谱系障碍患病率为1/31，男性（4.92%）发病率是女性（1.43%）的3~4倍。美国国家孤独症谱系障碍中心国家标准项目（National Standards Project，NSP）指出，每个学科都应根据各自领域的标准，努力提供和促进具有最佳循证支持的实践，提出孤独症谱系障碍循证干预措施。

2018年，Meredith N等人发表的综述"孤独症谱系障碍儿童的循证干预"，较为全面地反映了

目前孤独症谱系障碍循证研究状况。循证研究表明，孤独症谱系障碍治疗的主要目标是优化功能：沟通技能、社交技能、生活质量和独立生活能力，减少或消除不适应行为。一系列补充和替代医学（complementary and alternative medicine，CAM）疗法，其有效性缺少严格的实证研究支持。许多传统实践的医学／行为疗法也可能缺乏严谨研究基础，可供选择的治疗方案众多，研究支持水平各不相同。因此，必须采用可靠的评估和干预措施，遵循循证实践原则开展康复治疗。美国国家孤独症谱系障碍中心国家标准项目制定的孤独症谱系障碍循证干预措施，在一定程度上满足了孤独症谱系障碍循证实践指南的需求。部分循证研究结果提示：①应在9月龄、18月龄和30月龄时，进行常规发育监测和结构化发育心理筛查，包括在18月龄和24月龄时使用孤独症谱系障碍特定筛查工具。②采用应用行为分析疗法（applied behavioral analysis，ABA）的早期干预（early intervention，EI）计划，结局理想。③包括视觉支持、图片或书面时间表及计划、现场和视频建模等，预防或减少孤独症谱系障碍问题行为的有效策略。④社交技能干预：主要包括社会技能小组干预、同伴调解干预、真实的建模或视频建模干预、基于故事的干预／社会故事等。⑤认知行为疗法（cognitive-behavioral therapy，CBT）：对孤独症谱系障碍儿童和青少年同时伴有焦虑／抑郁的治疗有效性的研究，已经发现大量中等程度的治疗效果。⑥循证研究证明有效或有望提高孤独症谱系障碍青少年社交技能、日常生活技能和就业的循证实践，包括真实建模、提示、强化、自我管理、技术辅助教学和视频建模等。⑦基于证据的交流实践，主要包括早期综合模型的离散试验教学法（discrete trial training，DTT）和自然发展行为干预（naturalistic developmental behavioral interventions，NDBI）；常用的干预策略包括语言建模策略、环境安排或"交际诱惑"、明细表和书面脚本及视觉线索，增强和替代交流系统（augmentative and alternative communication，AAC），基于作业治疗干预处理感觉加工和运动技

能等。因此,对孤独症谱系障碍的康复治疗应努力提供跨学科、多模式的方法,以解决孤独症谱系障碍的缺陷,在发挥其优势的同时,确定孤独症谱系障碍儿童和家人的目标及优先事项,基于循证治疗以提供最佳临床管理的指导。

(李晓捷)

第五节 儿童康复医学的发展及挑战

一、我国儿童康复医学发展历史

我国儿童康复在以李树春教授为代表的老一代儿童康复工作者的带领下,起步于20世纪80年代初期。自20世纪80年代开始,国际流行的儿童康复治疗理论和技术从不同渠道引入我国,并被逐渐推广应用。我国儿童康复事业从星星之火到燎原之势,特别是进入21世纪后,形成快速发展的局面。历经40余年的发展历程,我国儿童康复可划分为起始阶段、普及阶段、发展阶段和提升阶段四个历史阶段。我国政府自20世纪80年代开始,将儿童康复纳入中国残疾人事业"八五"至"十四五"发展纲要。20世纪80年代,政府的重点是白内障复明手术、脊髓灰质炎后遗症矫治手术及聋儿听力语言训练;"八五"期间增加了包括残疾儿童在内的低视力残疾者配用助视器、智力残疾儿童康复训练等内容;"九五"期间增加了肢体残疾儿童矫治手术、残疾儿童辅助器具装配等;"十五"期间提出到2015年残疾人"人人享有康复服务"的目标,其中包括残疾儿童,并应优先重视和实现这一目标;"十一五"期间提出"优先开展残疾儿童抢救性治疗和康复,对贫困残疾儿童给予补助,研究建立残疾儿童救助制度""支持对0~6岁残疾儿童免费实施抢救性康复";"十二五"期间,提出大规模、全方位开展儿童康复工作,更加注重残疾儿童康复制度建设,探索建立残疾儿童早预防、早筛查、早转介、早治疗、早康复的工作机制;"十三五"期间,提出到2020年,残疾人权益保障制度基本健全、基本公共服务体系更加完善,残疾人事业与经济社会协调发展,残疾人社会保障和基本公共服务水平明显提高,共享全面建成小康社会的成果。"十四五"时期,提出要继续加快发展残疾人事业,团结带领残疾人和全国人民一道,积极投身全面建设社会主义现代化国家的伟大实践,共建共享更加幸福美好的生活。2017年国务院颁布《残疾预防和残疾人康复条例》,有五章36条涉及儿童康复相关内容。根据这一条例,2018年国务院下发《关于建立残疾儿童康复救助制度的意见》,提出对六类残疾儿童实施进一步救助政策。习近平总书记在2016年全国卫生与健康大会上所提出的"努力全方位、全周期保障人民健康"的号召,为我国卫生与健康工作以及儿童康复事业的发展指明了方向,为健康中国的实现凝聚起更加磅礴的力量。进入"十四五"后,我国进一步加强康复服务工作,国家卫生健康委员会《关于印发加快推进康复医疗工作发展意见的通知》、国务院《关于印发"十四五"残疾人保障和发展规划的通知》、国家发改委印发《关于"十四五"优质高效医疗卫生服务体系建设实施方案》、国家卫生健康委办公厅《关于开展加速康复外科试点工作的通知》以及国家六部委联合发布的《关于印发"十四五"残疾人康复服务实施方案的通知》等,为我国康复事业的发展提出更高的要求和更清晰的目标,相信在"十四五"期间,我国儿童康复事业的发展将会取得更加辉煌的成就。

(一)起始阶段(1980—1990年)

这一阶段,是我国儿童康复事业的起步阶段,儿童康复机构开始建立,国际交流与合作、学术活动及儿童康复专业人才培养开始启动。原佳木斯医学院附属医院儿科主任李树春教授(1922—2010年)率先在佳木斯医学院附属医院开设脑瘫儿科门诊(1980年)及开展在儿科病房的康复治疗工作(1983年),开启了我国儿童康复的先河。在此阶段,日本成立了"李树春教授希望应援会"(简称"应援会"),对我国开展技术支持和援助。1987年9月,拥有50张床位、2 600m²的我国第一所儿童康复机构——黑龙江省小儿脑性瘫痪防治疗育中心(简称"中心")在佳木斯市诞生了。1988年10月,设有脑瘫儿童康复科的我国第一所以康复为特色的综合医院——中国康复研究中心/北京博爱医院在北京落成。这两个机构的诞生,成为我国儿童康复事业起步阶段的重要标志。我国开展了与日本、美国等国家和地区的交流与合作,积极引进现代康复理论与技术。1989年,受中国优生优育协会和卫生部妇幼司委托,在佳木斯举办了首届"全国优生优育脑瘫防治培训班"并连续举办3届,以"应援会"专家团队为主,培训了我国第一批儿童康复专业人员。1990年,联合国儿童基金会在中国残疾人联合会的积极协调下,基于"中心"的工作基础,与佳木斯市政府合作,建立我国首个儿童脑瘫社区康复国际合作试点项目,开启为期3年的试点。

(二) 普及阶段(1990—2000年)

这一阶段,我国儿童康复服务从极少数省市逐步拓展至更多地域,学术团体开始建立,专业人才培养不断加强,国际交流更加广泛。不同规模和体制的儿童康复机构已在部分地区以省会城市为主纷纷建立,综合医院、儿童医院、妇婴医院率先开始儿童康复工作。北京、上海、广东、河北、山东、湖北、福建、河南、辽宁、四川、青海、黑龙江等省市纷纷开展儿童康复工作,除公立儿童康复机构外,这一阶段我国开始出现非公立儿童康复机构。以中国残疾人联合会为主导的儿童社区康复试点已延伸到多个地域的城市和乡村,越来越多的专业人员走出国门深造,更多的社会大众及相关领域开始关注和参与儿童康复工作。1994年,"中心"被卫生部医政司批准为"康复医学人才培养基地",举办每年一届的培训班,至今已连续举办25届。1999年,以"中心"为基础在佳木斯大学成立了我国首个以培养儿童康复专业人才为特色的康复医学院。

(三) 发展阶段(2000—2010年)

这一阶段,我国儿童康复服务数量与质量快速提升,专业队伍迅速壮大,学术水平不断提高,国际交流与合作、专业人才培养快速发展。以北京、上海等地国内著名三级甲等医院为代表的众多综合医院、儿童医院、妇婴医院等纷纷开设独立的儿童康复科或依附于康复医学科、儿科、儿童保健科开展儿童康复工作。全国残联系统建立不同层次的儿童康复机构和设施,各地儿童福利机构也开始开展康复工作。儿童康复已不同程度覆盖大多数省、自治区、直辖市,形成了以集中式康复服务途径为主的医院、机构、学校和社区四种康复服务的模式。儿童康复专业人才培养的本科教育、研究生教育进一步发展。部分院校开设了"儿童康复学""人体发育学"课程;佳木斯大学康复医学院于2000年开设护理学(康复护理方向)、2001年开设康复治疗学(儿童康复方向)本科教育,填补了国内空白。佳木斯大学、安徽医科大学、温州医科大学、首都医科大学等开始培养儿童康复的硕士、博士研究生教育。各地踊跃开展不同形式的继续教育及培训工作,儿童康复领域的著作、教材和科普读物等更加丰富多彩。

(四) 提升阶段(2010年至今)

这一阶段,我国儿童康复服务质量显著提高,康复服务范围在覆盖所有省市自治区省会城市的同时,不同程度地覆盖了所属地域的基层单位,学术氛围更加浓厚,专业队伍建设稳步加强,多途径、多渠道、更广泛地开展国际交流与合作并在国际上产生积极影响。ICF-CY被引入中国并广泛传播、逐步应用于儿童康复领域。以循证医学为依据的康复实践日益受到重视,身心发展、全人康复、精准康复和规范化康复得到进一步加强。逐步建立三级康复服务网络系统和转诊渠道以及依托于著名三级甲等医院的多个医疗集团,不同系统、体制、途径和形式的康复服务更加丰富多彩,早期干预逐步深入到新生儿监护病房、儿科重症监护病房以及临床各科室。逐步开展包括重症、先天性心脏病、先天畸形、骨科、免疫缺陷性疾病、遗传代谢性疾病、慢性疼痛、肥胖等专科康复,并广泛引进和应用包括神经肌肉激活技术、运动想象及镜像疗法技术、经颅磁刺激技术、生物反馈技术、体外冲击波治疗技术、机器人技术、脑机接口技术、虚拟现实技术、精神运动康复技术等国际先进技术。隶属于残联和民政系统在各地设置的儿童康复机构、培训基地或示范基地得到长足发展,各类非公立儿童康复机构无论数量还是质量都有显著提高。在 ICF 理念引领下,家长成为康复团队的重要成员,人们更加重视环境因素以及创造优质康复环境的重要性。中西医结合、内外科结合、医教结合、个性化康复与集体康复相结合、集中式康复与社区康复相结合等日益得到加强和发展。卫生、教育、残联、民政等不同系统间的合作更加广泛,社区康复继续得到拓展和推进。对西部地区、边远地区、贫困地区及革命老区的"康复服务行"和对口帮助工作不断深入开展。儿童康复专业人才的培养得到进一步发展,在原有专科及本科教育基础上,部分医学院校(包括中医药院校)、体育院校、师范院校等所开设的康复医学与理疗学、儿科学、针灸推拿学、中医学、运动医学、运动康复学等学科,均可培养儿童康复相关的博士研究生、硕士研究生。各类继续教育、专业培训、规范化培训、国际合作项目等纷纷开展。江苏省率先开展了儿童康复治疗师的规范化培训,为我国儿童康复治疗师队伍建设探索经验。在邱卓英教授等积极引领下,第一时间将 ICF-CY 引入中国并逐步推广应用。

二、我国儿童康复医学的途径与方法

(一)我国儿童康复医学的途径

1. 医院式康复 目前,我国儿童康复已经不同程度地在儿童医院、妇婴医院/妇幼保健院、综合医院的儿科或康复医学科、公立或非公立的儿童康复医院/康复中心开展。在现阶段,医院式康复仍然是我国儿童康复的主要渠道,其普及程度和发展速度在全国各地有较大差别。医院式康复具有康复技术及专业人才资源丰富的优势,但大多存在康复空间不足、资金短缺等硬件条件欠缺的问题。

2. 机构康复 除医院康复外,民政系统、残联系统、教育系统以及各类民办康复机构正在不断增加,积极开展儿童康复工作,其数量应与医院式康复相当。集中式康复大多具有资金投入较大、康复空间充足、硬件条件较好的优势,但专业技术及人才短缺仍是目前的普遍现象。

3. 社区康复 自 20 世纪 90 年代初开始,在联合国儿童基金会等国际组织的帮助下,我国主要由残联系统组织开展了儿童社区康复,并逐渐推广。伴随社区医疗的发展,医疗卫生系统也在推进儿童社区康复,并逐渐强化对家庭康复及家庭成员参与康复的指导。虽然社区康复已经有很大程度的发展,但尚未普及,尚未形成网络,偏远地区和农村的发展速度更为缓慢。上门服务这一儿童康复模式在发达国家已经开展多年,我国现阶段仍未真正开展。

(二)我国儿童康复医学的方法

我国自 20 世纪 80 年代初开始引进现代康复理论与技术以来的 40 余年,儿童康复的理念、理论和技术已经有了长足发展,国际所流行的各类技术多已引进并被普遍应用。目前,儿童康复治疗方法和技术总体分为两大部分:一是现代康复治疗方法和技术的应用;二是我国传统康复治疗方法和技术的应用。主要包括以下几个方面:

1. 现代康复 物理治疗包括运动治疗和物理因子治疗,是我国儿童康复最早引进和普遍应用的康复技术。作业治疗在大多数康复机构中的开展晚于物理治疗,目前已较为广泛应用,仍处于学习、不断加深理解与提高阶段。言语语言治疗在多数康复机构开展晚于作业治疗,普及程度与水平存在较大差别,相当比例的机构还处于学习和探索应用阶段。辅助器具及矫形器在我国各类康复机构及社区康复站点都有数量不等的配备,矫形器的制作与使用也已经逐渐开展,但质量及普及率尚待提高。马术治疗作为综合康复治疗的一种方法,以马作为治疗工具,对儿童进行躯体、心理、认知、社会化及行为障碍的康复训练,在我国只有较少机构具有条件开展。感觉统合治疗目前开展得较为普遍,但人们对其内涵、方法以及应用还缺少全面深刻的认识和实践经验以及循证医学的依据。心理治疗虽然已有不同程度的开展,但由于缺少儿童心理治疗师,在我国尚未普及。多感官刺激治疗已经不同程度地应用于婴幼儿以及大龄儿童的不同需求,但应用的方法和技术尚待提高,尚未达到普及。游戏及娱乐治疗开展比较普遍并已较好地应用于儿童康复实践,但仍未普及。音乐治疗总体而言,应用于儿童康复领域参差不齐,尚处于初级探索阶段。行为治疗的需求量越来越多,已经不同程度地在儿童康复机构中开展,但尚未普及且缺少专业人才和技术。康复护理与管理主要由护士及家人承担,我国整体水平正在不断提升。手术治疗主要包括选择性脊神经后根切断术、选择性周围神经切断术、矫形手术等,尚未在我国普及,仍需不断加强内外科的有机结合。药物治疗主要包括抗感染药物、抗癫痫药物、抗痉挛药物、肌张力障碍管理药物、改善低骨密度和骨质疏松药物、神经营养药物、抗精神疾病药物、中枢神经兴奋剂、抗组胺类药物和维生素等,不同程度地应用于儿童康复临床实践中。

2. 传统康复　采用中医中药进行儿童康复治疗的方法很多,如中药治疗,针刺疗法的头针、体针、手针、耳针、电针等,推拿疗法的各种手法,穴位注射,口服药物、中药药浴、熏蒸(洗)等。有些形成了集中药、推拿按摩、针灸于一体的中医综合疗法,积累了很多经验并得到广大康复需求者的认可。中医中药在缓解肌张力,预防挛缩,有效控制流涎,提高咀嚼、吞咽、言语、交流能力和智力水平,促进康复训练的效果等方面,已较为普遍应用,取得了可喜成绩,成为我国儿童康复的特色,但尚未形成规范一致的处方和证据等级高的循证医学证据。尚未实现真正意义的中西医结合。

3. 教育康复　包括普通教育、特殊教育及医教结合。对生长发育中的特殊需求儿童而言,教育康复与医疗康复相辅相成。特殊教育是使用特别设计的课程、教材、教法、教学管理和设备,对特殊儿童进行的达到一般和特殊培养目标的教育;普通教育的最佳方式应是残健结合的一体化教育,学校创造条件,使大多数肢体残疾儿童能够随班就读。教育康复的形式是多样的,可以在普通学校或特殊学校实施,也可在康复机构、社区、家庭实施。近年来,许多机构开始探索和尝试采取不同途径解决康复需求儿童的教育问题,康复医疗单位也在积极研究和探讨如何将医学康复与教育康复相结合,积累了较多的经验,但尚未实现普及性的医教结合康复模式。

4. 社会康复　社会康复的措施应依靠国家、政府、社会、特殊需求儿童本身及其家庭、从事儿童康复的专业人员以及与此有关的机构和个人共同努力去实现。社会康复通过采取各种措施为残疾儿童创造一种适合其生存、创造、发展、实现自身价值的环境,并使残疾儿童享受与健全人同等权利,达到参与社会生活的目的。我国社会康复经过几十年的努力,已经取得巨大成就,但仍与部分国际先进水平存在较大差距。

5. 康复医学的进步　随着世界范围内儿童康复领域中ICF-CY理念框架的指导和应用以及遵循循证医学原则的康复实践不断深入人心,我国儿童康复医学的理念、方法、途径和相关技术的应用,发生重大转变(详见本章相关内容)。此外,近年来国际流行的各类新技术、新方法也在我国快速传播和应用,部分技术和方法取得了较高等级的循证医学依据。例如,限制性诱导疗法、双侧强化疗法、目标导向性训练、运动再学习、神经肌肉激活技术(包括悬吊训练)、脑机接口技术、机器人技术、虚拟现实技术、生物反馈技术、冲击波技术、振动技术、动作观察技术、运动想象技术、镜像视觉反馈技术、脑深部电刺激技术、贴扎技术等,以及远程康复、信息平台与监测、线上指导、三级康复服务网络建设等都不同程度地应用于我国儿童康复临床实践中。

三、我国儿童康复学术活动及学术成果

（一）学术活动

1. 起始阶段 这一阶段以李树春为代表的老一辈专家，对发起和开展我国儿童康复学术活动，作出历史性贡献。1988年，由李树春教授主持的我国第1届全国小儿脑瘫学术会议在佳木斯召开，制定了我国首个"中国脑性瘫痪定义、分型和诊断标准"。

2. 普及阶段 1992年在佳木斯召开的第2届全国小儿脑瘫康复学术会议期间，成立了"中国残疾人康复协会小儿脑瘫康复专业委员会"，李树春担任第1届主任委员；1994—2000年，召开了第3~6届全国小儿脑瘫康复学术会议。

3. 发展阶段 2002年，在乌鲁木齐召开的第7届全国小儿脑瘫康复学术会议上，李晓捷接任主任委员。2004年，第8届全国小儿脑瘫康复暨首届全国儿童康复学术会议在佳木斯召开，成立了"中国康复医学会儿童康复专业委员会"，李晓捷任首届主任委员。2006—2010年召开了第9~11届全国小儿脑瘫康复暨第2~4届全国儿童康复学术会议，修订了"中国脑性瘫痪定义、分型和诊断标准"。

4. 提升阶段 全国学术会议的与会代表已涵盖卫生、教育、残联、民政及社会各界儿童康复相关人员。2012—2016年，召开了第12~14届全国小儿脑瘫康复暨第5~7届全国儿童康复学术会议。在第7届全国儿童康复学术会议上公布了我国第一部儿童康复循证指南——《中国脑性瘫痪康复指南（2015版）》。2018—2024年，召开了第15~18届全国小儿脑瘫康复、第8~11届全国儿童康复暨第2~7届世界中医药学会联合会小儿脑瘫诊疗与康复学术会议。2022年成立了"中国非公立医疗机构协会儿童康复专业委员会"，李晓捷任首届主任委员，召开了3届全国学术会议。这一阶段，全国专题性及地区性学术活动更加活跃。

（二）部分学术成果

1. 以循证医学为依据，发展我国儿童康复事业 我国首个儿童康复领域循证医学临床实践指南《中国脑性瘫痪康复指南（2015版）》及修订版的《中国脑性瘫痪康复指南（2022版）》，填补了我国儿童康复领域循证实践指南的空白，对于促进和规范我国脑瘫康复起到重要作用。《脑性瘫痪儿童康复服务团体标准》《孤独症儿童康复服务团体标准》《孤独症儿童康复服务机构建设管理指导手册》《智力残疾康复服务指南》《婴幼儿脑损伤神经修复治疗专家共识》《有关脑瘫共患癫痫诊治原则的专家共识》《新生儿重症监护发育评估指导意见》《儿童孤独症诊疗康复指南》《儿童脑性瘫痪肉毒素治疗专家共识》《儿童常见疾病康复指南》等一批康复指南和指导性出版物相继问世，以循证医学为依据，促进我国儿童康复事业的发展。在此期间，"1~6岁中国脑性瘫痪流行病学调查"，探明了我国小儿脑瘫发病率、患病率、类型分布、病因学及防治状况等；"儿童孤独症诊断与防治技术标准研究"等，为孤独症防治提供依据。

2. 满足读者需求，不断提高出版物的质量 在我国儿童康复起始阶段，仅有李树春、孙世远等撰写的《小儿脑性瘫痪家庭防治》《脑性瘫痪的早期诊断及早期治疗》等几部书籍出版。进入发展阶段和普及阶段，一批质量较高、影响广泛的书籍或科普读物陆续出版，在很大程度上满足了读者需求。提升阶段，著作、教材及科普读物数量更多，质量更高，内容更加丰富，如《实用儿童康复医学》（第2版）、《儿童康复》等以及评定类书籍《儿童发育行为心理评定量表》等，更加满足不同读者群的需求。全国高等学校规划教材《儿童康复学》继《人体发育学》后于2018年出版，填补了我国高等教育缺少儿童康复学教材的空白。

3. 加强基础与临床研究，不断提高儿童康复领域科研能力 我国儿童康复领域的基础与临床研究水平和能力伴随儿童康复事业发展历程而不断提高和加强，已成功制备仔兔、大鼠、猕猴等脑瘫、孤独症等动物模型，创建模型制备的关键技术和评价系统，多个机构从遗传学角度探索相关疾病的研究，从临床研究与基础研究两个方面提供理论

依据和循证证据,部分成果填补了国际空白。特别是近5年来一批高水平的科研项目,对深入研究相关疾病的病因病机及全面指导临床康复具有重要意义。部分项目已经取得发明专利和较高水平的科技成果。

4. 在 ICF 理念指导下,开展儿童康复实践 近些年 WHO 所倡导的 ICF 理念和框架逐步深入人心,以生物-心理-社会模式的康复,开阔了人们的视野。ICF-CY 理念和框架系统的学习与应用,正在根本改变人们固有的思维、方法、途径、技术应用等传统模式,为提高特殊儿童及其家庭的参与度和满意度以及预期效果,创造了最佳思维方式和方法。我国已经举办的6届全国儿童康复治疗师技能大赛均以 ICF 理念为指导进行评比,众多儿童康复机构都在积极探索 ICF-CY 的临床应用。

(三)国际及境外交流与合作

20世纪80年代初开始,我国政府、机构及民间团体不断拓展和深入开展儿童康复领域的国际及境外交流与合作,建立了不同形式和渠道的合作项目。各级政府、各大专院校及儿童康复机构也都建立了不同类别的国际及境外交流与合作项目。这些交流与合作项目的开展,为发展我国儿童康复事业起到积极的促进作用。

1. 与日本"李树春教授希望应援会"等的交流与合作 20世纪80年代初,日本成立了以稻垣是成会长为首的"应援会"。"应援会"自成立至21世纪初,以技术传授、专业人才培养以及资金设备资助等方式帮助我国开启和发展儿童康复,其主要发起人之一佐久间和子博士于2008年被授予中国政府友谊奖。以此为基础,黑龙江省政府与日本北海道政府于1992—2001年建立了"省道文化技术交流合作项目"。日本札幌医科大学与佳木斯大学合作项目、首都医科大学中日 JICA 教育合作项目等,对我国康复治疗学专业建设,特别是培养儿童康复师资发挥了重要作用。2000年,日中协会设立了"日中友好奖学金"项目。2007年,黑龙江省小儿脑性瘫痪防治疗育中心被批准为国家引进国外智力示范单位。

2. 与美国"中国合作者联盟"的交流与合作 2005—2019年,中国康复医学会儿童康复专业委员会代表中国康复医学会与爱德基金会、美国 Donald Mott 医生为主席和组织发起的美国专家组"中国合作者联盟"(China Partners Network,CPN),建立了"CPN 合作项目"。该项目由美国 CPN 组织以包括医生及各类治疗师等专家团队形式,前来我国开展培训和指导。以苏州工业园区博爱学校/康复诊所、四川大学华西妇产儿童医院、珠海市妇幼保健院、黑龙江省小儿脑性瘫痪防治疗育中心、河南中医药大学附属第一医院等单位为主,建设5个培训示范基地,开展国家级培训"培训者"和技术骨干的工作。该项目分为两个周期实施,采取团队教学指导、逐期集中培训和基地实践指导等方式,为我国培养了一批与国际接轨的儿童康复专业技术骨干与"培训者"。该项目带给我们国际上先进的理念、理论和实用技术,突出展现出以儿童功能需求和动机为指导,具有吸引力、有趣、有意义及儿童积极参与,将家庭列入康复目标设定和治疗计划方案中,不同专业人员、特殊儿童及其家庭成员以及其他参与者之间形成团队合作的康复治疗模式。该合作项目覆盖了我国30个省、自治区、直辖市,培训"培训者"40人,受训者超过5 000人次,受到我国儿童康复界广泛赞誉。

3. 其他合作与交流项目 1988年起,中国香港复康会开始在中国内地进行康复专业人员培训,取得了良好效果。2014年,启动了中国香港复康会与中国康复医学会(儿童康复专业委员会实施)的合作项目。通过一级培训、二级培训、学员随访及现场指导等方式,为内地十几个欠发达省、自治区普及儿童康复知识与管理,培训学员1 000余名,间接受益者5 000余人。中国康复医学会(儿童康复专业委员会实施)与法国宜世学院于2018年5月签署了战略合作协议,确立了将法国精神运动康复学引入我国儿童康复领域的合作项目。该项目设置2个培训示范基地,分阶段培训我国专业技术骨干。

4. 与国际学术组织的交流与合作 近年来,

我国儿童康复界参与国际学术活动十分活跃。2016年组团参加了在瑞典斯德哥尔摩举办的首届国际残疾儿童学会联盟（International Alliance of Academies of Childhood Disability，IAACD）学术大会暨第5届国际脑瘫会议、第28届欧洲残疾儿童学术会议，同年组团参加了美国脑瘫与发育医学学会（American Academy for Cerebral Palsy and Developmental Medicine，AACPDM）在美国迈阿密举办的第71届学术会议；2018年参加由澳洲脑瘫与发育医学学会（Australasia Academy of Cerebral palsy and Developmental Medicine，AusACPDM）在新西兰奥克兰举办的第9届学术会议，李晓捷作大会主旨报告"中国儿童康复的发展与挑战"，使与会代表首次较为全面地了解中国儿童康复发展状况；2019年组团参加在美国阿纳海姆举办的第73届AACPDM暨第2届IAACD学术大会，大会首次设置了"脑瘫全生命周期管理"的中国专场。2020年12月15日我国被批准成为IAACD正式会员国，积极参与各类学术活动及各专业委员会工作，李晓捷任执行委员。在上述活动中，扩大和加强了我国儿童康复界在国际的影响力，为深入开展国际学术交流与合作打下基础。

四、我国儿童康复的挑战及展望

中国儿童康复事业经过40余年的发展历程，取得了令人瞩目的进步和成就，但由于我国儿童康复起步相对较晚，各地发展速度不均衡，因此还需面对众多挑战和亟待解决的问题。

1. 如何满足快速增长的康复需求 我国儿童康复需求量巨大，除六类残疾儿童、常见疾病和功能障碍康复需求外，近年来重症康复、专科康复、早期康复等需求呈逐年递增之势。满足如此巨大和多样化、多层次的康复需求，需要与之对应的，包含众多因素康复服务整体能力的快速提升。

2. 如何发展和普及社区康复 尽管我国儿童社区康复已发展多年，但尚未实现普及，尤以边远地区和农村地区更为突出，与国际先进水平比较尚存在很大差距，如何促进和发展社区康复，仍是一

项艰巨的任务和挑战。

3. 如何改善康复服务能力不均衡的现状 我国幅员辽阔，社会经济发展速度和自然条件不同，康复服务能力和水平发展不均衡，仍存在较大地区间、城乡间、系统间的差别。如何缩小上述差别，均衡发展儿童康复事业，仍是摆在全社会面前的挑战。

4. 如何建设高素质的儿童康复专业队伍 我国儿童康复专业队伍相对年轻，学历层次参差不齐，缺少足够数量的技术骨干和不同类别的专业人员以及"一专多能"的基层康复工作者。我国目前仅有少数高等院校能够开展儿童康复本科及研究生教育，如何加强儿童康复的高等教育、继续教育、多渠道培训及考核认证机制等，仍是十分紧迫的任务。

5. 如何加强政府主导下的信息平台和网络监测体系建设 我国目前尚缺少功能健全、覆盖面广泛的儿童康复服务信息平台和网络监测体系，该平台体系的建设将是有效开展预防、早期干预、全面精准康复、科学合理的政策制定、流行病学调查和循证医学研究，与国际接轨的重要组成部分和最佳途径。

6. 如何加强以循证医学为依据的儿童康复服务规范 高度重视循证医学证据，不断完善临床路径、质量控制、目标管理、指南及专家共识、标准制定以及有效规范儿童康复实践，是取得理想康复效果的前提条件，也是当今国际儿童康复界的普遍共识。组织高质量循证医学研究协作组，解决各类争议、难点、热点和亟待解决的问题，是实现科学、精准康复的重要途径。

7. 如何加强早期干预和早期康复 对生长发育中的特殊儿童实施早期干预和早期康复，是有别于成人康复、实现最佳预后的关键。应大力提倡和加强儿童康复关口前移，早期介入及早期干预的策略。临床康复与医疗相结合，逐步推进与孕前及孕期保健、围产期、NICU、PICU、重症及专科医疗相结合的康复模式。

8. 如何在ICF理念和框架指导下发展多学科融合 ICF的理念虽已广泛传播，但尚未实现儿童

康复领域的全面指导和应用。探索和发展在 ICF 理念和框架指导下的生物 - 心理 - 社会康复模式，多学科合作与融合，缩短与国际先进水平的差距，发展中国特色的儿童康复，仍是摆在国人面前的艰巨任务。

9. 如何促进儿童康复高新诊疗与康复技术的发展　儿童康复诊疗难度大，常用诊疗技术难以满足疑难问题的诊疗需求，亟待增加相关高新技术研究投入，以提升我国高新诊疗与康复技术水平，从而满足疑难疾病及功能障碍的诊治及康复需求。

10. 如何鼓励国产儿童康复辅助器具的研制与应用　辅助器具是几乎所有特殊儿童提高生存质量及康复治疗需求的必备条件，然而，儿童康复辅助器具研发难度大，我国国产辅助器具研制在某些方面仍落后于国际先进水平。因此，需进一步鼓励国产儿童康复辅助器具的研制，从而降低特殊儿童康复辅助器具的费用，减轻医疗负担，实现良好的社会与经济效益。

（李晓捷）

参考文献

［1］李晓捷, 梁玉琼. 基于循证医学的脑性瘫痪康复治疗新进展 [J]. 中华实用儿科临床杂志, 2020, 35 (12): 885-889.

［2］喻佳洁, 李琰, 陈雯雯, 等. 循证医学的产生与发展: 社会需求、学科发展和人文反思共同推动 [J]. 中国循证医学杂志, 2019, 19 (1): 108-113.

［3］唐久来, 秦炯, 邹丽萍, 等. 中国脑性瘫痪康复指南 (2015): 第一部分 [J]. 中国康复医学杂志, 2015, 30 (7): 747-754.

［4］李晓捷, 庞伟, 郭津. 中国儿童康复事业 1980-2020 年发展历程回顾与展望 [J]. 中国康复理论与实践, 2020, 26 (8): 869-880.

［5］中华医学会儿科学分会康复学组. 中国脑性瘫痪儿童登记管理专家共识 [J]. 中华实用儿科临床杂志, 2021, 36 (19): 1441-1445.

［6］NOVAK I, MORGAN C, ADDE L, et al. Early, Accurate Diagnosis and Early Intervention in Cerebral Palsy: Advances in Diagnosis and Treatmen [J]. JAMA Pediatr, 2017, 171 (9): 897-907.

［7］MORGAN C, FETTERS L, ADDE L, et al. Early Intervention for Children Aged 0 to 2 Years With or at High Risk of Cerebral Palsy [J]. JAMA Pediatrics, 2021 Aug 1; 175 (8): 846-858.

［8］MEREDITH NW, KRISTN C, JENNIFER S, et al. Evidenced-Based Interventions for Children With Autism Spectrum Disorder [J]. Curr Probl Pediatr Adolesc Health Care, 2018, 48 (10): 234-249.

［9］李晓捷, 唐久来, 杜青. 儿童康复学 [M]. 北京: 人民卫生出版社, 2018.

［10］李晓捷. 中国脑性瘫痪康复的现状、挑战及发展策略 [J]. 中国康复医学杂志, 2016, 31 (1): 6-8.

［11］张建奎, 李晓捷, 唐久来, 等. 中国脑性瘫痪康复指南 (2022) 核心内容解读 [J]. 中华实用儿科临床杂志, 2022, 37 (24): 1841-1853.

［12］中国残疾人康复协会. 脑瘫儿童康复服务团体标准, 2020.

［13］中国残疾人康复协会. 孤独症儿童康复服务团体标准, 2020.

［14］梁玉琼, 李晓捷, 陈美慧.《国际功能、残疾和健康分类 (儿童和青少年版)》在儿童康复中的应用 [J]. 中国康复医学杂志, 2019, 34 (02): 224-228.

［15］邱卓英, 李沁燚, 陈迪, 等. ICF-CY 理论架构、方法、分类体系及其应用 [J]. 中国康复理论与实践, 2014, 20 (1): 1-5.

［16］邱霞, 姜志梅, 孟静, 等. 脑性瘫痪《国际功能、残疾和健康分类 (儿童与青少年版)》核心分类组合简明通用版临床应用的初步研究 [J]. 中国康复医学杂志, 2016, 31 (3): 269-273, 285.

［17］周雪莹, 姜志梅, 张秋, 等. 孤独症谱系障碍《国际功能、残疾和健康分类》核心分类组合介绍 [J]. 中华实用儿科临床杂志, 2018, 33 (20): 1532-1536.

第二章

儿童康复评定

第一节 概　　述

儿童康复评定(rehabilitation assessment for children)是指应用各种方法获取与儿童相关的有效、可靠、有用的信息,确定儿童是否存在功能障碍,对儿童的功能状况及水平进行定性和/或定量描述,对干预和治疗效果进行判定的过程。应根据儿童的年龄、生长发育情况、疾病特征、功能障碍特点以及评定工具的适用范围与作用,选择合适的评定方法。应以 ICF-CY 的理念与构架指导儿童康复评定,强调以活动和参与能力评定为核心,同时兼顾身体功能和身体结构评定以及环境评定等。

一、儿童康复评定目的

1. **了解儿童的发育水平**　了解儿童功能、活动与参与的发育水平以及特征,了解儿童能完成哪些活动、是否可以代偿、通过康复干预可能完成哪些活动等情况。

2. **明确儿童的功能障碍及水平**　对儿童功能障碍的种类、性质、部位、范围及严重程度等进行全面、准确的评定。可采用标准化评定量表或非标准化评定方法对儿童的运动功能、认知功能、语言功能、社会交往与交流功能、日常生活活动能力等进行评定,以确定儿童的功能障碍,即不能完成哪些活动。同时需对儿童所在家庭、社区、幼儿园、学校等环境进行全面评定。

3. **为制订康复治疗计划提供客观依据**　全面、科学、系统、准确的评定可以弥补病史和一般临床检查的不足,明确儿童在身体功能、活动和参与能力方面存在的问题和潜在能力,指导康复治疗计划的正确制订。

康复治疗计划(rehabilitation treatment plan)由康复治疗目标和康复治疗方案组成。康复治疗目标包括远期目标(一般为 1~3 年后所期望的活动和参与能力水平)和近期目标或阶段性目标(一般为在机构集中康复治疗的 1~3 个月内力争达到的康复目标),康复治疗方案主要需明确做什么和怎么做,不同的功能障碍需要选择不同的康复治疗措施和方法。

4. **判断康复治疗效果**　只有通过科学的评定,才能得出客观的康复评定结果,为判断康复治疗效果提供客观依据,进而决定康复转归。一个康复治疗的过程一般包括入院后的初期评定、中期评定和出院时的末期评定,有时根据病情、病程等原因可能进行多次中期评定。通过中期评定确定现阶段康复治疗效果,并根据需要调整康复治疗方案以进行针对性的康复治疗;通过末期评定对整体康复治疗效果进行评定,并对社区康复和家庭康复提出具体目标和实施方案。

5. **判断预后**　对儿童活动能力及功能障碍等的动态评定有利于对结局有一定的预见性,对预后的科学判定可使制订的康复治疗计划更加合理,有利于充分地利用各种资源,避免儿童及家长对康复期望值过高或过低。

二、儿童康复评定的种类

主要分定性评定（qualitative evaluation）和定量评定（quantitative assessment）两类，随着对背景性因素的重视，儿童康复评定正在逐步引入生态和行为化评定方法。

1. **定性评定**　是从整体上对儿童特征进行描述性分析。常通过访谈、调查问卷和观察等多种方法获取病例信息，并将其与普通儿童的表现特征或常模进行比较从而初步判断儿童是否存在功能障碍，了解功能障碍发生的原因、性质、程度、时间、持续时间、发展过程以及对活动和参与能力的限制等资料。主要解决儿童"有没有"或者"是不是"的问题，是儿童康复评定中至关重要的评定技术。由于儿童尤其是特殊需求儿童不具有良好的合作能力，需要评定者在定性评定时考虑更灵活、多维度、与环境相适应的方式，家长和儿童能够充分参与的同时也可较少干扰儿童等特性有助于对儿童进行全面深入的评定。

需要注意的是定性评定结果容易受一些主观因素的影响，有一定的不确定性，要求评定者必须具备良好的儿童发育等相关知识以及娴熟沟通能力，一般多与标准化评定相结合使用。为了使评定结果更为科学、真实，采用与儿童进行游戏的方法是一种比较好的沟通方式，儿童往往可以表现出很多父母或照顾者未曾提供的重要信息。在儿童的照顾者中，母亲对儿童功能障碍的描述往往最准确，因此取得儿童母亲信任并进行有效的访谈，对了解病情、诊断、康复评定和制订康复治疗计划十分重要。

2. **定量评定**　是儿童康复评定的主要方法，临床上常采用标准化量表、仪器等量化的测量工具对儿童功能进行评定，通过数字表达更直观、具体，并可以比较与常模以及不同儿童之间的差异或同一儿童不同时间点功能障碍的变化。定量评定结果客观、准确，便于治疗前后比较和疗效判定。定量评定的核心特征是对评定过程、计分方法、结果解释等进行标准化，定量评定工具的设计者和使用者需对定量评定工具进行信度、效度、反应度等全面的心理测量学检验。

标准化的定量评定可分为常模参照和标准参照，常见常模参照评定包括儿童体格评定、神经心理发育评定、运动发育评定、智力评定和语言发育评定等；常见标准参照评定包括运动功能评定、步态分析、肌力测定、平衡测定、构音障碍评定和日常生活活动能力评定等。

三、儿童康复评定内容

儿童康复评定（rehabilitation assessment for children）内容包括主观资料、客观资料、功能评定和制订康复治疗计划四个部分。主观资料、客观资料和功能评定是制订康复治疗计划的基础，制订康复治疗计划是整个儿童康复治疗过程的核心内容。主要评定内容如下：

1. **病史**　主要包括主诉、现病史、既往史、生长发育史和家族史等，同时应详细描述孕期检查情况和出生史等，尤其是脑损伤高危因素。

2. **体格检查和专科检查**

（1）体格检查：包括生命体征和一般情况、皮肤和淋巴、头和五官、颈部、胸部、心脏和周围血管、腹部、泌尿生殖系统和直肠、肌肉骨骼系统、神经系统等，通过详细的体格检查可以明确儿童功能障碍的性质、范围和程度。

（2）专科检查：需注意神经学和骨科检查，幼儿要观察在仰卧位、俯卧位、坐位、立位和步行等不同体位下的姿势和反应，要认真观察儿童在安静、兴奋状态以及游戏时的功能改变等，特别强调在自然情境下对儿童表现的详细观察。

3. **功能评定**　不同疾病、不同类型障碍的儿童需要选择功能评定的方向，一般围绕以下几个方面进行评定：粗大运动与精细运动功能评定、语言言语功能评定、认知功能评定、精神心理功能评定、社会功能评定、日常生活活动能力评定、游戏能力评定、学习能力评定。通过对损伤、活动受限和参与限制三个层次的评定进行指导，制订个性化、整体性的康复治疗计划。

4. 康复治疗计划　应包括儿童的一般信息、诊断、主要功能障碍、康复目标、康复治疗方案和治疗过程中的注意事项。应根据儿童的康复评定结果制订个性化的康复治疗计划，即适宜的康复治疗计划应建立在全面准确的康复评定基础之上。

（姜志梅）

第二节　发育评定

婴幼儿时期身体各项指标发育较快，一般选择体重、身高（长）、坐高（顶臀长）、头围、胸围等指标进行体格发育评估，采用发育里程碑（developmental milestone）指标进行运动、认知、语言、视听觉等发育评估，采用发育量表对婴幼儿进行标准化评估，可以对婴幼儿实际发育水平进行评定，并可判断在相同人群中所占的百分位，来帮助医务工作者和家长决策是否采用医疗干预手段。

一、体格发育评定

1. 体格发育评定（physical development assessment）**的方法**　儿童体格评定方法分为横向比较和纵向分析。横向比较：被测儿童体格指标与相应的参照人群数据进行比较，了解被测儿童各项指标在人群中的相对位置即水平。纵向分析：即随访被测儿童体格发育指标变化，检测生长速率。

早产儿评定时应矫正胎龄至 40 周（足月），身长至 40 月龄、头围至 18 月龄、体重至 24 月龄后不再矫正。

在统计学上，儿童体格评定也有不同的表示方法：

（1）均值离差法：以平均值加减标准差（SD）来表示，当人群数据呈正态分布时，68.3% 的人群指标值在均数 ±1SD 范围内，95.4% 的人群指标值在均数 ±2SD 范围内，99.7% 的人群值在均数 ±3SD 范围内。均值离差法适合于人群数据呈正态分布的指标。

（2）百分位数法：人群数据呈偏态分布时，百分位数法能更准确地反映所测数值的分布情况。而当人群数值呈正态分布时，百分位数法与离均差法两者表达值相当接近。

（3）标准差的离差法（Z 评分或 Z-score，SDS）：为被测儿童的某项指标实测值与参照值均数之间的差和相应标准差的比值。反映被测儿童体格指标偏离人群指标平均值的程度，即被测儿童在相应人群中的相对位置。适合于正态分布数据。SDS 可用于不同质人群间比较，即当性别、年龄或国家不同时，SDS 可以用来比较不同质儿童间的体格发育水平，也可以用于比较随访各点间指标的变化。

（4）曲线法：体格指标以年龄为横坐标，有的按离差法，有的按百分位数法分为若干等级绘制成曲线图，可以较直观地了解发育水平。正常儿童检测时间间隔为：6 个月内的婴儿每月测量一次，7~12 个月每 2 个月一次，1~3 岁每 3 个月一次，3~6 岁每 6 个月一次。对于体格指标异常的儿童，1 岁之内每月测量一次，1 岁以后每 3 个月一次，直至指标正常按常规监测。

在体格发育评定时，各形态指标间的相互关系也不容忽视，需应用综合评定指数。

（1）Quetelet 指数：算式为［体重（kg）/ 身高（cm）］×100，实际含义是每厘米身高的体重，是以相对体重反映人体的密度和充实度，有助于了解儿童的营养状况与生长发育的关系。

（2）BMI 指数：计算式为［体重（kg）/ 身高（m）^{2}］，实际含义是单位面积体重。目前，BMI 是确定成人肥胖最常用的指标。由于儿童的 BMI 随生长而变化，因此判断儿童肥胖时，BMI 应大于相应年龄标准值的第 85 百分位。

（3）Roherer 指数：计算式为［体重（kg）/ 身高（cm）$^3 \times 10^7$］，实际表示每单位体积的体重，反映了人体的营养和充实程度。

评定结果表示方法根据采用的评定方法而不同，结果的解释也各不相同。可以直接用离差法、百分位数或 SDS 表示，可以利用结果进行分级，一般分为五级（表 2-2-1）。等级划分法用于横断面的测量值分析。

表 2-2-1　评定五等级法

体格等级	离差法	百分位数法	SDS
上	>X+2SD	>P_{97}	>2
中上	X+(1SD~2SD)	$P_{75\sim97}$	1~2
中	X±1SD	$P_{25\sim75}$	-1~1
中下	X-(1SD~2SD)	$P_{3\sim25}$	-2~-1
下	<X-2SD	<P_3	<-2

进行儿童体格发育评定时应以个体儿童自己的生长变化为依据，不可用"公式"计算来评定，也不宜以人群均数当作标准看待。采用多指标综合评定，甚至多时点的纵向评定。了解参照人群数据的统计意义后合理使用。

2. 体格发育指标的测量

（1）体重的测量及评定：

1）测量前准备：测量前要校准体重秤，婴儿可选择盘秤，1~3 岁儿童可选择坐式磅秤，3 岁以上儿童可选用立式磅秤。要求被测儿童先排空大小便，脱去鞋、袜、帽子和外衣，仅穿背心（或短袖衫）、短裤。

2）测量方法：婴儿可卧于秤盘中，1~3 岁可选择坐位磅秤，年长儿可立于磅秤中央，要求被测者不要摇动或接触其他物体，以免影响准确性。读数时将砝码和游锤所示读数相加，精准到 0.1kg。

3）评定方法：分为发育水平评定、生长速度评定和体型匀称度评定三种。

发育水平评定（developmental assessment）：按照五等级划分方法评定或 Z-score 来评定儿童目前体重在参照人群中的水平，但不能说明过去存在的问题，也不能预示该儿童的生长趋势。体重在均数

减 2SD~3SD（Z-score：-3~-2）为中度体重低下，在均数减 3SD（Z-score：<-3）为重度体重低下，应结合多项指标评定其营养状况如按身高体重、皮脂厚度等。

生长速度评定（growth rate evaluation）：观察个体儿童的生长曲线在参照曲线中的变化趋势，了解生长速度。个体儿童的生长曲线有 5 种情况：①正常曲线；②体重不增；③体重下降：本次体重值减上次体重值等于负数，儿童生长曲线与参考曲线走向相反；④体重增长缓慢；⑤体重增长加快。

体型匀称度评定：反映儿童体型（形态）生长的比例关系。选用身高别体重的参照数据，结果常以等级表示。身高别体重在均数减 2SD~3SD 为中度消瘦，低于均值减 3SD 为重度消瘦。

（2）身长（高）的测量及评定：

1）测量前准备：先选择合适的身长计（3 岁以下）或身高计（3 岁以上），测量前检查测量床有无裂缝、头板是否与底板呈直角、足板是否歪斜；身高计（电子身高计）的立柱与站立支撑平台是否固定牢靠、木板台是否放置平稳、立柱与滑测板的位置是否垂直。测量时要求脱去被测儿童的鞋、袜、帽子和外衣，仅穿单裤。

2）测量方法：3 岁以下儿童仰卧于测量床底板中线上，助手将头扶正，头顶接触头板，儿童面向上，双耳在一水平上。测量者位于儿童右侧，左手握住双膝，使腿伸直相互接触并贴紧底板，右手动足板使其接触双侧足跟。如果测量床双侧有刻度，应注意测量床两侧的读数应该一致，否则应注意足板底边与量尺紧密接触，使足板面与后者垂直，读刻度，记录到小数点后一位。

3 岁以上，立于木板台，取立正姿势，两眼直视正前方，胸部稍挺起，腹部微收，双臂自然下垂，手指并拢，足跟靠拢，足尖分开 60°，足跟、臀部和双肩胛角间同时靠着立柱，头部保持正直位置。测量者手扶滑测板，使之轻轻向下滑动，直到板底与头顶点恰相接触，此时再看被测者姿势是否正确，待校正后读滑测板底面立柱上的读数，精确到 0.1cm。

不能站立的儿童身高测量,使用 Stevenson 公式估算身高(cm),身高 =(胫骨长度 ×3.26)+30.8。胫骨长度测量方法:使用软性钢卷尺测量胫骨内侧髁上缘和内踝下缘的距离,令被测儿童弯曲膝部,与地面垂直,测试者在儿童膝部髌韧带的内侧,探得股胫两骨之间的凹窝,再以手指触摸胫骨内侧髁上缘,则很容易确定胫骨点。

3)评定方法:分为发育水平评定和生长速度评定。

发育水平评定(developmental assessment):同体重评定。身长(高)在均数减 2SD~3SD 为中度生长迟缓,低于均数减 3SD 为重度,需排除内分泌、骨、软骨发育异常以及其他系统的因素,因身高的个体差异比较大,评定时还应考虑父母身高甚至父母幼年时的生长曲线。

生长速度评定(growth rate evaluation):利用生长曲线或 SDS 差值进行分析。身高的生长速度评定时需考虑两个生长高峰年龄的个体差异性,尤其在青春期,个体的生长差异很大。在进行身高评定时应结合性发育程度、年龄以及遗传因素进行综合评定。运动功能障碍特别是中重度的运动功能障碍,由于长期的运动量不足,身高常低于普通儿童。

(3)坐高(顶臀长)的测量及评定:

1)测量方法:测量前准备同身高(长)。3 岁以下儿童测量顶臀长,取卧位,助手固定儿童头及身体,测量者位置同测身长的要求。测量者左手提起儿童小腿,膝关节弯曲,同时使骶骨紧贴底板,大腿与底板垂直,移动足板,使其压紧臀部,读刻度误差不超过 0.1cm。

3 岁以上测量坐高,被测者坐于坐高计合适高度的矮凳上,坐下时足可以接触足底板但不致屈曲,先是身躯前倾,骶部紧靠墙壁或立柱,然后坐直,大腿伸直与身躯成直角而与地面平行,大腿与凳面完全接触,相互靠拢,膝关节屈曲成直角,足尖向前,双足平放在地面或脚底板上,头及肩部位置同身高的要求。令被测者挺身,移下头板使与头顶接触,读数到小数点后一位。

2)评定及意义:主要用于身材匀称度的评定,

以坐高(顶臀高)、身高(长)比例反映下肢生长状况,结果以匀称或不匀称表示。坐高过长表示下部量短,需结合临床排除呆小症和骨、软骨发育不全等。坐高过短,表示下部量过长,需排除生殖腺功能不全等。

(4)指距的测量及评定:即指当两手臂水平伸直时两手中指指尖之间的距离。测量时要求儿童两手臂向两侧平伸,手掌向前,臂长轴既与地面平行,又与身体的矢切面垂直。通过画于墙壁上的刻度读出两手指中指尖的距离。

评定意义:指距主要反映长骨增长的情况,出生时身长较指距长,至 12 岁时两者约相等。在某些疾病状态指距会明显减短,如软骨发育不全。

(5)头围的测量及评定:测量前准备:脱下帽子,解去头饰。测量时的体位:立位、坐位或仰卧位。测量者立或坐于儿童前方或右方。测量时左手拇指将软尺零点固定于头部右侧齐眉弓上缘处,从头部右侧经枕骨粗隆,从左侧眉弓上缘回至零点,皮尺紧贴皮肤,左右对称,精确到 0.1cm。

评定及意义:用于评定发育水平和生长速度,头围<均值减 2SD 提示可疑脑发育不良、小头畸形或狭颅症;头围>2SD,并且增长过速往往提示脑积水或其他中枢神经系统疾病可能。

(6)胸围的测量及评定:测量时被测者应处于平静状态,测量时要求 3 岁以下取卧位或立位,3 岁以上取立位,不要取坐位。双手自然平放(卧位时)或下垂(立位时),双眼平视。测量者立于其前或右方,用左手拇指将软尺零点固定于被测者胸前乳头下缘,乳腺已突起的女孩以胸骨中线第四肋间高度为固定点,右手拉软尺使其绕经右侧背部肩胛下角下缘,经左侧乳头下缘回至零点,注意软尺紧贴皮肤,左右前后对称,取平静呼吸的中间读数至小数点后一位。

评定及意义:发育水平和生长速度评定同上,反映儿童营养和运动状况。

(7)上臂围的测量及评定:测量前准备,被测者脱去一侧(非利手)衣袖,测量时被测上肢放松下垂。测量时皮尺在肩峰与尺骨鹰嘴两点连线中点,周径与肱骨呈直角紧贴皮肤绕臂一圈。

评定及意义：是反映儿童营养状况的简单指标，>13.5cm 为营养良好，12.5~13.5cm 为营养中等，<12.5cm 为营养不良。

（8）皮下脂肪的测量及评定：可使用皮脂卡尺进行测量，带有弹簧的皮脂卡尺弹簧的牵力应保持恒定，约在 15kg/mm^2。测量前应检查卡尺的钳板是否灵活。测量时用左手拇指及示指在测量部位捏起皮肤，捏时两指的间距为 3cm。右手提量具，张开两钳，使得从捏起皮肤的两旁伸下并钳住皮肤皱褶两面，同时读数，精确到 0.1mm。

由于脂肪的堆积或消失在各个部位的发生顺序不同，评定时应予以注意。当婴幼儿出现营养不良时皮下脂肪消减的顺序为腹部、背、腰部，然后是上肢、下肢、臀部，最后是额、颈、下颏、面颊。而当营养开始恢复时，皮下脂肪增加的顺序恰好与消失的顺序相反。因此，在评定营养状况时可以选择多部位的测量来判断营养状况。以下为不同皮脂测量部位要点：

1）腹部脂肪测量：位置在锁骨中线上平脐处，皮褶方向与躯干长轴平行，左手拇指和示指在测量部位捏起 3cm，右手提量具，张开两钳，使其从捏皮褶的两旁伸下并钳住皮褶两侧。

2）背部脂肪厚度测量（肩胛下）：位置在肩胛下角稍偏外侧处，皮褶自下侧至上中方，与脊柱成45°角。

3）面颊部脂肪厚度测量：拇指固定于儿童嘴角外侧，示指对着耳垂，两指相距约 3cm，捏起皮褶，捏得稍紧一些，但不应过重，以免引起疼痛。

4）腰部脂肪厚度测量：侧卧或直立位，在腰部，沿腋中线，在髂峰与最低肋骨之间，皮褶自后上向前下方向，与腋中线约成 45°角。

5）肱二头肌脂肪厚度测量：在上臂前面，肩峰与桡骨连线中点的水平处，皮褶方向与上臂长轴平行。

6）大腿部脂肪厚度测量：大腿屈曲外展，在其内侧上 1/3 及中 1/3 交接处捏起皮褶，方向与大腿长轴平行。

评定及意义：反映营养状况和皮脂分布。皮下脂肪 0.4~0.8cm 为轻度营养不良，0.4cm 为中度营养不良，皮下脂肪消失为重度营养不良，需结合临床排查病因。

二、发育里程碑（developmental milestone）评定

（一）粗大运动发育

粗大运动发育（gross motor development）是指抬头、翻身、坐、爬、站、走、跳等运动发育，是人类最基本的姿势和移动能力的发育，应从不同体位运动发育进行评定。

1. 仰卧位发育

（1）新生儿期：颜面向一侧或正中位，四肢呈屈曲或半屈曲状态，左右对称或稍有非对称，此期以对称性屈曲为主，称为第一屈曲期。

（2）2~3 个月：头向一侧或左右回旋，由于头部位置的变化，受非对称性紧张性反射的影响。常呈非对称性的伸展模式，称为第一伸展期，可以从仰卧位翻身至俯卧位。

（3）4~7 个月：头处中位，四肢对称性屈曲姿势，手指的随意动作明显，小儿可抓自己的脚送到口中，手、口、眼协调，可从仰卧位翻身至俯卧位，称为第二屈曲期。

（4）8~9 个月：头部自由活动，四肢自由伸展，躯干有回旋动作，可灵活地左右翻身，主要以伸展姿势为主，称为第二伸展期。

2. 俯卧位及爬行的发育

（1）新生儿期：全身呈屈曲状态，膝屈曲在腹下，骨盆抬高呈臀高头低的姿势，头转向一侧，可以瞬间抬头。

（2）2 个月：骨盆位置下降，下肢半伸展呈臀头同高状态。头经常保持在正中位上，下颏可短暂离开桌面。

（3）3 个月：下肢伸展，下颏和肩部可抬起离开桌面，肘支撑可抬头达 45°，呈头高臀低姿势。

（4）4 个月：肘支撑胸部离开台面，抬头达45°~90°，十分稳定，下肢伸展头高于臀部，身体的

支点在腰部。

(5)6个月：前臂伸直,手支撑,胸部及上腹部可以离开桌面,抬头达90°以上,四肢自由伸展,支点骶尾部,可由俯卧位翻身至仰卧位。

(6)7个月：肘部支撑,胸部、腹部不能离开桌面爬行,肘爬。

(7)8个月：用双手或肘部支撑,胸部离开桌面但腹部不能离开桌面爬行,称为腹爬,可见下肢交替动作。

(8)10个月：用手和膝关节爬,称为膝手爬/四爬腹部,可离开桌面。

(9)11个月：可以用手和脚支撑向前移动,称为熊爬或高爬。

(10)18个月：可以爬台阶。

3. 坐位姿势运动发育

(1)新生儿期：屈曲占优势,脊柱不能充分伸展,扶其肩拉起时,头向后仰,呈坐位时全前倾,头不稳定。

(2)2~3个月：脊柱明显伸展,坐位时脊柱向前弯曲呈半前倾姿势,头可竖直。

(3)4~5个月：扶持成坐位时脊柱伸展,为扶腰坐阶段,头部稳定。

(4)6个月：可以独坐,但需双手在前方支撑,脊柱略弯曲,呈拱背坐。

(5)7个月：脊柱伸展与床面呈直角,是坐位的稳定阶段,称为直腰坐阶段。

(6)8~9个月：直腰坐稳定,可以左右回旋身体,称为扭身坐阶段,可以在坐位上自由玩耍,也可以由坐位变换成侧卧位、卧位等其他体位。

4. 立位及步行运动发育

(1)新生儿期：足底接触到支撑面,便出现颈、躯干及下肢的伸展动作,使身体呈阳性支持反射,也可引出踏步反射,这是人类站立的最初阶段。

(2)2个月：阳性支持反射逐渐消失,下肢出现半伸展半屈曲的状态,而不能支持体重。

(3)3个月：膝部与腰部屈曲,可以短暂支持体重。

(4)4个月：由于伸肌张力较高,下肢伸展并支持体重,多呈足尖支持状态。

(5)5~6个月：扶持小儿腋下站立时,出现跳跃动作,称为立位跳跃阶段。

(6)7~8个月：扶持小儿腋下站立,多数可站立,髋关节多不能充分伸展,称为扶站阶段。

(7)9个月：可抓物站立或抓住检查者的手后,自行站起,脊柱充分伸展,称为抓站阶段。

(8)10个月：在抓站的基础上,由于立位平衡功能的逐渐完善,小儿可以独自站立,开始时间较短,逐渐延长,称为独站阶段。

(9)11个月：站立稳定后,则可以牵手向前迈步,称为牵手走阶段。

(10)12个月：可以独自步行,称为独走阶段。由于个体差异,发育速度有所不同,有的独走较早,有的则较晚,一般不应晚于18个月。

(11)15个月：独走稳,可以蹲着玩。

(12)18个月：拉玩具车走。

(13)2岁：跑、跳。

(14)3岁：踮着足尖走或足跟走,双足交替下楼。

(二)精细运动发育

1. 婴幼儿精细运动发育(fine motor development)顺序

(1)新生儿：紧握拳,触碰时能收缩。可以引出握持反射,持续2~3个月,主动握持动作出现时,此反射消失。

(2)1个月：双手常常握拳,物体碰到手时握得更紧。

(3)2个月：偶尔能张开手,给物体能拿住,偶尔把手或手里的物体送到口中舔舔。

(4)3个月：用手触摸物体,触到时偶尔能抓住,手经常呈张开姿势,将花棱棒放在手中,能握住数秒。

(5)4个月：仰卧清醒状态时,双手能凑到一起,在眼前玩弄手指,称之为注视手的动作,此动作6月以后消失。常常去抓东西,但距离判断不准,手常常伸过了物体,用整个手掌握持物体,手握花棱棒的时间较以前长些,而且会摇晃,并用眼睛看手里的花棱棒片刻,出现最初的手眼协调。

(6)5 个月：物体碰到手时，出现主动抓握动作，但动作不协调、不准确。会玩衣服，把衣服拉到脸上，能玩玩具并将玩具抓握较长时间。往往双手去拿，把东西放入口中。

(7)6 个月：迅速伸手抓面前的玩具，玩具掉下来后会再抓起，用全手抓积木，能握奶瓶，玩自己的脚，准确地拿取悬垂在胸前的物体，会撕纸玩，当手中拿着一块积木，再给另一块积木时，会扔掉手中原有的积木，然后去接新的一块。

(8)7 个月：可用拇指及另外两个手指握物，会用一只手去触物，能自己将饼干放入口中，玩积木时可以将积木从一只手换到另一只手上，手中有积木，再给另一块积木时，能保留手中原有的一块儿不扔掉，会模仿对击积木。

(9)8 个月：桡侧手抓或桡侧手指抓握，用拇指和三指捏起桌上的小物体，会用多种方法玩同一个玩具，如放入口中咬、敲打、摇晃等。能将物体递给旁边的人，但还不知道怎样松手、怎样给。喜欢从高椅或者是小车上故意让物体掉下去。

(10)9 个月：能将双手拿物体对敲，可用拇指和示指捏起小物体（大米粒、葡萄干）。

(11)10 个月：用拇指与另一手指准确捏起0.6cm 的串珠，很熟练。可用示指触物，能扔掉手中的物品或主动将手中的物品放下，向小儿索取玩具时，不松手。

(12)11 个月：喜欢将物体扔到地上听响声，主动打开包方积木的花纸。

(13)12 个月：能用拇指与示指捏较小的物体，单手抓 2~3 个小物品，会轻轻抛球，会将物体放入容器中并拿出另一个，全手握住笔，在纸上留下笔道。

(14)15 个月：搭 2~3 块积木（边长 2.5cm 的正方体），用匙取物，全手握笔，自发乱画。会打开盒盖（不是螺纹的），能倾斜瓶子倒出小物体，然后用手去捏。

(15)18 个月：搭 3~4 块积木，能几页几页翻书，用小线绳穿进大珠子或大扣子孔，用匙外溢，自发地从瓶中倒出小丸。

(16)21 个月：搭 4~5 块积木，模仿画线条，但不像。用两手端碗。

(17)24 个月：搭 6~7 块积木，会转动门把手，旋转圆盖子，穿直径 1.2cm 的串珠。开始用手指握笔模仿画垂直线，能一页一页翻书。可以正确用勺，用匙稍外溢。

(18)27 个月：能模仿画直线，基本像，会拆装简单拼插玩具，会脱鞋、袜。

(19)30 个月：搭 8~9 块积木，仿画水平线和交叉线，基本像，能较准确地把线绳穿入珠子孔，练习后每分钟可穿入约 20 个珠子。会穿裤子、短袜和便鞋，解开衣扣，一手端碗。

(20)36 个月：搭 9~10 块积木，将珠子放入直径 5cm 的瓶中，会折纸，折成正方形、长方形和三角形，边角整齐。能模仿画圆形、十字形，基本像；系纽扣，向杯中倒水并可控制流量。

2. 婴幼儿精细运动发育的关键年龄

(1)5 个月：主动用手抓物。

(2)7 个月：可用拇指及另外 2 个手指握物且可将积木在双手间传递。

(3)9 个月：拇指能与其他手指相对。

(4)12 个月：能用拇指与示指捏较小的物体。

(5)15 个月：搭 2~3 块积木，全手握笔，自发乱画。

(6)18 个月：搭 3~4 块积木，能几页几页地翻书。

(7)24 个月：搭 6~7 块积木，模仿画垂直线。

(8)30 个月：搭 8~9 块积木，仿画水平线和交叉线，会穿裤子、短袜和便鞋，解开衣扣。

(9)36 个月：搭 9~10 块积木，能模仿画圆形、十字形，会穿珠子、系纽扣，向杯中倒水。

（三）言语语言发育（speech and language development）

1. 婴儿期前言语行为　分 3 个阶段。

(1)简单发音阶段（0~3 个月）：新生儿出生不到10 天就能区别语音和其他声音；12 天的新生儿具有目光凝视或转移、吮吸、蹬腿等身体行为，对声音刺激作出反应；24 天之后的婴儿能够分辨抚养者（父母）和不熟悉者的声音，2 个月的婴儿能够从各种混合不同的语音中选择做出不同的反应。此时婴儿的发音大多为简单的音节，以单音节为主，类似于汉语单韵母。

（2）连续音节阶段（4~8个月）：从4个月起婴儿增加了很多重复的、连续的音节，发音内容大多以辅音和元音相结合的音节为主，4个月婴儿便能用微笑和"噢噢"声作出反应，6个月之后的婴儿能感知愉悦、冷淡、恼怒三种不同的语调，同时出现较多的重叠性双音节和多音节现象，开始有近似词的发音，如"mama、baba"。

（3）学话萌芽阶段（9~12个月）：6个月时已有话语理解的萌芽，从9个月开始才真正理解成人的语言，10个月的婴儿大约可以理解10个人称、物体和动作的词。10个月开始婴儿会说出第一个有意义的单词，这是婴儿语言发展过程中最为重要的里程碑。1岁时，发生理解反应的祈使句和疑问句超过10个，也能执行简单的指令。

2. 单词句阶段的发育　1岁左右的儿童对一些经常接触的人或物已经能正确地称呼，如看到父母时能分别叫出"爸爸、妈妈"；要大人抱时，会伸出手臂叫"抱抱"。随后不久儿童会用单词来表达自己的愿望、要求或情绪，或用单词来描述周围的情境或事件，以一个单字词或重叠词的含义表示一个句子的意思，所以称为单词句。

3. 双词句阶段的发育　经过单词句阶段的准备，到1.5岁左右开始说出由两三个词组合起来的语句，儿童语言进入了双词句阶段，如"妈妈鞋"。婴幼儿似乎突然开口，说话的积极性很高，每天都在增加新的词汇，出现了"词语爆炸现象"，对名词和动词的理解在本阶段出现飞跃。

4. 电报句阶段的发育　儿童从2~2.5岁开始进入电报句阶段，这时双词句以及经过有限扩展的多词句，形式是断续的、简略的、结构不完整的，类似于成人的电报文本，因此称为电报句。此阶段出现了由3~4个词构成的多词句和更长的句子，电报句的句子中开始出现较多的句法结构类型。

5. 简单句阶段的发育　简单句分为简单单句和复杂单句两种。句子根据语气可分为陈述句、疑问句、祈使句和感叹句4类，儿童最初产生的大多为陈述句，其他种类句子的比例很小。

（1）简单单句：1.5~2岁的儿童在说出双词句、电报句的同时，开始说出结构完整但无修饰语的简单单句，如"娃娃觉觉"。2~2.5岁的儿童能使用一定数量的简单修饰语。2岁以后，儿童语言中有修饰语的语句表现出随年龄增长而逐渐增多的趋势。3岁左右，儿童开始使用较复杂的名词性结构"的"字句和"把"字句，如"这是我玩的玩具""我把积木放在盒子里"。

（2）复杂单句：复杂单句的特点是突破了简单单句的"主-谓""主-谓-宾""谓-宾"等无修饰成分或只有简单修饰成分的模式，出现了复杂短语充当谓语或其他句法成分的结构。在2~6岁的儿童语言中出现了3类复杂单句：由几个动词结构连用的连动句；由一个动宾结构和主谓套叠的兼语句；句子中的主语或宾语中包含主谓结构。

6. 复合句阶段的发育　2.5岁儿童的语言中就已有少量复合句出现，到5岁就已发育得较为完善了。特点一般是无标记的复合句，以联合复合句为主，偏正复合句所占比例较小。联合复合句中出现最多的是并列复合句、连贯复合句、补充复合句、偏正复合句，其次是转折复合句和条件复合句。当儿童到了3~3.5岁的时候，已大体上知道语言学规则的基本类型，能初步运用各种基本的语法形式。

（四）感知觉与认知发育

1. 感知觉发育（sensory and perceptual development）　婴幼儿通过感知觉获取周围环境的信息并适应周围环境，这一过程是主动的、积极的、有选择性的，是对来自周围环境信息的察觉、组织、综合及对它的解释。

（1）婴幼儿感觉发育，主要包括以下几个方面：

1）嗅觉和味觉发育：新生儿出生不到12小时嗅觉就有表现，1周左右能区分多种气味，并能形成嗅觉的习惯化和嗅觉适应，嗅觉敏感性的个体差异也很大。味觉是新生儿出生时最发达的感觉，所有新生儿都对味道表现出明显的偏爱，不同的味道会引发新生儿不同的面部表情，甜的东西能使婴儿发笑和咂嘴,苦的东西会使婴儿表现出厌恶的表情。

2)皮肤感觉:包括触压觉、痛觉、温度觉,对维持个体生命有直接的生物学意义。新生儿的触觉已经很发达,刺激身体的不同部位会有不同的反应,尤其是手掌、脚掌、前额、嘴唇对刺激反应很敏感。触觉分化迅速发展,在3岁以下儿童的认识活动中占主导地位。新生儿出生就具有痛觉反应,但与其他能力相比,痛觉还比较微弱和迟钝一些。新生儿出生就有温度觉反应,新生儿适应环境的一个关键就是有调节体温的能力。

3)视觉发育:见本节(五)视听觉。

4)听觉发育:见本节(五)视听觉。

(2)婴幼儿知觉发育:相对于感觉来说,婴幼儿知觉发育要慢一些。婴儿知觉的发育表现为各种分析器的协调活动,共同参加对复合刺激的分析和综合处理。

1)空间知觉的发育:空间知觉由大小知觉、形状知觉、深度知觉和方位知觉构成。①大小知觉:10~12周的婴儿已经具有一定程度的"大小恒常性";3岁幼儿能够判定图形大小,但完全不能判别不相似的图形的大小。②形状知觉:3个月左右的婴儿已有分辨简单形状的能力,喜欢有图案的模式,喜欢信息量多的图形和对他们具有社会性意义的形状。③深度知觉:6个月的婴儿就已经具有深度知觉,2~3个月的婴儿已经能够把"视觉悬崖"(visual cliff)当作新异刺激物来辨认;婴儿深度知觉的能力与其早期的运动经验有关,尤其与婴儿的爬行经验有关。④方位知觉:儿童方位知觉的发展顺序是先上下,再前后,最后左右。一般来说,3岁左右能辨别上下,4岁左右辨别前后,5岁左右辨别以自身为中心的左右,7~8岁辨别以客体为中心的左右。

2)时间知觉的发育:时间的感知具有主观性与相对性的特点,5~6岁以前儿童的时间知觉不稳定、不准确,也不会用时间标尺。小学以后时间知觉开始发育。

2. 注意的发育 注意(attention)是心理活动对一定对象的指向和集中,是一切认识过程的开始。新生儿已有无意注意,并具备了对外界进行扫视的能力。出生第1个月内,红球、父母移动都会引起新生儿的注意。新生儿在非条件反射的基础上产生定向反射,这是注意的萌芽,3个月出现条件反射性定向反射,1岁出现有意注意的萌芽,3岁以前的注意基本上都属于无意注意,3岁以后有意注意开始发展起来。

3. 记忆的发育 条件反射的出现是记忆发生的标志。3~4个月的婴儿开始出现对人和物的认知,7~8个月的认生是再认的表现,1岁左右出现明显的回忆,1岁左右的视觉记忆表象是回忆的表现,1岁以前的记忆都是无意记忆,记忆保持的时间通常较短,1~3岁陆续出现情景记忆,词语理解记忆与图形符号记忆。个体的记忆按照内容发育的顺序,动作记忆最早出现,大约在出生后2周出现,其次是情绪记忆,出现在6个月左右,6~20个月开始出现形象记忆,1岁出现逻辑记忆。

4. 想象的发育 新生儿没有想象。1~2岁的儿童有想象的萌芽,而不是想象。3岁时随着经验与言语的发育,渐渐产生了具有简单想象的游戏,如过家家时,把布娃娃当主角,这种游戏活动中,想象就开始形成和发育。整个婴儿期想象的水平还较低,不仅表现在内容的简单贫乏,而且经常缺乏自觉确定的目的,总是零散的片段。

5. 思维的发育 新生儿只有一些先天的无条件反射,出生10~20天出现条件反射。儿童最初形成的信号性条件反射是思维产生的前提条件。在出生后第一年,儿童对外部世界的反应还不是概念的和认知的,还没有真正的思维活动。第一年末,儿童处于掌握词和应用语言进行交际的萌芽阶段,1~1.5岁时,语言的产生使思维成为可能;1~1.5岁儿童的思维,只是处于萌芽状态,是人类思维的低级阶段。婴儿期的思维具有直觉行动性,即思维是在动作中进行的。

6. 智力的发育 婴幼儿期的智力处于感觉运动阶段,3岁前婴幼儿主要的智力特点是感觉运动协调性。儿童依靠感知到的信息对外在世界做出反应,在动作中进行思考,协调感知和动作来做出反应,还不能考虑自己的动作、计划动作、预计动作的结果。1岁后,婴幼儿就有了初步的概括能力,产生了直觉行动思维。2岁末幼儿开始逐渐摆脱对动作的依赖,出现对当时不存在的某些事物的反应。

(五)视听觉发育(visual and auditory development)

1. 视觉的发育　新生儿一出生就能觉察亮光,出生后24~96小时的新生儿就能觉察移动的光,出生后15天就初步具有颜色辨别能力,对红色和黑白卡比较敏感。出生后1个月不仅能用眼睛盯着眼前物品,视线随着物体运动,而且会主动追视寻找目标。出生后2个月,能够改变自己的焦点。3~4个月的婴儿会积极用眼睛寻找人,颜色辨别能力已接近成熟,能像成人一样改变晶状体的形状。

2. 听觉的发育　胎儿开始就已经有了敏锐的声音感受能力,主要表现在对声音的注意、定位以及对语音的辨别上。刚出生几个小时,就能对声音粗略定位,会朝向发出铃声的方向张望,就有了视听初步协调能力。出生后1个月的婴儿已经能够鉴别熟悉的声音而追声;4个月时准确定位声音的来源,能够向发音的方向扭过头去,6个月的婴儿已经能够辨别出音乐中的旋律、音色、音高等方面的不同,并初步具备协调听觉与身体运动的能力。

(六)情绪情感发育

1. 情绪情感发育(emotional development)的阶段性　儿童出生后,可以立即产生情绪表现,刚出生的新生儿即开始用哭或四肢的动作来表达情绪。在2~7个月之间出现的初级(或基本)情绪是愤怒、悲伤、快乐、惊讶和恐惧。2岁时婴儿开始表现出次级(复杂)情绪,例如尴尬、害羞、内疚、嫉妒和骄傲。初级情绪是指由生物因素所决定,在出生或在第一年的早期出现的一些情绪。次级(复杂)情绪是指2岁时出现的自我意识和自我评价的情绪,这在部分程度上与认知发展有关。

2. 婴幼儿基本情绪的发育

(1)哭:哭是一种不愉快的、消极的情绪反应,是婴儿最普遍、最基本的情绪反应之一。婴儿通过哭反映出来的身体状态与原因是不同的。出生后第1周主要是因为饥饿、冷、疼痛和睡眠受到打扰等而哭。2~4周因为喂奶中断、烦躁等而哭。1~2个月因为成人离开或拿走玩具等原因而哭。

(2)笑:笑是情绪愉快的表现。婴儿的笑是与人交往的基本手段,加深婴幼儿与其养护者的感情联结,对婴儿的身心健康成长都是必需的。自发性的笑出现在出生后0~5周,无选择性的社会性微笑出现在5周~3.5个月,有选择的社会性微笑出现在3.5个月以后。

(3)恐惧:由于受到威胁而产生并伴随着逃避愿望的消极情绪,从4个月左右开始,出现与知觉发展相联系的恐惧。怕生与依恋情绪同时产生,一般在6~8个月时出现。1周岁以下的婴儿主要对一些直接的刺激感到恐惧,1.5~2岁左右婴儿会对黑暗和独处感到害怕,3岁以上的幼儿对社会性、想象性刺激引起的恐惧增多。

(4)兴趣:兴趣是一种积极的感情性唤醒状态,婴儿自出生起,就显示出对外界物体和社会性刺激的倾向性反应。婴儿兴趣的早期发展可分为下面3个阶段:先天反射性反应阶段出现在0~3个月,相似性再认知觉阶段出现在4~9个月,新异性探索阶段出现在9月以后。

(5)愤怒:愤怒是愿望不能实现或为达到目的的行为受挫时引起的一种紧张而不愉快的情绪体验。1.5~3岁的儿童愤怒时常常表现出哭、手足舞动等。3岁左右幼儿常常表现在床上或地板上发脾气、来回打滚等行为。强烈的愤怒会引起攻击行为,也会瓦解儿童的认知和智力活动。

(七)社会功能发育

儿童只有在与人交往、相互作用的过程中,才能逐步发展起心理能力和社会性。婴幼儿的社会功能发育(social functional development)是指婴幼儿学习社会性情绪、形成对父母的依恋、气质、道德感和道德标准、自我意识、性别角色、亲善行为、对自我和攻击性的控制以及同伴关系等,情感则是上述功能发育的基础。

1. 婴幼儿依恋 依恋(attachment)指婴儿与抚养者之间所建立的亲密的、持久的情绪联结,是儿童早期生活中最重要的社会关系。母婴依恋指婴儿与母亲间的感情联结,表现为婴儿努力寻求并企图保持与母亲密切的身体联系。

(1)前依恋期(出生~2个月):婴儿有一种有助于依恋发展的内在行为,新生儿用哭声唤起别人的注意,随后用微笑、注视和咿呀语同成人进行交流,使成人与婴儿的关系更亲近。这时的婴儿对于前去安慰他的成人没有选择,所以此阶段又叫无差别的依恋阶段。

(2)依恋建立期(2~8个月):婴儿能对熟人和陌生人做出不同的反应,能从周围的人中区分出最亲近的人,对熟悉的人有特殊友好的关系,并特别愿意与之接近。这时的婴儿一般仍然能够接受陌生人的注意和关照,同时也能忍耐同父母的暂时分离。

(3)依恋关系明确期(8~24个月):婴儿对于熟人的偏爱变得更强烈,并出现"分离焦虑",即离开养护者时感到不安和"陌生焦虑",即对陌生人的谨慎与回避。由于运动能力的发展,婴儿可以去主动接近人和主动探索环境,同时把母亲或看护人作为一个"安全基地",从此出发,去探索周围世界。

(4)目的协调的伙伴关系(24个月以上):由于言语和认知能力的发展,此时的小儿能较好地理解父母的愿望、情感和观点等,同时能调节自己的行为。如能够忍耐父母迟迟不给予注意,还能够忍耐同父母的短期分离,他相信父母将会返回。

2. 婴幼儿自我意识的发展 自我意识的发展以儿童动作的发展为前提,是作为主体的自我对自己以及自己与他人关系的一种认识。在个体社会性发展中处于中心地位,其形成和发展影响着社会性其他方面的形成和发展。

1岁左右的儿童开始把自己的动作和动作对象区分开来,开始知道自己和客体的关系;1.5岁左右小儿开始能够把自己作为客体来认知,首先表现在对自己的面部特征的认知上;1.5~2岁的幼儿开始用语言称呼自己身体的各部分,具有用语言标志自我的能力;2~3岁时掌握代词"我",这是儿童自我意识萌芽的最重要标志。

3. 亲子交往的发展 亲子交往在广义上指家庭中父母与自己的孩子之间的交往活动,而狭义上则指以血缘和共同生活为基础,以抚养、教养、赡养为基本内容的物质交往和精神交往的总和。亲子交往是存在于亲子之间的双边活动,是一种相互影响的过程,是婴幼儿早期生活中最重要的社会关系,对婴幼儿的心理发展具有重要的影响。

婴儿的亲子关系主要表现为亲子间的依恋,几个月的婴儿会通过哭闹、纠缠、靠近和跟随来表达对母亲的依恋,2岁左右通过与父母一起游戏的过程中,建立了良好的亲子关系。在亲子交往中,父母向儿童传授多方面的社会性知识、道德准则、行为习惯和交往技能,儿童的许多社会性行为,如分享、谦让、友爱、尊敬长辈、关心他人等,就是在父母的帮助和指导下逐渐学习并发展的。

4. 同伴关系的发展 同伴关系是儿童在早期生活中重要的社会关系,同伴的交往使儿童在更大范围内体验到一种全新的人际关系,这是他们发展社会能力、提高适应性、形成友爱态度的基础。在实际的交往中,婴幼儿由于还不具有充分的语言表达能力,常常需要向对方表达出相应的情感表情,如微笑、气愤、拒绝、请求等,尝试和练习社会交往的技能和策略,并根据对方的反应作出调整。

(1)以客体为中心阶段(6个月~1岁):这个阶段的婴儿建立同伴关系,通常直接用表情和动作进行交往,如微笑注视对方,而对方常常也模仿这种方式将信息返回。9个月以后,婴儿之间彼此注视的时间越来越长,他们的微笑、手指动作常常会得到其游戏伙伴适宜的连续的反应和模仿。

(2)简单交往阶段(1~1.5岁):此时婴幼儿之间的交往行为就是社交指向行为,婴儿直接指向同伴的各种具体行为,如微笑、发声和说话、给或拿玩具、身体接触、走或跑到同伴身边等。婴儿发出这些行为时，总是伴随着对同伴的注意，也总能得到同伴的反应。最显著的交往特征就是相互模仿对方的动作。

(3)互补性交往阶段(1.5~2.5岁)：2岁以后的儿童逐渐习惯与抚养者分离，与同伴在一起交往，出现婴幼儿之间的合作游戏、互补行为。18~24个月婴幼儿社会性游戏明显多于单独游戏，与同伴游戏的数量明显多于母亲。1.5~2岁期间，只要有机会就与同伴交往，这个时期将是社会性交往的转折点。

三、发育量表评定

标准化的发育量表主要有：

1. 丹佛发育筛查测验(Denver developmental screening test，DDST) 主要用于0~6岁儿童的发育筛查，国内修订的DDST项目共104项，分布于4个能区，即个人与社会、精细动作与适应性、语言、大运动。结果为正常、异常、可疑或不可测。对异常或可疑者应进一步做诊断性测试。

2. 0~6岁儿童神经心理发育量表 简称儿-心量表，适用于0~6岁儿童，分为大运动、精细运动、适应能力、语言及社交行为五个能区，结果以智龄、发育商(development quotient，DQ)表示。

3. 格塞尔发育诊断量表(Gesell development diagnosis schedule，GDDS) 适用于4周~6岁的儿童，从大运动、精细动作、个人-社会、语言和适应性行为五个方面测试，结果以DQ表示。

4. 贝利婴儿发展量表(Bayley scales of infant development，BSID) 适用于2~30个月婴幼儿，包括精神发育量表、运动量表和婴儿行为记录。

(吕智海　商淑云)

第三节　神经心理评定

儿童运动、语言、情绪、社会适应、交往等各种行为习惯都和体格发育一样，一直处于不断地发育过程之中，大多数儿童都能达到相应的发育程度和水平。心理和发育行为表现包括感觉、知觉、情感、意志、记忆、思维、性格、能力、气质、个性倾向等，并且会随儿童年龄的增长呈现出动态变化的过程。可通过智力测验、言语测验、注意力测验、抽象推理测验、短时和长时记忆测验以及视觉-空间位置加工测验等神经心理测验方法对儿童神经心理功能进行评定。

临床神经心理测验(neuropsychological test)可以评定脑部损伤和疾病儿童的脑功能状况，评定大脑特定区域的功能和行为之间的关系，从而可确定是否存在脑损伤并对脑损伤进行定位。常见的神经心理测试量表如下：

一、神经心理行为筛查量表

1. 新生儿神经行为评定量表(neonatal behavioral neurological assesment，NBNA) 是一种综合性行为和神经评定方法，由5部分组成，共计20项，即新生儿行为能力(6项)、被动肌张力(4项)、主动肌张力(4项)、原始反射(3项)、一般反应(3项)。每项评分为三级，即0分、1分和2分，满分为40分，35分以下为异常。NBNA适用于足月新生儿、胎龄未满40周的早产儿、出生3天后的足月窒息儿，如评分低于35分，第7天应复查，仍不正常则于12~14天再查。检查约需20~30分钟，信度和效度可靠，反复测查对新生儿无害(表2-3-1)。

表 2-3-1　足月新生儿神经行为评分表

父或母姓名 _____ 住址 _____ 电话 _____

姓名：　　　　性别：　　　　怀孕周数：　　　　出生体重：　　g　　首次检查日期：

病历号：　　　父母职业：　　　经济收入：　　　平均每人：

文化程度：小学、中学中专、大专大学

项目		检查时状态	评分			日龄 / 天			
			0	1	2	2~3	5~7	12~14	26~28
行为能力	1. 对光习惯形成	睡眠	≥11	7~10	≤6				
	2. 对声音习惯形成	睡眠	≥11	7~10	≤6				
	3. 对"咯咯"声反应	安静觉醒	头眼不转动	头或眼转动<60°	头或眼转动≥60°				
	4. 对说话的脸反应	同上	同上	同上	同上				
	5. 对红球反应	同上	同上	同上	同上				
	6. 安慰	哭	不能	困难	容易或自动				
被动肌张力	7. 围巾征	觉醒	环绕颈部	肘略过中线	肘未到中线				
	8. 前臂弹回	同上	无	慢,弱>3秒	活跃,可重复≤3秒				
	9. 腘窝角	同上	>110°	90°~110°	<90°				
	10. 下肢弹回	同上	无	慢,弱>3秒	活跃,可重复≤3秒				
主动肌张力	11. 颈屈,伸肌主动收缩(头竖立)	觉醒	缺或异常	困难,有	好,头竖立1~2秒以上				
	12. 手握持	同上	无	弱	好,可重复				
	13. 牵拉反应	同上	无	提起部分身体	提起全部身体				
	14. 支持反应直立位	同上	无	不完全,短暂	有力,支持全部身体				
原始反射	15. 踏步或纺织	同上	无	引出困难	好,可重复				
	16. 拥抱反射	同上	无	弱,不完全	好,完全				
	17. 吮吸反射	同上	无	弱	好,和吞咽同步				
一般估价	18. 觉醒度	觉醒	昏迷	嗜睡	正常				
	19. 哭	哭	无	微弱,尖,过多	正常				
	20. 活动度	觉醒	缺或过多	略减少或增多	正常				

2. 儿童心理行为发育预警征(warning sign for children mental and behavioral development, WSC-MBD)**筛查问卷**　于 2013 年首次公布于《儿童心理行为发育保健技术规范》,是一个简单、易掌握、好操作、能够快速实施测评的儿童心理行为发育的常规监测工具。适用于 0~3 岁儿童,3~6 岁儿童的版本正在开发中。筛查问卷的结构及评分标准如下：

(1)问卷结构：0~3 岁的预警征总共包括 8 个年龄监测点,分别为 3 月龄、6 月龄、8 月龄、12 月龄、1.5 岁、2 岁、2.5 岁和 3 岁。每个年龄点包含 4 个条目,分别反映粗大运动、精细运动、言语语言、认知、社会等方面的能力(表 2-3-2)。

(2)测试方法：采用家长访谈形式,测试约需 2~3 分钟,要求评价者能准确表达所测条目,家长能够理解评价者的描述。

(3)评分标准：在相应年龄段出现 1 项不通过即为可疑异常,建议转诊。

二、智力测验

智力测验(intelligence test)是一种重要的心理测验技术,不仅能够对儿童的智力水平高低作出评估,而且可在某种程度上反映出儿童的其他精神病理状况,是心理测验中应用最广、影响较大的工具和技术。智力水平的表达一般分为智力年龄（心理年龄）、比值智商（intelligence quotient，IQ）以及离均差智商（deviation IQ）三类。目前临床智力评定常用量表如下：

表2-3-2　儿童心理行为发育问题预警征问卷（0~3岁）

年龄	预警征
3月龄	1. 对很大声音没有反应 2. 不注视人脸，不追视移动人或物品 3. 逗引时不发音或不会笑 4. 俯卧时不会抬头
6月龄	1. 发音少，不会笑出声 2. 紧握拳不松开 3. 不会伸手及抓物 4. 不能扶坐
8月龄	1. 听到声音无应答 2. 不会区分生人和熟人 3. 不会双手传递玩具 4. 不会独坐
12月龄	1. 不会挥手表示"再见"或拍手表示"欢迎" 2. 呼唤名字无反应 3. 不会用拇、示指对捏小物品 4. 不会扶物站立
18月龄	1. 不会有意识叫"爸爸"或"妈妈" 2. 不会按要求指人或物 3. 不会独走 4. 与人无目光对视
2岁	1. 无有意义的语言 2. 不会扶栏上楼梯/台阶 3. 不会跑 4. 不会用匙吃饭
2.5岁	1. 兴趣单一、刻板 2. 不会说2~3个字的短语 3. 不会示意大小便 4. 走路经常跌倒
3岁	1. 不会双脚跳 2. 不会模仿画圆 3. 不能与其他儿童交流、游戏 4. 不会说自己的名字

1. 韦氏智力量表（Wechsler intelligence scale，WIS）　韦氏智力量表最初由 Wechsler 于 1949 年设计而成，经过多次修订，仍是目前国际上公认通用的智力量表之一。韦氏智力量表根据使用年龄分为：韦氏幼儿智力量表第 4 版（Wechsler preschool and primary scale of intelligence，WPPSI-Ⅳ）（中文版），适用年龄 2 岁 6 个月~6 岁 11 个月；韦氏儿童智力量表第 4 版（Wechsler intelligence scale for children-fourth edition，WISC-Ⅳ）（中文版），适用年龄 6~16 岁；韦氏成人智力量表（Wechsler adult intelligence scale，WAIS），适用年龄范围 16 岁及以上。

2. 皮博迪图片词汇测验（Peabody picture vocabulary test，PPVT）　1959 年由两位特殊教育学者 Llyod M. Dunn 和 Leota M. Dunn 设计的一种可以快速评定儿童语言能力和学习能力的量表，是美国智力障碍协会（American Association on Mental Deficiency，AAMD）介绍的诊断智力发育障碍常用的九种智能测验方法之一。其中，诊断语言障碍中词汇听觉联想能力的单项测验方法，信度高，效度好。对于存在阅读或语言障碍、智力发育障碍或在其他测试中不能合作或退缩的儿童可以采用此测试进行评定，亦可用于集体测试。

本量表包括 150 张图片，每张图片上印有 4 张不同的黑白图片，要求被试者指出所听到词汇相对应的图片，图片排列由易到难。2007 年经修订为第 4 版 PPVT-Ⅳ，目前我国使用的是中国修订版第 1 版，其中图片和内容更适合中国的文化和语言特点，年龄范围有所缩小，为 3 岁 3 个月~9 岁。

3. 瑞文测试[CRT，原名"渐进矩阵"（progressive-matrices）]　由英国心理学家 J. C. Raven 于 1938 年创制，非文字智力测试，反映被试者的观察和推理能力。每个测题由一张抽象的图案或一系列无意义的图形构成一个方阵，要求被试者从答案中选择一块正确的图形以符合整个图案。测题由易到难，结构越来越复杂，从一个层次到多个层次，从直接到间接抽象推理的渐进过程；包括标准型、彩色型（用于测量幼儿及智力低下者）、高级型

（用于智力超常者）。CRT 不能反映被试者语言、阅读以及书写的技能，而某些高功能 ASD 患者 CRT 测试可能获得高分。CRT 在人群中的得分情况是，14 岁时得分达到最大值，此后 10 年保持相对稳定，随后每隔 5 年以均匀的速度下降。

我国目前使用的是联合标准型与彩色型，由彩色型的 A、AB、B 三单元和标准型的 C、D、E 三单元合成六单元 72 题的测验，适合 5~75 岁年龄范围，可以个别施测或团体施测。施测时间大约 30~40 分钟。本量表指导语简单，对有语言障碍的受试者或语言交流不便的情况下，可以用手势或移动板或图片来表示。本测试可用于跨文化的比较。

4. 希内学习能力测验　1941 年由 Niskey-Nebraska 专门为聋哑人设计，也可以用于听力正常儿。适用于 3~17 岁儿童，该测验用手势语（对聋哑儿童）或少量指导语（正常听力儿童），从 12 个分测验评定聋哑儿童的学习能力。小年龄组测前 8 个分测验，大年龄组测后 7 个分测验，均为操作表演，趣味性强，儿童乐于配合。目前为聋哑人智测的首选方法。我国已有全国常模可供使用。

三、气质与个性测验

1. 中国儿童气质量表全国常模（Chinese child temperament scale，CCTS）　是 1996 年由西安交通大学第二附属医院儿童行为及发育儿科研究室姚凯南教授带领团队根据美国 Carey 的气质量表编制的。在原版译为中文的过程中，为了减少量表的种族和文化偏倚，在我国的文化背景的基础上进行了修订，并在全国进行标准化常模制定，形成了 4 个年龄阶段组的量表：中国 4~8 个月婴儿气质量表（Chinese infant temperament scale，CITS）、中国 1~3 岁幼儿气质量表（Chinese toddler temperament scale，CTTS）、中国学龄前 3~7 岁儿童气质量表（Chinese preschoolers temperament scale，CPTS）、中国 8~12 岁学龄儿童气质量表（Chinese school child temperament scale，CSTS）。气质类型根据气质理论及 9 个气质维度的得分情况，儿童气质共分为 5 个类型：平易型、麻烦型、发动缓慢型、中间偏平易型、中间偏麻烦型。

气质类型受遗传因素及环境因素的影响：气质类型具有“天赋性”，长期纵向观察证明儿童的气质类型有相对的年龄稳定性；后天生活环境对气质类型及气质维度均有一定的影响，中国儿童的平易型和中间偏平易型气质相对较多，而美国儿童的麻烦型和中间偏麻烦型相对较多。

2. 艾森克个性问卷（Eysenck personality questionnaire，EPQ）　是英国伦敦大学 H. J. Eysenck 教授及其夫人 Sybil B. G. Eysenck 博士在一些个性调查表的基础上编制的。EPQ 分成人和儿童用两种，分别调查 7~15 岁儿童和 16 岁以上成人的个性类型，广泛用于英国和欧洲一些国家。1980 年在获得编制者同意的情况下，将该个性问卷介绍到我国，经过湖南医学院龚耀先教授和四川医学院精神科领导的协作组编译修改，最终完成了成人问卷和儿童问卷各 88 条。

EPQ 是由 3 个个性维度 P、E、N 和一个效度量表 L 四个量表组成。主要调查内外向（E），反映内外向人格倾向，高分反映外向、易交往、热情、冲动等特征；低分反映内向、好静、稳重等特征；神经质或情绪的稳定性（N），反映情绪稳定性，高分反映易焦虑、抑郁和较强情绪反应倾向等特征；精神质（P），反映某些与常人不同的心境和行为特征，高分反映孤独、不关心他人、与众不同的行为、不适应和人际紧张等特征；L 量表是测验受试者的“掩饰”倾向，即是否为真实的回答。同时也有测量受试者掩饰自己或朴实性，遵从社会习俗和道德规范特征的作用，高分表明掩饰性高。超过 60 分通常被认为是具有某种人格倾向。EPQ 量表各维度的典型代表有典型的外向（E 分特别高）、典型内向（E 分特别低）、典型情绪不稳（N 分很高）、情绪稳定（N 分很低）、精神质（P 分高）。

四、行为问题测验

1. Achenbach 儿童行为量表（Achenbach child behavior checklist，CBCL）　是目前应用较多、内

容较全面的一种行为量表。它由美国心理学家 Achenbach 编制，包括 4~16 岁儿童青少年部分和 2~3 岁婴幼儿部分。我国 20 世纪 80 年代由上海专家主持修订了 4~16 岁 CBCL 的家长用表，制定了中国常模。1990 年初西安交通大学第二附属医院行为发育儿科研究室引进并主持修订了 2~3 岁 CBCL，并总结出了我国常模的数据。该量表由熟悉儿童情况的家长填写。填写量表时要求儿童家长根据小儿目前或近 2 个月内的表现计分。临床上用于筛查幼儿的行为问题，可作为衡量幼儿行为标准的参考工具。

CBCL 在国内已经用于流行病学调查、科研和临床，用于评估儿童 ADHD、对立违抗性障碍、品行障碍、焦虑障碍、抑郁障碍及其共患病。

2. Conners 父母症状问卷(Conners parent symptom questionnaire，PSQ) 由 Conners 于 1970 年编制的一套评估儿童常见行为问题的量表，适用于 3~17 岁儿童，后来扩展成 93 项的 Conners 父母评定量表(Conners parent rating scale)及 39 项的 Conners 教师评定量表(Conners teacher rating scale)，用于评估 ADHD 和相关行为。目前国内常用的是 1978 年修订版父母和教师问卷；1997 年再次修订，纳入了基于 DSM-4 的 ADHD 诊断标准和其相关特征的项目，有 80 项父母量表、59 项教师量表以及简式量表和青少年自评版。

苏林雁等于 2001 年在全国 20 个大中城市 6~17 岁儿童中取样 1 759 例，制定了 PSQ 全国城市儿童常模。PSQ 包括 5 个分量表：品行问题、学习问题、心身问题、冲动多动、焦虑；还设计了仅有 10 条的简明症状问卷(即多动指数)。用于筛查儿童多动症及追踪疗效。以多动指数>1.5 作为划界分，得分大于此分即有多动症的可能。PSQ 项目适度，内容简单易懂，家长仅需 5~10 分钟即可完成。可用于临床辅助诊断及科研，也可作为筛查工具用于流行病学调查。该量表在国外应用较为广泛，信度与效度较好。国内也得到广泛的应用，是儿童多动症的较好评定工具。

五、儿童情绪发展与社会生活适应评定量表

1. 婴儿社会性反应问卷(infant sociliy performance questionnaire，SPQ) 由严双琴等人于 2013 年编制，包括社会认知、社会技能、社会适应性、自我概念、自我控制能力、道德品质等。儿童社会性发育是在出生后的社会生活过程中与别人交往而形成的那些社会特性，是个体获得适应社会生活所必需品质的过程，也是儿童建立自我同一性的个别化过程，它是儿童心理发展的一个极重要的方面。儿童早期社会性发展对其以后的行为有重要的影响作用。

2. 婴儿初中学生社会生活能力量表(normal development of social skills from infant to junior high school children，S-M) 1988 年，左启华等在日本心理适应能力研究所等单位编制的"S-M 社会生活能力检查"量表的基础上，完成中国标准化社会生活能力量表，包括独立生活能力、运动能力、作业、交往、参加集体活动、自我管理六个领域。是一种简便、可靠、操作性强的行为评定量表，是用于辅助诊断智力低下的工具，具有较大的实用价值，被广泛应用于临床和科研工作。

六、其他

1. 成套神经心理测验儿童版 该测试是 Halstead-Reitan 成套神经心理测验中适合少年(9~14 岁)和幼儿(5~8 岁)的部分，分为少年版和幼儿版成套神经心理测验。

少年版的内容包含：测定优势检查(检查大脑优势半球)；失语筛查测验(筛查失语性质)；握力测验(测量双上肢的运动力量)；连线测验(测查空间能力和顺序化能力)；触摸测验(检查触觉、运动知觉、空间知觉、形状记忆、位置记忆能力)；节律测验(测量区别节律形式的能力)；手指敲击测验(检查手指精细运动速度)；语音知觉测验(测量辨认语音和匹配字的能力)；范畴测验(测量抽象思维和概括能力)；感知觉检查(检查触觉、听觉、视觉、手指认知、指尖数数、触觉辨认)。

幼儿版的内容包含：侧性优势检查,失语检查,握力测验,感知觉检查,范畴测验,触摸测验,敲击测验。

2. 代币测验(token test)　通过评定个体的口语理解能力来评定大脑损伤情况。测验只要求被试者知道刺激物的颜色命名、刺激物的常见形状以及一些单词(如触摸、大、小等)的意思就可以,主试者准确记录被试者面对变化多样的指导语(如"触摸一下黄色的圆圈和红色的正方形"之类)的执行情况。对脑部单侧受损患者的研究表明,左脑损伤和右脑损伤的患者在测验中的表现都很差,左脑受损通常比右脑受损的患者表现更差。

3. 视听觉注意力持续操作测验(integrated visual and auditory continuous performance test,IVA-CPT)　该测验是由美国相关机构开发的一种能够评价儿童反应控制能力、注意力及视听整合功能失调程序,并能提供脑部功能障碍方面多种数据的测试方法。专用于儿童注意缺陷多动障碍(ADHD)等疾病的辅助诊断及疗效评估。

当前儿童青少年存在的发育行为心理问题逐渐增多,面对这一问题,迫切需要我国儿童青少年心理卫生、儿童心理行为保健、发育行为儿科、精神、教育等各专业领域携手共同努力,及时有效地针对儿童青少年的发育行为心理问题进行早期诊断、早期干预治疗,以免给个人、家庭、社会带来难以挽回的影响。

(党伟利)

第四节　运动能力评定

儿童的正常运动功能有赖于骨骼和关节的完整性、肌肉和神经运动支配的平衡关系、感觉神经的正常传导、良好的心肺功能支持,以及后天环境有充足的练习机会。这些因素保持着相互协调的关系,共同促进儿童正常运动功能的发展和执行。运动功能评定包括肌张力、肌力、关节活动范围、平衡能力、协调能力、粗大与精细运动功能、步行能力和步态分析等内容。

一、肌张力评定

肌张力(muscle tone)是指肌肉组织在静息状态下的一种不随意的、持续的、微小的收缩,是维持身体各种姿势和正常活动的基础,也是保证肢体运动控制能力、空间位置、进行各种复杂运动所必需的条件。正常肌张力有赖于完整的外周和中枢神经系统调节机制以及肌肉本身的收缩能力、弹性和延展性。临床上所谓的肌张力,是指医务人员对被检查者的肢体进行被动运动时所感受到的阻力。

肌张力评定是检查肌肉功能的重要内容之一,对指导临床康复具有重要意义。肌张力评定可从视诊、触诊、反射检查、被动运动与主动运动、功能评定等多个方面了解肌张力的情况。

1. 肌张力的临床检查

(1)视诊检查:作为最初的临床检查项目,评定者应特别注意儿童肢体或躯干异常的姿态。刻板动作模式常提示存在肌张力异常;不自主的波动化运动变化表明肌张力障碍;主动运动的减弱或完全丧失则表明肌张力迟缓或低下。

(2)触诊检查:在儿童相关肢体完全静止、放松的情况下,通过触摸受检肌群或观察肢体的运动状况来判断肌张力情况。正常肌肉具有中等硬度和一定的弹性,肌张力降低时肌肉松弛,肌张力增高时硬度增高,触之较硬或坚硬。

(3)反射检查:检查儿童是否存在腱反射减退或亢进等现象,使用叩诊锤或直接用指尖轻叩检查腱反射导致的肌肉收缩情况,予以 0~4 级评分,其中 0 级为无反应,1$^+$ 级为反射减退,2$^+$ 级为正常反射,3$^+$ 级为痉挛型障碍过强、反射亢进,4$^+$ 级为阵挛。临床上常用的反射检查包括肱二头肌反射、肱三头肌反射、桡骨膜反射、膝反射和跟腱反射。

2. 肌张力的手法评定

(1)神经科分级:根据关节被动运动时所感受到的阻力进行肌张力(muscle tone)及肌痉挛状态评定,通常分为 0~4 级(表 2-4-1)。

表 2-4-1　肌张力的神经科分级

分级	肌张力	标准
0 级	软瘫	被动活动肢体无反应
1 级	低张力	被动活动肢体反应减弱
2 级	正常	被动活动肢体反应正常
3 级	轻、中度增高	被动活动肢体有阻力反应
4 级	重度增高	被动活动肢体有持续性阻力反应

(2)痉挛评定:

1)改良 Ashworth 痉挛量表:若出现肌张力增高,为进一步评定痉挛程度,通常采用 Ashworth 痉挛量表与改良 Ashworth 痉挛量表(modified Ashworth scale,MAS)。这两种量表是评定上运动神经元损伤导致肌张力增高(痉挛)应用最多的量表,两者的区别为改良 Ashworth 量表在等级 1 和等级 2 之间增加了一个等级 1$^+$,其他完全相同(表 2-4-2)。

表 2-4-2　Ashworth 痉挛量表与改良 Ashworth 痉挛量表

等级	标准
0 级	肌张力不增加,被动活动肢体在整个范围内均无阻力
1 级	肌张力轻微增加,被动活动肢体到终末端时出现突然卡住和释放,或呈现最小阻力
1$^+$ 级	肌张力轻度增加,被动活动肢体在后 50% ROM 出现突然"卡住",然后均呈现最小的阻力
2 级	肌张力较明显增加,被动活动肢体在大部分 ROM 内均有阻力,但仍能较容易地活动
3 级	肌张力严重增高,被动活动困难
4 级	僵直;受累部分被动屈伸时呈现僵直状态,不能活动

2)改良 Tardieu 量表:对于神经系统疾病引起的肌肉痉挛,也可以采用改良 Tardieu 量表(modified Tardieu scale,MTS)进行测量。MTS 根据肌肉在三种特定速度下牵伸的反应进行定量评定:V1,尽可能慢;V2,肢体抗重力下落的速度;V3,尽可能快。通常 V1 用来测量被动关节活动度,而 V2 和 V3 常用来量化痉挛。测量者通过两个参数来评估特定速度下肌群对牵张的反应:X(肌肉反应的性质)、Y(肌肉反应时所处的关节角度)。被动牵张时肌肉反应的性质可分为 0~4 级(表 2-4-3)。

表 2-4-3　改良 Tardieu 量表肌肉反应的性质分级

级别	标准
0 级	整个被动活动中无阻力
1 级	被动活动中感到轻微阻力,但没有在特定角度出现明显的卡住感
2 级	特定角度出现明显卡住,被动运动受阻,后会有释放感
3 级	在特定角度出现易疲劳的阵挛(在保持压力的情况下持续不到 10 秒)
4 级	在特定角度出现不易疲劳的阵挛(在保持压力的情况下持续时间超过 10 秒)
5 级	关节僵直,无法活动

相对应的关节角度定义如下:R1 是快速(V2 或 V3)牵张时出现卡住的角度;R2 是在一个相对较慢的速度下(V1)感受到阻碍或卡住时的角度。R2 和 R1 的角度之差(R2-R1)称为痉挛角度或动态肌张力。R1 和 R2 相差很大说明动态成分比重大,有较大的改变或改善空间;R1 和 R2 无明显区别说明肌肉存在既定挛缩,改变的空间较小。因此,R1 和 R2 之间的关系可用来评估被动牵张时的肌肉反应的神经机制(痉挛)和软组织机械限制(挛缩)在肌张力增高中所占比例。

3)MAS 与 MTS 的比较:MAS 常用于成人肌肉痉挛的评定,其在儿童中的信度普遍较低。相比较而言,MTS 更经常被推荐用于儿童,其在不同神经系统疾病儿童中的信度较好,且在痉挛的临床测量上较 MAS 更加准确,效度更高。另外,许多学者认为,MAS 测量的是异常肌张力或者被动牵伸时的阻力,而不是痉挛程度,因为并未考虑到痉挛的速度依赖性成分。MTS对比了慢速和快速两种情况下被动牵伸时的肌肉阻力,可以对痉挛的速度依赖性做一个很好的解释。也就是说,MAS无法区分痉挛和挛缩,MTS则可以根据R1和R2的角度差值区分肌张力增高的神经因素(痉挛)和非神经因素(挛缩)。

4)踝关节痉挛评定:对于下肢痉挛,可采用综合痉挛量表(composite spasticity scale,CSS)进行评定,包括3个方面:跟腱反射、肌张力及踝阵挛(表2-4-4)。结果判断:将上述3项总分相加,7分及以下为无痉挛,8~9分为轻度痉挛,10~12分为中度痉挛,13~16分为重度痉挛。

二、肌力评定

肌力(myodynamia)是指肌肉收缩产生的力量。肌力评定是测定受试者在主动运动时肌肉和肌群产生的最大收缩力量。肌力评定是对神经、肌肉功能状态的一种检查方法,也是评定神经、肌肉损害程度和范围的一种重要手段。肌力低下是指一块肌肉或肌群主动收缩的能力下降甚至丧失,也称肌无力。常见于神经系统疾病、原发性肌病、长期制动引起的肌肉失用等。

肌力评定通常包括徒手肌力测定、等速肌力测定、功能性肌力测定和手持式肌力测定仪等方法。徒手肌力测定一般适用于5~6岁以后的儿童,5岁以前可以采用功能性肌力测定法。等速肌力测定具有良好的信度,在儿童中应用由于受到儿童肢体长度等因素的影响,具有一定的局限性。近年来,手持式肌力测定仪由于携带方便且在儿童中具有良好的精确性和信度,逐渐在临床上被推广应用。

1. **徒手肌力测定**(manual muscle testing,MMT)于1916年由Lovett提出,之后有所改进。检查时要求受试者在特定体位下,分别在减重力、抗重力和抗阻力的条件下完成标准动作。测试者通过触摸肌腹、观察肢体主动运动的范围及克服阻力的能力,来确定所检查肌肉或肌群的肌力是否正常及其等级。目前,国际上普遍应用的肌力分级方法是补充6级(0~5级)分级(表2-4-5)。

表2-4-4 综合痉挛量表

评定项目	得分				
踝跖屈肌群肌张力	0/ 无阻力	2/ 阻力降低	4/ 正常阻力	6/ 阻力轻~中度增加	8/ 阻力重度增加
跟腱反射	0/ 无反射	1/ 反射减弱	2/ 反射正常	3/ 反射活跃	4/ 反射亢进
踝阵挛	1/ 无阵挛	2/ 阵挛1~2次	3/ 阵挛2次以上	4/ 阵挛持续,超过30秒	

表2-4-5 徒手肌力测定补充分级法

级别	评定标准
0	肌肉无任何收缩
1	触诊可摸到有轻微的肌肉收缩,但没有引起关节运动
2⁻	去除重力时关节能完成大部分范围活动(ROM>50%)
2	去除重力时关节可完成全范围活动
2⁺	去除重力时关节完成全范围活动,同时抗重力时可以完成小部分范围的活动(ROM<50%)
3⁻	抗重力时关节不能完成全范围运动(ROM>50%)
3	抗重力时关节能完成全范围活动,但不能对抗任何阻力
3⁺	抗重力时关节能完成全范围活动,同时抗较小阻力时关节能完成部分范围活动(ROM<50%)
4⁻	抗部分阻力时关节能完成大部分范围活动(ROM>50%)
4	抗部分阻力时能完成关节全范围活动
4⁺	抗充分阻力时关节能完成小部分范围活动(ROM<50%)
5⁻	抗充分阻力时关节能完成大部分范围活动(ROM>50%)
5	抗充分阻力时关节能完成最大范围活动(ROM=100%)

2. 功能性肌力测定（functional muscle strength measurement，FMSM） 通常>4岁的儿童才能较好地理解肌力测试指令并合作完成肌力评定（包括徒手肌力测定和器械测定），因此婴幼儿肌力评定一般只能根据儿童在自然环境中的活动结合运动发育里程碑来判断。由 Hislop 和 Montgomery 制定的功能性肌力测定法，适合5岁以前的儿童，结合粗大运动发育与姿势是否能抗地心引力来测试。参考徒手肌力评定的级别来量化，但只分为5个级别：无收缩（0分）；微（1分，轻微收缩）；差（2分，无法抗地心引力）；可（3分，可抗地心引力）；可以以上（4分，可抗阻力）。建议的测试方法见表2-4-6。

3. 手持式肌力测定仪 手持式肌力测定仪（hand-held dynamometry，HHD）是一种数显式肌力测量仪器，用于测定最大等长肌力。近年来国外多采用 HHD 来评价儿童的肌力状况，可明显提高肌力测定的精确性和信度，同时具有携带方便、操作简单的特点，可运用于不同部位肌群的测试。HDD 标准化下肢肌群肌力测定方法见表2-4-7。

表2-4-6 功能性肌力测定法

达成年龄	测试姿势	动作或姿势表现与解释
躯干屈曲（trunk flexion）		
4个月	仰卧，检查者抓住婴儿的手并将其拉成坐姿	腹部肌力"可"，以稳定肋骨与髋关节，头向前弯，膝关节屈曲以协助完成动作
4~5个月	仰卧，玩具放置在脚周围上方	腹部肌力"可"，以使婴儿抬脚，并用手将脚带至嘴边
6个月	仰卧，玩具放置在脚周围上方	腹部肌力"可"，以使婴儿直直地将脚抬高，其下肢动作在空中有良好的控制
7个月	四点跪位，检查者观察其是否出现腰椎前凸。没有腰椎前凸的姿势需要躯干伸肌和腹肌之间达到平衡的控制	不应该出现腰椎前凸，背部应呈一条直线，如果在此姿势出现腰椎前凸表示腹肌不够强壮，无法表现将骨盆往后倾的动作
7个月	坐姿	当婴儿坐着时，躯干伸肌与屈肌之间协调作用，使骨盆位于中线，如果骨盆往前倾，便要怀疑腹肌控制的能力
4~4.5岁	仰卧，膝盖屈曲90°，双手抱头，检查者固定下肢，要求儿童执行仰卧起坐，而且要双手触碰膝盖	腹部肌力"可"，可在30秒内执行3~4下仰卧起坐
5~5.5岁	仰卧，膝盖屈曲90°，双手抱头，检查者固定下肢，要求儿童执行仰卧起坐，而且要双手触碰膝盖	腹部肌力"可"，可在30秒内执行6~8下仰卧起坐
8岁	仰卧，要求儿童维持在"蜷曲"的姿势，头和膝盖皆碰到胸部	腹部肌力"可"，可维持此姿势20~30秒
躯干伸展（trunk extension）		
4~5个月	将婴儿水平悬吊，观察婴儿四肢的活动	躯干伸展肌力"可"，躯干直，手和脚可抬高接近躯干水平
5个月	婴儿俯卧，可观察四肢的活动	以肚子为支点，手和脚可同时离开床面
7个月	四点跪位，检查者观察婴儿是否出现腰椎前凸	不应该出现腰椎前凸，背部应成一条直线，如果背部呈一直线，表示腹肌与躯干伸肌之间的控制达成平衡
8个月	坐姿	轻微腰椎前凸，若后凸表示躯干伸展肌力不足
10~11个月	坐姿	婴儿往前取物再恢复原位时，不会失去平衡或用手支撑地板
3~4岁	站姿，要求儿童弯腰触碰脚趾，然后回到站姿	执行此动作没有用手扶物，表示躯干伸肌和臀大肌有足够的肌力

续表

达成年龄	测试姿势	动作或姿势表现与解释
5岁	儿童用双脚夹住检查者腰部,检查者抱住儿童骨盆处,让躯干呈现拱形,然后要求儿童做背起飞翔的动作	当被抱住骨盆时,可以维持在飞翔姿势16秒
8岁	儿童以腹部为支点趴在地上,要求儿童做出"飞机"的姿势,头、双手和双脚皆要离开地面	维持在"飞机"姿势20~30秒

髋关节与膝关节屈曲(hip and knee flexion)

达成年龄	测试姿势	动作或姿势表现与解释
4~5个月	仰卧,厚重衣服、鞋子和袜子皆要脱掉	两侧髋关节屈曲,膝关节外旋,可将脚带至嘴边
7个月	俯卧,玩具放在婴儿前面,逗引其往前移动	腹部贴地,双手与双脚接触地面,可以往前移动
7个月	坐姿,玩具放在婴儿面前脚的上方,逗引其用脚去踢	可以抬高脚1~2英寸(2.5~5cm)
8~9个月	坐姿,玩具放在婴儿面前,逗引其往前移动	以坐姿臀移的方式移动,臀部沿着地面滑行,并且利用手和脚将身体推进
9~10个月	俯卧,玩具放在婴儿面前,逗引其往前移动	四点爬行
15~17个月	站姿,前有楼梯,将玩具放在楼梯的最顶层	扶物两步一阶走上4阶,髋关节屈曲肌与腘绳肌负责将腿上抬至阶梯
18~23个月	站姿,前有楼梯,将玩具放在楼梯的最顶层	不扶物两步一阶走上4阶
24~29个月	站姿,前有楼梯,将玩具放在楼梯的最顶层	扶物一步一阶走上4阶
30~36个月	仰卧,厚重衣服、鞋子和袜子皆要脱掉	遵循口令,进行空中踩自行车的动作,将膝盖弯曲至胸前显示髋关节和膝关节屈曲肌群的肌力
36~41个月	站姿,前有楼梯,将玩具放在楼梯的最顶层	不扶物一步一阶走上4阶,髋关节屈曲肌与腘绳肌负责将腿上抬至阶梯
8岁	仰卧,要求儿童维持在"蜷曲"的姿势,头和膝盖皆碰到胸部	可以维持此姿势20~30秒

髋关节与膝关节伸展(hip and knee extension)

达成年龄	测试姿势	动作或姿势表现与解释
18~23个月	站姿,将网球或玩具放在离儿童一尺的地面上,鼓励儿童将玩具拾起	儿童蹲下,捡起球又恢复到站姿,且没有跌倒
2~5岁	俯卧,桌子支撑胸部和骨盆处	要求儿童将腿踢向天花板,膝盖弯曲以避免腘绳肌协助臀大肌执行此动作
2~5岁	仰卧,观察四肢动作	要求儿童做出完整的"拱桥式",将臀部抬离地面的动作,这个动作提示臀大肌的肌力
2~5岁	仰卧,要求儿童做出踩空中自行车的动作	尝试执行踩自行车的命令。如果腿维持在空中伸直,表示髋伸展肌和膝伸展肌的肌力为"可"
8岁	儿童以腹部为支点趴在地上,要求儿童做出"飞机"的姿势,头、双手和双脚皆要离开地面	髋伸展肌肌力为"可",维持在"飞机"姿势20~30秒

髋关节外展(hip abduction)

达成年龄	测试姿势	动作或姿势表现与解释
7~8个月	婴儿坐姿,放在小的倾斜板上,当倾斜板倾向一侧时观察下肢动作	婴儿的高侧肢体(手与脚)会出现外展动作
9~10个月	将婴儿放在沙发或桌边,鼓励其走到另一边去拿玩具,观察下肢动作	当侧走时,婴儿一侧下肢出现外展动作
9~12个月	婴儿四点跪,放在小的倾斜板上,当倾斜板倾向一边时观察下肢动作	婴儿的高侧肢体(手与脚)会出现外展动作

续表

达成年龄	测试姿势	动作或姿势表现与解释
2~5岁	站姿,检查者牵着一手并要求儿童执行轮流抬高左右脚的动作,观察骨盆动作	当右脚抬高时,两侧骨盆应在同一高度,如果右边高度下降,表示左髋外展肌肌力不足
髋关节内收(hip adduction)		
7~8个月	婴儿坐姿,放在小的倾斜板上,当倾斜板倾向一边时观察下肢动作	婴儿低侧同侧的手与脚出现内收动作
9~12个月	婴儿四点跪,放在小的倾斜板上,当倾斜板倾向一边时观察下肢动作	婴儿低侧同侧的手与脚出现内收动作
11~12个月	坐姿,观察下肢姿势或要求其长坐姿	可以呈现两脚并拢的长坐姿势,而非外展姿势
踝关节跖屈(ankle plantarflexion)		
24~29个月	检查者示范双手叉腰且踮脚尖走路	在口语的要求下,儿童可以模仿动作且走5步
踝关节背屈(ankle dorsiflexion)		
3岁	检查者示范双手叉腰且用脚后跟走路	在口语的要求下,儿童可以模仿动作且走5步

表2-4-7 手持式肌力测定仪的标准化操作方法

肌群	操作方法
髋屈曲	双足悬空坐位,髋和膝屈曲90°,HHD放置于大腿前部接近髌骨边缘处,令被测者屈髋
髋伸展	俯卧位,屈膝90°,HHD放置大腿后部接近腘窝处,令被测者伸髋
髋外展	仰卧位,膝和髋关节自然伸展,髋关节维持中立位,保持双侧骨盆稳定防止滑动(被测者用上肢协助固定或采用固定带),HHD放置于大腿外侧膝关节上方2cm处,令被测者髋外展,如骨盆不稳定或倾斜时即停止,重新测试
膝屈曲	坐位,屈膝90°,双足悬空,腘窝靠近床沿,HHD放置于小腿后侧近内外踝连线处,令被测者屈膝
膝伸展	坐位,屈膝90°,双足悬空,腘窝靠近床沿,HHD放置于胫骨前方接近内外踝连线处,令被测者伸膝
踝跖屈	仰卧位,膝伸展,足维持在跖屈位,HHD放置于足底跖骨上,同时令被测者抵抗3~5秒(膝关节不能屈曲)
踝背屈	仰卧位,膝伸展,足位于自然中立位,HHD放置于足背面跖骨上,令被测者足背屈

三、关节活动范围评定

关节活动范围(range of motion,ROM)是指关节的远端向着或离开近端运动,远端骨所达到的新位置与开始位置之间的夹角,即远端骨所移动的度数。关节活动范围测量是测量远端骨所移动的度数,而不是两骨之间所构成的夹角。

1. 关节活动范围的分类 关节活动范围分为主动关节活动范围和被动关节活动范围。主动关节活动范围(active range of motion,AROM)是指关节运动是通过人体自身的主动随意运动而产生。测量AROM实际是考察被检查者肌肉收缩力量对关节活动范围的影响。被动关节活动范围(passive range of motion,PROM)是指关节运动是通过外力如检查者的帮助而产生。正常情况下PROM>AROM,因为被动运动至关节终末端时产生一种关节囊内、不受随意运动控制的运动。通过被动活动关节到最大范围,可以感受到关节运动到终末端的性质(endfeel),从而判断关节受限的原因。

2. 测量需要的仪器设备 用于ROM测量的工具包括通用量角器、电子量角器、重力依赖的角度测量表、带刻度的尺子等。其中,通用量角器是测量ROM最常用的工具。由一个圆形或半圆形的刻度盘和两条臂(分别称为固定臂和移动臂)构成(主要用来测量四肢关节),使用时将量角器的轴心与关节的运动轴心对齐,固定臂与关节近端骨的长轴平行,移动臂与关节远端骨的长轴平行并随之移动,移动臂所移动的弧度即为该关节的活动范围。

3. 测量方法及正常参考值

(1)上肢关节活动范围测量方法及正常参考值

见表2-4-8。

(2)下肢关节活动范围测量方法及正常参考值见表2-4-9。

表2-4-8　上肢主要关节活动范围测量及正常参考值

关节	运动方向	体位	量角器放置方法			正常参考值
			轴心	固定臂	移动臂	
肩	屈、伸	坐或立位,臂置于体侧,肘伸直	肩峰	与腋中线平行	与肱骨纵轴平行	屈 0°~180° 伸 0°~50°
	外展	坐或立位,臂置于体侧,肘伸直	肩峰	与身体中线平行	与肱骨纵轴平行	0°~180°
	内旋、外旋	仰卧或坐位,肩外展90°,肘屈曲90°	鹰嘴	垂直地面或与腋中线平行	与前臂纵轴平行	各 0°~90°
肘	屈、伸	仰卧或坐位或立位,臂取解剖位	肱骨外上髁	与肱骨纵轴平行	与桡骨纵轴平行	0°~150°
桡尺	旋前、旋后	坐位,上臂置于体侧,肘屈曲90°,前臂中立位	尺骨茎突	与地面垂直	腕关节背面(测旋前)或掌面(测旋后)	各 0°~90°
腕	屈、伸	坐或站位,前臂完全旋前	尺骨茎突	与前臂纵轴平行	与第二掌骨纵轴平行	屈 0°~90° 伸 0°~70°
	尺、桡侧偏	坐位,屈肘,前臂旋前,腕中立位	腕背侧中点	前臂北侧中线	第三掌骨纵轴	桡偏 0°~25° 尺偏 0°~55°
掌指	屈、伸	坐位,腕中立	近节指骨近端	与掌骨平行	与近节指骨平行	伸 0°~20° 屈 0°~90° 拇指 0°~30°
指间	屈、伸	坐位,腕中立	远侧指骨近端	与近侧指骨平行	与远侧指骨平行	近指间 0°~100° 远指间 0°~80°
拇指腕掌	内收、外展	坐位,腕中立	腕掌关节	与示指平行	与拇指平行	0°~60°

表2-4-9　下肢主要关节活动范围测量及正常参考值

关节	运动方向	体位	量角器放置方法			正常参考值
			轴心	固定臂	移动臂	
髋	屈	仰卧或侧卧位,对侧下肢伸直	股骨大转子	与身体纵轴平行	与股骨纵轴平行	屈 0°~125°
	伸	侧卧位,被测下肢在上	股骨大转子	与身体纵轴平行	与股骨纵轴平行	伸 0°~15°
	内收、外展	仰卧位	髂前上棘	左右髂前上棘连线的垂直线	髂前上棘至髌骨中心的连线	各 0°~45°
	内旋、外旋	仰卧,两小腿于床沿外下垂	髌骨下端	与地面垂直	与胫骨纵轴平行	各 0°~45°
膝	屈、伸	俯卧位、侧卧位或坐在椅子边缘	股骨外侧髁	与股骨纵轴平行	与胫骨纵轴平行	屈 0°~150° 伸 0°
踝	背屈、跖屈	仰卧位,踝处于中立位	腓骨纵轴线与足外缘交叉处	与腓骨纵轴平行	与第五跖骨纵轴平行	背屈 0°~20° 跖屈 0°~50°
	内翻、外翻	俯卧位,足位于床沿外	踝后方两踝中点	小腿后纵轴	轴心与足跟中点连线	内翻 0°~35° 外翻 0°~25°

4. 婴幼儿常用的特殊关节角度检查(joint angle examination) 对于 12 个月以内的婴儿,临床上常使用足背屈角、内收肌角和腘窝角来反映肌张力的增高或降低对下肢被动关节活动的影响,反过来,以上关节角度的大小可间接提示肌张力的情况。

(1) 足背屈角:是指足背和小腿之间的夹角。检查者一手握住婴儿的小腿,另一手以手掌紧贴足底,使足向小腿背屈(图 2-4-1)。测量时,量角器轴心在腓骨纵轴线与足外缘交叉处,固定臂与腓骨纵轴平行,移动臂与第五跖骨纵轴平行。

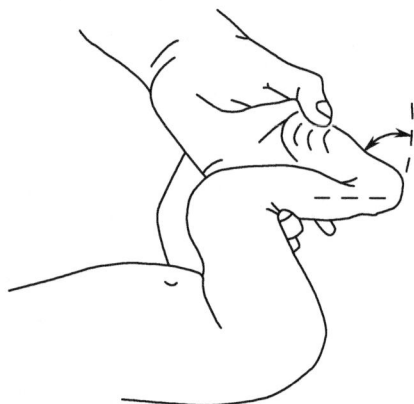

图 2-4-1 足背屈角的测量

(2) 内收肌角:是指两侧大腿之间的夹角。婴儿仰卧位,检查者握住膝部使下肢伸直并缓缓拉向两侧,尽可能达到最大角度(图 2-4-2)。测量时,量角器轴心在耻骨联合处,固定臂和移动臂分别与两侧大腿的内侧面平行。

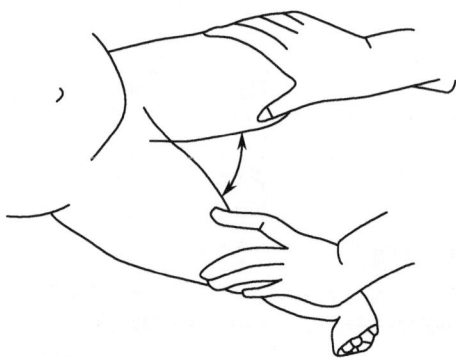

图 2-4-2 内收肌角的测量

(3) 腘窝角:是指小腿和大腿远端在腘窝面的夹角。婴儿仰卧位,臀部平放于检查床,髋关节屈曲,并将膝关节尽可能固定在腹部,然后向上伸直小腿。测量时,量角器轴心在股骨外侧髁,固定臂与股骨纵轴平行,移动臂与腓骨纵轴平行(图 2-4-3)。

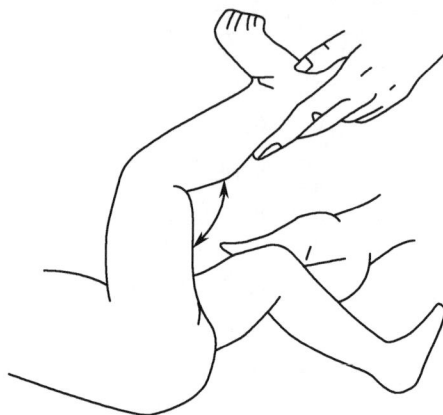

图 2-4-3 腘窝角的测量

四、平衡功能评定

(一) 概念

1. 平衡反应(balanced reaction) 指当平衡状态改变,机体恢复原有平衡或建立新平衡的过程。常见的平衡反应包括:①仰卧位倾斜反应;②俯卧位倾斜反应;③坐位前方平衡反应;④坐位后方平衡反应;⑤坐位侧方平衡反应;⑥四点位倾斜反应;⑦站立位前方平衡反应;⑧站立位后方平衡反应;⑨站立位侧方平衡反应。

2. 特殊平衡反应(balanced reaction) 除了一般的平衡反应之外,尚有两种特殊平衡反应:①保护性伸展反应:是指当身体受到外力作用而偏离原支撑点时,身体所发生的一种平衡反应,表现为上肢和/或下肢伸展,其作用在于支持身体,防止跌倒;②跨步及跳跃反应:是指当外力使身体偏离支撑点或在意外情况下,为了避免跌倒或受到损伤,身体顺着外力的方向快速跨出一步,以改变支撑点,建立新平衡的过程,其作用是通过重新获取新的平衡来保护自己,避免受到伤害。

3. 平衡的分类 可分为静态平衡（static balance）和动态平衡（dynamic balance）。静态平衡指的是人体或人体某一部位处于某种特定的姿势，如坐或站等姿势时保持稳定的状态。动态平衡包括两个方面：①自动态平衡：指的是人体在进行各种自主运动，如由坐到站或由站到坐等各种姿势间的转换运动时，能重新获得稳定状态的能力；②他动态平衡：指的是人体对外界干扰，如推、拉等产生反应、恢复稳定状态的能力。

（二）平衡测定

1. 观察法 通过观察在不同体位下，当身体重心移动时，儿童为保持平衡做出适当反应的能力。该方法较粗略和主观，缺乏量化，但由于其应用简便，可以对具有平衡功能障碍的儿童进行快速筛选，具有一定的敏感性和判断价值，至今在临床上仍广为应用。

2. 儿童平衡量表 儿童平衡量表（pediatric balance scale，PBS）是从成人 Berg 平衡量表（Berg's balance scale，BBS）修订而来，用于测试轻至中度运动障碍儿童的平衡能力。包括坐到站、站到坐、转移、独站、独坐、闭眼站立、双腿并拢站立、一脚在前一脚在后站立、单脚站立、360° 转身、转身看后方、站立位时从地面捡起物品、站立位时双脚轮流放置到板凳、站立时上肢向前伸展并向前移动等 14 个测试项目（表 2-4-10），每项计分为 0~4 分，该测试不需要特殊工具，测试时间大约 15 分钟，在儿童中具有良好的信度和效度。

3. 躯干控制测量量表 躯干控制测量量表（trunk control measurement scale，TCMS）由比利时鲁汶大学 Heyrman 等开发，后由深圳市儿童医院康复医学科获得原作者授权将其翻译成中文并引入国内。该量表是目前评估躯干控制能力较全面、准确的测试量表，具有较高的信度和效度，适用于 5 岁及以上的神经运动功能障碍儿童，其中在脑瘫儿童中应用最为广泛。TCMS 分为 3 个子量表，包括静态坐位平衡测试（5 项，20 分）和动态坐位平衡测试（10 项），后者又分为选择性运动控制（7 项，28 分）和动态可达性测试（3 项，10 分）两个维度（表 2-4-11）。

表 2-4-10 儿童平衡量表

项目		评分标准	得分	计时（选填）
1. 从坐位站起	4 分	不用手能够独立地站起来并保持稳定		
	3 分	用手扶着能够独立地站起来		
	2 分	几次尝试后用手扶着站起来		
	1 分	需要他人少量的帮助才能站起来或保持稳定		
	0 分	需要他人中等或大量的帮助才能站起来或保持稳定		
2. 从站立位坐下	4 分	最少量用手帮助安全地坐下		
	3 分	借助双手能够控制身体下降		
	2 分	用小腿的后部顶住椅子来控制身体下降		
	1 分	独立坐下，但不能控制身体下降		
	0 分	需要他人帮助坐下		
3. 转移	4 分	稍用手扶就能安全地转移		
	3 分	必须用手扶着才能安全转移		
	2 分	需要口头提示或监督才能转移		
	1 分	需要一个人的帮助		
	0 分	为了安全，需要两个人帮助或监督		
4. 无支持站立	4 分	能够安全站立 30 秒		秒
	3 分	在监督下能够站立 30 秒		
	2 分	无支持条件下能够站立 15 秒		
	1 分	需要若干次尝试才能无支持站立达 10 秒		
	0 分	无帮助时不能站立 10 秒		

续表

项目		评分标准	得分	计时（选填）
5. 无靠背坐位,双脚着地	4分	能够安全地保持坐位30秒		秒
	3分	在监督下能够保持坐位30秒,可以使用上肢保持坐位		
	2分	能坐15秒		
	1分	能坐10秒		
	0分	无帮助时不能坐到10秒		
6. 无支持闭目站立	4分	能够安全站立10秒		秒
	3分	在监督下能够安全站立10秒		
	2分	能够站立3秒		
	1分	可以站稳,但闭眼不能站立3秒		
	0分	需要帮助,以防止摔倒		
7. 双脚并拢无支持站立	4分	能够独立地将双脚并拢并安全站立30秒		秒
	3分	能够独立地将双脚并拢并在监督下站立30秒		
	2分	能够独立地将双脚并拢,但不能保持30秒		
	1分	需要他人帮助将双脚并拢,可双脚并拢站立30秒		
	0分	需要他人帮助将双脚并拢,双脚并拢站立不能保持30秒		
8. 一脚在前无支持站立	4分	能够独立地将双脚一前一后地排列(无间距)并保持30秒		秒
	3分	能够独立地将一只脚放在另一只脚的前方(有间距)并保持30秒		
	2分	能够独立地迈一小步并保持30秒;或在帮助下把脚放在前方,但能站立30秒		
	1分	向前迈步需要帮助,但能保持15秒		
	0分	站立或向前迈步时失去平衡		
9. 单脚站立	4分	能够独立抬腿并保持10秒		秒
	3分	能够独立抬腿并保持5~9秒		
	2分	能够独立抬腿并保持3~4秒		
	1分	试图抬腿,不能保持3秒,但能保持独立站立		
	0分	不能抬腿或需要帮助以防摔倒		
10. 转身360°	4分	在≤4秒的时间内安全转身360°或每次<4秒(总共少于8秒)		秒
	3分	在≤4秒的时间内仅能从一个方向安全转身360°,有一方向在>4秒		
	2分	能够安全转身360°,但动作缓慢		
	1分	需要密切监督或口头提示		
	0分	转身时需要帮助		
11. 站立位转身向后看左、右肩	4分	从左右侧向后看,重心转移良好,包括躯干旋转		
	3分	仅从一侧向后看,另一侧只能转向侧面,没有躯干旋转		
	2分	仅能转向侧面,没有躯干旋转		
	1分	转身时需要监督,下颌到离肩膀1/2的距离		
	0分	转身时需要帮助以免摔倒,下颌到离肩膀少于1/2距离		
12. 站立位从地面捡起物品	4分	能够轻易且安全地将黑板擦捡起		
	3分	能够将黑板擦捡起,但需要监督		
	2分	伸手向下达2~5cm,且独立地保持平衡,但不能将黑板擦捡起		
	1分	试着伸手动作时需要监督,但不能将黑板擦捡起		
	0分	不能尝试伸手向下捡黑板擦的动作,或需要帮助以免失去平衡或摔倒		
13. 无支持站立时将一只脚放在一步凳上	4分	能够安全且独立地站,在20秒内完成8次		秒
	3分	能够独立地站,完成8次>20秒		
	2分	无须辅助,在监督下能够完成4次		
	1分	需要少量帮助完成2次		
	0分	需要帮助以防摔倒后完全不能做		

续表

项目	评分标准	得分	计时（选填）
14. 站立时向前伸展并向前移动	4 分　能够向前伸出>25cm 3 分　能够向前伸出>12cm 2 分　能够向前伸出>5cm 1 分　上肢可以向前伸出,但需要监督 0 分　在向前伸展时失去平衡或需要外部支持		
总分		/56	

表 2-4-11　中文版躯干控制测量量表

动作任务	评分标准		
静态坐位平衡: 20 分			
1. 无支撑坐位,手置于大腿上,坐直并维持该姿势 10 秒	受试者摔倒或仅能在双上肢支持下维持直立坐位		□ 0
	受试者可在单侧上肢支持下维持直立坐位 10 秒钟		□ 1
	受试者在没有上肢支撑下维持直立坐位 10 秒钟		□ 2
2. 受试者在 1 秒钟内举起双上肢达到眼睛高度然后回到起始姿势	受试者摔倒或不能举起双手		□ 0
	受试者能够不摔倒但存在代偿,可能的代偿包括:①躯干后倾;②躯干前屈;③躯干侧屈;④其他		□ 1
	受试者上举双手无躯干代偿		□ 2
3. 治疗师将受试者的一条腿交叉放到另外一条腿	受试者摔倒,不能交叉腿或仅在双上肢支持下维持坐位	□ 0	□ 0
	受试者在单侧上肢支撑下维持坐姿 10 秒	□ 1	□ 1
	受试者在无支撑下维持坐姿 10 秒	□ 2	□ 2
	备注:第一列为左侧得分,第二列为右侧得分,后同		
4. 受试者将一条腿交叉放到另一条腿(允许一只手辅助)	受试者摔倒,不能交叉腿或者仅在双上肢支撑下交叉腿	□ 0	□ 0
	受试者可在单手支撑下交叉腿	□ 1	□ 1
	受试者没有双手支撑下交叉腿,但是躯干有明显移位	□ 2	□ 2
	受试者交叉腿存在最小量的躯干移动	□ 3	□ 3
5. 受试者外展一条腿超过 10cm 然后回到起始姿势(10cm 宽度约为受试者的膝盖宽度)	受试者摔倒,不能外展腿或者仅在双上肢支撑下可外展腿	□ 0	□ 0
	受试者可在单手支撑下外展腿	□ 1	□ 1
	受试者在没有手支撑下外展腿,但是躯干有明显移位	□ 2	□ 2
	受试者外展腿存在最小量的躯干移动	□ 3	□ 3
动态坐位平衡(选择性运动控制): 28 分			
6a. 受试者手交叉于胸前,躯干向前屈曲倾斜 45°,然后回到起始姿势	受试者摔倒或不能到达目标位置		□ 0
	受试者可以向前倾斜		□ 1
	如果得分 =0,则项目 6b=0 分		
6b. 同上	动作存在代偿:①头部伸展增加;②躯干屈曲增加;③腰椎前屈增加;④膝关节屈曲增加;⑤其他		□ 0
	受试者向前倾无代偿		□ 1
7a. 受试者手交叉于胸前,躯干向后伸展倾斜 45°,然后回到起始姿势	受试者摔倒或不能到达目标位置		□ 0
	受试者向后倾斜		□ 1
	如果得分 =0,则 7b=0 分		
7b. 同上	动作存在代偿:①头部屈曲增加;②躯干屈曲增加;③膝关节伸直增加		□ 0
	受试者没有向后代偿性的倾斜		□ 1

续表

动作任务	评分标准		
8a. 受试者用肘去触碰治疗床(通过缩短同侧躯体,拉长对侧),然后回到起始姿势	受试者摔倒或者没用肘碰到治疗床	☐ 0	☐ 0
	受试者可以用肘碰到治疗床	☐ 1	☐ 1
	如果得分 =0,则 8b 和 8c=0 分		
	备注:第一列为左侧得分,第二列为右侧得分		
8b. 同上	受试者的动作没有躯干的缩短 / 拉长或者反向缩短 / 拉长	☐ 0	☐ 0
	受试者演示出躯干预期的缩短 / 拉长	☐ 1	☐ 1
	如果得分 =0,则 8c=0 分		
8c. 同上	动作存在代偿:①躯干屈曲增加;②躯干向前或向后倾斜;③骨盆上抬	☐ 0	☐ 0
	受试者触碰到治疗床无代偿	☐ 1	☐ 1
9a. 受试者抬起一侧骨盆,然后回到起始姿势,不允许抬起大腿	受试者摔倒或者不能抬起骨盆	☐ 0	☐ 0
	受试者可以抬起骨盆	☐ 1	☐ 1
	如果得分 =0,则项目 9b 和 9c=0 分		
9b. 同上	受试者没有演示出躯干的缩短 / 拉长	☐ 0	☐ 0
	受试者演示出部分躯干预期的缩短 / 拉长	☐ 1	☐ 1
	受试者演示出躯干预期的缩短 / 拉长	☐ 2	☐ 2
	如果得分 =0,则项目 9c=0 分		
9c. 同上	受试者表现出:①头屈向对侧;②显著的躯干侧向移动	☐ 0	☐ 0
	受试者抬起骨盆无代偿		
10a. 受试者双手交叉于胸前,头保持在起始放松姿势,从肩胛带开始旋转上躯干 3 次	受试者:①摔倒;②不能旋转上躯干甚至是整个躯干,不能演示出旋转动作;或③没有上躯干选择性的旋转		☐ 0
	受试者演示出部分上躯干的选择性旋转(部分 = 非对称性,活动度小,肩部多于躯干)		☐ 1
	受试者演示出上躯干的预期的选择性旋转		☐ 2
	如果得分 =0,则项目 10b=0 分		
10b. 同上	受试者旋转上位躯干伴随着头部旋转		☐ 0
	受试者旋转上位躯干不伴随头部旋转		☐ 1
11a. 受试者双手交叉于胸前,头保持在起始放松姿势,从骨盆带开始旋转上躯干 3 次	受试者:①摔倒;②不能旋转下躯干甚至是整个躯干,不能演示出旋转动作;或③没有下躯干选择性的旋转		☐ 0
	受试者演示出部分下躯干的选择性旋转(部分 = 非对称性,活动度小,多余的上躯干旋转)		☐ 1
	受试者演示出下躯干的预期的选择性旋转		☐ 2
	如果得分 =0,则项目 11b=0 分		
11b. 同上	动作存在骨盆代偿		☐ 0
	受试者旋转下躯干无代偿		☐ 1
12a. 受试者双手交叉于胸前,向前方侧滑骨盆,然后向后侧滑骨盆回到起始姿势,重复 3 次 侧滑动作 = 骨盆侧屈和旋转的结合,可选择向左或者向右	受试者摔倒或者不能向前和向后方侧滑骨盆,即身体没有任何方向的移动		☐ 0
	受试者可部分侧滑骨盆(部分 = 主要侧屈和少量旋转,活动度小,很费力)		☐ 1
	受试者能通过向双侧侧屈,向一个方向旋转,向另一个方向部分旋转完成骨盆侧滑		☐ 2
	受试者能通过向双侧侧屈,向双侧旋转完成骨盆侧滑		☐ 3
	如果得分 =0,则项目 12b=0 分		
12b. 同上	动作伴随多余的躯干移位代偿		☐ 0
	受试者完成骨盆的侧滑无代偿		☐ 1

动作任务	评分标准		
动态可达性（平衡反应）：10 分			
13. 受试者手臂直立向前，用双手直直地向前触及位于眼睛水平一定距离的目标，目标与手指距离与前臂长度相同，然后回到起始姿势	受试者摔倒或者不能够及目标	☐ 0	
	受试者够到目标，但是在表现上有困难。困难包括：①很费力，即又慢又难；②当靠近起始姿势时需要手支撑	☐ 1	
	受试者够及目标和回到起始姿势无困难	☐ 2	
14. 受试者一只手放腿上，另一只手直直地向侧方打开触及位于眼睛水平一定距离的目标，目标与手指距离与前臂长度相同，然后回到起始姿势	受试者摔倒或者不能够及目标	☐ 0	☐ 0
	受试者够到目标，但是在表现上有困难。困难包括：①很费力，即又慢又难；②当靠近起始姿势时需要手支撑	☐ 1	☐ 1
	受试者够及目标和回到起始姿势无困难	☐ 2	☐ 2
15. 受试者一只手放腿上，另一只手跨过中线触及目标（到达对侧）然后回到起始姿势。目标在视水平平面，目标与对侧肩膀距离为 1/2 的前臂长度	受试者摔倒或者不能够及目标	☐ 0	☐ 0
	受试者够到目标，但是在表现上有困难。困难包括：①很费力，即又慢又难；②当靠近起始姿势时需要手支撑	☐ 1	☐ 1
	受试者够及目标和回到起始姿势无困难	☐ 2	☐ 2
TCMS 总分：58 分			

4. **"站起 - 走"计时测试** 主要评定被测试者从座椅站起，向前走 3m，折返回来的时间，常用于评价跌倒风险、平衡和移动能力。所需设备包括有扶手的椅子、秒表以及步道。测试前，应测量和标记一条 3m 的步道，在起点和终点做好标记，起点刚好在椅子前方。测试时儿童需要穿常规鞋，必要时可以使用助行器（记录辅助设备的类型）。起始姿势为儿童坐在椅子上，然后按照检查者的命令依次完成站起来、走 3m、转身、往回走到椅子处、坐下等任务。当儿童启动站起时开始计时，回到椅子上时计时停止。正式测试前，允许练习 1~2 次，以确保儿童理解整个测试过程。

5. **仪器平衡测定法** 平衡测试仪由受力平台、放大器、电子计算机及分析软件构成，受力平台由多个压力感受器组成，测定受试者重心移动的位置、面积和形态等参数，通过配套软件分析重心移动的轨迹、幅度、速度等，可以为人体平衡功能综合判断提供有价值的客观定量资料。

五、协调功能评定

协调障碍（dystaxia）是指以笨拙的、不平衡的和不准确的运动为特点的异常运动，又称共济失调（dystaxia）。协调运动障碍通常由中枢神经系统不同部位（小脑、基底节、脊髓后索）的病变所致，并由此可分为小脑性共济失调、基底节共济失调和脊髓后索共济失调，常见的临床表现包括协同不良、辨距不良、眼震、意向震颤和失平衡等。另一种在儿童中具有较高发生率的协调障碍类型为发育性协调障碍（developmental coordination disorder，DCD）。DCD 是一种以协调性运动技能困难为主要表现的特发性神经发育障碍，在儿童早期发病，其运动协调障碍不能用智力发育障碍、视功能受损或其他影响运动的神经系统疾病来解释。协调功能评定主要包括三种方法：

1. **观察法** 观察儿童在各种体位和姿势下的启动和停止动作是否准确，运动是否平滑、顺畅，有无震颤。如让儿童从俯卧位翻身至仰卧位，或从俯卧位起身至侧卧位，然后进展至四点跪位、双膝跪位、单膝跪位、立位，最后观察其在步行、跑、跳以及执行日常生活活动时的运动表现。

2. **协调测试** 协调试验可分为平衡性与非平衡性协调试验两类。前者评定身体在直立位时的姿势、平衡以及静和动的成分，后者评定身体不在直立位时静止和运动的成分（表 2-4-12）。

表2-4-12　协调测试方法

测试内容	操作方法
平衡性协调试验	
评分标准	4分,能完成活动;3分,能完成活动,需要较少帮助;2分,能完成活动,需要较大帮助;1分,不能完成活动
站立	正常舒适位、并足站立、前后足站立、单足站立、睁眼或闭眼
步行	直线走、侧方走、倒退走、正步走、变换速度走、突然停止后再走、环形走和变化方向走、足跟或足尖着地走
非平衡性协调试验	
评分标准	5分,正常;4分,轻度障碍,能完成指定的活动,但速度和熟练程度比正常稍差;3分,中度障碍,能完成指定活动,但协调缺陷极明显,动作慢、笨拙和不稳定;2分,重度障碍,只能发起运动而不能完成;1分,不能活动
上肢协调测试	
指鼻试验	被测试对象肩关节外展90°,伸肘,然后用示指触碰自己的鼻尖
指指试验	检查者与被测试对象相对而坐,将示指放在被测试对象面前,让其用示指去接触检查者的示指。检查者通过改变示指的位置,来评定被测试对象对方向、距离改变的应变能力
拇指对指试验	被测试对象拇指依次与其他四指相对,速度可以由慢渐快
示指对指试验	被测试对象双肩外展90°,伸肘,再向中线运动,双手示指相对
轮替试验	被测试对象双手张开,一手向上,一手向下,交替转动
握拳试验	被测试对象双手握拳、伸开,可以同时进行或交替进行(一手握拳,另一手伸开),速度可以逐渐增加
拍膝试验	被测试对象一侧用手掌,对侧握拳拍膝;或一侧手掌在同侧膝盖上做前后移动,对侧握拳在膝盖上做上下运动
前臂旋转试验	被测试对象双侧上肢屈肘90°,前臂同时或交替旋前、旋后
下肢协调测试	
跟-膝-胫试验	被测试对象仰卧,抬起一侧下肢,先将足跟放在对侧下肢的膝盖上,再沿着胫骨前缘向下推移
拍地试验	被测试对象足跟触地,足尖抬起做拍地动作,可以双足同时或分别做

3. 量表评定　量表评定主要针对 DCD 儿童,常用的量表包括发育性协调障碍问卷修订版(developmental coordination disorder parent questionnaire—revised version,DCDQ-R)、儿童运动协调能力评估量表第 2 版(movement assessment battery for children second edition,MABC-2)和 Bruininks-Oseretsky 动作熟练度评测第 2 版(Bruininks-Oseretsky test of motor proficiency 2,BOT-2)。

六、运动功能评定

(一) 粗大运动功能评定

粗大运动功能评定(gross motor function assessment)是儿童康复特别是脑瘫儿童康复的重要环节,评定

目的包括:①明确儿童粗大运动发育水平,了解儿童的发育特征和进展状况;②帮助判断早期进行运动治疗的适时性;③回答家长对儿童粗大运动发育水平的疑问,引导家长配合进入早期干预程序;④为设定运动治疗目的和计划收集必要的情报;⑤测定粗大运动阶段进步情况;⑥评判运动治疗的效果,鼓励家长坚持接受治疗;⑦为科学研究进行数据收集。粗大运动功能评定分为临床观察和标准化测试两大类,这两类方法在临床都具有相当的重要性,不可偏废。

1. 临床观察法　采用临床观察法评估儿童粗大运动能力时,评估者主要从以下几方面进行观察:姿势控制、姿势转换、肌张力、关节活动范围、骨

骼正常解剖位置、反射和姿势反应等。由于临床观察法主要依靠评估者的临床经验，带有较多的主观成分，要求评估者必须具备良好的运动发育知识。此外，该方法不能为科学研究提供需要的量化数据，因此在临床上建议与标准化测试相结合使用。

2. 粗大运动功能测试　粗大运动功能测试（gross motor function measure，GMFM）由 Russell 等人编制出版，是目前脑瘫儿童粗大运动评估使用最广泛的量表，也可应用于其他儿童神经疾病导致的运动障碍中。GMFM 量表目前通用的有 88 项和 66 项两个版本，中文版 GMFM 量表已被证实具有很好的心理测量学特性。

（1）GMFM 88 项版本：发表于 1988 年，共计 88 个评估项目，每项采用 4 级评分法：0 分，动作还没有出现的迹象；1 分，动作开始出现，但只完成整个动作的 10% 以下；2 分，部分完成动作——可以完成整个动作的 10%~90%；3 分，整个动作可以全部完成。当无法确定分数时，按照较低的等级给分。GMFM88 项分为 5 个能区：A 区为卧位和翻身，总分为 51 分（17 项）；B 区为坐，总分为 60 分（20 项）；C 区为爬和跪，总分 42 分（14 项）；D 区为站，总分 39 分（13 项）；E 区为走、跑和跳，总分 72 分（24 项）。

评定结果包括 5 个能区的原始分和百分数，选择目标区域分和总分：5 个能区的原始分即为实际测得分数；各能区百分比为能区原始分与各自总分相除，乘以 100%。总百分比：5 个能区原始分与各自总分相除，乘以 100% 之和再除以 5。GMFM 88 项属于顺序量表，5 个能区可以独自或组合进行评估。

（2）GMFM 66 项版本：2000 年，Russell 等人使用 Rasch 分析法对 GMFM 量表进行了信度和效度分析，删除了 GMFM 88 项中的 22 个项目，形成 GMFM 66 项。GMFM 66 项具有以下特点：①属于等距量表，提高了能力分值和改变分值的可理解性；②确定了测试项目的难度顺序；③删除了部分不适合项目，增加了评估的单维性；④符合心理测量学意义上信度、效度。GMFM 66 项的最终

分值需要通过配置的统计软件（gross motor ability estimator）（Version1.0，2002）才能得出。

由于 GMFM66 项版本不能对 5 个能区进行分区或组合评估，所以目前 GMFM 88 项版本仍然在广泛使用。GMFM 量表主要用于测量脑瘫儿童的粗大运动功能状况随时间或由于干预而出现的运动功能改变，测试的是被测儿童完成某个项目的多少而不是完成某个动作的质量，正常的 5 岁儿童应该可以完成所有 88 项测试。

GMFM 量表目前已广泛地被应用于脑瘫儿童的粗大运动功能评估和疗效评价等临床实践中，主要用途有：①跟踪观察脑瘫儿童的粗大运动功能的发育状况，分析和预测不同类型、不同分级脑瘫儿童大运动发育轨迹和结局；②指导治疗师和家长制订运动干预计划；③判断各种干预和治疗方法对脑瘫儿童粗大运动的影响，以及各种方法之间的疗效对比；④ GMFM 量表和其他评价指标相结合，可以全面地分析影响运动功能的因素。

3. 粗大运动功能分级系统　粗大运动功能分级系统（gross motor function classification system，GMFCS）是加拿大麦克马斯特大学 CanChild 儿童残疾研究中心在长期观察脑瘫儿童粗大运动功能发育模式基础上，创立的一套分级系统，该系统将脑瘫儿童分为 5 个年龄组（<2 岁，2~4 岁，4~6 岁，6~12 岁，12~18 岁），每个年龄组又根据儿童运动功能的表现分为 5 个级别，Ⅰ级为最高，而Ⅴ级为最低。

GMFCS 是在康复理念下研制的分级方法，主要通过评价儿童在日常环境（家庭、学校和社区）中的能力来确定其不同的级别，描述不同 GMFCS 级别脑瘫儿童在不同年龄阶段的能力，使用何种辅助器具、使用状况如何，更多地关注儿童能够做什么，而不是不能做什么。GMFCS 分级法客观合理、易于理解，英文版和中文版均具有充分心理测量学特性研究报道，包括内容效度、结构效度、平行效度、重测信度、评估者间信度以及稳定性，尤其对于家长参与 GMFCS 评估做了大量的研究报道，以上结果均令人满意。

（二）精细运动功能评定

脑性瘫痪或其他神经系统疾病可能导致上肢功能受到不同程度的影响，主要表现为伸手、抓握和释放等基本功能受损，这些基本功能受损也会影响日常生活能力，尤其是精细运动能力。目前普遍认为，通过精细运动功能训练可以改善脑瘫儿童的上肢功能，因此，对脑瘫儿童进行精细运动功能评定（fine motor function assessment）不仅可以掌握儿童的障碍水平，为制订康复治疗方案提供依据，还可以为判断疗效提供客观指标。

脑瘫儿童的精细运动功能通常采用以下几种方法评价：①上肢技能质量评定量表（quality of upper extremity skills test，QUEST）：适用于18个月~8岁痉挛型脑瘫儿童，被较多地使用于评价肉毒毒素注射治疗的疗效；②墨尔本单侧上肢评定量表（Melbourne unilateral upper limb assessment，MUULA）：适用于5~15岁脑瘫儿童，具有良好的信度和效度；③辅助手评估量表（assisting hand assessment，AHA）：专门针对18个月~5岁偏瘫和产伤所致的脑瘫儿童的评价量表；④精细运动能力测试量表（fine motor function measure scale，FMFM）：适用于不同年龄和类型的脑瘫儿童。

1. 精细运动能力测试量表　FMFM由复旦大学附属儿科医院康复中心研制，采用Rasch分析法建立，条目设置合理、等级评分点多，而且属于等距量表，可合理判断脑瘫儿童的精细运动功能水平，具有良好的信度和效度。量表分为5个方面，共有61个项目，包括视觉追踪（5项）、上肢关节活动能力（9项）、抓握能力（10项）、操作能力（13项）、手眼协调能力（24项），采用0、1、2、3四级评分法，原始分满分为183分，通过查表可得出具有等距特性的精细运动能力分值，得分范围在0~100分。FMFM量表可以用于跟踪观察脑瘫儿童精细运动功能的发育状况；分析和预测不同类型、不同分级脑瘫儿童精细运动发育轨迹和结局；判断各种干预方法对脑瘫儿童精细运动的影响以及各种方法之间的疗效对比。

2. 手功能分级系统　脑瘫儿童中有很大一部分存在手功能障碍，手功能受损会在不同程度上影响其他功能的发育，如感觉（特别是触觉）、精细运动能力、粗大运动能力、认知能力和日常生活能力等，所以加强对脑瘫儿童手功能的管理具有重要的意义。

瑞典学者Eliasson等人于2006年发表了针对脑瘫儿童的手功能分级系统（manual ability classification system，MACS），MACS是针对脑瘫儿童在日常生活中操作物品的能力进行分级的系统，旨在描述哪一个级别能够很好地反映儿童在家庭、学校和社区中的日常表现，评定日常活动中的双手参与能力，并非单独评定每一只手。MACS参照GMFCS的分级方法，同样有5个级别，Ⅰ级为最高，Ⅴ级为最低（表2-4-13），适用于4~18岁脑瘫儿童。中文版MACS同样具有很好的信度和效度。

表2-4-13　GMFCS和MACS分级系统概要

级别	GMFCS各级别能力描述	MACS各级别能力描述
Ⅰ	能够不受限制地行走；在完成更高级的运动技巧上受限	能轻易成功地操作物品
Ⅱ	能够不需要使用辅助器械行走；但是在室外和社区内的行走受限	能操作大多数物品，但在完成质量和/或速度方面受到一定影响
Ⅲ	使用辅助移动器械行走；在室外和社区内的行走受限	操作物品困难；需要帮助准备和/或调整活动
Ⅳ	自身移动受限；儿童需要被转运或者在室外和社区内使用电动移动器械行走	在调整的情况下，可以操作有限的简单物品
Ⅴ	即使在使用辅助技术的情况下，自身移动仍然严重受限	不能操作物品，进行简单活动的能力严重受限

七、步行能力评定和步态分析

步态分析（gait analysis, GA）是利用力学的概念和人体解剖、生理学知识对人体行走功能状态进行对比分析的一种生物力学研究方法。在临床工作中，患有神经系统或骨骼肌肉系统疾病可能会影响个体的行走能力，进行常规步态分析可以识别儿童是否存在异常步态以及其性质和程度，为分析及矫正异常步态、制订康复方案提供科学依据。

（一）步行能力评定

步行能力评定（walking ability assessment）内容包括能否步行、步行方式（辅助器具或他人辅助）、步行速度、步行距离、步行能量消耗等。

1. **步行速度测定** 步行速度的简便测量方法是测量儿童以自身喜好的速度或尽可能快的速度步行一定距离的时间，距离一般设定为 10m 或 100m。也可以测量单位时间内步行的距离，通常设定为 1 分钟。可以使用多次测量的平均值以提高测量的稳定性。

2. **步行距离测定** 6 分钟步行距离测量（six minute walk test, 6MWT）是测量儿童步行距离和步行耐力最为常用的方法，受试者以自身喜好的步速在往返 50m 的步道上连续步行 6 分钟，测定步行距离。为了提高测量的精确度，可以把步道改为圆形、椭圆形或"8"字形等，测量场地可以在室内或室外，也有采用平板跑步机上预设 6 分钟时间测定步行距离等方法。

3. **步行能量消耗测定** 物理消耗指数（physical cost index, PCI）是用来测定步行能量消耗的常用指标，具有简便易行的特点，测试前先令受试者在座位安静休息 5 分钟，然后测试者持续 1 分钟测定其休息时心率。随后令受试者以自身喜好的步速在往返 50m 的步道上连续步行 6 分钟，测定步行距离。受试者步行结束后立即在座位安静休息，同时测定者测定其步行后的心率。以下面的公式计算 PCI（单位 beats/m），PCI=（步行时心率－休息时心率）/步行速度（m/min），PCI 值越高表明单位时间内步行的能量消耗越高。

4. **Hoffer 步行能力分级** Hoffer 步行能力分级（Hoffer scale of functional ambulation, HSFA）是临床上使用比较广泛的半定量评定量表，通过对步行能力进行宏观分级来大致了解儿童的步行水平。依照 Hoffer 分级，步行能力分为不能步行、非功能步行、家庭性步行和社区性步行四个级别（表 2-4-14）。

5. **Gillette 功能评定问卷（Gillette function assessment questionnaire, FAQ）** 通过询问父母或主要照顾者评定儿童的运动能力，聚焦于儿童能否借助辅助器具或矫形器独自地完成各项运动，包括 FAQ 步行分级和 FAQ22 项技能问卷两部分，FAQ 步行分级评定儿童能否步行以及步行方式，包括 0~9 的 10 个分级，0 分为完全没有跨步，9 分为可使用或不使用辅助器具在不同场合中自由活动。FAQ22 项技能问卷用来评定相对具有更高运动能力的儿童，纳入诸如跑步、跳绳、滑旱冰等项目，每项包括"容易""有些困难""非常困难""完全不能""相对年龄不适合"5 个选项。

表 2-4-14 Hoffer 步行能力分级

级别	类型	标准描述
I	不能步行者	无任何步行能力
II	非功能性步行者（治疗性步行者）	用膝踝足矫形器、腋拐等能在治疗室内行走，耗能大，速度慢，距离短，仅有治疗价值，无实用功能
III	家庭性步行者	用踝足矫形器、手拐等可在家庭内行走自如，但不能在室外长久进行
IV	社区性步行者	用踝足矫形器、手拐甚至徒步可在室外和所在社区内行走并进行一般性社区活动，但越出社区范围的长时间步行仍需要使用轮椅或残疾车等

（二）步态分析

儿童中常用的步态分析（gait analysis）方法包括临床步态分析和实验室步态分析。临床步态分析包括直接观察法和视觉步态分析法，因其操作简单、耗时少，且对设备和场地的要求较低，是目前最常用的评定手段。实验室步态分析系统包括运动学、动力学以及动态肌电图三个部分，其在科研及临床疗效观察和治疗方案设计等方面也得到了广泛的认可。

1. 临床步态分析

（1）直接观察法：是指不借用任何仪器，分析者通过直接注意某一关节或身体的某一节段来达到步态分析的目的，多数是通过检查表或简要描述的方式完成。为了更好地识别步态是否异常及对异常原因进行分析，检查者必须先熟悉在一个步态周期内各个不同阶段，不同时期髋、膝、踝、足关节的角度，参与的肌肉活动等情况，分别从矢状面、额状面、水平面进行全面的分析。

目测法的优点在于不需要使用任何设备，评价快速方便。目测法缺点也比较明显：其一，结果具有一定的主观性，与观察者的观察技术水平和临床经验有着直接关系；其二，检查者难以准确地在短时间完成多部位、多环节的分析，由于属定性分析，不能够进行量化，所以不利于进行学术交流。

（2）视觉步态分析：在视觉步态分析工具中，爱丁堡视觉步态评分（Edinburgh visual gait score，EVGS）是临床上比较常用的评定方法。该量表由英国爱丁堡大学和爱丁堡皇家儿童医院共同开发，专门为脑瘫儿童设计，是目前在国际上使用最广的观察性步态分析工具之一。中文版由深圳市儿童医院康复医学科引进，并进行了信度和效度验证。结果显示，其在脑瘫儿童中具有良好的测试者间信度、较高的测试者内信度和良好的校标关联效度。

EVGS 量表包含 17 个条目（图 2-4-4），每个观察条目代表病理步态的主要特征。首先，需要使用视频记录儿童在整个步行周期中矢状面和冠状面两个维度的步态表现，然后对视频进行回放测量，来获取在特定时相躯干、骨盆、髋、膝、踝、足等解剖部位的姿势及运动学参数。

近年来，手机或电脑端运动分析软件（如免费软件 Kinovea）的功能不断得到丰富，软件自带的角度测量工具可大大降低测量误差，帮助评估人员获取较可靠和准确的步态参数。根据活动范围的偏离程度设定三级评分规则：0 分，正常；1 分，中度偏离正常；2 分，明显偏离正常。17 个项目的最高总分为 34 分，分数>0 即提示存在步态异常，分数越高，异常程度越严重。

2. 三维步态分析（three-dimensional gait analysis，3DGA）　3DGA 可以敏感和精确地在动态下对各种参数进行实时采集和处理从而实现对人体运动功能进行定量分析。完整的 3DGA 一般包括以下各项内容：①时空参数：主要观察步态的距离和时间参数特征，如步长、跨步长、步频、支撑相和摆动相在步行周期中分别所占时间及其比例以及步行速度；②运动学分析：从冠状面、矢状面、水平面 3 个平面对躯干、骨盆、髋关节、膝关节、踝关节进行运动学分析；③动力学分析：包括步行周期中下肢髋关节、膝关节、踝关节的力矩、做功，以及地面反作用力在左右、前后、垂直方向的体现；④表面肌电分析：主要反映相关肌肉的活动如原动肌和拮抗肌的收缩程度、收缩时序及收缩持续时间等，有助于分析步行中各个时期肌肉的作用，提示过早或者不恰当的肌肉活动。Gillette步态指数（Gillette gait index，GGI）是儿童中常用的基于 3DGA 的步态评价指数，通过将三维步态分析的 16 个运动学参数以及若干时间参数整合成单个分值，以便于更加简单地表达儿童的步态状况。

爱丁堡视觉步态评分（中文版）（Edinburgh visual gait score-Chinese version, EVGS-C）

患者姓名：＿＿＿　出生日期：＿＿＿　评估日期：＿＿＿　评估师：＿＿＿　诊断：＿＿＿　左侧/右侧：＿＿＿

站立相

	屈曲 2	屈曲 1	正常 0	伸展 1	伸展 2
足					
1. 初始着地	无前足着地	延迟	足跟着地	平足着地 提前	足尖着地
2. 足跟上提			正常		无足跟着地 提前
3. 最大踝背屈	过度背屈（>40°背屈）	背屈增加（26°~40°背屈）	正常背屈（5°~25°）	背屈减少（10°跖屈~4°背屈）	明显跖屈（>10°跖屈）
4. 后足内翻/外翻	重度外翻	中度外翻	中立位或轻微外翻	轻度内翻	重度内翻
5. 足部旋转	较膝前进角明显外旋（>40°）	较膝前进角中度外旋（21°~40°）	较膝前进角轻度外旋（0~20°）	较膝前进角中度内旋（1°~25°）	较膝前进角明显内旋（>25°）
膝					
8. 膝前进角	外旋，髌骨部分可见	外旋，髌骨完全可见	中立位，髌骨中线	内旋，髌骨完全可见	内旋，髌骨部分可见
9. 站立相膝伸展峰值	重度屈曲（>25°）	中度屈曲（16°~25°）	正常（0~15°屈曲）	中度过伸（1°~10°）	重度过伸（>10°）
髋					
12. 站立相伸展峰值	重度屈曲（>15°）	中度屈曲（1°~15°屈曲）	正常（0~20°伸展）	中度过伸（21°~35°伸展）	明显过伸（>35°）
骨盆					
14. 站立中期骨盆倾斜	明显下降（>10°）	中度下降（1°~10°）	正常倾斜（0~5°上提）	中路上提（6°~15°）	明显上提（>15°）
15. 站立中期骨盆旋转	明显旋后（>15°）	中度旋后（6°~15°）	正常（5°旋后~10°旋前）	中度旋前（11°~20°）	重度旋前（>20°）
躯干					
16. 矢状面峰值姿势	明显前倾	中度前倾	正常直立	中度后仰	N/A
17. 最大侧方偏移	明显	中度	正常	减少	N/A

摆动相

	屈曲 2	屈曲 1	正常 0	伸展 1	伸展 2
足					
6. 足廓清		高迈步	完全	减少	无
7. 最大踝背屈	过度背屈（>30°背屈）	背屈增加（16°~30°背屈）	正常背屈（15°背屈~5°跖屈）	中度跖屈（6°~20°跖屈）	明显跖屈（>20°跖屈）
膝					
10. 摆动末期	重度屈曲（>30°）	中度屈曲（16°~30°）	正常（5°~15°屈曲）	中度过伸（4°屈曲~10°伸展）	重度过伸（>10°伸展）
11. 摆动相屈曲峰值	重度增加（>85°屈曲）	中度增加（71°~85°屈曲）	正常（50°~70°屈曲）	中度减少（35°~49°屈曲）	重度减少（<35°屈曲）
髋					
13. 摆动相屈曲峰值	明显增加（>60°屈曲）	屈曲增加（46°~60°屈曲）	正常屈曲（25°~45°屈曲）	屈曲减少（10°~24°屈曲）	重度减少（<10°屈曲）

其他情况记录：

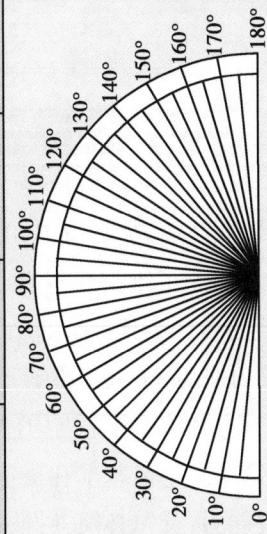

图 2-4-4　中文版爱丁堡视觉步态评分量表

（黄美欢　曹建国）

第五节　日常生活活动能力评定

一、概述

1. 定义　日常生活活动(activities of daily living,ADL)是指人们为了维持生存及适应生存环境而每天必须反复进行的、最基本的、最具有共性的活动,包括衣、食、住、行、个人卫生等动作和技巧。ADL 能力反映儿童在家庭(康复机构)和社区中的最基本能力,是儿童康复中最基本和最重要的内容。要提升儿童的自理能力,首先必须进行 ADL 评定。

ICF 从功能、残疾和健康的角度,评估身体结构(s)、身体功能(b)、活动和参与(d)、环境因素(e)以及个人因素五项内容。其中,活动是由个体执行一项任务或行动,而活动受限是个体在完成活动时可能遇到的困难,指的是个体整体水平的功能障碍,涉及 ADL 能力、学习和应用知识的能力、完成一般任务和要求的能力、交流能力以及个体的活动能力等多项内容,ADL 能力为活动和参与范畴的重要内容。

2. 范围　ADL 包括运动、自理、交流及家务活动等。

(1)运动方面:包括床上运动、轮椅上运动和转移、室内或室外行走、公共或私人交通工具的使用等。

(2)自理方面:包括更衣、进食、如厕、洗漱、修饰(梳头、刮脸、化妆)、沐浴等。

(3)交流方面:包括打电话、阅读、书写、使用电脑、识别环境标志等。

(4)家务劳动方面:包括购物、备餐、洗衣、使用家具及环境控制器(电源开关、水龙头、钥匙等)。

3. 分类

(1)基本的或躯体的日常生活活动(basic or physical ADL,BADL or PADL):每天生活中与穿衣、进食、保持个人卫生等自理活动和坐、站、行、走等身体活动相关的基本活动。

(2)工具性日常生活活动(instrumental ADL,IADL):人们在社区中独立生活所需的关键性的较高级的技能,如家务杂事、炊事、采购、骑车或驾车、处理个人事物等,大多需借助或大或小的工具进行。

二、评定目的

确定儿童能否独立及独立的程度、判定预后、为制订和修订治疗计划提供科学依据、评定康复治疗效果等。ADL 评定对康复后儿童返家或入园及日后升学与就业等具有十分重要的意义。

三、评定方法

ADL 评定方法有多种,包括标准化评定与非标准化评定。常用的标准化的 PADL 评定有 Barthel 指数、Katz 指数、修订的 Kenny 自理评定等;常用的 IADL 评定有功能活动问卷(the functional activities questionnaire,FAQ)、功能独立性评定量表(FIM,儿童版为 Wee-FIM)等。非标准化评定常采用儿童日常生活活动发育里程碑评定。不同评定方法有其不同的适应证及评定价值,但研究也证实不同评定方法间具有一定程度的相关性或一致性。

(一) Barthel 指数评定

Barthel 指数评定(Barthel index assessment,BIA)由 Mshoney 和 Banhel 于 1965 年首次发表,是评定 ADL 能力最常用的方法之一。

1. 评分内容　包括进食、洗澡、修饰、穿衣、大便控制、小便控制、用厕、床 - 椅转移、平地行走和上下楼梯 10 项内容。

(1)洗澡、修饰两个项目分为 2 个等级(0 分、5 分)。

(2)进食、穿衣、控制大便、控制小便、如厕、上下楼梯6个项目分为3个等级(0分、5分、10分)。

(3)床椅转移、平地行走两个项目分为4个等级(0分、5分、10分、15分)。

2. 判定标准　满分为100分,得分≥60分表示有轻度功能障碍,能独立完成部分日常活动,需要一定帮助;59~41分表示有中度功能障碍,需要极大的帮助才能完成日常生活活动;≤40分表示有重度功能障碍,多数日常生活活动不能完成或需人照料。

3. 评分标准修订　1989年,加拿大学者 Shah 和 Vanchay 等针对 BI 评定等级少、分类粗糙、敏感度低的缺陷,在评定内容不变的基础上对 BI 的等级进行加权,将10个评定项目都细分为5级,即完全依赖、最大帮助、中等帮助、最小帮助和完全独立5个等级,不同项目对应5个等级的分数有所不同,其中修饰、洗澡项目分数为0、1、3、4、5分;进食、穿衣、控制大便、控制小便、如厕和上下楼梯6

个项目的分数为0、2、5、8、10分;床/椅转移、平地行走2个项目的分数为0、3、8、12、15分。10个项目总分为100分,独立能力与得分呈正相关,并根据需要帮助的程度制订了详细的评分细则。

(二)儿童功能独立性评定量表评定

儿童功能独立性评定量表(functional independence measure for children,Wee-FIM)适用于6个月~7岁正常儿童以及6个月~21岁的功能残障或发育落后儿童及青少年,主要评定儿童在独立生活中反复进行的最必要的基本活动的残障程度以及看护者对儿童进行辅助的种类和数量,有助于研究不同损伤的儿童出院后如何更好地进行医院、家庭、社会之间的康复协作。此量表具有全面、简明的特点,最初在美国被标准化使用,其信度和效度已得到检验,目前在国内外已被广泛应用于评估残障儿童功能水平、制订康复计划、评估疗效以及指导康复训练中(表2-5-1)。

表2-5-1　儿童功能独立性评定量表(Wee-FIM)

项目			评定日期		备注
			年 月 日	年 月 日	
运动功能	自理能力	1 进食			
		2 梳洗修饰			
		3 洗澡			
		4 穿裤子			
		5 穿上衣			
		6 上厕所			
	括约肌控制	7 膀胱管理(排尿)			
		8 直肠管理(排便)			
	转移	9 床、椅、轮椅间			
		10 如厕			
		11 盆浴或淋浴			
	行走	12 步行/轮椅/爬行/三者			
		13 上下楼梯			
运动功能评分:					
认知功能	交流	14 理解(听觉/视觉/两者)			
		15 表达(言语/非言语/两者)			
	社会认知	16 社会交往			
		17 解决问题			
		18 记忆			
认知功能得分:					
FIM 总分(运动+认知):					
评定人:					

1. 评分标准

(1)独立:活动中不需他人帮助。

1)完全独立(7分):构成活动的所有作业均能规范、完全地完成,不需修改和辅助设备或用品,并在合理的时间内完成。

2)有条件的独立(6分):具备下列1项或几项:活动中需要辅助设备、活动需要的时间延长或有安全方面的考虑。

(2)依赖:为了进行活动,患者需要另一个人予以监护或身体的接触性帮助,或者不进行活动。

1)有条件的依赖:患者付出50%或更多的努力,其所需的辅助水平如下:①监护和准备(5分):患者所需的帮助只限于备用、提示或劝告,帮助者和患者之间没有身体的接触或帮助者仅需要帮助准备必需用品或帮助戴上矫形器;②少量身体接触的帮助(4分):患者所需的帮助只限于轻轻接触,自己能付出75%或以上的努力;③中度身体接触的帮助(3分):患者需要中度的帮助,自己能付出50%~75%的努力。

2)完全依赖:患者需要1/2以上的帮助或完全依赖他人,否则活动就不能进行。①大量身体接触的帮助(2分):患者付出的努力<50%,但>25%;②完全依赖(1分):患者付出的努力<25%。

2. 功能水平判定　Wee-FIM 的最高分为 126 分(运动功能评分 91 分,认知功能评分 35 分),最低分 18 分。

完全独立,126 分;基本独立,108~125 分;有条件的独立或极轻度依赖,90~107 分;轻度依赖,72~89 分;中度依赖,54~71 分;重度依赖,36~53 分;极重度依赖,19~35 分;完全依赖,18 分。

(三)儿童能力评定量表

儿童能力评定量表(pediatric evaluation of disability inventory,PEDI)又称儿童残疾评定量表。PEDI 主要针对 6 个月 ~7.5 岁的能力低下儿童以及基本能力低于 7.5 岁正常水平的大年龄儿童,评价自理能力、移动能力和社会功能的受限程度以及功能变化与年龄之间的关系,是目前评价障碍儿童生活活动能力的评定工具。熟练掌握评定内容的治疗师可

在 20~30 分钟内完成评定,而家长或照顾者也可在 45~60 分钟内完成。调整的中文版 PEDI 具有良好的信度及效度,可作为中国能力低下儿童的生活功能评估、康复训练效果判断以及制订阶段性康复计划的标准。

1. 量表内容　PEDI 量表包括功能性活动(197 项)、照顾者协助(20 项)及调整项目(20 项)三部分。功能性活动用于反映儿童当前功能性技能的水平和障碍程度,照顾者协助用于判断儿童在完成复杂功能活动时所需的协助量,而调整项目则反映儿童需要多少调整量用以支持其行为活动。以上每部分又分为日常生活活动、移动能力和社会功能三个领域,共 41 项 197 个条目(表 2-5-2)。

表 2-5-2　PEDI 量表功能性活动部分

日常生活活动	移动能力	社会功能
食物种类	厕所移乘	语言理解
使用食具	椅子/轮椅移乘	理解句子、文章复杂性
使用饮料容器	向车内转移	
刷牙	床移动/移乘	交流功能的使用
整理头发	移乘至浴盆	表达复杂的交流
鼻腔护理	室内的移动方法	问题解决
洗手	室内行走-牵拉搬运物体	社会交流、游玩(与成人)
洗身体/脸		
穿套头衫/开衫	室外移动方法	同龄人之间的交流
扣绊	室外移动-距离和	用物品游戏
穿裤子	速度	关于自己的信息
鞋/袜	上阶梯	时间定位
如厕	下阶梯	家庭工作
排尿管理		自我防卫
排便管理		在社区内的功能

(1)日常生活活动:包括 15 项 73 个条目,评定儿童的进食、梳洗、更衣、洗漱、如厕等自理能力。

(2)移动能力:包括 13 项 59 个条目,评定儿童的移乘动作、室内外移动和上下阶梯功能。

(3)社会功能:包括 13 项 65 个条目,评定儿童

社会交流、家庭内与地区内进行事务能力等交流能力。

2. 评分标准

(1)功能性活动项目：采用"0、1两级评分法"，项目得分0分为"不能"(在多数情况下不能完成该项目或多种情况下受限)，1分为"能"(在多数情况下可完成该项目，或已掌握该能力或其能力已高出该级水平)。

(2)照顾者协助项目：根据儿童的独立程度计分，分为独立完成(5分)、需要指导(4分)、少量协助(3分)、中等协助(2分)、大量协助(1分)和完全协助(0分)。

(3)调整项目：得分分为不必调整、以儿童为主导的调整、康复器具和大量调整。

3. 功能判定 计分分为原始分、两种转换分值标准分和刻度分。

(1)刻度分：是未经过年龄修正的等距难度分值(0~100分)，分值越高表示能力越强。

(2)标准分：是经过修正的难度分值，反映被评定儿童与正常同龄儿童相比所达到的能力值(0~100分)。通常将标准分为"<30""30~70"">70"3个等级来反映儿童的日常生活能力等级，95%的正常儿童的分值在30~70分。

PEDI量表得分在参考值范围内则判断为"非残障"，落后于该年龄段标准2个标准差以上则判断为"残障"。

(四)儿童日常生活活动发育里程碑评定

1. 进食能力发育评定 进食动作是指为了摄取食物而进行的口腔器官(如舌、齿、唇)的活动，以及为了将食物运送到口中的上肢活动。

(1)进食的正常发育：进食是儿童最先发育的、满足自身需要的能力之一。进食发育从胎儿期就已经开始，胎儿5周时触碰口唇出现张口反射，10周有咽下动作，22周有吸吮动作，27周产生吸吮与咽下结合动作。出生时，就会本能地张开嘴向外界摄取食物，可以完成吸吮及吞咽等最基本的进食动作反射。

1)出生后1个月，空腹被抱起时颜面即转向母亲的乳房方向。

2)3个月后，吸吮乳汁时可用手触摸母亲的乳房或奶瓶，随着年龄增长，最基本的反射逐渐减退或消失，儿童开始接受用汤匙喝菜汤、米汤，并能咽下。

3)7~8个月可伸手抓物并可送到口中，用双手拿着奶瓶。

4)9~12个月开始用手抓东西吃，并能自己抓住杯子喝水。吃饭时，也极愿意抢过汤匙自己吃，不过多数并不能吃到嘴里，仍需家长辅助，此时儿童咀嚼食物能从牙龈中部移至侧部。

5)2岁时可以正确使用汤匙吃饭，知道什么东西可以吃，而什么东西不可以吃，能使用水杯饮水，并能用吸管吸水等。

6)5岁以上的儿童可正确地使用筷子。随着年龄的增长，逐步掌握较复杂的进食动作，正常摄食功能发育非常迅速。

(2)进食动作评定：可利用带有餐桌的轮椅或椅子，评定儿童如何使用筷子、勺子、抓食物及把食物送入口中。评定要在实际生活场景中，如病房、食堂等训练室以外的场所。评定过程中要考虑桌子的高度是否合适，餐具是否容易抓握等。同时还要评定一些整体状况，比如进食所需时间、感受饥饱程度等，特别是有半侧忽略的儿童还要检查食物残留情况。个别的儿童在进食动作评定时还要评定关节活动范围。

2. 更衣能力发育 更衣动作包括穿、脱上衣和裤子的基本动作，也包括穿鞋、袜子、戴帽子、手套及其他装饰品时的动作。就寝、起床以及沐浴时都要有更衣动作。衣服的种类有裤子、上衣、鞋、袜等，随着时间和场所的变化，人们所着服饰有所不同。即使对于每天躺在床上完全需要他人照顾的儿童，也需要有更衣动作。更衣动作的正常发育如下：

(1)15个月：可以配合穿衣，如屈曲上肢等。

(2)18个月：可自己脱下有两个手指的手套及袜子，可摘小帽子。

(3)24个月：会脱下没有鞋带的鞋子，为其穿衣时可以配合,看见袖管可将上肢伸进去。

（4）36个月:对脱衣服的动作很感兴趣,也有能力脱衣服,脱衬衣和毛衣时需要少许帮助。可用手将扣子从扣眼中推出;穿衣服时不认识衣服的前后,容易将衣服的前后穿反;穿袜子时不能正确地找到袜子的足跟;会穿鞋但分不清鞋子的左右,想系鞋带但常系得不正确。

（5）48个月:稍稍帮助即可穿、脱衣服,已经认识衣服的前后,可正确地穿、脱衣服。

（6）60个月:可完全独立地穿、脱衣服。

（7）72个月:会系鞋带。

3. 如厕能力发育　正常儿童如厕能力发育受地区、习惯、衣服类型、家庭帮助程度等因素的影响而各不相同,但一般说来,到2~2.5岁时,多数儿童通过训练能保持衣裤的清洁和干燥,即使不进行训练,到了4岁,也能够保持衣裤的清洁和干燥。

（1）生理发育:具备膀胱、直肠的控制是保证如厕能力发育取得成功的先决条件。简单的测试可确定是否已具备如厕训练的条件:小便时是不是一次尿很多?是否能保持衣裤干燥几小时?是否知道自己要小便,如是否有脸部特殊的表情,两腿夹紧?如已具备这些条件,说明其已具备足够的膀胱控制能力和排尿意识。

（2）智力发育:为了测试儿童是否已具备足够的理解与合作能力,可要求儿童做几件简单的事:躺下、坐起,指出身体的部位,将玩具放入盒中,递送物件,模仿鼓掌等,如能够做这些,说明儿童已具

备如厕能力的智力条件。

（3）粗大及精细运动功能发育:儿童能轻易拾起细小物件吗?能很好地行走或移动自己吗?能蹲或坐在凳子上吗?能否保持身体平衡?如已能做到这些,说明儿童已具备自己如厕的能力。否则,说明儿童仍需训练或需要体力上的帮助。

四、评定的实施及注意事项

1. 直接观察　可在儿童的实际生活环境中进行ADL评定,评定者观察儿童完成实际活动的动作情况,以评定其能力。也可以在ADL评定室或康复治疗室中进行,在此环境中指令儿童完成动作较其他环境更易取得准确结果,且评定后也可根据儿童的功能障碍情况在此环境中进行训练。

2. 间接评定　有些不便完成或不易完成的评定动作,可以通过询问儿童本人或家长的方式取得结果,如儿童的大小便控制、个人卫生管理等。

3. 注意事项　评定前应与儿童或家长交谈,明确评定的目的,以取得儿童或家长的理解与合作。评定前还必须对儿童的基本情况有所了解,如肌力、关节活动范围和平衡能力等,还应考虑到儿童生活的社会环境、反应性、依赖性等。重复进行评定时应尽量在同一条件或环境下进行。在分析评定结果时应考虑有关的影响因素,如儿童的生活习惯、文化素养、职业、社会环境、评定时的心理状态和合作程度等。

（姜志梅）

第六节　语言功能评定

儿童常见的语言障碍包括运动性构音障碍、器质性构音障碍、功能性构音障碍、儿童语言发育迟缓、听力障碍所致的言语障碍等。对于语言障碍的儿童进行评定涉及很多方面,包括智力评定、听力检查、语言发育迟缓评定、构音障碍评定等。本节

重点介绍语言发育迟缓评定和构音障碍评定。

一、S-S语言发育迟缓评定法

S-S语言发育迟缓评定法(sign-significate relations)简称S-S法,1991年由中国康复中心将

此法由日本引进我国,2001年正式应用于临床。

(一)S-S法原理

从认知研究的角度,一般将语言行为分为语法、语义、语言应用三方面。S-S法是依据此理论对语言发育迟缓儿童进行评定的,在此检查法中对符号形式与指示内容关系、促进学习有关的基础性过程和交流态度三方面进行评定,并对其语言障碍进行诊断、评定、分类和针对性的治疗。

(二)适应证

S-S法适用于各种原因引起的语言发育迟缓,原则上适合1~6.5岁的语言发育迟缓儿童,也适用于实际年龄已超过此年龄范围的语言发育落后儿童;学龄前儿童获得性失语也可参考应用;不适合听力障碍所致的语言障碍。

(三)S-S法的检查内容

S-S法的检查内容包括符号形式与内容指示关系、基础性过程、交流态度三个方面。以言语符号与指示内容的关系评定为核心,比较标准分为5个阶段(表2-6-1)。将评定结果与正常儿童年龄水平相比较,即可发现是否存在语言发育迟缓。

表2-6-1 符号形式与指示内容关系阶段

阶段	内容
阶段1	对事物、事物状态理解困难
阶段2	事物的基础概念
2-1	功能性操作
2-2	匹配
2-3	选择
阶段3	事物的符号
3-1	手势符号(相关符号)
3-2	言语符号
	幼儿语言(相关符号)
	成人语言(任意性符号)
阶段4	词句,主要句子成分
4-1	两词句
4-2	三词句
阶段5	词句、语法规则
5-1	语序
5-2	被动语态

1. 阶段1 即事物、事物状态理解困难阶段。此阶段的儿童语言尚未获得,并且对事物、事物状态的概念尚未形成,对外界的认识尚处于未分化阶段。表现为对物品的抓握、舔咬、摇动、敲打等,一般无目的性,如拿起铅笔不能做书写操作而放到嘴里舔咬;自己的要求不能以某种手段表现。常可见到儿童身体左右摇晃、摇摆、旋转等,正在干什么突然停住,拍手或将唾液抹到地上、手上等反复的自我刺激行为。

2. 阶段2 即事物的基本概念阶段。此阶段的儿童虽然也是语言未获得阶段,但与阶段1不同的是能够根据常用物品的用途大致进行操作,对于事物的状态也能够理解,对事物开始概念化。此时可以将他人领到物品面前出示物品,向他人表示自己的要求。包括从初级水平到高级水平的三个阶段,即事物功能性操作、匹配和选择。

(1)阶段2-1:事物功能性操作阶段,此阶段的儿童能够对事物进行功能性操作,如拿起电话,让儿童将听筒放到耳朵上,或令其拨电话号码等基本操作;在生活中,如穿鞋、戴帽等,只要反复练习,会形成习惯。包括三项检查内容,即事物、配对事物及镶嵌板。

(2)阶段2-2:匹配阶段,在日常生活中不难判断是否有"匹配行为",如果能将2个以上物品放到合适的位置上,则为"匹配行为"建立。如将书放到书架上(或书箱中),将积木放到玩具箱中,在这样的日常生活场面中很容易诱导出"匹配行为"。

(3)阶段2-3:选择阶段,当他人出示某种物品或出示示范项时,儿童能在几个选择项中将出示物或与示范项有关的物品适当地选择出来。与阶段2-2匹配不同的匹配是儿童拿物品去匹配示范项,而选择则是他人出示物品或出示物品作为示范项。

3. 阶段3 事物的符号阶段。符号形式与指示内容关系在此阶段开始分化。语言符号大致分为两个阶段:具有限定性的象征性符号,即手势语阶段、幼儿语阶段及与事物的特征限定性少、任意性较高的成人语阶段。

（1）阶段3-1：手势符号阶段，开始学习用手势符号来理解与表现事物，可以通过他人的手势开始理解意思，还可以用手势向他人表示要求等。

手势语与幼儿语并不是同一层次的符号体系。手势符号为视觉运动回路，而幼儿语用的是听力言语回路，因为听力言语回路比视觉运动回路更难以掌握，所以将此两项分开为阶段3-1（手势符号）及阶段3-2（言语符号）。

（2）阶段3-2：言语符号阶段，是将言语符号与事物相联系的阶段，但是事物的名称并不都能用手势语、幼儿语、成人语来表达。①能用三种符号表达的，如"剪刀"，用示指与中指同时伸开做剪刀剪物状（手势语），"咔嚓、咔嚓"声（幼儿语），"剪刀"一词（成人语）；②能用手势语及成人语表达的（如"眼镜"）；③能用幼儿语及成人语表达的（如"公鸡"）；④仅能用成人语表达的。在理论上，儿童按 a→b→c→d 顺序来获得言语符号。

在检查中，阶段3-2共选食物、动物、交通工具和生活用品方面名词16个，身体部位6个，动词5个，表示属性的2个种类。阶段3-1手势符号的检查词汇中，使用的是阶段2（事物的基本概念）中用的词汇以及阶段3-2（言语符号）词汇中的手势语。

4. 阶段4　词句、主要句子成分阶段。本阶段能将某事物、事态用2~3个词组连成句子，此阶段中又按两词句和三词句分成两个阶段。

（1）阶段4-1：两词句阶段，开始学习用2个词组合起来表现事物和事态的阶段。儿童在此阶段能够理解或表达的两个词句各种各样，在本检查法中仅举了四种形式，即：[属性（大、小）+事物]、[属性（颜色）+事物]、[主语+宾语]、[谓语+宾语]。

在日常生活中，如不设定一定的场面检查是很困难的，另外，注意选择项图片不宜太多，否则儿童进行起来很困难。

（2）阶段4-2：三词句阶段，此阶段与阶段4-1相同，但考虑到句子的多样化，仅限定两种形式，即[属性（大小）+属性（颜色）+事物]，例如：大红帽子、小黄鞋等；[主语+谓语+宾语]，如：妈妈吃苹果等。

另外，在阶段5中也有三词句，但有所不同。阶段4的句型是非可逆句，主语与宾语不能颠倒，如"妈妈吃苹果"，不能为"苹果吃妈妈"。

5. 阶段5　词句、语法规则阶段。能够理解三词句表现的事态，但是与阶段4-2不同的是所表现的情况为可逆。5-1阶段为主动语态，如"乌龟追小鸡"；5-2阶段为被动语态，此阶段要求能理解事情与语法规则的关系，如"小鸡被乌龟追"等。

（四）检查用具及图片

S-S法检查用具及图片见表2-6-2。

（五）评定结果分析

检查结束后，要对S-S法检查结果与其他检查，如磁共振、CT结果等进行综合评定、诊断。

1. 评定总结　将S-S法检查结果显示的阶段与实际年龄语言水平阶段进行比较，如低于相应阶段，可诊断为语言发育迟缓。各阶段与年龄的关系见表2-6-3、表2-6-4。

2. 分类

（1）按交流态度分为两群：Ⅰ群，交流态度良好；Ⅱ群，交流态度不良。

（2）按言语符号与指示内容的关系：分为A、B、C三个主群，要注意这种分群并非固定不变，随着语言的发展，有的从某一症状群向其他的症状群过渡。原则上适用于实际年龄3岁以上儿童。

根据对言语符号与指示内容的相关检查和操作性课题（基础性过程）的完成情况比较，将以上的A和C群又分为6个亚群。

1）A群：言语符号尚未掌握，符号与指示内容关系的检查在3-1阶段以下，不能理解口语中的名称。A群a：操作性课题和符号形式与指示内容的相关检查均落后于实际年龄；A群b：操作性课题好于符号形式与指示内容的相关检查。

2）B群：无亚群，但应具备以下条件和言语表达困难。条件：①实际年龄在4岁以上；②词句理解在4-1阶段以上；③一般可以用数词表达；④言语模仿不可，或有波动性；⑤上述b~d的状态，持续1年以上；⑥无明显的运动功能障碍。

2-6-2　检查用具及图片

检查用具及图片目录			数量
实物	A：帽子、鞋、牙刷、玩具娃娃		4
	B：电话—听筒、鼓—鼓槌、茶壶—茶杯		3
镶嵌板	鞋、剪刀、牙刷		3
操作性课题用品	小毛巾、小玩具、小球、积木6块、装小球容器1个、3种图形镶嵌板、6种图形镶嵌板、10种拼图		
图片	日常用品	鞋、帽子、眼镜、手表、剪子、电话	6
	动物	象、猫、狗	3
	食物	面包、香蕉、苹果、米饭	4
	交通工具	飞机、火车、汽车	3
	身体部位	眼、嘴、手、鼻、耳、脚	6
	动词	睡觉、洗、吃、哭、切	5
	大小	帽子（大、小）	2
	颜色	红、黄、绿、蓝	4
	词句	（妈、弟）+（吃、洗）+（香蕉、苹果）	8
	大小+颜色+实物	大小+红黄+（鞋、帽）	8
	言语规则	（小鸡、乌龟、猫）+（小鸡、乌龟、猫）+追	6

表2-6-3　符号形式——指示内容的关系及年龄阶段

年龄	1.5~2.0岁	2.0~2.5岁	2.5~3.5岁	3.5~5岁	5~6.5岁
阶段	3-2 言语符号	4-1 主谓+动宾	4-2 主谓宾	5-1 语序规则	5-2 被动语态

表2-6-4　基础性过程检查结果（操作性课题）与年龄阶段对照表

年龄	镶嵌图像	积木	描画	投入小球及延续性
5岁以上			◇	
3岁6个月~4岁11个月			△、□	
3岁~3岁5个月	10种图形 10/10+		+、○	
2岁~2岁5个月	10种图形 7/10+	隧道		
1岁9个月~1岁11个月	6种图形 3/6~4/6	排列	|、—	
1岁6个月~1岁11个月	3种图形 3/3+	堆积	+	
1岁~1岁5个月				部分儿童+

3）C群：语言发育落后于实际年龄，言语符号与指示内容相关检查在3-2阶段以上。C群a：动作性课题和言语符号与指示内容相关的理解和表达全面落后。C群b：动作性课题好于言语符号与指示内容的相关情况。C群c：言语符号的理解好于表达，操作性课题检查基本与言语符号理解相当。C群d：言语符号表达尚可，但理解不好，此亚群多见于孤独症或可疑孤独症的儿童。

二、构音障碍评定

应用中国康复研究中心构音障碍评定法（dysarthria assessment）对构音障碍进行评定，该评定法是由李胜利等依据日本构音障碍检查法和其他发达国家构音障碍评定方法的理论,按照汉语普通话语音的发音特点和我国的文化特点于1991年研制而成。该评定法包括两项:构音器官检查和构音检查。通过此方法不仅可以检查出儿童是否存在运动性构音障碍及程度,而且对治疗计划的制订具有重要的指导作用。

(一)构音器官检查

1. **目的** 通过构音器官的形态和粗大运动检查确定构音器官是否存在器官异常和运动障碍。

2. **范围** 包括肺、喉、面部、口部肌、硬腭、腭咽机制、下颌和反射等。

3. **用具** 压舌板、手电筒、长棉棒、指套、秒表、叩诊槌、鼻内镜等。

4. **方法** 首先观察安静状态下的构音器官状态,然后由检查者发出指令或示范运动,让儿童执行或模仿,检查者进行观察并对以下方面作出评定:

(1)部位:构音器官的哪一部位存在运动障碍。

(2)形态:构音器官的形态是否异常及有无异常运动。

(3)程度:判定异常程度。

(4)性质:如发现异常,要判断是中枢性、周围性或失调性等。

(5)运动速度:确认是单纯运动,还是反复运动,是否存在速度低下或节律变化。

(6)运动范围:运动范围是否受限,协调运动控制是否不佳。

(7)肌力:确定肌力是否低下。

(8)运动的精巧性、准确性和圆滑性:可通过协调运动和连续运动来判断。

5. **检查说明** 做每项检查前应向儿童解释检查目的,构音器官检查方法(表2-6-5)按构音器官检查记录表(表2-6-6)的要求检查和记录。

表2-6-5 构音器官检查方法

Ⅰ 呼吸(肺)

用具	说明	方法及观察要点
无	1."坐正,两眼往前看"	患者的衣服不要过厚,较易观察呼吸的类型。观察是胸式、腹式、胸腹式。如出现笨拙、费力、肩上抬,应做描述
无	2."请你平静呼吸"	检查者坐在患者后面,双手放在胸和上腹两侧感觉呼吸次数。正常人16~20次/min
无	3."请你深吸气后,以最慢的速度呼气"	用放在胸腹的手,感觉患者是否可慢呼气及最长呼气时间,注意同时看表记录时间,呼气时发/f//s/
无	4."请用最快的速度吸一口气"	用双手放在胸腹部感觉

Ⅱ 喉功能

用具	说明	方法及观察要点
无	1、2."深吸一口气然后发'啊',尽量平稳发出,尽量长"	(1)不要暗示出专门的音调音量,按评定表上的项目评定,同时记录时间,注意软腭上提、中线位置 (2)观察: a.正常或嘶哑,气息声急促,费力声、粗糙声及震颤 b.正常或异常音调,低调 c.正常或异常音量 d.吸气时发声
无	3."请合上我唱的每一个音"	(3)随着不同强度变化发出高音和低音,评定儿童是否可以合上,按表上所列项目标记

续表

Ⅲ　面部

用具	说明	方法及观察要点
无	1. "请看着我"	这里指的是整个面部的外观,面部的绝对对称很可能不存在,不同的神经肌肉损伤,可具有不同的面部特征: a. 正常或不对称 b. 单侧或双侧麻痹 c. 单侧或双侧痉挛 d. 单侧或双侧眼睑下垂 e. 单侧或双侧口角下垂 f. 流涎 g. 扭曲,抽搐,鬼脸 h. 面具脸 i. 口式呼吸

Ⅳ　口部肌肉检查

用具	说明	方法及观察要点
无	1. "看着我,像我这样做"(同时示范缩拢嘴唇的动作)	评定嘴唇: a. 正常或范围缩小 b. 正常或不对称
无	2. "闭紧嘴唇,像我这样(示范5次),准备、开始"	评定嘴唇: 正常或接触力量降低(上下唇之间)
无	3. "像我这样龇牙"(示范2次)	观察:a. 正常范围或范围减小 　　　b. 口角对称或偏移
带绒绳的纽扣	4. "请张开口,把这个纽扣含在唇后,闭紧嘴唇,看我是不是很容易地把它拉出来"	把指套放在纽扣上,把它放在唇后、门牙之前,儿童用嘴唇含紧纽扣后,拉紧线绳,逐渐增加力量,直到纽扣被拉出或显出满意的阻力 a. 正常阻力 b. 减弱

Ⅴ　硬腭

用具	说明	方法及观察要点
1. 指套、手电筒	"头后仰,张口"	把指套戴在一只手的示指上,用另一只手打开手电筒照在硬腭上,从前到后,侧面及四周进行评定,用示指沿中线轻摸硬腭,先由前到后,再由左到右 观察指动: a. 正常腭弓或高窄腭弓 b. 异常生长物 c. 黏膜皱褶是否正常 d. 黏膜下腭裂

Ⅵ　腭咽机制

用具	说明	方法及观察要点
1. 手电筒	"张开口"	照在软腭上,在静态下评定软腭的外观及对称性 观察要点: a. 正常软腭高度或异常的软腭下垂 b. 分叉悬雍垂 c. 正常大小,扁桃体肥大或无腭扁桃体 d. 节律性波动或痉挛

用具	说明	方法及观察要点
2. 手电筒和小镜子或鼻内镜	"再张开你的嘴,尽量呼稳和尽量长地发'啊'(示范至少10秒),准备,开始"	照在软腭上,评定肌肉的活动,并把镜子或鼻内镜放在鼻孔下 观察要点: a. 正常中线无偏移或单侧偏移 b. 正常或运动受限 c. 鼻漏气 d. 高鼻腔共鸣,低鼻腔共鸣,鼻喷气声
3. 镜子或鼻内镜	"鼓起腮,当我压迫时不让气体从口或鼻子漏出"	把拇指放在一侧面颊上,把中指放在另一侧面颊,然后两侧同时轻轻地施压力,把鼻内镜放在鼻孔下 观察要点: a. 鼻或口漏气
4. 气球和小镜子	"努力去吹这个气球"	当患者企图吹气球时,把镜子放在鼻孔下 观察要点: a. 鼻或口漏气

Ⅶ 舌

用具	说明	方法及观察要点
无	1. "请伸出你的舌头"	评定舌外伸活动: a. 正常外伸或偏移 b. 正常或外伸缩短,如有舌肌萎缩、肿物或其他异常要做记录
无	2. "伸出舌、尽量快地从一侧向另一侧摆动(示范至少3秒钟),开始"	评定速度、运动状态和范围 a. 正常或速度减慢 b. 正常或范围受限 c. 灵活、笨拙、扭曲或张力障碍性运动
无	3. "伸出舌,舔嘴唇外侧及上下唇"(示范至少3次)	观察要点: 活动充分、困难或受限

Ⅷ 下颌(咀嚼肌)

用具	说明	方法及观察要点
无	1. "面对着我,慢慢地尽量大地张开嘴,然后像这样慢慢地闭上(示范3次),准备好,开始"	把一只手的示指、中指和无名指放在颞下颌关节区(TMJ),评定下颌的运动是否沿中线运动或有无异常的下颌运动 观察要点: a. 正常或异常的下颌下拉 b. 正常或偏移的下颌上抬以及不自由的张力障碍性运动(TMJ)弹响或异常突起

Ⅸ 反射

用具	说明	方法及观察要点

细棉絮	1. 患者睁眼,被检一侧眼球向内上方注视	用细棉絮从旁边轻触侧角膜,引起眼睑急速闭合,刺激后闭合为直接角膜反射,同时引起对侧眼睑闭合为间接反射:
		被检侧消失,直接反射(+)
		对侧消失,间接反射(+)
		反射类型:一侧三叉神经疾病
		      患侧直接反射(+)
		      间接反射(−)
		反射类型:一侧面神经麻痹

叩诊槌	2. "下颌放松,面向前方"	将左手拇指轻放于下颌齿裂上,右手持叩诊槌轻叩拇指,观察其反射有无及强弱程度,轻度咬肌收缩或明显收缩为阳性,无咬肌收缩为阴性

续表

用具	说明	方法及观察要点
叩诊槌	3. "双眼睁开向前看"	用叩诊槌轻叩眼眶,两眼轻闭或紧闭为阳性;无闭眼为阴性,左右有差异要记录
长棉棒	4. "仰起头,大张开口"	用长棉棒轻触咽弓周围,呕吐反应为阳性,无呕吐反应为阴性
纱布块	5. "伸出舌"	用纱布握住舌体突然向前拉舌,突然后缩为阳性,无后缩为阴性
叩诊槌	6. "口部放松"	轻叩唇周,向同侧收缩为阳性,不收缩为阴性,需注明左(L)、右(R)

表 2-6-6　构音器官检查记录表

Ⅰ 呼吸

1. 呼吸类型:胸腹 ____ 胸 ____ 腹 ____ 　　　2. 呼吸次数　次/min

3. 最长呼气时间 ___ 秒 　　　4. 快呼吸:能 ____ 不能 ____

Ⅱ 喉功能

1. 最长发音时间 ____ 秒

2. 音质、音调、音量

　　a. 音质异常 ____ 　　　b. 正常音调 ____ 　　　c. 正常音量 ____ 　　　d. 总体程度 0 1 2 3
　　　嘶哑 ____ 　　　　　异常高调 ____ 　　　　异常音量 ____ 　　　　气息声 0 1 2 3
　　　震颤 ____ 　　　　　异常低调 ____ 　　　　异常过低 ____ 　　　　无力声 0 1 2 3

　　e. 吸气时发声
　　　费力声　0 1 2 3
　　　粗糙声　0 1 2 3

3. 音调、音量匹配
　　a. 正常音调 ____ 　　　b. 正常音量 ____
　　　单一音调 ____ 　　　　单一音量 ____

Ⅲ 面部

　　a. 对　称 ____ 　　　b. 麻痹(R/L) ____ 　　　c. 痉挛(R/L) ___ 　　　d. 眼睑下垂(R/L) ____
　　　不对称 ____

　　e. 口角下垂(R/L) ____ 　　f. 流涎 ____ 　　　g. 怪相 ___ 扭曲 ___ 抽搐 ____

　　h. 面具脸 ____ 　　　i. 口式呼吸 ____

Ⅳ 口部肌肉

1. 噘嘴　　　　　　　　2. 咂唇　　　　　　　　3. 示齿　　　　　　　4. 唇力度
　　a. 缩拢范围正常 ____ 　　a. 力量正常 ____ 　　a. 范围正常 ____ 　　a. 正常 ____
　　　缩拢范围异常 ____ 　　　力量减低 ____ 　　　范围缩小 ____ 　　　减弱 ____
　　b. 对称缩拢 ____ 　　　b. 口角对称 ____
　　　不对称缩拢 ____ 　　　口角不对称 ____

Ⅴ 硬腭

　　a. 腭弓正常 ____ 　　　b. 新生物 ____
　　　高窄腭弓 ____ 　　　c. 黏膜下腭裂 ____

1. 大体观察　　　　　　　　　　　　　　　2. 软腭运动
　　a. 正常软腭高度 ____ 　　　　　　　　　　a. 中线对称 ____
　　　软腭下垂(R/L) ____ 　　　　　　　　　　b. 正常范围 ____
　　b. 分叉悬雍垂(R/L) ____ 　　　　　　　　　　范围受限 ____
　　c. 正常扁桃体 ____ 　　　　　　　　　　　c. 鼻漏气 ____
　　　肥大扁桃体 ____ 　　　　　　　　　　　d. 高鼻腔共鸣 ____
　　d. 节律性波动 ____ 　　　　　　　　　　　　低鼻腔共鸣 ____
　　　或痉挛 ____ 　　　　　　　　　　　　　鼻喷气声 ____

3. 鼓颊 鼻漏气 ____ 口漏气 ____	4. 吹 鼻漏气 ____ 口漏气 ____

Ⅵ　舌

| 1. 外伸
　　a. 正常外伸 ____
　　　偏移（R/L）____
　　b. 长度正常 ____
　　　外伸减少 ____ | 2. 舌灵活度
　　a. 正常速度 ____
　　　速度减慢 ____
　　b. 正常范围 ____
　　　范围减少 ____
　　c. 灵活 ____
　　　笨拙 ____ | 3. 舔唇左右侧
　　充分 ____
　　不充分 ____
　　扭曲 ____ |

Ⅶ　下颌

1. 颌张开闭合			
a. 正常下拉 ____ 　异常下拉 ____	b. 正常上抬 ____ 　异常上抬 ____	c. 不平稳扭曲 ____ 　或张力障碍性运动 ____	d. 下颌关节杂音 ____ 　膨出运动 ____

2. 咀嚼范围
　正常范围 ____
　减少 ____

Ⅷ　反射

1. 角膜反射 ____	2. 下颌反射 ____	3. 眼轮咂肌反射 ____
4. 呕吐反射 ____	5. 缩舌反射 ____	6. 口轮咂肌反射 ____

（二）构音检查

构音检查是以普通话语音为标准音,结合构音类似运动,对儿童的各个言语水平及其异常进行系统评定以发现异常构音。此检查对训练具有明显的指导意义,并对训练后的儿童进行再评定也有价值,可根据检查结果制订下一步的治疗方案。

1. 房间及设施要求　房间内应安静,没有可能分散儿童注意力的物品;光线充足、通风良好,应放置两把无扶手椅和一张训练台;椅子的高度以检查者与儿童处于同一水平为准。检查时,检查者与儿童可以隔着训练台相对而坐,也可让儿童坐在训练台的正面,检查者坐侧面。

2. 检查用具　单词检查用图卡 50 张、记录表、压舌板、卫生纸、消毒纱布、吸管、录音机、鼻内镜。上述检查物品应放在一清洁小手提箱内。

3. 检查范围及方法

(1)会话:可以通过询问儿童的姓名、年龄等,观察是否可以说,音量、音调变化是否清晰,有无气息音、粗糙声、鼻音化、震颤等。一般 5 分钟即可,需录音。

(2)单词检查:由 50 个单词组成,根据单词的意思制成 50 张图片,将图片按记录表中词的顺序排好或在背面注上单词的号码,检查时可以节省时间。表中的所有单词和文章等检查项目均用国际音标,记录采用国际音标,无法用国际音标记录的现象要尽量描述。检查时,首先向儿童出示图片,让儿童根据图片的意思命名,不能自述可复述引出,要边检查边记录检查结果(表 2-6-7)。

(3)音节复述检查:音节复述表按照普通话发音方法设计,共 140 个音节,均为常用和比较常用的音节,目的是在儿童复述时观察发音点,同时注意儿童的异常构音运动,发现儿童的构音特点及规律。方法为检查者说一个音节,儿童复述,标记方法同单词检查,同时把儿童异常的构音运动记入构音操作栏,确定发声机制,以利于制订训练计划。

(4)文章水平检查:通过在限定连续的言语活动中,观察儿童的音调、音量、韵律、呼吸运动。选用的文章通常是一首儿歌,有阅读能力的儿童可自己朗读,不能读的由复述引出,记录方法同前。

表2-6-7 构音障碍记录

表达方式	判断类型	标记
自述引出、无构音错误		○（画在正确单词上）
自述、由其他音替代	正确	—（画在错误音标之下）
自述、省略、漏掉音	置换	/（画在省略的音标上）
自述、与目的音相似	省略	△（画在歪曲的音标上）
歪曲严重、很难判定说出是哪个音	歪曲	×（画在无法分辨的音标上）
复述引出	无法判断	（ ）（画在患者复述出的词上）

（5）构音类型运动检查：依据普通话的特点，选用有代表性的15个音的构音类似运动：/f/（f），/p/（b），/p'/（p），/m/（m），/s/（s），/t/（d），/t'/（t），/n/（n），/l/（l），/k/（g），/k'/（k），/x/（h）等。

方法：检查者示范，儿童模仿，观察儿童是否可以做出，在结果栏的"能"与"不能"项标出。此检查可发现儿童构音异常的运动基础，例如，一个不能发 /p/ 音的儿童，在此项检查时发现其不能做鼓腮、叩腮吐气的运动，就要在此栏标出，这对今后训练有重要意义。

4. 结果分析 将前面单词、音节、文章、构音运动检查发现的异常分别加以分析，共8个方面：

（1）错音：是指出现错误发音。

（2）错音条件：在什么条件下发成错音，如词头以外或某些音结合时。

（3）错误方式：所发出的错音方式异常。

（4）一贯性：包括发声方法和错法，儿童的发音错误为一贯性的，就在发音错误栏内以"+"表示，比如在所检查的词语中把所有的 /p/ 均发错就标记"+"；反之，有时错误，有时又正确，就标记"-"。

（5）错法：指错时的性质是否恒定，如把所有的 /k/ 均发成 /t/ 表示恒定，以"+"表示；反之，如有时错发为 /t/，有时错发为别的音，就用"-"表示。

（6）被刺激性：在单词水平出现错误时，如用音节或音素提示能纠正，为有刺激性，以"+"表示；反之则为无刺激性，以"-"表示。

（7）构音类似运动：可以完成规定音的构音类似运动以"+"表示，不能完成以"-"表示。

（8）错误类型：根据临床上发现的构音异常总结出常见错误类型共14种，即省略、置换、歪曲、口唇化、齿背化、硬腭化、齿龈化、送气音化、不送气化、边音化、鼻音化、无声音化、摩擦不充分和软腭化等。

（王立苹）

第七节　ICF 核心分类组合

ICF 完整、详尽地涵盖构成功能的所有健康领域分类，但庞大的类目体系和复杂结构导致了应用困难。ICF 核心分类组合（ICF core sets）是从所有 ICF 类目中选出最能描述健康状况异常者功能状态的类目集，是与某种健康状况最相关的类目清单。它的针对性强，是临床实践中描述功能的工具，而功能是临床评定、卫生服务分配、干预计划制订和实施及效果评定的核心。作为描述功能的工具，在临床实践中，ICF 核心分类组合可以标准化、结构化地描述功能并指导评定。并且针对不同人群开发了不同的 ICF 核心分类组合。

一、开发 ICF 核心分类组合的意义

ICF 核心分类组合可指导临床医生、康复治疗师等专业人员，了解哪些功能区域与神经发育障碍特异性相关。更为重要的是，ICF 核心分类组合强调了环境因素对神经发育障碍患者的不同影响。因此，这些信息需要纳入个性化的教育、职业和康复计划中，以实现这些人群的功能最大化。

在临床实践中，ICF 核心分类组合可用作框架、参考指南、促进家庭成员和专业人员之间的沟通以及促进跨职业合作和交流。①标准化、结构化地描述功能并指导评定；②发现患者的需求和影响患者的有利因素及障碍因素；③报告和描述不同阶段的功能（如急性期、康复期等）；④根据干预后的效果调整康复治疗计划；⑤所收集的临床信息亦可应用于科研、卫生报告或卫生统计等方面。

二、ICF 核心分类组合的类型

每个 ICF 核心分类组合均由综合版（comprehensive core set）和简明版（brief core set）两种类型组成。

1. ICF 核心分类组合综合版　是对特殊健康状况个体或状况群功能完整详细地描述，包括了某种健康状况或特定卫生保健情境下可能面临的典型问题的 ICF 类目。此类型包含类目最多、最详细，评估结果最全面详尽，可作为检查表指导功能评定，在需要跨学科综合康复治疗时使用最为有效，但临床使用较为耗时。

2. ICF 核心分类组合简明版　来源于综合版，是有效描述特定疾病功能和残疾的简略版本，仅适用于需要进行简单功能评估的情况。对于儿童和青少年又分为简明通用版和特定年龄简明版。

三、ICF 核心分类组合

在儿科领域，世界卫生组织（World Health Organization，WHO）仅开发出脑瘫 ICF-CY 核心分类组合（cerebral palsy ICF-CY core set）和孤独症谱系障碍 ICF-CY 核心分类组合（autism spectrum disorder ICF-CY core set）。ADHD、儿童肥胖症、低出生体重儿、儿童脑卒中等的 ICF-CY 核心分类组合仍在开发中。

（一）脑瘫 ICF-CY 核心分类组合

Verronica 研究团队开发的脑瘫 ICF-CY 核心分类组合是首个适用于儿童和青少年的 ICF 核心分类组合。

1. 开发目的　目前脑瘫评定的常用方法很多，可评定或预测一个方面或多个方面能力，但是没有任何一种评定方法能够完全代表 ICF 中的所有成分。而 ICF-CY 类目众多，内容复杂，限制了其在临床上的广泛使用。开发脑瘫 ICF-CY 核心分类组合的目的是推进其在脑瘫领域的发展及使用，使不同领域的评定标准化，同时脑瘫 ICF-CY 核心分类组合可描述各种类型脑瘫的全部功能水平，不仅可应用于临床实践，也可用于教学和管理。

2. 版本及特点　脑瘫 ICF-CY 核心分类组合于 2015 年正式发布，共包括 5 个版本：综合版、简明通用版以及特定年龄段简明版（6 岁以下、6~14 岁、14~18 岁）。脑瘫 ICF-CY 核心分类组合的最大特点是考虑到了儿童和青少年的发育轨迹。

（1）综合版：对 0~18 岁脑瘫的功能状态进行完整详细的描述，包括 135 个类目，二级类目 130 个，三级类目 5 个。其中身体结构类目 7 个，身体功能类目 34 个，活动和参与类目 58 个，环境因素类目 11 个。

（2）简明通用版：用于描述 0~18 岁脑瘫最常见的功能领域，包含类目最少，被认为是"最少数据集合（minimal data set）"，但尽可能全面、充分地描述脑瘫儿童的典型特征，具有较强使用价值，可广泛地用于临床工作、流行病学研究以及医疗管理建档等工作。不仅能够有效地从单个卫生保健服务机构的观点描述功能，也可以应用于多学科团队。脑瘫 ICF-CY 核心分类组合简明通用版共包括 25 个类目：身体结构类目 1 个；身体功能类目 8 个；活动和参与类目 8 个；环境因素类目 8 个。

（3）特定年龄组简明版：不仅包括脑瘫 ICF-CY 简明通用版的所有类目，还包括每个年龄组特有的

ICF类目。每个年龄组简明版核心分类组合描述了该年龄段脑瘫儿童最常见的功能领域,这些ICF-CY核心分类组合可用于单一的领域,也可用于多学科团队。

1)<6岁组:包括31个类目,其中身体结构类目1个,身体功能类目9个,活动和参与类目11个,环境因素类目10个。

2)6~14岁组:包括35个类目,其中身体结构类目1个,身体功能类目10个,活动和参与类目13个,环境因素类目11个。

3)14~18岁组:包括37个类目,其中身体结构类目1个,身体功能类目10个,活动和参与类目15个,环境因素类目11个。

(二)孤独症谱系障碍ICF核心分类组合

1. 开发目的 迄今为止,还没有标准化的、国际通用的ASD功能评估工具,ICF可作为开发此类评估工具的基础。ICF类目众多,内容复杂,但在评估ASD功能时仅需要一小部分ICF类目。为了解决这些问题,启动ASD ICF核心分类组合开发工作,建立与ASD相关的ICF类目表,旨在将ICF类目数量减少到对于ASD最有意义的程度。

2. 版本及特点 ASD ICF核心分类组合于2018年正式发布,共包括5个版本:综合版、简明通用版以及特定年龄段简明版(0~5岁、6~16岁和17岁以上)。

(1)ASD ICF核心分类组合综合版:包括111个类目,大部分为活动和参与类目,共59个;其次是环境因素类目和身体功能类目,分别是31个和20个;身体结构(大脑结构)类目仅包括1个。

(2)ASD ICF核心分类组合简明通用版:包含60个ICF二级类目,其中身体功能类目18个;活动和参与类目19个;环境因素类目23个。

(3)ASD ICF核心分类组合特定年龄组简明版:

1)学龄前儿童组(0~5岁):包括73个ICF二级类目(含60个简明通用版类目),其中身体功能类目19个,活动和参与类目29个,环境因素类目25个。

2)学龄期儿童及青少年组(6~16岁):包括81个类目(含60个简明通用版类目),其中身体功能类目18个,活动和参与类目36个,环境因素类目27个。

3)较年长青少年及成人组(>17岁):包括79个ICF二级类目,与学龄前儿童组、学龄期儿童及青少年组简明版不同,活动和参与部分涵盖了9个章节。其中身体功能类目18个,活动和参与类目34个,环境因素类目27个。

从本质上看,ICF本身及核心分类组合、康复组合等各版本均为"类目清单"而不是评定量表,在临床应用时仍存在不足和局限性。①利用ICF-CY进行临床量化评定时,限定值的确定主观性强,缺少统一标准;②临床应用过于烦琐,除脑瘫、ASD外,其余儿科常见疾病还未开发出核心分类组合,繁多的类目阻碍了ICF-CY的推广应用;③缺乏信度与效度,研究证明其有实用性与便利性;④卫生事业管理与政策制定方面的应用较少。面对这些挑战与不足,亟需进一步研究来解决。在评估儿童健康状况时,需要对ICF每个类目的评估内容、评估方式、评定标准、功能程度等多个方面进行解释和量化,从而解决ICF类目"如何操作"的问题以及"如何定量"的问题。

(姜志梅)

参考文献

[1] 王玉龙. 康复功能评定学 [M]. 3版. 北京: 人民卫生出版社, 2018: 156-255.

[2] 燕铁斌. 骨科康复评定与治疗技术 [M]. 5版. 北京: 科学出版社, 2020: 74-101.

[3] 廖华芳. 小儿物理治疗学 [M]. 3版. 台北: 禾枫书局, 2013: 206-211.

[4] 陈秀洁, 姜志梅, 史惟, 等. 中国脑性瘫痪康复指南(2015): 第四部分第三章 ICF-CY框架下的儿童脑性瘫痪评定 [J]. 中国康复医学杂志, 2015, 30 (10): 1082-1090.

[5] 陈秀洁, 姜志梅, 史惟, 等. 中国脑性瘫痪康复指南

(2015): 第三部分第三章 ICF-CY 框架下的儿童脑性瘫痪评定第一节身体功能与结构评定 [J]. 中国康复医学杂志, 2015, 30 (9): 972-978.

［6］史惟, 朱默, 骆丹丹, 等. 手持式电子肌力测定仪在痉挛型脑瘫儿童下肢肌力测定中的信度研究 [J]. 中华物理医学与康复杂志, 2010, 32 (12): 907-910.

［7］谭朱江, 张丹婷, 赵秋旭, 等. 躯干控制测量量表在脑性瘫痪中的应用进展 [J]. 中国康复理论与实践, 2019, 25 (8): 922-929.

［8］史惟. 复旦中文版脑瘫粗大运动功能测试量表项目难度改良及反应度和精确度研究 [J]. 中国循证儿科杂志, 2018, 13 (2): 81-87.

［9］史惟, 李惠, 王素娟, 等. 脑性瘫痪儿童精细运动功能评估量表的心理测量学特性研究 [J]. 中华物理医学与康复杂志, 2006, 28 (5): 320-323.

［10］RATHINAM C, BETEMAN A, PEIRON J, et al. Observational gait assessment tools in paediatrics—a systematic review [J]. Gait Posture, 2014, 40 (2): 279-285.

［11］DEL PILAR DOM, ABOUSAMRA O, CHURCH C, et al. Reliability and validity of Edinburgh visual gait score as an evaluation tool for children with cerebral palsy [J]. Gait Posture, 2016, 49: 14-18.

［12］鲍秀兰. 0~3 岁儿童最佳的人生开端 (高危儿卷)[M]. 北京: 中国妇女出版社, 2013: 488-499.

［13］全国新生儿行为神经科研协作组. 中国 12 城市正常新生儿 20 项行为神经评价 [J]. 中华儿科杂志, 1990, 28 (2): 160-161.

［14］新生儿行为协作组. 应用 20 项新生儿行为神经测定预测窒息儿的预后 [J]. 中华儿科杂志, 1994, 32 (10): 212-214.

［15］国家卫生和计划生育委员会办公厅. 儿童心理保健技术规范 [R/OL]. 国家卫生和计划生育委员会办公厅, 2013: 1-3.

［16］欧萍, 卢国斌, 张冰凌, 等. 小儿神经心理发育预警征象应用效果评价 [J]. 中国妇幼保健, 2014, 29 (9): 366-370.

［17］苏林雁, 李雪荣, 万国斌, 等. Achenbach 儿童行为量表的湖南常模 [J]. 中国临床心理学杂志, 1996, 4 (1): 24-28.

［18］苏林雁, 李雪荣, 万国斌, 等. 中美儿童 CBCL 评分的跨文化研究 [J]. 湖南医科大学学报, 1996, 21 (3): 25-228.

第三章

儿童康复治疗技术

第一节 概　述

对于儿童康复工作者而言,应在熟悉康复医学基本理论与技术的前提下,全面掌握儿童康复治疗学理论、方法及技术,在康复评定的基础上,采用适合于儿童生长发育需求以及功能障碍特征的康复治疗方法与技术,在康复治疗团队的紧密合作下,综合运用各种康复治疗手段,实现最佳康复效果。儿童康复治疗技术主要包括以下内容:

一、物理治疗

物理治疗技术包括运动治疗和物理因子治疗。我国常用的儿童运动治疗技术包括生物力学疗法(渐增阻力训练法、关节活动度的维持与改善训练法、呼吸系统疾病运动治疗、生态矫正训练法)、神经发育学疗法(Bobath 疗法、Rood 疗法等)、基于运动控制理论的提高儿童主动运动表现治疗技术(任务导向性训练、目标导向训练、限制 - 诱导的运动疗法、手 - 臂双侧徒手强化训练)等。

物理因子治疗在我国开展较为广泛,包括水疗、传导热疗(石蜡、水、泥、蒸汽以及化学热袋等)、经络导频、功能性电刺激、小脑电刺激、头部低频电刺激、仿生电刺激、穴位电刺激、神经肌肉电刺激、肌电生物反馈、脑电生物反馈、仿生物电刺激的电疗法、超声波疗法、经颅磁刺激、经颅电刺激、软组织贴扎等。

二、作业治疗

作业治疗是应用有目的的、经过选择的作业活动,对身体、精神、发育有功能障碍或残疾以致不同程度丧失生活自理能力和职业劳动能力的患者进行训练,使其生活、学习、劳动能力得以恢复、改善和增强,帮助其重返社会的一种治疗方法。

我国作业治疗已经有了很大进步和普及。作业治疗的进步主要体现在:①从主要注重解决上肢结构性障碍,转变为更为重视功能训练;从关注正确姿势、关节活动度、肌力和耐力、肢体负荷体重等方面,转变为关注感觉输入、反馈、控制和协调能力的发育。②不仅注重上肢及手功能障碍,而且注意伴有行为异常、孤独症谱系障碍、学习障碍、注意力不集中等心理行为障碍、学习障碍及智力障碍等;从主要促进粗大运动及精细运动功能,转变为解决ADL 障碍、作业技能障碍、心理行为障碍、适应能力障碍、交流障碍、认知功能障碍等。③不仅较为熟悉较大儿童的作业治疗,而且逐渐熟悉小婴儿的作业治疗,治疗技术不断进步。④从康复治疗形式死板、单一到与游戏相结合,更加人性化,增加互动性和趣味性。⑤从辅助器具的单调、简单化,专门机构制作逐渐变为更多地发展自制和多样化的辅助器具。

三、言语 - 语言治疗

儿童言语 - 语言障碍多见于各种原因引起的语言发育迟缓、构音障碍及吞咽障碍等,近些年我国言语 - 语言治疗水平有了长足发展,从过去不重视、不熟悉,到逐渐重视并在各儿童康复机构逐渐开展起来。有些应用中西医结合方法(如结合头面部相关经络的疏通及穴位按摩),较好地解决了流涎、咀嚼、吞咽等问题,运用计算机辅助设备的言语训练、采用替代言语交流的辅助器具等也已不同程度地开展。

四、中医康复治疗

采用中医中药进行儿童康复治疗的方法很多,如针刺疗法的头针、体针、手针、耳针、电针等,推拿疗法的各种手法,穴位注射、口服药物、中药药浴、熏蒸(洗)、中药贴敷等。有些形成了集中药、推拿、针灸为一体的中医综合疗法,积累了很多经验并得到广大康复需求者的认可。中医中药尤其在缓解肌张力,预防挛缩,有效控制流涎,提高咀嚼、吞咽、言语、交流能力和智力水平,促进康复训练的效果等方面,已较为普遍应用,取得了可喜成绩,成为我国儿童康复的特色,但尚未形成规范一致的处方和证据等级高的循证医学证据。尚未实现真正意义上的中西医结合。

五、手术治疗

我国于20世纪90年代开始采用选择性脊神经后根切断术(selective posterior rhizotom,SPR/selective dorsal rhizotomy,SDR)治疗脑瘫,有了很大进步,但也取得了一些经验教训。巴氯芬鞘内注射(intrathecal baclofen therapy,IBT)尚未被广泛应用,我国开展较为广泛的仍以矫形手术为主。外科医生与儿童康复科医生、康复治疗师及相关人员的合作还有待加强,手术与康复训练的结合以及合理使用矫形器等方面仍存在不足。

六、药物治疗

目前我国应用比较广泛的是对脑损伤的各类促进脑代谢和神经生物制剂,针对脑损伤儿童伴随症状及合并症的药物治疗,如抗感染药物、抗癫痫药物、降低肌张力的药物(地西泮、巴氯芬等)、抑制不自主运动的药物(左旋多巴和盐酸苯海索等多巴胺类药物)、神经肌肉阻滞剂等,肉毒毒素 A

(botulinum toxin A,BTX-A)注射治疗痉挛越来越被重视并逐渐广泛应用。局部 BTX-A 注射结合系列石膏固定,能有效减轻挛缩程度。抗精神疾病的药物、中枢神经兴奋剂、抗组胺类药物、抗抑郁制剂、锂盐和维生素等被选择性地应用于孤独症等疾病的治疗。抗癫痫的药物治疗,在我国已经普遍应用,其技术与其他药物治疗比较相对成熟。

七、辅助器具及矫形器

我国各类康复机构及社区康复站点都配备了数量不等的康复器材和辅助器具,矫形器的制作与使用也已经逐渐开展,但总体水平、多数机构矫形器制作的基本条件和技术与发达国家相比,尚有较大差距。康复治疗师设计并动手制作简单适用辅助器具的观念和能力还有待提高。近些年,矫形器材质、重量、配型等向着多种类、个性化发展,配置较为普遍,但质量尚待提高。专业工作者及残疾儿童家长的认识还不全面,而且重视程度有待提高。

八、感觉统合治疗

在我国最早大多应用于孤独症谱系障碍儿童的治疗,自20世纪90年代后期逐渐应用于脑瘫、发育迟缓以及其他康复需求者。目前开展得较为普遍,但人们对其内涵以及治疗方法还缺少全面深刻的认识、理解和应用,在我国也还没有实现普及。

九、心理治疗

已有不同程度的开展,但由于缺少儿童心理治疗师,尚未普及。心理咨询是儿童康复的必要部分,帮助父母、老师及看护者正确认识疾病,改变对所谓"坏孩子"采取惩罚的态度,以多理解和鼓励为主。学校和家庭训练对心理治疗都有一致的需求,经常组织家长学习班,家长之间互相交流心得,创造机会宣泄心中的郁闷,改正不良的教养态度与方法等在我国各地逐渐开展。越来越多的专业工作者,更加关注残疾儿童及其家长和家庭成员的心理问题,努力采取相应的对策和方法进行心理疏导和治疗。

十、多感官刺激治疗

对于婴幼儿尤为重要，主要针对视觉、听觉、触觉、嗅觉等障碍，引导儿童做出反应行为，减低紧张情绪和一些不适应行为，提高专注力和反应，促进对外界的探索和沟通、人际互动等。作为儿童康复治疗的一项重要内容，自 20 世纪 90 年代后期开始应用，目前已经在相当多的儿童康复机构和设施开展，但尚未普及。

十一、游戏及娱乐治疗

游戏是儿童学习的最佳途径，儿童在游戏或娱乐（文娱体育）中探索世界和生长发育。人类的行为、注意、记忆、思维、想象、分析、判断、言语、操作、能力、人格特征以及情绪和情感的形成，社会知觉、人际吸引、人际沟通、人际相互作用的发育水平，在人生早期阶段是通过游戏和娱乐而逐渐形成的。因此，游戏是儿童生活的自然本性和社会性的最佳融合，是生长发育十分重要的途径，残疾儿童的生长发育同样需要这一过程。我国儿童康复领域，开展比较普遍和较好的机构大多为教育系统、残联、民政系统所设立的儿童康复机构，以及公立或民营的儿童康复中心/医院、妇幼保健院、儿童医院等单位，综合性医院的儿童康复科室尚未普遍开展。

十二、音乐治疗

有利于提高儿童运动功能，改善认知学习能力，促进沟通交往能力，提高心理素质，发展社会行为。近些年引进我国，在一些儿童康复机构逐渐开展，有些机构还尝试多种音乐治疗方法的应用或具有中国特色的音乐治疗，如采用中国五行音乐配合康复治疗等。但总体而言，音乐治疗应用于儿童康复尚处于初级阶段，大多康复机构尚处于探索阶段。

十三、行为治疗

主要针对具有异常行为的各种康复需求儿童，治疗重点是促进儿童的社会化，尽量减少干扰儿童功能和与学习不协调的行为。如针对注意缺陷多动障碍的"正性强化法""消退法""处罚法"以及针对孤独症的"分析疗法""人际关系发展干预""地板时光训练"等。儿童行为治疗的需求量越来越多，已经不同程度地在儿童康复机构中开展。以家庭为基地，通过训练父母和特殊教育老师实施行为治疗，在取得家庭成员密切合作的前提下，也有所开展。但总体而言，我国尚缺少这方面的专业人才和技术，儿童行为治疗尚未普及。

十四、护理与管理

康复需求儿童的护理与管理主要由护士及家人承担。对于儿童精神、睡眠、饮食的合理调整，残疾儿童的抱姿、转移和移动方式，制作和选择简易的防护用具及辅助器具，改善和促进残疾儿童日常生活活动能力，提高交流、理解、交往能力和智力水平，开展特殊的游戏及娱乐方式等日常护理和管理，进行残疾儿童和家长的心理管理，进行残疾儿童康复及生活环境管理等，专业工作者的重视程度以及对家长和看护者的培训都在各地逐步开展，但尚未普及和得到充分的重视。

十五、教育康复

教育康复与医疗康复相辅相成，残疾儿童也和其他儿童一样处于生长发育和接受教育的阶段，只有将残疾儿童的康复治疗与教育相结合，才能真正实现在减轻障碍的同时，挖掘潜能，提高素质、能力和生活质量，具有基本文化知识和必备职业技能，最终实现能独立生活、参与社会的目的。教育康复包括对大多数肢体残疾儿童进行的普通教育；对部分肢体残疾儿童，盲、聋哑、精神障碍等残疾儿童进行的特殊教育。特殊教育是使用特别设计的课程、教材、教法教学管理和设备，对特殊儿童进行的达到一般和特殊培养目标的教育。普通教育的最佳方式应是残健结合的一体化教育，学校创造条件，使大多数肢体残疾儿童能够随班就读。教育康复的形式是多样的，可以在普通学校或特殊学校实施，也可在康复机构、社区、家庭实施。

一般而言，应根据特殊儿童的病情轻重，按照儿童正常发育进程进行有目的、有计划、有步骤的教育。创造条件使这些儿童通过不同的渠道和方式接受教育,掌握与其智力水平相当的文化知识、日常生活和社会适应技能。无论是在学校、康复医疗机构还是社区,都应强调早期进行教育,儿童在5岁前,尤其在2岁以前,是大脑形态和功能发育的关键时期,有较大的可塑性和代偿性。在这一时期积极开展相应的教育,可取得理想的效果。教育应由学校教师、家长、临床心理治疗师和康复治疗师等相互配合进行。教给家长有关教育和训练的知识特别重要,也可开办专门的日间训练机构开展训练。教师和家长在教育过程中要用形象、直观、反复强化的方法,循序渐进地进行日常生活技能、基本劳动技能、回避危险和处理紧急事件能力、与人交往以及正常行为、举止和礼貌、表达自己的要求和愿望等能力,以实现自食其力、将来能够过正常人生活的目的。目前,我国绝大多数康复需求儿童还没有条件像正常儿童一样接受教育。近年来,许多机构开始探索和尝试采取不同途径解决康复需求儿童的教育问题,康复医疗单位也在积极研究和探讨如何将医疗康复与教育康复相结合。

十六、社区康复

社区康复是儿童康复需求者康复普及的最佳途径,只有将集中式康复与社区康复相结合,才能真正解决我国特需儿童人人享有康复权利这一目标。社区康复是依靠社区资源,为本社区的特需儿童进行康复服务。我国大多数特需儿童生活在农村或城市的普通家庭,没有能力和条件长期住院接受康复治疗。长期接受集中式的康复治疗,同样不利于特需儿童像正常儿童那样在家庭和社区的社会环境中、人与人的交往中,得到生理、心理、社会能力的全面康复,建立健全的人格和意志品质。社区康复为特需儿童提供了利用简单、通俗易懂的康复技术,低资金投入,充分发挥儿童自己的积极性,家庭成员的参与等多项优越条件,使儿童得到长期的康复训练,达到理想的康复效果。因此,定期到康复机构接受康复评定和指导性的康复治疗或解决特殊需求,长期以家庭或社区康复站点为基地,进行康复训练和治疗,是我国实现全面康复和理想、持久康复效果的必由之路。

（庞　伟）

第二节　物 理 治 疗

物理治疗（physiotherapy/physical therapy,PT）是研究如何通过功能训练（functional training）、手法治疗（manual therapy）、物理因子（physical agents）来提高儿童健康,预防、治疗和康复的一种医学相关类学科。物理治疗可以分为两大类,一类以功能训练和手法治疗为主要手段,称为运动治疗或运动疗法;另一类以各种物理因子如电、光、声、磁、冷、热、水等治疗为主要手段,称为物理因子疗法,又称为理疗。

一、运动治疗

运动治疗（exercise therapy）是采用功能训练

和手法治疗为主要手段,通过改善身体结构和功能,提高儿童主动运动能力,促进其参与融入家庭、学校和社会。

近年来,运动治疗的适用范围逐渐扩大,除原发疾病、障碍的运动治疗外,也增加了适于健康及预防疾病的运动治疗。因此运动治疗也可称为预防运动。

（一）目的

运动治疗可以看作对运动障碍的直接治疗法。从障碍和运动治疗关系来看,对功能障碍的康复途径应为改善关节活动度的运动、肌力增强运动、伸展运动、运动功能发育等。对能力障碍的康复措施,如改善日常生活活动能力(activities of daily living,ADL)的方法应为伴有辅助用具的使用,如助行器、矫形器、轮椅的运动治疗和对基本动作训练等。对社会参与能力的提高措施应为在教育的同时促进正常运动发育、预防能力低下和维持肌力等。

运动治疗目的:①运动时抑制不必要的肌肉收缩,使之充分弛缓;②降低肌张力,扩大关节活动度;③增强肌力和耐力;④保持适当的姿势体位,改善神经肌肉的功能,进行再教育;⑤保持各肌群相互间的协调性;⑥力求获得基本动作,从卧位、坐位、四点位、立位到步行的顺序;⑦通过运动刺激改善循环、呼吸、睡眠等功能。为完成上述康复目的,在运动治疗实施中要与儿童保持良好的人际关系,建立信赖关系。鼓励儿童主动练习,重视游戏性、功能性,选择适当的难度和强度。同时,对儿童来说,父母和家属的参与完成训练也是十分必要的。

(二) 原则

运动治疗的主要原则:①遵循儿童运动发育的规律促进运动发育;②在抑制异常运动模式的同时,进行正常运动模式的诱导;③使儿童获得保持正常姿势的能力;④促进左右对称的姿势和运动;⑤诱发和强化所希望的运动模式,逐渐完成运动的协调性;⑥康复训练前对肌张力的缓解;⑦增强肌力;⑧对于功能障碍的处理;⑨对于肌肉 - 骨骼系统的管理;⑩根据需求采用目前国内外公认的技术。

(三) 分类

运动治疗的内容丰富,分类方法很多。例如,根据肌肉收缩的形式分为等张运动和等长运动;根据主动用力程度分为主动运动、被动运动、助力运动和抗阻运动;根据能源消耗分为放松性运动、力量性运动、耐力性运动等。

1. **主动运动**(active movement) 是指完全由儿童主动用力收缩肌肉来完成的运动。例如,主动活动四肢关节、各种医疗体操、功能训练、日常生活活动训练等,目的是改善和恢复肌肉、关节和神经系统的功能。

2. **被动运动**(passive movement) 是指儿童完全不用力,肢体处于放松状态,动作的整个过程全靠外力来完成的运动。其目的是增强瘫痪肢体的本体感觉,防止关节挛缩和关节损伤后的功能障碍,促进肌力恢复,促发主动运动。被动运动要求动作要慢,儿童在训练时意识要集中于运动。

3. **助力运动**(assisted movement) 是指借于外力的帮助,通过儿童主动收缩肌肉来完成的运动。外力可以来自健侧肢体或他人的帮助,也可以利用器械(如滑轮、悬吊等)、引力或水的浮力来帮助其完成动作。其目的是为儿童获得肌肉收缩的感觉,促进肌力的恢复,建立起协调的动作模式。助力运动要求儿童以主动用力为主,在能够活动的范围内尽量减少助力,避免以助力代替主动用力。

4. **抗阻运动**(resisted movement) 是指运动时必须克服外部阻力才能完成的运动,又称为负重运动。阻力可人为施加,亦可来自器械。其目的是更有效地增强肌肉的力量和耐力,改善肌肉的功能。抗阻运动要求儿童肌力达 4 级以上,阻力应加在受累关节的远端,且由小到大。

5. **等长运动**(isometric exercise) 是指肌肉收缩时肌肉起止点的距离无变化,关节不产生肉眼可见的运动,但肌肉的张力明显地增高,又称为等长收缩或静力性收缩(static contraction)。在日常生活和工作中,等长收缩常用于维持特定的体位和姿势。在运动治疗中,等长运动是增强肌力的有效方法。

6. **等张运动**(isotonic exercise) 是指肌肉收缩时肌张力基本保持不变,但肌纤维的长度发生变化,由此导致关节发生肉眼可见的运动,又称为动力性收缩。收缩时肌肉起止点之间的距离缩短,肌纤维的长度变短称为向心性等张运动(concentric isotonic exercise),如屈肘时的肱二头肌收缩,伸膝时的股四头肌收缩。动作进行时,肌肉起止点之间的距离逐渐延长,肌纤维的长度被拉长称为离心性等张运动(eccentric isotonic exercise),如伸肘时的肱二头肌收缩、下蹲时的股四头肌收缩等,其作用主要是使动作的快慢或肢体落下的速度得到控制。

7. 等速运动（isokinetic exercise） 是指利用专门设备，根据运动过程的肌力大小变化，相应调节外加阻力，使整个关节运动依照预先设定的速度运动，运动过程中肌肉用力仅使肌张力增高，力矩输出增加，又称为可调节抗阻运动（accommodating resistance training）。等速运动与等长运动、等张运动相比，其显著特点是运动速度相对稳定，不会产生加速运动，且在整个运动过程中所产生的阻力与作用的肌力成正比，即肌肉在运动全过程中的任何一点都能产生最大的力量。等速运动能依据肌力强弱、肌肉长度变化、力臂长短、疼痛、疲惫等状况，提供适合肌肉本身的最大阻力，且不会超过负荷的极限，有助于从神经生理学的角度训练肌肉，因此，等速运动具有相当高的效率与安全性。

（四）儿童运动治疗的适应证

从新生儿开始，生长发育阶段发生的障碍、残疾、残损的疾病都是儿童运动治疗治疗的对象。其中多数是脑原发性疾病、骨关节疾病及神经肌肉疾病以及代谢性疾病等。儿童医院和专科医院等医疗机构已经针对这些疾病开展了包括运动治疗的物理治疗。近年来，其他医院及各类康复机构也都开展了这方面的工作。儿童运动治疗主要应用于以下疾病或障碍：脑性瘫痪、脑肿瘤术后、唐氏综合征、发育迟缓、脑积水、小头畸形、小脑共济失调、舞蹈症、肝豆状核变性等中枢神经疾病；骨软骨病、脊柱侧弯、脊髓形成不全、脊柱裂、骨形成不全症、先天性肌性斜颈、先天性高肩胛症、先天性肩关节脱位、先天性髋关节脱位、先天性马蹄内翻足、少年性关节风湿、分娩性周围神经麻痹（分娩性臂丛神经损伤、分娩性面神经损伤）、烧伤、颅脑损伤、小儿脊髓损伤、上下肢骨折等；进行性肌营养不良、脊髓性肌萎缩症、腓骨肌萎缩症、脊髓灰质炎、吉兰-巴雷综合征、重症肌无力等神经肌肉疾病；染色体病、Rett 综合征、先天性甲状腺功能减退症、线粒体脑病（或脑肌病）、脂质沉积性肌病、儿童肥胖症、儿童糖尿病、苯丙酮尿症等遗传代谢性疾病。

（五）儿童运动功能评估

随着儿童的生长发育，应进行综合评估，从身体结构和功能、活动和参与、个人因素、环境因素等方面进行评估。在此基础上，还要对肌力、肌张力、姿势反射、移动范围、随意运动模式、粗大运动、精细运动及各种发育、日常生活动作、心理和认知、行为等进行多方面的评估。儿童的运动功能评估应掌握以下内容：

1. 掌握儿童的整体情况 应全面掌握现病史、从妊娠到出生情况、是否有家族史和高危因素，以及辅助检查等信息。具体评估时，对儿童局部或全身的运动功能进行评估，同时要注意儿童情绪，看其是否能够接受运动治疗。观测儿童的母子关系、父母的表情及行动，将发育期儿童心理社会性放入评估内容中。针对障碍程度，制订康复计划，从而采用最适合的治疗方式。

2. 详细观察 观察儿童不同体位时上、下肢位置，自发的动作模式、速度，正常生活动作时的精细运动能力、准确性，上、下肢的粗大运动范围和强度，交互运动状态，评估不仅限于病室，也可在生活场所等地进行。其中对语言能力、理解力、行动特性等方面的观察，不仅要从呼吸模式、摄食状态等观察其全身状态，还要评估观察其身心功能，以便发现儿童的问题和异常运动模式。

3. 掌握儿童生活环境和协助者 对一个有疾病或障碍的儿童而言，对与其养育有直接关系的父母及家属进行宣传和指导具有特别的意义。父母对儿童的病态、障碍的理解以及了解接受治疗的时间并建立信赖关系是十分必要的。掌握父母及家属对疗育的理解度、情感、人际关系、生活方式、经济状况等是非常重要的。不仅如此，还要掌握房屋构造、幼儿园建筑、学校的建筑、上学道路等生活环境。

（六）常用的儿童运动治疗技术

随着运动治疗的发展，治疗技术不断创新，关节活动度、肌力、耐力改善的传统训练方法不断完善，训练方法也日趋成熟。神经学研究证实，运动和功能活动可促进大脑发育和运动能区重组，促进儿童运动和认知功能发育的同时可预防关节挛缩，降低继发性肌肉、骨骼损伤的发生率，此外还可为家庭减轻心理和经济负担。

常用的高危儿早期干预措施包括按照发育里程碑、促进粗大和精细运动功能发育的神经发育学疗法、丰富环境刺激、限制性诱导运动治疗、目标导向性活动运动集成法、引导式教育等。

常用的儿童运动治疗技术包括生物力学疗法（渐增阻力训练法、关节活动度的维持与改善训练法、呼吸系统疾病运动治疗、生态矫正训练法）、神经发育学疗法（Bobath疗法、Rood疗法等）、基于运动控制理论的提高儿童主动运动表现治疗技术（任务导向性训练、目标导向性训练、限制-诱导的运动治疗、手-臂双侧徒手强化训练）等。

1. 生物力学疗法

（1）渐增阻力技术：是一种逐渐增加阻力的训练方法，肌肉的能力增强时负荷量也随之增加。肌力训练是根据超量负荷的原理，通过肌肉的主动收缩来改善或增强肌肉的力量。

（2）关节活动技术：是一种主要用于改善和维持关节的活动范围的康复治疗技术。关节活动度的维持和改善是运动功能恢复的前提和关键，是恢复肌力、耐力、协调性、平衡等运动的基础，也是进行日常生活训练、职业训练，应用各种辅助器具、假肢和轮椅的必需条件。

（3）关节松动技术：是指治疗者在关节活动允许的范围内完成的一种针对性很强的手法操作技术，运动时常选择关节的生理运动和附属运动作为治疗手段。

（4）软组织牵伸技术：是针对病理性缩短的软组织延长的治疗方法，其目的是改善或重新获得关节周围软组织的伸展性，降低肌张力，增加或恢复关节的活动范围，防止发生不可逆性的组织挛缩，预防或降低躯体在活动或从事某项运动时出现的肌肉、肌腱损伤。

（5）协调性训练：协调能力是指人们迅速、合理、省力和机敏地完成有控制的运动，特别是复杂而突然的运动能力。协调性训练就是以发展神经肌肉协调能力为目的的练习，常用于神经系统和运动系统疾病的儿童。

（6）平衡训练：通过激发姿势反射，加强前庭器官的稳定性，从而改善平衡功能。训练内容主要包括静态平衡和动态平衡。

（7）减重步态训练：通过悬吊装置减少下肢的负重，并结合电动跑台强制带动儿童重复产生有节律的步行，使儿童可以早期进行步行训练。是一种安全有效的治疗功能性步态及耐力的方法。

（8）核心稳定性训练：核心稳定性是指在运动中控制骨盆和躯干部位肌肉的稳定姿势，为上下肢运动创造支点，并协调上下肢发力，使力量的产生、传递和控制达到最佳化。核心稳定性训练可以提高人体在非稳定状态下的控制能力，增强平衡能力，更好地训练人体深层的小肌群，协调大小肌群的力量输出，增强运动功能，可以增强深层稳定肌的肌力及本体感受性反射活动。核心稳定性训练目前已逐渐成为运动训练领域的新热点，受到了国内外众多专家学者的关注。

1）"核心"的概念：在人体，核心部位是指膈肌以下至骨盆底肌之间的区域，包括膈肌、脊柱、髋部，由躯干、骨盆相关的肌肉维持，称之为核心肌群。核心肌群共包括表层运动肌和深层稳定肌在内的约29块肌肉。表层运动肌主要为整体肌肉，含有腹直肌、臀大肌、竖脊肌等，这些肌肉主要的作用是控制脊柱运动方向；深层稳定肌则主要为局部肌肉，含有多裂肌、腹横肌、腹外斜肌、腹内斜肌、膈肌、腰方肌和骨盆盆底肌等，这些肌肉通常位于脊柱深部，起于脊柱，多呈腱膜状，具有单关节或单一节段分布特点。这些肌群具有静态保持能力，可以通过离心收缩控制脊柱活动，控制脊柱的弯曲度，维持脊柱的机械稳定性。

2）核心稳定性训练：核心稳定性是指附着在人体核心部位的肌群和韧带在神经支配下收缩所产生的力量，是一种以控制重心运动、稳定人体核心部位、进行上下肢力量传递的能力。核心稳定性训练的直接目的就是增强核心部位的稳定性。

其理论依据为，动态不稳定的支撑环境增加了对中枢神经系统的刺激，进而提高了中枢神经系统动员肌纤维参与收缩的能力（即提高中枢激活）。核心稳定性训练的关键是借助动态不稳定的支撑面创造一个动态的训练环境。由于身体在不稳定的支撑面上姿势难以保持稳定状态,重心位置难以固定不变,身体必须不断地调整姿势以控制身体重心和姿势的平衡与稳定,此时,核心肌群的工作负荷变大,神经-肌肉系统的刺激效果增强。

3)训练的作用:①增强躯干深层稳定肌的肌力;②协调大小肌群的力量输出;③改善运动平衡性、协调性和灵敏度;④增强躯干骨盆周围本体感受器的刺激作用;⑤提高能量的利用效率;⑥减少运动过程造成的损伤。

4)核心稳定性训练和传统力量训练的区别:两者的区别在于核心稳定性训练时增加了"不稳定的因素"。传统力量训练的特点是力量训练中身体的重心处于相对平稳的状态,这种平稳的状态是通过辅助器械提供一个相对平稳的支撑面而实现的。核心稳定性训练增加的这一不稳定因素不仅增加了力量训练的难度,而且为传统力量训练增添了新鲜的元素。既有徒手练习,也有借助各种辅助器械的训练方法如SET、滚筒、瑞士球、平衡板和一些机械设备等。其目的是为训练提供一个不稳定的支持面,使躯干的表层运动肌和深层稳定肌更加全面地投入到平衡与协调的调节反应中,强调在不稳定的状态下达到对运动感觉器官的诱发,有效地提高核心肌群的力量及稳定性。

5)训练原则:从最大收缩阻力的30%~40%的等长收缩训练开始,而后逐渐延长训练时间,但是运动负荷量不增加;强调不稳定状态下的训练负荷效应;强调以闭链运动为主的训练原则;着重依据个体水平遵循渐进抗阻的训练原则。

6)训练特点:核心稳定力量训练突出了提高力量的传递、协调组合和控制肌肉的能力,表现在全身多肌群整体性在多个维度内同时参与运动。核心稳定力量的训练注重位于深层的小肌肉群的训练,强调两端固定的静力性收缩,重视二维和三维的运动,负重较轻。很多情况下是在不稳定条件下进行训练,以使更多的小肌肉群特别是关节周围的辅助肌参与运动,培养儿童在运动中稳定关节和

控制重心的能力。

7)操作方法:①不借助任何器械的单人练习;②运用单一器械进行的练习;③使用综合器械进行的练习;④各种普拉提(Pilates)练习形式(用意念控制动作);⑤振动力量和悬吊训练;⑥平衡板、泡沫桶、气垫、滑板、瑞士球、震动杆,各种垫子上做徒手练习等(图3-2-1)。

8)临床应用:主要包括以下几个方面:

A. 核心稳定性训练促进头的控制:头的控制是抗重力伸展及保持对称性姿势的关键,受到颈部、肩部、躯干等各个部位肌肉肌张力的影响,与ATNR、TNR等反射的存在与消失以及平衡反应的建立密切相关。若儿童的背伸肌紧张,角弓反张明显,则头部前屈困难;儿童呈全身屈曲模式且紧张性迷路反射残存,则俯卧位时抬头困难;儿童若腰腹肌无力,则脊柱控制能力差,会直接影响到头控。此时,治疗师可以通过利用Bobath球上俯冲训练、桥式训练等来促进脊柱的伸展,抑制背肌紧张;仰卧位或坐位抱球训练、悬吊床滚动训练等来抑制角弓反张;仰卧起坐训练、搭桥训练、侧位体轴回旋、坐位体轴回旋、弯腰拾物训练等来提高儿童的腰腹部肌力,增强儿童对躯干的控制能力(图3-2-2)。

B. 核心稳定性训练促进翻身的发育:正常儿童的翻身,是按照"头部—肩胛带—骨盆顺序或骨盆—肩胛带—头部"顺序,需依靠躯干的回旋及髋关节的主动屈伸,其前提是需要脊柱的充分伸展,角弓反张和紧张性迷路反射消失,躯干骨盆肌群的参与完成。儿童竖脊肌张力增高、角弓反张状态下很难完成头颈及躯干的屈曲扭转;儿童髋关节屈曲状态下虽然能完成由仰卧位到侧屈位转换,但由侧位到俯卧位的转换则很难完成;部分腹肌或髂腰肌无力儿童虽然能完成翻身动作,但其多是在下肢肌代偿的形式下完成的。在治疗中,治疗师可在儿童仰卧位或俯卧位通过肩部控制或骨盆控制翻身训练,另外还可以应用Bobath球、楔形垫或被单内进行翻身或体轴回旋训练(图3-2-3)。

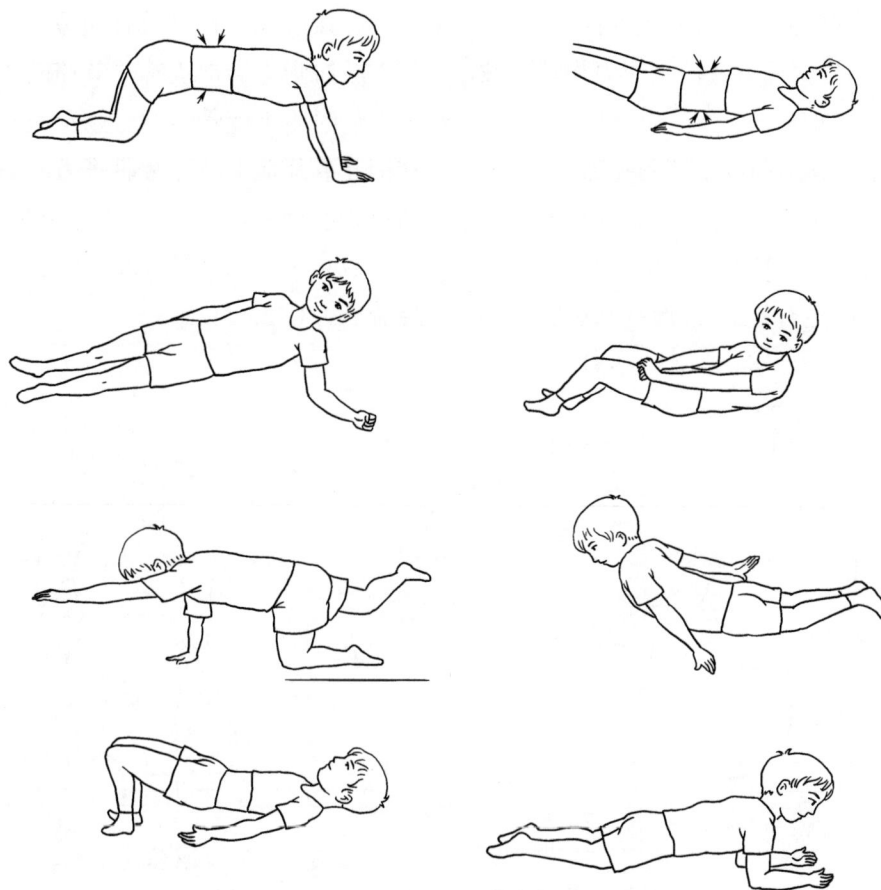

图 3-2-1　徒手训练

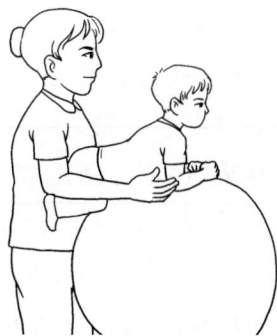

图 3-2-2　核心稳定性训练促进头控训练

C. 核心稳定性训练促进坐位平衡的发育：通过控制骨盆、协调躯干与骨盆的分离、协调控制躯干各肌群进行前后左右动态平衡训练和自动态平衡训练形成坐位平衡反射。同时儿童可骑跨在治疗师腿上，治疗师通过双下肢上下高度的调节促通儿童坐位躯干稳定与回旋，以此提高躯干控制能力、回旋能力及卧位至坐位姿势转换的能力（图 3-2-4）。

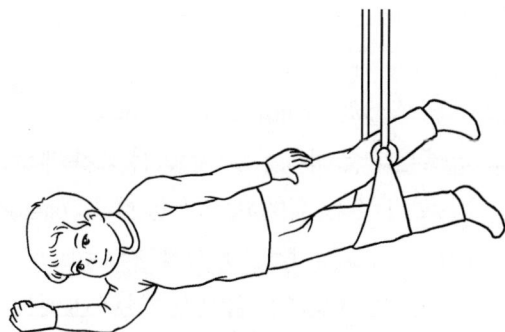

图 3-2-3　核心稳定性训练促进翻身训练

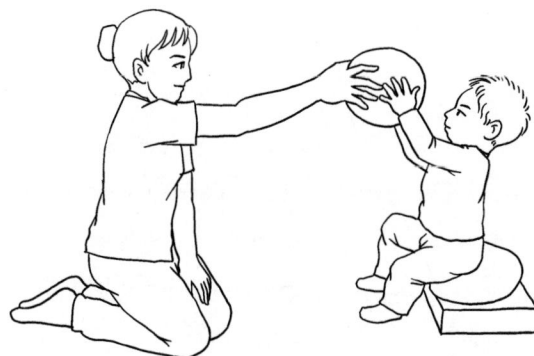

图 3-2-4　核心稳定性训练促进坐位平衡训练

D. 核心稳定性训练促进四爬的发育：躯干的稳定性、髋关节良好的负重能力及控制能力和双下肢充分地交替运动，是四爬位平衡反应出现的保证。可通过四爬位的重心移动训练来控制髋部：儿童取双膝支撑跪位，治疗师双手置于其髋部，缓慢于垂直位加压以提高其髋关节负重能力，同时向前后方、侧方用力使其重心前后左右移动，以此提高髋关节的负重能力及四爬位平衡反应能力（图 3-2-5）。

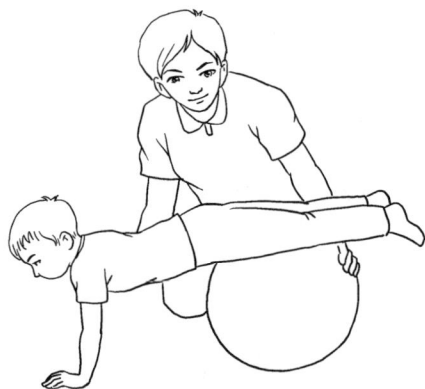

图 3-2-5　核心稳定性训练促进四爬训练

E. 核心稳定性训练促进膝立位平衡发育：膝立位的完成，除了躯干肌群的参与，更多的是髋关节周围肌群的稳定与协调。治疗师可根据不同情况通过髋关节外展训练缓解儿童内收肌痉挛，提高外展肌群肌力；利用搭桥训练及飞燕式臀部伸肌训练降低髋关节屈曲肌张力及提高后伸肌群肌力；可通过内收肌主动内收训练或内收抗阻训练提高内收肌力，还可以进行双膝、单膝立位训练及髋关节自我控制训练来提高儿童膝立位静态平衡和动态平衡的建立（图 3-2-6）。

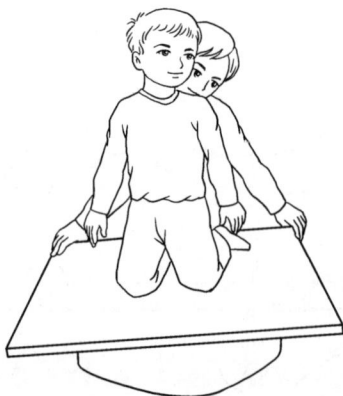

图 3-2-6　核心稳定性训练促进膝立位平衡训练

F. 核心稳定性训练促进立位、行走的发育：由于下肢肌张力异常或髋关节控制能力差，儿童表现为立位时躯干或骨盆的后倾及左右摇摆。治疗时，在消除或降低下肢异常肌张力的前提下，可进行扶站位骨盆控制训练、立位姿势控制训练或立位促通板上被动站立训练等，以增强儿童的骨盆与躯干的控制能力（图 3-2-7）。

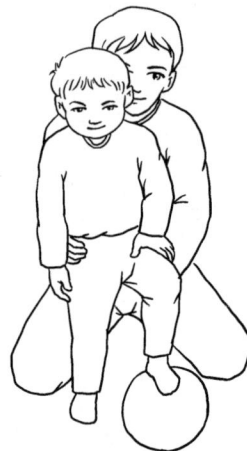

图 3-2-7　核心稳定性训练促进立位行走训练

（9）神经肌肉激活技术（neuromuscular activation，Neurac）：源自挪威，是一种悬吊训练技术（悬吊训练治疗/神经激活技术）。核心是激活"休眠"或失活的肌肉，依靠感觉运动刺激技术，使大脑、脊髓或肌肉感受器发出或接收的信息重新整合，并对运动程序重新编码，重建其正常功能模式及神经控制模式。利用装置的不稳定性，调动身体的整体协同运动实现负重与重心转移，自重牵拉等高强度的肌肉训练，最佳发挥稳定肌群与动力肌群良好的配合。Neurac 技术装置系统在儿童中的应用具有一大特点，即集游戏-治疗为一体，充分调动儿童主动参与治疗的积极性和依从性。

悬吊训练治疗（sling exercise therapy，SET）是一种运动感觉综合训练系统，把人体某些部位悬吊起来，使其处于不稳定的状态下进行主动运动，通过主动训练和康复治疗达到恢复感觉和运动的控制能力、肌力、耐力及心血管功能，最终达到提高运动系统整体功能的目标（图 3-2-8）。

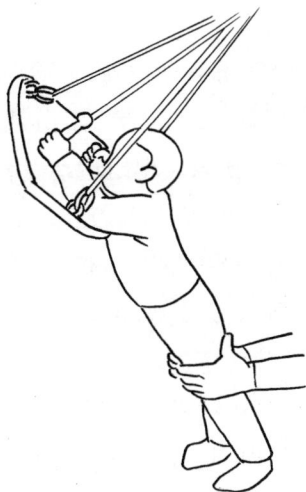

图 3-2-8　悬吊训练

1) 基本原理：利用悬吊带将身体部分或全部悬吊起来，通过悬吊带形成的支撑反作用力不断处于动态变化之中，迫使身体不断调整不稳定的身体状态而不断募集不同的运动单位，从而提高神经 - 肌肉本体感受性功能。悬吊运动治疗中对于儿童的核心肌群、感觉、运动协调能力等方面的改善发挥着重大的作用。核心肌群在整个人体运动过程中不仅发挥着稳定姿势的作用，同时也为上下肢运动创造支点，协调四肢发力，对于人体动作完成的质量发挥重要作用。

2) 目的：①减除运动负荷：将肢体悬吊，让儿童在水平方向上进行运动可以免除重力的作用，达到减除负荷的目的；②提供助力：利用弹性悬吊绳可以提供外力；③提供不稳定支撑：悬吊带作为支点是不稳定的，利用这种不稳定支撑可以进行相应的运动训练。

3) 操作方法：主要采用运动训练配合悬吊运动训练的方法进行康复治疗。悬吊运动训练最主要的就是进行核心稳定功能训练，并根据悬吊"弱链测试"结果加强"薄弱环节"的运动能力。有以下主要训练动作：

A. 伸髋肌群训练：儿童仰卧位，双臂抱于胸前，双膝关节下方放置钢性悬吊带，嘱儿童努力伸髋、伸膝、抬臀。此动作还能激发腰椎深层的稳定肌，例如多裂肌等。

B. 腹肌力量训练：儿童俯卧位，前臂支撑，双膝关节下方放置钢性悬吊带，嘱儿童伸髋伸膝，使身体平直，呈一直线。此动作能激发腹内、外斜肌。

C. 侧屈肌群训练：儿童侧卧位，头部加枕，双臂抱于胸前，膝关节下方放置钢性悬吊带，嘱儿童努力伸髋、伸膝、抬臀，且尽力保持骨盆直立，不向前或向后倾。此动作还能激发腹横肌和腰方肌。

D. 骨盆的旋转练习：儿童仰卧位，一侧膝关节下方放置钢性悬吊带，另一腿无悬吊，腰部加支持带。嘱儿童努力伸髋、伸膝、抬臀，同时旋转骨盆，双腿并分开一定距离。

4) 用于痉挛型脑瘫儿童的康复：悬吊运动治疗儿童脑瘫中的痉挛型偏瘫，能够大大提高儿童的核心肌群的力量及稳定性，提高儿童运动的稳定性及协调能力，改善儿童的异常运动模式，通过完全的主动运动来有效提高儿童患侧肌力，提高其运动能力。因此，悬吊运动治疗已经成为脑瘫康复训练中必不可少的一种训练方法。通过悬吊的无重力和不稳定的锻炼机制降低肌张力，缓解痉挛状态，改善关节活动度，增强患侧肌力。主要有以下训练动作：①蹬踏训练：将踏板放于悬吊带中，儿童患侧足部放于踏板上，双上肢握住悬吊绳，通过下肢向上蹬的力量来完成此动作。可根据儿童能力来调节踏板高度；②伸髋肌群训练：儿童仰卧位，患侧下肢踝部置于悬吊带中，嘱其抬臀、伸髋、伸膝、背屈踝关节，健侧下肢同时抬起与患侧平行，动作应缓慢并保持；③屈髋屈膝训练：儿童俯卧位，将双侧踝部置于悬吊绳中固定并抬高，双上肢支撑使其身体呈一直线，嘱儿童屈髋屈膝后再伸展下肢；④蹲起训练：儿童双上肢抱胸，健侧下肢踝部置于悬吊带中，患侧下肢作屈膝、伸膝运动。

痉挛型偏瘫儿童习惯于利用健侧肢体，患肢活动受限，长此以往儿童因缺乏活动能力和运动的体会使两侧肢体差距明显。立位时常用健侧支撑身体，伸肌张力发育不好，足跟一着地，膝关节就发生屈曲而不能支撑身体。当患肢上抬屈曲时，髋、膝、踝关节均屈曲，下肢外展。步行时由于重心向前移动，身体重量负荷在足部，髋关节伸展不充分，出现膝反张。如果足跟接触地面时，骨盆向后回旋，髋关节轻度屈曲,出现把患侧向后拖拉的步行姿势。两侧肌力差距明显,患侧下肢多数无弹跳能力,腰部的稳定肌群肌力均较差,而悬吊运动可加强中央躯干、骨盆和髋部深层肌肉的力量,也就是常说的核心稳定性,而人体的重心位于人体的核心区域,核心肌群通过维持骨盆和脊柱的稳定性保证了人体的重心平稳,在上下肢体的力量传递过程中起到了承上启下的作用。良好的核心稳定性有利于痉挛性偏瘫儿童四肢的发育。

(10)全身振动训练(whole body vibration training,WBVT):利用机械振动和外在抗阻负荷刺激机体,提高神经肌肉的兴奋性,振动刺激肌肉纺锤体和运动神经元,激活更多的运动单位参与肌肉收缩,提高肌肉温度和皮肤血流,防止骨骼、肌肉僵化,引起肌肉振荡及神经系统的适应性反应而改善肌肉骨骼功能,对肌力、肌张力、平衡功能、姿势控制能力、柔韧性和提高骨密度等具有较好的训练效果。经典的训练包括9分钟的振动,频率最高达到30Hz。在20Hz下训练肌肉可达到10.800次刺激,相当于走路3小时,因此简便易行且节省时间。

(11)体育活动:体育活动对改善儿童健康至关重要,但脑瘫儿童的行动受限、行动缓慢的严重身体功能障碍儿童设计和实施中等强度至高强度的运动项目比较复杂。体育活动干预可提高心肺健康,移动活动、参与和生活质量。

2. 神经发育学疗法 神经发育学疗法是根据神经生理与神经发育的规律,即由头到脚、由近端到远端的发育过程,应用易化或抑制方法,使儿童逐步学会如何以正常的运动方式去完成日常生活动作的训练方法。在康复治疗中应用较普遍的有:Bobath疗法、Rood疗法、Brunnstrom疗法、PNF技术、Temple Fay法、Domain法及Phelps技术等。

(1)Bobath疗法:又称神经发育学疗法(neuro-developmental therapy,NDT),是英国学者Karel Bobath和Berta Bobath夫妇在长期治疗儿童脑瘫的基础上结合神经生理学关于姿势控制和儿童发育学的理论基础上共同创造的治疗方法,已经发展成为儿童康复治疗中主要运动治疗之一,并在世界范围内被广泛应用。

1)基本理论:①运动发育的未成熟性:由于儿童在发育过程中脑组织受到了损伤,导致运动功能发育迟缓或停止;临床表现出运动发育与正常同龄儿童相比明显落后或停滞。②运动发育的异常性:脑损伤后,由于上位中枢对下位中枢的控制解除,从而释放出各种异常姿势和运动模式。这种病态异常模式,在正常儿童运动发育的任何年龄段都不会出现,所以称为运动发育的异常性。由于正常的神经传导通路受损,儿童感受不到正常运动、姿势、肌张力,而是不断体会和感受异常,结果导致异常姿势和运动模式逐渐明显,症状就逐渐加重,至少要进行到青春期才能停滞。Bobath疗法强调早期治疗,因早期脑组织正在发育阶段,其可塑性强,是学习运动模式潜力最大的时期。虽然有脑损伤,但仍可通过各种方法使儿童学习到正常的运动模式,促进未成熟性向成熟性发展,抑制异常姿势,促进正常姿势,达到治疗和康复的目的。

2)目的:①通过关键点控制,抑制异常姿势运动模式,从而促通正常姿势和控制运动姿势紧张的能力;②通过促通手技(立直反射等)促通体位变化,从而建立不同体位的转换模式和正常姿势运动模式,包括抗重力能力等;③通过局部刺激,调整肌力和肌张力,增强体表及本体感觉的反馈来促进运动功能的发育;④通过游戏和训练方式,改善儿童的日常生活动作能力;⑤预防关节挛缩和变形,从而达到康复的目的。

3)基本技术与手法:其手技有3种,即关键点调节、促通技术、刺激本体感受器和体表感受器手技。

控制关键点:通过控制人体的某些特定部位抑制挛缩和异常姿势反射,促通正常姿势反射。关键点多在近位端,随治疗进展而向周围移行,并随之减少操作点和量,包括:头部、肩胛带及上肢、躯干(脊柱部)、下肢及骨盆带。

A. 头部关键点的调节:包括以下几方面:

a. 头部的屈曲(前屈):头部前屈使全身屈曲模式占优势,对全身伸展模式起到抑制作用,对屈曲运动起到促通作用。前屈可在仰卧位、坐位、立位时进行。可抑制伸肌痉挛与挛缩,这种伸肌痉挛与挛缩可见于痉挛型与不随意运动型儿童,儿童在仰卧位上颈部与肩胛带被强力地拉向背侧,造成头后仰,通过操作使头部前屈可抑制这种异常姿势。对仰卧位向坐位拉起和翻身至侧卧位时头的控制起到促通作用。也可抑制不随意运动型儿童在起立与步行时发生的髋关节与膝关节的过伸展。但对存在对称性紧张性反射儿童,前屈头部会出现髋关节、下肢伸肌的痉挛和脊柱的后弯。

b. 头部的伸展(背屈):头部伸展使全身以伸展占优势,可促通全身的伸展模式与伸展运动,抑制全身屈曲模式,可在俯卧位、立位上进行手法操作。坐位上进行此手法操作可能会妨碍髋关节的屈曲。

c. 头部回旋:通过使头部回旋的操作,可以破坏整体性屈曲和整体性伸展模式,诱发体轴内回旋和四肢的外展、外旋模式和内收、内旋模式。对于痉挛、强直和阵发性痉挛等肌紧张过强的重症儿童,应避免直接操作头部,最好通过肩胛带与躯干部关键点的调节来改变头部位置。

B. 肩胛带及上肢关键点的调节,包括以下几方面:

a. 肩胛带前突:通过操作使儿童的肩胛带呈向前方突出的位置,可使全身以屈曲占优势,可以抑制头部向后方的过度伸展及全身的伸展模式。可以诱导上肢伸展状态的向前伸出,促通肩胛带向前方突出。

b. 肩胛带后退:通过操作使肩胛带后退,使全身以伸展占优势,可以抑制因头部前屈而形成的全身性屈曲模式,并促通抗重力伸展活动。进行操作时可直接保持或操作肩胛带,也可以通过上肢使肩胛带的位置发生变化。

c. 肩关节内旋:通过前臂旋前使肩关节完全内旋的手技操作,可抑制伸肌挛缩,此手技对不随意运动型儿童有效。而对痉挛型儿童,应注意防止增加颈部、躯干、髋关节以及下肢的屈肌痉挛。

d. 肩关节外旋:通过在前臂旋后、肘关节伸展状态下使肩关节完全的外旋的操作,可抑制全身的屈曲模式,增加全身的伸展。

e. 上肢水平外展:通过在前臂旋后、肘关节伸展、肩关节外旋位上(手心向上)使上肢水平外展的操作手技,可抑制屈肌痉挛(特别是胸部肌群和颈部屈肌群),同时促通手与手指的自发的伸展,促通下肢的外旋、伸展。

f. 上肢上举:通过肩关节在外旋位上肢上举(手心向后)的手技操作,可以抑制痉挛型四肢瘫和双瘫儿童的屈肌痉挛以及上肢与肩胛带被牵拉向下方的异常模式,可使脊柱、髋关节及下肢的伸展变得容易。但是,对于痉挛型偏瘫的儿童,由于其存在的患侧上肢的屈肌痉挛而导致形成下肢的伸肌痉挛和伸展模式时,可以通过患侧躯干的侧屈肌群的伸展及同时上举同侧上肢的操作,达到促通患侧下肢的屈曲和外展,打破上肢的屈曲模式和下肢伸展模式的目的。

g. 上肢的对角线伸展:通过使用上肢对角线向后方伸展的手技操作,可以产生与上肢水平外展的手技同样的效果,抑制屈肌痉挛。对角线伸展与上肢的外旋可同时进行。重症儿童常用这一手技,比上肢的水平外展手技更有效,因此操作时最好先从这一手技开始。

h. 拇指外展:通过使用伴有前臂旋后的拇指外展与伸展的手技操作,可以促通手指的伸展,使手张开,注意必须在腕关节伸展状态下进行。

C. 躯干(脊柱)部关键点的调节:包括以下几方面:

a. 躯干后屈:通过手技操作使躯干部后屈,形成全身伸展模式,能抑制全身屈曲模式,达到促通伸展姿势与伸展运动的目的。痉挛型四肢瘫儿童,在俯卧位上受全身性屈曲模式控制,上肢屈曲抱在胸的下面,髋关节和膝关节屈曲,体重负荷于头部与颜面。这时可应用躯干后屈的操作,方法是将上肢从胸的下面拉出来,使肩和胸抬起到一定高度。并使髋关节与下肢伸展、骨盆紧贴床面,形成躯干部后屈、全身伸展的姿势。在这种姿势下鼓励儿童抬头和用两下肢负荷体重,可促通抗重力伸展活动。

b. 躯干前屈：通过手技操作使躯干部前屈，使全身成为屈曲位，可以抑制全身性伸展模式，达到促通屈曲姿势和屈曲运动的目的。不随意运动型儿童，若在仰卧位上呈现非常明显的全身性伸展模式时，可应用强制性的使躯干屈曲的手技，达到减少全身过度紧张的目的，这就是所谓的"抱球姿势"。年长的不随意运动型儿童，坐于轮椅和椅子上时一定要注意，避免因姿势不当而增强躯干的过度伸展，可以在头部和背部设靠背，使躯干保持前屈位。

c. 躯干回旋：通过手技操作使躯干回旋，破坏全身性的伸展模式和全身性的屈曲模式，促通正常的体轴内回旋运动和四肢的回旋活动。

D. 骨盆带及下肢关键点的调节：主要用于坐位和立位时。

a. 骨盆带后倾：坐位时通过手技操作使骨盆带后倾，可使上半身以屈曲占优势，下肢以伸展占优势。立位时通过手技操作使骨盆带后倾，可使身体以后倾姿势占优势并促通全身伸展模式。不随意运动型脑瘫儿童治疗常采用坐位手技，痉挛型儿童治疗常采用立位手技。

b. 骨盆带前倾：坐位时通过手技操作使骨盆带前倾，可促通上半身以伸展占优势，下肢以屈曲占优势。立位时通过手技操作使骨盆带前倾，可形成身体的前倾姿势和全身性屈曲模式。

c. 下肢屈曲：通过手技操作使下肢屈曲时，可促通下肢外旋、外展及踝关节的背屈。

d. 下肢伸展位上外旋：通过手技使下肢在伸展位上外旋，可以促通下肢的外展及踝关节的背屈。

e. 足趾背屈：通过手技操作使足趾，特别是外侧的3、4趾背屈时，可抑制下肢的伸肌痉挛，促通踝关节背屈及下肢的外旋、外展。但是这样会使髋关节和膝关节伸展困难，特别是立位时，操作时应注意。

促通手技：促通是能使儿童获得有主动、自动反应和动作技巧的手法，可以防止异常的感觉输入，主要手技是利用矫正反射进行促通。在促通之前或同时，应先用抑制方法减轻痉挛。在治疗过程中，不断地利用抑制 - 促通手法来使儿童有正常的肌张力、动作模式、立直反应及平衡反应。目的是最大限度诱发儿童潜在的能力，包括：颈立直反应的促通，上肢保护伸展反应的促通，平衡反应的促通。

颈矫正反射的促通：通过操作儿童头部，促通躯干、上肢、下肢的运动，达到运动的正常发育。从仰卧位至俯卧位的促通手技：儿童呈仰卧位，训练师跪坐在儿童头的上方，一手放在下颌部（以左手为例），另一手放在后头部，缓慢抬起儿童的头部。为了增强颈部周围肌群的同时收缩性，要逐渐地减少对儿童头部支撑的力量。当肌肉的同时收缩性波及肩胛带和腹部时，可以感觉到儿童头部在手中变轻，其两手仍固定好头部轻轻上提头部，然后缓慢将头部向左侧回旋。

这时需注意，要持续地保持头部使之距离床有一定的高度。头部回旋后，肩胛带、上肢、躯干、骨盆带、下肢会依次出现活动，引起矫正运动。即诱发了从仰卧位向侧卧位、俯卧位的翻身运动，然后又从俯卧位向仰卧位翻身的运动。这种手技不能只是被动地操作，而是通过翻身运动诱发正常运动发育的协调模式，即同时收缩性、体轴为中心的指向、对称性姿势、抗重力伸展活动、上肢和下肢的分离运动等，使儿童体验到正常运动的感觉，所以治疗中必须按照儿童的反应慎重操作。

刺激本体感受器和体表感受器：适用于全身低张力或同时收缩障碍，难以控制姿势的不随意运动型和共济失调型儿童，以及整体的肌肉过度紧张已经被控制，但仍有局部肌张力低下的痉挛型儿童。通过这种手技的反复进行，增加儿童感觉 - 运动经验，学习正常的肌肉收缩。刺激的效果可以在时间上、空间上增强，从而促通正常的神经通路。本方法应注意：以刺激局部反应为目的，避免诱发广泛的联合反应；刺激后如果肌张力明显增高，应立即中断此种操作；配合使用反射性抑制手技。

压迫性叩击：叩击的目的是使主动肌、拮抗

肌、协同肌同时发挥作用,主动肌与拮抗肌用同样的长度,维持中间位的方法。多用于过度的活动、缺乏固定性、难以维持一定姿势紧张的不随意运动型儿童。

放置反应与保持反应:将某一肢体被动地放置在一定肢位并保持不动,通过肢体负重的刺激诱导姿势反应,进行肌肉张力的调整。比如让儿童取坐位,使上肢水平上举,慢慢减少支持或突然撤去支撑,使上肢保持在固定的位置,这时可增大肩关节各部位的同时收缩性,如果此时儿童有意识地控制,则可以对进行姿势变化的肌肉起到自动调节的作用。

抑制性叩击:局部发生肌紧张时,不直接接触紧张的肌肉,而是在小范围内,瞬间地反复给予叩击刺激,激活拮抗肌的功能,称为抑制性叩击。此手技多用于刺激固有感觉器和浅表感受器,增加颈部、躯干部、四肢的姿势张力。例如,若儿童的上臂的肱二头肌明显痉挛,可以一只手在肘的下方予以支持,另一只手对儿童的上臂的明显收缩处给予小的叩击,逐渐使肘关节伸展就会增强肱三头肌的收缩。

交替性叩击:是利用相反神经支配,诱发立直反应和平衡反应出现,可以采取不同体位,叩击可以为前后方向,也可以为左右方向。

扫刷样叩击:为了达到增强主动肌和协同肌的活性,对特定的肌肉和皮肤给予强力的刺激。用伸展的手指,流畅地、扫刷样地、快速地刺激肌肉和皮肤。上述的几种叩击方法要选择适当,防止出现异常性反射活动的模式,应与反射抑制模式同时应用。

(2)Rood技术:是由美国学者Margaret Rood在20世纪50年代创立,它强调选用有控制的感觉刺激,按个体的发育顺序通过应用某些动作的作用引出有目的的反应,又称多感觉刺激疗法。Rood认为在不同任务中,不同的肌肉有不同的功能,即使是最简单的活动也需要多组肌肉的参与,它们包括主动肌、拮抗肌、固定肌和协同肌。Rood还认为随意性运动是基于固有反射和在此基础上来自高级中枢的调节,因此该方法的治疗是从诱发反射活动入手,结合发育模式来增强运动反应。

理论基础:利用温、痛、触、视、听、嗅等多种感觉刺激,调整感觉通路上的兴奋性,以加强与中枢神经系统的联系,达到神经运动功能的重组。正确的感觉输入是产生正确运动反应的必要条件,感觉性运动控制是建立在发育的基础之上,并逐渐发展起来的。因此,治疗必须依据儿童个体的发育水平,循序渐进地由低级感觉性运动控制向高级感觉性运动控制发展。通过感觉刺激,增加感觉和运动功能。通过各种感觉刺激促进肌、关节功能,从而增加运动能力。

基本技术与方法如下:

1)触觉刺激:可选用软的或根据情况选用不同硬度的毛刷,进行一次刷擦(在相应肌群的脊髓节段皮区刺激,如30秒后无反应,可重复3~5次,这种方法适用于意识水平较低而需要运动的患者)或连续刷擦(在治疗部位的皮肤上做3~5秒来回刷动。诱发小肌肉时每次要<3秒,休息2~3秒后再进行下一次,每块肌肉刺激1分钟,诱发大肌肉时没必要间隔3秒)。

也可用轻手法触摸手指和脚趾间的背侧皮肤、手掌和足底部,引出受刺激肢体的回缩反应,对这些部位的反复刺激则可引起交叉性反射性伸肌反应。

2)温度刺激:常用冰袋来刺激,因为冰(温度−17~−12℃)具有与快速刷擦和触摸相同的作用。具体方法有两个:一次刺激法(用冰一次快速地擦过皮肤)和连续刺激法(将冰按每3~5秒5次放在局部,然后用毛巾轻轻蘸干,以防止冰化成水。一般30~40分钟后疗效达到高峰。这种方法可以引起与快速刷擦相同的效应。用冰快速刺激手掌与足底或手指与足趾的背部皮肤时,可以引起与轻触摸相同的效应——反射性回缩,当出现回缩反应时应适当加阻力,以提高刺激效果)。

3)轻叩:轻叩手背指间或足背趾间皮肤及轻叩掌心、足底均可引起相应肢体的回缩反应。重复刺激这些部位还可以引起交叉性伸肌反应,轻叩肌腱或肌腹可以产生与快速牵拉相同的效应。

4）牵伸：牵拉内收肌群或屈肌群，可以促进该群肌肉而抑制其拮抗肌群。牵拉手或足的固有肌肉可以引起邻近固有肌的协同收缩，用力握拳或用力使足底收紧可对手和足的小肌群产生牵拉，可使近端肌群易化，若此时这一种动作在负重体位下进行，近端关节肌群成为固有肌，可以促进这些肌群的收缩，从而进一步得到易化。

5）挤压：按压肌腹可引起与牵拉肌梭相同的牵张反应；用力挤压关节可使关节间隙变窄，可刺激高阈值感受器，引起关节周围的肌肉收缩。对骨突处加压具有促进、抑制的双向作用，如在跟足内侧加压，可促进小腿三头肌收缩，产生足跖屈动作；相反，在跟骨外侧加压，可促进足背屈肌收缩，抑制小腿三头肌收缩，产生足背屈动作。

6）特殊感觉刺激：选用一些特殊的感觉（视、听觉等）刺激来促进或抑制肌肉的活动。视觉和听觉刺激可用来促进或抑制中枢神经系统；光线明亮、色彩鲜艳的环境可以产生促进效应，而光线暗淡、色彩单调的环境则有抑制作用；节奏性强的音乐具有易化作用，轻音乐或催眠曲则有抑制作用；治疗者说话的音调和语气也可影响患者的动作、行为。

3. 基于运动控制理论的主动运动治疗技术 基于循证医学研究的证据表明，基于运动控制理论提高儿童主动运动表现的治疗技术（任务导向性训练、目标导向性训练、限制-诱导的运动疗法、手-臂双侧徒手强化训练）干预有效。在高强度下，引导儿童自身产生主动运动，从而完成现实生活中的任务和活动目标。这些措施的作用机制是基于运动经验的神经可塑性（experience-dependent neural plasticity）。中枢神经系统损伤导致神经传导通路传导信息障碍，从而导致运动控制和感觉功能障碍，而由于神经可塑性特征加之脑瘫儿童自发的努力，受损肢体高强度的主动功能训练可促进中枢神经系统功能区域重组接管或代偿受损区域的功能，改善受损肢体运动功能。

（1）运动控制（motor control）理论：是当前康复界讨论和研究的热点，主要研究调节或管理动作所必需的能力、动作的性质以及动作是怎样被控制的。人类的动作由个体、任务以及环境因素相互作用而产生。运动控制理论可以量化儿童运动能力，并且将已存在的功能进一步分化，使之泛化到日常生活活动中；运动控制疗法可以从力量、时间、位置、顺序等方面给患者中枢神经系统输入更多刺激，从而促进脑瘫儿童的运动发育及运动控制能力的提高。

运动控制理论是关于控制运动的一组抽象的概念，是将一系列内部之间互相联系的、不可被观察到的结构或过程相互联系，或将可观察到的事件联系起来。不同的运动控制理论反映了关于大脑怎样控制运动的不同观点，这些理论通常反映了对各种运动组成相对重要性的认识方面的差异。例如，一些理论强调外周的影响，而另一些理论则强调中枢的影响，还有一些理论强调在控制行为时由环境得到的信息所扮演的角色。因此，运动控制理论不仅仅是解释动作的一种方法，通常也强调组织动作所内含的神经生理和神经解剖不同方面的重要性。

调节或者管理动作所必需机制的能力，研究动作的性质，以及动作是怎样被控制的。动作由个体、任务以及环境因素相互作用而产生。运动控制理论可以量化儿童运动能力，并且使已经存在的功能进一步分化，使之泛化到日常生活活动中；运动控制疗法可以从力量、时间、位置、顺序等方面给儿童中枢神经系统输入更多刺激，从而促进脑瘫儿童发育。其中，任务导向性训练是依据运动控制理论产生的最具代表性的临床重新训练治疗方法。

（2）任务导向性训练（task oriented training，TOT）：基于运动控制理论，注重功能性任务的训练及对环境改变的适应，训练获得的功能要能够向现实环境中转化。根据儿童个体能力和训练目标设计具体的任务或活动，通过儿童主动尝试，引导儿童完成这些任务或进行这些活动，达到提高运动技能目的训练方法。任务导向性训练着重于帮助儿童获得解决目标任务的能力，相关理论和方法越来越广泛地被应用到各种运动功能障碍的康复治疗中,尤其是中枢神经系统损伤导致的运动功能障碍。

1)理论机制:反复的任务导向性训练能影响中枢神经系统的适应性,从而促进脑功能的重组。脑具有可塑性,任务导向性训练通过反复强化、兴趣性、挑战性、社会交流性、具体的而非抽象的训练项目,影响中枢神经系统的适应性,避免(或减少)损伤后的适应性改变。任务导向性训练能使神经功能细胞向病灶部位定向迁移,最终形成新的神经网络,目前已从功能性磁共振成像研究中得到证实。任务导向性训练促进儿童自我产生的积极运动,动机和注意力是神经可塑性的重要调节因素,自发地产生有规律的练习,儿童自主地解决问题。

2)目标及任务的选择:设置的目标及任务为具体性而非抽象性。如:上肢取物品,这是一项具体的任务,操作时涉及视觉和触觉的输入,大脑对信息的判断和整合以及神经对运动的有效支配等,再经过失败和成功的反馈,不断调整运动模式,形成优化的神经网络和运动程序,支配相关肌肉以特定的顺序、速度和力量等力学特点配合完成这项具体任务,促进发展适应能力、前馈能力和协调能力。但是,如果上肢只做屈伸或单纯前伸而无具体目标,就会失去上述综合信息的输入和整合,运动的力学特点也完全不同,变成一项空泛的关节活动。

3)训练原则:①强调主动参与有控制性的运动训练,主动运动以及可控制性运动对调整神经网络以形成最佳运动模式起着重要作用。②强调个体化治疗,运动障碍在不同个体之间存在不同的原因,只有找到问题的所在,才能有效地解决问题。③强调反复强化,训练不仅要具有功能性,还要有一定量的积累,这样才能促进中枢神经系统的功能重建。④强调功能性训练要以生活中具体运动方式进行。如:从坐到站属于下肢的闭链运动,治疗时应直接训练此技能,或采用具有相同力学特征的其他运动形式。⑤针对缺失成分和异常表现,治疗越具针对性,效果越显著。⑥任务与实际生活相结

合,帮助儿童将所学的运动技能运用于正常生活及各种环境。⑦任务具有趣味性,调动儿童对于活动的参与性和积极性。

4)方法步骤:①描述正常活动的基本成分,观察、比较和分析脑瘫儿童的运动表现,找出缺失成分和异常表现;②针对缺失成分和异常表现,制定功能性目标,依具体的目标设置具体的任务;③制订适当的训练强度、训练频率及治疗时间等详细治疗计划。

5)训练要点:①目标明确,难度合理,及时调整,增加复杂性;②指令明确简练,以儿童最易理解的方式;③训练具有计划性和持续性,儿童学会自我监测;④闭合性与开放性训练环境相结合,部分和整体训练密切配合;⑤按运动技能学习过程设计方案;⑥避免"习惯性弃用"和误用性训练;⑦教育儿童及其家属积极参与。

6)临床应用:任务导向性训练根据儿童个体能力和训练目标设计具体的任务或活动,通过儿童主动尝试,引导儿童主动完成这些任务或进行这些活动,提高粗大运动功能。完成主动尝试就要做好不同体位下的任务导向性训练,包括坐位、站立位、行走、站起和坐下的任务导向性训练。

A. 坐位训练:

a. 头和躯干的运动:坐位,双脚分开约15cm并踩地,双手放在膝上,分别向左和右转动头和躯干,向后看,然后回到中立位。

b. 取物活动:坐位,儿童用手向前(屈髋)、向侧方(双侧)、向后够取物体,每次取物后都要回到中立位,避免倒向一侧。

c. 拾物训练:用一手或双手拾起前方和侧方地上的物体。通过调节放置物体的高度来增加难易度。

d. 优化技能:增加够取物体的距离;改变运动速度;减少大腿部位的支撑面积;增加物体的重量和体积,双上肢同时参与活动;练习时间限制性活动,如接球或拍球;将坐位平衡练习融入日常活动中。

B. 站立位训练:

a. 头和身体的运动:双足分开站立,向上看天

花板再回到直立。抬头前可提醒儿童髋前移,避免向后倒。转动头和躯干向后看,回到原位,再向另一侧转动。

b. 取物活动:站立位,用单手或双手向前、向两侧、向后方取物。身体与目标物间的距离应超过手臂的长度,鼓励儿童要到平衡极限再恢复到原状态。

c. 单腿支撑:在用或不用减重吊带或夹板辅助下,练习健侧下肢向前迈上踏板,然后双足支撑站立,练习取物。

d. 侧向行走:手扶墙或床边向侧方行走,可以使体重从一侧转向另一侧。

e. 蹲下取物:站立位,身体弯下向前方、侧方、后方拾起物体或接触物体,然后回原位。根据功能情况选择物体的高度。

C. 步行训练:

a. 力量训练:由于下肢力量与步行速度密切相关,因此提高肌力是步行训练中的重要内容,治疗中要注意增加臀大肌、臀中肌、腘绳肌、腓肠肌的力量,同时还要增加内收肌和外展肌的力量。

b. 下肢负重:站立位,一侧下肢负重,对侧下肢向前和向后来回跨步。

c. 行走训练:向前行走时,身体直立,髋关节伸展,首先健侧下肢向前迈步,然后患侧下肢,为患肢进入摆动期创造条件;侧向行走时,双足并拢,一侧下肢向侧方迈步,同时另一侧下肢负重,并保持平衡,然后负重侧跟进;向后方行走时可以锻炼伸髋肌,尤其是腘绳肌,此动作只对在伸髋时具有一定屈膝能力的儿童有效。

d. 上下踏板或台阶:①向前上踏板:障碍重侧下肢跨上适当高度的踏板,向前向上移动身体重心并超过患足(踝关节背屈),同时躯干上部保持直立。然后另一侧下肢用力蹬地,同时障碍重侧髋、膝和踝伸展,提升身体重心,将另一侧足放上踏板。退回时,障碍重侧髋、膝和踝屈曲以降低重心,直到另一侧足向后下踏板并着地。②侧向上踏板:障碍重侧下肢向外侧跨上踏板,然后伸展髋、膝和踝,提升身体重心,髋关节内收使重心侧移,同时将另一

侧足放上踏板。③向前下踏板:双足站立在踏板上,重心移向障碍重侧并保持平衡,同时屈髋、屈膝和踝背屈以降低重心,直到另一侧下肢向前下踏板并着地。退回时,障碍重侧髋、膝和踝伸展,同时另一侧足蹬地,以提升重心,将另一侧足放回踏板。

e. 提踵:双脚前脚掌踩在踏板边缘,足跟悬空,髋和膝保持伸展,确保患足负重,足跟尽量降低,然后提升足跟,反复重复。

f. 优化技能:跨越障碍行走,上下楼梯和坡道行走,在行走中转身、停止、加速、减速等,在各种实际环境中行走,提高有氧运动能力。

D. 站起和坐下训练:站起足后移,屈髋,躯干伸展前倾,膝前移,伸展髋膝,具有一定速度,无停顿。坐下屈髋,躯干伸展前倾,膝前移,屈膝。

E. 上肢够取和操作:神经系统对上肢运动的控制,如肌力产生和关节活动的顺序、程度等,与任务特性、所操控的物体、环境条件以及操作者与物体间的距离等密切相关。上肢主要技能包括:拿起、抓握和松开不同形状、大小、重量和质地的物体;拿住并把物体从一个地方转移到另一个地方;在手中移动物体;为特定目的操作物体;坐位和站位时向各个方向够取物体;使用双手来完成特定任务;接扔物体的活动,要求对速度做出快速反应。针对上肢的主要训练应以增加任务导向性训练的强度,限制健肢并强迫使用患肢进行任务特异性训练和双手练习为主。

(3)目标-活动-运动集成法(goals-activity-motor enrichment,GAME):是一种以家庭为中心的康复治疗方式,结合父母的问题和要求,以及儿童所面临的问题,制订训练信息、运动训练,家庭教育与丰富的儿童学习环境相结合。GAME疗法能够更有效地提高脑瘫高危儿的运动和认知功能。

1)内容:包括三个部分,以目标为导向的强化运动训练、家庭教育和丰富儿童运动学习环境策略。

2)目标导向的强化运动训练:①治疗师与家长共同决定训练任务目标、制订家庭干预计划;②目标达到时再建立新的训练目标,动态、简化和

保证任务完成；③发挥儿童自主活动能力和潜力；④不断改变父母策略，增加复杂性和全面性；⑤定期让家长提供照片和录像，完成家庭康复训练质和量的监测；⑥家庭环境改造来适应儿童活动，照顾者起重要作用。

3）家庭教育：父母教育通过小组教学和个别辅导的方法培训家长掌握 GAME 的理念和在家庭中的训练方法以及家庭环境改造。主要让家长识别孩子的移动和自我调节的能力和潜力，掌握简单的行为发育规律，观察特定反馈、尝试合适的方法和策略，利用孩子的"清醒"时段及自然出现的机会来促进学习。每次培训家长 3~5 个可以掌握执行目标训练的方法。

4）丰富环境刺激：丰富的环境强化建立丰富游戏环境来强化儿童自发运动的潜能，探索任务成功：玩具、目标区域选择与任务相匹配；正面的学习刺激和角色模型来增强认知和学习、帮助家长设计相对统一的干预环境。

（4）限制-诱导的运动疗法（constraint-induced movement therapy，CIMT）：又称为强迫使用疗法或强制性治疗，是 20 世纪 80 年代开始兴起的一种新的康复治疗方法。限制健侧的同时强化使用患侧肢体，提高自发地使用患侧肢体和阻止发生忽略患侧的意识。近年来用于偏瘫型脑瘫的康复并显示良好疗效。与 NDT 技术在治疗环境中有良好效果不同，CIMT 强调在生活环境中限制脑损伤儿童使用健侧上肢，强制性使用患侧上肢，可以明显提高脑损伤慢性期儿童上肢完成动作的质量。包括 3 个主要部分：①重复性的任务：导向的患肢训练，每天 6 小时，连续 2~3 周；②应用坚持：增强行为方法将获得的技能转移到现实环境中；③限制健侧，强迫儿童使用患侧。由于年龄和发育性的特点，在脑瘫的治疗中应适当修改，以儿童友善的方式进行，以保证顺利实施，同时酌情使用神经发育学疗法、体感神经肌肉易化法、肌张力和肌力训练作为补充。

1）机制：①习得性失用理论的基础研究：习得性失用理论是强制性运动的理论基础，其理论来源于神经科学和行为心理学。切断猴子一侧前肢传入神经，可导致其不能有效使用该肢体，但是猴子能用其他 3 个肢体适应环境，一段时间后，猴子学会了用健侧肢体完成日常活动，形成了所谓的"习得性失用"。通过限制猴子健肢活动，强迫其使用患肢，几天或更长时间后能克服"习得性失用"。②习得性失用理论的临床实践：卒中后儿童经常伴有上肢运动功能障碍，而且运动损害常常是单侧的，这些表现与猴子一侧前肢传入神经切断后的情况相似。所以，在治疗人类脑血管病时，采用克服猴子习得性失用的方法是合理的。脑卒中急性期和亚急性期早期的儿童，使用患肢往往不成功，但使用健肢却能获得完全或部分成功。随病情时间的延长，儿童不使用患肢的倾向明显地增加，使习得性失用形成并长期存在，并无限期掩盖了患肢参与运动活动的潜能。Taub 等提出了克服习得性失用的"塑型"技术（shaping technique）。"塑型"技术是指通过让患肢进行集中、大量、重复的日常生活活动，达到功能训练的目的。③治疗导致的皮质重组：研究者们普遍认为通过对患肢的训练能增加儿童皮质的运动区中相应的支配面积，也能增加其他皮质运动区的募集，导致功能重组。CIMT 干预后可使大脑皮质发生重组已得到磁共振、脑血流灌注断层显像等影像学技术的研究证明。CIMT 已经广泛运用于神经系统疾病的康复治疗中。

2）强制性运动疗法的应用：①年龄选择：国外报道偏瘫型脑瘫儿童应用 CIMT 最小年龄为 8 个月，国内报道平均年龄为 7 个月。还有研究报道，对偏瘫儿童采用强制性运动疗法，经过治疗，儿童达到了实际年龄的运动发育水平，这不仅说明 CIMT 对婴儿有效，而且可能使目前的研究重点转变为探索强制性运动疗法的最合适时间。Andrew M 对 4~13 岁偏瘫儿童采用 CIMT 结果显示强制性运动疗法疗效没有年龄依赖性。②限制性器具的选择：限制性器具的类型很多，包括半长手套、连指手套、石膏悬吊带、手休息位夹板等，因研究中其使用的时间很长（6~24 小时不等），所以，限制性器具的类型是研究中要考虑的一个重要因素。要注意安全,对儿童来说,连指手套可能更好一些,使儿童在意外情况下运用健侧手臂进行保护性支撑。③训练方法:CIMT 的训练包括健侧上肢的严格限制和患侧上肢有组织、有计划的活动,后者又包括塑型和重复练习两个方面。CIMT 牵涉到有组织、有计划的训练,且有时间限制,这对于注意力集中时间较短的婴幼儿来说可能不太合适,但是目前也有应用于婴幼儿的报道,该方法更适合于 4 岁及以上的儿童,因为他们已经有较强的注意力,可以保证训练时间。同时要求治疗师与孩子建立一种亲密的工作或合作关系,鼓励家庭成员参与治疗,其效果更佳。④训练强度:目前尚没有统一的训练强度标准。Taub 经过对动物的研究,认为限制性干预如果<3 天,只能暂时改变上肢运动功能。因此,普遍认为 7~10 天是比较合适的。近来对训练时间的比较研究表明,每天 6 小时、连续 21 天和每天 6 小时、每周 5 天、连续 3 周训练效果没有差异,所以,人们采用每天 6 小时、连续 21 天的训练强度。

(5)手 - 臂双侧徒手强化训练(hand-arm bimanual intensive training,HABIT):是一种基于运动学习原理和神经可塑性理论、较新的提高脑瘫儿童运动控制和双手协调性的康复训练方法,可改善痉挛型偏瘫儿童的运动功能和日常生活活动能力。HABIT 吸收了强制性运动疗法强化训练的优点,同时让健侧的手帮助患侧的手进行各种训练,重点是提高两手的协调性。通过有计划地工作训练完成双手合作的游戏和功能训练。HABIT 是一种新的治疗手段,该方法保留了儿科 CIMT 的 2 个主要元素,即强化练习和对儿童友善性,可以解决 CIMT 疗法的限制并改善双手协调性。

1)具体训练方法:①根据脑瘫儿童的功能障碍、家长的期望以及儿童的兴趣选择具体的活动作为任务;②根据所选择的活动,分为若干个小活动,首先进行小活动的重复性训练,然后进行整体活动的反复练习;③治疗师根据儿童的实际情况对任务进行调整。

2)注意事项:在实施过程中,应有计划地慢慢增加复杂性训练项目,并需要设计应用双手的功能训练。注意考虑儿童目前最需要和容易完成的项目,要求家长参与,训练内容包括需用手参与的游戏和工作,如纸牌、电子游戏、绘画以及大运动等。

二、物理因子治疗

(一)概述

物理因子治疗是应用电、光、声、磁和热动力学等物理学因素结合现代科学技术方法治疗儿童的方法。主要包括利用各类物理特性结合现代科技手段而采用的治疗手段,其中有音频、超声、激光、红外线、短波、微波、超短波、固频干扰、电磁、旋磁、电、仿生物电、水等许多种类;另外还有采用各种冷或热的物理特性进行治疗的方法,如水疗、蜡疗等就是利用了热动力学因素。

根据物理作用性质不同、强弱程度不同、作用深度不同,直接引起局部组织的物理、化学、生理、病理变化,从而产生不同的作用如神经反射作用、经络作用、体液作用和组织适应等,达到治疗的目的。物理因子治疗一般无创伤、无痛苦、无毒副作用,感觉舒适,易被儿童所接受。

基于循证医学研究表明,一些辅助干预措施与运动干预措施同时使用时能增强运动干预的效果,包括电刺激、水疗、贴扎、经颅直流电刺激等。电刺激直接作用于肌肉组织,刺激肌肉收缩,可增强肌肉力量预防肌肉萎缩。贴扎技术相较于传统矫形器更舒适,更易被儿童接受。经颅直流电刺激从理论上分析是通过提供运动皮质外的额外靶向刺激信号,通过运动传导通路激发肢体产生运动,因此对于运动干预有增强的效果,可进一步进行高质量的随机对照试验验证其疗效。

(二)物理因子的主要治疗作用

1. **消炎作用** 皮肤、黏膜、肌肉、关节及内脏器官,由各种病因引起的急慢性炎症,都是理疗适应证,可采用不同的理疗方法进行治疗。临床研究认为,某些物理因子除了具有直接杀灭病原微生物作用之外(如紫外线),还与改善微循环、加速致炎物质排出和增强免疫机制等因素有关。如对于急性化脓性炎症,表浅者可应用紫外线照射或抗生素离子导入治疗;对于慢性炎症,则可采用温热疗法、磁场疗法,或低、中频电疗法。只要方法得当,均可取得预期疗效。

2. 镇痛作用 应用物理因子镇痛,首先要弄清病因,有针对性地进行治疗。与因子的选择、采用的方法、剂量、治疗部位等有密切关系,要结合儿童的具体情况认真研究,有的放矢,方能取得理想效果。炎症性疼痛以抗炎性治疗为主;缺血性和痉挛性疼痛宜用温热疗法,改善缺血,消除痉挛;神经痛、神经炎应用直流电导入麻醉类药,以阻断痛觉冲动传入,或应用低、中频电疗法,以关闭疼痛闸门,激发镇痛物质释放。

3. 抗菌作用 紫外线具有杀菌作用,主要是引起DNA两个胸腺嘧啶单体,聚合成胸腺嘧啶二聚体,使细菌失去正常代谢、生长、繁殖能力,乃至死亡。杀菌效力最强的光谱为254~257nm。

4. 镇静与催眠作用 通过增强大脑皮质扩散性抑制,解除全身紧张状态,产生明显的镇静和催眠效果。主要方法包括电睡眠疗法、镇静性电离子导入疗法、颈交感神经节超短波疗法、静电疗法、磁场疗法、温水浴、按摩疗法等。

5. 兴奋神经 - 肌肉作用 作用机制是细胞膜受电刺激后,产生离子通透性和膜电位变化,形成动作电位发生兴奋,引起肌肉收缩反应。主要是应用各种技术参数的低、中频电流,如间动电流、干扰电流、调制中频电流,能引起运动神经及肌肉兴奋,用于治疗周围性神经麻痹及肌肉萎缩,或用于增强肌力训练。

6. 缓解痉挛作用 理疗解痉挛作用机制主要在于热能降低肌梭中传出神经纤维兴奋性,使牵张反射减弱和肌张力下降。具有缓解痉挛作用的理疗方法有作用于深部组织的短波、超短波和微波疗法,也有作用于浅部组织的石蜡疗法、太阳灯和红外疗法,还有作用于全身的热水浴、光浴疗法等。

7. 软化瘢痕、消散粘连作用 石蜡疗法、超声波疗法、碘离子导入疗法,可以改变结缔组织弹性,增加延展性,常用于治疗术后瘢痕和组织粘连,有明显的软化瘢痕和消散粘连的作用。

8. 加速伤口愈合作用 应用小剂量紫外线照射,在防止和控制伤口感染的同时,还能刺激肉芽组织生长,加速上皮搭桥和创口愈合过程。

9. 加速骨痂形成作用 实验证明,弱直流电阴极、TENS、干扰电疗法和脉冲磁场,均能促进骨质生长,加速骨折愈合。

(三)常用的物理因子治疗

1. 电疗法

(1)功能性电刺激疗法(functional electric stimulation,FES):使用高频、低频、中频等瞬间出现的医用电流来刺激失去神经控制的横纹肌或平滑肌,引起肌肉收缩,以获得有益的功能性运动,使肌肉产生被动的、节律性收缩。

1)作用机制:FES在医学上可用以控制肌肉收缩,控制各种节律性功能如心跳,刺激膈神经调整呼吸。通过植入电极用于调节膀胱功能,还可用于调整胃肠运动与其他功能。FES的一个特别分支是控制瘫痪肢体的运动及运动量,如使足下垂的偏瘫儿童做足背屈、外翻。

FES的疗效在某些方面优于其他神经病学治疗方法,该法可以启动反射机制,活化运动神经元活性和促进动作的形成,是必不可少的辅助治疗方法。应用FES治疗时可以观察到肌肉的收缩活动,使儿童亲身体验治疗效果。功能性电刺激疗法可作为医院治疗方案的一部分,同时可作为一种矫正辅助疗法在儿童家庭中独立应用。

在治疗阶段完成后,还有少数儿童可以将其作为矫正方法持续使用。本疗法既可以作为一种独立疗法,亦可与其他疗法联用,作为功能矫正器做运动功能的直接替代物。也可用于上运动神经元损伤后的正常肌肉的电刺激治疗。FES应用的最大特点是可以交替输出波宽与频率均可调的两组脉冲,分别刺激痉挛肌和拮抗肌。通过两组电流的交互抑制使痉挛肌松弛,从而改善肢体功能。

神经生理学基础和矫正特点:肌肉收缩和肌张力取决于运动神经元的活性,运动神经元的活性又对反射刺激、意志或FES起反应。这种反应是通过激活本体感受器和肌肉皮肤的反射机制而实现的。行走及肢体的其他交替运动主要是在脊髓整合,大多数反应取决于从肢体到达节段水平或节间水平的向心性传导。

2)FES 分类:①离心式功能性电刺激疗法:是利用肌肉的抑制机制,直接控制肌肉收缩,原理是通过电流兴奋运动神经纤维、神经肌肉接头和肌肉从而产生收缩,这称为离心式 FES;②向心式功能性电刺激疗法:刺激向心神经纤维,通过脊髓反射机制间接影响肌肉收缩,则称为向心式 FES。由运动神经纤维去极化直接引起的肌肉收缩和来自肌肉感受器的附加输入信号,掩盖了向心式 FES 的效果。脊髓反射机制的基本特征是兴奋主动肌、抑制拮抗肌,使协同肌同时收缩,并按顺序相互支配主动肌和拮抗肌。

3)临床常用的几种 FES:

A. 经皮神经电刺激法:包括高频模式、低频模式、强刺激模式、断续模式、慢速断续模式及力量 - 时间模式。

a. 高频模式:此法频率高,强度低,应用最为广泛。通常频率为 50~100Hz,脉冲宽度 50~125 微秒,电流强度以产生较舒适的震颤感且不引起肌肉收缩为最佳。效果明显,但持续时间短。重症肌肉痉挛儿童治疗时间需延长。

b. 低频模式:此法频率低,强度高,较为常用。频率为 2~5Hz,脉冲宽度 200~500 微秒,电流强度以儿童能耐受且引起相应关节的局部肌肉较强的收缩为宜(运动阈上),为减轻重复收缩造成的潜在肌肉疼痛治疗,应限制在 1 小时。

c. 强刺激模式:此型的频率和强度均高,常选用可使儿童舒适和耐受的频率、脉宽和波幅高值,即频率>100Hz,脉冲宽度 150~250 微秒,电流强度选择儿童耐受的高限。持续时间短,关机后,治疗区域快速恢复原来的感觉,每次治疗时间为 15 分钟。

d. 断续模式(断续输出法):此型的特点是在较低的频率下,产生一组一组的脉冲。组中的脉冲频率为 50~100Hz,脉冲宽度为 200~500 秒。电流强度以引起儿童相关节段的局部肌肉收缩为宜。此型兼有高频型、低频型的优点,每次治疗后持续时间比较长,刺激时间一般应限在 1 小时。

e. 慢速断续模式:产生成组脉冲的低频,频率比断续型低,每 3 秒左右出现一组脉冲,停止间隔时间相对变长,儿童会感觉比断续模式舒服。

f. 力量 - 时间模式:主要特点是首先可在高频率如 100Hz,在脉冲宽度为 50 微秒的条件下调整电流强度至儿童肌肉出现可见的轻微收缩,然后降低电流强度至肌肉恰好出现收缩的水平,记录此时电流强度值,然后将现有的电流强度值降低 1/4 并保存,增加脉宽以达到儿童产生舒服的震颤为止(一般情况增加 1/3)。此型有较好的舒服感,大部分儿童易于接受,作用机制发生较快,在短时间内可快速确定治疗的有效性。

B. 神经肌肉电刺激法:利用低频脉冲电流刺激神经和肌肉两端使其收缩,以恢复运动功能的方法,称为神经肌肉电刺激法。

此方法的特点是快速断续输出的波形,频率 10~100Hz,脉冲宽度 200~500 微秒,电流强度为以引起肌肉的强直收缩为准。激活快肌纤维,促使其向慢肌纤维转变,延迟萎缩发生,增强已萎缩肌肉的肌力,激活失神经支配肌肉的运动单位活性,使其同步化,恢复运动单位的募集顺序,增强和维持关节活动度;引起关节活动牵拉其周围软组织;使麻痹肌发生易化;通过刺激拮抗肌,减轻肌肉痉挛;使肌肉收缩,维持肌肉健康;促进失神经支配肌肉的恢复;使肌力弱和不能主动收缩的肌肉产生收缩,由于“肌肉泵”的作用,能减轻肢体肿胀,克服因疼痛引起的对肌肉的反射性抑制;能增加部分失神经支配肌肉残留的正常运动单位的肌力,从而使整个肌肉的肌力增强。

C. 单极运动点刺激法:利用笔型电极进行运动点的刺激和穴位电疗。运动点是在人体表面应用电刺激时,施加最小电流就能引起明显的神经肌肉反应的区域,即刺激神经肌肉时刺激阈最低的点。周围神经可以有多个运动点,都是神经最靠近皮肤之处,而且由于各点的局部结构不一样,每个运动点的刺激阈也不同。

D. 仿生物电刺激法：研究表明，小脑电刺激技术作为一种中枢仿生电物理疗法，电刺激小脑或小脑顶核后，通过大脑皮质的纤维联系形成的特殊传导通路，可以增加缺血区局部脑血流，改善脑循环，使脑电图复原，减轻脑损害，直接诱导病灶半影区的脑组织表达一种生长相关蛋白（神经纤维生长与再生的重要物质），提高神经组织的可塑性，促进神经功能康复效果。Davis 报道 600 例脑瘫儿童中，90% 接受了电刺激小脑治疗，其中 85% 痉挛性脑瘫儿童得到了不同程度的缓解，包括流涎、语言、交流、呼吸、姿势、步态、关节活动度及运动能力等。年龄越小，恢复越好。电刺激治疗后的脑瘫儿童经颅超声多普勒检测发现，大脑前、中、后动脉的血流速度均明显增加，脑血流动力学的改善与运动功能的恢复具有相关效应；此外，电刺激还可能直接兴奋大脑皮质的运动中枢，引起相应的大脑皮质神经发生可塑性改变，从而促进运动功能恢复。另据研究表明，脑在乏氧或/和缺血时，脑内存在可以保护其自身生存的机制，其中之一存在于小脑顶核的条件性中枢神经元性神经保护，它对儿童脑损伤具有防治作用。

4）适应证：FES 适用于上运动神经元性瘫痪，包括偏瘫、下肢轻度瘫痪和脑性瘫痪及某些多发性硬化症儿童。应用 FES 的目的是缓解痉挛、在发病早期帮助重新组织运动、加速随意运动控制的自然恢复、促进脊髓基本运动控制的重建、用电控制替代简单的运动如足背屈等。FES 可作为一种独立疗法，亦可与其他疗法联用，或用作功能矫正器作为运动功能的直接替代物。

5）禁忌证：心脏功能不佳，先天性心脏病；开放性骨折；发热、咳喘；可能有眼底出血及视网膜脱离；皮肤溃疡、感染、脓血症；脑外伤出血者；颅内感染；开放性软组织损伤者。需严格按操作规程操作，认真阅读使用说明书。

6）注意事项：①在电刺激之前，需让儿童慢慢接受电刺激的感觉，然后才能将电量逐渐增加到可以产生功能性肌肉收缩的强度。②电极片需将尺寸缩小，以免刺激到不必要的肌肉，参考电极片通常要比主动电极片稍大。如果在电刺激时扩散至对侧肌肉，将参考电极片稍稍靠近主动电极片，以使电流保持在比较浅层的部分。③在治疗儿童时需注意儿童非口语的沟通方式，以了解刺激是否强度太强，如注意观察孩子的面部表情、呼吸、心跳以及其他肢体动作。

（2）经颅直流电刺激（transcranial direct current stimulation, tDCS）：利用恒定、低强度直流电（<2.0mA）调节大脑皮质神经元活动的一种非侵入性治疗技术，通过弱直流电刺激调节患者大脑皮质兴奋性，改善儿童的脑功能。20 世纪 90 年代 Priori 专家团队发现，微弱的 tDCS 可以引起皮层双相的、极性依赖性的改变，该技术逐渐应用于临床。

1）作用机制主要包括：①改变皮质兴奋性：由于刺激极性的不同而引起大脑皮质静息膜电位产生去极化或超极化，从而改变大脑皮质的兴奋性；②增加突触可塑性：包括调节突触微环境和参与多巴胺等多种蛋白系统的修饰，促进神经可塑性的发展；③改变局部脑血流：刺激后大脑相应区域血流会有不同程度的增加。

2）使用方法：tDCS 设备通常包含控制主机、阴阳电极和电池，常有阴极刺激、阳极刺激和安慰刺激（sham stimulation）三种刺激方式。阴极刺激通常能抑制刺激部位神经元的兴奋性，而阳极刺激则能增强刺激部位神经元的兴奋性。安慰刺激通常设置成在刺激开始时给予短暂的电流刺激，约 30 秒。临床 tDCS 应用时，以常用的刺激参数（5×7）cm^2 的电极片，将电极片在 0.9% 生理盐水中充分浸泡以后，刺激强度 1.0mA，持续时间 20 分钟相对较为安全。作用部位：①脑瘫儿童可作用于阳极置于脑初级运动皮质的偏瘫下肢代表区（M1 区），阴极置于对侧眼眶上缘；②近年来有研究显示 tDCS 作用于右侧颞顶交界区可改善儿童的社会认知以及社交技能问题，特别是对于情感口语流利性的提高。具体作用部位可根据临床症状选择。

3）适应证：适用于上运动神经元性瘫痪，包括偏瘫、下肢轻度瘫痪和脑性瘫痪及某些多发性硬化症儿童。适用于孤独症谱系障碍、注意力缺陷障碍儿童改善语言交流、社会认知、情感、行为等方面。

2. 超声波疗法 超声波疗法是指利用每秒振动频率在 20kHz 以上的声波作用于人体,达到治疗疾病促进康复的物理治疗方法。主要是通过声波的机械作用、热作用和理化作用对机体产生治疗作用。目前使用的超声频率有 800kHz、1MHz 和 3.2MHz,近年还应用 30kHz、50kHz 低频超声。超声波疗法有单纯超声波治疗、超声药物透入治疗、超声雾化治疗以及超声与其他治疗联合的疗法,如超声 - 间动电疗法、超声 - 中频电疗法和超声 - 直流电疗法等。超声波治疗一般每天 1 次,12~15 次为一疗程。

(1)作用机制:

1)温热作用:作用机制是温热,因为超声波通过组织时有热的产生,选择性加温对治疗非常有利。

2)微动按摩:超声波可使组织发生机械性轻微震动,即组织受到微动按摩(micro massage)。引起膜渗透性增加、细胞间按摩、细胞复活、炎症(非细菌性)的进展阻断、新陈代谢亢进、胞质的搅拌、水离子的移动、pH 值的改变、扩散促进、组织呼吸的改变、凝胶相的改变等许多现象。

3)对神经系统的作用:通过神经中枢及自主神经系统的间接作用。临床上出现的是镇痛作用和肌肉弛缓作用。

4)对脑损伤的作用:研究证明,超声波可改变脑组织的供血状态,使输送到血的氧分压及营养物质增多,提高组织的新陈代谢,改善脑细胞的功能,有利于脑细胞的再生。使受损的脑细胞逐渐被新生的脑细胞所取代。此外,超声波的机械振动、温热等作用,还有利于侧支循环的形成,从而增加对受损脑组织的血液供给。机械振动可以对脑组织细胞产生细微的按摩作用,从而改善细胞膜的通透性,有利于细胞膜内外的物质交换,对细胞功能的恢复有促进作用。

脑性瘫痪儿童应用超声波治疗可使神经兴奋性下降,神经传导速度减慢,肌肉的兴奋性降低,可应用上述特点对不同类型脑瘫儿童进行治疗。

(2)仪器的组成:超声波治疗机由主机和声头两部分组成。主机包括电源、高频振荡器、调制器和报时器。声头实际上是换能器,是在压电芯片的两面镀上很薄的金属层,其外面盖有辐射板以传递声波。超声波的输出分连续辐射和脉冲辐射两种。接触剂为了避免超声反射和能量丢失,声头与体表间的空隙必须充分充填声阻与人体组织相近的介质接触剂。接触剂可用甘油、凡士林。

(3)超声药物透入的用药选择:由于超声透入无极性之分,也不受电离、电解的影响,故药源广泛。但选择药物时应注意选择对金属无腐蚀性的药,以免损坏声头。常用组胺、烟酸、乙酰胆碱、抗生素类、可的松类和维生素类药物。

(4)操作方法:

1)直接法:①固定法:治疗部位的皮肤上涂以接触剂,声头固定于治疗部位,治疗时声头必须与皮肤紧密接触,超声剂量宜小,一般强度 <0.5W/cm²,时间 3~5 分钟,多用于小部位;②移动法:治疗部位涂以接触剂,声头置于患处,与皮肤紧密接触,操作者在声头上稍加压力,做缓慢螺旋形或直线形反复移动,强度 0.8~1.5W/cm²,时间 6~12 分钟。

2)间接法:①水下法:准备水槽或盆一个,以 37~38℃的水作为介质,将治疗的身体部位浸在水中,声头放入水内对准治疗部位固定好,声头与皮肤间距离 1~2cm,强度 0.5~1W/cm²。多用于治疗表面不平的部位,如手、足。②水袋法:用塑料或薄乳胶膜做成大小不同的袋,内灌满水后密闭(袋内绝不允许有空气),治疗时将水袋置于声头与体表之间,使声头紧压水袋并涂少量接触剂,用于体表不平的部位,如眼睛、会阴部。③漏斗法:采用上口大、下口小的特制漏斗,下口大小按治疗部位选择,治疗时下口紧压治疗部位,斗内充满水,声头从上口浸入水中,适用于小部位治疗。④反射法:水下治疗时,用平面或凹面反射器以改变声束的投射方向,使声能作用于声头不宜直接投射的部位。

（5）适应证与禁忌证：

1）适应证：软组织损伤、关节挛缩、挫伤、脱臼、骨关节病、皮下淤血、注射后硬结、神经炎等。

2）禁忌证：感染的急性期，儿童骨骺处，高热、菌血症、败血症。

（6）注意事项：

1）声头与治疗部位间必须充分充填接触剂，声头与体表接触后再输出，以免损坏芯片和影响治疗效果。

2）用水下法、水袋法或漏斗法治疗时，必须采用不含气体的水，如蒸馏水或煮沸的水冷却后使用，倾注时要缓慢，避免产生气泡。

3）用移动法治疗时需在声头上稍加压力，用力和移动速度需均匀，不可时重时轻、时快时慢。

4）治疗过程中应经常询问儿童的感觉，如治疗部位有灼热或痛感，须立即停止治疗，找出原因加以纠正。

3. 传导热疗法 将加热后的介质作用于人体表面，使热传导到病变部位以治疗疾病，促进康复的方法称为传导热疗法。可用作传导热疗法的介质有水、泥、蜡、砂、盐、酒、中药、化学盐袋等，包括以下几种方法：

（1）石蜡疗法：

1）概念：将石蜡加热后施用于患部，促进康复的方法称为石蜡疗法。

2）作用机制：石蜡虽达 55~60℃ 的高温，但并不感到热，而且冷却缓慢。人体能够耐受石蜡疗法的高温，即溶解的石蜡与皮肤之间迅速产生冷却层，此层起到一种滤热气的作用。使用石蜡疗法后皮肤柔软光润，可做美容之用。石蜡虽然很干不含水分，但在治疗中石蜡皮膜与皮肤之间有汗潴留，也具有半湿性温热性质。

3）生理学作用：温热作用，充血作用，镇静作用。

4）常用的石蜡疗法：

A. 石蜡浴（paraffin bath）：可分为持续浴及间断浴两种（图 3-2-9～图 3-2-11）。将熔点为 43~45℃ 固形石蜡与流动石蜡以约 100∶3 的比例混在一起熔

化，温度应稍高于治疗温度，熔化 35kg 石蜡约需 3~4 小时；将恒温装置调整在治疗温度的 51℃；以肥皂水洗净治疗部位，擦干；手稍屈，插入石蜡浴槽中至腕部，稍停立即取出，数秒内石蜡呈白色凝固，反复此动作 10 次左右后，手上附着石蜡厚层如手套状；石蜡呈手套状后再将手置于石蜡浴槽中浸没 10 分钟左右，或以油纸、塑料包裹，再以毛巾、毯子等保温，后者可一次处置多个儿童，很方便，此外，也有不反复伸入的持续浴法；治疗结束后取下石蜡手套，置于另一容器中，达一定数量后，按后述方法过滤送回浴槽；每天 1 次，20~30 次为一疗程，疗程可更长。

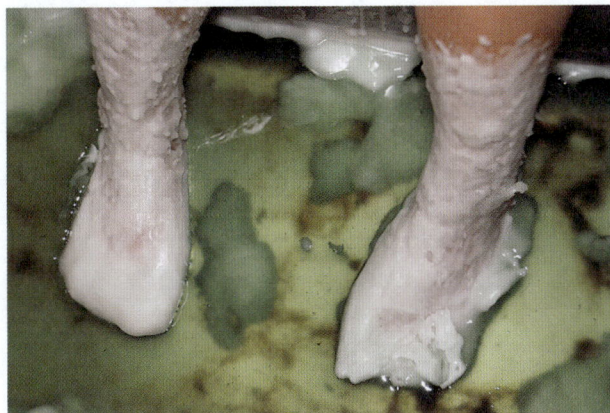

图 3-2-9 间断石蜡浴

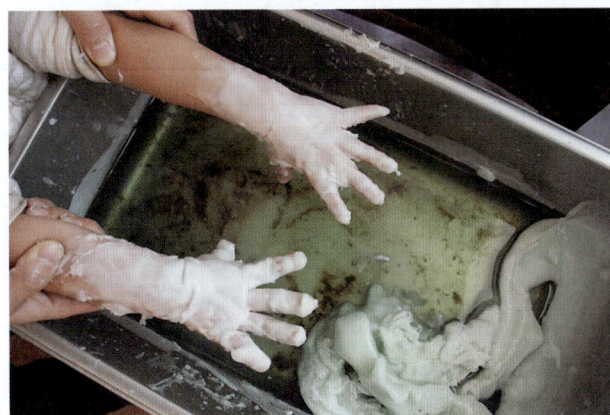

图 3-2-10 持续石蜡浴

B. 石蜡涂抹（paraffin brush-wrap）：将石蜡熔化，用已加温的刷子迅速多次向患部涂抹石蜡，再覆以塑料、毛毯、浴巾，15~20 分钟后将硬化的石蜡剥掉。

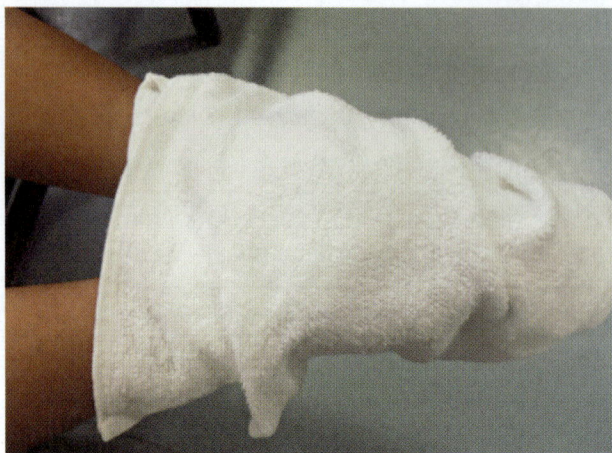

图 3-2-11 包裹保温

C.石蜡熔化法:石蜡捣碎加入锅中,搅拌加温。大致在 60℃时熔化,涂于防水布上,厚度 1~2cm,覆于患部,按压使之与患部形状一致。30 分钟后取下,可反复使用数次。

5)适应证:软组织扭伤、腱鞘炎、术后或外伤后浸润粘连、瘢痕挛缩、关节纤维性强直等。

6)禁忌证:虽已治愈但瘢痕较新,表面尚薄时,最好不用。皮肤有开放性创伤、发炎、脓痂疹,以及有高热、出血倾向等时要中止。

7)注意事项:①石蜡浴可反复多次使用,但尘埃、汗、表皮等物容易沉淀于底部,所以每年要更换 2~3 次或将石蜡再生;②石蜡有可燃性,要注意火灾;③注意避免弄脏衣物。

(2)热袋温敷法:

1)概念:将加热的特制吸水热袋置于患部,以治疗疾病促进康复的方法称为热袋温敷法或热气裹法。

2)装置:由敷于患处的热敷袋和具有恒温装置的加热箱组成。袋的形状,根据患部大小有大、中、小型,也有根据颈、肩等特殊形状而制备的,加热后温度可保持 30~40 分钟。

3)特点:敷袋并不直接接触皮肤,是由吸水性强而特殊加工的硅胶放出的高温蒸汽通过数层毛布而达患部,使之加温,所以也称蒸汽袋。但也有一部分热是由热敷袋通过传导而直达局部的。

4)操作方法:①热袋的加热:将热袋加入装有水的专用的电热恒温箱内,保持于 76~80℃中 2 小时;②治疗操作:将热袋从加热器内取出,挤出多余的水分,垫多层毛巾后放在病患部位,外包毛巾、棉垫、毛毯保温;③剂量与疗程:每次 20~40 分钟,每天 1 次,10 次为一疗程。

5)适应证:四肢关节、腰部、背部、肩部等处的疼痛。术后或外伤浸润粘连、瘢痕挛缩,尤其常用于作为矫正训练的前处置或皮肤性关节挛缩。

6)注意事项:①治疗时热袋要垫足够的毛巾,并固定好,防止热袋滑下造成烫伤。②勿使热袋压在身体下面,以免将热袋内的水分挤出导致烫伤。③治疗开始后要经常巡视、询问儿童的感觉。过热时要及时检查皮肤,调整所垫毛巾和保温用的包裹品。

(3)温热罨包疗法:

1)概念:温热罨包疗法是利用布袋中的硅胶加热后散发出的热和水蒸气作用于治疗部位治疗疾病的方法,也称热袋法。该治疗方法简便易行,在国外广泛用于临床。

2)作用原理:布袋中装有可塑性硅胶、皂黏土和亲水硅酸盐,硅胶颗粒中含有许多微孔,这些填充物具有吸收水分的特性。在水箱中加热时,会吸收大量的热和水分,并且释放缓慢。治疗时,将布袋置于患部,缓慢释放出热和水蒸气,起到湿热敷的作用。其主要治疗作用为温热作用,温热可使局部血管扩张,血流量增加,增强代谢,改善营养;温热可使毛细血管通透性增高,促进渗出液的吸收,消除局部肿胀;温热可降低感觉神经兴奋性,使痛阈升高,缓解疼痛;温热能缓解肌肉组织痉挛。

3)操作方法:①热袋的制备:用亚麻布缝制成各种形状的布袋,并纵向缝线将其分割成若干条状,类似于子弹袋样,以适合身体不同部位。在布袋两角各缝制一个布条吊环,以备加热时悬挂于加温水箱。常用布袋有 3 种大小不同的长方形,规格为 58cm×37cm、30cm×28cm、30cm×15cm。②治疗步骤:将所选热袋悬挂在 80℃恒温水箱中加热 20~30 分钟;儿童取舒适体位,充分暴露治疗部位;在治疗部位垫数层干燥毛巾,面积稍大于拟治疗部位;将预热好的热袋擦干,置于患部,其上置干燥大毛巾保温固定,儿童身体的非治疗部位要注意保暖;随热袋温度下降,逐层撤去毛巾;治疗时间 20~40 分钟,每天 1~2 次;热袋在硅胶失效前可反复使用。

4)适应证:肌肉痉挛的儿童。

5)禁忌证:治疗部位感染、开放性伤口、恶性肿瘤、活动性肺结核、循环严重障碍、治疗部位严重皮肤病等,以及高热、极度衰弱、出血倾向等全身性疾病。局部皮肤感觉障碍者慎用。

6)注意事项:①保证有足够毛巾包裹热袋,以免热袋从包裹中滑出,烫伤皮肤;②热袋的温度不应太高,使用前要检查加温的恒温装置;③对于存在皮肤感觉问题,如感觉减低、缺损或感觉敏感性增高者,尤应特别注意观察;④治疗 5 分钟后,治疗师应移开热袋,检查皮肤是否有弥漫性红斑,如有弥漫性红斑,应增加毛巾层数。

(4)Kenny 湿敷温热法:本方法由澳大利亚护士 Elizabeth Kenny 最早用于临床,主要用于缓解肌肉痉挛和疼痛。

1)作用原理:本方法主要治疗作用为温热作用,原理同温热疗法。

2)操作方法:①将浴巾煮沸 20 分钟,用夹子夹紧拧干 2 次,至无滴水为止;②展开浴巾在空气中使之稍微冷却,至机体能耐受的温度;③将展开的浴巾包裹肢体,或折叠数层敷于疼痛部位;④浴巾上覆盖塑料布,并覆盖毛毯保温;⑤浴巾温度变凉时,应立即更换新的热浴巾;⑥对重症儿童最初 1~2 天可每 30 分钟更换一次浴巾,当疼痛减轻后或夜间可除去浴巾。

3)注意事项:①煮沸后的浴巾必须拧干,勿使其滴水,以免烫伤;②治疗过程中应严密观察儿童的全身情况,及时补充水分;③治疗过程中若儿童出现出汗过多、心悸、气促,应暂停治疗。

(5)蒸汽疗法:

1)概念:蒸汽疗法是利用作用于身体的蒸汽来防治疾病和促进康复的一种物理方法。常用的主要有局部熏蒸法、全身蒸汽浴。

2)作用:①热传导作用:使局部毛细血管扩张、血液循环加速、细胞的通透性加强,从而有利于血肿的吸收,加速水肿的消散,促进新陈代谢,加强巨噬细胞的吞噬能力,具有消炎作用。②气流颗粒运动的作用:气流中微小的固体颗粒对患处起到按摩、刺激、摩擦等机械治疗作用;可软化、松解挛缩肌腱;可降低末梢神经的兴奋性,降低肌张力,具有解痉、镇痛作用。③独特的药物治疗作用:可根据病情选择不同的药物配方进行治疗,以达到消炎、消肿、镇痛等治疗作用。

3)操作方法包括以下两种方法:

A. 局部熏蒸法:利用蒸汽或药物蒸汽做局部熏蒸法,以治疗局部病变。药物蒸汽兼有热和药物两种作用,药物通过温热作用渗入局部,有利于药物的吸收,优于单纯的蒸汽热疗法。①蒸熏法:将配好的药物放入熏蒸仪的药槽中,加水煮沸 30 分钟后,将需治疗部位直接在蒸汽上熏。儿童可采取卧位治疗,每次治疗时间为 20~40 分钟,每天 1 次。②喷熏法:先将药物煎取滤液,放在蒸汽发生器内,再加热蒸汽发生器,将喷出的药物蒸汽直接对准患部体表喷熏 20 分钟,治疗疗程同蒸熏法。

B. 全身药蒸汽浴疗法:蒸汽室包括全身熏蒸仪、洗浴室、休息室。将配好的药物放入熏蒸仪的药槽中,加水煮沸 30 分钟后,嘱儿童仅着内衣躺入熏蒸仪内,头部需暴露。蒸汽温度在 40℃ 左右,一般每次治疗时间为 20~40 分钟,治疗后立即进入洗浴室,用温水淋浴后,入休息室休息 10~20 分钟;治疗每天或隔天 1 次,10~15 次为第一疗程,休息 2 周后可进行第二疗程。

4)适应证:肌肉痉挛的儿童。

5)禁忌证:严重心血管疾病、恶性贫血、活动性肺结核、高热儿童禁用。急性扭伤有出血倾向时,最好在 24 小时后再做治疗;急性化脓者不宜进行治疗,以免炎症扩散;体弱者慎用。

6)注意事项:①治疗前:仔细阅读熏蒸仪使用说明书,严格按其要求进行操作,调整好蒸汽的温度以适宜为度,以免过热引起烫伤,严格掌握蒸汽治疗适应证,治疗室备有急救药品,以防治休克、虚脱等意外;②治疗中:应随时观察询问儿童反应,如有心慌、头晕、恶心等不适者,应立即停止蒸疗,给予静卧等对症处理;③治疗后:洗浴室和休息室温度要适宜,治疗后注意保温,以防感冒。

4. 水疗法　水疗(hydrotherapy)是指利用水的物理特性如温度刺激、机械刺激(冲击力量)和化学刺激治疗疾病促进康复的方法称水疗法。利用水的物理特性以各种方式作用于脑瘫儿童,促进康复的方法。

(1)概念及机制:水疗法既是一种运动治疗,也是一种物理因子疗法。通过水中的温度刺激、机械刺激和化学刺激来缓解肌痉挛,改善循环,调节呼吸频率,增加关节活动度,增强肌力,改善协调性,提高平衡能力,纠正步态等。尤其对儿童还可增加训练的兴趣,树立自信心,改善情绪,参与娱乐活动,对于智力、语言、个性的发展都有极大的好处。掌握好训练时间和运动量,发现儿童疲劳时,不要勉强教条地遵守时间。

1)对皮肤的作用:除刺激局部皮肤外,还反射性地引起偏远部位器官发生各种不同反应,游泳时全身运动,自然能增强身体的持久力,如学会游泳技能,可提高儿童的兴趣和信心,利用水的物理特性给儿童一种愉快而新鲜的体验,同时对身体的感受和活动的认知大有好处。

2)对肌肉的作用:水疗会减轻肌肉张力,使平滑肌舒展,减轻疼痛和痉挛,游泳中一定要学会如何控制四肢、躯干肌肉和保持平衡。尤其是对肌张力高的儿童,仰泳姿势可以使其体验肌肉松弛的感觉。

3)对循环系统的作用:水疗对于循环系统的作用与水温、治疗时间、部位及刺激强度密切相关。水疗时,使心搏加速,增加心肌张力,输出的血量增加,促进血液循环。在热作用下,汗腺分泌增加,汗液大量排出,使血液浓缩,许多有害代谢物质及毒素随汗液排出。同时,肾脏血管随皮肤血管扩张,发生主动性充血,有利尿作用。

4)对呼吸系统的作用:为了抗水压要增强呼吸功能,需要增大胸廓运动力度,强化呼吸器官功能。另外,水能刺激皮肤,改善循环,增强了机体抵抗力。在水中换气需要训练将口呼吸和鼻呼吸分

开,这也是语言发音的基本训练方法之一。

5)对神经系统的作用:由于热刺激可以对大脑引起抑制过程,水疗可以使神经系统的兴奋性降低,具有较好的镇痛作用。

(2)水中运动:利用水的浮力,让儿童克服重力在水中运动,在水池中放入一些床、椅、双杠、漂浮物等。可在水中结合训练进行一定的运动,如步行、平衡、协调性训练和 Bad Ragaz 训练(亦称救生圈训练法)等。也可结合文体活动开展一些竞赛、游戏等,以提高儿童的兴趣。

在水中可以开展一对一的训练,也可开展一些有趣的小组游戏和竞赛活动,诱发及引导出儿童的自主动作。

儿童在进行水疗时,水的温度不宜太低或过高,一般调节为 34~36℃,儿童先双足下水,然后全身缓慢下水,以免引起痉挛。水中运动的强度和时间视儿童病情及体质而异,一般为 20~30 分钟,每天 1 次。行动不便的儿童可用升降装置辅助入浴、出浴,在治疗过程中有工作人员陪同下水,严密监护。

1)设备:水中运动池的大小视治疗儿童的人数而定,以水泥镶嵌瓷砖建成,池边设有扶手和扶梯,池中可设有治疗椅、治疗床、步行训练用双杠及漂浮文体用品等。

2)方法:池中放 3/4 水量,水温 34~38℃。儿童先双足下水,然后全身缓慢下水,在工作人员指导下在水中进行平衡训练、步行训练、协调性训练和 Bad Ragaz 训练(亦称救生圈训练法)。水中运动的强度和时间视儿童病情及体质而异。行动不便的儿童可用升降装置辅助入浴、出浴,在治疗过程中有工作人员陪同下水,严密监护(儿童可在治疗师的辅助和保护下,在水中开展各类运动治疗)。

3)注意事项:水疗首要是安全问题,儿童自我保护能力差,脑性瘫痪儿童多合并有智力障碍,所以训练时一定要注意保护,并辅以救生圈或其他漂浮物,一对一地进行训练,防止儿童溺水危及生命。有条件者应备好急救箱。

室温、水温保持恒定,出水后要及时揩干身体,注意保暖,休息 15 分钟左右,注意预防感冒。训练

前1小时内不应进食,防止呕吐引起窒息,要排净大小便。

(3)分类:

1)涡流浴:专用涡流浴装置,水温39℃左右,时间5~20分钟,可改善局部血液循环。

2)气泡浴:配有气泡发生装置的浴盆,气泡可对人体产生微小的按摩作用,改善血管的舒缩功能,缓解肌肉痉挛。儿童仰卧在水中,水面不超过剑突部,治疗时间10~20分钟为宜,每天或隔天1次。

3)伯特槽浴:是一种特制的"8"字形浴槽,可加入涡流浴、气泡浴、局部喷射浴等治疗方式,时间10~30分钟。

4)步行浴:在浴槽内可进行仰卧位训练、坐位训练、站立训练、坐位平衡及步行训练等。

(4)操作方法:

1)设备:采用涡流气泡浴槽水疗设备。其设备采用全不锈钢制作,浴槽上装有可上下调节的喷嘴设备,通过旋转角度,能方便地实现涡流和冲击两种功能。通过加压喷嘴高度及角度的调节,能使儿童得到最有效部位的按摩,达到更好的治疗效果。独特的喷嘴设计能提供方便的水疗方式的转换。通过浴槽内设置的气泡发生装置,能提供均匀的气泡。同时,它能提供加压水流,自动循环加热控温,气泡和循环水过滤消毒,可使水疗用水清洁,能降低使用成本。

2)具体操作:

A.适应性训练:让障碍儿童体验以水为素材活动身体的快乐,要让儿童习惯在水中状态,对水淹过了头和身体下沉不感到恐惧和不安。开始先让他练习呼出和吸入动作,一直达到可以自动地呼吸的状态。游泳为全身运动,可以增强体力,而且对认知有好处(图3-2-12)。

要注意预防因病态的运动模式而导致的应激反应。让儿童学习在水中如何完成在地面上的立位、步行、跳跃、坐位、侧卧位、起立、回旋动作等。在水中最稳定的姿势是使关节轻度屈曲、外展、屈膝、手臂向前伸(图3-2-13)。

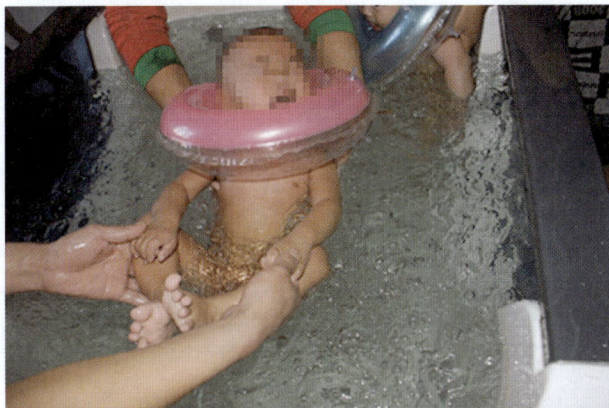

图3-2-12 水中适应性训练之一

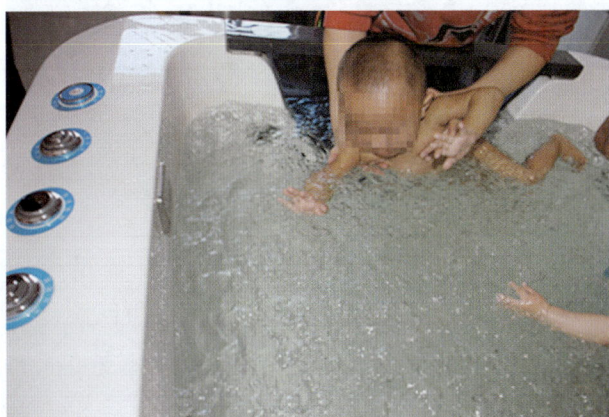

图3-2-13 水中适应性训练之二

B.促进儿童在水中独立活动:当儿童能够完成上述稳定姿势时,指导者可再教儿童如何与自己拉开距离,当离开协助者时,知道立即伸出手臂自己来游。从被他人紧紧地抱扶慢慢地转入自主训练,最后达到只轻轻用指尖支持即可游泳(图3-2-14)。

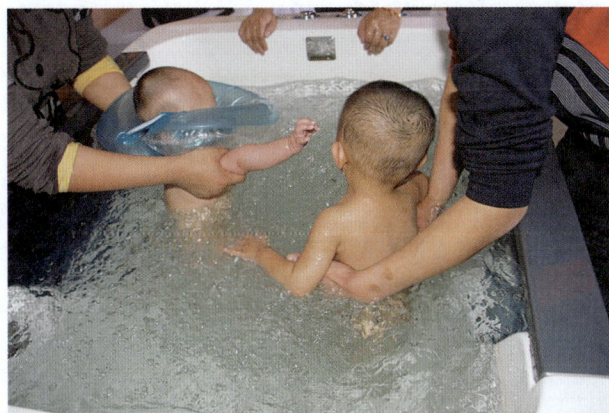

图3-2-14 促进儿童在水中独立活动训练

C.垂直回转：指身体在矢状面上回旋和从垂直方向朝水平方向的体位转换。儿童仰卧在水面，再以此姿势学习转换为坐位、立位姿势，这种运动从头部启动，必须事先使儿童学习如何控制头部（图3-2-15）。

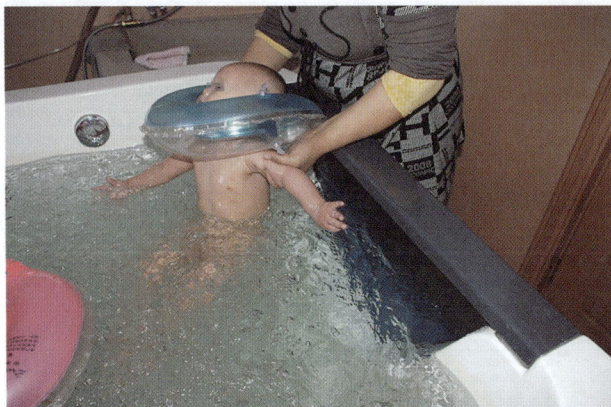

图3-2-15 促进儿童垂直回转活动训练

D.侧方回旋：指以身体的纵轴为中心的模式的回旋，如从仰卧位经过侧卧位向俯卧位回旋。因为水中浮力对重力的对抗，要考虑身体和支持面的关系（图3-2-16）。

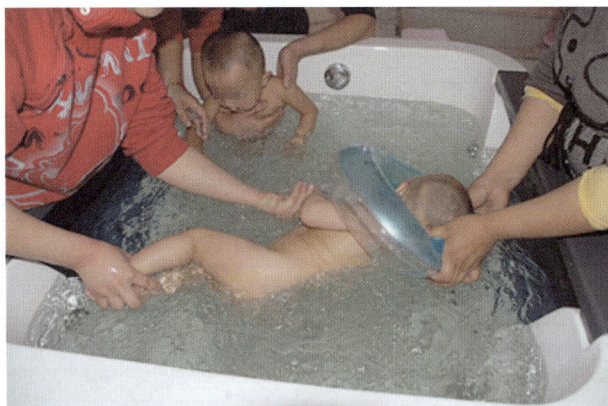

图3-2-16 促进儿童侧方回旋活动训练

E.复合回转：是通过将侧方回转和垂直回转结合在一起，引起对线平面回转，需要反复地练习，也是一种保持最自然的运动状态。对中枢性运动障碍儿童来讲，复合回转练习更为必要。但是，受浮力、相对密度、压力和推力力量及游泳姿势等因素影响，要针对儿童情况给予指导（图3-2-17）。

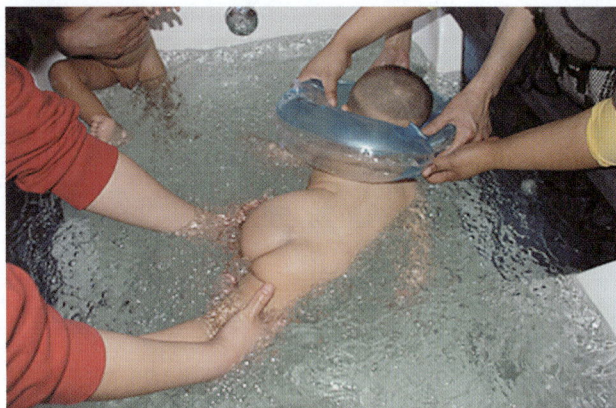

图3-2-17 促进儿童复合回转活动训练

F.浮力：使儿童意识到自己在水面上漂浮，再学习平静地呼吸（图3-2-18）。

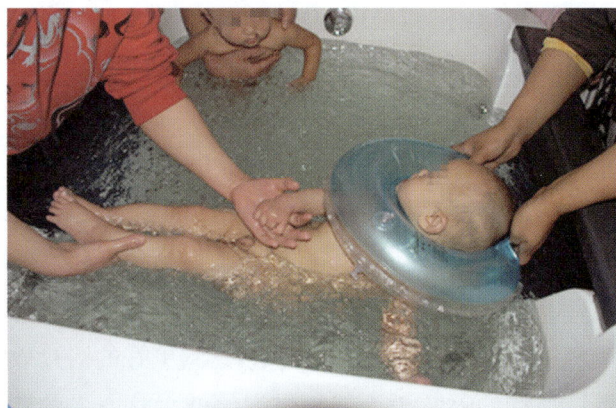

图3-2-18 借助浮力的训练

G.平衡-静止：欲学习向前游泳，必须学会轻轻地横卧在水面。否则儿童会因不安全感而扭动或屈曲身体，儿童会失去平衡而造成身体下沉，因此，要有保持平衡-静止的能力（图3-2-19）。

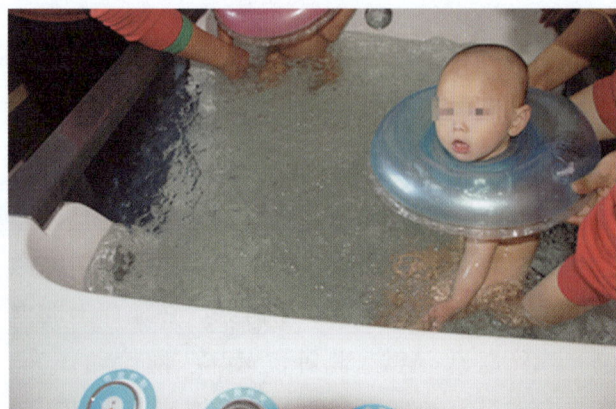

图3-2-19 平衡-静止训练

H. 水上的滑动：当儿童学习向前游动时，轻轻支持儿童肩胛骨下侧，一边减弱支持力，一边推着仰卧的儿童向前滑动，教他体验水中的滑动感（图 3-2-20）。

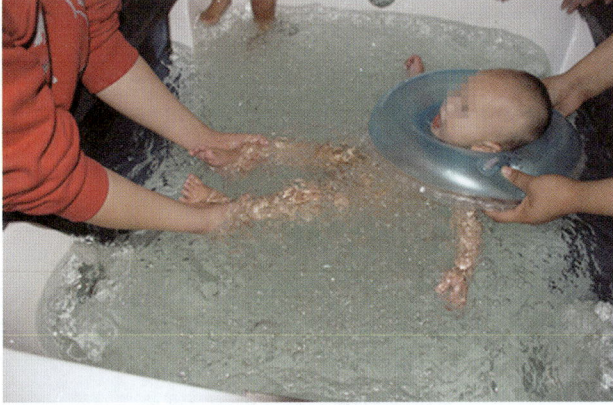

图 3-2-20 水上滑动训练

I. 最初的泳法：最简单的是仰泳。两臂中等程度屈曲、外展再拉回。尽管有些儿童两臂活动度小，但只要活动即可前进。以后可再学习以脚拍打（图 3-2-21）。

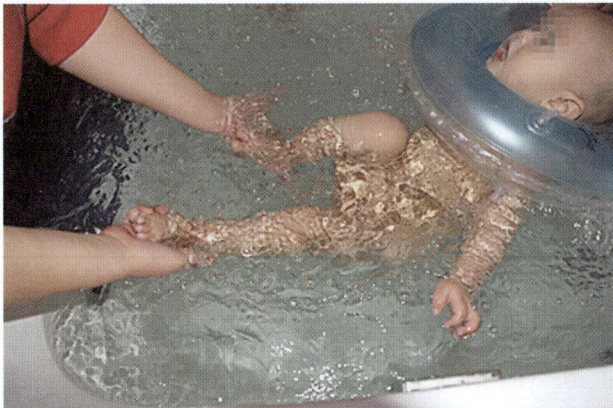

图 3-2-21 最初的泳法

J. 缓解肌张力增高：单侧肢体肌张力高儿童可根据具体情况进行训练。

左侧肌张力高儿童的方法：将儿童左侧肢体接触水面，多次反复刺激（图 3-2-22）。右侧肌张力增高的训练同左侧的操作。

（5）水中训练的效果：

1）头部控制：头必须稳定地控制在中间位。头如果过度前倾和后倾，则不可能在水中横卧和前进，在水中一切运动和姿势变换都是从头部开始，各种回转和应付扰乱运动都是以头部来调整启动。

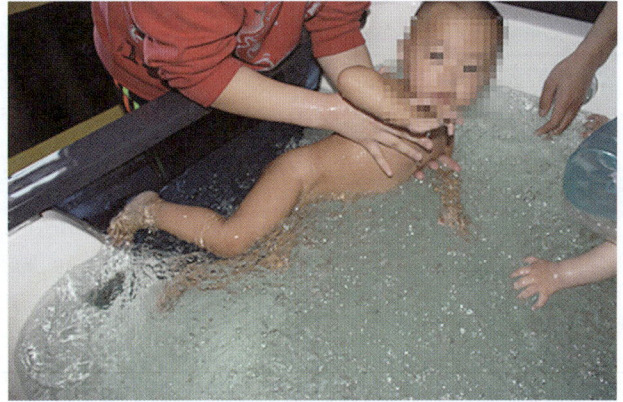

图 3-2-22 缓解左侧肌张力增高的训练

2）缓解肌紧张：学习控制全身肌肉和身体的平衡使肌紧张性强的儿童记住松弛的舒畅。随着对水的安全感、信赖感的增强，可看到儿童肌紧张缓解。肌紧张调节效果如何与水温有关，最适合的水温是夏季 36℃，冬季 38℃。

3）呼吸的控制：当口中有水时，即要用鼻子呼吸，这种运动能改善头的控制，仰卧位较稳定地游泳时，呼吸节律正常，可促进肌肉松弛。力图改善呼吸功能，加强发声、咀嚼、咽下动作。

4）增强平衡能力：水中抱球运动，强调完成水中平衡和保持静止状态。泳者一方面不断地用手划动水，以此顺应水的运动，按压和搅动水也必须保持平衡，学会如何使自身适应平衡的泳法，同时也增强了儿童在空气中的身体感觉和方向的感觉，这在儿童取平衡的仰卧位姿势时更为明显。

（6）注意事项：水疗首要是安全问题，儿童自我保护能力差，脑瘫儿童多合并有智力障碍，所以训练时一定注意保护。①应辅以救生圈或其他漂浮物，一对一地进行训练，防止儿童溺水危及生命。有条件者应备好急救箱。②室温、水温要保持恒定，出水后要及时揩干身体，注意保暖，休息 15 分钟左右，注意预防感冒。③训练前 1 小时内不应进食，防止呕吐引起窒息，要排净大小便。④掌握好训练时间和运动量，发现儿童疲劳时，不要勉强教条地遵守时间。水疗最好安排在 PT、OT、ST 训练前进行,既有利于提高 PT、OT 等训练的效果,也防止儿童过度疲劳,如有感冒、腹泻等情况可暂时停止。

5. 冷疗法

(1)概念:冷疗法是利用低温治疗疾病促进康复的方法,也称为低温疗法。温度在 0℃ 以上,但低于体温与周围空气温度的低温疗法称为冷疗法。

(2)作用机制:①血管收缩,继而扩张;②降低毛细血管通透性(抑制水肿);③新陈代谢降低(抑制炎症);④疼痛加重,继而减轻(寒冷麻醉,疼痛缓解);⑤肌梭活动低下(抑制肌痉挛)。

(3)操作方法:最常用的治疗方式是用融化的冰块和水混合应用。混合物的温度为 0℃。治疗部位可浸入冰水中。对于难以浸入冰水中的身体部位,可将毛巾浸入冰水中,然后取出并迅速用于身体较大部位而制冷。也可用冰按摩,将冰块在需要制冷的皮肤表面上移动。这些方法均可迅速降低皮肤温度和缓慢地降低肌肉温度。肌肉温度下降的缓慢程度与皮下脂肪的厚度明显相关。假如肌肉已被冷却,痉挛状态减轻,对体瘦者肌肉开始冷却至少需要 10 分钟,而对较胖者则可能需要 30 分钟。临床上对腓肠肌痉挛的儿童,为了判定是否已获得预期的效果,可检查其跟腱反射。如已达到治疗作用,则阵挛和跟腱反射消失。身体的其他关节对快速运动的阻力减小,说明痉挛状态减轻。如前所述,短时间的冰块按摩制冷仅影响皮肤并常用于肌肉的再训练,当皮肤被冷却而肌肉未被冷却时,才出现 α 运动神经元的易化作用。

一旦肌肉被冷却到足以解除痉挛状态时,这种效果可持续足够长的时间。对于创伤治疗必须早在实质性肿胀和出血出现之前应用。创伤部位可同时加压。通常这种方式的制冷可持续 4~6 小时,其间可以换冰敷布或向水浴中加入冰块。

(4)适应证:①儿童外伤的急性期或后遗症疼痛、抑制出血水肿;②缓解儿童肌肉、骨骼系统的疼痛;③缓和儿童由于痉挛等引起的异常肌紧张,降低肌张力,增加关节活动度;④促通儿童神经肌肉的反应性。

(5)禁忌证:开放性外伤、末梢循环障碍、对寒冷过敏的儿童等。

(6)注意事项:冷疗时要注意防止发生皮肤冰灼伤和冷冻伤,以免出现皮肤红肿疼痛,甚至水疱、坏死。因此,冷疗时应注意观察儿童的感觉和反应,出现较明显冷痛时应随时中止冷疗。昏迷和皮肤温觉障碍者进行冷疗时尤其应谨慎。要注意保护病患部周围的正常皮肤。冷气雾喷射禁用于头面部,以免造成对眼、鼻、口、呼吸道的损伤。

少数人对冷过敏,接受冷刺激后皮肤出现潮红、痒、荨麻疹,重者血压下降、虚脱,出现这种情况时,应立即中止冷疗,保温,喝热饮料。

6. 生物反馈疗法

(1)概念及机制:生物反馈疗法是指在仪器的帮助下将人体内部通常不能觉察的生理活动以及生物电活动的信息加以放大,使其以视觉、听觉形式在仪器上显示出来,个体借助反馈信息了解自身变化,并根据变化逐渐学会在一定程度上随意控制和纠正这些活动的过程。生物反馈疗法目前已广泛应用于各种特殊需求儿童的康复治疗,其疗效已逐渐被证实,该疗法可增强肌力、降低肌张力、增加肌肉的协调性、加强感觉反馈、促进脑功能重组、辅助肢体功能恢复。

人的生理变化常与各种心理因素如精神紧张、恐惧、焦虑、兴奋、性冲动和精神松弛等密切相关。利用生物反馈仪器,可使受试者通过学习认识到各种心理因素与躯体变化的关系,也能客观地了解心身变化与某些环境因素如紧张、松弛的关系。借助于生物反馈仪器,将各种生理变化放大并显示出来,通过反复实践、强化和定型,并通过不断自我总结,逐渐形成和保持不依赖仪器而进行自我控制的能力。这种能力,一般是利用仪器或运用自己想象中的松弛感、温热感的方法来形成的。通过生物反馈仪显示出来的生理状态信息,在医生指导下反复训练,儿童对体内信息的间接感知的敏感度就会逐渐提高,使间接感知转化为直接感知,并得到强化,最终形成并保持脱离反馈仪而进行自行控制和调节自身某些心理、生理的反应能力。

(2)分类:

1)肌电反馈:是利用肌电反馈仪将骨骼肌兴奋收缩时产生的肌电活动及时加以检出,并转换成大脑所熟悉的感觉刺激方式加以显示。通过示波器和扬声器的反馈,训练受试者对肌肉内不同运动单位的放电进行控制,进行松弛肌肉和加强肌肉收缩运动的训练,以达到全身松弛和神经肌肉功能再建的目的。肌电反馈治疗主要用于两方面:一方面是通过松弛训练用于减轻疲劳、紧张、焦虑以及由此情绪引起的内脏功能紊乱,如紧张性头痛、肌紧张或痉挛等;另一方面,加强肌肉收缩的训练,用于肌肉瘫痪的康复治疗。

2)皮电反馈:皮肤电活动可以通过皮肤电阻的大小改变或通过皮肤电压的波动来记录。利用皮电反馈仪可以把皮电活动的变化反馈给个体,个体通过反馈训练可获得对皮肤电反应的随意控制。皮电反馈主要用于治疗由精神因素引起的焦虑、恐惧以及哮喘,也可用于系统性脱敏的指导,想象和催眠疗法的辅助治疗。

3)皮温反馈:体内的产热和散热变化、外周血管的舒张和收缩决定了皮肤温度的变化。它以热变电阻或温度计记录个体皮肤温度变化,并转换成反馈信号显示给个体,使之学会控制外周血管的舒张和收缩。皮温反馈主要用于治疗血管功能障碍引起的病症,如偏头痛、雷诺病等,还可用于与交感神经兴奋有关的情况如哮喘和高血压。在心理治疗中,它可以提供有关儿童抵抗程度的信息。在松弛训练中,特别是集体训练时,用温度反馈可以测定松弛的温度或对松弛的阻力。

4)脑电反馈:根据操作条件反射的原理,以脑电图生物反馈仪作为手段,通过训练儿童达到选择和强化临床用于治病所需要的脑波节律。脑电反馈主要用于癫痫、儿童轻微脑功能失调、入睡困难的失眠儿童及减轻慢性疼痛等。

5)磁带录像反馈:是一种在电视屏上清楚地反映出面部运动和全身行为表现的视觉反馈系统。临床主要用于治疗抽动症。

6)括约肌反馈:通过在消化道内放置一个球形的压力传感器,测量并记录某段消化道运动产生的张力变化,并作为信息反馈给被试者,使其学会控制腔内的张力。括约肌反馈可用于治疗反流性食管炎和直肠过敏综合征,并可用于治疗功能性和器质性大便失禁以及生殖道功能的调整训练。

7)小气道反馈:应用小气道呼吸阻力测定技术,将气道变化反馈给被试者,通过学习,被试者可以随意调节自己的通气阻力,用以治疗哮喘病。

(3)生物反馈疗法在脑瘫儿童中的应用主要包括以下三方面:

1)促进肌肉收缩:肌电生物反馈疗法是借助于肌电接收设备记录儿童瘫痪肢体自主收缩时的电信号,当这种电信号达到或超过仪器所设的动态阈值时,就产生一定强度的电刺激,促进肌肉收缩。

2)促进脑功能重组:脑电生物反馈疗法的循环作用有助于重组或再塑中枢神经功能。通过重建神经网络和神经反馈回路达到修复损伤区脑功能的目的;认知功能是脑的高级功能,包括定向、记忆、注意、语言、概括、计算、判断与解决问题能力等,因为脑瘫儿童缺氧缺血性脑病所造成的大脑结构和功能的损害会导致较严重的认知功能障碍。

3)促进主动运动:肌电生物反馈疗法可最大程度地鼓励儿童对患肢的运动功能进行定向、较为精确细致的诱导和强化,以重新获得肢体功能,这种治疗方法可使患侧上肢产生模式化的、反复的随意运动。脑瘫康复训练重视主动性和参与性,儿童通过拟人的人机对话系统,在屏幕上看到所要训练肌肉的肌电值,随着提示音进行肌肉收缩、放松等动作的训练,而动画系统则方便治疗师对儿童进行治疗指导。

(4)操作方法:

1)肌电生物反馈疗法:①设备:采用肌电生物反馈治疗仪。仪器可以描记和显示肌电的数值和曲线,并发出不同颜色的灯光和声音信号。仪器附有3个表面电极,包括2个记录电极、1个地极。②操作步骤:先清洁将要安装电极部位的皮肤,再用75%的酒精脱脂。然后在电极表面涂上导电膏,放在皮肤上。记录电极的位置根据病情而定。地极通常放在两电极之间。仪器描记显示肌电电压数值和曲线并发出灯光和声音信号。按照治疗要求,引导儿童学会根据视听信号通过自我调节肌电电压,而使肌肉紧张或放松。每次训练 5 分钟,再休息 5 分钟,反复 4 次,每次总共训练时间为 10~15 分钟,每天训练 1~3 次。

2)手指皮肤肌电生物反馈疗法:①设备:采用手指皮肤肌电生物反馈治疗仪,仪器可以描记显示温度读数和曲线,并发出不同颜色的灯光和声音信号。仪器附有一个温度传感器和一副可供儿童使用的耳机。②操作方法:将温度传感器固定于儿童示指或中指末节指腹上。根据描记显示温度读数和曲线,以及发出的不同颜色的灯光和声音信号,让儿童自我控制调节指端的血管紧张度,从而使皮肤温度上升或下降。每次训练 15~20 分钟,每天 1~3 次。

3)血压生物反馈疗法:方法与前述生物反馈疗法相似。

4)皮肤电阻生物反馈疗法:方法与前述生物反馈疗法相似。

5)心率生物反馈疗法:方法与前述生物反馈疗法相似。

6)脑电生物反馈疗法:方法与前述生物反馈疗法相似。

(5)适应证:①降低神经肌肉兴奋性的松弛训练,如紧张性头痛、痉挛型儿童等;②提高神经肌肉兴奋性的功能性训练,如肌张力低下儿童等;③提高认知功能的训练,如发育迟缓、智力发育障碍、语言发育迟缓等儿童。

(6)禁忌证:癫痫、心脏病、有出血倾向者、经电刺激治疗后过度紧张的儿童。

(7)注意事项:首次治疗前,应向儿童讲解指定动作及注意事项,并先做示范动作,指导儿童被动屈髋、伸膝、屈踝,同时提示儿童关注电子显示屏上曲线的变化,然后开始治疗,指导儿童最大限度地进行主动运动。

生物反馈治疗的病例选择适当与否是治疗成功的关键。治疗前要详细询问病史,做细致的体格检查。对于治疗中同时服用的药物不得过早或突然停用,尤其是患有癫痫的儿童,应避免不恰当的训练,如癫痫儿童用低频率脑电波训练,磨牙采用单侧电报,或肌肉功能重建中部位选择不当。另外,伴随心脏病的儿童应在心脏监护系统和急救设备齐全的医院内选择性治疗。

7. 经颅磁刺激

(1)概念:经颅磁刺激(transcranial magnetic stimulation,TMS)是一种利用脉冲磁场作用于中枢神经系统(主要是大脑),改变皮质神经细胞的膜电位,使之产生感应电流,影响脑内代谢和神经电活动,从而引起一系列生理生化反应的磁刺激技术。

(2)治疗机制:①对神经递质和受体的影响:TMS 可以引起多种神经递质的释放,如多巴胺(DA)、乙酰胆碱、谷氨酰胺,这些递质是对记忆障碍、运动障碍、情感障碍、帕金森病有效的原因。②在早期即可对基因表达产生影响:TMS 引起皮质较广泛的 *c-fos* 基因表达增加,近中线结构(纹状体、丘脑、扣带回、室旁核等)尤为显著,在松果体、视网膜及调节生物节律区,有更敏感的转录因子 CREB 磷酸化形式表达增加。rTMS 引起的这种效应更明显。③对脑血流、代谢、内分泌的影响:TMS 可以通过不同的参数刺激,改变不同脑区的血流、代谢、兴奋性及内分泌功能从而发挥治疗作用。④兴奋与抑制作用:高频率、高强度 rTMS 可产生兴奋性突触后电位总和,导致刺激区神经异常兴奋。低频刺激则相反,低频可抑制神经兴奋,通过双向调节大脑兴奋与抑制功能之间的平衡来治疗疾病。

(3)分类:根据 TMS 刺激脉冲不同,可将 TMS 分为 3 种刺激模式:单脉冲 TMS(sTMS)、双脉冲 TMS(pTMS)以及重复性 TMS(rTMS)。rTMS 分为高频和低频(≤1Hz)两种,低于 0.2Hz 为超低频,不同刺激参数(模式、频率、强度、间隔、持续时间、刺激位点、刺激方向等)的 rTMS 产生不同的神经生理效应。

(4)应用领域:①认知学科:用于学习能力、记忆力、语言能力、听力、视觉、感觉及功能联系的研究和应用;②精神病学:用于影响前额叶背外侧皮质层的特定脑功能的改善;③神经病学:用于刺激中枢神经和外周神经的通路;④康复医学:用于促进脑功能和运动功能的恢复;⑤儿童脑损伤:用于促进儿童脑损伤神经细胞的再生和脑组织神经细胞的发育。

(5)TMS 经颅磁刺激儿童神经康复适应证:①发育迟缓、癫痫等;②孤独症谱系障碍、注意缺陷多动障碍等;③脑瘫引起的相关症状、流口水、睡眠障碍、呛食、发育迟缓、肌张力高引起的运动障碍等。

8. 光疗

(1)概念:应用人工光源或日光辐射治疗疾病的方法称为光疗法。光波的波长短于无线电波,分为红外线、可见光、紫外线和激光疗法。

(2)作用机制:

1)红外线疗法:应用红外线治疗疾病的方法称为红外线疗法(infrared therapy)。红外线通过辐射作用于人体组织产生温热效应,故又称辐射热疗法。

红外线的穿透力较弱,表浅组织产热后通过热传导或血液传送可使较深组织温度升高,有改善组织血液循环、促进水肿吸收、炎症消散、镇痛、解痉的作用。

2)可见光疗法:应用可见光治疗疾病的方法称为可见光疗法,常用的有蓝紫光疗法(blue and violet light therapy)。蓝紫光是可见光中波长最短的部分,照射于人体后皮肤浅层血管扩张,血液中胆红素吸收蓝紫光后,在光和氧的作用下转变为水溶性的、低分子量的、易于排泄的无毒胆绿素,再由尿和粪便排出体外,从而降低血清中胆红素的含量。常用于治疗新生儿高胆红素血症。

3)紫外线疗法:紫外线作用于人体组织后主要产生光化学效应,应用紫外线治疗疾病的方法称为紫外线疗法(ultraviolet therapy)。紫外线可分为三段:长波紫外线、中波紫外线、短波紫外线。有杀菌、消炎、镇痛、脱敏、促进维生素 D_3 的形成、促进

组织再生、调节机体免疫功能、光致敏等作用。

4)激光疗法:激光(laser)是受激辐射放大的光,具有一般光的物理特性,又具有亮度高、单色性好、定向性强、相干性好等特点。应用激光治疗疾病的方法称为激光疗法(laser therapy)。低强度的激光对组织产生刺激、激活、光化作用,可改善组织血液循环,加强代谢产物和致痛物质的排出,抑制痛觉,有镇痛效应;提高白细胞吞噬能力,增强免疫功能;增加组织代谢与生物合成,加速组织修复。高强度的激光对组织有高热、高压强、高电磁场作用,可使蛋白质变性凝固,甚至炭化、汽化,使组织止血、黏着、焊接或切割、分离。

在儿童治疗中主要应用红外线疗法与可见光中的红光疗法,通过降低骨骼肌肌梭中 γ 传出神经纤维兴奋性,使牵张反射降低,肌张力下降,肌肉松弛,并可改善血液循环和组织营养,从而起到消炎、镇痛、缓解肌痉挛的作用。

(3)操作方法:①儿童取适当体位,裸露照射部位。②检查照射部位对温热感是否正常。③将灯移至照射部位的上方或侧方,距离一般如下:功率 500W 以上,灯距应在 50~60cm 以上;功率 250~300W,灯距在 30~40cm;功率 200W 以下,灯距在 20cm 左右。④应用局部或全身光浴时,光浴箱的两端需用布单遮盖。通电后 3~5 分钟,应询问儿童的温热感是否适宜;光浴箱内的温度应保持在 40~50℃。⑤每次照射 15~30 分钟,每天 1~2 次,15~20 次为一疗程。⑥治疗结束时,将照射部位的汗液擦干,儿童应在室内休息 10~15 分钟后方可外出。

(4)注意事项:①治疗时儿童不得移动体位,以防止烫伤;②照射过程中如有感觉过热、心慌、头晕等反应时,需立即告知医护人员;③照射部位接近眼或光线可射及眼时,应用纱布遮盖双眼;④患部有温热感觉障碍或照射新鲜的瘢痕部位和植皮部位时,应用小剂量,并密切观察局部反应,以免发生灼伤;⑤血液循环障碍部位,较明显的毛细血管或血管扩张部位一般不用红外线照射。

(李 鑫 庞 伟 范艳萍)

第三节 作业治疗

作业治疗(occupational therapy,OT),是应用有目的的、经过选择的作业活动,对身体、精神、发育有功能障碍或残疾以致不同程度丧失生活自理能力和职业劳动能力的患者进行训练,使其生活、学习、劳动能力得以恢复、改善和增强,帮助其重返社会的一种治疗方法。2018 年,我国内地作业治疗人员从业现状的调查与分析结果显示,3 108 名受访者中从事儿童发育障碍作业治疗的治疗师占 32.56%。

一、儿童作业治疗的作用与功能

(一)作用

1. 精神方面 包括:①在作业活动中,不只是付出精力和时间,而首先能在心理上增强独立感,对生活建立起信心;②可以克服精神涣散,提高儿童的注意力,增强记忆力;③通过自己努力制作一件成品或获得成果,使儿童在心理上感到一种收获后愉快和满足;④宣泄性作业活动,给儿童提供一种适当而安全的宣泄情感机会,使儿童在心理上得到某些平衡;⑤文娱性作业活动,可以调节情绪,放松精神,培养儿童的兴趣爱好;⑥通过集体和社会性活动,能调动儿童参与社会和重返社会的意识。

2. 克服功能障碍方面 包括:①能调节儿童的神经系统功能,改善机体代谢,增强体力和耐力;②能增强儿童的肌力和改善关节活动度,尤其是对精细活动功能的恢复,在获得独立生活能力方面具有重要意义;③可以改善儿童运动协调性,增强身体的平衡能力;④可以提高记忆力、注意力和思维能力。

3. 提高生活自理能力方面 通过日常生活活动训练和使用自助具,能提高儿童进食、穿衣、洗浴、修饰、如厕、行走、转移等日常生活活动能力。

4. 游戏与学习能力方面 游戏能使儿童感到满足、自信和成功的喜悦,激发儿童兴趣,在轻松愉快的气氛中直接操作各种玩具和材料,促进儿童感觉、知觉、观察力、注意力、记忆力及创造思维能力、运动能力、平衡能力、协调能力的发展。在游戏中要遵守一定的规则,使儿童学习讲礼貌、谦让、关心他人等良好品质,在游戏中扮演角色,提高社会交往能力;在游戏中会有很多色彩鲜艳的玩具,学习布置环境,对美感产生兴趣,获得艺术的体验。

(二)目的

尽可能减轻障碍,提高功能,使特殊儿童获得生活、学习及劳动能力,最终帮助其融入主流社会。日本作业治疗师协会调查结果表明,作业治疗师并不只是促进特殊儿童某一特定功能,而是使其身心全面发育,最终能融入主流社会(表 3-3-1)。

表 3-3-1　个别作业疗法的目的

目的	次数	比率 /%
促进运动功能发育	234	9.6
促进认知功能发育	226	9.2
促进感觉功能发育	215	8.8
提高日常生活活动(ADL)能力	210	8.6
促进移动能力的改善	201	8.2
感觉 - 运动统合	200	8.2
改善精神心理功能	172	7.0
提高 APDL 能力[△]	150	6.1
促进并改善作业活动能力	143	5.8
帮助其复学、入学	122	5.0
帮助其获得成就感	106	4.3
帮助其获得与人交往的能力	102	4.2
改善体力	102	4.2
其他	243	10.0
情况不明	19	0.8
合计	2 445	

注:[△] APDL: average daily patient load,平均每日负荷量。

（三）内容

重视儿童身心两方面的发育；用作业活动进行治疗、指导和帮助特殊儿童；使用自我帮助辅助治疗；进行功能代偿与辅助；1995年日本作业治疗师临床应用作业活动情况见表3-3-2。

表3-3-2 个别作业治疗的作业活动

实施项目 （基础动作）	次数	实施项目 （应用动作）	次数	实施项目 （适合、制作）	次数
运动游戏	222	饮食训练	218	自助具制作	171
感觉游戏	214	穿脱衣服训练	207	辅助器具选择	167
坐位平衡	212	写字	156	自助具的选择	148
前庭觉游戏	210	学习器具使用训练	142	自助具的使用训练	145
上肢基本动作	209	排泄训练	133	辅助器具的使用	140
立位平衡	191	打字训练	100	辅助器具的制作	137
结构游戏	191	洗漱与修饰训练	89	矫形器的选择	107
视觉游戏	189	扫除	73	入学咨询	97
描画游戏	186	电脑	71	矫形器使用训练	97
其他基本动作	181	入浴训练	69	家庭指导	88
徒手被动运动	177	写字	64	矫形器制作修正	82
徒手矫正肌张力	154	购物	56	散步	79
被动游戏	149	装修	54	其他游戏	75
纸工	141	家庭计划指导	54	生活	70
听觉游戏	140	木工	51	社会资源介绍	69
徒手抵抗运动	108	各种体育运动	48	与生活相关器具的选择	66
集体游戏	120	围棋、象棋	47	麻将、扑克游戏	61
游戏	87	洗涤	47	与生活相关器具的使用	55
黏土活动	86	乐器演奏	41	家居改造指导	45
其他游戏	84	办公用品使用训练	38	交流	30
串珠手工	57	各种绘画	33	远足	29
缝纫	57	计划制订	33	单人游戏	28
皮革工艺	56	育儿指导	31	野营	18
废物利用手工艺	45	音乐鉴赏	29	社会参观	17
各种体操	43	读书	25	聚会	15
其他工艺	43	其他文艺活动	23	就业咨询	11
贝壳、玻璃粘贴	37	歌唱	22	假肢使用训练	8
刺绣	37	卡拉OK	17	演戏	7
编织	33	农活	15	性咨询	7
织网工艺	32	简单作业	14	假肢的调整	6
认知游戏	29	制陶	12	假肢的选择	2
木棒车工	26	类型	7	旅行	1

续表

实施项目 （基础动作）	次数	实施项目 （应用动作）	次数	实施项目 （适合、制作）	次数
铜板工艺	24	社会生活技能训练	7	其他	7
藤工艺	23	舞蹈	6	不明	26
绳编	23	观看体育比赛	4		
版画	11	金属加工	4		
地毯编织	8	办公作业	4		
染色	8	畜牧业	4		
万花筒	5	园艺	2		
雕刻	6	制图	2		
手指画	4	美术字	1		
竹工艺	1	花道	1		
不明	18	茶道	1		
		印刷	1		
		洗衣服	1		
		不明	26		
合计	4 150		2 119		2 099

2019 年，Iona Novak 等对 22 种疾病、52 种作业治疗方法在认知、感觉、睡眠、家长、社交、精神健康、运动、行为、疼痛、功能、自我管理、反馈等 12 个干预领域的治疗效果进行分析，用气泡图表示治疗效果、推荐等级和证据数量，对儿童最佳作业治疗方法的证据进行总结，其中推荐应用的作业治疗研究结果（绿灯）共 40 项，包括：①使用应用行为分析（applied behavioural analysis，ABA）对孤独症谱系障碍（autism spectrum disorder，ASD）儿童进行行为干预；②采用积极育儿计划（positive parenting program，3P）对行为障碍儿童进行行为干预；③使用代币疗法对脑损伤儿童进行行为干预；④脑瘫（cerebral palsy，CP）偏瘫儿童的双手训练；⑤促进残疾高危儿童发育的家长指导；⑥改善 ASD 儿童功能和行为的家长指导；⑦通过认知干预提高脑损伤儿童的长期执行功能；⑧应用认知功能治疗（cognitive function，CogFun）提高注意缺陷多动障碍（attention deficit hyperactivity disorder，ADHD）的执行功能；⑨应用认知导向作业表现（cognitive orientation to occupational performance，CO-OP）改善发育性协调障碍（developmental coordination disorder，DCD）功能性运动任务能力；⑩应用限制性诱导疗法（constraint induced movement therapy，CIMT）改善 CP 儿童的手功能；⑪CIMT + 双手联合训练改善 CP 儿童的手功能；⑫情景聚焦疗法提高 CP 儿童功能性运动任务能力；⑬对烧伤儿童使用烧伤患者手持教育和注意力分散装置（hand held education and distraction device for burns patient），以提供程序性注意力分散和自我管理教育；⑭应用 ABA 对 ASD 儿童进行早期干预；⑮应用发育护理对早产儿进行早期干预；⑯以家庭为中心照护损伤或 CP 儿童，改善儿童的功能；⑰对残疾儿童家长进行喂养干预培训，提高家长的喂养能力、促进儿童生长发育；⑱残疾儿童生理喂养干预；⑲对 CP 儿童进行目标导向性训练，提高功能性任务能力；⑳对 DCD 儿童进行目标导向性训练，提高功能性任务能力；㉑DCD 儿童的特定书写任务训练；㉒提高 CP 儿童功能性任务能力的家庭项

目;㉓提高智力发育障碍（intellectual disability，ID）功能性任务能力的家庭项目；㉔应用共同注意训练改善 ASD 儿童的社会交往；㉕ASD 儿童的心理健康干预；㉖发育迟缓儿童的心理健康干预；㉗对心理健康障碍儿童的心理健康干预；㉘CP 儿童肉毒毒素注射后进行的促进手功能的作业治疗；㉙应用肌内效贴改善 CP 儿童的手功能；㉚对身体残疾和 / 或慢性疾病引起的慢性疼痛儿童进行疼痛管理；㉛对 ASD 儿童家长进行正念培训，以减轻家长的压力；㉜对 ASD 儿童家长进行问题解决培训，以减轻家长的压力；㉝为残疾儿童家长提供培训，以提高家长的自信；㉞为有行为障碍的儿童提供家长培训，以提高家长的积极情绪；㉟应用图片交换沟通系统（picture exchange communication system，PECS）提高 ASD 儿童的沟通能力；㊱在新生儿重症监护病房中对早产儿进行姿势管理，促进正常运动发育；㊲使用床垫和软垫对 CP 儿童进行压力护理；㊳同伴介导的 ASD 儿童社交技能训练；㊴应用跑步机训练促进唐氏综合征儿童独立行走；㊵通过"Mighty Moves"的家庭指导和活动项目为肥胖儿童减重。

（四）儿童作业治疗实施场所

儿童作业治疗可在不同的作业治疗场所中实施。主要包括：①医疗卫生系统：如综合医院儿科、新生儿重症监护病房（neonatal intensive care unit，NICU），儿童康复中心，儿童医院康复科，康复医院儿童康复科，儿童康复医院等；②残联、民政系统：如残疾人康复中心儿童康复科、残疾儿童康复中心、儿童福利院儿童康复中心；③教育系统：如早期教育或训练中心、幼儿园、学校（特殊教育学校、普通学校）；④社区：如包括社区卫生服务中心在内的所有社区资源、家庭等。

二、儿童作业治疗的主要适用范围

1. 发育障碍性疾病 学习障碍、智力发育障碍、发育迟缓、孤独症谱系障碍、注意缺陷多动障碍、癫痫等。

2. 中枢神经系统疾病 脑性瘫痪、脑炎后遗症、脑积水、脑肿瘤、重度身心障碍等。

3. 神经肌肉疾病 分娩性周围神经麻痹、进行性肌营养不良、重症肌无力等。

4. 遗传代谢性疾病 先天性甲状腺功能减退、脊髓性肌萎缩症、染色性脑白质营养不良、遗传性痉挛性截瘫、肝豆状核变性、唐氏综合征等。

5. 骨关节疾病与损伤 慢性风湿性关节炎、脊柱侧弯、小儿骨关节感染性疾病、骨关节炎、骨折、骨关节损伤后遗症、截肢后（尤其是上肢截肢后）等。

6. 精神障碍 精神分裂症康复期、情感障碍、胎儿酒精谱系障碍、神经症（焦虑症、抑郁症）、人格障碍等。

7. 其他 手外伤、脊髓损伤、颅脑损伤、烧伤等。

根据日本作业治疗协会的调查，应用作业治疗的发育障碍中，脑性瘫痪占 26.2%，智力发育障碍占 22.5%，重度身心障碍占 20.9%，学习障碍和孤独症谱系障碍占 11%。

三、作业治疗的计划与实施

（一）作业评定

作业评定是科学、准确地制定治疗目标、设计治疗方案的前提，对特殊需求儿童的功能障碍情况及现有能力和存在的潜能进行评定，贯穿于作业治疗全过程。儿童作业评定的内容包括一般情况评定、作业技能评定、作业表现评定及辅助技术与环境评定。

1. 一般情况评定 包括发育史、过往的医疗情况（病例）、现病史、母亲孕期的情况、辅助检查结果等，日常生活活动情况，家庭、学校及社区疾病情况，主要看护人养育态度等。

2. 作业技能评定 是作业活动的基本组成部分，包括躯体感觉运动、感知觉、认知功能、情绪、行为、社会功能等。

（1）感觉、运动功能评定：运动功能包括完成各项活动的姿势控制、移动能力、上肢及手的运动功能等；感觉评定包括浅感觉、深感觉以及复合感觉评定。

(2)感知觉评定:重点评定视感知功能,包括空间关系、物体识别、主客体关系、深度感知等。

(3)认知功能评定:认知功能包括注意力、记忆力以及执行能力。评定具体内容有因果关系、物品的识别和描画、数和量的概念、空间的概念、时间的概念、模仿能力、视觉记忆、听觉记忆、对人物关系的理解等。

(4)情绪情感评定:观察儿童在不同作业情景中的情绪情感表现,包括表情的管理、情感的表达方式、生气或高兴时的情绪变化、有无抑郁症状等。

(5)行为评定:了解儿童在日常生活中的行为表现,是否有交往不良、强迫、攻击行为、经常讲粗痞话等。

(6)社会功能评定:评定内容包括儿童与熟悉的人或陌生人的态度,是否能与同龄儿童建立良好的伙伴关系,与人的沟通方式等。

3. 作业活动表现评定 通过作业活动评定来分析影响儿童在完成某项有意义或需求活动时的影响因素。包括日常生活活动能力评定、学业活动评定以及娱乐活动评定。

(1)日常生活活动能力评定:包括睡眠、进食、更衣、如厕、洗漱以及移动等基础性日常生活活动能力评定,购物、乘坐交通工具等工具性日常生活活动能力评定。

(2)学业活动评定:学业活动评定儿童在数学、语文、美术等学科的学习中的困难以及评定儿童的书写能力等。

(3)娱乐活动评定:重点评定儿童在游戏活动中的表现,包括对游戏规则的理解及执行能力、在游戏活动中的参与情况以及与他人的交流方式等。

4. 辅助技术与环境评定 辅助技术评定包括对儿童所选用辅助器具进行评定、试用、再评定、改装改良等。环境评定包括对儿童家庭环境、学校环境、社区环境等评定,需要实地考察、分析,以了解儿童在以上环境中的作业活动表现、适应性、舒适度及可能存在的安全隐患,找出影响其活动的因素,提出环境改造的建议。

(二)作业治疗处方

1. 治疗目标与项目 根据年龄、性别、诊断、功能评定结果、兴趣及生活环境;明确作业治疗的目标;选择作业治疗的项目和重点,如改善手的精细功能、增强上肢肌力、床与轮椅间转移训练、书写训练等。

2. 治疗剂量 作业的强度,与作业时的体力、体位和姿势、作业材料与用具、技巧、是否使用辅助用具等多种因素有关。制定作业治疗处方时必须详细具体规定,并在疗程中定期将儿童的适应性与治疗反应告知照顾者。强度的安排与调整应遵照循序渐进的原则。

3. 治疗时间和频度 根据儿童的具体情况和循序渐进的原则进行安排,一般每次 30~40 分钟,每天 1 次。出现疲劳等不良反应时应缩短时间,减少频度。

4. 注意事项 ①作业治疗的实施需有儿童的主动参与。如儿童的主动性不足,应找出原因(如病情、兴趣等),随时调整作业治疗处方。②作业治疗内容的选择需考虑儿童的体力、病情、兴趣、生活需要,因人而异。③作业治疗方式的选择需考虑医院、社区、家庭、环境条件,因地制宜。④进行作业治疗时须有医务人员或家人监护和指导,必要时加以保护,以确保儿童安全,防止发生意外。⑤疗程中要定期评定,根据病情变化及时调整、修订作业治疗处方。⑥需与物理治疗、心理治疗、言语治疗、康复工程、药物治疗、中医治疗等密切结合,以提高疗效。

四、不同年龄儿童的作业治疗

(一)婴幼儿期至学龄期儿童

特殊需求儿童完成日常生活活动常受限制,为了提高其日常生活活动,需要挖掘儿童的潜能,为儿童提供适当的代偿手段。

1. 改善运动功能的作业治疗

(1)维持和改善关节活动度:治疗开始前,为了判定治疗效果,必须先制订治疗目标和治疗方法,如何参加独立运动活动,力求达到最大的活动度。活动时需注意:①选择最大活动度的运动;②应考虑儿童的坐位方式、活动的位置,诱发出最大限度的活动;③深入观察诱发什么样的运动等。之后,定期测量关节活动度,及时修正治疗目标。

(2)改善运动协调性:运动的正确性和完成速度,可以通过活动的不同阶段来考查和实现。同时也需要物理治疗师(PT)协作,应用于身边动作、游戏动作、职业活动等。

2. 促进社会交流能力的作业治疗 认知较好的儿童,幼儿期运动或活动的失败容易使儿童表现为不安和恐惧。为了得到更多的帮助常存在依赖母亲的倾向,与同龄小朋友集体游戏的机会几乎没有。所以应该多创造和其他小朋友接触、交流、说话的机会,建立朋友伙伴关系,组织参加集体活动小组,通过游戏发展其社会性和人际交流关系,实施集体作业治疗。

3. 提高日常生活活动能力的作业治疗 日常生活活动(activities of daily living,ADL)是特殊需求儿童维持生存与生活必不可少的一部分,ADL活动设计需贯穿儿童的主要生活场所:家 - 幼儿园 / 学校 - 社区,训练其进食、穿衣、个人卫生和社交等ADL活动。不同环境中进行同样的活动,儿童会有不同的ADL表现,ADL训练目的就是要将所学运用于现实环境,考虑其生活所需,力求满足其环境需求,会产生最合适的人 - 环境 - 技能模式。

4. 提高学习能力的作业治疗 学龄期及学龄前期儿童的作业治疗应当根据特殊儿童的身心特点和教育需要,与保育、康复相结合实施,有针对性地训练视知觉能力、听知觉能力、运动协调能力、知觉转换能力、数学准备、语言沟通能力、社会适应能力、学习品质等八项入学必备能力,提升特殊儿童发展质量,预防出现继发性障碍,可以减轻家庭负担,提升家庭生活质量,对于减少特殊儿童后续的特殊教育需要与社会依赖等,具有重要的社会意义。

5. 获得代偿手段的作业治疗 婴幼儿期在改善肌力、关节活动度、协调性的同时,应该探讨独立进行日常生活活动的方法。重点是边学习使用代偿手段,边学习减少辅助量的方法。同时要对活动

进行分析,将技能分成若干部分,分析哪部分难度大;另外,可在改进器具、自助具和环境方面下功夫,研究促使活动成功的方法。

(二)青春期的作业治疗

应注意利用其残存功能及潜能,判断努力方向,使其有成功感和满足感,重点是从提高生活质量的角度进行全面治疗。通过活动促进其意欲和成就感,保持良好的情绪,积极主动配合治疗,正确处理功能低下,以及与家人及周围人人际关系中的种种心理状态。不仅对个人采取相应的措施,还要通过集体,与作业治疗师和具有相同障碍的同伴间,进行语言和非语言的充分沟通、交流,从而得到关爱,增强其生存、战胜疾病的信心。

五、儿童作业治疗的具体内容

(一)孤独症谱系障碍

ASD主要表现为社会交往能力缺陷、交流障碍和重复、局限的兴趣和行为方式,可出现日常生活活动能力障碍、游戏功能障碍以及感知觉及认知障碍、精细运动障碍、肢体运动障碍等。

1. 目的 ASD儿童作业治疗目的是在一定的环境中,以社会交往与交流、认知、感知觉、精细运动能力提高为基础,针对儿童在社会适应、生活自理、游戏、学习方面的能力进行干预,以解决其在生活、学习中所遇到的困难,促进其功能独立性和适应社会能力的提高,提高生活质量,帮助其参与社会、融入社会。

2. 方法

(1)感知觉训练:可采用音乐、光、声音等对各感官进行刺激。如有的儿童只喜欢(接受)轻柔的音乐,则可通过在音量上由小到大的适应让其逐步接受激烈一些的快节奏音乐;有的儿童喜欢明亮,有的喜欢黑暗,可提供适当的环境和情境,让儿童逐步适应各种不同亮度的环境。

针对ASD儿童的感知觉异常,可设计不同的训练内容,促进其感知觉的发育,如:①视觉训练:分辨颜色、找出物体长短等;②听觉训练:辨别声音、找出声源、跟着节拍训练等;③触觉训练:袋中

寻宝,分出冷、温、热物体等。注意在训练中要尽可能多地运用直观教具,以弥补 ASD 儿童抽象思维能力的不足。

(2)感觉统合训练:感觉统合是指个体从自身和环境中获得不同感觉刺激(包括触觉、视觉、听觉、前庭觉、本体觉、嗅觉和味觉等)后,经过相应的感觉通路,将其传达给中枢神经系统,并进行过滤、解释、联系和统一的神经心理过程。ASD 儿童常有触觉敏感、本体感不良等感觉统合失调问题,但对输入感觉的问题似乎更为复杂,因此感觉统合训练也需更为多样化,以协助其形成环境适应能力。需要注意的是感觉统合训练并非 ASD 儿童的主流训练方法,应注意掌握适应证。

1)触觉训练:可选择塑料球池训练(也可改用泡绵粒或旧报纸团代替塑料球,图 3-3-1);泥土或沙土游戏(也可改用其他接触物,如纸、树叶、涂料、米、豆等,强化儿童触觉识别能力);吹风机游戏;洗澡游戏;小豆子、小石子或水放入小池中游戏等。并可视儿童症状轻重程度调整。游戏应富于变化,强调儿童主动参与,协助其主动适应。

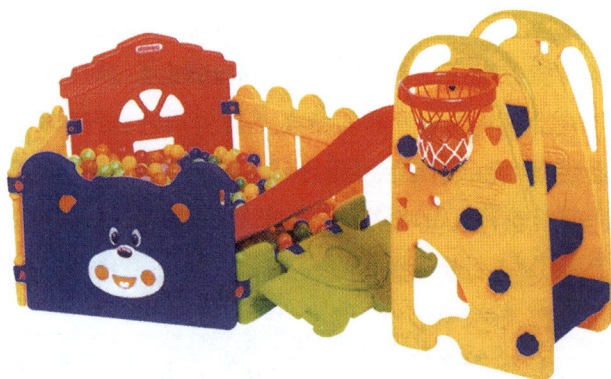

图 3-3-1 球池

2)前庭系统训练:可促进前庭系统保持清醒,强化它对感官信息过滤及选择的能力。悬吊类器材最常用,种类很多,包括圆筒吊缆、圆木或横抱筒吊缆、游泳圈吊缆、轮胎吊缆、方板秋千、南瓜秋千、网缆等(图 3-3-2~图 3-3-4)。需要注意的是网缆的触觉压力较大,ASD 儿童的适应比较困难。可以做前后摇动、左右摇动或 360° 大回转,辅以数秒钟

的中止,速度快慢可以调节,也可以与其他活动或游戏同时进行,以增强趣味性和前庭感觉系统的自我调整能力。

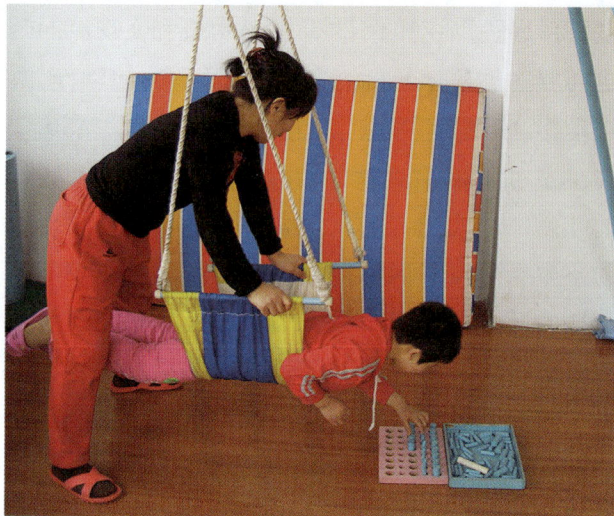

图 3-3-2 吊缆前庭系统训练

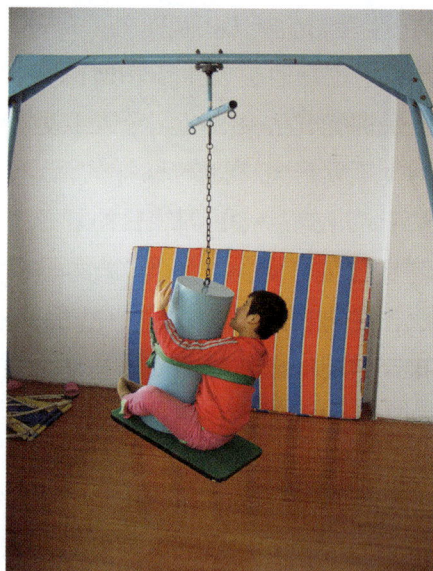

图 3-3-3 圆筒吊缆训练

需要注意避免饭后做此游戏,以免引起呕吐。同时要注意儿童的脸色、表情和姿态,眩晕或害怕时应立刻停止,刺激过度会有不适现象,指导者要随时保持警觉,以免发生意外。如果儿童玩得非常愉快,而且没有任何不适应时,可以尽量做久一点,这种强烈的刺激对前庭系统功能的复苏和强化帮助很大。

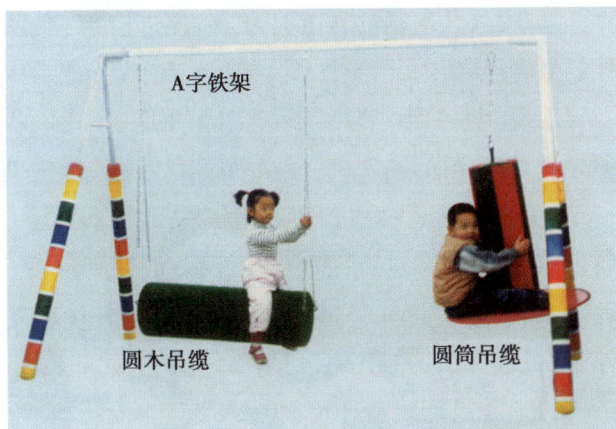

图 3-3-4 圆木吊缆训练

3）触觉与身体协调训练：可协助儿童练习运动企划，强化手眼协调、双侧均衡操控能力，对言语发育和自我控制能力改善的帮助也很大。可以选择身体跷跷板、俯卧大笼球、俯卧大笼球抓东西等活动。

4）跳跃平衡训练：可选择蹦床运动以强化前庭刺激，矫治重力不安和运动企划能力不足（图 3-3-5）；花式跳床可改善运动企划、大小肌肉运动、平衡反应、视觉运动协调能力；跳床＋手眼协调游戏是高水准的运动企划训练，可强化平衡反应、眼球运动、视觉运动。以上活动均可配合律动音乐或唱歌，协助儿童逐渐增加跳跃次数或时间。

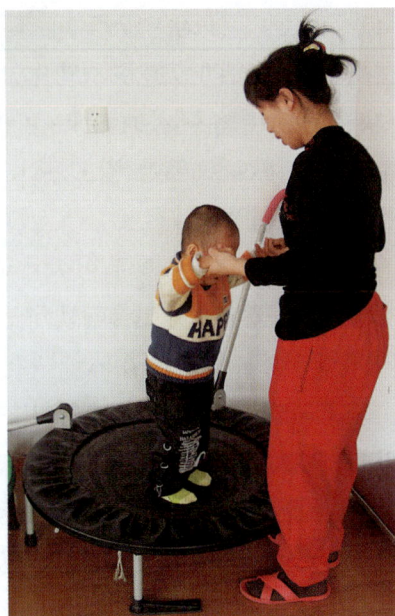

图 3-3-5 跳跃平衡训练

5）滑板训练：是比较经典的感觉统合训练方法，可增加本体感觉输入、促进前庭感觉处理能力以及双侧统合能力发展，包括小滑板训练和大滑板训练。小滑板训练可选择如飞机起飞状的静态滑板姿势、乌龟爬行、青蛙蹬、单人牵引滑行、双人牵引滑行等方法（图 3-3-6）；大滑板训练可选择正滑、倒滑以及治疗师辅助滑等方法，下滑的角度约 25°~35°。

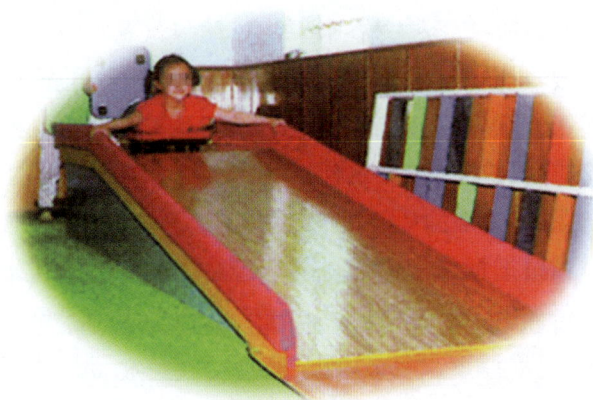

图 3-3-6 滑板训练

（3）认知训练：

1）实境实物训练：在实际环境中应用实物进行训练，用图片、视频等进行辅助训练，使儿童逐渐对实物有一个正确的概念。

2）分类命名，一对一的概念：语言是抽象符号，入耳即消失，要使儿童先有一个概念即物品都有一个名字与之对应，然后才能进行一对一配对。

3）物品功能、关系概念：训练儿童了解物品的功能及如何使用，例如吃饭要拿什么（碗、筷子、汤匙等）等。

4）注意力集中、听指令行事：家长可以在日常生活中养成让儿童听指令行事的习惯，不要让儿童养成衣来伸手、饭来张口的习惯。

（4）精细运动训练：

1）粗大抓握训练：抓握动作按照尺侧抓握→全手掌抓握→桡侧抓握→桡侧抓捏→手指握物的顺序发育，是儿童进行更复杂、更精细活动的基础。可按照发育顺序进行抓握训练。例如给儿童提供磨牙棒或磨牙玩具，训练儿童桡侧抓握或抓捏方式,将"食物"送入口中。

2)精细抓握训练:精细运动多为小肌肉或小肌群的运动,可采用三指捏、拇示指指腹捏、拇示指指尖捏、侧捏等精细抓握方式。可在进食、穿衣、书写等情境中选取一些小的物品进行精细抓握训练。例如穿衣时,鼓励儿童自己捏住纽扣或拉链头等。

3)双手协调训练:此项训练指左右手共同配合完成一项活动,但做的是两种不同的动作。双手协调活动,包括串珠子、挤牙膏、拧瓶盖等活动。

4)手眼协调训练:指在视觉配合下手的精细动作的协调性,包括用勺子吃饭、穿衣服、硬币投放、扣纽扣、拾取物品放入容器中等活动训练。

(5)自理能力训练:

1)饮食训练:餐具命名及操作训练,进食动作命名训练,手眼协调训练(喝汤或吃东西时能保持平衡,不掉下来等),食物咀嚼(咬、卷、吹、舔等)训练,饮食控制训练(限量、纠正偏食)。

2)衣着盥洗训练:衣物、盥洗用具命名训练,穿脱衣物、扣扣子、开关水龙头、拧毛巾、擦身体等操作能力训练,操作顺序连接训练。

3)环境-家庭半结构式安排:客厅家具、厨房用具等命名训练,空间使用概念训练,即在适当的地方放适当的工具。

4)如厕训练:用具命名训练、操作能力训练等。

(6)环境改造:考虑儿童家庭结构不同于训练室或教室结构,加上顺应儿童的个别调整,建议家庭采用半结构式的生活作息及空间安排,让儿童清楚家庭里的空间安排,让其比较容易理解及反应:每天要做哪些事情,做这些事情就要在哪个地方等,如此可建立起规律作息表及协助其养成规划自己时间的能力。

(二)脑性瘫痪

1. 作业治疗目的

(1)增大儿童关节活动范围,掌握实用性动作,促进运动功能发育(主要是促进上肢功能发育)。

(2)改善及促进感知觉及认知功能的发育。

(3)提高日常生活活动能力。

(4)改善儿童的精神心理状态,促进情绪、社会性的发育。

2. 作业评定　为了制订正确的训练计划,必须先进行评定。

(1)运动方面:除进行肌张力、关节活动度、反射发育、姿势控制与平衡、功能性移动、运动速度、运动灵活性与协调性、执行目的性活动能力评定外,还要进行手功能评定。具体评定方法如下:

1)上肢运动年龄评定:见表3-3-3。

2)手粗大抓握功能评定:可将五指自然伸展抓住大号木钉;可抓住大号木钉,但拇指内收,只用4个手指抓握;可抓住大号木钉,但掌指关节伸展,指间关节屈曲如"猿掌样"抓握;不能抓住大号木钉,只有治疗师将木钉放到他手中时儿童可用手握住;即使治疗师将木钉放到儿童手中,也不能握住。

3)捏的动作评定:①指腹捏的评定:可用拇指的指腹和示指的指腹捏起中号木钉;可用拇指的指腹和示指的指侧捏起中号木钉;可4个手指屈曲将木钉"捞"到手中;不能使用手指取物。②指尖捏的评定:可用拇指和示指指尖捏起小木钉;用手指先将小木钉移至桌边,再用指腹捏起;不能运用手指指尖捏取细小物品。

4)轻移物品功能评定:可随意自如地将这只手中的积木传递到另一只手中去玩,而不会让积木掉到地上;可完成双手间传递积木动作,但是是用另一只手从这只手中将积木抽出来;可偶尔将一只手中的积木递到另一只手中,有时积木会掉到地上;不能用双手传递积木。

5)双手协调性评定:①双手粗大协调性的评定:双手可在体前正中线,自如将两块拼插在一起;双手可完成拼插动作,但不能在体前进行,而是在体侧完成;先将一拼插块放在体前,再用另一只手抓住另一块拼插上去;不能完成拼插动作。②双手精细的协调性评定:双手可在体前正中线,将螺丝拧下来;只能一只手固定,另一只手去拧,反过来就不能完成;在体侧完成拧螺丝动作;只会双手同时转来转去,不能将螺丝拧下来。

表 3-3-3 上肢运动年龄评定表

序号	姓名		性别		诊断		
月龄	检查项目					得分	评分
4	轻轻地握拳(单手)					4	
7	握住 2.5cm 的骰子					1	
	用拇指握住 2.5cm 的骰子					1	
	将握住的 2.5cm 骰子转移至另一只手					1	
10	能用拇指和其他手指正确地捏起 0.6cm 的珠子					3	
12	捏起珠子放入直径为 5cm 的瓶里					1	
	能将 2 个 3.7cm 的正方体叠起					1	
18	能将 3 个 3.7cm 的正方体叠起					6	
21	能将 5 个 3.7cm 的正方体叠起					3	
24	能将 6 个 3.7cm 的正方体叠起					1	
	能用手翻书(6 页中翻 4 页)					1	
	穿 1.2cm 的珠子					1	
30	能将 8 个 3.7cm 的正方体叠起					3	
	握住蜡笔书写					3	
36	能将 9 个 3.7cm 的正方体叠起					3	
	将珠子放入瓶中(10 个,30s)					3	
48	将珠子放入瓶中(10 个,25s)					3	
	用笔画圆					3	
	健手按 3 个按钮(10s 内完成 9 次)					1.5	
	患手按 3 个按钮(10s 内完成 8 次)					1.5	
	将 45 根小棒竖起(180s)					3	
60	用笔画四方形					6	
	将珠子放入瓶中(10 个,20s)					6	
66	绕线团(30s)					0.6	
	将 45 支钉竖起(140s)					0.7	
	用镊子将 5 支钉竖起(60s)					0.7	
	3 个电按钮(健手,10s 完成 10 次)					0.7	
	3 个电按钮(患手,10s 完成 9 次)					0.7	
	水平 2 个电按钮(10s 按 6 次)					0.7	
	垂直 2 个电按钮(10s 按 6 次)					0.7	
	拧螺丝(健手,55s)					0.6	
	拧螺丝(患手,55s)					0.6	
72	用笔画五角星					0.6	
	绕线团(15s)					0.6	
	用镊子在 35s 内将 5 支钉竖起					0.6	
	130s 内将 45 支钉竖起					0.6	
	3 个电按钮(健手,10s 完成 11 次)					0.6	
	3 个电按钮(患手,10s 完成 10 次)					0.6	
	水平 2 个电按钮(10s 按 8 次)					0.6	
	垂直 2 个电按钮(10s 按 7 次)					0.6	
	拧螺丝(健手,50s)					0.6	
	拧螺丝(患手,55s)					0.6	
合计	(72 个月为满分)						

6）手眼协调性评定：可准确将圆木插到木棍上，头部始终保持在身体正中直立位；可完成插木块动作，但头转向一侧，用眼余光视物；可完成插木块动作，但头转向一侧，用手去触摸木棍的位置，然后插上；无法完成这个动作。

除以上评定方法，还可选择 Peabody 运动发育量表（Peabody developmental motor scales，PDMS）、精细运动能力测试量表（fine motor function measure，FMFM）、Carroll 上肢功能评定（Carroll upper extremity function test，UEFT）、Melbourne 单侧上肢评定量表（Melbourne unilateral upper limb assessment，MA）、上肢技巧质量评定量表（quality of upper extremity skills test，QUEST）、脑瘫儿童手功能分级系统（manual ability classification system，MACS）等评定脑瘫儿童上肢运动功能。

（2）感知觉方面：感知觉是通过各种感觉器官从环境中选择性地取得信息的能力，其发育对大脑其他功能区的发育可起重要的促进作用。

1）视觉评定：①儿童视知觉发育过程：新生儿对强光有眨眼动作，其视觉在 15~20cm 处最清晰，安静清醒状态下可短暂注视物体。新生儿期后视感知发育迅速，1 个月可凝视光源，开始有头眼协调，头可随物体水平移动 90°；3~4 个月时喜看自己的手，头眼协调较好，可随物体水平转动 180°；6~7 个月时目光可随上下移动的物体垂直方向转动；8~9 个月时开始出现视深度感觉，能看到小物体；18 个月时已能区分各种形状；2 岁时可区别垂直线与横线；4 岁时能临摹几何图形；5 岁时已可区别各种颜色。随着年龄的增长和大脑皮质功能的发育，儿童的视觉功能不断完善，到 6 岁时视深度已充分发育，视力可达 1.0；10 岁时能正确判断距离与速度，能接住从远处抛来的球。②视觉功能发育阶段：视觉的发育过程包括视觉定位、注视、追视、视线转移等阶段。视觉信息反馈处理阶段（出生至 2 个月）；物体辨别阶段（3~6 个月）；精细辨别物体阶段（7 个月后）。

脑瘫儿童常见的视觉障碍为眼肌障碍，如斜视、眼肌麻痹、眼睑下垂等。

2）听觉评定：听力与儿童智力和社交能力的发育有关。出生时听力差；生后 3~7 天听觉已相当良好；3~4 个月时头可转向声源，听到悦耳声时会微笑；7~9 个月时能确定声源，区别语言的意义；12 个月时能听懂自己的名字，对声音的反应可以控制；18 个月时能区别不同的声音，如犬吠声与汽车喇叭声；2 岁时能区分较精细的声音，如揉纸声与流水声；3 岁时能区别更精细的声音，如"咿"与"啊"等语音；4 岁时听觉发育已经完善。

针对脑瘫儿童，首先可进行听力测试，必要时可进一步做脑干听觉诱发电位检查，以早期发现听力障碍，尽早矫治。

（3）认知方面：

1）认知发育评定：①注意的发育：注意是认知过程的开始，分无意注意和有意注意两种基本形式。3 岁以前的注意基本属于无意注意；3 岁以后开始发展有意注意。3~4 岁时有意注意还不稳定，5~6 岁后儿童能较好地控制自己的注意力。②记忆的发育：记忆主要有再认和回忆两种形式。按照记忆的内容，可以把记忆分为运动性记忆、情绪性记忆、形象性记忆和语词记忆 4 种类型，在个体发生上它们都按一定的时间顺序出现。运动性记忆出现最早，约在生后第 1 个月，其次是情绪性记忆，开始于前 6 个月或更早些，形象记忆出现稍早于言语记忆，显著迟于运动记忆和情绪记忆，言语记忆出现在生后第 2 年。③思维的发育：1 岁以后的儿童开始产生思维，3 岁前只有最初级的形象思维，3 岁后开始有初步抽象思维，之后出现抽象逻辑思维。

2）智能评定：一般从智力测验、家庭史、母孕情况、个人既往史、现场观察、家长及老师介绍情况等几个方面着手。常用方法：0~6 岁儿童可用格塞尔发育量表（Gesell developmental schedule，GDS）；4~6 岁可用韦氏学前儿智力量表（Wechsler preschool and primary scale of intelligence，WPPSI）；6~16 岁可用韦氏儿童智力量表及其修订版（Wechsler intelligence scale for children，WISC 或 WISC-R）、6~16 岁可用斯坦福-比奈智力量表

（Stanford-Binet intelligence scale，SBIS/BIS）等。

3）中文版儿童作业认知功能动态评定量表：儿童作业认知功能动态评定量表（dynamic occupational therapy cognitive assessment for children，DOTCA-Ch）由以色列希伯来大学著名作业治疗师 Noomi Katz 于 2002 年制定，用于评定 6~12 岁儿童的认知功能。DOTCA-Ch 不仅可作为临床诊断工具，还可作为进行儿童作业治疗的依据。中文版 DOTCA-Ch 具有良好的信度和效度，可以作为一种有效测量工具来评定儿童的认知功能。

（4）日常生活活动能力评定：

1）儿童功能独立性评定量表：儿童功能独立性评定量表（Wee function independent measurement，Wee-FIM）包括 18 个项目，分为 3 个区、6 个板块，即自理区（自理能力、括约肌控制）、移动区（转移、行走）以及认知区（交流、社会认知），其中自理区和移动区又组成运动部分（共 13 项），其余为认知部分（共 5 项）。每个项目分为 1~7 级，从 1 级的完全依赖辅助到 7 级的完全独立，可通过现场观察或询问看护者来进行评定。适用于 6 个月 ~ 7 岁正常儿童以及 6 个月 ~ 21 岁的功能障碍或发育落后儿童及成人。

2）加拿大作业活动表现测量量表：加拿大作业活动表现测量量表（Canadian occupational performance measure，COPM）由自理活动、生产性活动及休闲活动三部分组成。评估时采用作业治疗师与被测试者面谈的方式，包括确认问题、评估重要性、评分及再评定四个步骤，可得出两个评分结果，即作业活动状况评分和满意度评分。COPM 量表用于作业活动的评定，体现的是以患者为中心，而不是以治疗师为中心的作业治疗模式，适用于任何疾病、任何年龄的人群。

3）饮食能力分级系统（eating and drinking ability classification system，EDACS）：适用于 3 岁以上的儿童，与饮食能力限制相关的安全和效率是其关键特征。可用于对儿童日常生活中的饮食能力进行分类，从 I 级"安全有效地饮食"到 V 级"无法安全地饮食且需要考虑使用喂食管来提供营养" 5 个

不同的能力水平进行描述，具有良好的心理测量学特性、内容效度以及不同评分者间信度的一致性。

4）儿童生活质量量表脑瘫模块（pediatric quality of life inventory cerebral palsy model，PedsQL-CP）：主要用于测定 2~18 岁健康或患有某些急慢性疾病的儿童或青少年的生活质量，由一套测量儿童生活质量共性部分的普通适用核心量表（简称通适量表）和多套测量不同疾病儿童生活质量的疾病特异性量表构成。该量表包括家长代评和儿童自评两部分，已在多个国家被证实具有良好的信度和效度，而且是唯一包括 5~18 岁儿童自评量表及 2~18 岁父母代评量表，同时又能保持较好结构一致性的量表。

5）PALCI 量表：即 P（posture）为身体姿势、A（ADL）为日常生活活动、L（locomotion）为移动能力、C（communication）为交流能力、I（IQ）为智能。此外还包括周边环境，如房舍、学校等的评定以及辅助器具使用情况的评定等。

6）脑瘫儿童日常生活活动能力评定表：该量表可较全面反映脑瘫儿童治疗前后粗大动作、精细动作、手眼协调动作、肌力及肌张力情况。包括 9 部分：个人卫生动作、进食动作、更衣动作、排便动作、器具使用、认识交流动作、床上动作、移动动作、步行动作，共 50 项，满分 100 分。轻度障碍为 75~100 分；中度障碍为 50~74 分；重度障碍为 0~49 分。

3. 基本的作业治疗方法

（1）促进运动发育的作业治疗：

1）保持正常姿势：

A. 俯卧位正常姿势的保持：抬头，双手和双侧肘关节支撑体重，可利用三角垫、治疗师或母亲的身体等（图 3-3-7）；前臂支撑体重（图 3-3-8）；双手支撑体重，抬头、抗重力肌伸展（图 3-3-9）。

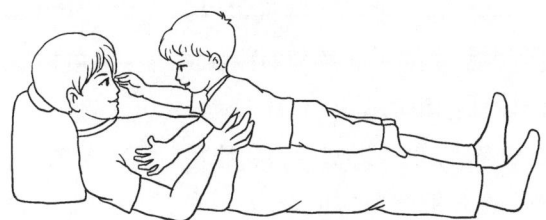

图 3-3-7 抬头，双手和双侧肘关节支撑体重

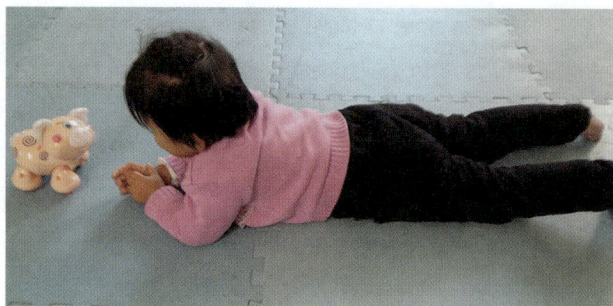

图 3-3-8　前臂支撑体重

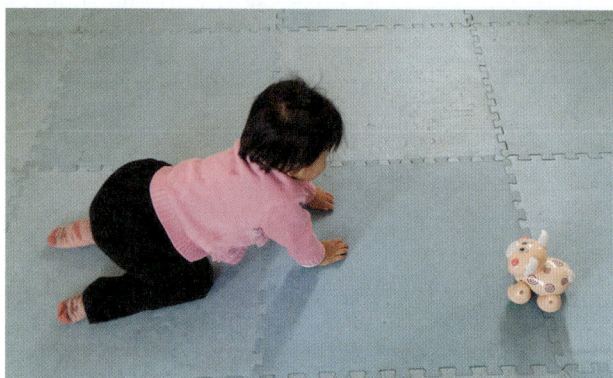

图 3-3-9　双手支撑体重

B. 仰卧位正常姿势保持：两侧上肢伸展向上并固定在中间位，促进正中功能位，双下肢也可上举，促进平衡功能（图 3-3-10）；双手空间抓物作业，固定肩胛带（图 3-3-11）。

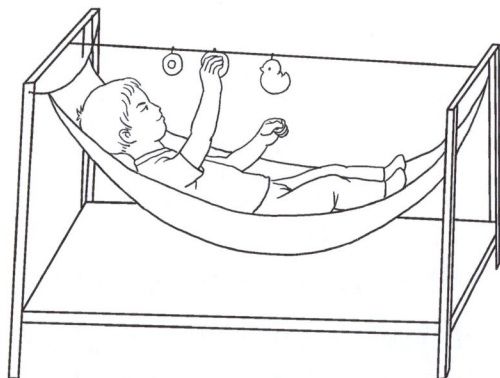

图 3-3-10　仰卧位正常姿势

必要时，作业治疗师也可以用双手固定儿童双足以保持骨盆屈曲姿势（图 3-3-12）。也可以在仰卧位设计抬头动作（图 3-3-13）。

C. 坐位正常姿势保持：促进头部直立调节；促进侧、后方平衡反应的发育。诱导动作，坐位保护性伸展姿势；坐位游戏训练（图 3-3-14）。

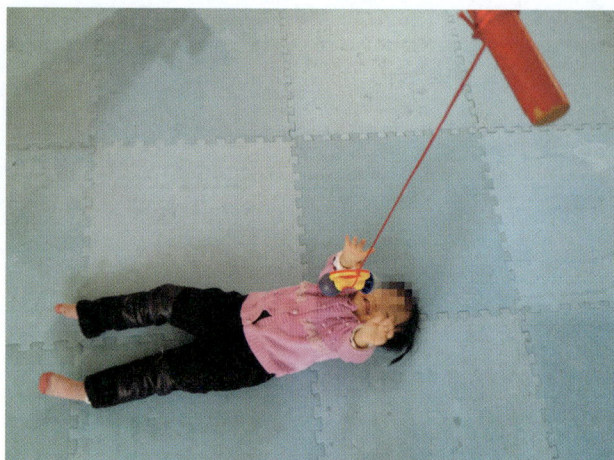

图 3-3-11　仰卧位伸手抓物，固定肩胛带

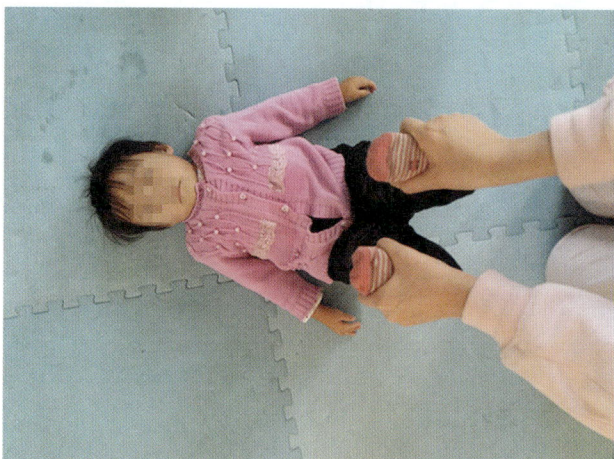

图 3-3-12　双手固定儿童双足以保持骨盆屈曲姿势

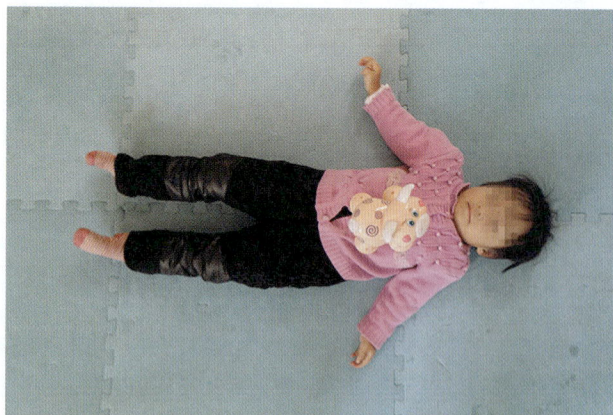

图 3-3-13　仰卧位保持正常姿势

D. 立位正常姿势保持：见图 3-3-15。

2）促进上肢功能发育：

A. 促进上肢粗大运动功能：

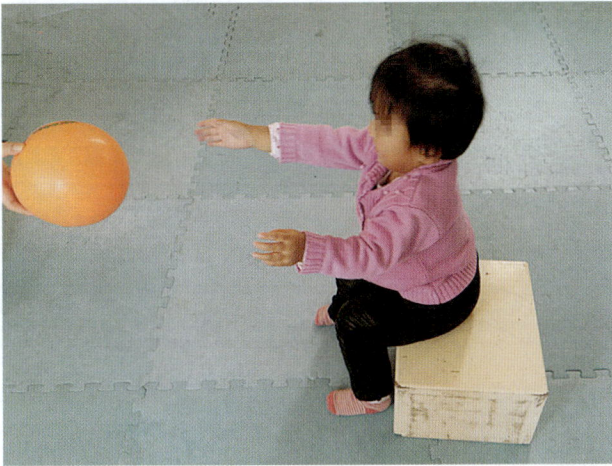

图 3-3-14　坐位正常姿势

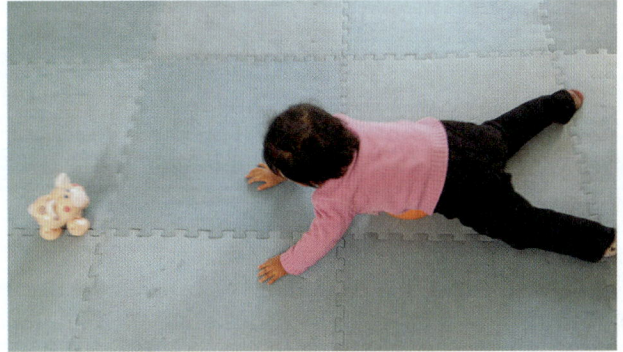

图 3-3-16　向前向后爬行的动作

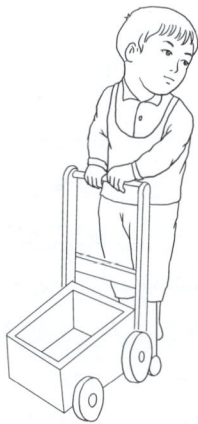

图 3-3-15　立位正常姿势

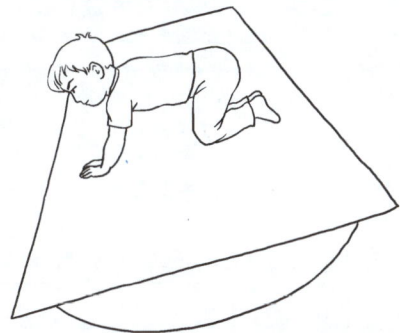

图 3-3-17　治疗师控制摇板并做缓慢晃动

a. 促进手臂与肩胛带的动作分离：让儿童俯卧于治疗师的膝上，治疗师的手固定住儿童肩胛带，鼓励其做伸手向前的动作。

b. 增加肩胛带的自主控制，提高上肢的稳定性：俯卧位，双肘撑起上身，做左右、前后的重心转移。俯卧在滚筒上，双手交替支撑，做向前向后爬行的动作（图 3-3-16）。呈四点支撑位于摇板上，治疗师控制摇板并做缓慢晃动（图 3-3-17）。俯卧于滚筒上，一手支撑于地面上，并在支撑臂的肩部施以适当的压力，另一手从事某作业活动。坐位 / 立位，儿童双手与治疗师的双手共持一根木棒，做对抗性推的动作（图 3-3-18）。

c. 诱发肘关节伸直：肩胛带前伸，伸肘够物，或手握一硬的圆锥状物体去碰前方某一目标；手握一端带有磁铁的柱状物，去吸放在桌面上的金属物，动作过程中要求肘关节尽量伸直。

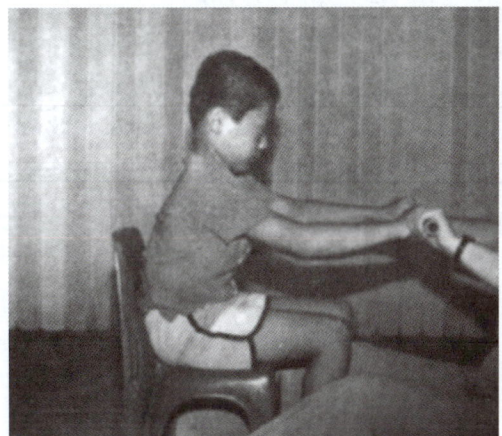

图 3-3-18　做对抗性推的动作

d. 训练坐位平衡，诱发保护性伸展反应：坐于半圆形晃板上，治疗师位于其身后保护安全，鼓励儿童当身体向左侧晃动时伸右手向左够物，向右晃动时伸左手向右够物；骑坐于半圆形晃板上，治疗师于一侧保护安全，鼓励儿童身体向前晃动时伸手向前够物。

119

e. 诱发手到口的动作：双手交叉互握，让儿童做双手能摸口部的动作；鼓励儿童手抓食物，或将一些食物涂在手指上，做手到口的动作。

f. 诱发双手在中线上的活动：侧卧位，肩前伸、用手玩物（图 3-3-19）。

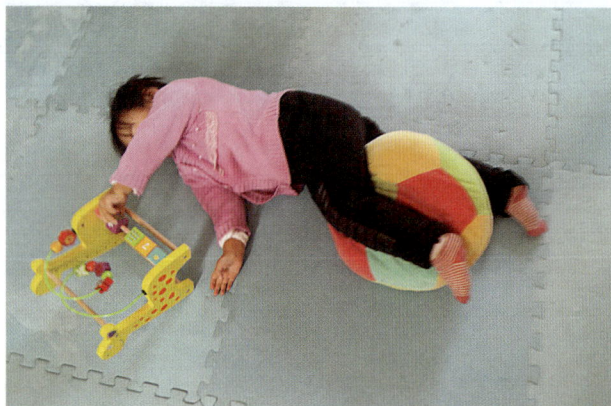

图 3-3-19　诱发双手在中线上的活动

训练原则：先训练儿童获得良好的坐位平衡与保持良好坐位姿势的能力，或在训练时，提供儿童适当的座椅和桌子；从事单侧手活动时，要将另一侧手摆放在恰当的位置上，以帮助儿童维持正常的姿势与肌张力；考虑操作物件的大小、质地、重量与形状，因为手运动的控制开始于感觉输入，不同的感觉输入有利于促进手功能的发育；鼓励采用双手操作性活动；动作难度应设置在儿童通过努力就能完成的范围。

B. 促进手的精细运动功能：

a. 手的抓握：拇指内收、尺侧握，手指过度屈曲时。

b. 使整个上肢有更好控制的感觉性活动：手、膝爬；双手走路；拍手、拍大腿等。

c. 使手和手指有更好控制的感觉性活动：用油、布、刷子刷手、手指及手臂；双手插入黏土；用手指将黏土撑开；挤压黏土；将黏土捏成锥形；捡豆子；玩沙子；用吹风机感受凉热风；用手指撑开橡皮筋；捏衣夹；热水、冰水杯。

d. 拿起东西的训练：当患儿紧握拳，不能自己自由张开手指时，可将其大拇指桡侧外展，其余四指就容易伸展了；或者将腕关节掌屈并施加一定压

力，治疗师在其手掌放松的瞬间将手指充分伸展，保持数秒钟（图 3-3-20）。待儿童手充分伸展后，治疗师可把小玩具放到他手中，并稍用力握儿童的手，这样可促进其拿住玩具。

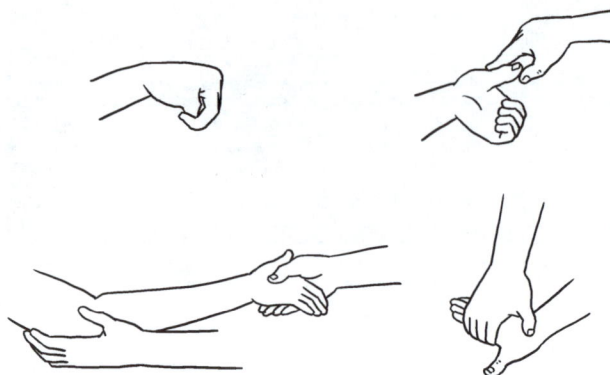

图 3-3-20　拿起东西的训练

e. 放下东西的训练：轻轻敲击其手臂指伸肌腱，再由腕部向手指方向轻擦，同时配合"手打开，手打开"的语言提示；将儿童的手抬高至头上，并使肘关节伸展，腕关节掌屈，也可使手伸展；语言提示。

f. 促进手抓放物体及手 - 眼协调的活动：捏皮球、堆积木、插球、插棍、插方块 / 圆盘、套圈 / 投掷沙包、小布鱼 / 串珠子 / 走迷宫。

g. 用于手指分离性运动控制的活动：捡拾小物件，放入容器内；镊子、小块海绵；手指印；弹弹子；手指上套上指环等；游戏机、计算机；剪纸、橡皮泥；拧螺丝、瓶盖等。

（2）日常生活活动训练：脑性瘫痪儿童能否走路、说话、上学等固然最重要，但进食、如厕、穿脱衣服、移动等更是迫切需要解决的问题。因为他们无法一辈子依赖父母的照顾而生活，必须及早对儿童进行日常生活活动能力训练，以实现生活自理。

1）进食训练：基本原则为抑制躯干和肢体张力增高；避免或抑制原始反射和不自主运动出现；头居中、躯干对称。

A. 进食的必备条件：头、躯干、上肢的协调动作与坐位平衡；手、口、眼协调；手的伸展、抓握、放开功能；咀嚼、舐、吸吮、咽下时的口唇、舌及下颌的动作。

B. CP 儿童进食中的潜在问题：咀嚼、吞咽、嘴闭合障碍；不会用嘴从匙中取食；不能保持正确的

坐姿;不能从盘中取食后送至口中;不能控制流涎和液体入量等。

C.进食体位:在给 CP 儿童喂养时,最重要的是应该保持儿童正确的姿势,即头和肩向前,髋关节屈曲,接受来自身体的前方的食物。幼儿或少年坐在椅子上时,头、躯干端正,下肢髋、膝、踝关节均保持屈曲 90°。用奶瓶喂食时,要鼓励儿童自己拿奶瓶,家长可在儿童吸吮时用手控制其嘴部,并在胸前用力压,使其充分含吸(图 3-3-21)。用勺喂食时,也要保持正确的姿势(图 3-3-22)。坐不稳的儿童用背架支持着喂食可以较为轻松些(图 3-3-23)。使儿童坐稳后,将儿童的两腿分开,跨坐在母亲的大腿上,并控制其肩保持向前(图 3-3-24)。喂食时,若儿童的下肢过度伸展,可把下肢垫高,膝屈曲,使儿童的髋关节屈曲角度加大(图 3-3-25)。若勺从口唇的上方进入口腔,会引起儿童头的过伸展(图 3-3-26、图 3-3-27)。喂食时要注意避免引起儿童的头部过度伸展和向一侧回旋。勺应从儿童的前面中央部插入。

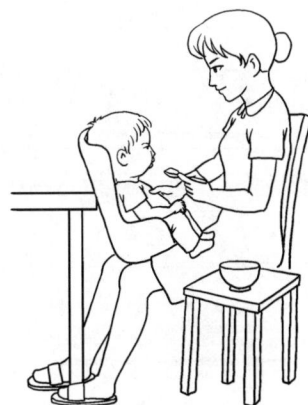

图 3-3-23 背架支持着喂食的正确姿势

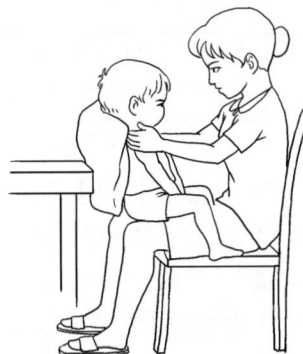

图 3-3-24 控制其肩保持向前

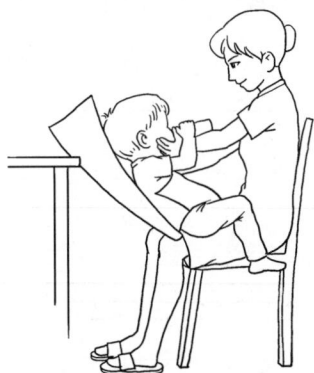

图 3-3-21 用奶瓶喂食时的正确姿势

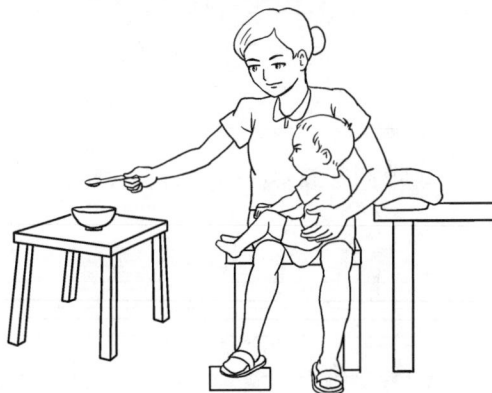

图 3-3-25 加大儿童的髋关节屈曲角度

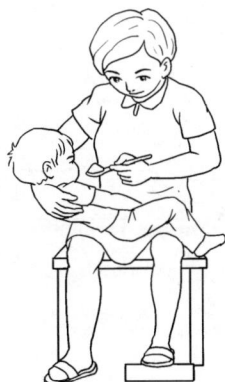

图 3-3-22 用勺喂食时的正确姿势

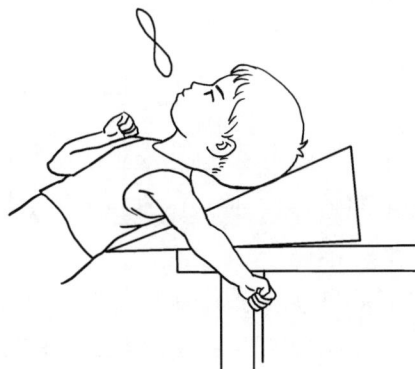

图 3-3-26 进食体位错误的方法

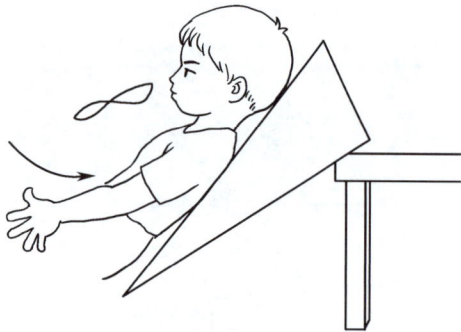

图 3-3-27　抑制头部过伸展从视线水平下方喂食

D. 口部控制法（下颌控制技术）：利用大拇指压在儿童耳前下颌关节，示指压在下嘴唇与下颏之间，中指放在下颏后面（改善儿童吸吮-吞咽反射，吃手中或勺中的食物，或从杯中饮水的能力）。位于儿童的右侧，用右手大拇指放在耳前下颌关节处，示指在下唇及下颌之间，中指置于下颌后面，给予稳定持续的压力（图 3-3-28）。或者面对儿童控制下颌（图 3-3-29）。

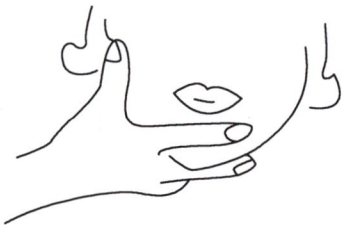

图 3-3-28　位于患儿右侧的下颌控制技术

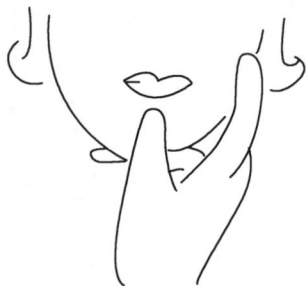

图 3-3-29　位于患儿前方的下颌控制技术

E. 增加口唇的力量（以能控制伸舌为前提）：上下唇处放上甜的食物，伸舌舔食；门牙内侧和腭后部放上黏东西，舔食。

F. 增加咀嚼力：可放一小块硬性食物于儿童一侧牙齿之间，借助下颌控制技术帮助口部闭合。

G. 控制伸舌：下颌控制技术有效但有时尚不够；OT 可用一头部浅平、边缘圆钝的勺子对舌施以一定的压力，阻止舌外伸。

H. 饮水训练：带缺口的杯子，可避免头部后仰所引起的躯干后伸僵硬而产生呛咳（图 3-3-30），同时也避免诱发对称性紧张性颈反射出现异常姿势。

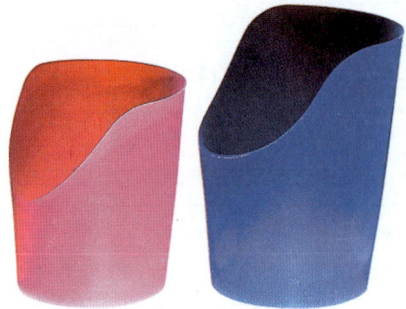

图 3-3-30　带缺口的杯子

I. 取食动作训练：辅助者应坐在儿童身后以便于采用自然的进食动作进行训练；易于抓握的食物；选择黏稠度大的食物；借助自助具：D 形环/防滑垫/盘挡等。进食用的汤匙，最好选用边缘平线，柄长而粗者，为的是较易握拿（图 3-3-31）。这是一种水平汤匙，无论握拿哪个方向，都可保持水平状态，不会把食物倒翻（图 3-3-32）。如儿童握持能力不好，可以加一个万能袖套，把汤匙套在手上（图 3-3-33）。

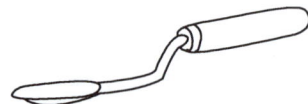

图 3-3-31　进食用的汤匙

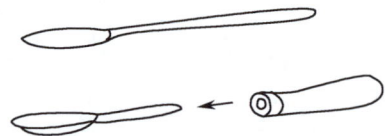

图 3-3-32　水平汤匙

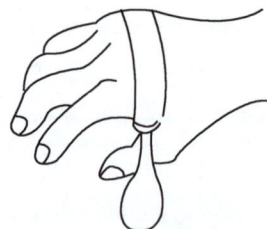

图 3-3-33　汤匙套在手上

2）更衣训练：穿衣时的体位（避免引起或加重痉挛）：需卧位穿衣时应采取俯卧位，可趴在护理者的双腿上，双髋/膝关节屈曲并分开（图3-3-34）；需在仰位穿衣时应在儿童枕部垫一个枕头，将髋/膝关节保持在屈曲位；坐位穿衣时，应保持坐位平衡，髋关节屈曲，躯干前倾。痉挛型脑瘫儿童开始学习自己穿衣服时，为避免身体出现僵直，通常采取侧卧位，使颈、髋、膝关节保持屈曲状态。将儿童的躯干上部回旋，保持髋关节屈曲，头颈竖直，使儿童伸展上肢支持自己体重的同时，脱下儿童的衣服（图3-3-35）。

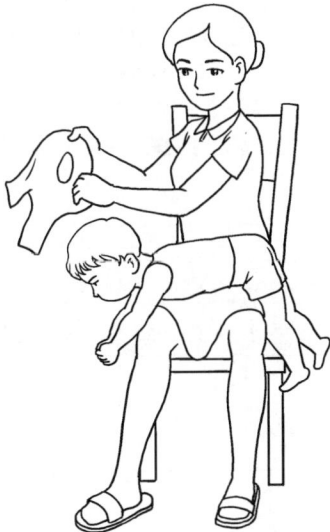

图3-3-34 俯卧位抑制痉挛的更衣训练

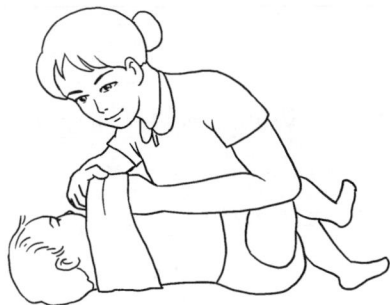

图3-3-35 侧卧位抑制痉挛的更衣训练

穿衣动作：重要前提是理解身体的各部位、服装的结构及身体在空间的位置（玩具娃娃）；对于穿衣/鞋不分左右的儿童，可在衣服/鞋上做些醒目的标志。

建议：具体情况具体对待；偏瘫儿童，先穿患侧；衣服宜宽松、肥大，易于穿脱；松紧带/尼龙扣；从最后一个动作做起，逐渐增加动作。

更衣训练注意事项：①一般先穿功能障碍重的一侧，先伸直上肢后再进入衣袖内；②穿衣服之前一定要注意儿童左右是否对称，尤其是在仰卧位时，若存在非对称性颈强直反射（asymmetric tonic neck reflex，ATNR）应采取坐位穿衣；③如儿童的肩向后，设法屈曲儿童的髋关节，会使肩与上肢向前变得容易；④若儿童坐位时有前倾倾向，在为其穿衣服之前必须设法阻止头的前屈及上肢伸向下方；⑤在穿鞋与袜时要首先让儿童屈曲膝关节及髋关节。

3）如厕训练：适于2岁以上的儿童。训练内容可因地区、习惯、穿着衣服的类型、家庭帮助程度等因素的影响而各不相同，不同障碍的特殊儿童如厕训练也有所不同。使儿童知道什么时候需要大便/小便，并学会控制大小便；在需要大小便时能够及时告诉他人。

具备膀胱、直肠控制能力是如厕训练成功的先决条件。具备如厕训练的条件包括：①膀胱控制：小便时一次尿是不是很多？能保持衣裤干燥几小时？是否有特殊表情或动作？如都具备，表明已具备膀胱控制能力和排尿意识。②身体条件：能拾起细小物件吗？能很好地行走/移动自己吗？能蹲/坐在凳子上吗？③合作方面的准备：为了测试是否已具备理解与合作能力，可要求其做简单的几件事：躺下、坐起、指出身体的部位，将玩具放入盒中，递送物件，模仿鼓掌等，如能完成，说明其已具备如厕的智力条件。

帮助儿童成功如厕的辅助设备：①衣服：给孩子准备易于穿脱的衣服。魔术贴、松紧带和前拉链都比系纽扣、按扣、后系扣更简单。②马桶：可调节高度的马桶，有扶手、脚凳、高或低的靠背支撑的马桶，与固定住孩子的前凸起马桶，可加装在成人马桶上的便携马桶。③轮椅：适合坐轮椅的儿童，可选用配有马桶的轮椅进行训练，也可以乘坐轮椅进入卫生间训练如厕，但要求马桶的宽度保持在36~47cm，马桶周围要留有117cm×162cm的空间。

常用训练方法：坐便盆时应保持的体位是，髋关节的屈曲位，两下肢分开，肩与上肢尽量向前（图 3-3-36）。具有稳定性的便盆，便盆的坐面与臀部紧密接触，后面有支持物，儿童坐于上面两足正好着地（图 3-3-37）。将大凳子倒放，置便盆于其中，椅子横木可以抓握，可避免儿童在其中跌倒（图 3-3-38）。

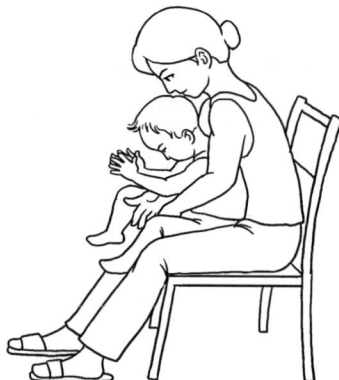

图 3-3-36　照顾者辅助下如厕训练

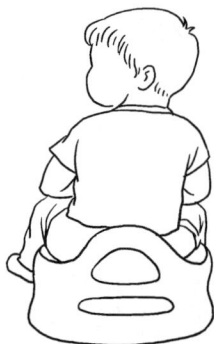

图 3-3-37　儿童独自使用坐便如厕训练

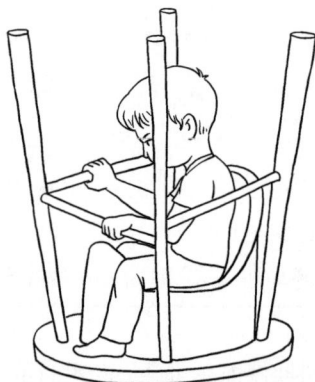

图 3-3-38　大凳子倒置坐便盆如厕训练

训练独立排泄时，让儿童用一只手抓握栏杆，另一只手脱下裤子，身体慢慢下移，坐于便盆上，完成排泄动作。站立困难的儿童可以应用膝立位独立完成排便动作（图 3-3-39、图 3-3-40）。

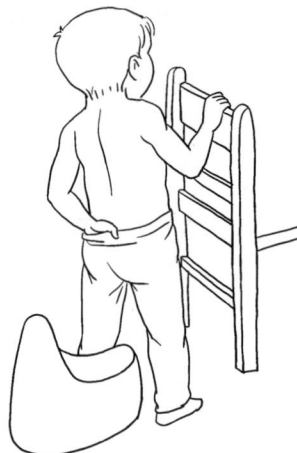

图 3-3-39　扶持站立如厕训练

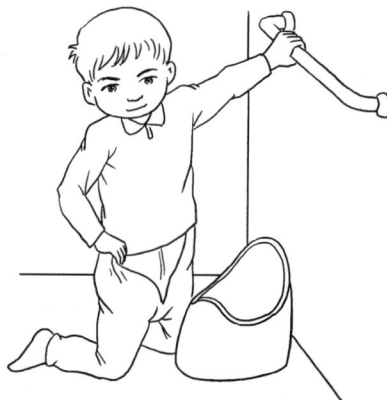

图 3-3-40　跪立位如厕训练

伴有视觉障碍儿童的如厕训练方法：伴有视觉障碍或视力存在缺陷的儿童在如厕训练中处于劣势。他们可能无法观察家庭成员和同伴如何使用厕所，导致他们无法模仿家人和小伙伴的行为。很多关于卫生间和小马桶使用的细节，例如马桶摆放位置、如何排便、如何清洁，对于看不见的孩子来说理解起来十分困难。一般要等到孩子三四岁时，依靠语言来理解这个过程是如何进行的。

建立儿童对卫生间的感性认识，家长在上厕所的时候可以让儿童一起进去。让其在卫生间里各处摸索，找到马桶的位置。确保卫生间的通风良好,没有异味,让孩子下次还想再来。将儿童的手放在家长的肩膀上,使其能感觉到你坐在马桶上,解释你在做什么、为什么这样做,让其摸一摸纸架,还可以让孩子感受一下水龙头和洗手池。注意在整个如厕训练过程中,保持小马桶始终在相同的位置。

需要保证卫生间和通向卫生间的路上没有障碍。如果有一个带音乐的小马桶,当孩子小便时,马桶就会响起音乐,这可使学习过程更加有趣。如果是男孩,教他如何确定自己小便时该站的位置。

伴有听力障碍儿童的如厕训练:听力受损或失聪的儿童可能会在如厕训练中遇到挑战,这取决于他们的沟通能力。一个已经能够流利使用手语的孩子可以依靠视觉观察和看护者的解说来理解对他的期望。

4)沐浴训练:保持身体坐位平衡及对头和躯干的控制。CP儿童障碍情况不同,洗澡时所采取的体位也不尽相同。必须选择一个舒适、稳定安全的体位,儿童才能顺利完成沐浴动作。

辅助儿童洗澡的训练:对于年龄较小、不能维持坐位、手功能极度低下的儿童,在完成沐浴动作的过程中需要他人辅助。痉挛型CP:此型儿童在洗澡时应采取俯卧位,这样可抑制伸肌高度紧张,易化屈肌,有效抑制异常反射的出现,对于这类儿童最好选择盆浴,水温要适度,避免淋浴和水温不适给儿童带来的不良刺激(图3-3-41)。不随意运动型CP:此型儿童在洗澡时应采取坐位,并采取躯干加固定带的方法,这样有利于沐浴动作的顺利完成(图3-3-42)。对于肌张力低的儿童在洗澡时应采取半坐位,可选择使用"沐浴床"进行训练,这样可给予头部、颈部、躯干足够的支持,有助于沐浴动作的完成。将"沐浴床"安装在配套使用的长圆形浴盆上,让儿童坐上后浴盆中的水浸泡到儿童胸部为宜(图3-3-43)。

独自沐浴训练:对于平衡能力和手功能尚可的儿童,可让他自己练习洗浴。从安全和提供方便的角度考虑,可在浴盆周围安装扶手及特殊装置(图3-3-44,图3-3-45)。

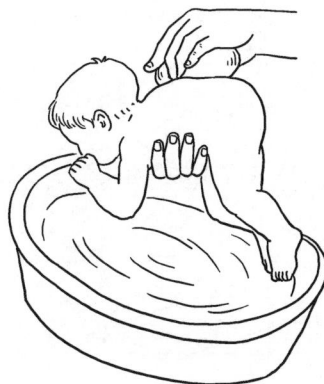

图3-3-41 痉挛型儿童洗澡时的正确姿势

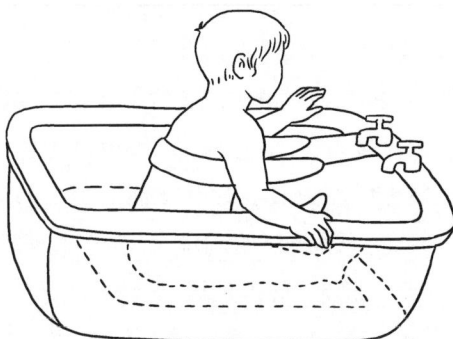

图3-3-42 不随意运动型儿童洗澡时的正确姿势

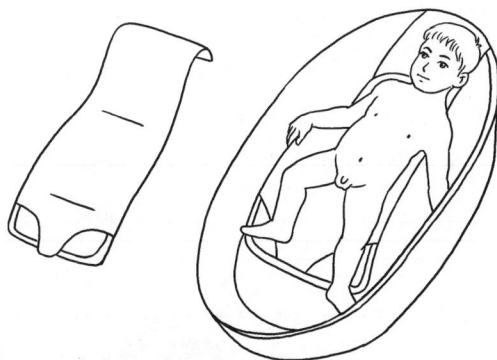

图3-3-43 肌张力低的儿童洗澡时的正确姿势

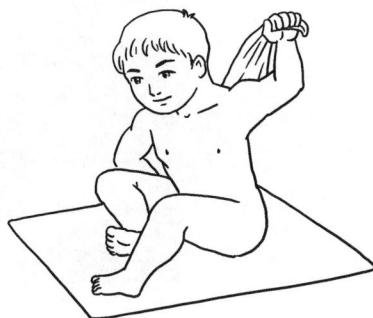

图3-3-44 独自沐浴训练

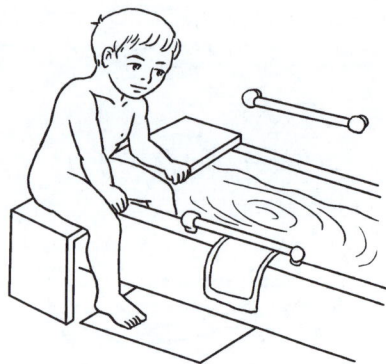

图 3-3-45　安装扶手和特殊装置的浴盆

5）学习与交流：使用交流辅助具（电脑）表达自己的愿望、要求，完成书写作业，与他人进行交流。

（3）促进感知觉认知功能的发育：

1）对身体、方向、距离、位置关系的认识：①通过叩击、敲打及触摸、轻按关节等，也可用刷子刷磨患处、玩黏土做泥人、玩布娃娃玩具、画人脸和身体等游戏，改善障碍部位的功能。②通过钢琴、打字机、电子琴、电脑、游戏机来增强浅感觉及深感觉的输入。③可训练使用平衡棒，做体操，做各种移动性训练，坐三轮车等。也可以做钻木箱、爬障碍和向各方向投球等游戏。或以自己身体和其他物体比大小、高低。可做手工、制作玩具、折纸等进行手功能训练。④促进深感觉输入：做手操、托沙袋、玩哑铃，也可以按压关节和敲打刺激。

2）视觉、听觉、触觉等刺激：①视觉刺激：可以使用不同颜色标记左右袖口，做照镜子训练，让其模仿动作，如拉动睡床等。可用玩具诱导儿童用双眼注视并跟随。在透明塑料管中装入水及彩球，来回移动，训练儿童用双眼跟踪塑料管中的小球。认颜色：配对、分类、挑选、说出名称、与其他概念配合。②听觉刺激：听各种声响，让儿童寻找发声的方向等。反复更换声音的方向、远近和强度，以不断提高儿童对声响的敏感性，以及寻找声源的反应速度。③触觉刺激：可以使儿童身体接触物体、床面。取不同质地的物品，如毛巾或较硬的木块等让儿童触摸，让儿童分辨软硬、轻重、大小。使用冰袋、水浴等让儿童分辨冷热。魔袋游戏：准备几个儿童熟悉的物品装到一只布袋中，让儿童把手伸进布袋抓住一件，然后反复抚摸，通过物品的开关和质地，猜猜抓到的是什么。

3）注意力训练：可用视跟踪、形状辨别、删除字母、听认字母、重复数字、词辨认、听跟踪等方法进行注意力的训练（图 3-3-46）。

4）记忆力训练：通过视觉、听觉反复练习，形成暂时联系，从而提高记忆速度。训练短时记忆能力，要求儿童根据训练者的口头指令立即执行；训练长时记忆能力，多采用反复再认和回忆的方式，让儿童牢记。视觉：认物认图、取物品、快速看图说物品名称、识字等。听觉：背儿歌、传话游戏等。

5）其他提高智力水平的训练：模仿画线、搭积木、拼图、橡皮泥、珠子画、大小识别、形状识别等（图 3-3-47）。

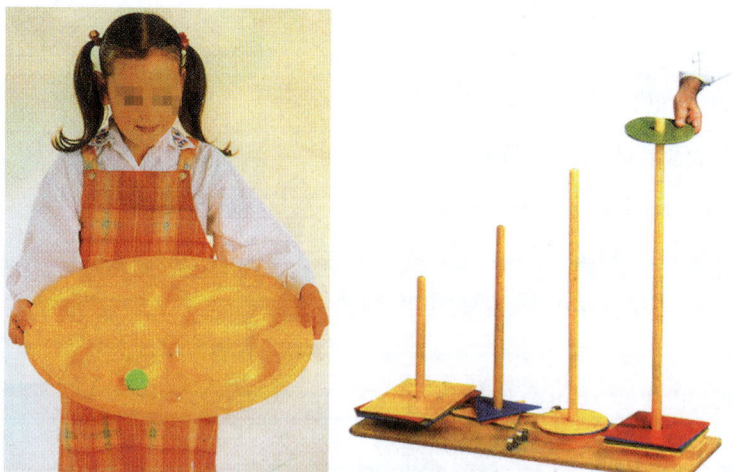

图 3-3-46　注意力训练

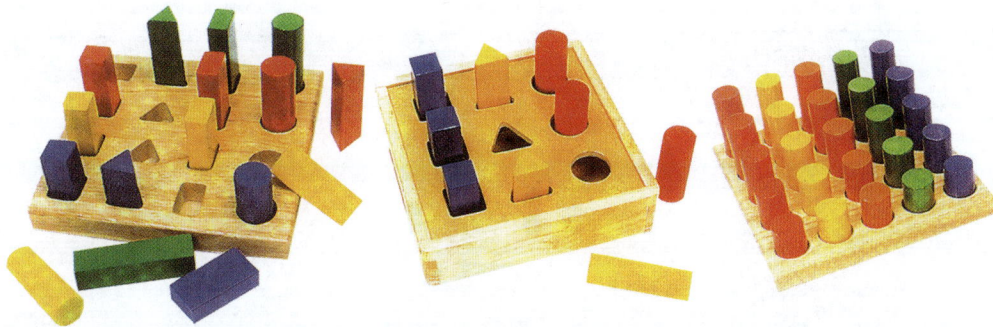

图 3-3-47　提高智力水平的训练

（三）肌营养不良

1. **目的**　维持和改善肌力和肌肉的持久性；维持和改善关节活动范围；维持和改善正常的姿势与运动；代偿由于肌肉无力，关节活动范围受限，运动不协调所造成的功能低下。

2. **作业治疗目标**

（1）改善儿童的日常生活动作：①使用特制的饮食器具和自助具独立进食；②脱下纽扣和按扣的衣服；③去厕所独立完成排泄功能。

（2）增加儿童参加游戏活动的能力：①使用柔软的木板和容易保持体位的脚踏车在教室内进行娱乐活动；②与儿童或正常儿童之间进行游戏活动；③儿童独立进行游戏活动。

（3）入学相关事宜的准备：①上课时坐位姿势的保持和姿势运动功能的调整；②在书桌上进行写字活动时，必备的自助器准备；③其他辅助方法的准备（交流板等）。

3. **评定**　除进行常规的徒手肌力评定（manual muscle tester，MMT）、关节活动范围（range of motion，ROM）、心理评定、职业前评定外，重点应进行日常生活活动（ADL）评定。

日本相关政府部门进行性肌营养不良对策研究团队制定了该病 ADL 评定表（表 3-3-4），该量表共分三大类 25 项，计 0~4 分 5 点，仅供参考，如果在国内应用，还需进行信度与效度检验。

表 3-3-4　进行性肌营养不良 ADL 评定表

躯体功能	评分
头部、躯干功能	
1. 头部控制	
稳定抬头	4 分
俯卧位头稳定，仰卧位头不稳定	3 分
腹爬时头不稳定	2 分
坐位时头稳定，稍倾斜头不稳定	1 分
不能抬头	0 分
2. 坐位姿势的保持	
平衡破坏后仍能保持坐位（躯干倾斜 40° 仍能保持坐位）	4 分
躯干倾斜 10°~40° 时能保持坐位	3 分
稍不平衡就不能保持坐位（躯干倾斜 10° 以内）	2 分
少量的支撑可能保持坐位	1 分
即使支撑也不能保持坐位	0 分
3. 侧卧位	
用手从仰卧位至侧卧位	4 分

躯体功能	评分
用手支撑从仰卧位至侧卧位	3分
从腹爬位一侧至侧卧位	2分
侧卧位易倒向手支撑侧	1分
不帮助就不能保持侧卧位	0分
4. 翻身	
自由翻身	4分
手足翻身,稍有困难	3分
用 15~30s 时间可以翻身	2分
不能翻身,但能翻至侧卧位	1分
不能翻至侧卧位	0分
5. 四爬	
快速四爬	4分
用手掌四爬时,可以向外侧爬,向前爬徐徐后退	3分
在床上用肘部爬行	2分
在床上不能用肘部爬行	1分
完全不能爬	0分
6. 坐起	
用手支撑立即坐起	4分
用手支撑缓慢坐起	3分
先转成仰卧位,再坐起	2分
先转成仰卧位,用 20s~1min 时再坐起	1分
不能坐起	0分
7. 持续发音	
发 a 音,持续 20s 以上	4分
发 a 音,持续 15~20s	3分
发 a 音,持续 10~15s	2分
发 a 音,持续 5~10s	1分
发 a 音,持续 5s 以下	0分
8. 上肢功能	
(1)上肢上举(肩屈曲)	
坐位上肢正常上举	4分
坐位前臂能上举至肩	3分
坐位前臂能上举 45°	2分
卧位时上肢能运动	1分
上肢不能运动	0分
(2)上肢上举(肘屈曲)	
坐位时手上举与肩同高	4分
手上举低于肩高	3分

躯体功能	评分
手上举 45°	2 分
卧位时可以屈肘	1 分
肘关节不能屈曲	0 分
9. 拿茶碗饮食	
手持普通碗与筷子进食	4 分
肘支撑持碗进食	3 分
由于疲劳上述动作中途停止	2 分
不能持碗,用筷子匙子进食	1 分
不能拿筷子	0 分
10. 洗脸	
立位时双手洗脸	4 分
立位时一只手支撑,另一只手洗脸	3 分
坐位时两手或一只手洗脸	2 分
手能抵前额,不能洗	1 分
不能洗脸	0 分
11. 拧布毛巾	
充分拧布毛巾	4 分
不能充分拧布毛巾	3 分
拧布毛巾掉水	2 分
手持布毛巾,但不能拧	1 分
手不能持布毛巾	0 分
12. 写字	
抬肘书写如 B4 纸大的字	4 分
用肘与前臂书写如 B5 纸大的字	3 分
流利地写钢笔字	2 分
不太容易写钢笔字	1 分
不能写钢笔字	0 分
下肢功能	
13. 站立	
用脚跟站立,并注意姿势	4 分
足间距宽,能够站立	3 分
即使足间距宽也不能站立 30s(穿下肢装具勉强独站)	2 分
如果扶大腿部,勉强能站立	1 分
不帮助不能站立	0 分
14. 单足站立(使用习惯单足站立的一侧,不穿装具)	
愉快地单足站立	4 分
只能站立 15s~1min	3 分
单手抓物,可以独立 1min 以上	2 分

续表

躯体功能	评分
单手抓物,独立片刻	1分
即使他人帮助,也不能独立	0分
15. 双足并拼站立	
不需要借助可以站立(穿装具,愉快地站立)	4分
单手支撑,可站立(穿装具,勉强独立)	3分
双手支撑,不能站立(穿装具,手抓物站立)	2分
靠物体可能站立	1分
不能站立	0分
16. 爬坡(不穿装具)	
爬倾斜15°坡	4分
爬倾斜5°坡	3分
缓慢地爬坡	2分
没有铺装的路上步行10m	1分
铺装路上步行	0分
17. 上台阶(阶高20cm)	
正常上台阶	4分
手按着膝部上台阶	3分
一只手扶住栏杆上台阶	2分
双手平行地扶住栏杆上台阶	1分
不帮助不能上台阶	0分
18. 下台阶(阶高20cm)	
正常下台阶	4分
手按着膝部下台阶	3分
一只手扶住栏杆下台阶	2分
双手平行地扶住栏杆下台阶	1分
不帮助不能下台阶	0分
19. 跑步	
5s内跑10m	4分
5~10s跑10m	3分
11~15s跑10m	2分
16~20s跑10m	1分
21s以上跑10m	0分
20. 坐椅子(椅子与膝关节同高,不穿装具)	
正常坐椅子,臀部离开椅子,并能保持这个姿势	4分
正常坐椅子,臀部离开椅子,但不能保持这个姿势	3分
手放在膝关节处,舒适地坐着	2分
手放在膝关节处,能坐,但不稳定	1分
不帮助不能坐椅子	0分

躯体功能	评分
21. 从椅子上立起(椅子与膝关节同高,不穿装具)	
正常立起	4分
手按膝关节立起	3分
拿物立起	2分
弯腰立起	1分
不能立起	0分
22. 蹲下	
正常蹲下	4分
手按膝关节,缓缓蹲下	3分
手抓床蹲下,可保持平衡	2分
手抓床蹲下,慢慢倒下	1分
不帮助不能蹲下	0分
23. 穿裤子	
立位正常穿裤子	4分
坐位穿到大腿部,立位或卧位穿到腰部	3分
只能穿到大腿部	2分
坐位,穿到小腿部	1分
不能穿到小腿部	0分
24. 从床上立起	
正常立起	4分
用力前蹲后再立起	3分
手按膝关节立起	2分
从四爬位到手按膝关节后缓缓立起	1分
不帮助不能立起	0分

4. 作业治疗方法 进行性肌营养不良日常生活存在许多问题,尤其随着病情进展,肌无力加重,ADL 活动更加困难,必须找准问题点,进行适宜的作业活动。

(1)饮食:①代偿动作训练;②应扩大手的运动范围利用辅助具(个人用桌子、回旋式桌子和盘子、轻的汤匙);③配餐时将大块切成小块;④将吸管放入杯中饮水;⑤将食物切成细丝状;⑥帮助儿童摆放成良肢位。

(2)洗漱:①利用栏杆、洗面台的边缘支撑身体洗脸;②代偿动作指导;③把牙膏、牙刷放到手能够到的范围,使用管状物代替,困难时由工作人员挤牙膏,经常漱口;④将梳子、指甲刀放到手能拿到的范围或制作长柄梳子。多数情况下,为保证儿童的安全,最好给予辅助。

(3)更衣:①穿容易穿脱的服装,考虑其疲劳性,最好辅助;②穿柔软的袜子,穿凉鞋。

(4)如厕:①使用栏杆;②为了保持坐位,利用特种材料,扩大便器面积,便器前安放支撑物(圆桌等);③手应能放到小便器处。为了在便器上保持坐位,需进行环境设备改造。

(5)沐浴:根据儿童功能障碍特点,考虑其安全性,建造特殊的浴槽,专人监护等。

(姜志梅 孙 颖)

第四节　言语 - 语言治疗

儿童言语 - 语言障碍主要包括各种原因引起的语言发育迟缓、构音障碍、吞咽障碍、嗓音障碍及口吃等,以下介绍的康复治疗主要以这 5 种障碍为主。

一、概述

(一) 治疗原则

1. **循序渐进原则**　通过言语 - 语言功能评估,了解儿童言语 - 语言障碍的类型和程度,制订相应的康复治疗计划。治疗内容需先易后难,由浅入深,由少到多,逐步增加儿童训练内容。

2. **个体化原则**　每个儿童的言语 - 语言障碍类型和程度不同,潜在能力也不同,因此,在确定康复治疗目标和制订康复治疗方案时要强调个体化,不能强求一致。

3. **持续性原则**　坚持每天训练,对训练内容不断重复。在言语 - 语言功能恢复的最佳时期进行反复强化训练,才能达到最佳治疗效果。但同时应注意劳逸结合,避免造成儿童过度疲劳或厌训的现象。可根据儿童实际情况有针对性地开展家庭指导,开展有效的家庭疗育。

4. **规范化原则**　要求儿童发音准确,治疗师必须以身作则,发音清楚标准,表情夸张清晰,尽量应用成人语言,以避免儿童学会儿童用语还要再学习成人用语,应尽量一步到位。

5. **简捷化原则**　在训练儿童发音时,最简捷的方法是示范与模仿,如果示范和模仿不能奏效,可采用矫正口形及发音部位,用压舌板协助发音部位正确接触的方法。要避免单纯使用口头提示,因单纯口头提示往往不能使儿童掌握发音要领和正确发音部位。

6. **多样化原则**　训练形式要多样化、趣味化。根据儿童的具体情况有选择地变换治疗方法,避免

长期使用一种固定的治疗方法。此外,还要考虑个别训练与集体训练相结合、医院治疗与家庭训练相配合等。

(二) 条件与要求

1. **训练场所布置**　应选择较宽敞的房间,桌面上难以进行的治疗项目可在地面上进行。儿童的注意力极易分散,要尽量避开视觉和听觉干扰,室内要简洁、安静、光线充足、井然有序,墙壁上尽量不贴多彩的图画,最好在有隔音设施的房间内进行。

2. **训练形式**　根据评估结果,制定语言训练的长期目标与短期目标,明确训练形式。原则上以一对一训练为主,可结合集体训练、小组训练、自主训练、家庭训练,以增强训练效果。

(1) 一对一训练:按照语言发育规律制订个别训练计划及具体语言训练内容,除了语言功能训练还要进行实际语言交流能力训练。

(2) 集体训练:将言语 - 语言障碍儿童按程度分组,以小组的形式进行语言训练。集体训练可以改善儿童的社会适应能力,减少不安,增加兴趣,提高交流欲望。

(3) 自主训练:积极引导儿童进行自我言语 - 语言功能训练,适用于年长及智能发育较好的儿童,进行自主训练时也一定要在治疗师指导或者家长监管下进行。

(4) 家庭指导:可以进行家庭一对一的个别训练指导,不受时间与空间的限制。尤其在关键的学前阶段,若能及早给予各种基础训练,可达到事半功倍的效果。

3. **治疗频次与强度**　结合评估结果与儿童实际情况,合理选择治疗频次与强度。尽可能在儿童精神状态比较饱满的时段开展个性化训练。

4. 训练工具 可根据训练内容设计准备一些玩具(如用于呼吸训练等的象鼻卷、蜡烛或口风琴等),还需准备录音机、录音带或录音笔、节拍器、镜子、秒表、压舌板、喉镜,各种图卡、报刊、书籍、笔、纸、常用生活用品等,可配备电脑语言训练系统。

5. 卫生管理 须预防各种传染病,训练物品要定期消毒,直接接触儿童口腔或皮肤的评估训练物品,要尽量用一次性用品,手指有伤时要特别注意,训练前后要洗手。

二、语言发育迟缓的治疗

根据儿童语言发育迟缓检查、评价结果、语言特征制定康复治疗目标及方法。从检查结果确定儿童处于哪个阶段水平,确定此阶段为开始训练的阶段,设定训练内容。训练策略如图 3-4-1 所示。

1. 言语符号尚未掌握阶段(A 群) 包括阶段 1、阶段 2 及阶段 3-1 符号形式与指示内容的关系,训练以获得言语符号(理解)与建立初步的交流关系为目标。其方法是先导入手势语、幼儿语等象征性较强的符号。

(1)事物、事态概念未分化阶段训练:此阶段的训练旨在充分调动儿童的听觉、视觉能力,以及皮肤的痛、温、触、压等感觉,帮助儿童充分注意外界的人与事物的存在。

1)注视及追视训练:采用听觉、触觉及视觉刺激,促进儿童对事物的注意及随着活动的事物持续进行追视。

2)运动游戏训练:使用能使其触觉和身体感觉变化而感到快乐的游戏,如哄抱、背背、举高高、转圈圈等与大人身体接触的游戏;也可使用大型游戏用具,如秋千、海洋球、羊角球等,通过游戏,增加儿童对人的注视。

3)对事物持续记忆训练:建立事物恒存的概念,让儿童注视到眼前存在的物品,然后将其用布遮住或藏在箱中,让其寻找。

4)事物的动手性操作:通过对外界的事物进行某种操作而发生变化的过程。从触摸、抓握等简单操作,发展到敲打、拿出等复杂操作。可利用各种玩具,最初可帮助引导儿童完成希望出现的反应,逐渐过渡到儿童能独立做出适合事物用途的操作。

(2)事物功能性操作到匹配、选择训练:目的是不断扩大能进行功能性操作事物的范围,使儿童能做到多数事物的辨别性操作。

1)事物功能性操作的扩大训练:通过模仿引起儿童对身边日常用品(水杯、电话等)的注意,并能够执行治疗师的指令,掌握其用途。训练应与家庭指导同时进行,让儿童能做到泛化,即在训练室、家庭和幼儿园等均能使用。

2)多种事物的辨别训练:①以形式特点为基础的操作课题,通过分类游戏,认识事物的属性,如可以通过匹配、选择,对不同颜色、大小的球进行分组;②以功能特性为基础的操作课题,即认识事物的特征和用途,如匹配(呈现 2 个以上示范项,让儿童将手上的物品与示范项中的某个相关物品进行匹配)和选择(呈现 1 个示范项,给儿童 2 个以上物品,让其选出与示范项相关的物品)操作。

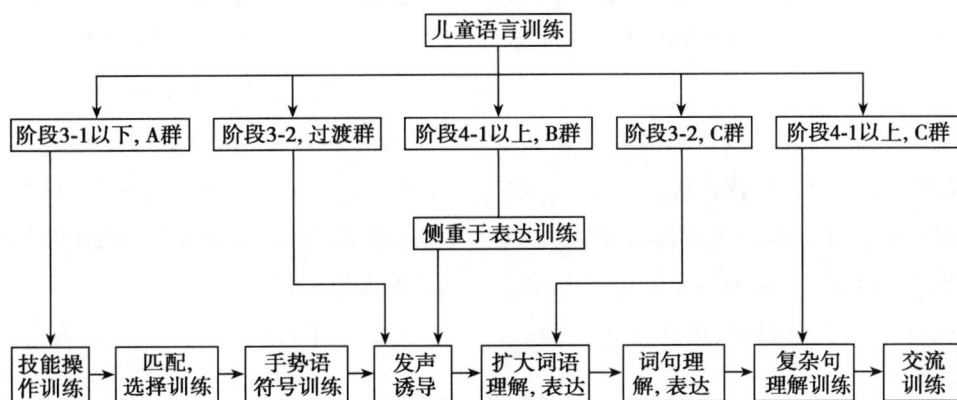

图 3-4-1 儿童语言康复策略

（3）手势符号的训练：手势符号对儿童来说比言语符号更容易理解、掌握和操作，故以此为媒介，逐渐向获得言语符号过渡。在训练手势符号的同时也要给予言语符号作为刺激。此项训练适用于中重度语言发育迟缓、尚未掌握言语理解和表达的儿童，或言语符号理解正常，但不能表达的儿童。

1）场景依存手势符号训练：目的在于培养儿童对手势符号的注意程度，训练应在日常生活空间及游戏场面中进行。如儿童想要"妈妈抱"时，必须让其看着妈妈"张开双臂"的手势令其模仿。最初可辅助儿童，逐渐过渡到只用语言提示的过程。

2）表示事物的手势符号训练：目的是训练儿童对手势符号的模仿，理解手势符号与事物的对应关系。手势符号与指示内容相结合，在训练过程中必须让儿童充分注意手势符号的存在，如给玩具娃娃戴帽，治疗师拍打娃娃的头部，再拍打自身的头部，然后说"帽帽"，促使儿童选择帽子，并进行动作模仿。

3）利用手势符号进行动词及短句训练：在日常生活中，根据儿童的行为及要求，在给予言语刺激的同时给予一定的手势符号，并让儿童模仿，渐渐将此动作固定下来，将手势符号运用在日常生活当中，如儿童睡觉训练。也可用手势符号为媒介将句子的语序固化，如"吃苹果"先做"吃"的动作，再做"苹果"的手势符号，并让儿童模仿，这样儿童能够学会自然地造句。

2. 阶段3-2过渡群、言语表达困难（B群，阶段4-1以上） 该类型语言发育迟缓儿童的训练侧重于模仿、掌握与理解水平相适应的言语表达行为，并扩大理解与表达的范围。以发声诱导为训练起点，具体训练步骤如下：

（1）发声诱导训练：首先从腹式呼吸训练着手，由下而上依次训练发声、共鸣、构音等。

（2）从儿童熟悉的事物着手练习语音发音。早期引导的发音词汇包括：①易于构音的词，如 ma、mama、baba；②多音节词，但词头或词尾等词的一部分音能够发出，如西瓜（gua）。

（3）结合儿童的认知水平，由手势符号阶段逐渐过渡到言语符号阶段。先从事物名称开始引入，然后引入动词、形容词。由手势语向言语表达过渡阶段儿童接受训练时，手势符号可引入的词、手势符号与言语符号共同引入的词，以及言语符号引入的词交替呈现，以逐渐增加口语表达的词汇量。

3. 语言发育水平低于实际年龄（C群） C群语言发育迟缓儿童主要表现为语言水平落后于实际年龄，其语言理解与表达具备了一定的基础，因此针对这类儿童进行训练时，应考虑扩大词汇量，增加理解与表达的语句长度及复杂度等。

（1）词汇量扩大的训练：词汇导入可以从最常接触的事物图片开始，进行词汇的理解训练。手势符号→幼儿语（言语符号）→成人语（言语符号）词汇的范围包括名词、动词、形容词、代词、量词、数词、副词、助词、介词、连词和叹词。正常2岁儿童的词汇中各类词汇都已出现，其中以名词和动词占绝大多数。

1）名词的分类训练：目的是对常用名词的同一范畴进行分类训练。如：把狗、象、猫混在一起，进行动物类别的训练不容易完成，可用各种不同的狗、猫、象的玩具和图片进行分类训练，以形成动物概念的分化。

2）动词训练：适用于名词词汇量已扩大，可以理解分类的儿童。可用单词进行训练，从有手势语的幼儿词（咔嚓咔嚓、哗啦哗啦）和动词句的形式，导入动词的训练，可以结合游戏进行。

如学习"吃"的训练程序：①治疗师做吃食物的动作，并说"吃"，让儿童模仿吃食物的动作；②儿童模仿治疗师完成用手拿并且放入口中的手势符号；③言语理解：治疗师发出"吃"，让儿童做出相应的动作，训练儿童通过手势符号增加对动词的理解；④表达：治疗师边操作边询问"我在干什么呀？"儿童能运用手势符号和言语符号回答治疗师的问题；⑤反复训练，鼓励儿童在生活中用言语（成人语）表达。

3）形容词：以图片和游戏为主，获得过程为：体态符号→幼儿语（言语符号）→成人语（言语符号）。

如学习颜色：①匹配：在儿童面前呈现一张带有颜色的图片，治疗师出示同一颜色的图片，让儿童"把相同的颜色放在一起"，并说出"红色"，令儿童模仿表达。②选择与言语理解：在儿童面前出示两张颜色（红色和绿色）图片，让他用手指"红色"。从完全到部分辅助，帮助他完成，出现正确反应，给予强化（奖励），直到能够独立完成。③表达训练：治疗师出示图片，询问"什么颜色的图片？"要求儿童用"红""绿"的言语符号回答。④自发表达：反复训练，鼓励儿童在生活中用言语表达。

（2）词句训练：从实物、镶嵌板、图片中选择儿童感兴趣的语言素材，从两词句向三词句进行过渡，逐步进行句法训练。

1）名词句（大小 + 事物 / 颜色 + 事物）训练：适用于可以理解人名、大小、颜色、事物等构成句子的要素，但对词句中的一个指示内容和对应关系掌握困难的语言发育迟缓儿童，如儿童理解大、小、鞋、帽等，但不能理解大的鞋、小的帽子等对应关系。根据儿童的理解程度，选择训练的句型，如对于名称理解差的儿童，可选择属性对比明显的事物、模型、镶嵌图片、图卡等，如大的红鞋、小的黄帽子等来进行训练。

2）动词句（主语 + 谓语）训练：适用于可以理解人名和动词的语言发育迟缓儿童。如洗苹果、切西瓜，在训练时"什么""谁""做什么"等询问与应答关系的训练要同时进行。

训练程序：①确认可以理解构成句子的单位项（动作 / 对象），如把香蕉和苹果的图卡并排放在儿童面前，问"哪个是苹果？""哪个是香蕉？"让其选择；②能够理解、读懂两词句的图进行匹配，确认两张图卡是否相同；③言语（动作 + 对象）+ 图卡的理解训练，如指认有 4 张选择项图卡，在儿童不能正确选择图卡和不能取出动作和对象时，出示示范卡；④图卡 + 言语的表达训练，如呈现图卡并问"做什么？"儿童说出"动词 + 宾语"的两词句，在只有一个词正确表达的情况下，诱导儿童问"做什么（什么东西）？"如还不能完成，治疗师教其说两词句，促使其复述说出；⑤儿童用言语自发表达

（交换位置）训练，如治疗师选择图卡，治疗师和儿童在完成后交换相互位置，儿童看图说话，治疗师选择图卡，确认图卡是否吻合。

3）三词句（主语 + 谓语 + 宾语）：适用于可以理解两词句"主语 + 谓语"以及"谓语 + 宾语"的儿童。

训练程序：确定构成三词句中的两词句是否理解→能理解三词句的图卡→三词的理解→表达。三词句的理解，可从 1/4 → 1/8 图片选择过渡，并注意图片的摆放顺序。

（3）句法训练：包括可逆句训练和被动句训练。

1）可逆句训练程序：明确显示句子的内容→排列句子成分的位置→表达。如学习句子"猫洗熊猫"：治疗师出示大图"猫洗熊猫"，让儿童注意观察拿刷子的动物；治疗师将小图按"猫" + "刷子" + "熊猫"的顺序从左到右排列，并让儿童注意主语的位置，然后让儿童联系排列顺序；儿童说出句子。

2）被动句训练程序：明确显示句子的内容→排列句子成分的位置→表达。如学习"猫被熊猫追"，治疗师出示大图"猫被熊猫追"，让儿童注意观察大图中被追的动物；治疗师将小图按"猫" + "熊猫追"的顺序从左到右排列，让儿童注意主语的位置；儿童说出句子。治疗师可与儿童做相应的模仿动作或游戏来促进儿童对被动句的理解，反复训练，直至儿童能自己排列、理解、说出被动句。

4. 交流态度不良（Ⅰ群） 以改善儿童交流态度为目的的语言进行训练。具体步骤如下：

（1）语言与物体相结合：目的是帮助儿童理解语言，其后才有可能模仿和运用。对于听力、视力有缺陷的儿童还应采用口语与体态语并行及口语与触觉相结合的训练方法。

（2）语言训练与操作训练相结合：现代医学已经证实，手指的精细动作有利于增进智力和语言的发育，其方法是练习扣衣扣、彩色绘画等，应注意循序渐进。

（3）语言训练与娱乐相结合：如唱、跳、敲打击

乐、看卡通故事、玩智力拼图等,把语言和智力培养渗透在娱乐活动中,是一种轻松愉快的学习方式。

(4)语言训练和运动相结合:设计集体游戏训练,如丢手绢、蒙眼猜对象等。

(5)语言训练与文字教学相结合:在语言训练的同时,进行简单的文字教学。如写数字、拼音、字母等;还可训练辨认钱币,进步快的儿童还可教阅读短小句子和文章、数学和书写文字。

5. 言语代偿训练　在上述训练基础上,许多语言发育迟缓儿童仍不具备言语的表达能力,但具有言语的接受能力;还有的语言发育迟缓儿童言语清晰度极差,不能作为交流的手段,治疗师可以采用替代及增强语音沟通辅助系统(alternative and augmentative speech communication system, AAC)、文字阅读书写的方式,建立代偿性非语言交流方式。

(1)替代及增强语音沟通辅助系统(AAC):包括沟通图卡、沟通簿、沟通板、笔记本电脑、特殊点选设备、电脑辅助的科技设备等。沟通簿、沟通板是将日常生活中的活动通过常用的字、图片或照片表示出来,而通过指出沟通簿或沟通板上的字或图片表明自己的意图。可以包括图画板、字板、词板和句子板等多种形式。沟通簿或沟通板可以根据儿童的躯体功能状况及背景进行设置和制作。随着电子科学技术的高速发展,许多国家已经研制出了多种体积小、便于携带和操作的电子交流装置,具有专门软件系统的计算机也逐步用于言语障碍患者的交流,这些特制的装置还可以合成言语声音。

(2)文字训练:

1)文字形的辨别训练:为掌握文字符号,必须能够辨别字形。

训练程序:几何图形辨别→单字字形辨别→单词水平辨别。

2)文字符号与意义的结合训练:以文字符号与图片意义相结合为目的。训练程序:字字匹配→字字选择→字图匹配→图图匹配。儿童能辨别1~2个音节后可进行此阶段的训练。

3)文字符号与意义、声音的结合训练:可进行图片与相应的文字单词连接的作业,然后读出文字。

6. 社会环境　家庭和学校环境对儿童语言的发育、发展至关重要。因此,仅进行语言训练达不到预期效果,语言训练内容必须在家庭环境中得以体现与实践,更离不开家庭的参与。

(1)改善对儿童的教育方法:家长发现儿童语言有问题时,一定要带小孩到专业语言治疗机构,进行检查、评估,并制订科学的训练计划,给儿童创造和谐、温暖、健康的家庭生活环境,同时遵循计划进行训练,使家中的养育及训练环境真正做到从儿童的语言发育年龄和特点出发。

(2)帮助儿童改善交往态度和社会关系:在家庭和学校中,家长和老师都要给这些孩子以更多的注意和关心,帮助他们去改善人际关系和交流态度,也要教育别的小朋友要用自己的爱心去帮助这些孩子,让他们在团结、和谐、友好的氛围里更好地发展语言和其他各方面的能力。

三、构音障碍的治疗

不同类型的构音障碍儿童临床表现不同,但大多伴有全身、躯干或肢体运动障碍,这种障碍会影响到发音器官的运动功能。构音障碍主要表现为发声困难、发音不准、咬字不清,声响、声调、速率、节律等异常,以及鼻音过重等。儿童构音障碍治疗主要从三方面入手:直接对障碍的说话功能进行训练;强化和补助残留能力的训练;针对社会不利因素,对儿童家长进行指导及改善周围环境。

儿童构音器官运动受全身状态的影响,只有全身状态趋于正常,下颌、口唇、舌才能正常运动,儿童才能正常发音。构音障碍治疗包括:松弛训练、构音器官的运动训练、构音训练。

1. 松弛训练　儿童对反射抑制姿势适应后,肌张力会渐渐接近正常,因此,首先必须抑制与构音密切相关的异常反射姿势,可先从头、颈、肩等大运动开始训练,逐渐向下颌、口唇、舌等精细运动过渡,目的是降低言语肌的紧张性。

（1）姿势控制：

1）让儿童仰卧于床上，言语治疗师协助儿童将髋关节、膝关节、脊柱、肩屈曲，头后仰。

2）让儿童仰卧于床上，言语治疗师协助儿童将膝关节屈曲下垂于床边，髋关节与脊柱伸展，头向前屈曲，肩放平。

3）从后面将儿童抱起，令儿童坐在言语治疗师（跪姿）的腿上，然后轻轻地转动儿童的躯干、骨盆，以缓解儿童躯干、骨盆的紧张度，然后将儿童双手放到前面桌面或训练台上，双脚在地面上放平。

4）对于年龄较小的儿童，让其俯卧于床上，在儿童胸部放一个小枕头，使两上臂支撑，帮助其保持这种姿势，在这种姿势下做头部运动，将头尽量伸直，两眼注视前方，然后头向两侧转动，再向两侧弯。

（2）姿势矫正椅：在训练时采用姿势矫正椅，能够抑制异常反射姿势，固定儿童。

1）在椅子上有活动头颈靠背，能根据儿童的需要调整头颈姿势位。

2）椅子两边设有躯干垫，根据儿童需要可调松紧以固定躯干。

3）椅面中间有防止下滑的垫子，其作用一方面防止下滑，另一方面将儿童两腿分开，对降低肌张力有一定作用。

4）脚下设有可升降的踏板，根据儿童需要上下移动，以便于双脚自然平稳地放在踏板上。

5）在椅子适当高度上设有一活动的桌面板，儿童可将双上肢放到上面，可以在降低肌张力及抑制异常姿势的情况下进行训练、操作、进食等。

2. 构音器官的运动训练

（1）呼吸控制训练：呼吸气流量和呼吸气流的控制是正确发音的基础，是构音的动力，也是语调、重音、音节、节奏形成的先决条件，必须在声门下形成一定的压力才能产生理想的发声和构音，因此，呼吸控制训练是改善发声的基础。

呼吸训练前要先调整坐姿，即踝关节、膝关节及髋关节均保持90°，头保持正中位，躯干笔直，双肩水平，如果儿童无法独坐，应采用坐姿矫正椅等

辅助。

1）深呼吸与吸气的控制训练：①将口鼻同时堵住，屏住呼吸，在一定时间后急速放开，从而促进深呼吸。操作时为提高儿童的兴趣与成功感，治疗师可先让儿童屏住呼吸3秒，然后逐渐延长至5秒、8秒、10秒。②让儿童取仰卧位，膝关节和髋关节同时屈曲，用大腿的前部压迫腹部，然后迅速伸展下肢，使腹部的压迫迅速解除，从而促进深呼吸。③对有一定理解能力、年龄偏大的儿童，可以给予口头指令，模仿治疗师"深吸一口气，然后慢慢地呼出去"。④如果儿童呼气时间短而且弱，可采取辅助呼吸训练方法。治疗师帮助儿童进行双臂外展和扩胸运动的训练，或者将双手放在儿童两侧肋弓稍上方的位置，在呼气终末时给胸部以压力，也可以在呼气末向前下方轻轻按压腹部来延长呼气的时间和增加呼气的力量，这种训练可以结合发声、发音一起训练。为了提起儿童的兴趣，更方便于家庭训练，也可以用吹口琴、吸管、羽毛、肥皂泡等方法进行训练。

2）口、鼻呼吸分离训练：患者取抑制异常姿势体位，闭住嘴巴用鼻吸气，再捏住鼻子用嘴呼气。呼气前要停顿，以免过度换气，逐渐增加呼气的时间，在呼气时尽可能长时间地发"s""f"等摩擦音，但不出声音，经数周训练，呼气时进行同步发音，坚持10秒。还可以采用可视性口、鼻呼吸训练来提高儿童的兴趣，将薄纸撕成条状，放于儿童口鼻前面，让儿童吹或吸，这样可以提高儿童训练的兴趣。对不能听懂指令或不会做的儿童，治疗师可以对捏其嘴唇，迫使其用鼻吸气，然后捏其鼻孔，迫使其用嘴呼气，交替做2~3分钟。

3）促进发音与发音持续训练：利用"可视语音训练器"对儿童进行训练，一般儿童对"可视语音训练器"里设置的画面和声音有很大的兴趣，治疗师要抓住儿童好奇这一心理特征，从对声音的认识到训练持续发音、跟读训练逐步进行，但治疗师应注意根据儿童的语言发育水平及智力发育水平选择合适的训练内容。

（2）构音器官训练：参与构音运动的肌群很多，

包括面部肌肉、口唇、舌、下颌、软腭、鼻咽等部位，儿童构音障碍的个体差异较大，其构音障碍最大特点是歪曲音较多，且缺乏一贯性。经过构音器官检查发现，几乎所有儿童的构音障碍均有舌唇及下颌运动障碍，如不随意的口唇运动、张口、伸舌、缩舌、下颌上抬运动；不能灵活进行口唇开合、噘嘴、龇牙、鼓腮等交替运动或运动范围受限；舌的运动功能低下，上、下、左、右、伸、缩活动受限；下颌开合困难以及鼻咽腔闭锁功能不全等。这些障碍导致发音歪曲、置换或难以理解，唇舌训练是基础性训练。

1）舌的运动控制训练：舌是最重要、最灵活的构音器官，因此它的精细分化运动是发音训练的重要组成部分，其各部分都有相应的训练方法，要根据儿童的状况灵活选择。训练主要包括伸舌、缩舌、卷舌及舌在口腔内各方向的运动等，可借助压舌板。训练时，治疗师与儿童面对面坐，让儿童保持良好坐姿，注意摆正头的位置：头正中位，不下垂，不转向，不前倾，必要时可使用矫形椅的头托固定儿童的头部，避免身体前倾。让儿童模仿治疗师作舌运动，伸舌时治疗师可用压舌板抵压儿童舌面同时令其用力将压舌板向外推，舌尖上抬时可用压舌板向下压舌尖，同时令其舌尖向上抵抗，以达到上抬的目的，此法称为抵抗运动法，可以促进中枢神经系统的兴奋性和最大限度活化神经肌肉功能，同时还可促进下颌的开合、努嘴等功能。儿童正确掌握舌的运动功能非常困难，有很多儿童完全不可能掌握，但对于比较轻的儿童来说，这种促进运动非常必要。

舌的控制训练：①舌和下颌的协调，也就是咀嚼运动以及舌和口唇的协调性，可以利用吸管和奶嘴等物品来加以训练。②治疗师让儿童的口稍稍张开，并保持下颌在这一位置，上舌尖向前齿方向运动，当出现所希望的动作时，治疗师可以逐渐减少对下颌的支持，向能够自我控制方向过渡。③将海绵、软木塞等放入儿童口中，让其舌按前后、左右等指定方向移动，为防止误咽，可在后面用线系上；对于年龄较小儿童，也可以用棉签蘸取少量的蜂蜜、果汁等儿童喜欢的流质食物（注意流质食物的浓度不宜过大），涂于口周，儿童为了吃到食物，就会伸出舌在口周各个方向舔取，从而达到改善舌运动的目的。

注意事项：①重度儿童舌的运动严重受限，无法完成前伸、后缩、上举等运动，治疗师可以戴上一次性手套或用压舌板等协助患者的舌做运动，或者以消毒纱布分别裹住拇指和示指，伸入口腔，向上、下、左、右摇动舌体，然后捏住舌前部，向外牵拉，重复数遍。②对伴有不随意运动的儿童，当做嘴唇的随意运动时，会同时出现嘴唇噘起或嘴角向两侧抽动，这时治疗师可在出现口唇前突时，用手指轻轻接触一下口唇；当有剧烈的口角抽动时，可以用手指轻轻触动儿童的两腮，这样就可以缓解和抑制其不随意运动。当儿童逐渐学会自我控制随意运动时，脱离治疗师的碰触，使其不随意运动的范围缩小。

2）下颌及口唇的控制训练：下颌控制不良口唇就难以闭合，以致无法构音，也是儿童流涎的原因。

下颌的训练方法：①控制口唇闭合的训练，用冰块或冰棒对口唇及舌进行冷刺激；用刷子快速地（5 次 /s）刺激口周、口唇、下颌内侧，下颌过度张开时，用手轻轻拍打下颌中央部位及颞颌关节部位的皮肤。②利用吸管或奶嘴，让儿童作回吸运动；练习用口唇将不同种类的食物摄入口中。③练习用口唇吹纸条、吹羽毛、吹泡泡、吹哨子、吹喇叭、吹乒乓球等，遵循由简入难的原则，通过上述方法诱发下颌反射，促进下颌上抬，口唇闭合，如果儿童可一时性地闭合口唇，治疗师要利用镜子及时进行视觉反馈。④下颌抬高训练：尽可能大地张嘴，使下颌下降，然后再闭口，逐渐加快速度，但需要保持上下颌最大的运动范围；下颌前伸，缓慢地出一侧向另一侧移动，重复 5 次。

唇闭合、唇角外展训练：①双唇尽量向前噘起（发"u"音位置），然后尽量向后收拢（发"i"音位置），不发出声音，重复数遍；②逐渐增加轮替运动的速度，保持最大的运动范围；③双唇闭紧夹住压舌板，增加唇闭合力量，治疗师可向外拉压舌板，可采取互动增加训练情趣;④练习鼓腮,有助于发爆破音,尽可能长时间让儿童鼓腮,然后突然排气,不能鼓腮的儿童应每天练习,治疗师可用手堵住儿童口鼻屏气,逐渐延长屏气时间,每天练习吹哨子、吹口琴、吹喇叭等。

腭运动训练:练习张口、闭口,用力叹气;反复发短"a"音。

3)腭咽闭合训练:口、鼻呼吸分离训练有助于软腭的升降;把吸管的一端封住,用吸管吸吮,吸吮运动使软腭上抬;将吸管插入玻璃杯中吹气,或吹泡泡、吹纸屑、吹水滴或作鼓腮运动,吹气、鼓腮需要腭提高和腭咽闭合,从而起到训练作用。对不配合或不会做的儿童可用被动训练法,治疗师捏住患者上下嘴唇和鼻孔,令其向外呼气,气体被迫充满口腔帮助其作鼓腮运动。

4)穴位按摩:对头、面、颈部的百会、太阳、耳门、听宫、听会、颊车、地仓、廉泉、承浆、水沟、翳风、迎香等穴位进行按摩,注意按摩时手法力度要适中。进行穴位按摩,不但可以脱敏,降低构音器官的紧张性,预防口腔肌肉的萎缩,还可以锻炼口腔肌肉的协调性,改善流涎及吞咽功能,促进语言发育及发音。

5)针刺治疗:应用头针法,可反射性地增加皮层相应部位的血流量,利用侧支循环,改善皮层缺血缺氧状态,修复损伤脑细胞,促进言语功能。

取穴:语言Ⅰ区、语言Ⅱ区、语言Ⅲ区、四神聪、本神、神庭等头部穴位。常规消毒所选穴位,以28号1寸毫针平刺0.5~0.8寸,留针1小时,每隔10分钟行针1次,每天1次,20天为1个疗程。

3. 构音训练 按照构音检查评价结果对儿童进行正确构音训练。训练应遵循由易到难的原则,即先从元音开始,然后再发辅音,辅音要先从双唇音开始,然后向较难的音(软腭音、齿音、舌齿音等方向)进展。训练按单音节→单词→句子→短文的顺序进行,在发各种音时保持良好姿势非常重要。最好是利用现在所能发出的音进行训练。

(1)发音训练:根据儿童发音器官运动障碍矫

治的程度,选择与其相适应的训练方法。当双唇能闭合时,就应该训练其发双唇音;当上唇能接触下门齿时,练习发 /f/ 音;当双唇能外展时,可训练儿童发 /o/、/u/、/ou/、/ao/、/iu/ 等音素;当舌尖可伸出并上抬时,可训练其发 /d/、/t/、/n/、/l/ 等音素;当舌面上升能抵硬腭时,可训练其发 /j/、/q/、/x/、/i/ 等音素;当舌尖接触下门齿背时,可训练 /z/、/c/、/s/ 等音;当舌尖能抵硬腭前部时,可训练 /zh/、/ch/、/sh/ 等音素;当舌后部能抵软腭或软腭可上升或下降时,可训练其发 /g/、/k/、/h/、/ang/、/ong/、/ing/、/eng/ 等音。

1)元音 /a/、/o/、/u/:儿童采取良好的坐姿,待儿童做唇、舌、下颌动作后,让其尽量长时间地保持这些动作,随后做无声的发音动作,最后轻声引出目的音。在训练儿童发元音时,要让儿童看清治疗师舌的位置和嘴唇的形状(因为区分元音主要是舌的位置和嘴唇的形状),然后让儿童模仿发音。为了做到发音准确,可用压舌板、筷子、勺子等帮助儿童纠正舌位。当儿童能够发出元音后,让儿童持续、大声地发音,并且进行高低、强弱变化的发音练习,使其能把发音固定下来。能发出元音后过渡到辅音训练。

2)双唇音 /p/、/b/、/m/、/w/、/f/:采取仰卧位的反射抑制姿势,治疗师用手指轻轻闭合儿童口唇,鼓励儿童模仿其发音。能发这些音后,将已会的辅音与元音结合,练习发 "ba" "pa" "ma" "wa" "fa",熟练掌握以后采取元音 + 辅音 + 元音的形式,如 "ama" "aba" 等音,再过渡到单个字、2个字、3个字等,逐步增加到单词和句子的训练。

3)软腭音 /k/、/g/、/h/:采取仰卧位,两腿向胸部屈曲,头向后仰或保持坐位,躯干后倾,双手放在躯干的两侧,头向后倾。治疗师用手指轻轻压迫儿童下颌(相当于舌根部),在手指离开的同时发声。治疗时,让儿童听目的音以增强其听觉刺激。待儿童能发出这些音后,将已会的辅音与元音结合,熟练掌握。

4)齿音、舌齿音 /t/、/d/、/s/、/n/、/z/:采取双腿下垂,两手臂支撑躯干,头向前屈的姿势,或采取仰卧位,双腿垂下,治疗师支持儿童的头向前屈的姿势,也可以保持俯卧位,双肘支撑躯干,使头向前屈或保持平直的姿势。在保持以上姿势的同时,使头前屈,被动地使儿童下颌由下向上推压,让儿童模仿治疗师发 /t/、/d/ 的音。如果儿童能够按自己方式发目的音,治疗师可以逐渐减少辅助,促进其自我控制能力。待儿童能发出这些音后,将已会的辅音与元音结合,熟练掌握。

(2)克服鼻音化的训练:鼻音化构音是由于软腭运动减弱,腭咽部不能适当闭合而将非鼻音发成鼻音,在儿童中较常见。这种情况会明显降低发音的清晰度而使交流困难。

可采用引导气流通过口腔的方法,如吹气泡、吹蜡烛、吹喇叭、吹哨子等运动,用来集中和引导气流。年龄较大的儿童可采用"推撑疗法",具体做法:让儿童把两手放在桌子上向下推或两手掌放在桌面下向上推,在用力的同时发"啊"的音,可以促进腭肌收缩和上抬功能,另外发舌根音"咔"也可用来加强软腭肌力促进腭咽闭合。

(3)克服气息音的训练:气息音的产生是由于声门闭合不充分,因此,主要训练方法是在发声时关闭声门,前面提到的"推撑"方法可以促进声门闭合。另一种方法是用一个元音或双元音结合辅音和另一个元音发音,如用"omo"引出"me"等。用这种方法可以诱导产生词、词组和句子。

(4)声调训练:即四声的训练。在四声训练中,应遵循由易到难、由浅入深、循序渐进的原则,先让儿童学习一声、四声,然后练习二声、三声。训练时可根据声调符号的特点,用手势动作变化来表示,以调动儿童情绪,增加训练兴趣。

(5)韵律训练:很多构音障碍儿童的语言表达缺乏抑扬顿挫及重音变化,而表现出音调单一、音量单一以及节律异常。可用电子琴等乐器让儿童随着音乐的变化训练音调和音量,也可以用"可视语音训练器"使儿童在玩儿的过程中进行韵律的训练,带有音量控制开关的声控玩具也很有效,特别适合年龄较小的儿童。构音障碍儿童可以发很多音,但由于痉挛或运动不协调而使多数音发成歪

曲音或节律异常,可以使用节拍器,控制速度和节律,由慢开始逐渐变快,儿童随节奏纠正速度和节律异常,减慢速率使儿童有充分的时间完成每个字发音动作来增加清晰度。如果没有节拍器,也可以由治疗师轻拍桌子,儿童随着节律进行训练。还可以利用生物反馈技术,把声音信号转变成视觉信号,加强患者对自己语言的调节。

(6)反馈、自我认识:儿童可以喃喃说话时,在训练其每个音的同时,提高其自我认识能力非常重要。治疗师或家长引导其注意,提高其自我发音及音声,对其构音发展具有促进作用。在发音训练中可以利用镜子观察自己的口形,利用录音机、录像带等对其进行音声反馈,使其意识到自己的问题,产生自我控制意识,即灵活使用视觉、听觉、触觉等刺激,这对说话清晰度的改善有不可估量的作用。此外也可以利用生物反馈技术。

四、吞咽障碍的治疗

伴有构音器官的肌肉协调障碍的儿童,会影响咀嚼、吞咽功能及摄食能力,严重的会造成儿童进食困难,影响儿童的营养摄入和体格发育。通过对咀嚼、吞咽障碍的治疗可以提高儿童的咀嚼与吞咽功能,改善身体的营养状况,增加进食安全,减少食物误咽、误吸入肺的机会,减少吸入性肺炎等并发症发生的机会。

(一)吞咽的生理过程

咀嚼、吞咽运动是非常复杂的过程,无论哪个环节发生障碍,均会影响正常进食功能。咀嚼、吞咽运动的启动从食物被认知开始,即认识所摄取食物的硬度、一口量、温度、味道和气味。食物的信息通过视觉、听觉、嗅觉等感觉器官被送往大脑皮质,确认为食物。唾液、胃液等的分泌会变得旺盛,作好进食准备。决定进食的口腔活动包括纳食、加工处理、食块形成、送入咽部等过程。

纳入口腔的食物因形态不同而有不同的加工方式。为了使食物有可能在口腔内进行加工处理,原则上,口腔必须为封闭空间,也就是说,前方入口 - 口唇关闭,后方通往咽部的出口 - 舌根与软腭

相接，避免食物落入咽部。咀嚼、吞咽运动过程分为以下三相：

第一相为口腔相：由下颌的上下运动与口唇的闭锁运动将食物送入口腔内，然后将送入的固体食物弄碎，混以唾液，形成表面润滑、易于吞咽下去的食物块（为了充分弄碎食物，舌可将食物送到左右的臼齿，下颌不仅做上下运动，也向侧方运动而促使食物移动），由口唇、舌、下颌的协调运动将形成的食物块送入咽部的这一阶段称为口腔相。

第二相称为咽腔相：是由食物块的刺激诱发吞咽反射的阶段。产生吞咽反射，舌后部上举与软腭相接，完全封住口腔前部与咽腔，使食物块不能逆行；软腭上举，闭锁住咽腔，咽腔与后鼻腔闭锁，以防止食物进入鼻腔。同时，呼吸暂时停止，喉头向前上方运动与喉会厌相接，闭锁气管（喉头的气管防御作用），食管入口处肌肉松弛而张口。随之咽部肌收缩，咽腔容积变小，由此产生向食管入口处的压力（吞咽压力），食物块由咽腔被送入食管。第二相为复杂的反射运动过程，这个过程所需要时间很短，在 0.5 秒以下。另外，哺乳期儿童与成年人不同，喉头位置较高，很难发生乳汁向气管流入现象，可以不闭锁鼻咽腔，一边进行呼吸一边可进行吞咽。

第三相称为食管相：食物块借助食管壁的蠕动运动而送入胃内的过程。

（二）吞咽障碍的治疗方法

在咀嚼、吞咽运动中第一相可由儿童的意志支配，故又称为自主相。吞咽的第二相和第三相不受意志支配，故也称为不自主相。根据以上咀嚼与吞咽运动过程对咀嚼、吞咽障碍的儿童进行治疗。

1. 吞咽器官的运动训练　目的是加强唇、下颌、舌、软腭的运动控制，强化肌群的力量及协调性，从而改善儿童的吞咽功能。儿童吞咽器官的运动训练可与构音器官的运动训练方法相同，在此基础上还可进行下述治疗：

（1）下颌、面部及腮部练习：加强上下颌的运动控制、力量及协调性，从而提高进食及吞咽功能。把口张开至最大，停顿，然后放松；将下颌向左右两边移动，停顿，然后放松；夸张地做咀嚼动作；张开口说"呀"，动作要夸张，然后迅速合上；紧闭嘴唇，鼓腮，放松。以上每个动作重复 5~10 次。

1）对于下颌肌痉挛的儿童，可采用如下方法：①牵张法，小心将软硬适中的物体插入儿童切齿间令其咬住，逐渐牵张下颌关节使其张口，持续数分钟；②轻柔按摩咬肌，可降低肌紧张；③训练下颌的运动，开口与闭口时均做最大的阻力运动，如用力咬住臼齿及开口时给以最大阻力。

2）对于下颌开合异常的儿童，可采用如下方法：①当肌高度紧张、咬反射残留时，可对高度紧张的肌进行冷刺激按摩和牵伸疗法，使咬肌放松；②当咬肌肌张力低下时，可对咬肌进行振动刺激和轻拍；③通过主、被动运动让儿童体会开合下颌的感觉；④为强化咬肌肌力可让儿童咬紧臼齿或让其以臼齿咬紧压舌板。

（2）口周肌肉的运动训练：口腔周围肌肉的运动障碍不仅阻碍咀嚼和吞咽，对咽相期吞咽反射的开始也有很大的影响。以下运动有助于增强咀嚼和吞咽运动相关肌肉的肌力，改善口周肌的控制能力：

1）口唇闭锁运动：可提高口轮匝肌随意运动，让儿童面对镜子独立进行紧闭口唇练习。训练时如果出现痉挛一侧被拉至健康侧，儿童可以用自己的手保持正常位置。对于无法通过主动运动闭锁口唇的儿童，治疗师可帮助进行被动的口唇闭锁运动，待口唇肌肌力逐渐增强后，会逐渐产生主动运动。具体方法：①让儿童闭拢口唇，治疗师从外部加以对抗力，迫使口唇张开，这样有助于增强肌力；②让儿童口含压舌板或系线的大扣子，治疗师往外拉，让儿童尽量使之不被拉出，以此来训练口唇闭锁运动。

2）口唇突出（噘唇）与旁拉（咧唇）的主动与被动运动训练：可加强唇的运动控制、力量及协调，从而提高进食吞咽的功能。具体方法：①咬紧牙齿，说"咿"声；拢起嘴唇，说"呜"声；双唇含着压舌板，用力闭紧及拉出压舌板，与嘴唇抗力；压舌板放嘴唇左面，用力闭紧，拉出对抗嘴唇咬合力，然后放右面再做。以上每个动作重复 5~10 次。②吹气练习：吹气、吹风车、吹肥皂泡、吹哨子等。③唇肌张力低下时的训练方法：用手指围绕口唇轻轻叩击；用冰块迅速敲击唇部 3 次；用压舌板刺激上唇中央；令儿童在抗阻力下紧闭口唇。

（3）舌训练：加强舌的运动控制、力量及协调，从而提高咀嚼、吞咽及进食功能，包括舌肌的侧方运动训练，舌尖和舌体向口腔背部升起训练、面颊吸入、舌体卷起、抗阻等动作训练。

1）具体方法：①把舌尽量伸出口外，然后缩回，舌伸展不充分时，用纱布轻轻包住舌尖，用外力向外拉，然后让儿童往后收缩舌，使舌前后运动；②拉出动作有困难时，用茶匙凸面压迫舌背使舌平展，可使舌一点一点向外伸出，同时还可以加上轻微振动，使舌尽量贴近硬腭向后回缩口腔内；③张开口，舌尖抬起到门牙背面并伸出；④张开口，舌尖抬起到门牙背面，贴硬腭向后卷；⑤舌尖伸向左唇角，再转向右唇角，用舌尖舔唇一圈；⑥把舌伸出，舌尖向上，用压舌板压着舌尖，对抗阻力；⑦把舌尖伸向左唇角，与压舌板抗力，维持，随即把舌转向右唇角，与压舌板抗力；⑧舌尖运动不良时，边用茶匙凹面压迫舌侧前方，边交互进行左右运动训练；⑨舌能够进行自动运动后，再加上运动舌尖使之触及口角，挤压脸颊内部使之膨胀等训练。以上每个动作尽量维持数秒，然后放松，重复 5~10 次。

2）注意事项：当以上训练无法进行时，可戴上一次性手套，按指令直接指导儿童进行舌运动并予以确认。这种训练要注意避免儿童会厌过于紧张。另外，在压迫舌背进行训练时，避免只向下压舌及下颌，需用另一只手支撑舌根进行训练。

（4）腭咽闭合训练：

1）口内含住一根吸管（封闭另一端）做吸吮动作，或在水杯中放一根吸管，让儿童含着吸管做吸水的动作。

2）两手在胸前交叉用力推压，同时发"咔"或"啊"音，或按住墙壁或桌子同时发声，感觉腭弓有上提运动。

3）寒冷刺激时，口唇闭合差（咬肌无力）、鼻咽腔闭锁差是咀嚼障碍常见的表现。寒冷刺激方法能有效提高口唇、脸颊、软腭和咽部的敏感度，使咀嚼能够完成。用冰棉棒刺激腭咽弓（图 3-4-2），同时发"啊"音，可起到以下作用：①提高对食物知觉的敏感度；②减少口腔过多的唾液分泌；③通过刺激，提高对进食吞咽的注意力。

刺激方法：可将棉棒在碎冰块中放置数秒，用冰过的棉棒接触口周肌肉、上下唇、脸颊及颊黏膜口腔内以前腭为中心，包括后腭弓、软腭、腭弓、咽后壁及舌后部的刺激部位（图 3-4-3）。应大范围地（上下、前后、左右）接触刺激部位，快速移动棉棒前端，左右交替，每次 10 分钟，促进唇舌运动，完成口唇闭锁。将棉棒浸入水然后冷冻，用冰过的棉棒刺激咽后壁、腭弓、舌后、舌根等部位，如果出现呕吐反射，则应中止。

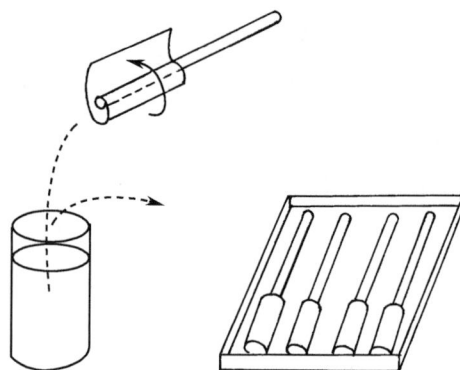

图 3-4-2　冰棒

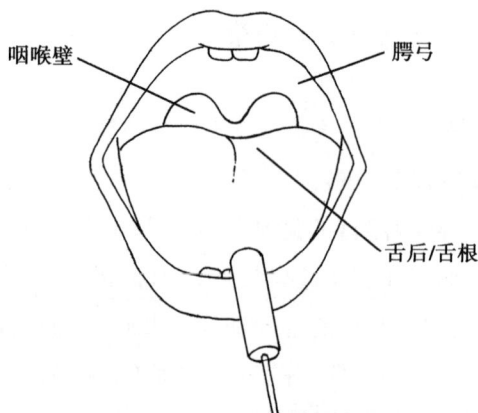

图 3-4-3　冰棒刺激部位

（5）颈部放松训练：头部和躯干的过度紧张会妨碍舌及口腔周围肌的运动，降低咀嚼及吞咽能力。在训练前和进食前放松颈部,可以有效改善咀嚼能力。

具体方法:前后左右放松颈部,或通过左右旋转颈部运动及做提肩和沉肩运动,重复此运动。

(6)呼吸训练:同构音障碍治疗。

2. 促进口腔感觉训练 对儿童口腔进行各种感觉刺激,使其能够改善吞咽、咀嚼功能。方法包括:用冰块对口唇及舌进行冷刺激;用刷子快速地对口周、口唇、下颌内侧进行刺激;用手指拍打下颌中央部位及颞下颌关节附近的皮肤;用各种各样形状的软硬物体等对其口腔及舌进行刺激,以改善其口腔的感知觉;把食物送入口中时,增加汤匙下压舌部的力量;给予感觉较强的食物,例如冰冷的食团,有触感的食团(例如果冻),或有强烈酸甜苦辣味道的食团;在所给予的食物适合口腔器官发育的基础上,尽量给予需要咀嚼的食团,借助咀嚼运动增加口腔刺激;给予腭舌弓温度触觉刺激。另外,鼓励儿童自己进食,家长逐渐减少帮助,可使儿童得到更多的感觉刺激。

3. 进食训练 儿童的进食训练可以提高口腔诸器官的协调运动功能,这对构音运动有很大的促进作用,可以说进食训练是发音训练的基础。

1)食物的选择:在纳食上,情况因食物形态而异。液体食物不必咀嚼,主要靠口唇将食物保持于口腔内,半固体食物取决于舌部运动,而固体食物则取决于门牙咀嚼及吞入咀嚼。应本着先易后难的原则选择食物,首选糊状食物,能较满意地刺激触、压觉和唾液分泌,使吞咽变得容易,然后由糊状→软食→固体食物→正常饮食。食物的内容必须适合口腔器官的发育。

2)姿势与体位:进行进食训练之前,必须让儿童进行抑制原始反射姿势的训练。抑制原始反射的姿势,即髋关节屈曲90°,骨盆与脊柱的位置保持正常状态,缓慢活动头部。降低颈部的紧张性,使头部稳定在身体正中位置。

此外,进食的体位还因年龄、病情和食物的性状而异,如小年龄儿进食糊状和软食训练时宜采取抱姿。培养良好的进食习惯至关重要,最好定时、定量,能坐位进食不要躺着进食,能在餐桌旁进食不要在床边进食。

3)训练方法:通过进食过程中送入、咀嚼、吞咽等各个分过程进行进食功能训练,包括上肢功能训练、头控制训练、使用进食辅助用具等综合训练手法。通常对吞咽器官的训练包括:①先进行口、鼻分离训练(训练方法同构音障碍的治疗)。②对于高敏感型口腔功能障碍者以及残存口腔原始反射者要先进行口腔功能训练,使口腔脱敏,抑制原始反射。③当儿童口唇闭合不良时,可用压舌板伸入儿童的口腔内稍加压力;当向外拉压舌板时,儿童出现闭唇动作,要防止压舌板被拉出。

还可以采用以下方法促进口唇闭合:①冰块刺激法:用冰块在口唇或口唇周围进行摩擦,用冷刺激促进口唇闭合和张口的连续动作;②毛刷法:用软毛刷在口唇及口唇周围快速地以 5 次 /s 的速度刺激局部皮肤,也可以起到闭唇的作用;③拍打下颌法:用手拍打下颌及下颌关节附近的皮肤,可促进口唇闭合。

进食时应将食物放在口腔最能感觉食物的位置,且能最适宜促进食物在口腔中保持及输送,最好将食物放在舌后部或颊部,以利于吞咽。进食时选择大小合适的一口量,防止食物从口中漏出或刺激不足,并且注意避免出现误吸、误咽现象。要调整合适的进食速度,前一口吞咽完成后再进行下一口,避免两次食物重叠入口。在餐具的选择上,要根据儿童上肢的功能状态,既要注意安全,又要达到最大的训练效果。对于年龄较小且不能主动进食的儿童,治疗师需把食物放在牙齿和颊之间,让儿童用舌把食物送到口腔中间,治疗师用拇指、示指和中指顶住下唇和下颌,使食物不能流出,帮助儿童完成吞咽的动作。

4)进食提示:在儿童进食时使用适当的语言、手势、身体姿势等提示,以促进儿童的吞咽,帮助儿童减少吸入的危险。另外,在吞咽时要注意防止误吸,因此,吞咽困难的儿童要在安静环境下进食,避免分心影响吞咽。

5)进食前后清洁口腔:儿童进食前后均需清

洁口腔。吞咽障碍儿童口腔及咽部感觉、反射差，进食后残留在口腔及咽部的食物不易清除干净，容易随呼吸进入呼吸道，导致进食后潜在的肺部感染；儿童正处于发育期，不注意口腔卫生，容易造成牙齿的损害，进一步影响进食功能。因此，进食后口腔与咽部的清洁是预防吞咽障碍儿童肺部感染的重要措施。

五、嗓音障碍的治疗

嗓音障碍，也称发声障碍，是日常生活中常见的发音异常，其病变原因多种多样，分为器质性嗓音障碍和功能性嗓音障碍。嗓音障碍主要临床表现为音调异常（如音调高、低、单一、怪声怪调）、响度异常（如响度过大、过小）、音质异常（如声音嘶哑、粗糙、带气息声）。儿童嗓音障碍主要表现为声音嘶哑、粗糙，说话音调降低，失去了童声特有的清脆明亮的音色。

嗓音障碍的治疗包括发声放松训练和发声异常的矫治两部分。发声放松训练包括颈部放松训练和声带放松训练，其主要目的是通过让喉部肌群进行紧张与松弛的交替运动，从而使呼吸肌群、发声肌群以及构音肌群之间达到协调与平衡。发声异常的矫治包括音调异常的矫治、响度异常的矫治和音质异常的矫治。其主要目的是对症治疗，分别针对具体的异常情况给出相应的治疗方法和手段。

1. 发声放松训练 发声放松训练主要由颈部放松训练和声带放松训练两部分组成，颈部放松训练是通过颈部肌群紧张和松弛的交替运动，使儿童的颈部肌群（即喉外肌群）得到放松。声带放松训练是通过打嘟的形式，让儿童体会发声过程中声带的放松，进而放松整个发声器官甚至颈部肌群，它们是获得自然嗓音的重要基础和前提。其中，颈部放松训练由5小节组成，声带放松训练由10小节组成。

（1）颈部放松训练：准备动作：直立位，双脚左右分开，两脚间距约30cm，双手自然下垂。具体步骤如下：

1）颈部向前运动：儿童保持上身稳定，头部直立，颈部放松，头部随重力快速向前落下，下颌触及胸部感觉颈后部肌肉被拉直，保持5秒，然后将头部缓慢上抬，恢复直立位。重复此运动5次。

2）颈部向后运动：儿童保持上身稳定，头部直立，颈部放松，头部随重力作用迅速向后倾，下颌上抬，感觉颈前部肌肉被拉直，保持5秒，然后将头部缓慢抬起，恢复直立位。重复此运动5次。

3）颈部向左运动：儿童保持上身稳定，头部直立，颈部放松，头部随重力作用迅速倒向左倾，感觉右侧颈部肌群被拉直，保持5秒，然后头部缓慢抬起，恢复直立位。重复此运动5次。

4）颈部向右运动：儿童保持上身稳定，头部直立，颈部放松，头部随重力快速向右倾，感觉左侧颈部肌群被拉直，保持5秒，然后头部缓慢抬起，恢复直立位。重复此运动5次。

5）颈部旋转运动：治疗师可向儿童介绍颈部旋转运动的动作要领，即头颈部必须放松，头部顺时针或逆时针旋转时应缓慢自然。可利用图片，与儿童一起练习颈部旋转运动：保持上身稳定，头部直立，颈部放松，头部依次向下、向左、向后、向右逆时针旋转一周，回到准备动作，重复5次；然后，以同样动作顺时针旋转一周，回到准备动作，重复5次。颈部放松训练可加入音乐律动进行训练，效果甚佳。

（2）声带放松训练：准备动作：直立位，双脚左右分开，两脚间距约30cm，双手自然下垂。具体步骤如下：

1）平调向前打嘟：儿童保持上身稳定，自然闭合双唇，深吸气，气流由肺部发出，双唇振动并带动声带振动，持续快速发"嘟——"音，重复10次。注意"嘟——"时是平调，并且要连贯持续。

2）平调快速旋转打嘟：儿童保持上身稳定，自然闭合双唇，深吸气，气流由肺部发出，双唇振动并带动声带振动，持续快速发"嘟——"音。与此同时，头部左或右快速旋转。重复此运动10次。注意发"嘟——"时要快速旋转，并且连贯持续。

3）平调慢速旋转打嘟：儿童保持上身稳定，自然闭合双唇，深吸气，气流由肺部发出，双唇振动并带动声带振动,持续慢速发"嘟——"音。与此同时,头部左或右慢速旋转。重复此运动 10 次。注意发"嘟——"时要慢速旋转,并且连贯持续。

4)平调快慢结合旋转打嘟:儿童保持上身稳定,自然闭合双唇,深吸气,气流由肺部发出,双唇振动并带动声带振动,持续发"嘟——"音。发"嘟——"音时快慢结合,与此同时,头部向左或向右随之做相应的快速或慢速旋转。重复此运动 10 次。注意发"嘟——"时是先快速后慢速或先慢速后快速旋转,并且要连贯持续。

5)升调快速打嘟:儿童保持上身稳定,自然闭合双唇,深吸气,气流由肺部发出,双唇振动并带动声带振动,音调快速向上升高,持续发"嘟——"音。与此同时,头部向左上方或右上方做弧状快速上升动作,各重复 5 次。

6)升调慢速打嘟:儿童保持上身稳定,自然闭合双唇,深吸气,气流由肺部发出,双唇振动并带动声带振动,音调缓慢向上升高,持续发"嘟——"音。与此同时,头部向左上方或右上方做弧状缓慢上升动作,各重复 5 次。

7)升调旋转打嘟:儿童保持上身稳定,自然闭合双唇,深吸气;呼气时,双唇振动并带动声带振动,音调向上旋转发"嘟——"音,同时头部向左上方或右上方做螺旋状上升运动,重复 5 次。

8)降调快速打嘟:儿童保持上身稳定,自然闭合双唇,深吸气,气流由肺部发出,双唇振动并带动声带振动,音调快速降低,持续发"嘟——"音。同时,头部向左下方或右下方做弧状快速下降动作,各重复 5 次。

9)降调慢速打嘟:儿童保持上身稳定,自然闭合双唇,深吸气,气流由肺部发出,双唇振动并带动声带振动,音调缓慢降低,持续发"嘟——"音。同时,头部向左下方或右下方做弧状缓慢下降动作,各重复 5 次。

10)降调旋转打嘟:儿童保持上身稳定,自然闭合双唇,深吸气;呼气时,双唇振动并带动声带振动,音调向下旋转发"嘟——"音,同时头部向左下方做螺旋状下降运动,重复 5 次。

2. 音调异常的矫治　音调异常的矫治可以分为 3 个主要步骤来进行:首先是进行矫治前的准备工作,如哈欠 - 叹息法、咀嚼法等;第二步是进行变调训练。变调是指一个音调的结束和另一个新的音调的建立,这是正常说话的先决条件;第三步是进行转调训练。转调是指音调的连续变化,它是产生精妙语言的必要条件,也是汉语 4 个声调的基础。

(1)准备工作:

1)哈欠 - 叹息法:打哈欠时深吸气,叹息时呼气,嘴和喉部立刻就会得到放松。打哈欠(没有声音)和随后的叹气带出喉音,可以让气流慢慢地呼出来。叹息时的音调与自然音调非常接近。对于需要降低音调的儿童而言,叹息时所产生的嗓音是非常好的训练参照。使用下面五种声音训练延长叹息:/ha---,ha---,ha---/;/ha—o--,ha—o--,ha—o--/;/ha—m--,ha—m--,ha—m--/;哈哈哈哈,哈哈哈哈,哈哈哈哈;蛤蟆蛤蟆,蛤蟆蛤蟆,蛤蟆蛤蟆。

2)咀嚼法:音调异常的儿童,不仅说话时不能张大嘴,而且平时也总是紧咬着牙关。这是一种紧张的说话方式。咀嚼法可以帮助儿童张大嘴巴,起到使嘴和喉部放松的作用。在咀嚼的同时训练说话,就能形成与自然音调非常接近的音调。这种训练简单且易操作,趣味性强,而且效果明显。①对着镜子训练咀嚼动作:张开嘴时看到上下牙齿之间的距离至少有两指宽。运动下颌,舌部做上下运动,夸大嘴部运动。②咀嚼时轻声发以下的音节:/ya-m-,ya-m-,ya-m/。③在咀嚼的同时训练发以下的音节:/na-,na-,na-/;/da-,da-,da-/;/gu-,gu-,gu-/;/la-,la-,la-/;/hu-,hu-,hu-/。④发以上单音节的时候,可以延长韵母的发音时间。在进行这项训练的时候,其音调应该接近于自然音调。

(2)降调训练:通过音调的评估发现儿童的音调偏高时,采用以下的训练方法帮助儿童降低音调。训练的第一步是使用"嗯"音作为参考音调,第二步是使用乐调作为训练的示范音调。

1)使用"嗯哼"音作为训练示范音:①由于

"嗯哼"音接近于儿童的自然音调,因此可通过让儿童在放松状态下发"嗯"音来寻找目标音调。要求儿童体会这个音调,并努力在说话时使用。②录几个儿童的"嗯"声,治疗师仔细聆听后,观察儿童能否发出与"嗯哼"音调相接近的声音。如果儿童不能发出,则要求其跟着录音反复练习,直到能够发出音调相似的音为止。只有这样,儿童才可以进入下一步骤的训练。③进行以下的训练,先发"嗯"音,紧接着读以下词汇:"嗯哼"、娃娃、娃娃、娃娃;"嗯哼"、猫、猫、猫;"嗯哼"、妈妈、妈妈、妈妈;"嗯哼"、1、2、3、4、5。录下训练时的声音,仔细聆听录音。比较上述词汇的音调与"嗯哼"音的音调是否一样,如果不一致,则要求儿童重复此项训练,直至二者的音调一致为止。

2)使用乐调作为训练示范音调:①如果儿童具备一定的音乐知识,那么治疗师就可以为儿童弹奏对应于目标音调(准自然音调)的琴键。仔细聆听儿童的声音,判断其能否模仿这个音调。②使用这个音调尽量延长发 /a----/ 音的时间,并录下声音。仔细聆听录音,儿童如果可以很好地掌握这个音调,就可以进入下一步的训练。否则,必须重新开始上述两个步骤的训练。③用这个目标音调说话。发一个类似"马"的音,并尽可能延长发音时间。然后逐步降低音调,直到发出音调最低的那个音为止。在训练的时候,录下以下发音: /ma---/(目标音调); /ma---/; /ma---/。治疗师仔细聆听录音,确定一个让人感觉更加响亮,也更加放松的音,这个音所对应的音调就是自然音调。

(3)升调训练:如果音调偏低,则声音听起来让人感觉缺乏能量或者共鸣效应欠佳,需要接受升高音调的训练。具体的方法如下:

1)使用"嗯哼"音作为训练示范音:①用习惯音调(就是被认为太低的那种音调)大声朗读一个或两个句子,接着突然停下来说"嗯哼",并进行录音。仔细聆听录音,判断"嗯哼"音的音调是否为录音中较高的音调。尝试着使用"嗯哼"音的音调再朗读一遍上述材料。如果做到了这一点,可以尝试使用更高的音调进行朗读。②回到儿童的习惯

音调(那个较低的音调),以此水平的音调开始,逐步提高音调说"1、1、1、1",并判断儿童的音调是否能逐步提高,例如:"1";"1***";"1";"1"。仔细听第三个音(标注"***")。这可能就是所要的那个音调。判断儿童在念其他词语时音调是否也能达到这个较高的音调水平。③以标注"***"的较高音调(平调方式)来训练说一些词语。同样进行一些阅读训练。在找到这个比较高的、接近自然音调的音调后,在此音调水平上继续进行训练。

2)使用乐调作为训练示范音:①弹奏对应于目标音调(准自然音调)的琴键,要求儿童尽量使其音调与此音调接近;②发 /a----/ 音,尽量延长发音时间,使用这个音调(平调方式)进行大声地朗读,聆听录音,判断儿童的音调是否能接近目标音调;③说话时,提高音调要比降低音调更加自然。

(4)增加音调变化的训练,即转调训练。

1)词语的升降调训练:①使用"好吗?""是吗?"和"不行?"等询问语,进行升调训练;②使用"去吧""行了"和"不行"等回答的语气,进行降调训练;③使用"不是""什么时候"和"是的"等用语,进行音调变化的训练,一个上升的音调紧跟着一个降调发声。这种单一音节词的音调弯曲线似乎表达了不确定、讽刺或者双关的涵义。

2)句子的升降调训练:我们不仅要对词语做转调训练,而且需要对整个句子做转调训练。训练时,要求儿童大声地朗读句子,并且运用给定的语调进行变化。进行语调变化时,音调应该接近自然,其余的也应该在自然音调的附近上下波动。

3. 响度异常的矫治 响度异常分为响度过强、响度过弱以及响度单一和响度变化过大四种类型。因此,响度异常的治疗也可从这四方面着手,在诊断明确的基础上,有针对性地进行治疗。

(1)降低响度的训练:当通过上述言语响度的评估发现儿童存在响度过强的问题时,应进行降低响度的训练。

1)回顾响度等级(耳语声、轻声、交谈声、大声以及叫喊声)。除去叫喊声,试着将其余四种响度水平的声音按不同的排序组合起来。儿童以这几

种不同的组合方式说"你好吗?"次序如下所示:轻声—大声—耳语声—交谈声;大声—耳语声—交谈声—轻声;耳语声—轻声—交谈声—大声;交谈声—耳语声—大声—轻声;轻声—交谈声—耳语声—大声。

2)以上述组合方式数数:从1数到10。儿童将意识到大声说话比较费力,而用耳语声或轻声说话则显得相对轻松和容易。

3)由强到弱的训练:/A A a a a---/;/DA DA da da da---/;/TA TA ta ta ta---/;/I I i i i---/;/BI BI bi bi bi---/;/PI PI pi pi pi---/;/U U u u u---/;/GU GU gu gu gu---/;/KU KU ku ku ku---/。

4)言语响度过强也可能由环境刺激引起。如儿童在人多的场合(通过大叫来引起注意)、游戏场合或球场等地出现大喊大叫等言语响度过强的行为。治疗师在训练时必须首先让他们意识到这些行为的危害,同时建议其家长和老师监督他们的嗓音行为。

(2)增加响度的训练:增加响度的训练比降低响度的训练更为常用,这是因为声音响度过低的现象要比声音响度过强的现象更加普遍。当儿童意识到需要在某些场合增加响度时,可采用以下训练方法:

1)考虑是否能够减少周围环境的噪声(如CD播放器或机器发出的声音等),做到这一点有助于他人听清楚儿童所说的话。

2)一种增加响度的简易方法就是增加呼吸深度。较高的响度等级不仅要求发声肌群做出更多的收缩运动,而且还需要吸入更多的气体。训练说"你好吗?"开始说话前试着吸入不同量的气体。进行此项训练的目的就在于使儿童能够根据言语响度的需要,自发地吸入适量的气体。

3)通过计算一次吸气后连续说出字的总数可以确定达到某响度水平所需的气流量。如果因呼出气流量不足而使得言语声很微弱,那么一次吸气后连续说出字的数量也会减少,例如,由一次吸气后连续说15个字降至一次吸气后连续说10个字。

4)儿童将其说话的音调抬高一个音阶后,其声

音就更容易被人听见了。当儿童将其说话声音的音调抬高一个音阶之后,第二级水平(轻声)的声音通常听起来类似于第三级水平(交谈声)的声音。

5)采用一些有助于增加声音响度的技巧。具体方法:要求儿童坐在椅子上,并将双手放置于椅子下方。在大声地从1数到10的同时,尽可能将椅子抬离地面。当然,儿童不可能把椅子抬起来,但是通过这种方法可以增加腹内压,从而增加呼气力度,使声带张力增加,继而增加言语响度。

6)进行由弱到强的发声训练:/a a A A A---/;/da da DA DA DA---/;/ta ta TA TA TA---/;/i i I I I---/;/bi bi BI BI BI---/;/pi pi Pi Pi Pi---/;/u u U U U---gu gu GU GU GU---/;/ku ku KU KU KU---/。

7)试图将嗓音从喉部"释放"出来,并将其置于口腔的中央部位。因为嗓音正确的聚焦位置是口腔的中央部位,所以,在此聚焦的嗓音可产生更加响亮的效果。

8)照镜子训练说话,仔细观察此时嘴巴的开合状态。如果儿童在说话时,其嘴巴是紧闭的,则要求将其嘴巴张大一些,同时可采用咀嚼法,它能有效地缓解牙关咬紧的情况。检查儿童的构音情况,观察儿童能否清晰地发出 /t/、/d/、/sh/、/ch/、/k/、/g/ 和 /f/ 音。如果儿童存在构音障碍,那么说话的音量一般也不够。这种情况,可以进行适当的构音训练。

(3)增加响度变化的训练:针对不同的儿童,治疗师可以对其进行集体的或个体化的增加响度变化的训练。一种简易的训练方法就是让儿童将其双臂置于身体的正前方,两臂之间的距离与肩部等宽。当音量增加时,双臂向身体两侧水平展开;音量降低时,双臂则回收至身体的正前方。强弱交替:/na na na na na NA NA NA NA na na na na NA NA NA NA na na na na mi mi mi mi MI MI MI MI mi mi mi mi MI MI MI MI mi mi mi mi/。

4. 音质异常的矫治 根据音质障碍的不同原因,可以选择喉部按摩法、咀嚼法、哼鸣法、气泡发音法等进行治疗。

（1）喉部按摩法：喉部按摩法是治疗师以某些按摩手法对儿童喉部肌肉或穴位进行按摩，以放松儿童喉部肌群的一种治疗方法，主要适用于发声时喉部紧张的儿童。其训练步骤为：

1）按摩甲状软骨后缘：治疗师以拇指和示指置于儿童甲状软骨的两侧后缘，以拿法和揉法进行纵向按摩。

2）按摩舌骨大角处：治疗师以拇指和示指环绕儿童的舌骨：两指分别向两侧后方滑动，直到触及舌骨大角，在舌骨大角处进行揉按。

3）点揉人迎穴：治疗师以双手拇指点揉儿童颈前部两侧的"人迎穴"。

4）点揉水突穴：治疗师以双手拇指点揉儿童颈前部两侧的"水突穴"。

5）点揉廉泉穴：治疗师以示指或中指点揉儿童下的"廉泉穴"。

6）点揉天突穴：治疗师以拇指点揉儿童颈前部的"天突穴"。

7）推拿颈前三侧线：治疗师以双手拇指指腹分别在儿童颈前部第一侧线（喉结旁开一分处直下）、第二侧线（第一、三侧线中间直下）和第三侧线（喉结旁开一寸半直下）进行纵向推拿。

8）捏拿胸锁乳突肌：治疗师以双手拇指和示指捏拿儿童两侧颈前部的胸锁乳突肌。

（2）咀嚼法：咀嚼法是指通过做夸张的咀嚼运动，并在做动作的同时柔和发音，来放松发声和构音器官，从而改善发声音质的方法。它主要适用于发声和构音器官过于紧张的儿童，是治疗功能性嗓音疾病（长期用声不当所造成的发声功能亢进）"最为轻松自然"的一种方法。其训练步骤为：

1）咀嚼动作要领的学习：利用图片，向儿童解释咀嚼动作的要领，即在咀嚼的同时，下颌、唇、舌和喉腔都应处于相对放松的状态（可用咀嚼器、饼干或果汁软糖诱导儿童进行咀嚼）。

2）在咀嚼的同时发单元音：要求儿童在咀嚼的同时发单元音 /a/、/i/、/u/，让儿童用手指指腹轻触在甲状软骨上，体会轻微的振动。

3）在咀嚼的同时数数：利用图片，要求儿童边咀嚼边数数，数字数量可以逐渐增多。让儿童发声时保持轻松的状态，注意音调的变化。

4）在咀嚼的同时朗读词语：利用图片，要求儿童边咀嚼边朗读以 /w/ 开头的词语（在放松状态下发声）。

5）在咀嚼的同时朗读短语：利用图片，要求儿童边咀嚼边朗读以 /w/ 开头的短语（在放松状态下发声）。

6）在咀嚼的同时交谈：利用主题图片，设计提问，要求儿童边咀嚼边回答，进行简单交谈。

7）去除咀嚼，自然言语：进行几周大幅度的咀嚼发音训练后，逐渐减小咀嚼的幅度，恢复下颌部的正常运动。可利用主题图片等辅助工具设计提问，要求儿童用自然的言语方式回答。

（3）哼鸣法：哼鸣法是指通过闭嘴哼鸣的方式发音，使声道内的气流在哼鸣时反作用于声带，促进儿童声带的闭合，改善其音质。它主要适用于音质障碍，尤其适用于由于声带闭合不全导致的音质障碍，其训练步骤为：

1）哼鸣动作要领的学习：向儿童介绍哼鸣的动作要领，即哼鸣时嘴唇自然闭合，气流从鼻腔出来。利用图片，与儿童一起呼气，注意哼鸣时声带是振动的，气流从鼻腔出来。可将手放于儿童的鼻腔前，看气流是否从鼻腔出来，或让儿童将手放于自己的甲状软骨处感觉声带的振动。

2）哼调：向儿童介绍哼调的动作要领，即哼鸣时嘴唇自然闭合，气流从鼻腔出来。利用图片，与儿童一起哼调：自然闭合双唇，气流从鼻腔发出，从易到难哼不同的调。注意哼调时声带是振动的。

3）哼歌：向儿童介绍哼歌的动作要领，即哼鸣时嘴唇自然闭合，气流从鼻腔出来。利用图片，与儿童一起哼歌：自然闭合双唇，气流从鼻腔发出，哼熟悉歌曲的调子。注意哼歌时声带是振动的。

4）哼歌后发音：向儿童介绍在哼歌后发单元音的动作要领，即哼歌时嘴唇自然闭合，气流从鼻腔出来，发音时再将嘴巴张开。利用图片，与儿童一起在哼歌后发单元音：自然闭合双唇，气流从鼻腔发出，然后嘴巴张开，过渡到发 /a/、/i/、/u/ 或以浊音开头的单音节词。注意哼歌时声带是振动的。

(4)气泡发音法:气泡发音法指通过柔和的气泡式发音,使儿童的声带得到放松,使声带振动更为均匀而且富有规律性,同时使声带内收能力增强,从而改善儿童嗓音音质。它主要适用于音质障碍,尤其适用于声带闭合不全导致的音质障碍。其训练步骤如下:

1)气泡发音动作要领的学习:向儿童介绍发气泡音的动作要领,即嘴巴适度张开,发出的气泡音应是低沉缓慢而连贯的,可以用"呃"音进行诱导。

2)呼气时发气泡音:向儿童介绍呼气时发气泡音的动作要领,即嘴巴适度张开,呼气时发气泡音,发出的气泡音低沉、缓慢而连贯。利用图片,与儿童一起练习呼气时发气泡音:张开嘴(适度),打开喉腔,在呼气时,从喉咙中发出一系列低沉的、有共鸣的缓慢的噼啪声,如气泡冒出一样。

3)吸气时发气泡音:向儿童介绍吸气时发气泡音的动作要领,即嘴巴适度张开,用嘴巴吸气时发气泡音,发出的气泡音低沉、缓慢而连贯。利用图片,与儿童一起练习吸气时发气泡音:张开嘴(适度),打开喉腔,在吸气时,从喉咙中发出一系列低沉的、有共鸣的缓慢的噼啪声,如气泡冒出一样。

4)呼气和吸气时交替发气泡音:向儿童介绍呼气和吸气时交替发气泡音的动作要领,即嘴巴适度张开,呼气和吸气时交替发气泡音。利用图片,与儿童一起练习呼气和吸气时交替发气泡音:张开嘴(适度),打开喉腔,呼气时,从喉咙中发出一系列低沉的、有共鸣的缓慢的噼啪声,如气泡冒出一样;然后再用嘴吸气时从喉中发出一系列低沉的、有共鸣的缓慢的噼啪声。呼气和吸气时交替发气泡音。

5)从呼气时发气泡音过渡到以气泡音发 /i/:向儿童介绍从呼气时发气泡音过渡到以气泡音发 /i/ 的动作要领,即在呼气发气泡音进行到 1/2 时以气泡音发 /i/,发的音应缓慢而连贯。利用图片,与儿童一起练习从呼气时发气泡音过渡到以气泡音发:张开嘴(适度),打开喉腔,在呼气发气泡音进行到 1/2 时,以气泡音缓慢发 /i/,并尽量延长。

6)从吸气时发气泡音过渡到以气泡音发 /i/:向儿童介绍从吸气时发气泡音过渡到以气泡音发 /i/ 的动作要领,即在吸气发气泡音进行到 1/2 时以气泡音发 /i/,发的音应缓慢而延长。利用图片,与儿童一起练习从吸气时发气泡音过渡到以气泡音发 /i/:张开嘴(适度),打开喉腔,在吸气发气泡音进行到 1/2 时,以气泡音缓慢发 /i/,并尽量延长。

7)在气泡音后自然发音:向儿童介绍在气泡音后自然发音的动作要领,让儿童在发气泡音后以自然声音发音。利用图片,与儿童一起练习在气泡音后自然发音:张开嘴(适度),打开喉腔,在吸气或呼气时发气泡音,然后自然发音,如 /i/ 等,并尽量延长。

六、口吃的治疗

口吃是一种言语节奏的紊乱,口吃者因为不自主的声音的重复、延长或中断无法表达清楚自己所想表达的内容,是一种常见的言语流畅性障碍。其言语症状表现为字或音重复、元辅音延长、在不自然的位置当中出现重音或爆发式发音、歪曲或紧张、中断、异常呼吸、说话速度突然变化等。部分儿童可随着成长而自愈,没有自愈的口吃常常伴随其至成年或终生。儿童口吃的治疗可采用专门的流畅性治疗,同时口吃儿童的父母需要掌握一些语言技巧。

1. 流畅性治疗 治疗前,治疗师应向其父母解释他们的孩子因为口吃持续时间较长、喉的关闭和呼吸气流已出现功能紊乱,单纯减轻压力的方法已不能减轻或消除口吃,需要进行必要训练。根据儿童异常情况有针对性地进行治疗。治疗的方法和原理如下:

(1)速度:治疗师设计一种缓慢说单词或短语的游戏。如可能缓慢说上 15~25 个单词。治疗师向儿童示范如何缓慢说话,杜绝儿童那种"波浪"(时快时慢)式的语言,减慢语速可减少单词重复的次数,使起始音容易地说出。

(2)音量:治疗师设计一种说话柔和的训练。减少大声低语的效应带来的增加肌肉的紧张度而出现喉部和膈肌紧张现象。如喉部紧张度还没达到预期的放松状态,轻柔、缓慢地说话有可能导致轻微多次"阻塞"或"重复现象",而没有气流中止的"阻塞"现象,那么口吃就已经有所改善。当阻塞时间短或仅有"重复"现象,临床观察发现儿童拖长音说话或重新整理句子的可能性就小,也就可能继续发出目标词或当目标词出现时对口吃的影响也比较小。要让他有针对性地练习选择性的词汇,最大限度地改善喉的功能。

(3)语音:口吃儿童说话时"元音""浊辅音""清辅音"会对口吃产生影响,也要关注词的"起始音"与"终止音"对喉功能的影响,许多儿童当遇到起始音为元音或双元音时,口吃更加严重,有时发起始词难,出现停顿现象。国外临床经验发现,当起始词为浊辅音时,儿童言语更加流畅,一般情况下治疗师不需要让儿童知道哪些词说起来会比较困难,如果他似乎很在意这一点,治疗师就可以告诉他某些单词容易说出来,帮助他们回避难度大的单词。

(4)呼吸和呼吸气流的控制:对控制呼吸气流较为困难的儿童,可采用从放松呼吸到回归正常呼吸模式游戏的方法:①治疗师做不需要说话的活动,如父母、儿童、治疗师背对背坐着,放松,看着天花板,轻松地吸入、呼出,不改变正常的呼吸模式;②放松后,再以极小量轻柔地呼出气体,在父母与儿童参与性的治疗模式中,先由治疗师示范,然后父母模仿,最后儿童模仿;③接着治疗师以"微风"方式发"ooo""uuu"音,如儿童配合,治疗师可以以同样的方式说一些数字或词,然后儿童模仿,开始时,每次呼气发一个单词,再后每次呼气发短语和短句,保持气流和发音的连续性;④儿童和父母也可做一种慢慢移动的海龟游戏,如在牛皮纸上画一条路、一座小山,海龟轻轻地从山上滑下来,徐徐地移动,同时让一个音或一个字慢慢地滑下来,目的是使所有声音轻柔缓慢地说出来,仅拉长起始音或元音是不正确的。

(5)努力性和肌肉紧张:有时儿童说话时似乎在挤出某个单词,胸腹部僵硬紧张,要告诉他放松,但是他往往不知道怎么做。治疗师可一边轻轻按摩其腹部,一边说"保持你的肚子软软的",对某些儿童比较奏效。

(6)节律:如儿童喜欢唱歌,我们可以用一些词或音节唱歌,唱歌时可以用拍手或用木勺敲击塑料碗以获得节律效应。节拍手段多样化,治疗师也可以利用敲鼓来训练节律。

(7)态度:儿童应该学会在适当情况下倾听他人谈话,对方也应该学会如何与儿童交谈。比如谈儿童喜欢和感兴趣的话题,使用适合的语速等。在谈话时父母或治疗师与儿童口语交流时尽量不用评价性单词,如"正确""错误""好""坏""非常好",而用称赞性的语言,如"我们的想法相同"和"他画的一张漂亮的图"取而代之,让儿童感到说话轻松,治疗师和父母也能参与儿童的谈话。治疗师可以将这种方法与治疗口吃的其他方法结合起来使用。

以上每个技巧练习 3~5 分钟,减少言语流畅性的干扰因素,逐步建立流畅性言语的技巧,改变儿童口吃行为。

2. 口吃儿童父母需要掌握的语言技巧 下面这些方法是指导父母如何鼓励儿童在放松的语言环境下说话,治疗人员与父母共同努力实施治疗方案,尽可能解决口吃问题。

(1)降低语速:影响流畅性的因素之一是儿童及倾听者们的语速,儿童经常加快语速以紧跟成人的语言节奏。当儿童语速加快时,特别是 2~4 岁的儿童,可能出现重复和拖音现象,因为其口唇和下颌不能快速移动,同时,在快语速时很有可能出现语音形成与呼吸的不协调。父母说"不必急,我们有相当多的时间听"也许会对儿童有帮助,而不应该说"慢慢说,放松点"之类的话。因为这些建议会使儿童感到说话时犯了错误,以后应该闭嘴。

(2)减少提问:当提问数量很多时,儿童非流畅性言语增多,许多成人与儿童的交流为提问式,而问题常常把儿童卡住。因此,减少提问次数,如减少 50% 问题数量,效果较佳。许多父母发现陈述句方式对减少孩子口吃非常有益。陈述技巧如当儿童玩耍时,父母用一些简短的句子对儿童谈论他在做什么、想什么、有什么感受,说话语气要适中,不要让儿童感到你在给他做训练。

(3) 不强迫言语表达:不要难为儿童,避免说"做给我看,说说!"因为这样干扰了儿童的思维过程,需要大量记忆,过分地关注了言语的形成,如指示儿童:"告诉爸爸,你去过哪里?""告诉爸爸,刚才我收到了什么?""告诉爷爷,你生日收到了什么?"等。成人可以描述父亲、母亲、爷爷过去的某些事情,儿童愿意插嘴发表自己的看法,是可以的;否则不要强迫儿童说这类的话。

(4) 随时随地和儿童谈论:如能经常谈论当时发生的事情,儿童的流畅言语增加。实物特征可能会促进口语形成,也可以用图画代替实物,与儿童一块看图书或故事书时,避免采用"合上书考试"的方式,可以问"这些是什么?"或"小狗有尾巴吗?"等。可以给图画命名或描述图画的特征或评论画上的行为,如儿童能自发地给图画命名或进行评论,就更容易诱导出流畅性的言语。

(5) 即刻重复:对于 3 岁以下的儿童,如父母能重复他们刚才说过的话,非流畅性可以减轻。当儿童口吃时,简单流畅地重复刚刚说的话而不引起他对口吃的注意,可以使儿童知道父母已经明白他的意思,这时他能轻松愉快地交流。另外,还可以使儿童感到成人认真倾听他们讲话,没有改变话题。建议只有父母亲采取这种"重复"技巧,并在 2~3 个月后逐渐停止。然而,一旦儿童消极抵抗"重复"技巧或认为他们在被取笑,立即中止该技巧的使用。

(6) 倾听与关注:当儿童要求父母注意听他们说话时,其言语非流畅性增加。他们不善于等待说话的机会,为了引起注意,他们经常打断我们说话或干扰我们的活动。许多儿童说话时要求我们看着他们,注视他们的眼睛,不希望我们边听边做饭或看书。往往要求我们 100% 的注意力。如果当时我们不能集中全部注意力来听,可以让儿童稍等片刻。当父母边听边干别的事情的活,如集中注意力开车时,那么儿童就有可能说话更加不流畅,因为当时不可能很好地注意儿童。

(7) 了解影响因素:大部分 2~4 岁儿童出现非流畅性言语为语言发育的一个阶段,儿童正学习新词汇并尝试用这些新的词汇连成句子,正学习不同于陈述句的疑问语序,正拓展言语的表达和理解。对于此阶段儿童表现出的非流畅性言语,家长可采取减轻其语言压力的处理方式,即减少儿童对单词、概念、颜色和书写的教育,坚持 2~3 个月后可取得较好效果。待儿童流畅性语言建立后,父母就可对其继续进行教育。此外,父母愉快地与孩子一起做些非"指令性"或"教育性"的活动,如玩积木、拼图等,这些活动能促进儿童自发性语言自然发育的进程。尝试留一定的"暂停时间",使儿童想插话时能很轻松地插上话,表达自己的观点,其尺度是在沉默的片刻双方都感到自然。有些父母实际上已使用了"静止时间"或"思考时间"技巧,但在等待的这一片刻,如果儿童感觉到已经失去了轮到他讲话的机会,那么该技巧就失败了。当儿童急于想主导谈话的主题或急于想表现自己时应用"时间轮流"策略。谈话时使用简短句,将长句分成几个短语,中间稍加停顿,就像将电话号码分成几个部分一样。当儿童用"3~4 个单词"简单句说话,言语就流畅,因而句子长度对保持语言的流畅性来说至关重要。

七、言语 - 语言障碍的其他治疗方法

(一)非言语交流辅助系统的使用

在进行了上述言语治疗之后,许多儿童仍不具备言语的表达能力,但具有言语的接受能力;还有的儿童言语清晰度极差,不能作为交流的手段。这样的儿童就要考虑建立代偿性非语言交流手段的问题。

1. **手势语** 在交流活动中,手势语不仅是指手的动作,还包括头及四肢的动作。在手势语训练前先进行放松训练,根据儿童的运动功能水平,最大可能地挖掘儿童使用手势语的潜能。训练可以从常用的手势开始,例如,用点头、摇头表示是或不是。训练时,治疗师先示范,然后让儿童模仿,再进

行实际的情景练习,以强化手势语的应用。另外,在日常生活中家长也要充分调动和利用儿童使用随意运动进行语言表达。

2. 面部表情及眼神 对于运动功能及言语表达重度障碍的儿童,可以训练用面部表情或眼球指示来表达是或不是、要或不要。

3. 替代技术 使用交流板或交流手册,适用于口语及书写都很困难的儿童,但有一定的认字或图画能力。交流板或交流手册是将日常生活中的活动通过常用的字、图片或照片表示出来,儿童通过指出交流板上或交流手册中的字或图片表明自己的意图。交流板可以包括图画板、字板、词板和句子板等多种形式。交流手册相对于交流板更便于随身携带,而且其内容更丰富一些,在一定的条件下,儿童可以凭借交流手册达到与他人"交谈"的目的。交流板或交流手册可以根据儿童的躯体功能状况及背景进行设置和制作。对于重度障碍的儿童可以使用"头棒",即在头部固定一根大小适度的棒状物,利用头部各方的运动功能指示交流板上内容,从而达到交流的目的。

4. 假体代偿 用机器或电子技术来补偿或取代某一言语组成部分的功能,如腭咽抬高器用于腭咽闭合不全,用腹带或呼吸板作为呼吸体用来补充说话时的呼吸力量。

5. 电子交流装置 随着电子科学技术的高速发展,许多发达国家已经研制出了多种体积小便于携带和操作的交流仪器,具有专门软件系统的计算机也逐步用于构音障碍患者的交流,这些特制的装置有的还可以合成言语声音。这些装置在我国还有待于开发。

(二)日常生活交流能力训练

儿童常因言语-语言障碍限制其与周围环境和社会的交流,并且由于养育者的过度介入也会造成自我表达意识和能力的降低,严重者还会造成自我封闭等心理问题,极大地影响儿童日常生活交流及融入社会的能力,因此需要尽早预防和改善,使儿童最大限度地发挥其潜能,有效与周围人发生有意义的联系,尤其是日常生活中所必需的交流能力。

1. 促进随意运动 从新生儿期开始,就要尽最大可能利用和促进儿童的随意运动,能自己完成的事尽可能自己完成,哪怕做得不好,尽量给予最少的辅助,不断开发可利用的潜能,对提高儿童的主动性,尤其在促进其语言发育方面具有重要意义。

2. 注重培养兴趣 虽然儿童能参与的活动比一般儿童少,但并不能妨碍他们对事物发生兴趣。当家长发现孩子的兴趣时,不要只是把孩子当成一个被动的接受器,强求孩子每天训练、训练、再训练。儿童的童年绝大多数时间都在治疗和训练中度过,他们对事物的兴趣难能可贵,儿童父母应尽可能保护和开发孩子的个性和思考能力,保护好他们对未知世界的好奇心,并抓住时机,创造机会认真培养。只要孩子的兴趣对他人不会造成损害,就不要干涉阻拦。

3. 增强和培养合作素质 儿童由于身体功能限制,与外界环境接触较少,生活圈子较为封闭,再加上一家人都围着他转,极易养成自私、任性、嫉妒等坏品质,或者变得自卑、胆怯,不知道如何与人交往。其实,人人都需要归属于一定的社会团体,需要得到他人的爱与尊重,在一定的团体中,人与人的交往不但可以交流思想,而且可以分享许多深层的情感、内心的感受和隐秘的冲动。人与人通过沟通,可以相互启迪,丰富彼此人生;在友谊关系中,人们相互接纳,探索自身和他人的内心世界,可以促进个人的成长,满足自我实现的需求。一个人承担的社会角色越多,参加者的社会活动越广泛,他的发展就越丰富、越全面。父母爱子女,子女应该孝敬父母,正是在这种爱的双向交流中,孩子会逐渐养成尊重他人权益的习惯。所以,儿童家长们应该格外强调对儿童合作性的培养,增强儿童集体意识,让其明白家庭的全部成员都要向着一个目标,齐心协力、同甘共苦,让其明白在所处的集体中,团结友爱,密切合作,共同进步。

4. 学会自我控制 儿童由于存在障碍无法控制自己,作为家长要帮助和引导孩子学习自我控制,尤其是对情绪的控制和在生活中对自己进行理性的支配尤为重要,要通过家庭教育使儿童自我克制、自我平衡和自我管理,达到道德教育的目标。

5. 鼓励参与家庭和社会活动　尽可能给予儿童身边物品和事物状态的辨别、判断的机会,帮助他们参与家庭和社会活动,鼓励及创造其与正常儿童接触和玩耍的机会,并鼓励其像正常儿童一样活动,增进其社会交往的能力。

需要强调的是,不要把表达的手段只限定在语言上,要充分利用手势语、表情等可能利用的随意运动进行言语表达。随着主动地使用随意运动进行日常生活活动,才能不断促进和提高儿童的日常生活交流能力,从而促进儿童的语言发育。

（郭岚敏　卢红云）

第五节　中医康复治疗

中医康复方法十分丰富,主要包括中医辨证施治、针刺(头针、体针、穴位注射)、推拿治疗、灸法、穴位贴敷、耳穴疗法、中药熏洗、中医食疗等。所有的这些方法,为临床常见病症的康复方法选择和确定最佳康复方案提供了保障。

各种康复方法都有其一定的作用和运用原则及适用范围。在具体运用中,必须在把握儿童疾病不同阶段病理机制变化的基础上,把多种康复方法有机地结合起来,做到中西康复结合、针药结合、动静结合、药食结合、内治外治结合、形神结合,从而充分发挥各种方法的康复作用,促进机体的整体康复。

一、中医辨证用药

中医辨证施治康复法是针对儿童气血衰少、脏腑经络功能失调以及血瘀、痰阻等病理特点,根据中药性味、功能特性以及方剂的配伍组成进行调治,以补益虚损,祛除痰瘀,协调脏腑经络功能,从而促进患儿康复。药物康复法包括内治法和外治法,它们的康复作用基本一致。故清代医家吴师机在《理瀹骈文·略言》中指出:"外治之理,即内治之理;外治之药,亦即内治之药;所异者,法耳。"

（一）儿童运动障碍

在儿童康复的范畴中,有相当一部分有运动障碍表现。中医认为本病主要由于小儿先天禀赋不足,脑为髓海,脑髓充实,方能司神明。产前孕母怡养失宜,损及胎儿,导致小儿先天肾精不充,脑髓失养;或者分娩时危险或外伤等因素导致瘀血,痰浊阻于脑络、经脉,而致脑髓失其所用。运动障碍的发病多与肝、脾、肾关系密切,三脏功能失调则能损伤脑髓,导致本病发生,故本病多属于虚证;其病理产物为痰、瘀,若出现血瘀痰阻,脑窍闭塞,则多为实证。具体辨证方药如下:

1. 肝肾亏虚证　肢体不自主运动,关节活动不灵,手足徐动或震颤,动作不协调,或语言不利,或失听失明,或失聪,舌淡,苔薄白,脉细弱。治宜滋补肝肾,强筋健骨。方选六味地黄丸和虎潜丸加减。

2. 脾肾两亏证　头颈软弱,不能抬举,口软唇弛,吸吮或咀嚼困难,肌肉松软无力,按压失于弹性,面白,舌淡,苔薄白,脉沉无力。治宜健脾补肾,生肌健骨。方选补中益气汤和补肾地黄丸加减。

3. 肝强脾弱证　肢体强直拘挛,强硬失用,烦躁易怒,遇到外界刺激后加重,食少纳呆,肌肉瘦削,舌质胖大或瘦薄,舌苔少或白腻,脉沉弱或细。治宜柔肝健脾,益气养血。方选六君子汤和舒筋汤加减。

4. 痰瘀阻络证　自出生后反应迟钝,智力低下,肌肤甲错,毛发枯槁,口流痰涎,吞咽困难,关节强硬,肌肉软弱,动作不自主,或暴遇外邪,筋伤骨挫,活动不灵,或有癫痫发作,舌质紫暗,苔白腻,脉沉涩。治宜涤痰开窍,活血通络。方选通窍活血汤和二陈汤加减。

5. 心脾两虚证 运动发育落后，发迟或发稀萎黄，伴语言发育迟缓，智力低下，四肢痿软无力，肌肉松弛，口角流涎，咀嚼无力，弄舌，食欲缺乏，大便偏干，神疲体倦，面色无华，唇甲色淡，舌淡胖，苔少，脉细弱，指纹淡。治宜健脾养心，补益气血。方选归脾汤加减。

（二）儿童智力障碍与语言障碍

中医认为，智力障碍及语言障碍多因大脑失充，神机不利，或脑髓精血空虚，神无所依，或痰浊瘀血阻滞心窍，心窍昏塞而致。先天为病者，以补虚为法，可用滋肝益肾、补髓健脾、滋养心血等法促智力提高；后天为病者，多从祛邪着手，以醒脑开窍、活血通络、涤痰化浊为法。具体辨证方药如下：

1. 肝肾亏损、髓海不足证 智力迟钝，目无神采，发育迟缓，抬头、匍匐、坐、爬、站、走及说话等动作语言发育均明显迟于正常同龄儿，日久出现两目干涩、筋骨痿软、懒于运动、反应迟钝等表现。舌淡红，苔少或光剥，脉细弱，尺脉尤甚。治宜滋补肝肾，强筋填髓。方选补肾地黄丸加减。

2. 心血不足、神失所养证 神情呆滞，智力迟钝，不哭不闹，语迟，甚则只能无意识发音，不能用语言表达意思，或语言含混不清，词不达意，极不流利，兼见面黄少华或㿠白无华、唇舌指甲色淡、发稀黄等，舌淡红、苔少，脉缓弱。治宜补血养心、益智开窍。方选菖蒲丸合人参养荣汤加减。

3. 心肾两虚、神志失养证 智力不全，形貌笨拙，反应迟钝，神情默默，举止粗鲁，动作发育迟缓，精细动作不灵敏而又欠协调，学习困难，成绩差，接受教育能力差，但生活尚能勉强自理，舌淡红、苔薄，脉细软。治宜补心养血，益肾生精。方选河车八味丸加减。

4. 痰浊蒙蔽、心窍失灵证 失聪失语，反应迟钝，意识不清，动作不由自主，或肢体强硬，或行动不便，或吞咽困难，口流痰涎，苔腻，舌淡红，脉滑。治宜涤痰泄浊，化涎开窍。方选温胆汤加味。

5. 瘀阻脑络、神明失聪证 神情麻木，反应迟钝，时作惊叫，动作延迟，语言謇涩，或关节强硬，肌肉软弱，或有癫痫发作，舌下紫络显露，舌上有瘀斑瘀点，苔腻，脉沉涩不利。治宜活血化瘀，通络开窍。方选通窍活血汤加减。

（三）孤独症谱系障碍

本病无中医病名，但"五迟""清狂""目无情"等疾病中均有孤独症相关描述。目前多认为其病机为心神迷惑或心神不足；其病位在脑，同心、肝、脾、肾有密切关系。其本是肾精亏损、脾胃虚弱；肝血亏虚、心血不足；其标是火、痰、瘀，为本虚标实夹杂之证。依据临床表现结合脏腑辨证，多分为心肝火旺、肾精不足、痰蒙心窍、心脾两虚四型。

1. 心肝火旺证 不语或少语，语声高亢，时有尖叫，刻板动作，行为孤僻，目光回避；伴有心神不宁，急躁易怒，多动少静、跑跳无常，不易管教，少寐，或夜寐不安，时有便秘溲黄，舌质红或舌边尖红，苔薄黄，脉弦或数；指纹青紫。治宜清心平肝，安神定志。方选龙胆泻肝汤和朱砂安神丸（汤）加减。

2. 肾精不足证 语言迟缓，少语，行为孤僻，目不视人，反应迟钝，刻板动作；伴有发育迟缓，身材矮小，筋骨痿软，动作笨拙。舌淡红，苔薄白，脉沉细；指纹沉而色淡。治宜补肾益髓，填精养神。方选六味地黄汤合菖蒲丸加减。

3. 痰蒙心窍证 喃喃自语，行为孤僻，刻板动作，目不视人，神情呆滞；伴有表情淡漠，哭笑无常，喜唾涎沫，对指令充耳不闻，舌质淡，体胖大，苔白腻，脉滑或濡；指纹淡紫。治宜豁痰宁心，开窍醒神。方选涤痰汤加减。

4. 心脾两虚证 少语或不语，语言重复，行为孤僻，刻板动作；伴神疲乏力，少气懒言，胆怯易惊，夜寐易醒，自汗，面色少华，食欲缺乏，舌淡红，苔薄白，脉细弱；指纹色淡。治宜健脾益气，养心安神。方选归脾汤与养心汤加减。

二、推拿治疗

推拿又称"按摩"，是利用手掌、手指根据经络循行及腧穴分布，在体表的一定部位施行推、拿、揉、按、点、拍、擦等手法刺激，借以由表及里而起到疏通气血、理筋整复、调理脏腑功能的作用,从而促使儿童心身康复。

1. 竖头障碍按摩法

(1)头项部通督点穴法:儿童取俯卧位或坐位,沿督脉循行路线,从大椎至神庭穴依次循穴按揉,每穴按揉5~10下,连续按揉3~5遍。

(2)颈项部膀胱经循经推按法:儿童取俯卧位,沿膀胱经循行路线,以两手拇指指腹端自大杼穴至天柱穴自下而上循经推按,共推按5~10遍。

(3)拿肩井:儿童取俯卧位或坐位,术者以双手拇、示指相对,拿儿童肩井穴,共3~5遍。本法主要适用于斜方肌紧张、颈部过度伸展的儿童;施术时手法要均匀、柔和,施术后儿童斜方肌应呈放松状态。

(4)推天柱骨:儿童取坐位,头稍前倾;术者以拇指或中指指面自枕骨向下,沿后发际正中至大椎穴反复直推,操作300次。本法可缓解颈项强直。

2. 翻身障碍按摩法

(1)膀胱经循经揉推法:儿童取俯卧位,以拇指或中指指端沿背、腰部膀胱经第一线及第二线循经边揉边自下而上推,各3~5遍。本法主要目的为疏通整个腰背部膀胱经。

(2)胸腰段节段性按摩:本法分为移动法、钻法、锯法、牵拉法、震颤法,每法各操作3~5遍。本法适用于脊柱伸展能力差、腰背部无力的儿童。

(3)揉按肩部三穴:儿童取坐位,以拇指指端依次揉按肩贞、肩髃穴、肩前穴,按揉肩贞、肩前穴时,可同时弹拨相应部位肌肉。本法适用于肩关节活动障碍,影响上肢带动的翻身动作。

(4)摇肩法:儿童取坐位,术者一手固定儿童颈肩部,另一手握持儿童肘关节,使肩关节做由前向后及由后向前的环转运动各20~40次。本方法可用于因肩关节活动障碍,影响肩胛带带动翻身的脑瘫儿童。

(5)拿肩井:儿童取俯卧位或坐位,术者以双手拇、示指相对,拿儿童肩井穴,共3~5遍。本法主要适用于肩胛带肌群紧张,训练上肢带动的翻身动作。

3. 坐位障碍按摩法

(1)膀胱经循经揉推:同上。

(2)通督点穴法:儿童取俯卧位,沿督脉循行路线,从长强穴至大椎穴依次循穴按揉,每穴点按5~10下,连续点按3~5遍。

(3)胸腰段节段性按摩:同上。

4. 站、行障碍按摩法

(1)滚法:先以滚法放松双下肢屈侧、内侧痉挛肌群的肌肉,主要作用于臀部、下肢后侧及大腿内侧,操作约3~5分钟。

(2)拿法:以股四头肌、股二头肌、小腿三头肌为主,反复操作10~20次。

(3)三线刺激按摩法:主要作用于双下肢近端肌群。适用于下肢近端无力的患儿。

(4)压腰摆髋法:适用于因髋关节屈曲挛缩,影响站立及步行的儿童。

(5)直腿抬高三指按摩法:操作者一手握儿童一侧下肢,使其伸展向上抬高,与身体约呈90°,另一手示指、中指、无名指并拢沿大腿后侧由近端向远端反复揉按痉挛肌肉40次。本法适用于膝关节屈曲痉挛,影响站立及步行的儿童。

(6)旋膝法:儿童俯卧位,患侧下肢屈膝,操作者双手分别按于患肢大腿及小腿近踝关节处,做顺时针及逆时针环转运动。反复10~20次。本法可改善髋关节内外旋及膝关节屈伸功能。

(7)压足及小腿后三指按摩法:儿童取俯卧位,屈曲患肢膝关节约90°,另侧下肢伸直,术者左手按压患儿足掌前部向下,另一手的示指、中指、无名指并拢沿小腿后面的腓肠肌自近端向远端按摩至跟腱,每侧操作20~30次。本法适用于矫正站立及步行时尖足的儿童。

5. 智力与语言障碍按摩法　常用于智力、语言障碍儿童的按摩手法有以下方法:

(1)健脑益智按摩法:治疗部位以头颈部、四肢内侧胸背部为主,其中头部按摩为重点。疗程:每次10~15分钟,每天1~2次,15~20天为1个疗程。注意事项:由于智力低下儿童配合度较差,治疗时应注意手法轻重适宜,避免产生抵抗情绪,不利于调和气血。治疗中可配合益智音乐播放作为背景音,可缓解紧张,并能提高疗效。

(2)补肾按摩法:按肾俞、命门、涌泉等穴位培补元气;补肾经,用拇指离心性直推小指罗纹面,有补肾益脑、温养下元之功。每次 5~10 分钟,每天 1 次。

(3)健脾益气按摩法的手法:摩腹,儿童取仰卧位,术者用一手四指腹着力于腹部,以神阙穴为中心顺时针旋摩 5 分钟;推揉中脘脾俞,分推腹阴阳;按压足三里穴位与捏脊疗法。

6. 孤独症谱系障碍按摩法

(1)辨证推拿:

1)头面部:施开天门手法,分推额阴阳、揉太阳,叩击百会、顶颞前斜线下 2/5,拿五鼎各 1 分钟,对口周和头面部穴位地仓、廉泉、颊车、风池进行顺时针方向按揉,每穴 1 分钟。

2)四肢部:施以运内八卦、推上三关、分推腕阴阳;辨证选用清肝木、清心火、补脾土、补肾水、清天河水各 1 分钟,按揉少海、血海、足三里、丰隆穴各 1 分钟,揉双合谷、双太冲、双涌泉各 1 分钟。

3)背部:顺经推膀胱经第一线、第二线各 5 次,顺经推督脉各 3~5 次;捏脊 3~7 次,从第 2 次开始,术者根据患儿出现的不同症状,采用重提的手法,有针对性地刺激某些背俞穴,加强治疗。捏脊结束后,术者用双手拇指指腹,采用按揉并对相应背俞穴揉按 3 分钟,施术结束。

4)语迟者:揉内踝、外踝、心俞。补心肾。

5)行为刻板重复:取丰隆、鸠尾、间使、太冲、合谷、大陵穴。通心气,开窍醒脑。

6)智力不足,反应迟钝:揉风府、风池、上星、百会、四神聪,调阳气,通心气,益心神,充脑髓。

(2)脏腑推拿:从脾胃论治,调整脏腑功能。通过特定的推拿手法(包括点法、揉法、按法、振法、摩法等)直接作用于脏腑器官,改善脏腑气血循环,调整气机运转,促进脾胃生化转运功能。操作:患儿采用舒适体位,用摩法、按法或推法在腹部治疗,捏肚角、拿腹,运腹八卦,点按上脘、中脘、下脘、气海、天枢、关元等穴,用搓法操作于肋部。揉脐周、补大肠、揉板门、提腹等,用振法作用于腹部 30 秒后

结束。

背部:顺经推膀胱经第一线、第二线各 5 次,顺经推督脉 3~5 次,捏脊 3~7 次,从第 2 次开始,术者根据儿童出现的不同症状,采用重提的手法,有针对性地刺激某些背俞穴,加强治疗。捏脊结束后,依据辨证,术者用双手拇指指腹按揉相应背俞穴 3 分钟,施术结束(视频 3-5-1)。

视频 3-5-1 推拿

三、灸法

灸法,又名灸疗,它是用艾绒或其他药物放置在体表的穴位上烧灼、温熨,借灸火的温热以及药物的作用,通过经络的传导,起到温通气血,扶正祛邪,达到治病和保健的一种外治方法。

(一)灸法的方法及运用

1. 艾炷灸 将艾炷放在穴位上施灸称艾炷灸。艾炷灸可分为直接灸和间接灸两类。

(1)直接灸:即将艾炷直接置放在皮肤上施灸的一种方法。根据灸后对皮肤刺激的程度不同,又分为无瘢痕灸和瘢痕灸两种。

(2)间接灸:即在艾炷与皮肤之间隔垫上某种物品而施灸的一种方法。所隔的物品有动物、植物和矿物,多数属于中药。临床常用的有隔姜灸、隔蒜灸、隔盐灸、隔附子饼灸等。

2. 艾条灸 即用桑皮纸包裹艾绒卷成圆筒形的艾卷,也称艾条,将其一端点燃,对准穴位或患处施灸的 种方法。

3. 温针灸 是针刺与艾灸相结合的一种方法,适用于既需要针刺留针,又需施灸的疾病。在针刺得气后,将针留在适当的深度,在针柄上穿置一段长约 2cm 的艾卷施灸,或在针尾上搓捏少许艾绒点燃施灸,直待燃尽,除去灰烬,每穴每次可施灸 3~5 壮,施灸完毕再将针取出。

（二）灸法的作用

灸法的作用显著。应用范围广泛,对治疗内科、外科、妇科、儿科、耳鼻喉科、皮肤科等科的疾病均有较好效果,其作用可归纳为以下几个方面:①温通经脉、驱散寒邪;②行气活血,消癥散结;③温补益气,回阳固脱;④预防疾病,保健强身。

（三）灸法注意事项

1. 根据体质、病情选用适宜的灸法及穴位,须事先征得儿童家属的同意。

2. 凡属阴虚阳亢、邪实内闭及热毒炽盛等病症,应慎用。颜面五官部位不宜采用直接灸。

3. 施灸的顺序　一般先灸上部后灸下部,先灸背部后灸腹部,先灸头部后灸四肢,先灸阳经后灸阴经,这是一般的原则,有特殊情况时,灵活掌握。

（四）儿童康复临床常用的灸法

1. **运动障碍**　主穴:百会、神阙、关元。配穴:肝肾不足型加太冲、肾俞;脾肾不足型加中脘、命门;心脾两虚型加心俞、脾俞;肝强脾弱型加太冲、中脘;痰瘀阻络型加丰隆、膈俞;上肢加肩髃、外关、合谷、手三里;下肢加足三里、环跳、绝骨、阳陵泉。

2. **智力、语言障碍**　主穴:百会、内关、大陵、足三里、涌泉。配穴:肝肾亏损,髓海不足型加太冲、命门;心血不足,神失所养型加心俞、血海;心肾两虚,神志失养型加太溪、神门;痰浊蒙蔽,心窍失灵型加脾俞、哑门、神庭;瘀阻脑络,神明失聪型加膈俞、大椎、哑门。

3. **操作方法**　每穴实施悬灸(艾条距离皮肤3~5cm)5~10分钟,或以皮肤微微发红为度。在施灸过程中,随时询问儿童有无灼痛感,及时调整距离,防止烧伤(视频 3-5-2)。

视频 3-5-2　温灸盒灸

四、穴位贴敷

穴位贴敷疗法是在传统的针灸医学基础上应用中药作用于腧穴,通过经络对机体的调整作用,而达到预防和治疗疾病的一种疗法。

（一）运动障碍

运动障碍儿童可参照上述分型分为 5 个证型,遣方以各分型相应药物为主,并加予引经之药,如肝经加予吴茱萸,脾经加予苍术,肾经加予微量细辛,心经加予麝香;如有痰瘀、血瘀之象,可加予半夏、川芎、红花等活血祛瘀之品。

1. **肝肾亏虚证**　可予肝俞、肾俞及脾俞、三阴交交替贴敷以补肝益肾。

2. **脾肾两亏证**　可予脾俞、肾俞及中脘、关元、天枢交替贴敷以健脾补肾。

3. **心脾两虚证**　可予心俞、肾俞及脾俞、足三里交替贴敷以健脾补心。

4. **肝强脾弱证**　可予肝俞、脾俞、三阴交、血海、阳陵泉交替贴敷以柔肝健脾、扶土抑木。

5. **痰瘀阻络证**　可予丰隆、膈俞及中脘、足三里交替贴敷以化痰祛瘀、通络止痛。

上述所选穴位,在实际运用中可根据儿童具体情况灵活选取穴位进行治疗,如下肢痉挛可选用解剪、后血海、殷门、承山、承筋,上肢痉挛可选用肩贞、曲池、手三里、肩井等。

（二）儿童智力与语言障碍

智力与语言障碍儿童亦可参照上述分型分为 5 个证型,遣方以补益五脏、醒神益智、豁痰开窍为主,所选穴位以五脏六腑经气输注之背俞穴为主穴,根据临床不同症状随机加减。

1. **肝肾亏损、髓海不足证**　可予肝俞、肾俞及大椎、悬钟、三阴交交替贴敷以滋补肝肾、强筋填髓。

2. **心血不足、神失所养证**　可予心俞、脾俞及膈俞、大陵交替贴敷以补血养心、益智开窍。

3. **心肾两虚、神志失养证**　可予心俞、脾俞、内关、三阴交及足三里交替贴敷以补心养血、益肾生精。

4. 痰浊蒙蔽、心窍失灵证 可予丰隆、脾俞及内关膻中交替贴敷以涤痰泄浊、化涎开窍。

5. 瘀阻脑络、神明失聪证 可予膈俞、风府及申脉、太冲交替贴敷以活血化瘀、通络开窍（视频3-5-3）。

视频3-5-3 穴位贴敷

五、耳穴疗法

耳针是用针刺或其他方法刺激耳穴，以防治疾病的一种方法。它具有操作简便、奏效迅速的特点。我国传统医学认为人体虽然分脏腑、九窍、四肢、百骸等，但它们都是整体的一部分，同时每一局部又是一个小整体。耳穴在耳郭的分布有着一定的规律，与身体各部相应的穴位在耳郭的分布像一个倒置的胎儿。一般说来，与头面部相应的穴位在耳垂；与上肢相应的穴位在耳舟；与躯干和下肢相应的穴位在对耳轮上、下脚；与内脏相应的穴位多集中在耳甲艇和耳甲腔。为了取得患儿配合，临床上最常用的是贴敷法，贴敷的材料有王不留行、磁珠等。

（一）耳穴选穴处方原则

耳针治疗穴位及处方的选择，可根据如下几个方面：

1. 根据病变部位取穴 根据病变的部位，在耳郭上选取相应的部位的耳穴，如腰软无力选用腰骶椎；膝关节屈曲挛缩、不能站立者选用膝。

2. 根据中医理论取穴 根据祖国医学脏腑经络学说及其生理病理关系选穴。智力障碍选取心、肝、肾、神门等穴位。伴有食欲缺乏、消瘦选取脾、胃等穴位。

（二）耳穴贴压临床操作

帮助儿童选好体位，使要操作的耳朵朝向医生，严格消毒耳郭。以镊子夹取备好的贴敷材料，准确贴压于所定耳穴表面，每次选穴应力求少而精，一般每次应用3~5穴。贴压完毕，嘱家长每天按压磁珠3次，每次每穴按压5~10秒，不能揉动，24小时后取下，并对局部皮肤清洁；局部皮肤破损及时到医院处理。对于耳郭上有湿疹、溃疡、冻疮、局部皮肤破损等病变的儿童禁用。

（三）耳穴治疗的临床应用

1. 运动障碍 主穴：胃、肾、神门、皮质下、脑点；配穴：肝肾不足型加肝、腰骶部；脾肾不足型加脾；肝强脾弱型加肝、脾；心脾两虚型取心、脾；痰瘀阻络型取肺、肝、脾、三焦；颈项软加颈、肩；上肢瘫加肩、肘、腕；下肢瘫加髋、膝、踝。

2. 智力、语言障碍 主穴：心、脑点、神门、口；配穴：肝肾亏损，髓海不足型加肝、肾；心血不足，神失所养型加脾、胃；心肾两虚，神志失养型加肾、肾上腺；痰浊蒙蔽，心窍失灵型加脾、三焦；瘀阻脑络，神明失聪型加肝、脑干；注意力不集中加内分泌、交感；多动加胆、肝。

3. 孤独症谱系障碍 主穴：脑点、交感、神门穴；配穴：心肝火旺加心、肝；肾精不足加肾、脾；痰蒙心窍加心、脾、三焦；心脾两虚加心、脾。

六、中药熏洗

中药熏洗分为中药熏蒸与药浴两部分。先利用熏洗仪将中药煎煮后所产生的温热药气熏蒸患儿身体，使毛窍疏通、腠理开发、气血调畅，使瘀者得疏、滞者得行，再将药液倒入药浴盆中，趁热进行局部或全身浸洗，以舒筋通络、柔筋缓急，促进儿童康复的方法。

（一）中药熏洗作用

1. 温热作用 利用药液蒸汽的温热作用，推动人体经络气血运行，使毛孔舒张，穴位同行，通过全身毛孔穴位渗透至腠理经络之内，可以温通经络，通畅气血。

2. 压力作用 中药药浴的压力作用：①静水压力作用：水压引起体内血液的再次分配，促进血液循环和物质代谢，增加脑供血量，因而对痿证、截瘫等有康复医疗作用；②动力水压作用：水流的冲击及游泳动作形成了动力水压，它一方面增强了静水压力作用，另一方面也提高了对机体皮肤、肌肉的冲刷、按摩刺激，从而可疏通经络，调畅气血。

3. 浮力作用 药浴时人体重量减轻，运动变得容易，因此有利于运动障碍的肢体运动，促进关节功能恢复，适用于肌肉萎缩、关节僵硬及偏瘫、截瘫的康复。

4. 药物作用 目前运用于药浴的中药多是补肝肾、强筋骨的药物，药物通过皮肤的吸收是中药药浴的重要方面。当温度与湿度增加时，皮肤的吸收功能可增加数倍。

（二）常用的药浴组方

中药药浴主要以改善儿童运动功能障碍为主。

1. 常用的组方

（1）舒筋活络、活血化瘀方：五加皮12g，丹参12g，防风12g，艾叶15g，川牛膝15g，白芍20g，桑枝30g，伸筋草60g，透骨草60g，鸡血藤20g，宽筋藤20g。适用于肝肾亏虚，证见腰膝酸软无力、生长发育迟缓的儿童。

（2）补肝益肾方：羌活10g，独活10g，杜仲10g，黄芪10g，当归10g，五加皮10g，川断10g，赤芍10g，川木瓜10g，防风10g。适用于肝强脾弱，证见颈项牵强、手足徐动、筋脉挛急的儿童。

（3）强筋壮骨：独活20g，桑寄生20g，千年健30g，白芍30g，牛膝20g，鸡血藤30g，伸筋草30g，狗脊30g，生地10g，防风10g，甘草15g。适用于脾肾两虚，证见筋骨痿软、四肢无力的儿童。

2. 适应证

（1）早产儿、低出生体重儿；新生儿期缺血缺氧性脑损伤。

（2）脑性瘫痪患儿。

（3）脑炎恢复期、神经损伤、外伤等所致的运动障碍者。

3. 禁忌证 凡有心脏病、肝炎、肿瘤、皮肤病等疾病的患儿均不宜使用熏洗治疗。

4. 注意事项 室内温度22~25℃，开启熏洗仪的温度，加药液500ml调温保持在38~40℃，此范围根据儿童依从性调节温度，让儿童躺在熏蒸舱内，治疗时间每次15分钟，将儿童抱出熏蒸舱进行中药洗浴，将药液倒入药浴盆加水至40~50L，根据儿童具体情况而定量，洗浴10分钟，每天1~2次。20天为一疗程，疗程间隔休息7~10天。其中肌张力增高的儿童水温宜在38℃左右；体质差的儿童可适当缩短熏蒸时间。因熏蒸时儿童周围环境温度、湿度均较高，出汗较多，可予多饮淡盐水以补充丢失水分。洗浴过程中要注意护理，防止溺水；注意观察儿童面色、呼吸、出汗情况，防止虚脱；浴后注意保暖，预防感冒。

七、中医食疗

中医食疗法，是根据儿童体质状况有针对性地选择既是食材又是中药的品种，通过饮食治疗，以促进人体身心康复的方法。饮食用于康复医疗，可谓历史悠久，效果显著，并越来越受到人们的重视。

在康复医疗中，由于饮食可以根据病情及儿童的习惯和口味加以选择，再根据食物的性味、归经、升降浮沉等不同，予以合理调配和烹饪，使之不仅营养成分好，而且色、香、味、形俱佳，因此它能增进儿童的食欲，利于脾胃运化，从而充分发挥后天的生化功能，提高抗病能力，促使患儿的康复。

（一）中医食疗的原则

1. 辨证施食 即根据临床所辨证型，施以不同的饮食。这是食疗的根本原则，应贯穿于整个康复过程中。如肾阳不足型痿证，可予选用羊肉等食品配伍枸杞子及肉苁蓉。

2. 辨病施食 即根据病种不同而选用不同的饮食。如多动症儿童，可予枸杞子、益智仁、核桃、桂圆、黑芝麻等与猪心同煮，喝汤吃肉；视觉障碍儿童可选用多种动物肝脏与枸杞子、桑葚子等同用。

（二）中医食疗的临床运用

1. 运动障碍 主要以强筋壮骨、补益肝肾、健旺脾胃为法。

(1)益气固精汤：原料：乳鸽1只、黑豆25g、黑木耳10g、红枣10g、核桃仁6个、太子参5~10g、枸杞子10g、党参10g。操作方法：上述材料洗净，切成小块，红枣去核洗净，置砂锅内熬汤，适当调味，即可食用。功效：补肾固精，健脾益气。适应证：用于肝肾虚损、气虚乏力、腰膝酸软无力、生长发育迟缓、经常感冒的患儿。注意事项：发热或感冒时禁用。

(2)乳鸽红枣粳米粥：原料：鸽肉100g、红枣10枚、粳米100g。操作方法：将鸽肉洗净，切成小块；红枣去核洗净，将红枣、粳米与鸽肉一起熬煮成粥，调入精盐，即可食用。功效：滋肝补肾，益气固精。适应证：用于体弱、出汗较多、食欲缺乏、发育迟缓营养不良的患儿。

(3)鹌鹑羊肉汤：原料：鹌鹑1只、羊肉200g、小麦仁50g、枸杞子10g、杜仲5g。操作方法：上述材料放入砂锅共炖，加盐调料，可饮汤食肉。功效：益肾壮腰，补益气血。适应证：用于身虚体弱、消化不良、腰软无力、四肢不温、营养不良、发育迟缓的患儿。注意事项：感冒发热时不可服用。

(4)营养八宝粥：原料：黑豆50g、桂圆肉10g、核桃仁6个、薏米仁5g、花生仁15g（去皮）、芡实10g、红枣10g（去核，去皮）、淮山药10g、大米100g。操作方法：上述材料洗净，纳砂锅中细火慢熬至稠，适当调味，即可食用。每天早晚可饮一小碗，可以连服2~3个月。功效：健脾益气强筋壮骨。适应证：用于脾胃虚弱、出汗较多、不思饮食、四肢软弱无力、大便秘结的患儿。

2. 智力、语言障碍 主要以滋肾养心、补血安神为法。

(1)枸杞鸡：原料：母鸡1只、枸杞30g、桂圆10g。操作方法：将母鸡去皮、爪及内脏，洗净，将枸杞子及桂圆装入鸡腹内，鸡腹部向上，收入盘内，摆上姜葱，注入清水，加盐、胡椒面，隔水蒸2小时后即可。可做正餐食用。功效：补益心智。适应证：用于智力低下患儿。

(2)益智鸽蛋汤：原料：枸杞子10g、龙眼肉10g、制黄精10g、鸽蛋4个、冰糖50g。操作方法：将枸杞子、龙眼肉、制黄精洗净切碎，待用；冰糖砸碎装在碗内，锅置中火上加清水750g，加入以上3味药同煮至沸后约15分钟，再把鸽蛋打破逐个下入锅内，同时将冰糖下入锅中同煮至熟即成。每天1次，连服7g。功效：补肝肾养气血。适应证：用于智力低下患儿。

(3)猪心大枣汤：原料：猪心1/2只、大枣30g、浮小麦20g、甘草10g、远志10g、石菖蒲10g。操作方法：将上述五味配料起煲汤1~2小时，每次饮汤1小碗，食猪心1小块，每周2~3次，连用3~4周。功效：养心益智。适应证：用于小儿语言发育迟缓伴智力障碍、多动、注意力不集中。

3. 孤独症谱系障碍 主要以清心平肝、安神定志为法。

甘麦猴头菇汤：原料：炙甘草3g、小麦30g、猴头菇50g、大枣5枚、鸡内金3g、佛手瓜10g、远志6g、石菖蒲6g。操作方法：猴头菇冲洗后，放入盆内，用40℃温水泡发2小时左右，使猴头菇充分吸收水分。将泡发的猴头菇，用手挤出猴头菇的黄水，然后，再放一盆清水泡发15分钟左右，再挤出黄水，如此反复2次，去蒂根，切成薄片备用。炖锅内加入清水，将所有材料放入炖锅内烧开，放入备好的猴头菇，置武火烧沸10分钟，再用文火炖煮约1.5小时，关火前5分钟加入食盐即可。每次饮汤100ml，日服1次，每周5次，连用30次。注意事项：菌类过敏慎用。

（刘振寰　宋虎杰）

第六节　精神运动治疗

一、概述

精神运动治疗（psychomotor therapy，PMT）是针对基因、发育或功能紊乱及退变等各种原因引起的精神运动功能障碍所采用的非药物、无创伤性治疗的理论和方法体系，该疗法主要针对个体的心身功能发展障碍，以及由此引起的与周边人文环境的适应性障碍，儿童可能表现为认知功能、运动功能、情感表达和情绪调节障碍，有可能伴有轻度的神经病理体征。精神运动治疗将儿童的身体作为治疗的媒介，通过协调儿童的运动控制、情绪交接和情感沟通、适应时间和空间的转换、自我身份的构建和自我表达、社会化适应能力的构建，促进儿童在运动、认知、心理、情感等一系列脑功能方面达到统合和能力提高。

精神运动治疗起源于19世纪70—80年代的德国，主要由小儿神经病学家和儿科护理学家发起形成相对完整的理论体系，他们在日常工作中发现心理障碍、情绪障碍、情感危机常常伴随着运动功能、交流能力、人际关系功能障碍，与此同时，身体功能的损害也会导致心理问题的出现。1967年，Giselle Soubiran 和她的儿子 José Soubiran 创办了第一所精神运动康复学院——法国宜世高等精神运动与康复学院（Institut Supérieur de Rééducation Psychomotrice，ISRP）。自此，精神运动康复学的学历教育、职业培训、运用领域在法国快速发展，并且在世界各地传播。在法国，1974年开始精神运动康复学科教育被授予国家文凭，2007年开设了精神运动硕士学位。1979年国际精神运动康复与放松疗法协会（Organisaiton Internationale de Psychomotricité et da Relaxation，OIPR）成立，至今已经有来自30多个国家的成员。1988年法国政府制定了精神运动康复师职业规范，1995年正式进入医疗领域，精神运动康复师成为医疗辅助人员，2008年加入了法国的阿尔茨海默病计划。

精神运动治疗整体考虑人体机能的感知和身体表现。因此需要考虑5个环节的协同调节，包括运动控制、情绪调节和情感沟通、适应空间和时间、身份构建和身体表达、社会化和社会适应能力。运动控制基于人类对在空间结构中的自我身体的运动和感知过程积累丰富的经验，在调整自我动作的过程中，不停感知自我身体的变化，以适应环境的变化。情绪调节和情感沟通则需要通过身体活动进行表达，情绪的感知取决于对身体的感受能力，这个感受能力可以是对自我身体的感受能力，也可以是对对方身体表达的感受能力。沟通和表达中非语言的构成比常常超过了语言成分，所以，身体感知成了非常重要的成分。时间与空间的整合需要人体构造、生理特点和身体经验共同构成。身体、身体的经验和身体在空间内的表现是运动和活动得以丰富呈现的关键作用。身份的构建不是天生的，出生后在感受母亲温柔的语言和注视的眼神，得到悉心呵护的过程中儿童才逐渐认识自己。只有合理客观的自我认知，才可以让儿童更好地去表达自我。人际关系和沟通的载体有触碰、眼神、说话的语音语调、身体的气味、感受到的支持、护理得当带来的愉悦感受等。肢体交流是最早的沟通交流形式，一方面能让人自发与他人接触交流，在群体中找寻自我的位置，形成心理技能；另一方面，社会化的基础是规范的习得，例如右手的偏侧性带有文化基础，是否尊重主要社会规范最先通过非语言标记进行表达（即肢体表达）。综上所述，5个环节密不可分，相互作用。精神运动康复治疗通过对这些环节评估分析，谋求协同效应，当某一方面出现无法弥补的不足的时候，也可以通过其他方面功能代偿。

精神运动治疗实施过程包括以下流程(图3-6-1)：

1. 家庭成员面谈　通过面谈了解儿童的病情、家庭成员情况、儿童所在的生活环境情况及人文背景，儿童成长过程，家庭带养特点，儿童成长过程中曾经面临的突发事件等。了解家长对待儿童的态度，家长对儿童的期待等。

2. 开放状态下的自由游戏活动观察　通过观察儿童自发原始状态下的表现形成基本的观察结果，修正前期印象，进一步修正观察目标。

3. 标准化测试　采用标准化的测试量表，观察儿童的运动表现、感觉知觉能力、认知能力、情绪行为能力、时间和空间概念、自我身份认知和自我表达能力、社会适应与社会交往能力。

4. 完成任务过程中再次观察儿童的动作和行为表现。在此过程中训练和观察同步进行。

5. 制订计划及阶段性测试，检验促进训练效果。

6. 根据阶段性测试结果，修正后续训练计划。

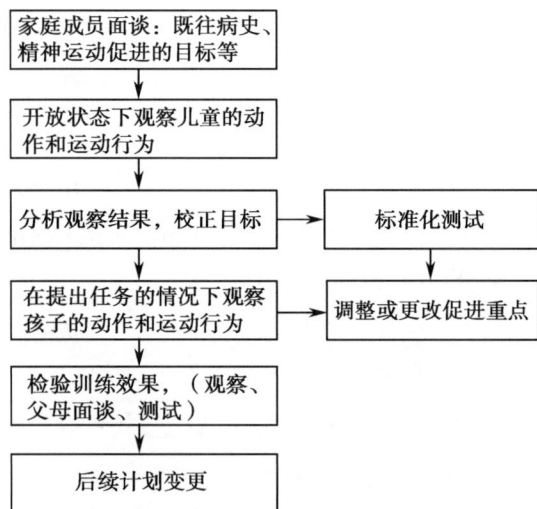

图3-6-1　精神运动治疗促进干预流程

二、精神运动评估

精神运动评估特指运用于残疾或者发育有缺陷的儿童，但是常见的康复评定量表测试目的为弄清楚儿童的障碍、弱点或缺陷，最终呈现评估结果

与治疗之间常常割裂，只有在极少数的情况下可以通过评估结果推论接下来需要采取的治疗措施。精神运动评估不只是描述他们的缺陷，而是通过评估同时寻找帮助他们的机会。

精神运动评估采用多层面评估方法，包含儿童的运动行为、情绪障碍、社交行为、兴趣需求、家庭或学习生活环境等。因而，评估的任务是多方位的，评估发挥的作用包含证明或修正前面的基础诊断，通过评估诱导生成下一步的干预方案，在治疗过程中伴随评估的思路，修正前期评估结果并且适时微调治疗方案，在治疗过程中预评判治疗结束的时机。

评估儿童的发育状态和运动行为，可以通过不同的方法，从观察儿童在日常生活中的行为，到组织观察的情形，再到标准化测试。

1. **运动观察**　观察是整体评估的基础。

观察是了解儿童最重要的方式，但是现实中的观察又是不可能全面的，所以我们通过观察只能把握现实的一部分，也就是选择性感知，但是任何感知都是主观的，看到的都是我们自认为有价值的可能需要注意的东西。但是运动观察又可以了解行为和运动异常，还可以兼顾儿童整体行为的心理社会特点，并且在此过程中同步记录儿童的积极性和行为特点，后者十分重要，可以在此基础上实施最终的治疗计划。

运动观察主要分两个部分，即在开放的游戏与运动环境下的自发运动观察和在标准的游戏和运动情境下进行观察，在此过程中同步记录儿童与周围人群如何打交道，比较喜欢哪些游戏场景，如果存在同伴，同伴之间如何取得一致意见，如何解决冲突，各自会相信自己有哪些能力。

自发运动行为观察的优势：在于儿童的行为是自发的，不是强迫的，测试者不主动提供器材引导其往一个方向发展，他们的举止行为完全在儿童自己制定的游戏情境下发生并被观察，然后依据儿童发育的各个维度进行结果记录。

标准化测试的方法：是带有目的性的，测试者给予儿童特定的运动任务，让儿童运用自己掌握的一些方式方法来完成这个任务。测试者可以根据经验判断调整任务的难易程度。

观察的重点：是运动行为的本质特点，而不是是否能完成特定的运动任务。在此过程中注意观察以下几点：

（1）儿童在开放的情景中是否舒适？如何对待这个环境，是否有自己的想法？

（2）儿童在自发的行为中能准确地评价自己的能力吗？在运动表现过程中是否存在高估自己或者低估自己的状况？

（3）如果尝试的运动任务失败了，儿童的表现如何？是轻易放弃，还是继续尝试，抑或勇往直前？

（4）儿童在游戏过程中是否能够理解规则是什么？是循规蹈矩，还是满不在乎？

（5）在有同伴存在的情况下，能适应同伴关系吗？能与同伴互动，还是逃避，并且是否再次寻求成年人的帮助？

2. 运动测试 运动测试分为定量测试和定量评估。

定量测试：包含在特定时间内完成某一动作的频次，或者规定运动动作的宽度、高度或者速度。这样的定量评估更多的是记录动作质量，运动表现的数据可以做记录，以利于本人今后的对照。

定量评估：更多的是描述一个儿童的发育水平，多次测量的记录可以标记一个儿童的发育过程，因此更加建议儿童在同一诊所接受长期评估监测。

（1）基本情况采集：

1）姓名、年龄、性别等，如果儿童具备执笔的能力，让其自己签名。

2）孕次、胎次，怀孕或出生过程中是否存在特殊情况。

3）上早教班、托儿所、幼儿园，还是在上小学。

4）家长的年龄、职业、学历，是否在职，家庭陪伴状况如何。

5）儿童一日作息流程及成人陪伴情况，每周是否有轮替。

6）兄妹的数目、年龄和性别。

7）家庭经济状况，家庭中是否存在特殊负担。

8）粗大运动功能发育过程。

9）精细运动功能发育过程，主要记录日常生活能力的状况、写字、画画情况。

10）父母的教育行为，以及家中其他成员参与教育情况，可以通过面谈发现相互之间的关系，如果父母的表达有特别的情况，可以延伸至其他家庭成员的访谈。

11）儿童面对其他成年人的表现，包括熟人和陌生人。

12）自幼患病情况，比如：急性疾病的住院情况，哮喘、糖尿病等慢性病的情况等。如果住院则包含诊断和住院时长，是否有抢救史及抢救方式等。饮食情况，主要指是否有食物过敏史，是否有特别的喜好或者特别讨厌的食物。是否有社区内的互动机会，是否参加校外活动，如音乐相关课程、体育相关课程等。

13）儿童特别喜欢的事情、特别讨厌的事情和特别害怕的事情有哪些。已经接受的康复训练或特殊教育情况。

14）学龄儿童在学校的基本表现，包含儿童各门功课的成绩，自己对自己成绩的评价，以及对其他同学和主要任课老师的评价等。

（2）感觉和运动的结构化观察：儿童在开放的游戏和活动中自由地表现自己，精神运动康复师在结构化观察列表指引下，可以获得有效信息。这个过程常常耗时较长，但是可以较为全面地观察孩子的表现。

1）视觉：在游戏中设计视觉信号的输入，观察儿童视觉偏好，特别喜欢的颜色，是否喜欢较多的颜色，还是较多颜色情况下难于接受，或者更易被打扰。

2）听觉：游戏设计中涵盖听觉输入，主要观察是否对声音敏感，是否能正确判断声音的来源，能否辨认不同的声音，分辨不同人的声音等。

3）触觉：观察儿童对触觉的反应，主要包括对触摸的感受，观察来自不同人的触摸的反应。观察儿童对带有一定压力的按压的反应,在按摩游戏中儿童的反应如何。是否有疼痛感,疼痛的程度如何。

4)运动觉:对深度的感觉程度,如在高低不同的台阶上跳下的动作是否笨拙。在运动中肌肉是否紧绷,运动时是否能合理地控制力量,不能合理控制的可能原因是什么。

5)前庭觉:主要包括在不稳定平面上的平衡能力表现,也包含在震动和旋转情况下动作的协调性及完成质量。

6)手的灵活性:可以设计抓握动作的游戏,根据不同年龄段观察儿童抓握动作质量。同时观察在手部的活动中手眼协调的情况,并且初步分析落后的原因大致有哪些。

7)粗大运动能力:主要观察在游戏活动中粗大运动动作的协调性,爬行时四肢的协调性,在非对称动作中的反应能力,跳跃时估计距离的能力,以及跳跃过程中对距离把控的能力,跳跃落地时是否能站稳。

8)偏侧性:儿童一般在矫正月龄12月龄开始逐步形成偏侧性,绝大部分儿童是右侧优势的偏侧性,只有极其小部分的儿童会形成生理性的左侧偏侧性。从精神运动理论来说,生理性的左侧偏侧性不需要干预。但是,如果出现偏侧性发育落后或者混乱,可能会对运动质量、情绪行为产生影响,需要在一定的阶段予以促进和强化。

9)节律性:是否具备基本的节律感知。节律性可以影响儿童的呼吸、语言节奏、步行节奏等。

10)时间和空间概念:对于基本时序的认识,以及对于基本空间概念的认识。

11)其他动作观察:观察儿童在完成以上游戏过程中的表情、手势等。

12)特殊行为:在游戏过程中不适合游戏情景的特殊行为,比如突然的大哭、特别的固定的动作行为、特别的嗜好等。

(3)游戏和运动行为:游戏和运动行为的评估需要在设计的场景中,经过5~6次的设计性游戏观察儿童。因此这个评估结论一般需要5~6次训

练完成后才能书写。在此观察过程中注重观察儿童游戏的动机、失败时的表现,对自我能力的估计及对任务困难性的估计,在操作器材、工具的过程中是否有自己独特的想法等。在完成任务过程中面对困难时是逃避还是想办法解决,是否会寻求帮助。所有的评估结果可以从以下几个方面予以记录:

1)对新事物的兴趣:是否能在到达一个陌生环境中,找到自己感兴趣的事物,或者是否对治疗师提供的游戏任务感兴趣。

2)是否有独特的想法:对于游戏任务,除了常规的游戏方式以外,是否有能力创造跟所获得的器材匹配的合理的使用方式或者游戏。

3)对任务难度的估计:是否能合理地估计任务的难易程度,对于超越能力的游戏,是会主动寻求帮助,还是直接放弃。

4)活动中的积极性:在活动中是否积极参与,还是只是作为一个旁观者,如果只作为一个旁观者,要进一步分析可能存在的原因。

5)在运动中体验到乐趣的程度:在运动中是否能获得乐趣,通过记录也可以更好地了解儿童的喜好。

6)是否有毅力完成任务:观察在面对一点点困难的情况下,是否能想办法克服困难去完成游戏。还有在同一个游戏中能够持续的程度。

7)注意力集中程度:是否能集中注意力完成任务,在治疗师添加干预因素的情况下,是否能克服干扰。

8)操作器材的方法:动作是否协调,是否用常规的方式操作器材,是否有创造性地操作器材的方法。

(4)社交行为能力:观察儿童在解决纷争中的表现、遵守规则的程度与表现、处理失败的能力和方法、与同伴建立关系的情况、与家人关系情况、与老师建立关系的情况。主要从以下几方面予以记录:

1)分离行为:指与父母或者主要带养人分开的难易程度,是否有特别的需求,能够分开的时长

如何。

2）跟老师（或治疗师）建立关系：是否能很快与老师（或治疗师）建立联系。

3）与同伴的联系：是否很容易和同伴建立联系，在合理状态下是否能与同伴建立友谊。对于同伴支配的程度。

4）遵循成年人的做法：是否能遵循成年人的做法，在此之外是否有其他的想法或做法。

5）规则意识：是否有规则意识，会否对规则提出自己的见解。

6）融入性：如果是单独的游戏，则观察是否能很快地融入游戏情景，这个时候更多的是治疗师和儿童之间的互动，如果是小组游戏，则观察是否能顺利融入集体活动。

7）解决纠纷的能力：是否能够独立解决纠纷，如果不能，是否能求助他人。是否用合理的方式解决纠纷，还是只能用哭闹这一种方法。

8）共情能力：是否能在游戏过程中关心他人，是否会乐于帮助他人。

（5）运动测试的其他方法：运动测试的方法可以使用 MABC-2，也可以用 MOT4-6 做补充。MABC-2 已经得到汉化，并且在国内很好地推广与运用。4~6 岁儿童运动测试（MOT4-6）是由 Zimmer/Volkamer 于 1987 年发表，对于运动发育迟缓的儿童适用年龄可以适当放宽，目前尚未做汉化研究。本测试含有 18 项任务，每个任务得 2 分，最后换算标准值。这 18 项任务分别包括了全身的灵活性和协调性、精细运动的灵活性、静态和动态的平衡能力、反应能力、跳跃能力、运动速度、运动中的准确性和自我控制能力。虽然有标准值，但是对于精神运动治疗来说，测试过程中更加注重观察：对任务的理解、注意力管控、空间感和方向感、记忆力、忍受能力、身体的灵活性、跟着做动作习得的速度、身体的偏侧性等。

三、精神运动治疗实践

精神运动治疗就其操作内涵来说，可以用更贴切的一个词汇来表述，即精神运动促进或精神运动训练，也可以称之为精神运动游戏。

（一）精神运动训练准备

1. 设施和器材 精神运动训练用器材均为较为基础的玩具或器材，利于在此基础上发挥儿童的功能，根据游戏的情节再创造。因此器材大多为：

（1）便于建造和运输的材料：如大小不同的泡沫塑料块、不同大小和颜色的 EVA 垫片、大小颜色一致的或者不同的木条等。

（2）用于平衡性游戏的器材：如平衡板、独角凳、滚筒等。

（3）用于攀爬的设施：肋木、绳梯等。

（4）单人游戏的小物件：各种大小的皮球、沙包、气球、绳子、乒乓球等。

（5）需要团体协作的器械：如双人互动的羽毛球拍、乒乓球拍，小组协作的降落伞、幕布等。

（6）其他可以用来创造性设计的适合儿童的基础用品：如颜料、纸、笔、毛刷等。

2. 场地需求 精神运动训练的场地要简洁，避免不必要的干扰因素影响儿童的表现。如果参加训练的一组孩子是兴奋性比较弱的儿童，需要通过一些刺激来提高兴奋性，那可以特别地重新安排，如悬挂彩色的图案、播放一些节奏明快的音乐等。但是，即便针对这一类儿童的场地，也要避免过于花哨而影响注意力。场地面积一般在 $40m^2$ 左右，适合个别训练、家庭训练，5 人左右的小组训练的不同组合。房间高度在 3.2m 以上，可以安装挂钩、绳梯等设施。如果有户外空间，可以有利于儿童更多的活动场景，如有草地、运动场等。

（二）精神运动训练的程序

在开始精神运动训练的最初 2~3 周，注重儿童的动力和营造适合儿童的氛围。所以一开始的训练就意味着治疗师和儿童的关系结构化完成，也决定了后面训练的主基调是如何。多数情况下，儿童不了解精神运动训练会给他们带来什么，所以他们有可能表现得紧张、好奇，也有可能表现得拘束或抵抗，甚至有可能完全抵触而不愿意加入。治疗师和家长都要有充分的思想准备。在最初的 3 周左右的时间，治疗师要有足够的耐心，期待能找到切入儿童心理需求的训练内容和项目。

开始精神运动训练过程时,如果儿童有足够的认知,可以通过说明的方式,让儿童对后面一个阶段可能发生的事情有所了解,甚至可以通过约定的方式来提示儿童后面要约束自己参加训练——这一步往往很重要:

"由你来决定……如果你今天根本不想……,那我们就不开始这样的活动,但是你要知道,每一个有趣的游戏,你都有三次尝试的机会,然后我们可以一起讨论你喜不喜欢的问题。"

这样的约定对参加游戏的成员都是有效的,包含治疗师、儿童和家长。

开始一次精神运动治疗前,先做一些准备工作。包括准备好当日预设游戏的器材和儿童本身比较偏好喜欢的器材。

游戏活动开始前,先要有一个明确的仪式告诉儿童我们开始"游戏"了,比如作为儿童喜欢的比较欢快的一首儿歌的一部分,或者是正式的握手、相互问好的形式等。

每天的训练内容可以包含2~3个游戏,游戏间可以相互连接,也可以相互没有实质性关系。如果在游戏中出现儿童不配合,不能投入游戏情节或出现突然的情绪暴发等,治疗师要及时转换游戏内容,不能强制儿童参与游戏。儿童在游戏中的表现不得加以评价,可以用"再尝试一次"等语言进行鼓励。

每个游戏结束的时候,可以让儿童对游戏进行一些总结,可以引导儿童对自己的表现予以简短的评价。

整体游戏活动结束时,要有一个结束的仪式,告诉儿童今天的训练结束了,并且在愉快的氛围中让儿童期待下一次训练活动。

游戏过程中可以让父母(带养者)参与,从中也可以观察亲子间处理问题的方式。

(三)训练内容的选择

训练内容的安排来源于治疗师,他们具有很高的灵活性。但活动内容设计一定要符合儿童的特点、兴趣和需要。确保儿童有兴趣地主动参与到训练中比儿童是否参与训练来得更为重要。因此,在一开始对儿童情况还不是很熟悉的情况下,准备备选方案就很重要。

同时,在经过2~3次磨合训练以后,更重要的思考,是如何设计儿童还不习惯的行为空间和经历空间,通过让儿童体验去更加了解自我的能力边界,给予他们自信心和审视自己的勇气。

小组活动的意义在于小组中儿童不是很突出,治疗师更容易和儿童建立平和的关系,儿童在小组训练中被约束的感受比较低,在小组中儿童能观察到其他儿童的表现,在同化过程中更容易提高儿童的主观能动性。在小组训练中,更容易建立儿童的规则意识,建立人与人的边界意识等。

加入小组训练的前提是儿童在没有家长在场的情况下,也能感觉舒适,能够和周围的人初步地交往。如果达不到这个功能层面,则需要安排单训,以促进和提高功能。

小组训练中的成员之间功能并不一定要达到同一水平,有时候不同功能水平的儿童在一起更能形成小组训练的优势。他们可能通过这个过程相互学习,有利的行为方式可以影响到其他儿童。

但是,如果一名儿童长期达不到某一功能水平,在一个小组中很难融入活动,这个时候要及时调整小组组别。

(四)治疗师的特质要求

治疗师要放弃直接干预的角色,更多的是退居幕后,是陪伴和协助的角色。在训练的过程中,治疗师更需要做的事情是观察者和促进者,而不是直接操作者。在训练的过程中,始终让儿童认为,老师很喜欢自己,喜欢自己来参加训练,老师很温暖等。

训练过程中,治疗师同时要注意这几点:①注意发现瞬间情况。密切注视儿童瞬间的行为和感情,只有这样才能在恰当的时候做出合理的回应。②治疗师对儿童任何的特异性表现都要冷静,并且表现得相当镇静。③任何时候都必须尊重儿童的个性,具备及时调整训练内容的能力。④治疗师无论在何种情况下,都不直接评价游戏完成的对错,重要的是按照儿童的主观意愿来设计游戏,并且陪伴。游戏尽可能让孩子独立完成,在此过程中儿童体验对自己的检验,而不是完成游戏本身。⑤在治疗结束前,治疗师引导儿童自我描述今天的活动及体验,借此让儿童感受到自己做成功了什么,这样即使小小的进步,也会让儿童记忆深刻,而不是直接的表扬和鼓励。

(五) 精神运动治疗一般原则

1. 像玩耍一样充满乐趣的活动。

2. 自己决定参加游戏训练的内容。

3. 行为冲动来自儿童。

4. 避免在活动中评价,注重活动本身产生的影响体验。

5. 确定活动的边界和关系的边界。

6. 游戏器材是建立关系的桥梁。

(六) 精神运动治疗方案举例

1. **魔术蛇** 治疗师手握跳绳的一端,让绳子在地板上像蛇一样灵活游动(游动的速度可以由治疗师决定)。如果一个儿童的脚踩住了绳子,则绳子归他所有,由他来舞动绳子,直到另外一个儿童踩住了绳子。

这个游戏可以是两人一组玩耍,也可以 6~8 人一组来玩耍。

游戏器材:单人跳绳的绳子,把一头的手柄拆除。

活动空间:因为绳子舞动的幅度会比较大,所以活动的空间也要大一些,6~8 人的游戏,大致需要 $25m^2$ 以上的空间。

适用年龄:3 岁以上,具备基本行走的能力。

游戏拓展:可以让小朋友家长带来家中的废床单,治疗师和小朋友一起(根据能力也可以邀请家长一起)剪好床单,编织成一条条彩色的绳子。

游戏说明:游戏过程中可以训练儿童的反应能力、专注力、肌力和肌耐力,在交换角色中能提升转换适应能力,在训练中还可以通过提示左边、右边、前边、后边等语音来提升二维平面的方位感。游戏结束时,让每一位儿童回顾一下游戏的过程,体验自己在完成游戏中取得的成功和碰到的困难,

以及在面对困难的时候是否尝试去解决。如果添加剪床单和编绳子的环节,可以增加亲子互动的机会。在此过程中可以观察亲子活动的状况,父母是否能在日常生活活动中采用合理激励、认真陪伴的态度对待儿童,是否具备跟儿童共情的能力。

2. **导盲犬** 一个儿童扮作盲人(闭上眼睛或者蒙上手绢),另一个儿童扮作"导盲犬"。"导盲犬"作为向导牵着儿童的手,一路保护他绕过屋子里的所有障碍物(障碍物可以是各种现成的道具摆设而成)。游戏中可以设计为"导盲犬"不能说话,他只能通过手来传递所有的信号。一轮游戏后互换角色。

游戏器材:家长自备手绢,用于设置障碍物的常用精神运动游戏道具。

活动空间:两个人的游戏,但也需要一定空间。

适应年龄:3 岁以上,或具备一定行走能力。

游戏拓展:游戏过程中,"导盲犬"不发声音,更多通过肌肉张力、动作方向等牵引儿童。但是,如果"导盲犬"的能力达不到这个要求,可以用语言表达,在此过程中,导盲犬需要有一定的语言表达能力。

游戏说明:在此游戏过程中,"盲童"训练到更多的触觉、听觉、本体觉,通过肌张力感知"导盲犬"的意图,因为去除了视觉干扰,"盲童"需要更多的感知周围的能力等。如果"导盲犬"用语音来导航,那么"盲童"需要更好的理解力和想象力,来适应"导盲犬"的引导。"导盲犬"则需要有组织语言的能力,治疗师可以引导"导盲犬"一起来讲情景故事。

3. **气象预报** 这个游戏由两名儿童合作完成。一名儿童趴在垫子上,另外一名儿童跪在他身旁。老师开始播报天气预报,跪着的儿童根据不同的气象预报在趴着的儿童背上用各种手指表达来表示不同的天气。

明天有小雨:用手指轻轻地高频率地敲孩子的后背。

不久又会出太阳:用手掌轻轻地抚摸后背。

又有雷阵雨出现了:用手掌急促地敲击后背。

一会儿要下冰雹了：用指尖急促地敲击后背。

突然又打雷了：用拳头敲击背部。

然后是闪电：用一个手指戳背部。

坏天气过去了，太阳出来了：用手掌轻轻地抚摸背部。

傍晚了，夕阳西下了：用手指在背上轻轻摩擦。

夜里月亮爬起来了：双手轻轻地放在背上。

活动空间：安静无额外打扰，面积要求不大。如果两组、三组儿童共同参加，相应增加空间。

适应年龄：一个可以小一些，2 岁左右；另一个可以大一些，也可以同龄。

游戏说明：

（1）如果是触觉过敏的孩子，或者是不想接受按摩的孩子，可以跪着去给别的孩子按摩。这样还是可以很好地融入活动中，并且会因为看到别的儿童可以被按摩，而尝试去接受按摩。这个过程可以让儿童有深层感官体验，在游戏过程中可以适度地放松或紧张身体的某一些部位。

（2）因为不同天气下表达的手势各不相同，所以在开始游戏前，先要学习各种天气的表达手势。在训练过程中，可以根据儿童的认知，增减不同的天气状况，这样可以训练到记忆力、反应的敏捷性，根据不同语音提示，不停变换自己的手势。

（3）相互的接触，可以提升社交体验。跪着的儿童学会看趴着儿童的反应，控制自己手上所使用的力的大小。

精神运动治疗的训练游戏设计灵活多变，可以设计成一定的故事情节，层层推进，也可以根据儿童的功能，反复多次练习。重要的是每一次的训练要灵活把握儿童的功能水平，当天的情绪状态，尽可能地用适合难度的游戏调动儿童的参与热情，在主动游戏活动中让儿童体验各种感觉运动能力，在此过程中，形成一个陪伴、共情、有温度的活动环境，让儿童在游戏体验中"润物细无声"地提高各方面的能力。

（沈　敏）

第七节　教育康复及医教结合康复

随着社会的发展，康复技术的进步，人们的传统观念逐渐发生变化，尤其是儿童家长，逐渐开始关注儿童的教育问题，从仅重视医学康复，到关注教育康复、综合康复，更多地认识到全面康复的重要性。全面康复包括医学康复、教育康复、职业康复和社会康复。其中医学康复是全面康复的基础，而教育康复是全面康复的重要环节。只有将医学康复与教育康复相结合，才能更好地促进儿童掌握基本的文化知识和必备的职业技能，最终达到独立生活、参与社会的目的。

一、概述

（一）教育康复的目的与特点

1. 目的　实施教育康复就是要改变以往特殊教育学校单一的教育模式，将 ICF 与现代康复医学的理念、手段、方法以及特殊教育有机结合起来，最大限度地满足特殊需求儿童教育和康复的双重需求，改善其感知觉、言语、语言、认知、交流、学习、情绪行为、运动等多方面功能，从而有效提高其学习、生活及社会交往等方面的能力，最终促进儿童的社会参与。

2. 特点

（1）教育康复要求注重因材施教，具有差异性和灵活性。

（2）教育康复内容的构成采用知识教育与补偿教育相结合的形式。

（3）医疗参与教育康复过程之中，使医疗康复与教育康复相结合。

（4）要有方便特殊需求儿童使用且符合卫生规范的教学设施。

（二）教育康复的主要对象

1. 孤独症谱系障碍 随着孤独症谱系障碍（ASD）儿童患病率的提高，培智学校生源结构发生了明显改变，ASD儿童已经成为特殊教育学校的生源主体。然而部分ASD儿童与其他的智障儿童既有智力障碍的共性，又有很大差别。如何对ASD儿童实施适当、有效的教育与康复训练是摆在教育康复工作者面前迫切需要解决的课题。为了使ASD儿童得到更好的教育和康复，可采用集体课、小组课、个别化康复课"三课一体"的教学模式，促进其各领域的协调发展。

2. 智力发育障碍 是世界性的且严重危害儿童身心健康的一类疾病，给家庭和社会都带来巨大的负担和痛苦。智力发育障碍儿童教育康复的重点在于学前和特殊教育（低段），是需要向学前教育的延伸。在学前教育阶段需要深度的医教结合，教育模式以个别化教育为主，以使儿童更好地适应并接受特殊教育打好基础。在特殊教育阶段，特别是低段，智力障碍儿童的教育采用个别化康复与集体康复相结合的模式。只有聚焦于智力障碍儿童的学前和特殊教育（低段）的教育康复，才能使融合教育落到实处。

3. 肢体运动功能障碍 由于人体运动功能不同程度丧失及活动或参与受限，严重影响了儿童的日常生活和学习。因此，有必要对这些儿童尽早实施运动功能的康复训练及教育康复，使其运动功能得到最大限度的补偿与发展，日常生活和学习能力得到有效提高，从而改善儿童的生活质量。

4. 听力障碍 绝大多数学龄期的聋或重听儿童（约95%）的听力损失发生在2岁以前，为学语前听力损伤。听力障碍儿童教育康复由听觉康复（hearing）、言语康复（speech）、语言教育（language）构成。听障儿童教育康复模式包括集体康复、个别康复和家庭康复。

5. 视觉障碍 视觉障碍儿童的教育康复要有生活常规的学习，还要对知识进行从无到有的学习。此外，视觉障碍儿童还要进行熟悉教育环境、行走、自理能力、缺陷补偿等多方面的学习与训练。

6. 多重残疾 针对此类儿童应根据其存在不同障碍特点开展个性化教育康复及康复治疗。

（三）教育康复的原则

1. 早期发现、早期干预 教育康复同医学康复一样，是否能够取得理想的效果，关键在于早期发现、早期干预。教育不仅限于学龄期，出生后一经发现存在障碍的可能性应立即进行干预与训练。早期干预的目的是防止继发性障碍，减轻儿童的障碍程度。早期教育康复干预形式多样，主要包括：游戏中学习、自然情境中学习、音乐环境中学习、语言能力发展中学习等。

2. 热爱儿童、严格要求 特殊需求儿童常存在学习困难、行为问题，情绪和个性方面也常出现一些不良表现，教师要以满腔热情去理解他们，耐心、细心地启发诱导，决不能表示厌恶和嫌弃。凡是教学计划内应学习的任务，要严格要求，不能随意降低标准或减少内容。总之，通过教学与协助，使儿童体会热情和关怀。

3. 激发兴趣、体验成功 特殊需求儿童缺乏积极的学习态度和主动性，在家庭、学校或同伴中往往容易受到挫折，种种挫折使之失去信心，形成心理上的压抑，对任何事都没有兴趣，因此不会主动地努力学习。开展教育康复时，要明确学习的目的性，安抚儿童情绪，培养多方面兴趣，并在组织教材中，将选择答案的范围缩小，使其更容易获得正确答案，体验成功的喜悦，激励学习积极性。

4. 强调目标、因材施教 特殊需求儿童的学习不宜过快。对轻度障碍儿童，教育目标分解的步骤可以不必过于详细，确保儿童可以理解即可，也可采用回归主流的方式，在普通班接受教育；对中、重度障碍儿童，分解的步骤则要更细一些，以减少混淆和失败感。另外，儿童个体差异较大，接受能力不同，在确诊和评定障碍等级之后，必须对其在感知、动作、语言和社会适应等各个方面作出评价，因人而异地制订教育训练计划，进行有针对性的教育康复，使每一个儿童的潜能得到充分发挥。

5. 反复强化、不断巩固 识记缓慢、遗忘快是特殊需求儿童显著的心理特征。所以,在指导其学习时,必须同时运用多种方法加深儿童印象,并通过反复强化、不断巩固,创造机会鼓励儿童加以运用,逐渐熟练掌握。

6. 提供反馈、增强反应 及时给儿童提供反馈是提高儿童学习效果的有效手段。反馈形式包括正强化、负强化、弱化等,如儿童反应正确,给予正强化,以提高此行为再度出现的频率。强化必须及时且明显,逐渐培养儿童的良好行为或消除不良行为。

7. 教育应具系统性、循序渐进 特殊需求儿童的教育康复内容不同于普通儿童,从整个学科到各章节乃至每堂课的教学内容,都应具系统性,教学计划、教学内容应前后呼应,由易到难,由浅入深,循序渐进,这样才有利于理解、记忆和应用。尽量做到个性化、生活化,避免内容过多或过少,导致儿童感觉单调乏味或缺乏积极性,进而影响学习效果。

8. 加强直观教学、注重活动变化 结合儿童已有经验,通过各种形式的感官活动和富有变化的教学形式,不但可以使学习更具有趣味性,而且有助于儿童形成概念、获得知识、提高认识能力。具体做法如下:

(1)娱乐性:寓教于乐,对脑损伤造成的运动障碍、感知觉障碍等方面存在缺陷的特殊需求儿童,应在娱乐中教,在游戏中学,将训练与教育内容的趣味性和娱乐性有机结合起来,以提高儿童主动参与的积极性。

(2)多样性:利用多种形式的教学资源,如实物、图像、模型、幻灯、电视和各种媒体技术等直观手段,给儿童留下深刻的印象和记忆,加深理解。

(3)实用性:尽量利用日常生活中的有关资料和实例为题材,作为教育内容,使儿童感到与己相关,学会灵活运用,有所变通。

(4)形象性:在教学中语言要形象、具体、生动和有趣,并应用手势和身体动作示范,帮助儿童理解和掌握所学的内容。

9. 采用集体形式训练及活动 集体形式训练及活动,使儿童摆脱孤独、枯燥、单调的生活与学习方式,在群体中得到其他同龄儿童之间的互相帮助、交往、配合协作,激发其主动探索、竞争和模仿的积极性,并从中获得克服困难的自信心,建立荣誉感,提高各种交往、运动、生活的技能。

10. 鼓励家长的合作和参与 要提高教育康复效果,家长的合作与参与必不可少。参与教育康复的家长,首先要接受有关指导,熟悉教学内容,掌握教育方法,让家长尽早参与指导自己的子女,并协助进行儿童的心理健康教育。

二、儿童教育康复的途径

(一)学校教育

1. 特殊教育学校 是由政府、企业事业组织、社会团体、其他社会组织及公民个人依法举办的专门对残疾儿童、青少年实施的义务教育机构。此类学校具有雄厚的师资力量,比较完备的教学设施和康复仪器设备,系统完整的规划和教学方法以及综合性的教育、保育和康复训练条件、措施。有条件的学校,可提供住宿。由于特教学校学生接触普通学校学生的机会较少,对其适应正常社会生活十分不利,因此,应努力创造与正常儿童交往、参与社会的机会,如与普通学校建立合作关系,定期以不同形式参与社会活动等。

2. 特殊教育班 附设于普通中小学校、医疗康复机构、社会福利机构,由经过特殊教育培训的专业教师任教。设立特教班的优点:①一次性投资较少,但见效比较快;②减轻了家长的负担,学生可以就近入学;③增加了特殊学生与普通学生接触的机会,实现一体化教学;④增加了普通儿童接纳特殊需求儿童的机会。但其条件受到一定限制,如某一地域中,特殊需求儿童数量较少,而如果增大地域,又使儿童上学太远;另外,特殊教育教师相对较少,不利于教学质量的提高和教学研究的开展。

3. 随班就读 是指特殊需求儿童在普通教育机构中和普通儿童一起接受教育的一种特有形式,如果儿童不是在普通学校的普通班接受教育,不能称之为随班就读。但是,如果儿童虽然在普通教育机构里,却没有得到他们需要的特殊教育,也只能是看作肢体性随班或社会性随班。所谓肢体性随班是指特殊学生只是身在普通班级,但并未得到需要的教育;社会性随班是指特殊学生和普通学生能一起活动、相互接触交往,但同样未能得到他们需要的补偿性教育。虽然社会性随班的效果好于肢体性随班,但由于没有给儿童提供适合他们所需要的教育,也并未真正做到"就读"。

随班就读的学生(简称随读生)除了按普通教育的一些要求接受教育外,还要针对随读生的特殊需要,提供有针对性的特殊教育和康复服务,对其进行必要的康复和补偿训练,努力使其和普通学生一样,学会分享合作、求知创造、强健体魄、欣赏美好、生活劳动等,在德、智、体、美、劳"五育并举"的理念下得到全面发展,为今后能够自立、平等地参与社会生活,成为有理想、有道德、有文化、有纪律的社会主义事业的建设者和接班人打好坚实基础。

(二)康复机构教育

我国儿童康复仍以康复机构的康复为主,主要包括医疗机构住院康复、门诊康复,教育康复机构及儿童福利院。

1. 医疗机构 在医疗机构中治疗的学龄前儿童,也要结合学习活动来制订康复计划,并模拟学习活动来实施康复干预,将医疗康复与教育康复紧密结合。对于不具备入学条件的儿童,则尽可能在机构康复过程中,提供入学前校园生活的适应性训练,为入学作好准备。目前针对医教结合教育模式,佳木斯大学附属第三医院开展了具有康复特色的教育实践,根据实际年龄与发育水平将儿童分为不同的班级。在康复训练的同时,针对不同的发展特点和需求,开展亲子教育、五大领域教育、入学准备教育、生活技能和解难教育。

2. 儿童福利院或教育康复机构 主要对象是难以适应学校教育环境的儿童,在福利院或教育康复机构中,边接受康复训练,边接受适当的文化教育。所以,儿童福利院和教育康复机构,应针对不同儿童需求配备教师,开展不同层次和不同形式的

教育活动。我国儿童福利院或教育康复机构的教育起步晚、发展慢,这是教育康复所要面对的重要课题。

(三)家庭教育康复

是在家庭生活中,由家长(父母等照顾者)对其子女实施的教育。而按照现代观念,家庭教育包括生活中家庭成员(父母和子女等)之间相互的影响和教育以及聘请专门从事家庭教育的教师对子女进行教育。家庭教育康复对儿童尤为重要,父母是儿童的首任教师,家庭是儿童最熟悉的场所,所以,父母要充分认识儿童的功能障碍,建立良好的亲子关系和家庭关系,实施良好的教育康复,尽最大努力开发其潜能。家庭教育康复可以随时随地进行,更要融入儿童的日常生活中,从而达到综合性康复干预的要求,也可为家庭减轻经济负担。

(四)社区教育康复

充分整合社区资源和力量,在有计划地开展社区康复的同时,开展教育康复。通常采取两种方式开展社区教育康复。

1. 社区康复站的日间教育 即在社区康复站增加教育康复设施和教师,开展特殊教育或普通教育。

2. 上门服务 即社区教师或康复专业人员定期到特殊需求儿童家庭中,帮助父母制订有效的教育康复训练计划和方案,指导家长通过不同的方法和活动,对儿童进行教育康复。上门服务的对象多为障碍严重的儿童。

(五)其他形式教育康复

除上述形式外,还可举办短期家长培训班,设立巡回的特教教师、辅导员,设立玩具图书馆等,对特殊需求儿童进行教育康复。

三、儿童教育康复课程设置

儿童学习能力与需求的个体差异较大,很难有适合所有儿童的课程设置模式。所以,在儿童课程设置时应遵循以下原则,建立科学评价体系。

(一)教育康复课程设置的原则

1. 普通性与选择性相结合 普通性课程满足

特殊需求儿童的生理、心理和社会发展需求,促进其各方面能力全面发展;同时,选择性课程满足学生的个别化需求,最大限度地开发儿童的潜能。

2. 分科课程与综合课程相结合 在课程组织形式上,分为分科课程和综合课程,力求既遵循儿童身心发展的基本规律和认识理解事物的普遍特点,较全面地满足儿童的一般性需求,又促进儿童对知识的整体理解和运用知识解决实际问题能力的发展。鼓励儿童学以致用,把所学知识运用到解决实际生活问题的实践中。

3. 生活适应与潜能开发相结合 在课程功能上,强调儿童积极生活态度的养成,注重对儿童生活自理能力和社会适应能力的培养与训练,关注儿童潜能的开发,培养儿童的个人才能。

4. 教育与康复相结合 课程特点上,针对儿童致残的病因、粗大运动、精细运动缺陷、言语障碍、行为障碍的特点等,将现代康复医学的物理治疗、作业治疗、言语-语言治疗、心理治疗、康复工程、职业康复和社会康复等相关专业技术用于特殊需求儿童的康复训练,促进其健康发展。

5. 借鉴与创新相结合 借鉴国内外特殊教育和普通教育的先进理论和成功实践,结合儿童教育教学实际,通过探索、总结、发展和创造,不断调整、修改和完善课程,使课程更适合儿童的需要和发展。

6. 规定性与自主性相结合 课程实施中,各地在使用统一课程方案时,可根据当地的社会、文化、经济背景,社区生活环境以及儿童在这些环境中的特殊需求,开发校本课程,体现课程的自主性。

(二)教育康复课程设置的内容

教育康复课程设置应注重促进特殊需求儿童能力发展和功能提升。

1. 促进发展 即改善儿童的智能发展、提升社会适应和生活实践能力。

(1)智能发展:包括动作发展、感知记忆、思维想象、语言沟通、数理运用和常识运用等。

(2)社会适应:包括情绪情感、人际关系、社区生活、环境保护、权利义务、自我决定等。

(3)生活实践:包括个人生活、居家生活和社区生活能力,卫生保健知识,休闲娱乐能力,信息运用能力和职业能力;具有环境保护的意识和行为等。

2. 提升功能 通过教育康复和支持服务,全面提高儿童以下功能:

(1)自我照顾:解决儿童的基本问题,如吃、喝、如厕、穿戴、个人清洁卫生等,成为可以"自理"的人。

(2)居家生活:完成一些基本的家务,如整理卧室、家庭的清洁卫生,完成食物料理、家务安排等,成为一个在家"有用"的人。

(3)社区使用:以家为活动半径的"圆心",进入到家庭周边的社区,再通过社区移动,进入到离家更远的城市功能区和农村乡镇。包括利用商店、医院、邮局、公共交通,参与社区的各种活动,如公益活动,履行社区居民的权利和义务等。

(4)学习活动:为儿童进入幼儿园、小学、中学和高中后教育提供持续的学习活动支持,包括全方位的课程调整和个别化课程的制定,实施个别化教育,提供集体差异教学、个别补救教学。

(5)财务规划:随着儿童成长培养独立的经济能力。学习如何做经费的安排、购物计划,如何理财等基本知识和技能。

(6)工作协助:支持个体进入职业教育阶段,再通过个别化转衔,以支持性就业的方式进入融合环境的工作岗位,能够胜任工作,保障工作质量,获得一份合理的工资以及相应的保险和福利等。

(7)行为支持:特殊需求儿童的一些行为问题如攻击性行为、刻板行为、自伤行为等,影响其健康个性形成,破坏与他人的关系,阻碍其社会适应能力。针对这些问题可以采取行为支持、分析行为的前因后果、了解行为的功能等进行有效的行为支持。

(8)健康协助:在医生和有资质的专业人员指导下,为儿童提供健康协助,协助儿童参加文体活动等。

(三)教育康复课程的评价体系

1. 应构建多元化、科学化的课程评价体系 多元化、科学化的课程评价体系,可以发挥评价的诊断、激励和导向功能,采用多样化的评价方法,促进学生、教师和学校在不同层面的发展。如对在训儿童根据其实际情况,每月组织由康复专业人员、教师和家长共同参与的针对在训儿童情况和教学情况的内部交流,以合理调整和改进教育康复计划和目标,6个月组织一次机构内评价,每年组织一次机构间评价,评价内容包括对教师的教学课程、对儿童的效果评价和家长调查问卷等。

2. 评价体系应有利于促进儿童全面发展　评价内容要有助于儿童综合素质的提高。应根据教育康复目标与儿童的实际情况,整体设计社会性与情感、认知、语言、自理和运动等多方面的评价内容,全面反映儿童的学习经历和成长轨迹。

3. 评价体系应促进课程建设与发展　评价体系应促进学校高质量实施课程。学校课程计划及其可行性,课程安排的适应性,课程管理的合理性、有效性,个别化教育计划的科学性,以及学校特色课程开发的针对性等都应成为学校课程评价的重要内容。

4. 应建立教师自评、同事互评、学校总评的评价机制　课程结束后,教师应进行自评,在此基础上,教师间进行互评,学校教育教学评价工作领导小组最后总评,且要与家长、社会相结合,真正做到以评促改、以评促建、以评促管、评建结合、重在建设。

四、儿童教育康复的方法

儿童教育康复的方法多种多样,教育并不是简单地传授知识与技巧,而且单纯强调其中的任何一种方法都是片面的,应当根据具体情况,灵活掌握,综合运用。脑性瘫痪、智力障碍教育康复在我国已有30余年的历史,ASD儿童教育康复也有20余年,聋、盲教育康复历史更长,已有百余年,积累了丰富的经验,比较成熟。以下简要介绍几种常用的教学方法。

(一)循序渐进法

也称主题单元教学法,是将各种课程系列地划分为小型的、具有逻辑顺序的学习单元,然后循序渐进地进行教学。需要注意的是,展开的学习单元要围绕中心主题,有一条主线,但没有固定模式,课程的组织及教学是能动的,自始至终是在一个不断演变和拓展的进程中完成的。首先要确定主题,然后制定教学目标。教学目标包括总目标和阶段目标。例如,主题是春天,可以划分为:春天的月份、春天的天气、春天的花朵和春天的蔬菜与水果等若干个小单元,通过学唱春天的歌,在日历上找出春天的月份,到室外找春天的花草,尝春天的蔬菜及水果,充分运用视、听、味、嗅、触等各种感觉器官去体验春天。

(二)诊疗教学法

是一种典型的个别教学。其主要目的是根据医学诊断资料,为个别儿童设计适合其独特需要的特殊教学方案。在诊疗教学过程中,不仅要了解儿童能做什么、不能做什么,还要了解其失败的原因和如何才能取得成功的有关心理过程与发展线索,作为施教依据。

1. 阶段　诊疗教学是"教学-测验-教学-测验"的交替过程,并由诊断、计划、实施教学、评估和修正等5个阶段组成,周而复始,循环不已地构成5个相同等分诊疗循环图。

2. 形式　诊疗教学形式多样,最常应用的形式包括3种:

(1)个别指导:即一对一地指导。本法最能依据儿童的能力施教,保证其有效地学习,师生关系与相互沟通亦较密切。

(2)小组教学:将学习问题相类似或学习程度相近的儿童,组成一个小组进行教学。通常为4~6名儿童一组,由1名教师任教。

(3)独立学习:这是一种自学活动,教师把教材内容按序编成细目,让儿童自学。

3. 特点　这种教学的特点是,儿童对呈现的教材须主动做出反应,学习结果可及时反馈,并充分适应儿童的个体差异。

(三)任务分析法

"任务分析"较多运用在分析学习的操作方

面。具体是指把儿童学习的终结目标行为作为任务,将它分解为一连串、小步骤的动作行为,让儿童逐个学习小步骤的动作行为,最终完成目标行为的学习。任务分析法有各种不同的具体操作方法,较常用的为下列 4 种:

1. **链锁法**　大多用于学习处理较复杂的技能。将一个目标行为分解成一串相连的小步骤,例如教儿童刷牙,可以分成以下 6 个环节的连锁行为(能力较差的儿童,可以分成更多环节):①右手(或左手)拿起牙刷;②挤上牙膏;③刷牙;④漱口;⑤冲洗牙刷;⑥摆放牙具。

链锁法可分为整个链锁、前链锁和后链锁 3 种。整个链锁法,即练习从链的开端,一直到末尾,每次都必须教完所有的步骤,并在儿童完成之后,再予以强化。前链锁法,是先教第一个步骤或环节;后链锁法,则是先教最后一个步骤或环节。当儿童学会第一个或最后一个步骤或环节后,再按向前或向后的顺序教下一个步骤或环节,当儿童将全部的步骤或环节都学会后,就掌握了整个目标行为。在运用链锁法的过程中,应注意逐渐减少对儿童的协助,直至儿童自己能完成整个目标行为的要求为止。

2. **塑造法**　主要用于增加一些新的行为。通过对近似目标的行为做出鼓励、正性强化,使儿童逐渐掌握目标行为。运用此法,需要不断变化接近目标行为的反应与教具。即从开始到完成目标,儿童都学着同一个目标行为,只是学习行为不断改变,教具亦随之更易。例如学习穿珠,可以用大孔木珠和胶管开始,随着儿童技能的熟练,逐渐增加完成的难度,如使用小孔木珠和线绳,直至达到会穿珠的目标。

塑造法并不高深,任何一个行为都是可以塑造的,所以在使用过程中一定要注意不要塑造儿童的不良行为。比较常见的是,儿童想得到某种玩具而没有得到便出现哭闹,这时家长会拿出所有儿童喜欢的物品任其挑选,儿童哭闹的行为就被塑造了,长此以往,儿童的脾气就会越来越大。

3. **辨别学习法**　多用于概念方面的学习,包括两个原则:一是目标物与非目标物愈来愈近似;二是非目标物的数目渐增。如学习认识水果,开始时,可以选择水果类和生活用品类等区别较大的物品各 1 个进行辨别学习,当儿童逐渐掌握,可变成水果类和食品类、水果类和蔬菜类等相近的物品类别进行辨别学习并增加物品的数目。

4. **渐消法**　是逐渐减低某个行为的辅助程度或改变提示形式和性质,直至儿童减少对辅助的依赖,能自己完成该项行为。如教儿童沿黑点线画圆,开始可用画有较深颜色黑点线的"圆",逐渐变成浅色黑点线的"圆",从握着儿童手沿点画圆,直至只给口头指示,由儿童独自画圆。

(四) 引导式教育

引导式教育以教育为主要方法,通过他人的引导、诱发和教育,采用综合的康复手段,调动儿童的自主运动等各方面的潜力,以娱乐性和节律性意向来激发儿童的兴趣和参与意识,来促进功能障碍者的改善。

1. **适应证**　适用于各种原因引起的运动功能障碍以及智力障碍、语言障碍、行为异常等,是国际公认最有效的方法之一。

2. **原则**　引导式教育的核心原则是以儿童需要为中心。治疗措施必须围绕以儿童的迫切需要为依据,首先解决儿童的行走和日常生活能力。但要根据每个儿童的功能残疾不同,以及随着儿童生长发育的不同阶段,教育终点要随时变更。

3. **原理**　引导式教育不是单纯的康复技巧或治疗方法,而是一个以教与学互动为本,从而达到功能康复的复杂而完整的体系。主张一个儿童所需要的各种学习训练和教育应由同一个人、在同一个环境中给予,这个人被称为引导员(conductor)。在学习训练时,引导员要全面负责儿童的运动、感觉、理解和自助技能等全面的康复训练,以及行为规范和社会化等的特殊教育。

4. **主要特点**

(1) 最大限度地引导、调动儿童本身自主运动的潜力,以娱乐性、节律性意向激发儿童的兴趣及参与意识。在训练过程中,引导员主要诱发儿童自主地完成该项动作,尽可能少地给予儿童帮助。

(2)集体训练、个体训练和家庭训练相结合,集体训练有助于儿童性格的发展和社会交际能力的提高,个体训练是为了使每名儿童都能跟上小组的平均水平,而家庭训练保持了训练的持续性和稳定性。

(3)引导式教育不但促进儿童的运动功能发展,而且还促进了儿童的语言、理解、感知能力和智力水平全面发展,并以培育儿童的人格发展为目标。

(4)引导式教育强调的是每日 24 小时的严密训练,儿童每日从起床到入睡,有机地运用各种训练方法与日常活动相结合起来进行疗育。

(5)引导式教育是一种教育与训练相结合的方法,诱发儿童的学习动机,鼓励儿童积极参与功能障碍康复的项目,因此,引导式教育不仅是运动功能的康复过程,更是一种教育过程。

(6)强调以小组形式进行训练,利用语言和韵律,让儿童学习所需技能,并避免其过分依赖引导员。

(7)强调环境控制的重要性,应用特殊家具和空间的布置,根据需要不断地改变环境,发展儿童在各种情境中解决困难的能力。

(8)根据运动生理学和神经生物学原理,以教育学、心理学和哲学等为基础,并与幼儿园和中小学教育相结合。

(五)行为矫正法

儿童往往伴有某些行为问题、情绪障碍或特殊功能障碍,若按奖惩学习原则,对其进行行为矫正,常能取得较好的效果。一般可采用正性强化法、负性强化法、惩罚法等行为矫正法。

1. 正性强化法 通过及时奖励目标行为,忽视或淡化异常行为,促进目标行为的产生,又称"正强化法"或"积极强化法"。包括连续强化和间歇强化。

2. 负性强化法 也称阴性强化法,指当儿童某一不良行为发生后,即施予一种厌恶或惩罚性的刺激,使儿童在类似情境下不良行为发生频率降低

甚至消除的方法。

3. 惩罚法 是对儿童某种不合适的行为附加一个令他厌恶的刺激或减弱、消除其正在享用的强化物,从而减少该行为的发生频率。如摇头反对、批评谴责、终止强化物等。

(六)电脑辅助教学

现代科技在儿童的教育与辅导上,贡献最大的要数电脑辅导教学。它可以让儿童按一下按键,或触摸荧光屏上展示内容的某一部分,即可完成作答,并立即获得答案对与错的反馈。这种辅助教学不但能按儿童各自程度进行学习,而且颇能维持儿童的学习兴趣。电脑辅助教学具备以下特点:

1. 提供多感官的教学效果 电脑辅助教学可以提供语音合成、视觉显示、特殊音效、趣味图画等,可以借此营造学习气氛,提高儿童的学习动机,增进学习效果。

2. 提供个别化的学习机会 由于电脑本身的存储量大、执行速度快,可以将各种不同且复杂的问答情况设计在教材中,再配合儿童的不同需求,给予适当的反馈。

3. 立即提供反馈 电脑辅助教学可以利用电脑向儿童提出问题,儿童经过思考后回答,并被纠正或被鼓励,这样可以让儿童迅速得到反馈。此外,按键式学习可以弥补儿童因生理缺陷而造成的书写不便。

4. 提供反复多次的练习机会 通过精心设计一系列活动,可以让儿童反复练习一些新知识或曾经学过的内容。此外,电脑可以记录儿童的学习情况,供教师参考。

5. 降低学习的难度 电脑辅助教学软件的设计,经过概念分析、教学设计和评估,并将学习过程细分为许多小步骤,以渐进的指导方式来降低儿童的学习难度。

(七)音乐治疗

音乐的节奏与音调对儿童有特殊的感染力,许多儿童对其表现出浓厚的兴趣。迟钝呆滞的儿童可在欢快的音乐中变得活泼好动,而注意力不集中的多动儿童可在节奏优美的乐曲中安静下来,变得

神情专注。教育与音乐治疗相结合,儿童可以随着优美的旋律学习发音、唱歌、运动腿和手,提高四肢协调能力与语言表达能力,提升学习兴趣与调动学习的积极性。

(八) 其他

可应用语言合成声、电动符号沟通板等,以增强儿童与他人沟通的能力。

总之,儿童的教育康复是全面康复的重要组成部分,对于儿童至关重要。教育康复的开展需要学校、康复机构、社区、家长以及全社会的共同关注、支持和参与。通过教育康复,儿童掌握必备的文化知识和生存技能,可以为将来生活自理、重返社会创造条件。

五、儿童教育医教结合的探索

现代医学可分为保健医学、预防医学、临床医学、康复医学,有上百个亚专业学科。"医教结合"的"医"有两层含义:其一是指利用先进的临床医疗技术对严重危害儿童身心健康的各种疾病实施专项检查、诊断、治疗;其二是利用康复医学的手段消除和减轻人的功能障碍,弥补和重建人的功能缺失,设法改善和提高人体各方面的功能。医教结合的"教"是指对学龄前期(0~6岁)的特殊需求儿童,根据其身心发展的特点,通过教育、训练、医疗和康复综合的方法,在家庭和社会影响下对其所进行的补偿与补救性教育。

特殊教育的"医教结合",主要是指康复医学与特殊教育的结合。由于康复医学和特殊教育在内容和手段上都涉及运动、语言、认知、心理、生活自理、社会适应等领域,在对象和目标上又都指向使儿童的功能得到最大限度的改善或代偿,并尽量使其生活自理、适应社会。由此可见,康复医学和特殊教育之间存在相互融合的基础和必然性。"医教结合"的论述,对特殊教育工作、医教融合的特殊教育服务体系建设等具有指导意义。

(一) 特殊需求儿童发展现状及社会需求

第二次全国残疾人抽样调查数据显示,我国现有残疾人8 500万,涉及全国约1/5的家庭和2亿多人口。其中0~6岁的残疾儿童141万人,6~14岁的学龄期残疾儿童246万人,占全国儿童总数的2.66%,适龄残疾儿童就学人数比例以智力及精神残疾、多重残疾为最多,合计占残疾儿童总数的64.3%。与1987年第一次全国残疾人抽样调查比较,残疾儿童总数量在增加,残疾儿童的比例在上升,残疾类别结构亦更为复杂,多数残疾儿童不同程度伴有听觉、感觉、触觉、认知、语言、智力、行为等合并障碍,愈来愈呈低龄化趋向,重度残障儿童、多重障碍儿童日益增多,而选择性单一的医疗或教育服务都不能满足特殊群体身心发展需求,导致其在日后成长过程中,对适应家庭生活、参与社会交往、学龄期教育乃至成人后就业,均出现许多新的困难和难以逾越的障碍,给社会和家庭都带来沉重负担,也给特殊需求儿童心理和生理上造成终身遗憾。

随着社会经济水平的提高和科技进步,早期发现、早期诊断、早期干预和早期康复已成为综合服务的必然趋势,亟须有集特殊教育与康复医疗为一体的新型服务体系和相应的机构解决这一迫在眉睫的重要社会问题。"医教结合"的办学模式,不仅解决了家长对康复和教育的选择顾此失彼的矛盾,也为这些儿童的身心健康发展提升了较为科学的更广阔的发展空间,更体现了"权利为本""儿童为本"的赋权理念。

(二) 创办特殊教育和康复医疗系统和实施服务模式的现实意义

创办符合中国特色的医疗康复与特殊教育服务模式,是一个系统工程,需要顶层设计、科学规划、协调有序地推进。以ICF-CY"生物-心理-社会"模式为支持依据,运用转化医学的理念,优化、整合医疗和教育资源,通过对"医教结合"的内涵、要素分析,分别从工作机制、课程体系、专业队伍培养与长效机制入手进行项目建设,探索"医教结合"的实施路径,构建多层次互动的"医教结合"服务体系,提升特殊需求儿童教育与康复服务水平。服务的核心是融合性的课程设置,优化了功能康复理念和"医教结合"的课程方案。这是一个长期的过程,是覆盖特殊需求儿童整个生命发展周期所需要的特殊服务。体现了"以人为本"科学发展观的本质与核心理念。1998年,在苏州市政府政策扶持和国内外爱心人士的资助下,创办了全国第一所医教结合的服务机构——苏州工业园区博爱学校暨博爱康复诊所(图3-7-1)。

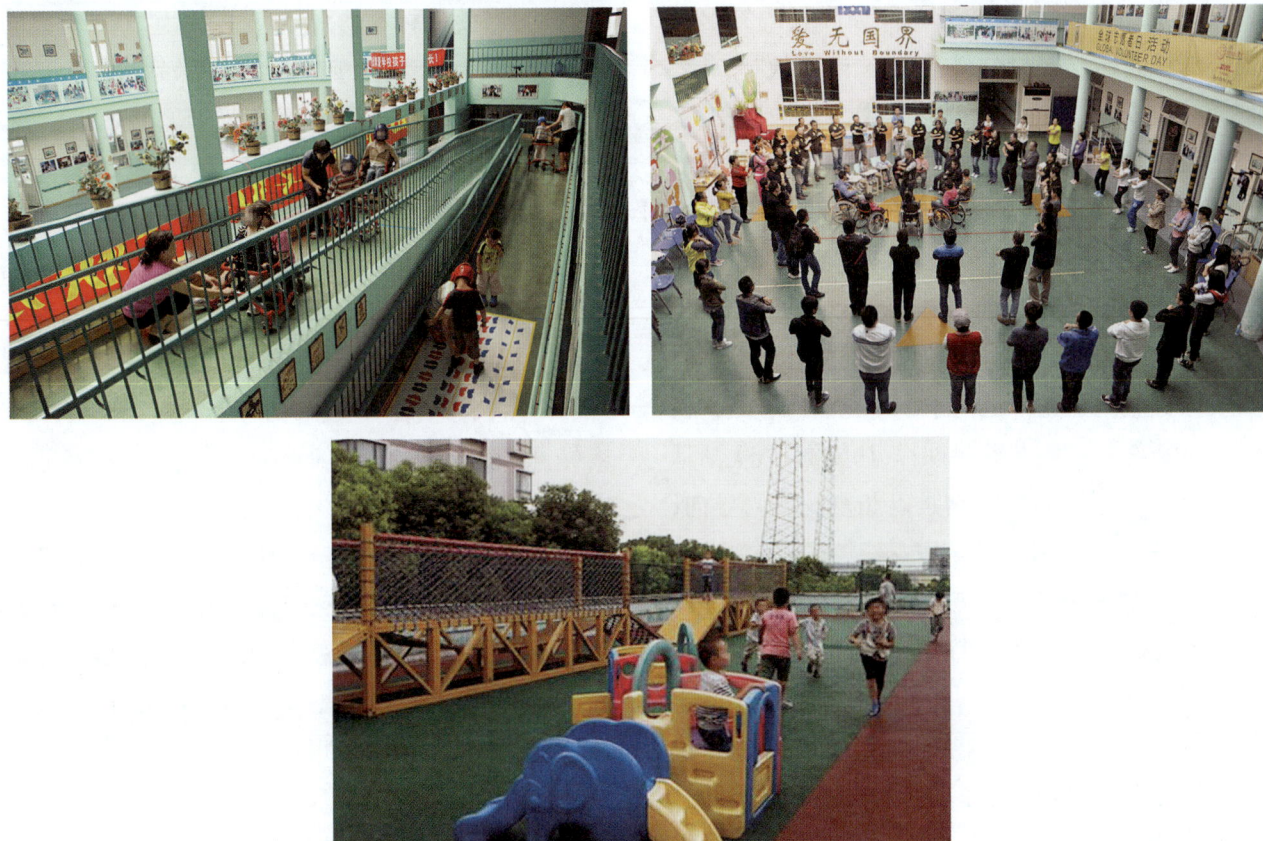

图 3-7-1 苏州工业园区博爱学校无障碍坡道、室内活动大厅、屋顶户外游戏场所

(三)"医教结合"的办学理念与服务内涵

1. 办学理念 康复医疗、特殊教育与学科研究的有机结合从康复医学、运动医学、教育心理学、社会生理学、健康心理学、神经心理学、生物力学、儿科学、人类学等理论入手,以《国际功能、残疾和健康分类》(International Classification of Functioning, Disability and Health, ICF)为指导,按照特殊需求儿童发展与环境依赖程度,构建适合残障儿童身心发展的综合干预体系。教育部、卫生健康委、中国残联等7部委共同发布的《特殊教育提升计划(2021—2025)》,"以适宜融合为目标"提出了提升特殊教育水平的任务、措施和组织领导等,文中特别提到要"持续提高残疾儿童义务教育普及水平""大力发展非义务教育阶段特殊教育"。

2. 服务内涵

(1)综合干预体系的康复医疗:整合了物理治疗、作业治疗、语言治疗、传统医学治疗、辅具矫形器治疗、康复护理、矫形手术前后康复治疗、视觉运动治疗等常规方法,坚持以任务为导向,突出以功能康复为核心,形成了一套行之有效的功能康复的干预系统。残疾儿童康复目标并非病变完全恢复,而是通过医疗、康复、教育与生活实践的训练,实现社会适应功能性康复目标。

(2)综合干预体系的特殊教育:是以儿童发展研究基本策略为指导,设置内容有:①感知觉功能评估与训练;②运动功能评估与训练;③言语-语言能力评估与训练;④认知能力评估与训练;⑤情绪行为能力评估与训练;⑥日常生活技能评估与训练;

⑦社会适应能力评估与训练七大领域干预的基本框架。分别应用在特殊教育课程中,包括学龄前期、学龄期九年义务制教育课程的适应性特色教育。

(3)教育课程设计与实施团队:包括来自医学、心理、教育等学科领域的专家。如高校的知名教授、儿童康复医学领域学科带头人、专业教师、儿科医师、康复医师、康复治疗师、儿童康复护理护士、特殊教育教师、普幼和普师的高级教师等。

(4)教育课程的内涵:强调游戏在功能性课程中的重要性,通过游戏形式自然融入重要的教学内容,发展儿童自我认知的核心能力;教学活动延伸至生活领域,发展儿童对他人和对周围环境的关注力,巩固其基本能力并泛化于多样化的人、事、物情境中;注重综合课程与分科课程,功能提升、生活适应与潜能开发相结合,特别是以儿童发展为导向,将"建档—评估—制订干预方案—实施干预—再评估"流程融入课程设计与教学中;干预全程强调家长的积极参与和配合;探索儿童课堂管理、教学质量评价举措。

(5)功能性课程的内容:开设健康(运动、自理)、语言(沟通、构音训练)、社会(人际交往、社会适应)、科学(数学、科学)、艺术(音乐、精细美劳)等5个领域教学课程,各领域内容相互渗透,从不同的角度促进情感、态度、能力、知识、技能等方面的发展。同时可引入蒙台梭利(0~3岁、3~6岁内容)、乐高教育体系、引导式教育、适应体育教学等特色课程。

(6)学龄期特殊需求儿童的教育课程设置:部分经过早期特殊教育干预的儿童,其学习能力接近普通儿童,为帮助这些儿童回归社会,应开设义务教育课程,使用标准实验教科书,设置1~6年级的小学课程,包括语文、数学、英语、思品、音乐、适应体育等教学课程,同时也可开设钢琴、鼓乐、手工艺品制作等职业技能训练课程。

(7)家长的作用:家长在儿童的康复与教育过程中起着非常重要的作用,家庭教育与学校教育的结合,家长和教师的认识、态度、康复技能以及参与协作的程度直接影响着孩子的康复水平。学校只有取得家长的信任和支持才能将"医教研结合"开展好,而家长要在学校的培训指导下,才能对儿童进行有效的康复训练。

对于特殊教育而言,实施"医教结合"有助于转变特殊教育的职能,完善特殊教育体系;对康复医学而言,教育理念的融合,可以提高儿童参与训练的兴趣,减少专业康复人员的工作量,还能及时地反馈训练效果,提高训练的科学性、针对性。"医教结合"的实践除了对特殊教育学校改革有积极作用以外,还有助于推动我国特殊教育相关服务的发展,完善我国特殊教育支持体系,使随班就读的儿童得到更有质量的专业服务和支持,进而提高我国融合教育的质量和水平。

(唐久来 梁 兵 王 峤)

第八节 心理行为治疗

与正常儿童相比,患儿更容易出现心理障碍或其他不适应反应,比如行为异常、遗尿、自伤、学校恐怖症、情绪障碍等。心理行为问题如果得不到及时解决则会加重其功能障碍。本章重点介绍常用的儿童心理行为治疗方法。

一、心理行为治疗的概念

心理行为治疗(psychotherapy)又称精神疗法,是运用心理学的理论和方法治疗患者心理疾病的过程,促进患者在认知、情绪、行为、人际关系等有关问题上发生改变的方法。心理行为治疗需要各种方法,运用语言和非语言的交流方式,改善对方的心理状态,通过解释、说明、支持、同情、相互之间的理解来改变对方的认知、信念、情感、态度、行为等方面,达到排忧解难、降低心理痛苦的目的。

儿童行为心理治疗是通过心理治疗师建立和发展与儿童之间的关系来帮助其深刻认识自己,找出一条合理表达其情绪的途径,达到一个较为合适的心理平衡状态。

二、儿童心理行为治疗的特点

1. **不会自行要求心理行为治疗**　由于儿童的年龄小,认知功能尚未完全发展,即使有心理障碍,也很难说清楚,最多只会向自己的父母简单表达,从而接受心理行为治疗。

2. **缺乏沟通能力、不善用言语表达自己的心情**　儿童心理治疗与青少年或成人心理治疗的不同点在于儿童还没有充分的言语能力,尚缺乏用言语表达自己意愿的能力。

3. **深受父母或养育员的影响**　儿童受父母的直接影响,其心理障碍可能与家庭环境有关,与自己父母的行为有密切关系。

4. **处于发育和转变的心理阶段**　随着年龄的增长,儿童会经历不同的心理发育阶段,在各个发育阶段都存在不同的心理结构与功能,并面对不同的心理问题。

5. **富有潜力**　由于儿童的发育非常迅速,治疗只要能把引起障碍的因素排除,儿童就能依靠其发育能力自行恢复、纠正,不需治疗者做太多的工作。

三、儿童心理治疗的原则

由于心理治疗的特殊性,在对儿童进行心理治疗的过程中,心理治疗师应遵循以下原则:

1. **要与儿童建立良好关系**　良好关系的建立可使儿童意识到治疗者真正关心他,所做的一切均是为了他的身心健康,从而有利于治疗者在和儿童的密切接触中把问题的原因找出来。

2. **要充分考虑儿童的发育水平**　要根据儿童的发育阶段给予适当的心理治疗,4~5 岁的儿童喜欢听故事、玩小娃娃,治疗应在儿童相应年龄水平的游戏中进行。

3. **利用间接方法交流**　年幼儿童尚不善于使用言语表达思想,年长儿可能不习惯于直接向别人表达自己的情感与欲望,治疗者要能熟练应用非言语的表情与动作等间接方法了解儿童。

4. **善用学习并注重情感治疗**　由于儿童的言语及认知观念尚未成熟,也难以靠自我的力量来操纵自己的情感与欲望,所以治疗者主要依靠奖励、禁止、处罚来改善儿童行为。

5. **父母的参与和合作**　由于儿童的生活深受父母的影响,所以在可能的情况下要尽量让父母参与对儿童进行治疗的过程,取得他们的合作,以改善儿童行为与生活习惯。儿童越幼小,越需要父母的参与。

四、儿童心理治疗的方式

1. **治疗形式**　主要包括单独、家庭与集体治疗几种形式。

(1)单独与儿童会谈:单独会谈有利于观察儿童在没有父母在场时会如何表现自己的行为,也会增加儿童愿意与治疗者谈自己的问题的可能性。4~5 岁以上的儿童即可采取单独会谈的方式,但年幼儿常害怕单独与陌生人相处,需区别对待。

(2)父母参与的家庭会谈:治疗者根据儿童与家庭成员之间的关系,采取家庭会谈的方式,进行心理协调,建立良好的家庭心理气氛与家庭成员之间的心理相容,解除儿童的消极心理状态,适应家庭生活。家庭心理治疗时,家庭所有成员都要参加。

(3)多个儿童参与的集体治疗:参与集体治疗的儿童较多,1 名治疗者可治疗 10 名左右的儿童,但治疗者需要有一定的经验,把握好集体治疗的要领。集体治疗一般每周 2~3 次,每次 1 小时左右。整个疗程所需时间根据病情等确定,一般 3~4 周为一个疗程。

2. 治疗模式 主要为分析治疗、行为治疗、情绪治疗与关系治疗。儿童的情况不同,所选择的治疗模式也不尽相同。既可选用以支持为主的情绪治疗或分析性治疗,也可选用行为治疗或以人际关系为着眼点的家庭治疗等。选择不同治疗模式时,既要考虑儿童心理行为障碍的性质,又要考虑儿童的发育水平。

对于婴幼儿,最好采用情绪治疗模式。婴幼儿不了解如何去改善自己的行为,不能有意识地朝某个方向去改变行为。但只要有人关心他,让他感到心满意足,许多所谓的问题也就会自然而然地消失。4~5岁的儿童可应用行为治疗模式,6岁以上儿童可运用行为治疗来改善其问题行为,8岁以上儿童治疗的模式要根据问题的本质进行调整。

五、儿童心理治疗的常用方法

1. 脑电生物反馈(electroencephalogram biofeedback,EEG) 又称神经反馈(neurofeedback,NFB),是一种基于儿童自我调节能力的治疗技术,旨在调整和重新训练大脑功能,解决神经和/或心理问题。

(1)治疗原理:脑电生物反馈的治疗过程是儿童主动学会改变一种可测量的生物参数,这种参数通常不能有意识地调节,但可以通过有意注意等方式变得可控。比如,变化的信号被测量并反馈给儿童,使他们能够找到自己的策略来控制该信号,然后调整策略以掌握自我调节能力,这些能力可能会泛化到日常生活及学习中。所以,脑电生物反馈(针对大脑信号的生物反馈)可以探索局部神经活动和症状之间的因果关系。

(2)适用范围:脑电生物反馈常被用于注意缺陷多动障碍(attention deficit hyperactivity disorder,ADHD)、学习障碍、脑瘫、脑损伤以及存在疼痛、成瘾、焦虑、抑郁等问题的儿童治疗过程中。

近几年,关于采用脑电生物反馈治疗 ADHD 的标准和方案更加成熟了,主要体现在其有效性的证实和方法的具体化,该治疗的效果至少可持续到6~12个月。此外,该方法逐渐被许多医学界的学者视为情绪和焦虑症的替代疗法。

(3)具体实施方法及效果:脑电生物反馈基于两种主要的认知技能,分别是识别奖励状态(内部反馈)的能力;另一种是在预期状态下,调整当前状态的能力。在神经反馈期间,电极(看起来像扁平的耳塞)被放置在儿童头上或头带上,以监测其大脑活动(图3-8-1)(注:这些电极不会给儿童造成痛苦)。

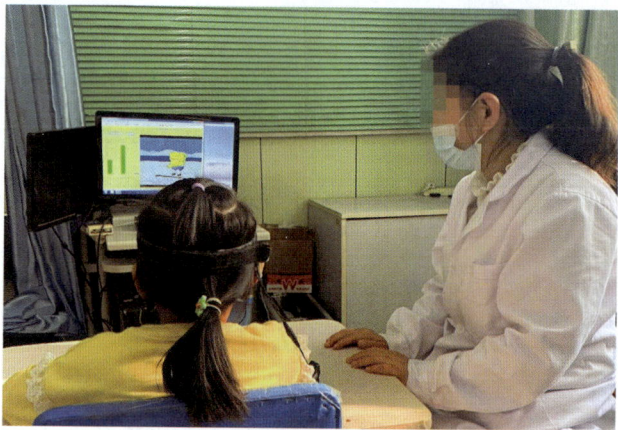

图 3-8-1 脑电生物反馈

以下是脑电生物反馈的治疗过程:

1)儿童看视频,听提示,改变所看到的东西。比如,他可能会被要求在屏幕上盯住某一个点。

2)把注意力集中在任务上,任务通过头皮上的电极向计算机发送信息,不用鼠标、操纵杆或键盘。

3)当计算机感应到儿童大脑中的电活动时,它会向他发送反馈(如屏幕上的点不会停止移动)。

4)这种反馈可帮助儿童找出如何"控制"或改变其集中注意力的方式。

5)随着时间的推移,儿童在通过练习和重复改变脑电波时,其注意力集中的时间更长,以达到完成玩生物反馈仪器游戏的目标。

(4)注意事项:脑电生物反馈仪是一种安全设备,但不一定适合所有儿童,必须结合医生的专业指导,才能确定是否需要接受该项目。此外,目前已有大量证据显示其可能是减少 ADHD 症状的有效干预措施,但并不能确定 ADHD 必须接受该项目。

2. 行为治疗(behavior therapy) 又称行为矫

正治疗,是指利用心理学的理论和技术,直接改变或改善被治疗者行为的方法。即把治疗的着眼点放在可观察到的外在行为或可具体描述的心理状态,充分运用"学习的原则",按照具体的治疗步骤,改善非功能性或非适应性的心理与行为。

(1)治疗原则:人的行为都经由学习而获得,而且也能经由学习而更改、增加或消除。所谓学习的原则是指一个个体的行为,如受"正性反应":鼓励、夸奖或获得令人满意的结果,就容易学习到且能维持;相反,如受"负性反应":被处罚或获得令人不悦的结果,就较不易学习到或维持,或者逐渐放弃该行为。

(2)治疗要领:①要适当选择将要给予儿童的正性或负性反应量:所供给奖励或处罚要与要求更改的行为的努力程度有适当比例;②在适当的时候给予赏罚反应:对年龄小的儿童,要马上给予才能产生条件反射的作用,才能学习到为了何种行为而受到奖励或处罚;③要有一定的原则与固定的方式进行奖励:对于同样的行为,不能有时给予反应,而有时却没反应,甚至给相反的反应。

(3)常用的行为治疗方法:

1)正性强化法(positive reinforcement procedures):或称阳性强化法,是行为发生后导致结果增加或增强。目的在于矫正不良行为,训练与建立某种良好行为。

适用范围:多种行为问题,如注意缺陷多动障碍、孤独症谱系障碍、神经性畏食等以及新行为的塑造。

2)负性强化法(negative reinforcement procedures):是行为发生后导致结果减少或消除。目的是通过厌恶刺激来抑制不良行为,从而建立良好行为。

适用范围:多种行为障碍和情绪障碍。

3)惩罚法(punishment procedures):是对儿童某种不合适的行为,附加一个令他厌恶的刺激或减弱、消除其正在享用的增强物,从而减少该行为的发生频率。通常采用的厌恶刺激有催吐药、异味氨水、水雾喷射、苦味剂、疼痛刺激等。

适用范围:多种行为障碍和情绪障碍,如攻击性行为、违纪、脾气暴躁、自伤、伤人等。

4)消退法(extinction procedures):是通过削弱或撤除某种不良行为的强化因素来降低不良行为的发生率。一般常用漠视、不理睬等方式,达到减少和消除不良行为的目的。

适用范围:多种行为障碍、情绪障碍、神经性呕吐等。

5)代币治疗(token program)又称标记奖酬法(token economy):是在儿童出现目标行为时,立刻给予一种"标记"或代币加以强化,然后再将"标记"或代币换取各种优待的一种行为矫正方法。此处所谓的代币,是一种具有交换价值的物质可以交换其他强化因子,如食品、游戏、玩具、看电视、玩电脑游戏等(表3-8-1)。

适用范围:儿童多种行为障碍、情绪障碍、神经性畏食、功能性遗尿或遗粪等。

表3-8-1　代币治疗时的强化条件和代币值

强化条件	代币值	强化条件	代币值
自己读书,而不需要他人帮助	100	与别人打架	−150
帮助做家务	150	行为举止粗鲁	−80
及时完成作业	120	不听管教	−90
能按时起床	80	动辄发脾气	−100
会整理自己的床铺	100	说话不诚实、说谎	−150
听课认真	110	成绩下降	−80
与同学们一起玩耍	100	迟到一次	−100

6）示范法（modeling）：示范法包括现场示范法、参与模仿法、自我示范法、电影电视或录像示范法以及想象模仿法等多种类型。示范法有许多优点，如成效快、适用情境广泛，还可与其他行为治疗方法结合使用，特别适合于集体心理治疗时应用。

适用范围：儿童恐怖症、社会退缩、智力发育障碍与孤独症谱系障碍儿童的行为问题等。

7）系统脱敏法（systematic desensitization）：是一种逐步去除不良条件性情绪反应的技术，克制焦虑（或恐惧）最有效的反应是肌肉松弛，故以逐步肌肉松弛作为阳性刺激，以对抗焦虑（恐惧）情绪，建立系统脱敏技术。

适用范围：脑瘫儿童伴有焦虑、恐怖等问题。

8）实践脱敏法（invivo desensitization）：年幼儿童无法学会自我松弛，也不可能对焦虑（恐惧）情境（物）进行想象，便可采用实践脱敏法。将儿童不良情绪分为若干等级，让其逐级暴露于引起焦虑（恐惧）的实际情境或实物，并在暴露的同时，给予阳性刺激（比如给吃喜爱的食物），使两者产生拮抗而逐步脱敏。

适用范围：年幼脑瘫儿童伴有焦虑、恐惧。

9）冲击疗法（flooding therapy）与暴露疗法（exposure therapy）：均为以恐治恐的方法，亦是系统脱敏法的一种变形。提倡反复重现刺激，让患者重新充分体验全部不愉快的情绪，从而使原来引起的症状逐渐减弱，直至消失。暴露疗法与冲击疗法相似，是儿童面对或接触焦虑（恐惧）的真正物体或情境，使之经历强烈的焦虑（恐惧），并认识到自己的焦虑（恐惧）毫无根据，从而消除焦虑（恐惧）。

适用范围：脑瘫儿童伴有恐怖、焦虑或强迫症等。一般而言，在采用脱敏法疗效不明显时，方可考虑改用冲击疗法或暴露疗法。

10）厌恶疗法（aversive therapy）：又称厌恶条件反射法（aversive conditionings），或称回避学习法（avoidance learning therapy），是对不良行为或变态行为施加一个不愉快的体验，如电击、催化剂或言语责备等，利用痛苦的条件刺激替代异常行为的快感，从而减少或消除异常行为，通常又称为"以毒

攻毒疗法"。

适用范围：脑瘫儿童伴贪食症、强迫症等。

3. 集体治疗（group psychotherapy） 是指以集体形式进行心理治疗的方法，也就是将一些经过选择的儿童，安排在一个小组内，定期进行引导、启发和帮助的一种治疗性聚会。其目的在于提供有组织、有计划、有指导的人际交往场所，在小组治疗中，其他儿童的在场为某个儿童提供了一个极为难得的机会，让他可以在一个被保护的环境中与同伴一起学习社交技巧。小组鼓励儿童对其他儿童的行为提供反馈，并就新的行为提出建议。每个儿童谈出他得到其他儿童的接纳、信任、关心和帮助的感受。

4. 认知治疗（cognitive therapy） 是20世纪70年代发展起来的一种新的心理治疗方法。根据认知过程影响情绪和行为的理论，通过认知行为干预技术，改变儿童对自己、对人或对事的看法与态度，矫正不良认知，改善心理问题。因而，认知治疗的目标不是矫正适应不良行为，而是矫正那些被歪曲的、不合理的、消极的信念或思想，从而使情感与行为得到相应改变。

治疗原则包括以下几方面：

（1）详细了解儿童的症状、思维、信念、情绪与行为等真实情况。

（2）儿童本人对认知治疗要有一定的认识，他们是治疗的积极、主动参加者，而不是被动的被治疗者。

（3）治疗者应与儿童直接对话，提供多个合理化建议，由儿童自行选择，强调双方交流，而不是由治疗者一人反复陈述与干预，更不能成为儿童的移情对象。

（4）建立良好的治疗关系，与儿童的父母合作，共同参与治疗。

（5）明确治疗的靶症状及有关因素，确定治疗目标。治疗时要根据具体情况，选择明确的治疗目标作为主要解决的问题，相伴随的其他问题则为次要问题。

（6）把握治疗进度：认知治疗一般分3个阶段

进行。早期阶段主要是建立治疗关系、评估问题、确立治疗方案；中期阶段是通过认知策略和行为干预技术调整儿童的曲解认知，重建合理认知；后期阶段是保持良好的治疗关系，巩固和扩展合理性认知技术和范围。

疗程不宜过长，一般治疗 10~20 次为 1 个疗程，早期可以安排每周 1~2 次，后期则可安排每 1~2 周完成 1 次治疗。

(7)心理教育：经过一段时间治疗，教育儿童调整自己的认识，在实践中正确对待以后可能出现的问题。

(8)巩固疗效、预防复发：在治疗成功的基础上，治疗者应帮助儿童学会掌握自己的认识，应对可能的变故，掌握行为治疗有关技巧，以及如何控制自己等，以便继续进行自我控制，防止复发。

5. 家庭治疗（family therapy）　是一种心理治疗的特殊模式。是指以整个家庭为对象，把治疗焦点放在家庭各个成员之间关系的一种治疗方法。家庭是儿童的摇篮，是儿童心理发展的基地。不管是正常的还是病态的儿童行为，都与家庭环境有密切关系，因此家庭治疗可以说是治疗儿童心理的基本途径之一。

具体实施方法包括以下几个方面：

(1)预备性会谈：治疗者邀请家庭成员来治疗室，通过会谈了解家庭的构成情况、特点、家庭成员间的相互交流方式与相互作用方式。

(2)治疗性会谈：治疗者每隔一段时间，与来诊的家庭成员一起会谈。治疗者要针对在诊断性评价时，对家庭得出的一般印象和主要存在的问题，采取相应的干预措施，特别要注意"问题"在保持家庭平衡上具有不可忽视的作用。

(3)治疗持续时间：每次治疗性会谈需要 45~60 分钟，每周 1 次，以后可逐步延长至 1 个月或数月 1 次。每个疗程一般为 6~10 次。

6. 游戏疗法（play therapy）　详见本章第十节游戏及娱乐治疗。

7. 箱庭疗法　又称沙盘疗法（sandtray/sandplay therapy），是由英国伦敦的儿科医生劳恩菲尔德（M. Lowenfeld）在 1939 年创立的一种儿童心理疗法，

是目前国外比较流行的一种将分析心理学理论与游戏疗法相结合的心理疗法。箱庭疗法作为心理疗法的一种，无论是在其理论、技法，还是事例研究等方面都有了较好的发展，特别适合于在有心理创伤、语言表达较差等儿童的咨询和治疗中使用（图 3-8-2）。

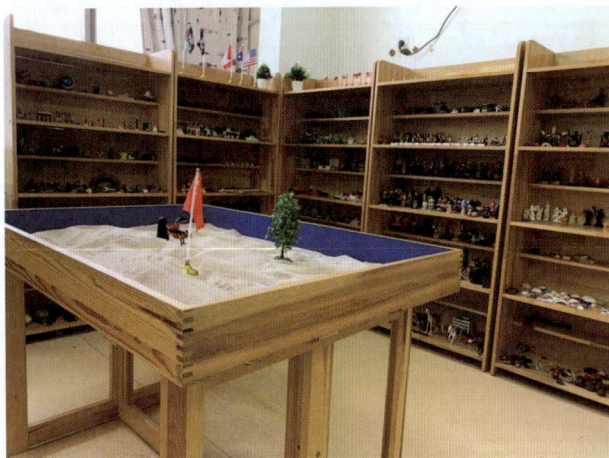

图 3-8-2　箱庭疗法

(1)治疗方法：让儿童从玩具架上任意挑选玩具摆放在盛有细沙的箱子里，随意摆放后，通过咨询师的陪伴和交流，促使儿童语言表达能力、激发其情绪描述、自我调节的发展以及分析创作作品。

1)材料：沙箱内的尺寸为 57cm × 72cm × 7cm，外面涂深颜色或木本色，箱内涂蓝色。箱庭疗法初期往往使用茶色的粗沙、细沙及白沙三种，也可使用茶色和白色两种，也可只使用灰色一种。必要时可使沙子保持适当湿度，用来做沙丘、山等；或准备两种沙子，即一种是湿沙，另一种是干沙，让儿童自己挑选。

箱庭疗法不要求特定的玩具，只要准备各种各样的玩具，让儿童能充分表现自己即可。必须准备的玩具有人、动物、树木、花草、各种车船、飞行物、建筑物、桥、栏杆、石头怪兽等。以上所需玩具不需一次准备齐全，可以一点一点积累。

2)指示词：实施治疗时，指示词如下："请用沙子和玩具，在箱子里做个什么，做什么都可以。"无论如何，必须给儿童自由表现的机会。

3)记录和提问：有的儿童会一边解释一边摆

放、对比,应予以记录。放玩具的顺序也要记录下来。完成后,要拍成彩色幻灯片并予以记录保存。可以从正上向下拍,也可以多角度拍摄,但轻微斜面摄影可以充分反映作品的内容,必要时可以画一下略图或速写。

箱庭疗法也必须坚持保密原则,拍摄照片或保存记录都需得到同意,另外最好配备一次成像照相机,照片可送给儿童。

(2)儿童的表现及分析:儿童制作过程中,治疗者需要在旁边陪伴并采取始终接纳、共同感受的态度,尽可能把握作品中的表现。需注意的是,尽可能不局限于分析儿童的一件作品,即把儿童每次的作品保存、记录下来,分析时注意作品所出现的变化、相互联系、发展的可能性等。

对箱庭作品进行分析需遵循一定的规则,简单归纳如下:

1)整合性:在分析箱庭作品时,对作品的整体感受、印象是关键。所谓整合性,应包括作品的均衡性、丰富程度、细致程度、流动性及生命力等。

2)空间配置:是指在分析儿童的箱庭作品时,应注意分析沙箱空间的左右配置、玩具摆放状况。根据传统的空间象征理论,无论是人物画测试,还是树木绘画测试及其他绘画测试,在所给空间中,左和右意味着无意识和有意识、内部世界和外部世界,上和下意味着精神和肉体、未来和过去、父亲和母亲等。往往将箱庭作品的左侧看作内在世界、无意识的世界,右侧看作外在世界、有意识世界。箱庭的左下角往往意味着可能性、发展的源泉。车船、飞机、动物、人及河川若是都朝着一个方向,朝向左侧即意味着退行(regression),朝向右侧则意味着进行(progression)。

3)主题:箱庭中的作品往往表现某一主题。有时只是一件作品,而有时则可能通过一连串的作品去反映某一主题,其主题的中心则是自我像或自我意像。而自我的象征可以有各种各样的表现形态,特别是几何学图形,如圆和正方形等的组合。除此之外,还有其他的各种表现形态,如森林中的高塔、山上的城堡、佛像、神像等特定的动物或人形,都可能是自我的象征或表现了自我的某些期待或向往。

(3)治疗过程的注意事项:

1)需进行箱庭疗法的儿童,必须在值得信赖的人在场亲自体验箱庭疗法的创作。

2)不局限于用箱庭理论去解释儿童所创作的箱庭作品,而是应从观赏、共感的角度去对待儿童所创作的箱庭作品。

8. 儿童心理画 又称绘画疗法(painting therapy),是一种借助绘画的创作方法,理解儿童心理活动,达到干预目的的心理疗法。1985 年,社会心理学家库鲁克(Crook)提出"儿童绘画的内容可以提供他们洞察世界的感受和想法"。儿童很难用语言完整地讲述故事,但可以通过绘画和色彩使我们能够理解其所面临的家庭问题、沟通问题和情感问题,儿童围绕作品为治疗师进行述事、交流和描述,以及会呈现出对应的反应,间接表达出观点和情绪。所以说,儿童绘画给儿童提供了一个思想和情感"窗口"。

(1)绘画疗法的意义:绘画表达在心理治疗方法中属于一种投射技术,具有治疗价值的儿童绘画对于理解儿童的感受、思想、无意识的欲望和内心世界很重要。儿童会通过自己的想象力,将观察到的外部世界进行自由涂鸦,展现出从自己视角出发的图画作品。

(2)适用范围:在学校或家中遇到行为或社会问题、经历过创伤性事件、学习障碍、脑损伤等儿童。

(3)儿童绘画的发展规律:儿童绘画中的细节随着其年龄和认知发展而增加。

1)涂鸦期(1.5~4 岁):通常无目的、无规律地乱涂乱画。1.5~2 岁的幼儿通常是毫无意义的涂鸦,后来会变成规则的形状;3~4 岁时,会采用各种复杂的形式首次绘制象征性作品。

2)准图像期(4~7 岁):儿童开始将自己与其环境中的对象和人建立认同。当画一个人的形象时,5 岁儿童可能会画头部、手臂和腿,或者会画更大的器官。直到 6 岁,儿童手部控制发展得很好,便开始增加绘画细节,如手指、耳朵和瞳孔。同时,绘画开始有主题,这时,他们喜欢画人物。

3) 图像期(7~9 岁):这个年龄的儿童画的特点是"透视",能够把看不见的物体内部或后面的物品画出来,就好像被看到一样,比如,他们可以在房子内画一个房子、人和物体。即儿童把房子变"透明"。在 5~7 岁时,儿童的情感以具体的方式表达,儿童在 9 岁后增加了绘画中的抽象表达。

4) 现实主义表现期(9~12 岁):儿童在身体和心理发展方面正处于关键时期。他们有对现实的理解,而且人物的身体各部位之间的比例基本符合现实。女孩倾向于画婴儿和衣服,而男孩倾向于画飞机、汽车等。

5) 自然主义表现时期(12~14 岁):能够更准确和全面地绘画出透视图,同时,增加了绘画的细节。

3 岁前的幼儿在绘画中没有进行颜色区分,在 4~5 岁时才识别出三种主要颜色。随着儿童的成长,颜色的选择显示了其个性特性。研究发现,喜欢暖色系的儿童情感丰富、适应性强、容易与其他小朋友发展合作关系,而喜欢冷色系的儿童则往往表现出固执、脾气暴躁、不适应。在儿童的正常发育过程中,颜色选择倾向于从冷色系逐渐变为暖色系。

(4) 治疗过程的基本要求:

1) 环境安全:绘画的地方需要是在一个安全的环境中,儿童能够感到有信心画画,并且不希望别人随便就能看到。多数选择让治疗师治疗的儿童会存在悲伤、胆小和害怕;新的和陌生的环境都会使他们感到不安全。

2) 以儿童为中心:通过尊重儿童的作品,在图像中找到意义,进而更深入全面地去理解儿童绘画。此外,与治疗师的亲密程度,对儿童会画什么、讲述什么以及让儿童感到自由有重要的影响。根据儿童的经验和文化背景,可能会把治疗师视为一个权威人物,而不是帮助他们自由地分享自己的感受和想法的人。

3) 课程时长:一次治疗的时间在 30 分钟~1 小时之间,而且儿童必须提前知道一节课需要多少时间。

4) 避免说话:如果儿童想在完成绘画时立即表达,而治疗师也想用言语回应和提出问题,儿童也许不能回应治疗师的话语和问题。所以,儿童在完全集中于治疗活动过程中,即使儿童有主动表达的行为,治疗师也要尽量避免"说话",以免打乱其节奏;而且,治疗师的问题本身可能就会让儿童处于精神紧张的状态,不利于其释放情绪。

5) 谈论已完成的绘画:治疗师可以问儿童关于已完成的绘画很多问题。比如:你能为这幅画起个名字吗? 在这幅画里发生了什么? 这幅画中的人和动物有什么感觉? 如果他们能说话,他们会告诉对方什么? 等等问题,它们有助于儿童编撰关于这幅画的故事。在多数问题中,要使用第三人称。多数儿童在从第一人称的角度讲述绘画故事时会很舒服。

另外,谈论已完成的作品具有重要意义:①帮助儿童探索其想法、感受以及世界观;②更好地理解儿童的感受、想法、信念和事件,以及对环境的感知;③便于为儿童提供最合适的干预措施。

（吕智海 刘晓佩）

第九节 儿童辅助器具的应用

一、辅助器具概述

(一) 定义

辅助技术自 1988 年在美国被正式提出后,于 1998 年辅助技术法案中获得肯定,定义为"用于辅助技术装置和辅助技术服务的设计技术",辅助技术是由辅助技术装置的技术和辅助技术服务的技术构成。辅助技术装置国际上称为辅助产品,我国称为辅助器具。辅助器具（assistive products，AP）简称辅具，是功能障碍者个人使用的，用于改善功能障碍者的活动和参与的任何产品，包括器械、仪器、设备、工具、技术和软件。可以是特别生产的，也可以是通用产品，例如假肢、矫形器、坐姿椅等属于特别生产的，而轮椅、拐杖等属于通用产品。简言之，凡是能帮助残疾人克服功能障碍的任何产品都属于辅助器具。辅助技术服务（assistive technology services，ATS）被定义为：直接帮助功能障碍者选择、获取或使用辅助技术装置的任何服务，我国称为"辅助器具适配服务"，目的是解决功能障碍者与辅助技术之间的匹配。辅具治疗（assistive products therapy，APT）是指利用辅具来预防、补偿、监护、减轻或抵消患者损伤、活动和参与受限的治疗。

（二）作用

2001年5月世界卫生组织（WHO）发布了《国际功能、残疾和健康分类》（International Classification of Functioning，Disability and Health，ICF）。根据ICF的观点，功能障碍者所遇到的活动受限和参与限制是由于自身损伤和环境障碍交互作用的结果，同时考虑到功能障碍者虽然存在各种各样的损伤（身体功能、身体结构），但还存在不同程度的潜能。为了充分发挥其潜能以克服障碍，在潜能和障碍之间构筑一个"通道"（access），便是辅助器具的作用，即在辅助器具的帮助下，充分发挥残疾人的潜能来补偿或代偿其功能障碍。用辅助器具来构建无障碍环境，才能使残疾人和健全人平等参与和共享社会文明。

正因为残疾人的困难来自自身和环境两方面，所以，为了更好地发挥辅助器具的作用，有两个途径可以互为补充：其一是用辅助器具来克服自身损伤造成的活动困难；其二是用辅助器具来克服环境障碍造成的参与困难。

1. 发挥功能障碍者的潜能来补偿或代偿自身损伤

（1）补偿原有活动功能的减弱或丧失：残疾人或功能障碍者由于原有的身体功能减弱或丧失以致造成了活动困难。但如果还有潜能可利用时，则通过辅助器具的补偿，可以增强已减弱或丧失的原有身体功能来克服活动困难，是补充，即补充原有的活动功能。例如有残存听力者（听力潜能），通过配戴助听器的放大声音来补偿减弱的听力后，就可以重新听到外界的正常声音了，是助听；又如有残存视力者（主要是三、四级低视力者，但也有个别一、二级盲人，有视力潜能），通过助视器，特别是电子助视器的放大图像来补偿减弱的视力后，就可以重新看到外部世界了，是助视；有残存言语能力（言语潜能）的言语障碍者，通过扩音器或人工喉来补偿减弱的言语能力后，就恢复交流功能了，是助说；有肢体残疾（残存肢体通常都有一些活动潜能），如上肢截肢者丧失了自理功能，安装功能性上肢假肢后，能基本恢复上肢原有的自理功能，是助动；下肢截肢者丧失了行走功能，安装下肢假肢后，能恢复行走功能；脊髓灰质炎患者行走困难，通过使用KAFO矫形器、补高鞋和拐杖等来增强下肢的支撑能力后，就有助于保持躯体的稳定性，从而基本恢复下肢原有的站立和行走功能；偏瘫和脑瘫患者行走困难，通过下肢矫形器的补偿可不同程度地恢复行走功能；截瘫患者丧失了行走功能，在下肢矫形器、助行器或拐杖的帮助下，部分截瘫患者也能恢复行走功能，这都是助行。以上都属于补偿或增强原有活动功能的辅助器具。

（2）代偿原有活动功能的丧失：当残疾人或功能障碍者的原有身体功能基本丧失（无潜能），又无法通过补偿方式来增强原有功能时，就只能通过辅助器具发挥其他功能的潜能来代偿失去的功能以克服活动困难，是代替，即代替原有的活动功能。例如盲人可以使用发挥触觉和听觉潜能的辅助器具来代偿失去的视觉功能，如盲杖、超声导盲装置、盲文读物、语音血压计等，是代视。聋人可以使用发挥视觉和触觉潜能的辅助器具来代偿失去的听觉功能，如电视字幕和振动闹钟等，是代听。言语障碍者可以使用沟通板来代偿失去的言语功能，是代说。下肢功能障碍者可以使用轮椅的转动来代偿失去的行走功能，是代行。特别是常年卧床的四肢瘫痪残疾人,通过眼控鼠标或舌控鼠标,可以代偿手操作电脑,是代动。以上都属于代偿或替代原有活动功能的辅助器具。

2. 改造环境以适应功能障碍者 当残疾人使用个人辅助器具获得的功能补偿或代偿仍不能全面参与活动时,就只能用公共辅助器具来创建无障碍环境以适应残疾人的损伤。如盲人过马路需要蜂鸣器,聋人家庭需要闪光门铃,肢残人如轮椅乘坐者上台阶需要坡道或升降装置等,都属于改造公共环境的辅助器具。

(三) 分类

包括残疾儿童的不同功能障碍者使用的辅助器具因人而异、千变万化,种类繁多。为了便于查询、应用和管理,特别是建立和使用辅助器具数据库时必须分类。根据分类的依据不同而有 3 种分类方法。

1. 按辅助器具的使用人群分类 可以分为两大类,即个人用辅助器具和公共用辅助器具。个人用辅助器具又可按 6 类功能障碍者(视觉障碍者、听觉障碍者、言语障碍者、肢体障碍者、智力障碍者、精神障碍者)进行分类。如老年人有视觉障碍者需要老花镜,有肢体障碍者需要手杖等。这种分类方法的优点是使用方便,有利于使用者;缺点是该分类方法不唯一。

2. 按辅助器具的使用环境分类 不同的辅助器具用于不同的环境。ICF 在环境因素的第 1 章"产品和技术"中列出了普通产品和辅助产品,有关辅助产品的编码和名称见表 3-9-1。

表 3-9-1 ICF 关于辅助产品的编码和名称

编码	名称
e1151	个人日常生活中用辅助产品和技术
e1201	个人室内或室外移动和运输用辅助产品和技术
e1251	交流用辅助产品和技术
e1301	教育用辅助产品和技术
e1351	就业用辅助产品和技术
e1401	文化、娱乐和体育用辅助产品和技术
e1451	宗教和精神活动实践用辅助产品和技术
e150	公共建筑物的设计、构造及建造的产品和技术
e155	私人建筑物的设计、构造及建造的产品和技术

由表 3-9-1 可见,ICF 将辅助器具的使用环境分为:生活用、移动用、交流用、教育用、就业用、文体用、宗教用、居家用、公共用共 9 个环境。该分类方法的优点是使用方便、目的性强,针对康复医生撰写辅助器具建议和康复工作者制订辅助器具方案时很实用,但该分类方法缺乏唯一性,不能完全满足治疗师和康复工程人员的实际操作需求。

3. 按辅助器具的使用功能分类 国际标准化组织(International Organization for Standardization, ISO)是按照辅助器具的功能进行分类的。①1992年版(第 1 版):首次颁布国际标准 ISO 9999:1992,标准名称为《残疾人辅助器具——分类》,1996 年被我国等同采用作为国家标准 GB/T 16432-1996;②1998 年版(第 2 版):颁布国际标准 ISO 9999:1992,标准名称为《残疾人辅助器具——分类》;③2002 年版(第 3 版):颁布国际标准 ISO 9999:2002,标准名称为《残疾人辅助器具——分类、术语》,2004 年被我国等同采用作为国家标准 GB/T 16432-2004;④2007 年版(第 4 版):颁布国际标准 ISO 9999:2007,标准名称为《功能障碍者辅助器具——分类和术语》(assistive products for persons with disability—classification and terminology);⑤2011 年版(第 5 版):颁布国际标准 ISO 9999:2011,标准名称为《功能障碍者辅助器具—分类和术语》(assistive products for persons with disability—classification and terminology),2016 年我国将之等同采用为国家标准 GB/T 16432-2016 予以颁布实施;⑥2016 年版(第 6 版):颁布国际标准 ISO 9999:2016,标准名称为《功能障碍者辅助产品—分类和术语》(Assistive Products for Persons with Disability—Classification and Terminology),将 815 种辅助产品分为 12 个主类、132 个次类和 801 个支类,每种辅助产品都有 6 位数字代码,前两位数代表主类,中间两位数代表次类,最后两位数代表支类,见表 3-9-2。

(四) 特色

1. 特异性 因人而异,如都是小腿截肢,但安装的膝下假肢,其形状、尺寸、结构和类型等都不可

表 3-9-2　ISO 9999：2016 辅助产品主类、次类和支类的数量

主类编码	主类名称	次类与支类
04	测量、支持、训练或替代身体功能的辅助产品	17 个次类和 64 个支类
05	教育和技能训练辅助产品	11 个次类和 51 个支类
06	支撑神经肌肉骨骼或有关运动功能而附加到身体的辅助产品（矫形器）和替代解剖结构而附加到身体的辅助产品（假肢）	8 个次类和 110 个支类
09	自理活动和自我参与的辅助产品	19 个次类和 130 个支类
12	为活动和参与的个人移动及转移辅助产品	16 个次类和 105 个支类
15	家务活动和参与家庭生活的辅助产品	6 个次类和 50 个支类
18	在室内和室外人造环境里支持活动的家具、固定装置和其他辅助产品	12 个次类和 76 个支类
22	沟通和信息管理辅助产品	14 个次类和 92 个支类
24	控制、携带、移动和操作物体及器具的辅助产品	9 个次类和 40 个支类
27	用于控制、调整或测量物质环境元件的辅助产品	2 个次类和 17 个支类
28	工作活动和参与就业的辅助产品	9 个次类和 42 个支类
30	娱乐和休闲辅助产品	9 个次类和 24 个支类

能一样。不仅因为残疾状况不可能相同，而且其对假肢的要求也不可能相同，要考虑他的生活、工作、环境、经济条件等。可见特异性即个性化是辅助器具的最主要特色，而且多数辅助器具是个人使用，有的甚至伴随残疾人一生。

2. **广泛性**　人人需要，在人类的群体中，除健全人外的 3 个群体——伤病患者、功能障碍者、残疾人和老年人都需要辅助器具来克服障碍。此外，人人都可能得病或受伤成为功能障碍者，而人人都必然进入老年。说明人人迟早都要用辅助器具。

3. **多样性**　品种繁多，正因为辅助器具的个性化和人群广，导致品种繁多。国际标准 ISO 9999 从 1992 年的第 1 版到 2011 年第 5 版，辅助器具的种类从 622 种增加到 794 种，2016 年发布的第 6 版已增加到 815 种。

4. **及时性**　越早越好，早发现、早介入、早使用、效果好。功能障碍者在医疗康复期就应该介入辅助器具，早使用可减缓残疾进一步加重，起到防范二次伤害的作用，并促进心理和生理康复。如发现听觉障碍需要助听器时，或视觉障碍需要助视器时，越早佩戴越好；截肢者最好是在手术台上就安装即时假肢；矫形器更如此，如对各种畸形（偏瘫足下垂、X 形腿、O 形腿、脊柱侧弯等）的矫正式

矫形器和骨折的固定式矫形器都是越早越好。特别对儿童和新残疾者（残疾在 6 个月以内）为优先选用。

5. **适配性**　适用为主，Pupulin 博士提出了著名的辅助器具 3A 特色，即适用技术（appropriate technology）、适用思路（appropriate thinking）和适用质量（appropriate quality）。对辅助器具而言，其技术、思路、质量都不是越高越好，而是要适用，讲究实际，解决残疾人的实际问题。目前国际上最大的辅具数据库是美国 ABLEDATA，2015 年在互联网详细介绍近 4 万种辅具。在 ISO 9999 列出的全部辅具，约 5% 为高技术产品，绝大多数辅具都是一般技术，为多数人需要的普通型辅具。但一定要适配，例如配眼镜是人所共知的，但配辅具一般人不清楚，才导致一些辅具的弃用。

二、儿童下肢功能障碍与辅助器具的应用

（一）儿童的下肢变形

下肢的主要变形有关节变形和骨变形，可以通过外观检查或 X 线片来判断，如 X 形腿、O 形腿和膝反张（图 3-9-1）等。导致儿童下肢变形的病因很多，如先天性肢体畸形和肌肉骨关节损伤、脑瘫、脊髓灰质炎后遗症等。下肢的主要变形有：

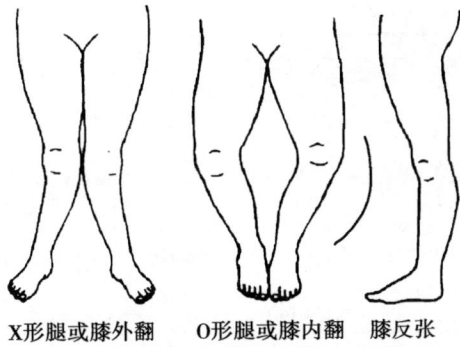

X形腿或膝外翻　　O形腿或膝内翻　　膝反张

图 3-9-1　下肢的主要变形

1. 髋关节　内收和内旋变形(剪刀步态)，外展、内收、屈曲、内旋、外旋变形。

2. 膝关节　屈曲变形、伸展变形(膝反张)、膝外翻、膝内翻、内旋变形、外旋变形。

3. 踝关节　屈曲变形、伸展变形、关节不稳定等。

4. 骨变形　胫骨内翻、胫骨外旋、胫骨内旋，以及长短脚等。

5. 足变形　静力性扁平足、先天性的马蹄内翻足、足内翻、足外翻、尖足等(图 3-9-2)。当足部发生变形时需同时检查踝、膝、髋的情况，且要进行整体分析，才能制订好的矫形方案。

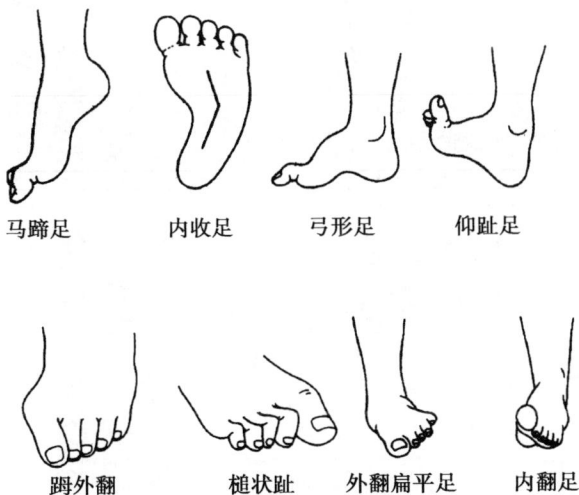

马蹄足　　内收足　　弓形足　　仰趾足

蹈外翻　　槌状趾　　外翻扁平足　　内翻足

图 3-9-2　各种畸形足

异常足的种类很多，Ronald 综述了人类足类型并提出了新的足类型分类方法。先将"前足对后足"的位置关系分为：①外翻的前足；②垂直的前足；③内翻的前足。再将"后足对地面"的位置

关系分为：内翻、垂直、外翻，然后综合构成矩阵关系(图 3-9-3)。可见有 9 种组合关系为：1 型，内翻跟骨，前足外翻；2 型，内翻跟骨，前足垂直；3 型，内翻跟骨，前足内翻；4 型，垂直跟骨，前足外翻；5 型，垂直跟骨，前足垂直；6 型，垂直跟骨，前足内翻；7 型，外翻跟骨，前足外翻；8 型，外翻跟骨，前足垂直；9 型，外翻跟骨，前足内翻。

其中 1 型为硬高弓足，9 型为软平足，只有第 5 型，即垂直跟骨和前足垂直，才被认为是"正常足"，其余 8 种均为异常足。

	前足		
	外翻	垂直	内翻
内翻	1	2	3
后足 垂直	4	5	6
外翻	7	8	9

图 3-9-3　Ronald 足分类法

参照 Ronald 的分类法，我们对儿童常见异常足的形态进行观察后，将儿童常见的异常足类型分为：

前足异常：内翻、外翻、内收、外展。

中足异常：平足、高弓足。

后足异常：跟内翻、跟外翻。

全足异常：马蹄内翻足、尖足，以及 O 形腿和 X 形腿造成的异常足等。

(二) 儿童的下肢截肢

包括(半)骨盆截肢、髋关节离断、大腿截肢、膝关节截肢、小腿截肢、赛姆截肢和足部截肢。

(三) 儿童下肢辅助器具的应用

对儿童下肢畸形的治疗，新生儿期、幼儿期以保守疗法为主，手术治疗为辅。在保守疗法中有徒手矫正法、石膏矫形法、夹板法和辅助器具等都有一定疗效。而个人用辅助器具又分为补偿类和代偿类，其中补偿下肢行走功能的辅具有：矫形器和

补高鞋、助行器、拐杖和手杖；代偿下肢行走功能的辅具主要是轮椅。现分述如下：

1. 下肢矫形器　矫形器用于治疗下肢畸形的原理是因为它能控制下肢关节于功能位、保护弛缓性瘫痪肌肉和减少肌肉痉挛，且能预防、矫正由于关节运动和肌力不平衡等引起的关节畸形，并促进肌肉运动功能的恢复，以及改善站立和步行的功能。由于矫形器具有设计的多样化及便于动态调整等特点，更显现出独特的优越性。

（1）下肢矫形器的分类和设计原理包括以下几方面：

1）下肢矫形器分类：首先按下肢的部位分类（表3-9-3，图3-9-4）。其次再根据变形情况及治疗目的或功能作用来设计不同的矫形器。其主要品种有：矫正式矫形器、固定式矫形器、补偿式矫形器、免荷式矫形器和夜间式矫形器。在以上治疗目的分类下，再考虑用什么材料、什么结构来实现这些作用，以达到目的。为此又可分为单侧支条式或双侧支条式矫形器、塑料矫形器、塑料和支条组件式矫形器。

2）下肢矫形器的设计原理：①矫正式矫形器：主要是针对生长期的儿童及青少年，通过下肢生物力学的分析，运用三点受力原理，防止肌肉的静态挛缩和另一侧肌肉的生理性延长，从而达到预防畸形和矫正畸形的作用；②固定式矫形器：保护衰弱或疼痛的运动骨骼，限制运动范围，以及牵引、锁定和固定在所需要的位置；③补偿式矫形器：根据下肢的短缩或变形，用不同的材料、结构去补偿，使下肢的受力尽可能均衡，减少因下肢短缩或变形带来的其他问题；④免荷式矫形器：由于在有关节疾病或骨折等疾病时，还要负重走路，这时就需要设计一种能让肢体免荷或部分免荷的矫形器，使之减轻轴向承载；⑤夜间式矫形器：主要适用于儿童变形的肢体夜间的被动矫正。

3）下肢矫形器的适配与对线：①矫形器的足底部与地面平行；②人体的生理关节与矫形器的机构关节轴（铰链轴）一致；③装配好的矫形器各铰链轴应保持水平；④身体的外轮廓线和矫形器的曲线相吻合。

表3-9-3　下肢矫形器按装配部位分类表

中文名称	英文缩写	解释
矫形器	FO	用于全部或部分足的矫形器
踝足矫形器	AFO	用于踝关节及足的矫形器
膝矫形器	KO	用于膝关节的矫形器
膝踝足矫形器	KAFO	用于膝关节、踝关节及足的矫形器
髋矫形器	HO	用于髋关节的矫形器
髋膝矫形器	HKO	用于髋关节及膝关节的矫形器
髋膝踝足矫形器	HKAFO	用于髋关节、膝关节、踝关节及足的矫形器

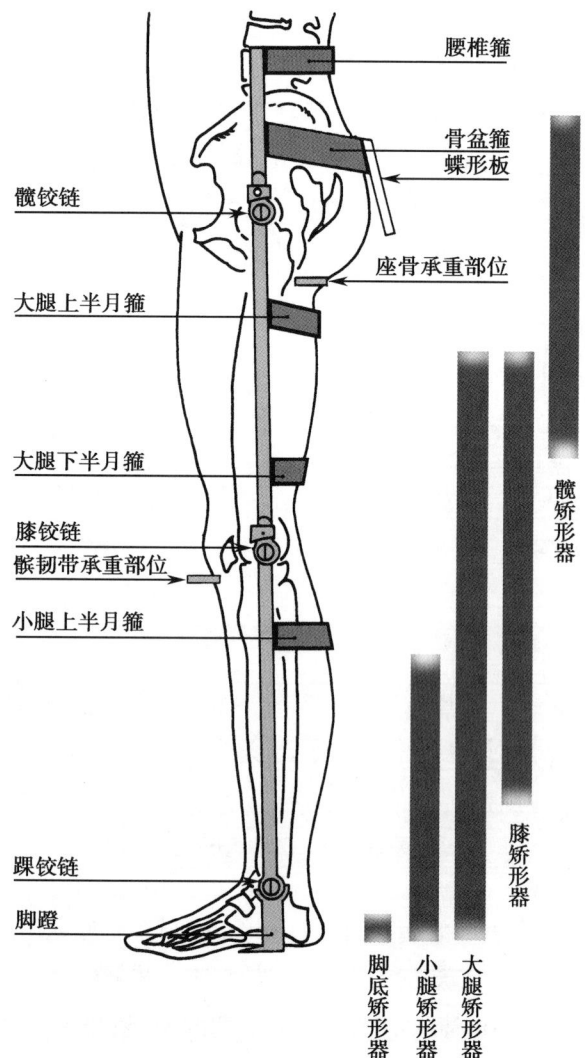

图3-9-4　下肢矫形器的分类及各部位名称

（2）髋部矫形器（HO）与适应证：

1）髋脱位矫形器（图3-9-5）：①作用：将两髋长期保持在蛙式位，保证股骨头复位，使髋臼后上缘和股骨头正常发育，达到关节稳定。属固定式矫形器。②设计：根据儿童的年龄，髋关节保持100°~110°的屈曲、外展70°位或蛙式位（即髋外展屈曲90°）。③适应证：髋臼发育不良、髋关节脱位、半脱位。8个月以内的婴儿适用于巴甫立克肩吊带（图3-9-5A），3岁以下的幼儿适用于蛙式架（图3-9-5B）。

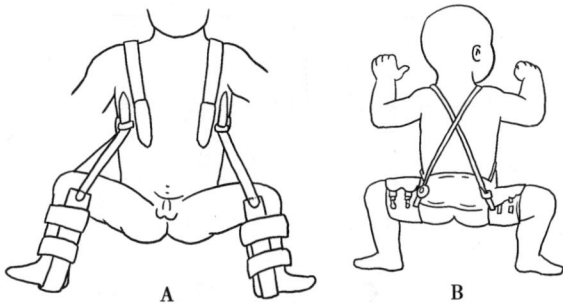

图3-9-5 髋脱位矫形器

2）下肢旋转矫形器（图3-9-6）：①作用：利用弹力带矫正下肢的内旋或外旋畸形，但不妨碍髋关节的屈、伸、内收、外展，膝关节和踝关节的屈、伸以及距下关节的内外翻活动。②设计：一种设计是用弹力带制成，另一种是用弹性钢丝制成，其上端与骨盆带相连，下端与鞋相连。③适应证：轻度痉挛型的脑瘫儿童，矫正站立、步行中下肢内旋畸形。一般适用于10岁以下的儿童。

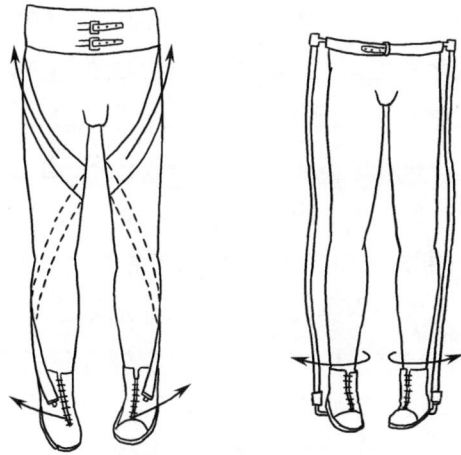

图3-9-6 下肢旋转矫形器

3）股骨头缺血性坏死矫形器（图3-9-7）：①作用：利用坐骨承重来免除股骨头的承重，缓解髋部疼痛，解除软组织痉挛，避免股骨头在承重中塌陷、变形。②设计：坐骨承重、髋关节保持在外展内旋位，尽量使股骨头能包容在无病变的髋臼中。髋关节的外展角应根据股骨颈颈干角的大小和骨骺板的倾斜度而定。一般以髋关节外展35°~55°、内旋5°~10°为宜。③适应证：儿童股骨头缺血性坏死症早期。

（3）髋膝踝足矫形器（HKAFO）：

1）交替迈步矫形器：①作用：当患者扶双拐或助行器使躯干的一侧后倾时，通过牵引索，使另一侧髋关节屈曲，从而使患者能交替迈步行走。②设计：矫形器由一对HKAFO、连接HKAFO的硬骨盆带和胸托组成，双侧髋铰链仅能屈伸且用两条带套管的牵引索相连。利用身体躯干的后倾带动一

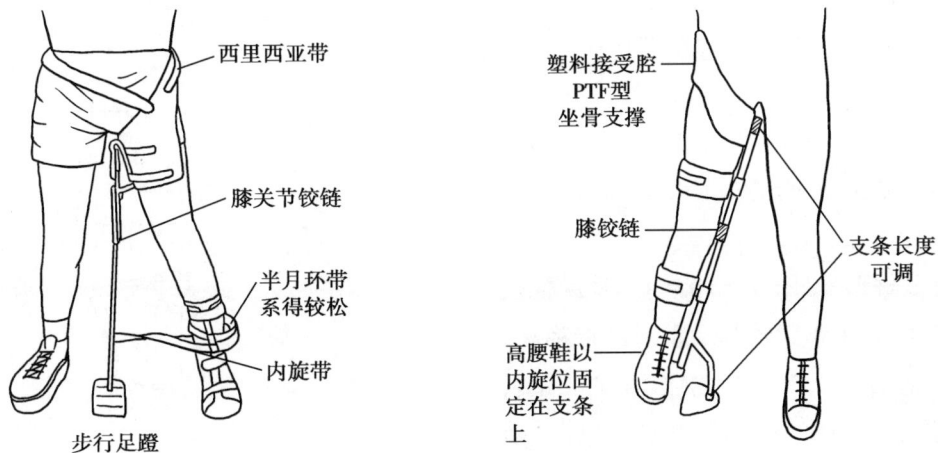

西里西亚带

膝关节铰链

半月环带系得较松

内旋带

步行足蹬

塑料接受腔PTF型坐骨支撑

膝铰链

支条长度可调

高腰鞋以内旋位固定在支条上

图3-9-7 股骨头缺血性坏死矫形器

侧髋关节的后伸。③适应证：辅助脊髓脊膜膨出症儿童及外伤性截瘫、多发性硬化症、肌营养不良患者实现功能性步行。

2）步行式矫形器（图 3-9-8）：①作用：通过装在大腿内侧的装置，借助于躯干的前倾和下肢的惯性使下肢向前摆动，从而实现步行。②功能特点：优点是髋关节装于大腿内侧，没有笨重的骨盆装置，不但重量轻，而且外观类似双侧 KAFO，外观好，容易穿脱。其缺点是髋关节轴心的位置与髋关节的生理轴心位置不相吻合；步行中髋关节缺少旋转运动。③适应证：适用于胸腰段脊柱裂、脊髓损伤 T_{10} 以下的截瘫患者。④禁忌证：躯干和下肢对线不良，姿势不良，脊柱和髋膝踝关节有固定的屈曲畸形。腰段脊柱后伸、侧屈功能不良。躯干上部和双上肢肌力不足。

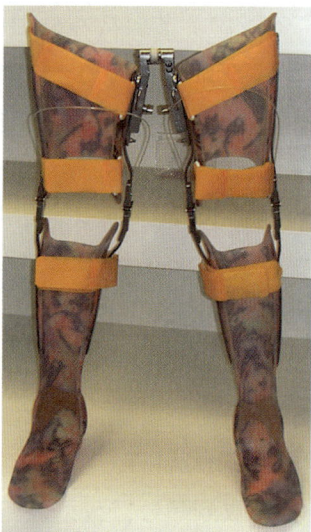

图 3-9-8 步行式矫形器

（4）膝部矫形器（KO）：

1）固定式膝矫形器（图 3-9-9）：①作用：支撑或保护膝关节，保持关节的稳定性；②设计：用双侧带铰链的支条与小腿固定圈制成，限制运动的范围；③适应证：膝关节炎、膝关节韧带损伤、膝骨折、膝关节不稳定者。

2）治疗用膝矫形器（图 3-9-10）：①作用：根据膝关节的各种疾病，主要起控制运动或助伸运动；②设计：通常设计为每 15° 可调且能控制的锁紧装置，根据治疗要求而调整使用；③适应证：膝关节损伤，膝关节术后。

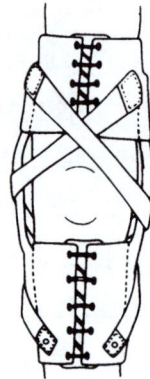

图 3-9-9 固定式膝矫形器

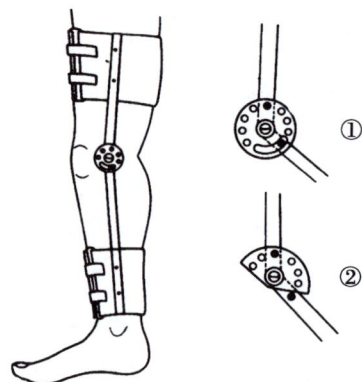

图 3-9-10 治疗用膝矫形器

（5）膝踝足矫形器（KAFO）：

1）矫正式矫形器（图 3-9-11）：①作用：利用单侧支条施力，矫正膝内、外翻的角度；②设计：运用三点受力原理，在膝关节一侧设计单侧支条，形成内 - 外侧三点受力达到矫正的目的；③适应证：膝内翻、膝外翻的患者；④检查参数：对于膝内翻患者需测量两髁间距，对于膝外翻患者需测量踝间距，进行矫正前后的对比。

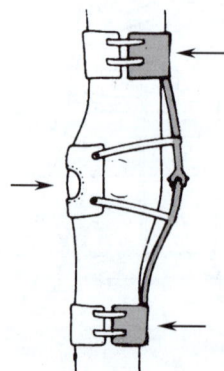

图 3-9-11 矫正式矫形器

2）膝关节带锁式矫形器（图 3-9-12）：①作用：用于稳定膝踝关节,改善站立步行功能；②设计：用双侧支条结构起辅助支撑作用,减轻下肢的受力；③适应证：脑卒中引起的偏瘫,脊髓损伤后的截瘫,脊髓灰质炎后遗症、肌营养不良、脊柱裂等原因引起的下肢肌肉广泛无力,先天性和后天性的骨骼畸形。

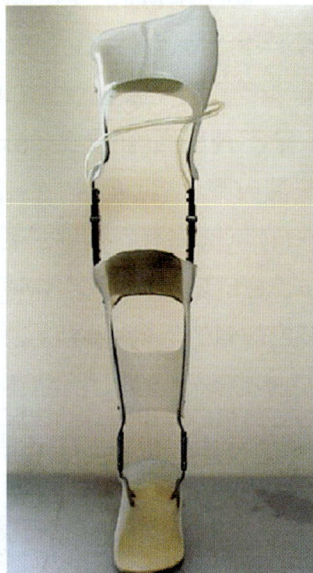

图 3-9-12　膝关节带锁式矫形器

3）固定式矫形器（图 3-9-13）：①作用：控制距下关节内外翻,踝关节背屈、跖屈止动,膝关节内、外侧稳定,膝关节过伸或矫正膝关节内、外翻。②设计：可根据不同的功能障碍来设计,符合人体生理结构、力学对线等特点；采用全聚乙烯材料,具有良好的伏贴性,材质轻,易清洁,穿脱方便。③适应证：下肢肌无力,膝关节不稳定,膝关节过伸,膝关节内、外翻患者。常用于儿童下肢的夜间被动矫正。

（6）踝足矫形器（AFO）与适应证：踝足矫形器主要根据踝关节的作用分为两大类别,一种是动踝,另一种是静踝。所用材料又有金属支条式或全塑料式踝足矫形器,塑料式矫形器又分为桡性踝和硬踝。塑料式矫形器由于重量轻、全接触性好,现在越来越得到广泛的应用。

1）后侧弹性塑料 AFO（图 3-9-14）：①作用：在步行摆动相矫正垂足,而又不妨碍踝关节背屈。

②设计：热塑板裁剪时保留其腿部后支条式形式,其后壳体在踝部变窄,使踝关节能背屈,但在足跟着地后能限制踝关节跖屈。属桡性踝足矫形器。③适应证：脊髓灰质炎后遗症、垂足且无内翻变形、马蹄足。

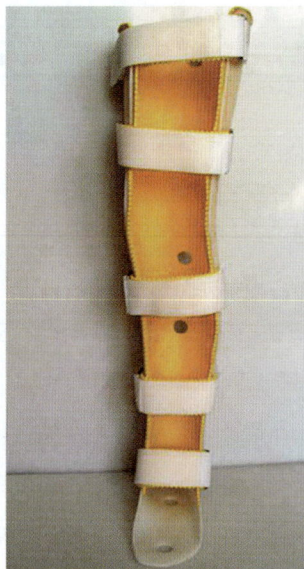

图 3-9-13　固定式矫形器

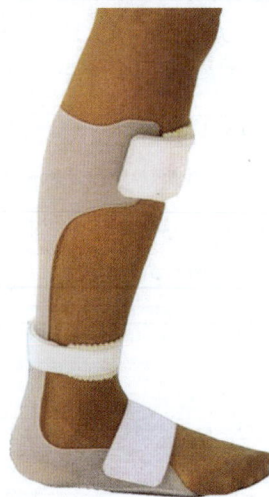

图 3-9-14　后侧弹性塑料 AFO

2）硬踝塑料 AFO（图 3-9-15）：①作用：控制踝关节的跖屈和背屈及足距下关节的内外翻运动。②设计：在其足托、踝部、后侧壳板都加宽,将踝关节比较可靠地固定在某种预定的位置。具有四组三点压力系统,使变形得到控制。③适应证：脑瘫（轻度痉挛型）、截瘫、脊髓侧索硬化、其他各类神经损伤、脊髓灰质炎后遗症、肌肉萎缩、类风湿性关节炎、脊柱裂(L_1~L_4)、跟腱挛缩、跟腱断裂、踝关节骨折、马蹄足、马蹄内翻足、马蹄外翻足。

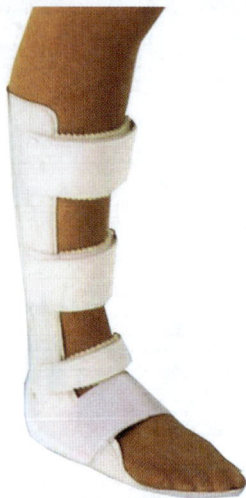

图 3-9-15 硬踝塑料 AFO

3)带踝关节铰链的塑料 AFO(图 3-9-16):根据其踝关节的基本功能而设计的各种踝关节铰链,供临床选用:①跖屈止动:可以控制足的内外翻、踝关节的跖屈,但不限制踝关节的背屈运动(图 3-9-16F)。这个功能应用最多,常用于预防和矫正马蹄畸形和改善垂足步态。②跖屈、背屈自由运动:如图 3-9-16A、B、C、E 所示,只控制足内外翻;用于预防和矫正足的内外翻畸形。③背屈止动:可以控制足的内外翻、踝关节的背屈运动。常用于改进跟足步态(图 3-9-16D)。④背屈助动、跖屈阻动:图 3-9-16 中的各种铰链附加弹力带提供助力或阻力,需根据治疗要求来选择。

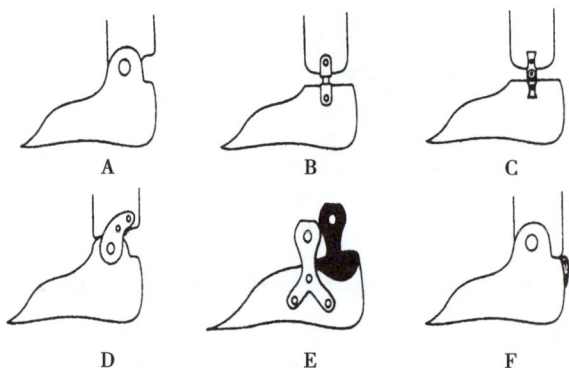

图 3-9-16 带踝关节铰链的塑料 AFO

(7)足部矫形器:

1)足部矫形器种类与作用:①足部矫形器通常有矫形垫、足弓托及矫形鞋三大类。矫形垫可根据足病的部位而分类:可分为前足垫、中足垫、后足垫、全足垫。足弓托可分为:硬性足弓托、桡性足弓托;矫形鞋可分为前掌调整型、后掌调整型、鞋帮调整型。②足部矫形器按其作用有两种分类:一种是矫正式矫形器,其作用是预防、矫正畸形;另一种是支撑补偿式矫形器,其作用是尽可能地均分压力,补偿已僵硬的变形,减轻迈步时的非正常步态及疼痛。

2)足部矫形器与适应证:

A. 前足矫形垫:前足常见问题:踇外翻、踇趾僵硬、籽骨炎、趾间神经瘤、跖骨痛、小趾囊炎、爪形指、锤状指、前足内翻、前足外翻。设计:主要考虑预防变形来进行设计,如有疼痛则主要考虑减轻压力,用挖空方式减压或垫跖骨头后缘减轻压力。前足内外翻则多用塑料矫形器。矫形器种类有:踇外翻矫形器(图 3-9-17)、跖骨垫(图 3-9-18)、锤状指垫(图 3-9-19)。

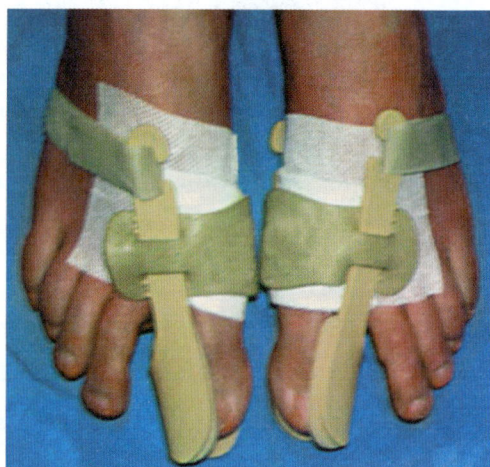

图 3-9-17 踇外翻矫形器

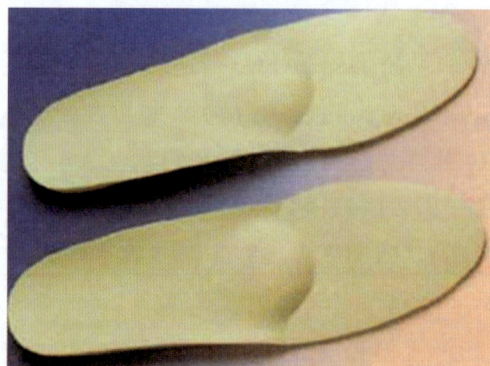

图 3-9-18 跖骨垫

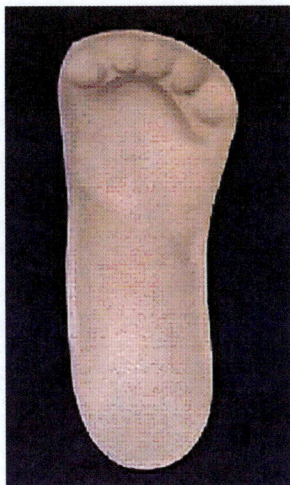

图 3-9-19　锤状指垫

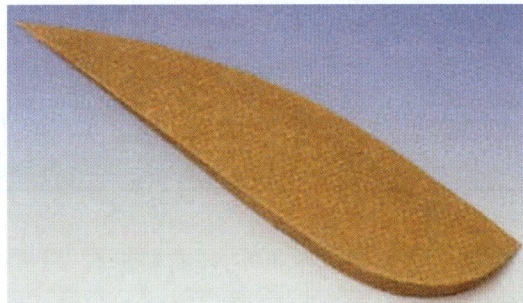

图 3-9-21　楔形垫

B. 中足矫形器:中足常见的问题:扁平足(又分为柔软型、僵硬型;后天性、先天性)、高弓足。设计与矫形器:如是柔软型扁平足则用足弓托进行支撑与矫正。如是僵硬型则只能用软性材料做支撑。高弓足也是用软性材料做补偿。如舟骨垫(图 3-9-20)。

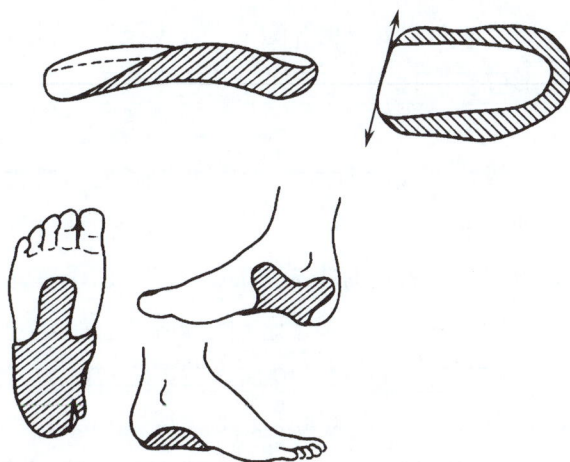

第1MP关节

第1MP关节　　后跟中心

图 3-9-20　舟骨垫

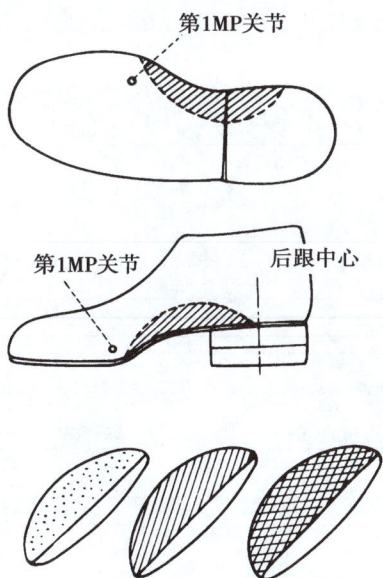

图 3-9-22　足弓托

C. 后足矫形器:后足常见问题:跟骨痛、骨刺、足底筋膜炎、后跟内翻、后跟外翻。设计与矫形器:跟骨痛垫;骨刺则将痛点处挖空,免压形成后足垫;而跟内外翻则可用楔形垫(图 3-9-21)。足跟外翻或内翻除楔形垫外侧多用塑料矫形器制成的足弓托,如图 3-9-22 所示。

值得一提的是,对儿童畸形足的矫正,目前常用的手法训练是必要的,但一般手法训练时,往往是在足部并不负重时活动关节及增加肌力,而在训练结束后,外力消失。当儿童再活动使足部负重时,则原来非正常的受力状态又恢复了,说明手法矫正是间歇式矫正,即手法过程中有效,手法结束时效果减弱,以致结果事倍功半。但穿戴矫形器就不同,儿童是在承重状态下通过矫形器来改变原来非正常的承重部位和承重力线,由于长期穿戴,形成连续式矫正。此外,负重状态下的足底应力可以刺激足底肌肉的发育,有利于足部畸形的矫正。因此通过矫形器来防止步行中出现的痉挛性尖足、改善步态和步行功能都是有效的。我们的观察表明,儿童在穿戴矫形器一段时间后,即使脱下矫形器,也不会恢复到原来的畸形状态。这是其他保守疗法无法替代的。另外,在穿戴矫形器的过程中由于关节、肌肉活动受限,易产生某些肌肉的肌力减弱,因此在穿戴过程中要定时脱下矫形器进行手法训练和主动肌力训练。两者有机地结合是取得疗效的重要因素。由于儿童肌肉和骨骼的可塑性，因此对6岁以下儿童下肢畸形采用矫形器矫正，效果明显。

2. 儿童矫形鞋 儿童畸形足需要及早矫正，除上述介绍的下肢矫形器外，还有矫形鞋。顾名思义，除有一般鞋子的支撑身体、保护和保暖足部的功能外，还具有矫形器的功能，即预防、控制和矫正足部畸形。儿童穿矫形鞋的作用有3个：其一是为有畸形足的儿童提供更好的步行能力；其二是用特殊矫形鞋来取代踝足矫形器；其三是改善外观，使儿童喜欢穿。

一般鞋由鞋底和鞋帮组成，通常还加上后跟。鞋帮即鞋的上部分，由前面的鞋面、接着的鞋口以及后帮组成。鞋的种类繁多，分类方法也很多，如按季节分有夏季的凉鞋、冬季的保暖鞋、春秋季的单鞋；按材料分有皮鞋、布鞋、人造革鞋；按结构分有浅帮鞋（包括高跟鞋）、系鞋带浅帮鞋（又名牛津鞋）、靴、凉鞋、满头后空鞋（包括拖鞋）、木屐、包底鞋等五花八门。

矫形鞋的分类，可以按材料、结构、功能等不同方法来分类。这里简单介绍一下2011年发布的第5版国际标准ISO 9999中有关矫形鞋的分类产品。矫形鞋的分类编码为06 33，按其功能不同可以分为以下10种：

（1）预防畸形矫形鞋：分类编码06 33 04，针对2~3岁婴幼儿，足弓尚未形成，为预防可能出现的畸形如平足，可以穿预防畸形的矫形鞋。例如某品牌婴幼儿健康鞋，其特点是有一个坚硬的后跟杯，能稳定足踝关节，并进一步控制后足外翻。此外，鞋内有温和足弓垫，能承托足弓，促进足部正常发育，预防畸形。

（2）减轻畸形矫形鞋：分类编码06 33 05，针对有轻度功能性扁平足、内八字或外八字的儿童，可以使用减轻畸形的矫形鞋。如图3-9-23所示为一种儿童矫形鞋，利用三点压力矫正足部内翻畸形，结构特点是矫形鞋反楦设计或直楦设计，鞋为硬性鞋底、鞋帮，鞋面为敞开式，便于穿脱和系鞋带。可

用于减轻前足的内翻或外翻以及后足跟内翻或跟外翻。

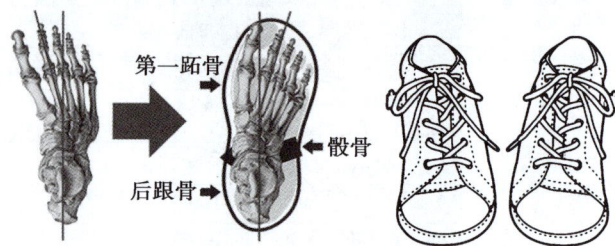

图3-9-23 减少畸形矫形鞋

（3）控制畸形矫形鞋：分类编码06 33 07，针对已有结构性畸形足的儿童，为维持现有的畸形状况，可根据畸形足取型，制作鞋楦，再制作矫形鞋。用于防止畸形进一步加重。

（4）限制踝和足部各关节活动范围的矫形鞋：分类编码06 33 12（图3-9-24），为一种儿童矫形鞋，其结构为硬性踝足矫形器插入矫形鞋内构成。且鞋为硬性鞋底，硬性后帮，可限制踝关节的距背屈活动范围及距下关节的内外翻。鞋口为敞开式，便于穿脱和系鞋带。

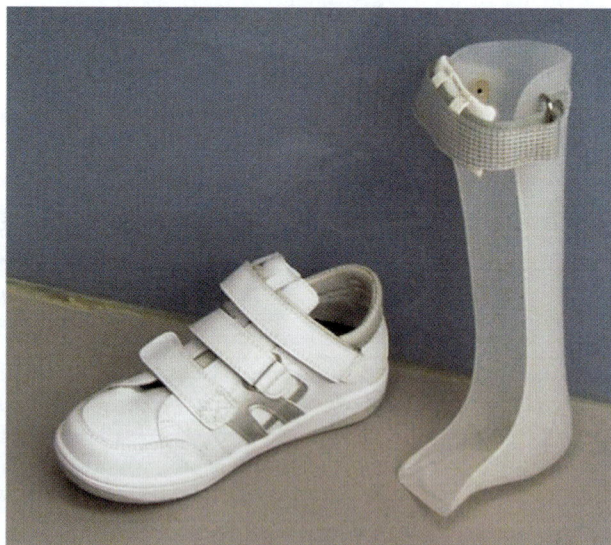

图3-9-24 限制关节活动的矫形鞋

（5）增加踝和足部各关节活动范围的矫形鞋：分类编码06 33 15（图3-9-25），为一种儿童矫形鞋，其结构为动踝踝足矫形器插入矫形鞋内构成。且鞋为硬性鞋底、硬性后帮，可增加踝关节活动范围。鞋口为敞开式，便于穿脱和系鞋带。

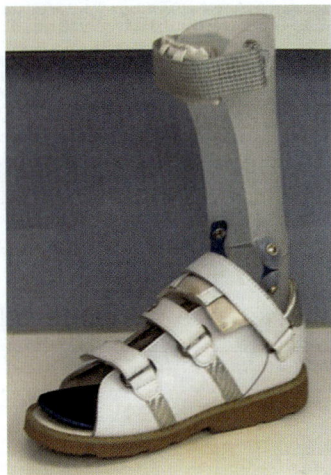

图 3-9-25　增加关节活动的矫形鞋

(6) 补充腿和足高度的矫形鞋：分类编码 06 33 18，针对双下肢不等长的儿童，需采用补高矫形鞋来矫正，否则会导致脊柱侧弯，从而会引起其他许多功能障碍。如某品牌补高矫形鞋，属于定制鞋，需先准确测量高度差后才能定制。

(7) 改善腿和足形状矫形鞋：分类编码 06 33 21，针对轻度的膝内翻(O 形腿)和膝外翻(X 形腿)儿童，可以通过定制楔形矫形鞋垫与矫形鞋配合使用，来改善儿童负重或行走时的异常力线。如 O 形腿可采用外侧垫高的矫形鞋垫，X 形腿则为内侧垫高的矫形鞋垫，与矫形鞋配合使用。

(8) 补偿肌肉活动差的矫形鞋：分类编码 06 33 24，例如胫前肌无力(足下垂)的儿童，可采用桡性踝足矫形器(图 3-9-26)固定于鞋内构成的矫形鞋。使儿童行走时补偿胫前肌的提足动作，增强行走稳定性，防止跌倒损伤。

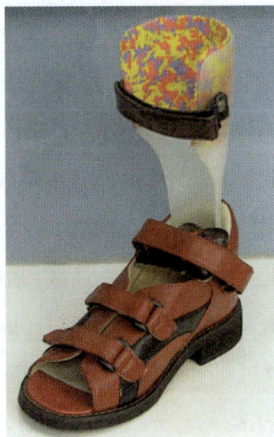

图 3-9-26　补偿肌肉活动差的矫形鞋

(9) 控制肌肉活动过度影响的矫形鞋(分类编码 06 33 27)：例如趾长、短屈肌活动过度导致高弓足、爪状趾的儿童，需要根据肌肉活动过度的情况来定制鞋楦，然后再制作矫形鞋。

(10) 减少或分散软组织负荷的矫形鞋(分类编码 06 33 30)：针对足底局部压力过大的儿童，可以采用分散足底局部压力的矫形鞋垫与矫形鞋配合使用，使足部均匀受力，减少因局部压力过大造成的足部损伤。

3. 助行架　包括以下几种类型：

(1) 框式助行架：通常有 4 个与地面接触的支点，因而十分稳固。但由于其面积较大，占用空间较多，在一般居家环境使用会不大方便。另一个缺点是使用者须用双手把握助行架，在使用助行架的同时便不能用手移动或拿取其他物品。包括框式助行架、交叉步进式助行架、助起式助行架。

(2) 轮式助行架：适合体弱或关节变形以致不能提起助行架前行者使用。由于它不及无轮助行架稳固和安全，平衡欠佳者使用时须特别小心。包括双轮、三轮、四轮助行架。

(3) 台式助行架：高度到胸部，装有轮子和前臂支撑架。适合四肢功能障碍且上肢支撑力差者。包括普通台式、臂托平台式、吊带平台式。

(4) 截瘫助行架：由一个能卡住鞋的托板、一对铝支柱、膝挡块、臀托和手柄组成。能通过躯干晃动带动全身运动，进行主动而独立地由坐至站—站立—行走的训练，改善生理功能，提高生活质量。适用于脊髓损伤、脊柱裂、脑瘫、脊髓灰质炎后遗症等。

4. 手杖和拐杖

(1) 手杖：是最简单的助行辅助产品。供握力好、上肢支撑力强者使用。但它不能承受全部身体重量，只是在某种程度上，令使用者有更大的承托基盘，从而改善平衡和减轻关节承受的压力。包括普通手杖、可折叠手杖、三脚 / 四脚手杖(图 3-9-27)、内置紧急警报器的手杖、设有阶梯的手杖、带座手杖。

(2) 普通肘拐：利用前臂和手共同支撑，适合具有上肢能力及平衡较佳者使用(图 3-9-27 左端)，可单手用，也可双手用。前臂环大致可分两款：开放式(半圆形)和密封式(C 形)。

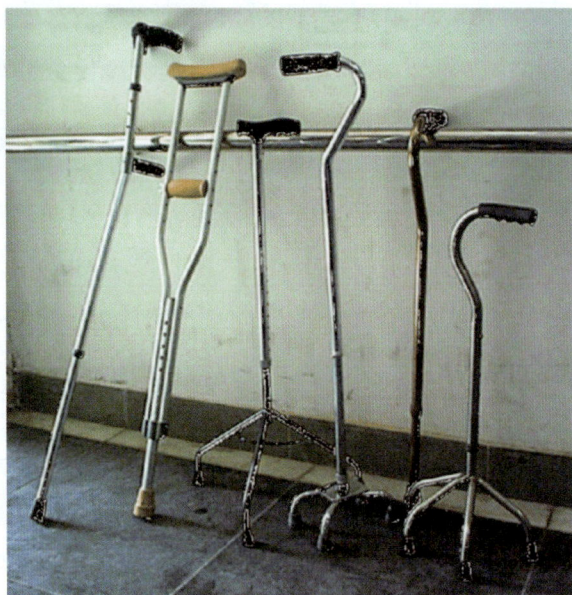

图 3-9-27 手杖和拐杖

（3）前臂支撑拐：利用前臂支撑，适合不能以手部、手腕承受体重者使用。

（4）腋拐：其上半部用于控制躯干稳定，支撑是用手，则上端需距腋下 2~3cm。适合下肢支撑能力差者，可单手用，也可双手用。

5. 普通儿童轮椅 轮椅是行走困难儿童的重要转移工具。常用的是普通手动轮椅，用于辅助双下肢功能障碍，而双上肢有一定驱动轮椅功能者的短距离移动。重度移动障碍者需要电动轮椅。轮椅的座宽、座高和扶手高度都有不同规格，扶手可拆或不可拆，脚踏板有固定高度或可调。选用轮椅时，注意轮椅座位的宽度、深度及高度，脚踏板的高度、背靠的高度与使用者的身体相吻合，并留有一定的空隙。

6. 下肢假肢 是指用于替代整体或者部分下肢的假肢，基本结构由假足、关节、接受腔和悬吊装置等组成。下肢假肢具体包括：①髋离断假肢：包括半骨盆截肢、髋关节离断和大腿截肢（大腿短残肢，残肢长度<30%）；②大腿假肢：大腿截肢，大腿中残肢，残肢长度为 30%~85%；③膝离断假肢：包括大腿截肢（大腿长残肢，残肢长度>85%）、膝关节离断和小腿截肢（小腿短残肢，残肢长度<30%）；④小腿假肢：小腿截肢，小腿中残肢，残肢长度为 30%~80%；⑤赛姆（Syme）假肢：包括 Syme 截肢、

Pirogoff 截肢、踝关节离断和小腿截肢（小腿长残肢，残肢长度>80%）；⑥足部假肢：包括假半脚和假足趾。

三、儿童脊柱功能障碍与辅助器具的应用

（一）儿童脊柱的变形

儿童在生长发育期间会由于各种原因引起脊柱变形（图 3-9-28）：脊柱后凸、腰椎过度前凸及脊柱侧弯（也称为侧弯）。在脊柱侧弯中，如不可能矫正的变形称为结构性侧弯，其他则称为功能性侧弯。只有功能性侧弯才可运用矫正式脊柱矫形器。而结构性侧弯只能设计成固定式矫形器，此矫形器只起支撑作用。此外还有斜颈，导致先天性斜颈主要有两种原因：①由于颈椎发育缺陷所致；②胸锁乳突肌纤维化和短缩所致。有关病因有多种意见，一般认为其病因是胎位不正或颈部姿态异常导致一侧胸锁乳突肌血液循环障碍，肌肉缺血纤维化挛缩。

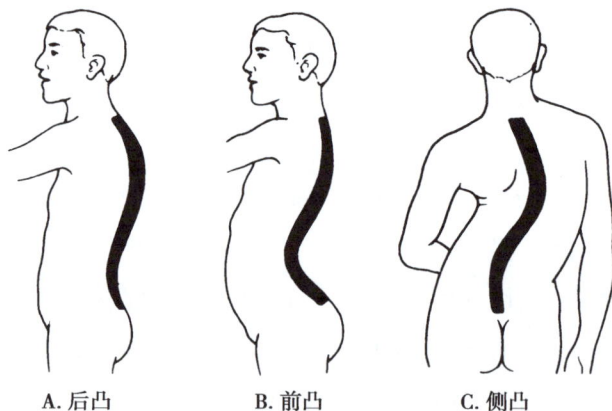

A. 后凸　　　　B. 前凸　　　　C. 侧凸

图 3-9-28 脊柱的弯曲

（二）儿童颅骨及脊柱辅助器具的应用

1. 头颅矫形器

（1）作用：固定保护头颅骨，预防、矫正颅骨畸形。

（2）设计：用热塑板材加温后模塑成型。

（3）适应证：用于 2 岁以内婴幼儿头盖骨先天畸形的矫正，恢复头盖骨的正常生长和形态，以利于大脑正常发育。

2. 脊柱矫形器

（1）脊柱矫形器的分类与设计原理：

1) 脊柱矫形器的分类：首先按脊柱的部位分类（表 3-9-4 和图 3-9-29）。其次再根据脊柱矫形器的作用可大致分为两大类：一类是具有固定性，起保护支撑作用，或提高腹内压以减轻脊柱承载的作用；另一类是具有矫正性，起到矫正畸形和预防畸形的作用。在这两大类的基础上，固定式矫形器还可分为软性和硬性矫形器，硬性矫形器又可分为金属支条式和模塑式。而矫正式矫形器由硬性矫形器制成。

2) 脊柱矫形器的设计原理：脊柱矫形器的设计原理运用了多组三点压力系统。固定式矫形器通过提供支撑、部分免荷、提高腹内压来限制脊柱的屈伸运动，以起到保护作用，多采用周向力。矫正式矫形器则主要采用轴向矫正力来矫直或减少弯曲程度，可用沿脊柱方向产生的牵引力来使侧弯脊柱拉直，或用垂直于脊柱方向的水平压力来使侧弯脊柱压直（图 3-9-30）。还可以用三点扭转及平行移动的矫正方法，如图 3-9-31 所示。至于施力的方向、作用点及大小，要严格根据位置及治疗要求而设定。通常矫正式矫形器主弯的施力点不得高于顶椎处。儿童常用脊柱矫形器分述如下。

表 3-9-4 脊柱矫形器按装配部位分类表

中文名称	英文缩写	解释
颈部矫形器	CO	用于颈椎区域的矫形器，包括寰枢椎
颈胸矫形器	CTO	用于颈椎和胸椎区域的矫形器
颈胸腰骶矫形器	CTLSO	用于颈椎、胸椎、腰椎和骶髂区域的矫形器
胸腰骶矫形器	TLSO	用于全部或部分胸椎、腰椎及骶髂区域的矫形器
腰骶矫形器	LSO	用于腰骶椎的矫形器
骶髂矫形器	SIO	用于全部或部分骶髂区域的矫形器

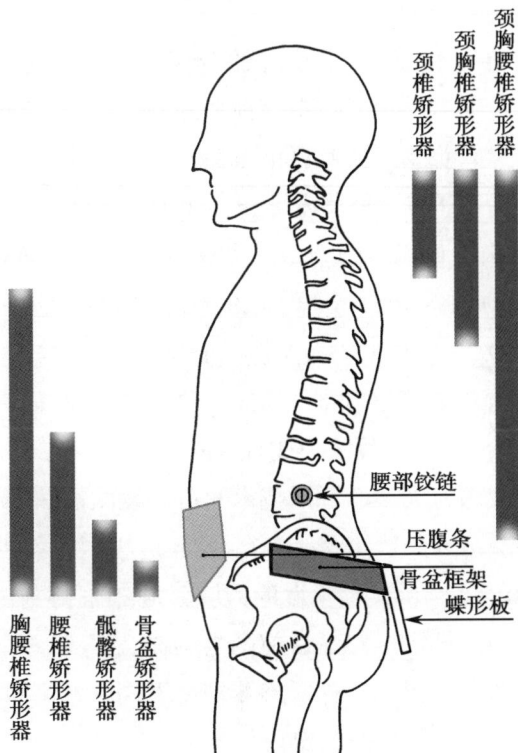

图 3-9-29 躯干矫形器的分类及各部位名称

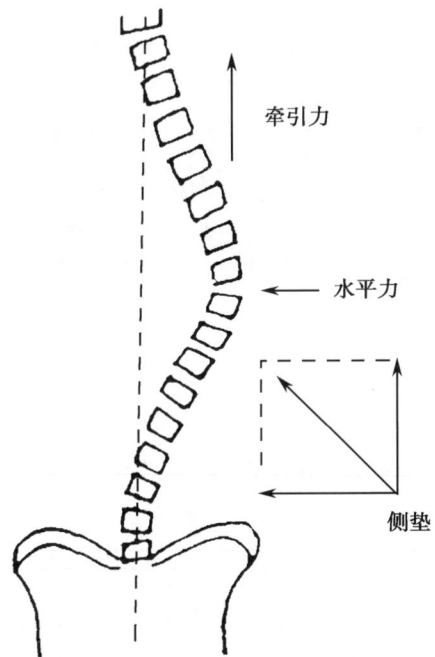

图 3-9-30 矫形原理

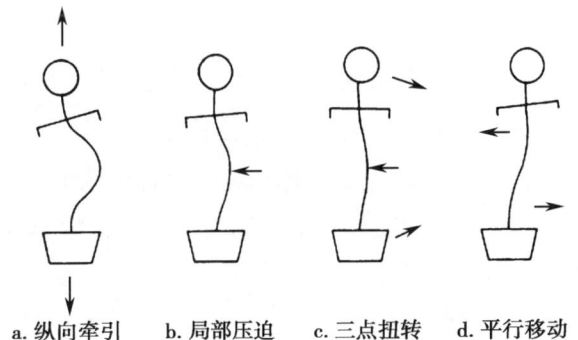

a. 纵向牵引　　b. 局部压迫　　c. 三点扭转　　d. 平行移动

图 3-9-31 脊柱矫形器的矫正方法

(2)斜颈矫形器：

1)矫正式模塑颈胸矫形器：主要由低温热塑板材制作而成，可限制各个方向的颈部运动、减轻头部对颈椎的压力及对胸部起到部分限制，适用于先天性斜颈矫正或术后固定。①作用：将头部固定在中立位，保持4~6周；②设计：采用低温板材，矫形器为一体式，在健侧位开口，特点是矫正效果好，头部矫正位置要准确，相对技术要求较高；③适应证：适用于小儿先天性肌性斜颈或手术后，习惯性斜颈，颈椎发育缺陷所致斜颈。

2)矫正式可调颈胸矫形器：矫正式可调颈胸矫形器，主要由头部固定与胸廓部固定模塑成型并连接及侧方支条和可调铰链组成。以胸廓部为稳定基础，通过调节不同高度和方向来进行逐步矫正到中立位。适用于先天性斜颈。①作用：将头部固定在过往矫正位，保持4~6周；②设计：采用下颌托托住小儿的下颌部位，在下颌托上装有拉带，用于固定小儿头顶部，下颌托靠固定在小儿身上的支承板通过联结件来支承，可调整被矫正的位置及角度；③适应证：适用于小儿先天性斜颈手术后和习惯性斜颈。

(3)脊柱侧弯矫形器：脊柱侧弯是指脊柱在冠状面内偏离枕骨中点至骶骨棘连线的弯曲畸形。根据其病因可分为肌性侧弯、神经性侧弯、姿势性侧弯、先天性侧弯和特发性侧弯等。其中特发性脊柱侧弯较常见，占发病总人数的85%~90%。其中85%为发育期女孩。特发性脊柱侧弯的发病原因尚不明确，总体而言是由于维持脊柱的神经肌肉的力量不平衡引起的。

1)治疗原则：脊柱侧弯治疗的总原则是在青春发育终止前尽可能使用非手术治疗，或者在此前手术就应尽可能地使用非手术方法推迟手术年龄。当采用矫形器治疗时，其目的是控制脊柱畸形的进一步发展，适用于处在生长发育期脊柱柔软的儿童。应考虑的因素有：畸形病因、年龄、骨龄、畸形程度及脊柱柔软度。

2)治疗作用：脊柱侧弯矫形器属于矫正性矫形器，能够控制和矫正侧弯，维持脊柱的生物力学平衡。矫正作用是针对青少年特发性脊柱侧弯引起的畸形，通过改变脊柱节段或整体的生物力学关系，控制脊柱运动，调整关节序列，引导脊柱特别是骨骺的生长发育，达到减轻和消除畸形的目的。其作用是运用生物力学原理的三点力系统，改变脊柱及骨盆、胸廓、肩胛带的力学和运动学的特征。

3)适应证：脊柱侧弯矫形器主要用于侧弯Cobb角<45°，尚处于发育期的青少年特发性脊柱侧弯患者。绝对适应证的度数是Cobb角20°~40°。临床上治疗成年患者或其他原因脊柱侧弯患者，是作为辅助的手段。矫形器适应证方面，波士顿式侧弯矫形器主要适用于腰段、低胸段的侧弯畸形；密尔沃基式矫形器则适用于高胸段、胸颈段的侧弯畸形，即顶椎高于T_7侧弯畸形。腋下式矫形器适用于T_7以下青少年侧弯畸形。

4)禁忌证：①皮肤：躯干皮肤的炎症，过敏反应，皮肤对矫形器材料的过敏反应等；②侧弯：弯曲僵硬，或弯曲节段长度小，导致矫正效果差；③侧弯病理：先天性的脊柱侧弯等往往需要手术治疗，矫形器尽管能防止侧弯加剧，但延误了手术最佳的年龄是不当的。

5)脊柱侧弯矫形器的分类：①带有颈托或上部金属结构，可固定至颈椎的颈胸腰骶矫形器（CTLSO），如密尔沃基（Milwaukee）矫形器（图3-9-32），主要适用于发育期原发性脊柱侧弯、Cobb角20°~50°且颈胸段的青少年患者；②不带颈托，高度只达腋下的胸腰骶矫形器（TLSO），如Boston矫形器（图3-9-33），这类矫形器适用于尚处于发育期的特发性脊柱侧弯、Cobb角<50°、顶椎在下胸椎T_7以下的治疗；③大阪医大式（OMC）：如图3-9-34所示是大阪医科大学的矫形技术人员开发的；④色努式（Cheneau type）：如图3-9-35所示是法国色努博士于20世纪70年代开发的，在近30年来得到广泛的应用。该矫形器是目前国内制作、装配较多的脊柱侧弯矫形器。每种矫形器都有不同的选用原则，主要视患者的情况而定。

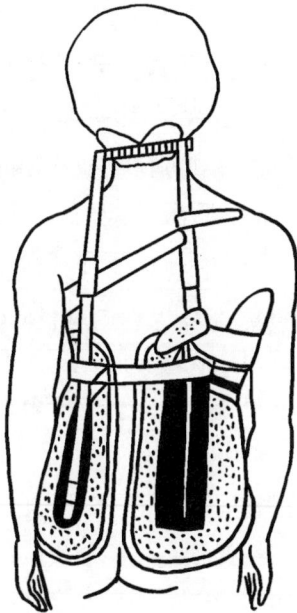

图 3-9-32　密尔沃基脊柱侧弯矫形器

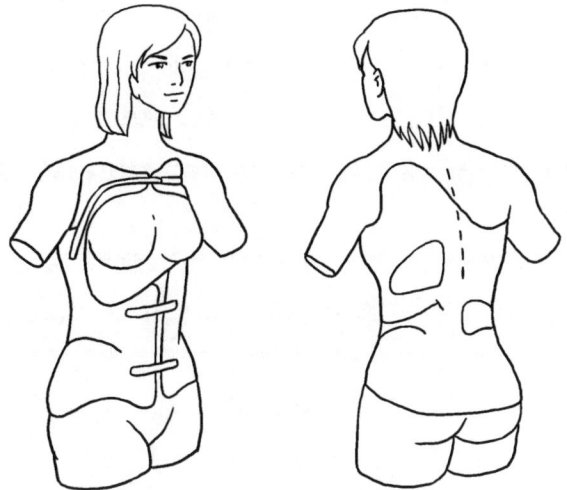

图 3-9-33　波士顿脊柱侧弯矫形器

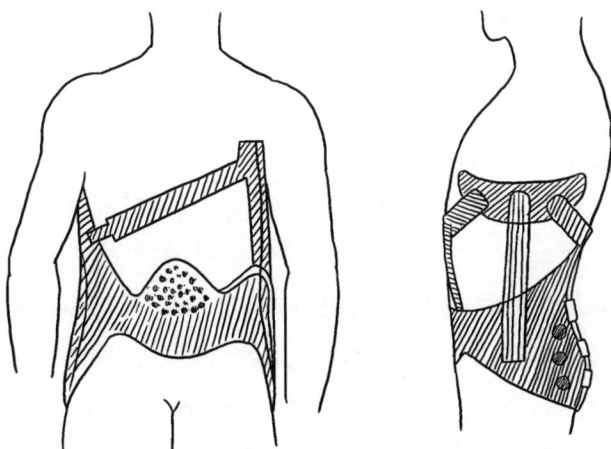

图 3-9-34　大阪医大式脊柱侧弯矫形器

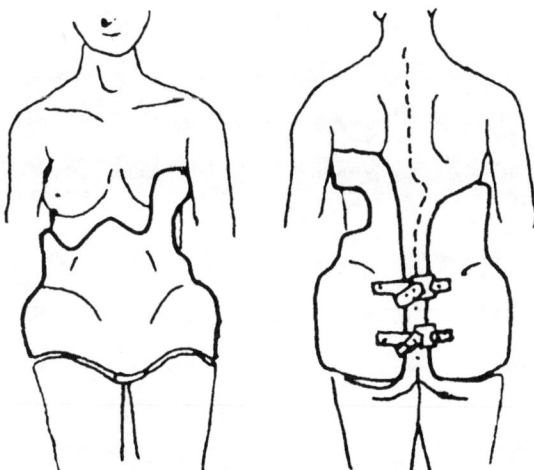

图 3-9-35　色努式脊柱侧弯矫形器

6）设计矫形器时相关因素：全面检查，正确处方；了解影响矫正效果及预后的因素：如首次诊断治疗的年龄、脊柱侧弯的程度、脊柱侧弯的可矫正性；针对严重的侧弯患者，装配术前侧弯矫形器，注重手术与术后矫形器的结合，选择适当的矫形器型式；发挥治疗小组的协同作用。在设计具体矫形器时，还应考虑：①必须符合三点压力原则；②侧方作用力通过向下方倾斜的肋骨传导至脊柱，所以作用点必须在侧弯顶点的下方；③脊柱侧弯矫形器必须包括固定骨盆；④矫形器必须长期穿着，并根据生长情况进行调节；⑤矫形器不应对胸廓、乳房、下颌部分过度压迫。

7）适合性检验方法：①处方要求检查；②矫正效果检查；③压垫位置检查；④呼吸检查；⑤各种体位和日常活动动作检查；⑥适合性检查；⑦矫形器的外观检查；⑧坚固性检查。

8）疗效评定：矫正效果的评定如脊柱侧弯角度、椎体旋转度、顶椎偏离骶骨中线距离、肋骨隆起的高度差、外观的改善等数据的前后对比。

9）矫形器治疗的穿戴时间：①开始时 23h/d；②每 3~4 个月复查一次，治疗 1 年后，若侧弯减少 50% 以上，可逐步开始间歇矫形器治疗，20~21h/d；③一般矫形器治疗宜持续到骨成熟为止；④矫形器治疗配合医疗体操及适宜运动治疗，效果更好。

10）矫形器治疗失败的原因：设计不当、间歇佩戴、治疗时机过晚、家长或患者不配合。

11)脊柱侧弯矫形器穿戴过程中的康复训练：在穿戴脊柱侧弯矫形器时，由于长期穿戴，会使肌肉力量弱化，因此在穿戴过程中，特别要强调主动的肌力训练，其训练方法分为：①矫正体操示范及训练（根据侧弯的方向及顶椎的部位而设计）；②姿势矫正示范及训练；③康复器械的运用及训练；④脊柱牵拉训练；⑤增强肺活量训练；⑥水中动作训练。

3. 坐姿椅 在日常生活中，最基本的姿势是卧姿、坐姿和站姿。其中坐姿既是疲劳后为了休息而坐下的休息姿势，又是为了工作、学习等目的而进行的一种活动姿势。坐姿可以分为地板上的坐姿和椅子上的坐姿两种。无论对成人还是儿童，坐姿都非常重要。特别是儿童，如脑瘫儿童，若不能保持正确的坐姿，就不可能正常发育，甚至加重病情，导致二次伤害。为此，针对坐姿障碍的儿童，必须及时采用适配的坐姿椅来矫正坐姿。

(1)坐姿椅对象：脑性瘫痪、发育迟缓、肌肉萎缩、神经肌肉病变等不能维持正常坐姿的儿童。

(2)坐姿椅目的：

1)控制姿势和运动：由于脑瘫而导致四肢瘫痪等全身肌肉紧张时，通过改变坐姿来保持骨盆、躯干、头部的正确姿势，可以减弱全身的肌肉紧张。尤其是通过抗重力位可以促进平衡反应及复原反应等抗重力的身体反射活动。例如对头部抬起困难的脑瘫儿童，可以通过调整坐姿椅的倾斜角度，使头部处于中立位。

2)改善生理功能：长时间卧姿会导致呼吸肌群肌肉紧张恶化、胸廓可动域受到限制，以及呼吸、喉内肌肉群的协调运动低下，从而影响呼吸、消化、循环系统。通过保持适当的坐姿，可以对循环系统施加适当的负荷，减轻躯干肌肉群的异常肌肉紧张，使吞咽、呼吸得以顺利进行。

3)改善上肢功能：在卧姿状态下，手、眼的协调运动能力均受到限制。此外，在不适当的坐姿时，为支撑姿势，上肢肌肉的发达程度势必受到影响。而良好的坐姿可以使上肢逐渐脱离支撑，再通过积极地使用上肢，就能改善上肢的功能。

4)改善精神和认知功能：在卧姿状态下，感觉神经的刺激较少，交流也很困难，必然导致精神功能的发挥受限。通过保持坐姿使头部处于垂直位，视线调高后，增加了视觉刺激，使与周围人的交流和沟通容易，必然会改善精神和认知的功能。

5)改善日常生活活动能力：如果不能保持坐姿，所有日常生活活动都需要护理者来帮助完成。特别是儿童，随着儿童的成长，护理量的负担会越来越大。如果能维持适当的坐姿，则移动、进食、喝水等护理量将大大减少，自理程度也会大大提高。

(3)坐姿椅作用：

1)提供适当的承托以获得最大的稳定和平衡性，达到个人正常坐姿。

2)帮助矫正坐姿。

3)防止脊柱骨骼变形的情况恶化。

4)减低不正常反射，促进正常发展。

5)有助于体能发展及在生活训练中发挥效用。

6)座垫和靠背能够平均分布压力，增强舒适度。

(4)坐姿椅部件及其功能：以下配件可以根据需要自由组合，来满足不同成长阶段所需的承托和功能。

1)头枕(靠)：增加头部稳定性，改善视野。

2)躯干侧支撑：能控制躯干侧向稳定，防止脊柱畸形。

3)肩带：固定双肩，防止躯干前倾。

4)骨盆带：锁定骨盆，防止身体下滑。

5)髋内收控制垫：使髋关节外展，抑制内收肌痉挛。

6)髋外展控制垫：保持下肢处于中立位，防止下肢外展。

7)小腿及足踝固定带：固定小腿及足部于功能位，稳定坐姿。

8)桌面板：方便喂养及进食，利于手部活动和游戏。

(5)坐姿椅评估：通过详细的检查，对被评估者的身体功能、肢体变形情况、活动能力和日常生活需要等方面作出评估，继而提供特殊设计的坐姿椅。具体评估内容包括：

1)医疗情况：包括诊断、既往病史、矫形器使用情况、现有座椅及此次评估目的。

2）整体情况：包括精神状况、听力、视力、交流、触觉及皮肤完整性。

3）坐姿检查：①现有坐姿和座椅：头、躯干、手、骨盆和下肢的位置；座椅的种类及有待改善的地方；②坐位平衡能力：在自然坐位时的平衡能力。

4）关节活动度和肌张力：①卧位检查：a.髋关节：检查有无髋关节脱位、髋关节活动度以及内收肌痉挛等；b.膝关节：检查屈髋、伸髋时膝关节活动度有无异常，髋关节屈曲90°时膝关节能否伸直；c.踝关节：检查踝关节活动度有无异常；d.骨盆：观察骨盆有无挛缩、倾斜等情况；e.脊柱：检查有无侧弯，包括两侧卧位。②坐位检查：a.头：能否抬起并保持在中立位，有无后仰及左右偏斜；b.脊柱：有无侧弯，观察脊柱的柔软度；c.骨盆：有无旋转、倾斜；d.膝关节：屈曲角度是否影响骨盆位置；e.踝关节：足部能否着地，有无跟腱短缩等。

5）压力检查：采用压力分布测试系统，将人体坐着时躯干及臀部不同部位所承受的压力以数据化及图片的方式表现出来，以便不同材料的座垫及使用座垫前后压力对比。

（6）坐姿椅制作：

1）身体尺寸测量：要在坐姿评估椅上进行测量。被测量者尽量穿着柔软贴身衣服，减少误差。

2）取型、制作及试样：根据上述评估结果，选择坐姿椅类型及部件，并取型、制作及试样。

3）定期随访：每3个月复诊，重新评估，进而做必要的调校。

四、儿童上肢功能障碍与辅助器具的应用

（一）上肢的特点

1. 上肢的功能位置　上肢的解剖学位置：是指上肢各关节的角度表示为0°的基本肢位，如肘关节、腕关节的伸展位0°。上肢的功能位置：指能充分发挥上肢功能作用的关节固定位置。上肢的功能位置与手指的把持方式有关，通常取拇指对掌位，掌指关节、近位指间关节、远位指间关节各关节屈曲20°，腕关节背伸30°（尺侧偏屈为0°），前臂旋前90°，肘关节屈曲90°，肩关节外展50°、屈曲20°、内旋15°的肢位。

2. 上肢的免荷部位　当制作上肢矫形器时，要特别注意上肢骨、关节及神经的免荷部位（图3-9-36）。

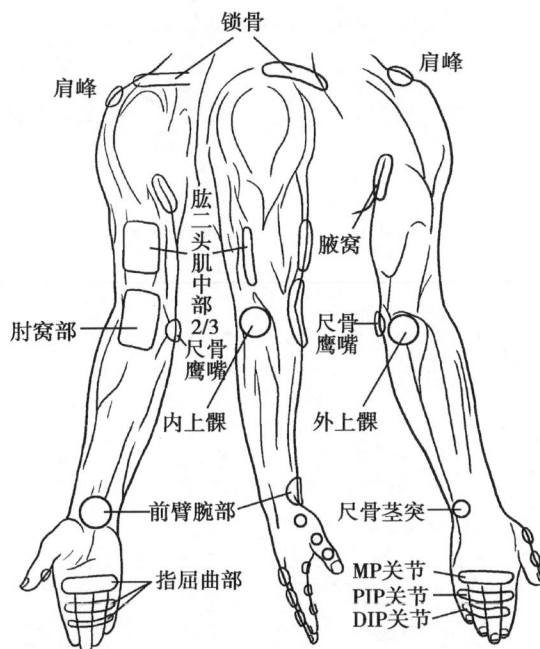

图3-9-36　上肢矫形器中的免荷部位

（1）肩部：锁骨、肩峰、喙突、腋窝（腋窝神经）。

（2）上臂部：肱二头肌的中1/3部位（桡神经沟）。

（3）肘部：肘窝部、尺骨鹰嘴、内上髁及外上髁。

（4）前臂部：前臂远端1/3手腕部、桡骨茎突、尺骨茎突。

（5）手部：掌指关节、近位指间关节、远位指间关节背侧、手掌部及指关节屈曲部。

3. 手指的知觉及夹持方式　手指的知觉是由桡神经、正中神经、尺神经三根传递的。各神经的支配范围见图3-9-37，图中黑色部分为固有范围，要避免产生压疮。正常的上肢及手指根据需要而采用各式各样的抓握方式，但主要是由拇指的腕掌关节与各指的掌指关节进行的。手抓握功能时，腕关节背伸、拇指与四指的屈曲起重要作用，但捏取功能时与腕关节的肢位无关，只在拇指与示指、中指的侧方之间进行。多见的如图3-9-38所示有三点捏取、侧方捏取和指腹捏取。其中三点捏取是手部矫形器中常被采用的方式。

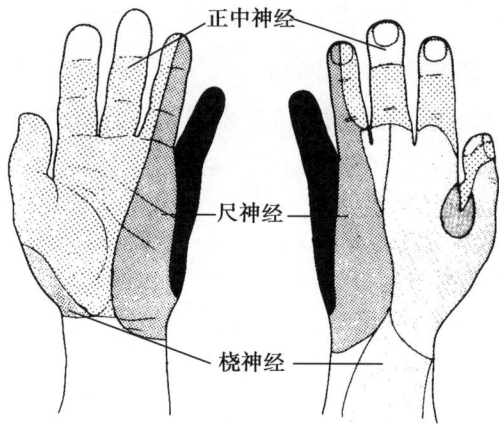

图 3-9-37 手指的神经支配

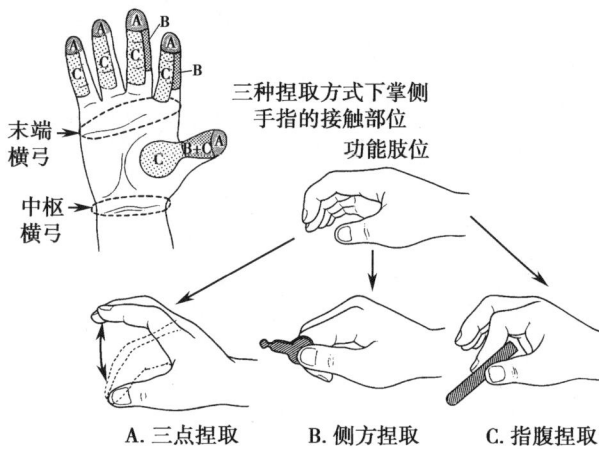

图 3-9-38 手指的功能位置与三种夹持方式

4. 上肢畸形 上肢畸形主要有腕下垂、爪形手、锤状指等(图 3-9-39)。

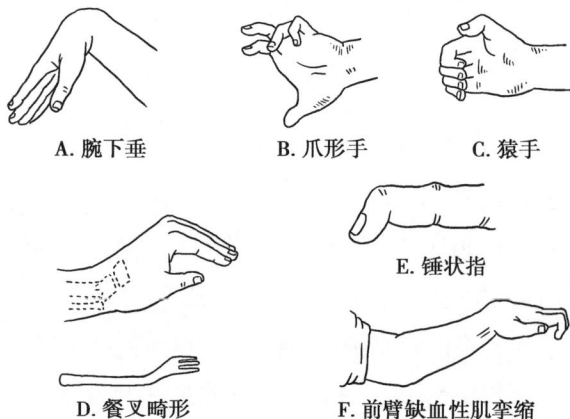

图 3-9-39 各种上肢畸形

5. 上肢截肢 包括肩胛带截肢、肩关节离断、上臂截肢、肘关节离断、前臂截肢、腕关节离断和手部分截肢。

(二)儿童上肢辅助器具的应用

1. 上肢矫形器

(1)上肢矫形器的分类:首先按上肢的部位分类(表 3-9-5、图 3-9-40)。其次再根据上肢矫形器的作用力情况分为静态矫形器和动态矫形器两种。

表 3-9-5 上肢矫形器按装配部位分类表

中文名称	英文缩写	解释
手矫形器	HO	用于全部或部分手指的矫形器
腕手矫形器	WHO	用于腕关节及手的矫形器
肘矫形器	EO	用于肘关节的矫形器
肘腕矫形器	EWO	用于肘关节、腕关节及手的矫形器
肩矫形器	SO	用于肩关节的矫形器
肩肘矫形器	SEO	用于肩关节和肘关节的矫形器
肩肘腕手矫形器	SEWHO	用于肩关节、肘关节、腕关节及手的矫形器

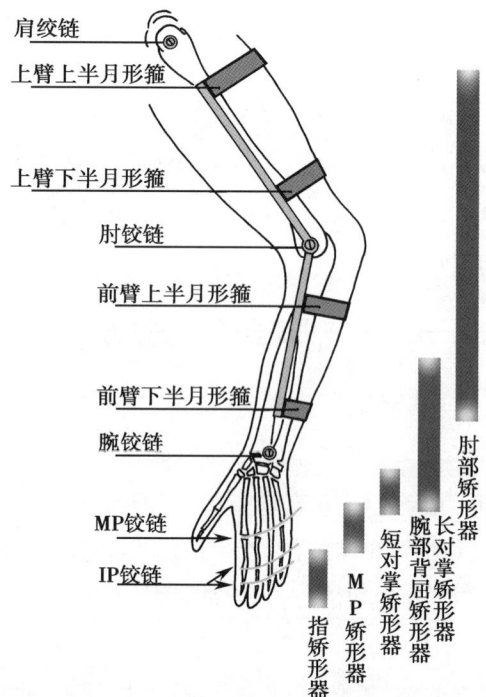

图 3-9-40 上肢矫形器的分类及各部位名称

静态矫形器的功能作用：①固定、静止：将手指固定在功能位置,避免在外伤、炎症等的恢复期进行有害的运动；②矫正：防止因麻痹、重力作用、疼痛等引起的变形；③防止因长期静止产生的变形(如因烧伤、瘢痕引起的挛缩)；④当静态矫形器只通过固定还无法防止变形时,需要治疗师的被动徒手矫正。动态矫形器(也称为功能性矫形器)的功能作用：是以产生有用功能为目的,代替失去了的肌肉运动或关节稳定性；预防或矫正变形；控制不随意运动。

(2)上肢矫形器的设计原理：为了实现上肢矫形器的基本功能,在设计时通常采用杠杆原理,根据上肢疾病的部位及治疗要求,来确定力的大小、方向和位置。从力学的角度,要使矫形器产生效果,必须有一定长度的杠杆臂(图3-9-41),加在手背伸矫形器前臂支撑部的力与前臂支撑部的长度成反比。设 $l_1=a$,$l_3=2a$,则 $F_1=R$,$F_3=R/2$。一般希望前臂支撑部的长度为前臂的 2/3 左右位置。

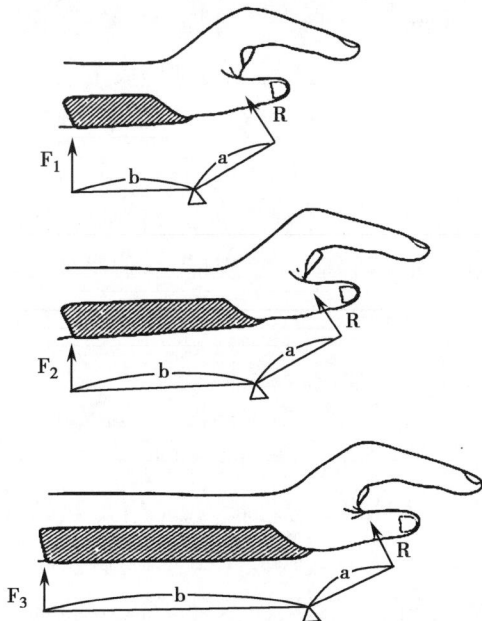

图 3-9-41 背伸矫形器的杠杆原理

在动态上肢矫形器中,为了促使 MP 关节、IP 关节屈伸或使腕关节背伸、掌屈,在自前臂支撑部延长出来的支杆上用橡皮筋牵引各关节。加在各手指关节的力,根据杠杆原理,应取决于前臂支撑部的长度(图3-9-42)。

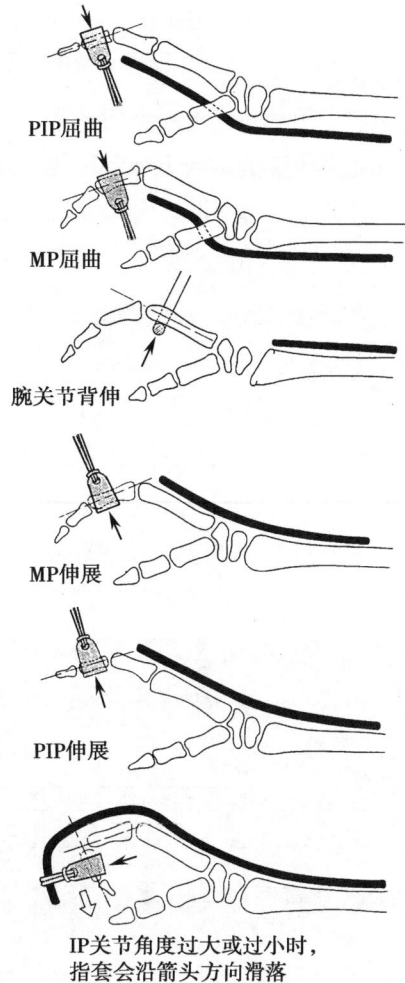

图 3-9-42 手矫形器中支杆的牵引方向与位置

(3)常见肘、腕手部矫形器与适应证：

1)肘部矫形器(EO)与适应证：①固定肘矫形器(图3-9-43)：a.作用：固定或限制肘关节的运动促进病变组织痊愈。b.设计：需防止肘关节挛缩时,用热塑性塑料板材模塑成型使肘关节保持伸直位制动。当需要肘关节保持在功能位时,用模塑成型使肘关节保持在肘屈曲90°位。c.适应证：肱骨内上髁炎,肱骨外上髁炎；肘管综合征尺神经松懈、前移术后；肌腱、血管、神经修复术后；肘关节成形术后；肘部烧伤。②可调肘矫形器(图3-9-44)：a.作用：逐渐使用小的牵引力,改善肘关节的伸展畸形或屈曲畸形；辅助力弱的肘关节屈肌完成屈肘动作；肘关节成形术后控制肘关节的异常活动。b.设计：利用从上臂到前臂的两根支条和环带或塑型对肘关节进行固定、保持或限制肘关节在所需要的位置。c.适应证：用于肘关节挛缩、屈肘肌肉力

205

量低下、关节不稳定以及功能肢体位的保持等。常见的肘关节铰链：a. 自由的肘关节铰链：能自由地屈伸，提供内外侧稳定；b. 棘轮肘关节铰链：可在各种屈曲角度锁定，全屈时开锁，提供内外侧稳定性；c. 带锁肘关节铰链：可在各种屈曲角度锁定，提供内外侧稳定性；d. 助屈肘关节铰链：装有一个帮助前臂屈曲的弹簧；e. 罗盘式锁定肘关节铰链：可以在不同屈曲角度锁定，用以减少屈曲挛缩。③矫正肘矫形器（图3-9-45）：a. 作用：用于矫正和预防肘关节的伸展、屈曲挛缩，促进肘部相关疾病的康复。b. 设计：用于保持肘关节于伸直位。由硬塑料板、软内衬垫、固定带组成，松紧可调。c. 适应证：肘过伸等。

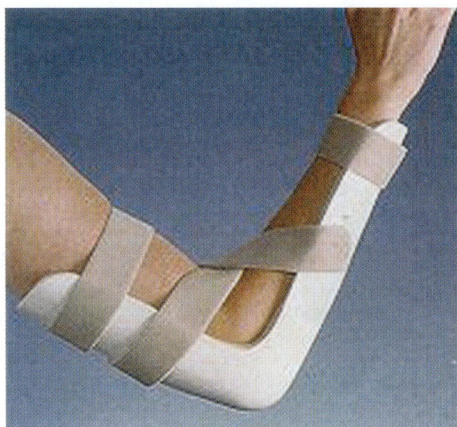

图 3-9-43 固定肘矫形器

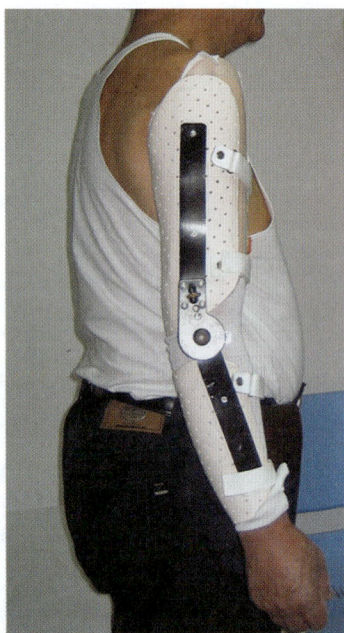

图 3-9-44 可调肘矫形器

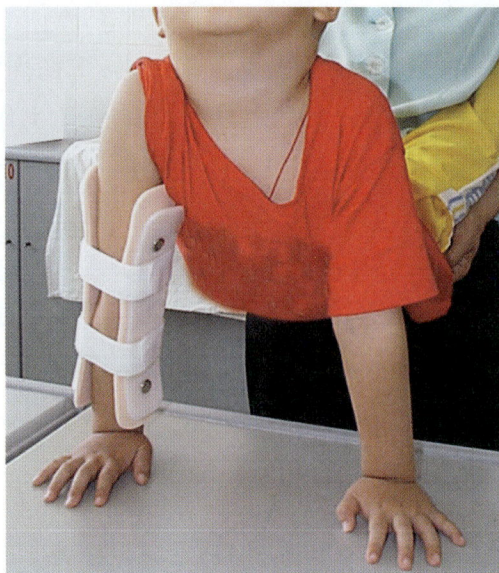

图 3-9-45 肘夹板

2）腕手部矫形器（WHO）与适应证：①腕背伸固定式矫形器（图3-9-46）：a. 作用：使腕关节固定在所需要的伸展位。b. 设计：最基本的要求是腕关节伸展设定为背伸35°，使伸肌腱松弛、屈肌腱紧张。当桡骨远端骨折后伸肌腱粘连时，要使背伸角度增加到45°。c. 适应证：外周神经麻痹、腕关节骨折、弛缓性或痉挛性偏瘫引起的腕关节屈曲或挛缩等。②腕动态式矫形器（图3-9-47）：a. 作用：辅助腕关节、手指关节的伸展，同时腕手关节还可以屈曲。b. 设计：运用钢琴丝、橡皮筋及弹簧的弹性设计，达到屈伸的动态调节。c. 适应证：腕伸肌及指伸肌的麻痹。③对掌矫形器：a. 作用：保持拇指与其他四指的对掌位。b. 设计：如图3-9-48所示，图中左为C形片，中为兰乔型，右为恩根型。c. 适应证：鱼际肌损伤、拇指挫伤、屈指肌肌腱术后，屈肌腱挛缩。④腕手矫形器的适合性检查：a. 矫形器是否压迫尺骨茎突；b. 前臂近位固定带是否比较宽松，不影响前臂的旋前、旋后运动；c. 腕关节是否保持处方要求的背伸角度；d. 矫形器前臂部的长度是否约为前臂长的2/3。

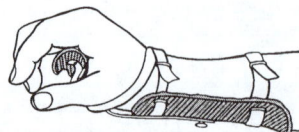

图 3-9-46 腕背伸固定式矫形器

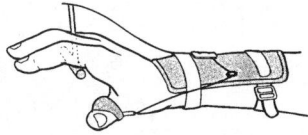

图 3-9-47　腕动态式矫形器

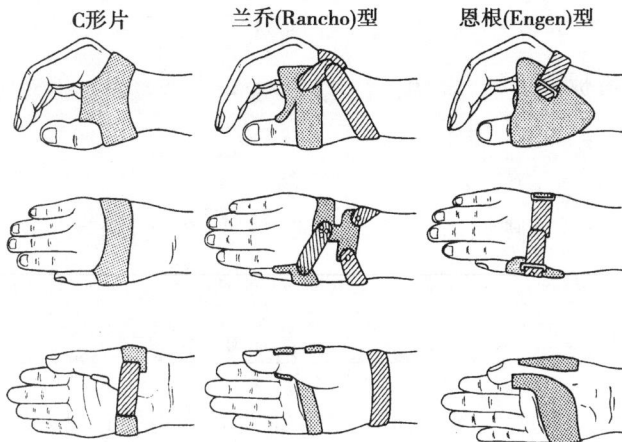

图 3-9-48　对掌矫形器

3) 指矫形器(HO)与适应证：①槌状指矫形器(图 3-9-49)：a. 作用：将患指固定在远侧指间关节过伸展位、近端指间关节轻度屈曲位。b. 设计：固定式设计，用铝夹板或聚乙烯板制成夹板。c. 适应证：槌状指、远侧指间关节的伸肌腱损伤。②指间伸展辅助矫形器(图 3-9-50)：a. 作用：辅助伸展指间关节。b. 设计：利用弹簧丝进行三点施力，注意防止指的背部产生压疮。c. 适应证：矫正指关节屈曲畸形、PIP 屈指肌腱挛缩。

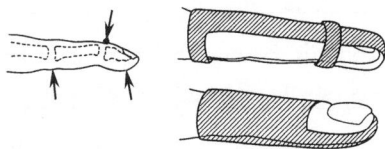

图 3-9-49　槌状指矫形器

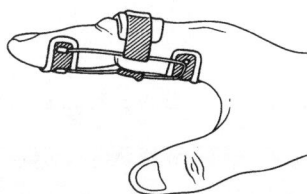

图 3-9-50　指间伸展辅助矫形器

2. 上肢其他辅助器具　儿童上肢用的其他辅助器具主要有自助具，因本节"七、脑瘫儿童的辅助器具应用举例"中详细介绍生活自理的辅助器具，包括自助具，此处就不予介绍了。

3. 上肢假肢　是指用于替代整体或者部分上肢的假肢。上肢假肢具体包括：①肩离断假肢：包括肩胛带截肢、肩关节离断和上臂截肢(上臂极短残肢，残肢长度<30%)；②上臂假肢：上臂截肢，上臂中、短残肢，残肢长度为 30%~85%；③肘离断假肢：包括上臂截肢(上臂极长残肢，残肢长度>85%)、肘关节离断和前臂截肢(前臂极短残肢，残肢长度<35%)；④前臂假肢：前臂截肢，前臂中、短残肢，残肢长度为 35%~80%；⑤腕离断假肢：包括前臂截肢(前臂极长残肢，残肢长度>80%)和腕关节离断；⑥手部假肢：包括假手指和假手掌。

五、精神残疾儿童的辅助器具

精神残疾儿童主要功能障碍包括社会交往障碍、交流障碍、刻板行为、情绪障碍等，针对这些障碍，精神残疾儿童使用辅助器具主要包括以下几种：

1. 辅助沟通系统(augmentative and alternative communication, AAC)　是指一切能够改善交流能力的装置、符号、策略与技术的总称。其中装置是指运用设备和设计作为沟通交流的媒介；符号是利用视觉、听觉、触觉等方法表达信息；策略是指通过个体自我学习或向他人学习到的交流方法；技术是指信息的传送方式。通过 AAC 的使用，可以达到以下治疗目的：①激发沟通动机；②提高沟通交流能力；③提高语言表达水平；④改善无效性语言；⑤提高社交能力；⑥增加自控力。

(1) 交流板(communication board)：又称沟通板，其目的是增加与语言沟通障碍儿童之间的沟通，使用磁性板、图片板、写字板、字母板(包括字母表)等，根据儿童的需要制作而成，交流板中应包括语言沟通障碍儿童最常用的日常物品和身边关系最为密切的人物，如父母、医生、护士、康复治疗师等。

(2) 图片交换沟通系统(picture exchange communication system, PECS)：是通过教孤独症儿童学习

使用图片来表达自己的意愿和想法,以此达到沟通目的的一种方法。PECS 需用的物品包括:活页夹、内页、魔术贴、塑封膜、塑封机、照相机、电脑、打印纸等物品制作沟通册。PECS 训练共分 6 个阶段:第一阶段,以物换物;第二阶段,扩展主动性;第三阶段,辨认图卡;第四阶段,句式结构;第五阶段,能回答"你要什么?"第六阶段,能回答评论性问题及表达意念。通过教孤独症儿童学习使用图片来表达自己的意愿和想法,以达到沟通的目的。

2. 虚拟现实(virtual reality,VR) 是指利用计算机生成一种模拟真实事物的虚拟环境进行观看和互动,并通过多种传感设备使儿童"融入"到该环境中,实现环境与儿童的交互的技术。虚拟现实技术系统由以下部分构成:计算机、感知设备(生成视觉、听觉、触觉等多种通道刺激信号的显示器、声音播放器等)、跟踪设备、交互设备等。针对孤独症等精神障碍儿童康复,可以在语言认知训练评估方面和情绪辨认方面使用计算机辅助系统。

(1)语言认知训练评估系统:是利用电脑设备提供声音、影像等刺激,引起儿童的注意、激发儿童的兴趣、提高儿童的参与能力,增进学习效率,提高日常生活活动能力的训练系统。该系统可以提供大量的训练及评估测试方案,既可以作为康复医务人员的评估辅助设备,也可以作为孤独症等伴有语言障碍儿童的治疗设备。

(2)情绪辨认计算机辅助系统:重症孤独症等精神障碍儿童常伴有情绪障碍,可以应用计算机辅助系统,针对重症孤独症儿童编制一系列个别化的电脑辅助情绪辨认教学软件,该软件包括运输汽车动画片、表情图片 PPT 以及从网络上下载并改编的表情小游戏。通过该软件的使用,促使孤独症儿童学会辨认高兴、伤心与生气三种基本情绪。

(3)针对具体问题的计算机辅助系统:针对孤独症等精神残疾儿童的功能障碍而专门编制的社会交往、认知、生活技能、面部的再认等程序,用以改善儿童的相应功能。

3. 感觉统合辅助设备 一部分孤独症儿童伴有感觉统合障碍,可以通过感觉统合设备,以游戏的形式,对儿童进行听觉、视觉、基础感觉、平衡、空间知觉等方面的训练,可以起到提高注意力、平衡能力、协调能力,有效增强体质、调节心理状态、增强适应行为能力等作用。

(1)前庭平衡、本体感训练设备:包括平衡木、滑板、滚筒、网兜吊缆、笼球、跳绳、呼啦圈、羊角球、跳跳床、滚珠平衡板、独角椅、跳布袋、秋千、高低踩踏、摇滚碗、走轨玩具、跳跳球等。

(2)触觉训练设备:包括球池、浴球、触觉平衡板、脚踏石、吊绳、触觉球、触觉轨道等。

六、智力残疾儿童使用的辅助器具

智力残疾儿童使用的辅助器具主要包括:启智辅助器具、日常生活辅助器具、多感官训练系统、计算机认知训练系统、卫星跟踪定位系统等。

1. 启智辅助器具

(1)启智玩具:如不同颜色和形状的积木、故事机、串珠游戏、拼图、带音乐和灯光的玩具等。

(2)启智图书:选择适合智力残疾儿童的图书让其阅读或者由他人讲解,以提高智力残疾儿童的智力水平。

(3)卡片、挂图:运用不同颜色和物品的卡片对智力残疾儿童进行训练,还可以运用有声立体挂图等对智力残疾儿童进行训练。

2. 日常生活辅助器具

(1)带照片电话:是专门为记忆力差的中度以上智力残疾儿童而设计的特制电话。智力残疾儿童通常记不清电话号码,带照片电话将电话的每个按钮上贴有联系者的照片,智力残疾儿童操作时只需要按贴有此人照片的按钮,即可自动拨打相应的电话号码。

(2)身份识别卡:由于智力残疾儿童不能够清楚地描述自己的身份和家人的信息,有走丢的危险,因此可以给儿童佩戴胸牌、无线胸卡、电子手环等来表明儿童身份信息和联系方式。

(3)平板电脑:平板电脑具有操作简单、携带方便的特点,智力残疾儿童可以通过点击、触摸屏幕上的图标,对电脑程序进行简单的操作。如玩游戏,听音乐,看动画片、视频等。

3. 多感官训练系统

(1) 视觉刺激设备:通过不同颜色光线、荧光、图片、气泡等物品的移动和变化对智力残疾儿童进行视觉刺激,包括:①多媒体声光组合;②视觉感知活动板;③泡沫塔;④光纤缎带;⑤荧光窗帘;⑥无穷远隧道或渐变灯光隧道。

(2) 听觉刺激设备:通过音乐、灯光、不同声音模式等对智力残疾儿童进行听觉刺激,包括:①音乐跳跃垫;②声感知展示板;③音效游戏板。

(3) 触觉刺激设备:通过不同质地、不同颜色、带有振动、温控、风扇、小球、球池、灯光等物品对智力残疾儿童进行触觉刺激,包括:①互动触觉板;②振动床垫;③风速游戏板;④灯光球池。

(4) 嗅觉刺激设备:通过不同香味对智力残疾儿童进行嗅觉刺激,包括:图案配对嗅觉游戏板和主动嗅觉装置。

(5) 前庭刺激设备:通过秋千、摇摆平衡台、灯光等对智力残疾儿童进行前庭功能的刺激,包括:①秋千灯光引导系统;②声光摇摆系统。

(6) 本体感觉刺激设备:通过音乐地垫、音乐、灯光、跳跳床、多层强弹力布、白板、磁力贴等对智力残疾儿童进行本体感觉刺激,包括:①灯光投射音乐地垫;②声光弹跳训练床;③浮弹训练系统。

4. 计算机认知训练系统

是通过运用触摸屏电脑软件整合多媒体素材库与真人语音,将认知训练系统的概念充分应用在便携式平台上,便于操作。训练模块一般包括对注意力、观察力、记忆力、数字认知、图形认知、序列认知、同类匹配、异类鉴别等内容。

5. 卫星跟踪定位系统

中重度智力残疾儿童的视觉空间能力和记忆力差,对于方位经常不能正确判断,单独外出时容易迷路而走失。卫星跟踪定位系统可以对智力残疾儿童进行跟踪定位,进行实时监控。功能如下:①移动轨迹查询;②设置电子围栏,对活动范围进行设置;③报警功能;④双向通话;⑤远程录音;⑥低电报警。

七、脑瘫儿童的辅助器具应用举例

(一) 促进发育的辅助器具

脑瘫儿童的康复训练应遵循小儿运动发育的顺序:抬头→翻身→坐→爬→站→走,循序渐进地进行。由于脑瘫儿童有中枢性运动障碍,为此要采用辅助器具来配合训练,帮助他们抑制不良姿势和反射,促进其正常的姿势和运动反射的出现,进而达到较好的运动活动能力。

1. 抬头训练辅具 正常发育的儿童3个月时应该会抬头,如果不能抬头,治疗师在训练时除采用手法外,还可以使用相应的辅助器具来诱发抬头,如:

(1) 名称:楔形垫(图3-9-51)。

1) 用途:用于诱发脑瘫儿童抬头的训练。

2) 结构:楔形,由聚氨酯整体结皮发泡而成。

3) 使用方法:在治疗师指导下,患者俯卧楔形垫上,前方可放置小玩具或图册,使头从低头位移向抬头位。

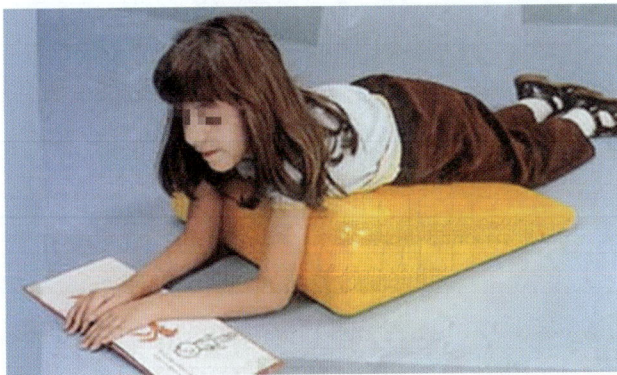

图3-9-51 楔形垫

(2) 名称:巴氏球(图3-9-52)。

1) 用途:用于诱发脑瘫儿童抬头、上肢保护性反应能力及身体平衡训练。

2) 结构:有球形、椭圆形、花生形,塑胶中空成型。

3) 使用方法:充气到合适的压力,将患者俯卧巴氏球上,在治疗师指导下进行抬头训练。

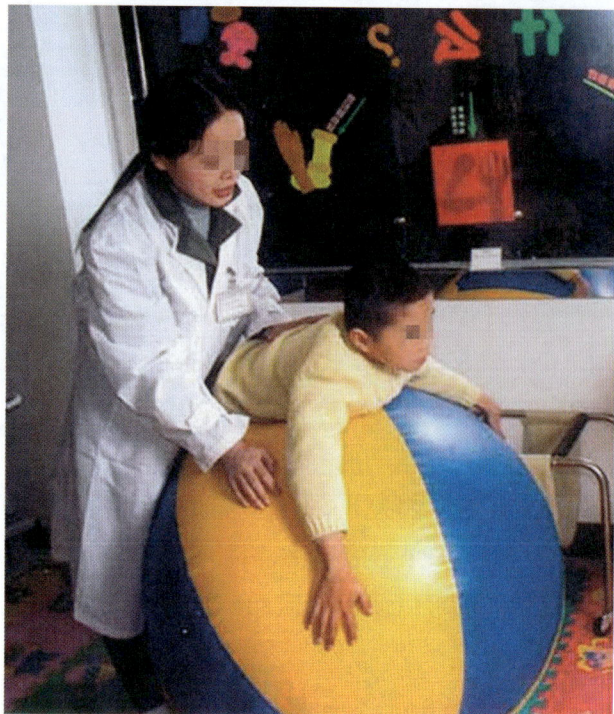

图 3-9-52　巴氏球

2. 肘和手支撑训练辅具　是颈、肩控制的基础训练,同时也是膝手位上下肢随意运动训练的重要组成部分。除手法训练外,也可使用相应的辅助器具。

名称:中空滚筒(图 3-9-53)。

用途:用于脑瘫儿童肘和手的支撑训练。

结构:塑胶中空成型。

使用方法:在治疗师指导下,脑瘫儿童从滚筒一端钻入,从另一端出来后,用肘和手触地并抬起上身,进行支撑训练。

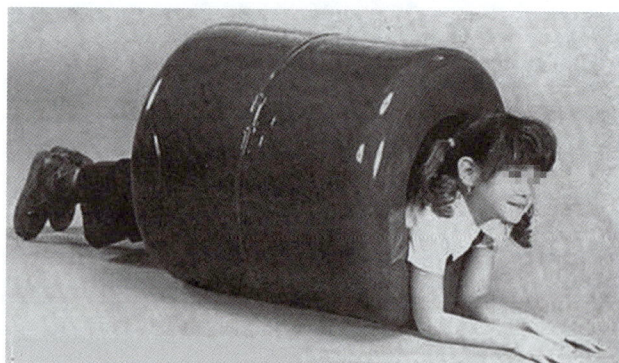

图 3-9-53　中空滚筒

3. 坐位训练辅具　正常发育的儿童 7 个月应该会坐,如果儿童在坐位时不能保持平衡,治疗师

在训练时除采用手法外,可采用辅助器具来协助训练和保持正确的坐姿。

(1)中号滚筒(图 3-9-54):

1)用途:训练上肢保护性反应能力及坐位平衡。

2)结构:圆柱状,直径 40cm 左右,外覆盖人造革,内部填充聚氨酯海绵。

3)使用方法:脑瘫儿童坐在滚筒上(也可以坐在训练垫上),治疗师双手在髋以上扶着儿童,使之向两侧和前后摇晃,训练平衡能力。

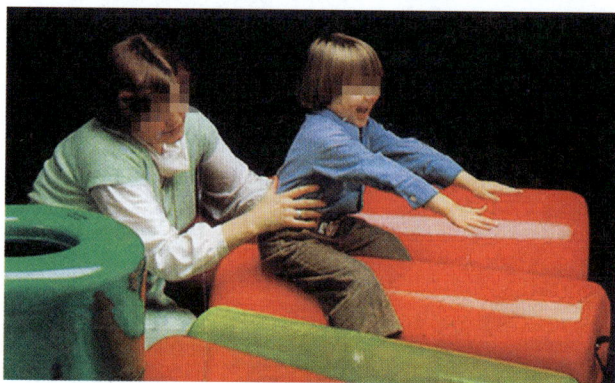

图 3-9-54　中号滚筒

(2)儿童高椅(图 3-9-55):

1)用途:辅助功能障碍的儿童保持正确的坐姿。

2)结构:为带扶手的木制品高椅,有不同尺寸和规格。搁腿板倾角可调,脚板高度也可调并用螺钉固定。

3)使用方法:根据儿童的身体功能状况来调整合适坐姿。

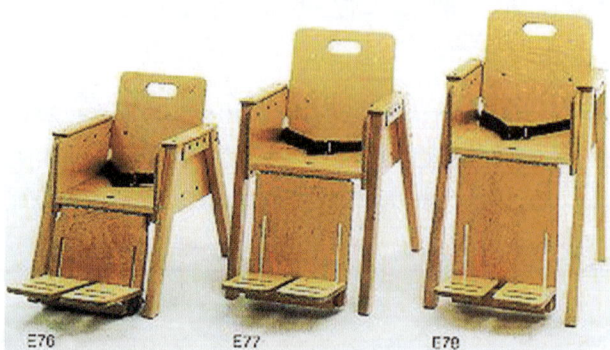

图 3-9-55　儿童高椅

4. 爬行训练辅具　在儿童俯卧位能很好地控制头部时,应开始爬行训练。儿童正常发育10个月时应该能四点爬行,除了向前爬,还应训练侧向爬行、向后爬行。如果不能爬行,可用辅助器具来协助爬行。

(1)爬行架(图3-9-56):

1)用途:用于脑瘫儿童的爬行训练。

2)结构:钢结构、皮革悬吊带和万向轮组成。

3)使用方法:在治疗师指导下,将脑瘫儿童俯卧在爬行架上,进行爬行训练。

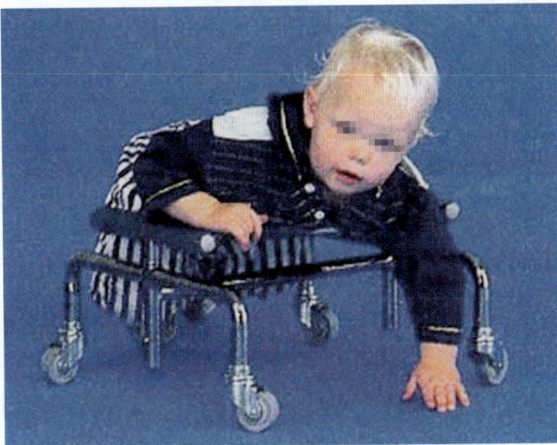

图 3-9-56　爬行架

(2)滚轮板(图3-9-57):

1)用途:用于训练儿童的辅助移动、协调动作、驱动器具以及熟练控制上身及腿部的姿势。

2)结构:由带圆角的正方形木板和4个带强力滚珠轴承的滑轮组成。

3)使用方法:在治疗师指导下,将脑瘫儿童俯卧在爬行架上,进行爬行训练,且只能在室内进行活动。

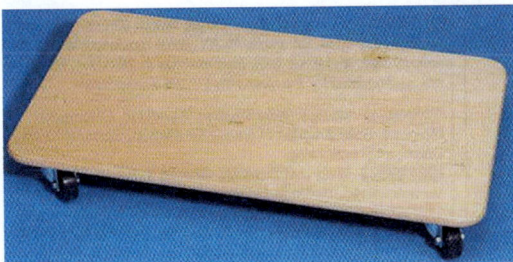

图 3-9-57　滚轮板

5. 站立及立位平衡训练辅具　站立是在具有良好的坐位平衡及单腿跪位平衡的基础上进行的

一种姿势,既是步行的基础,又是重要的姿势之一。保持站姿可以预防和改善骨质疏松,以及提高心肺功能,对于促进脑瘫儿童的正常发育非常重要。为了进行站姿训练和保持正确的站姿,可以采用站立架、肋木、平行杠等进行训练。站立架通常分为直立式和倾斜式两种,而倾斜式可以俯卧,也可以仰卧。

(1)直立式站立架:其中有不带桌面的站立架(图3-9-58)和带桌面的站立架(图3-9-59),都适用于手和躯干控制较好但是不能独立站立的儿童来进行站立训练。有桌面可以放玩具,避免枯燥训练,或可同时进行手部作业训练。站立架都配有膝部、腹部及胸部护带及膝部挡板,且膝部挡板和桌面的高度可调节。

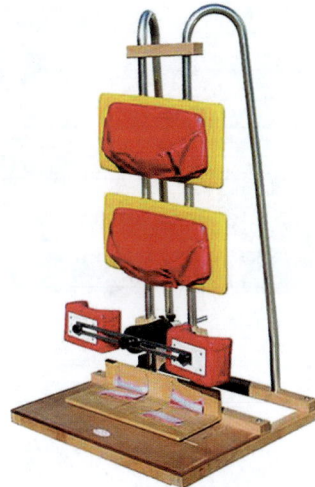

图 3-9-58　普通站立架

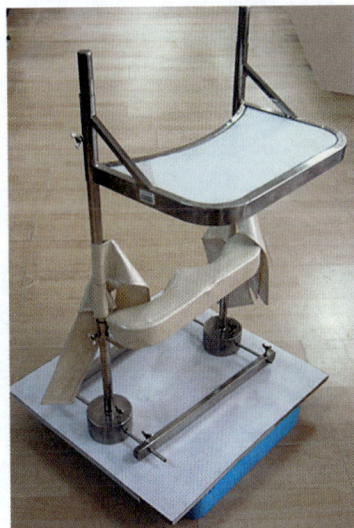

图 3-9-59　带桌面站立架

（2）肋木（图 3-9-60）：

1）用途：用于训练站立平衡，特别是通过下蹲和起立训练来锻炼股四头肌，为独立行走作准备。

2）结构：一般为木结构或钢木结构。

3）使用方法：在治疗师指导下，用手扶肋木，对脑瘫儿童进行站立、下蹲和起立训练。

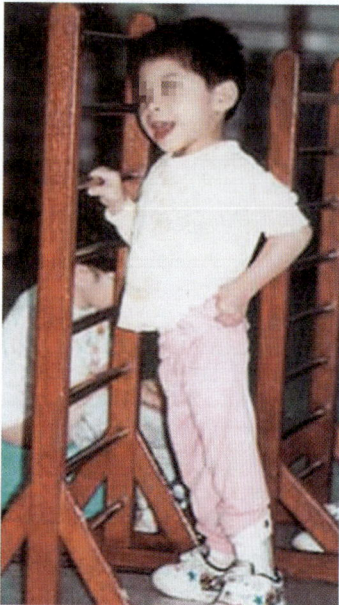

图 3-9-60　肋木

（3）站立椅（图 3-9-61）：

1）用途：为移动障碍儿童（高 70~100cm）设计的辅助站立椅，以适应儿童从坐姿到完全站姿的各种位置。

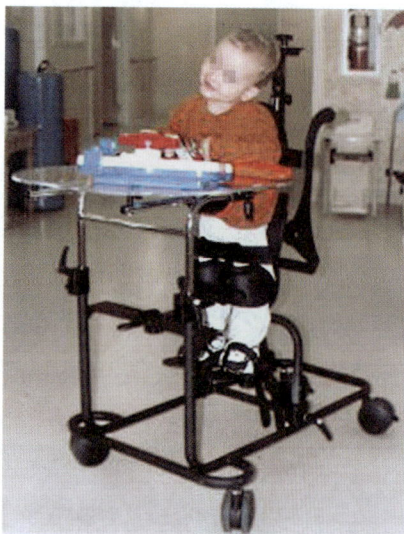

图 3-9-61　站立椅

2）结构：由管状的支架、环绕的座位、合成橡胶的靠背和头靠、两侧支撑和膝支撑、安全带、脚踏板、丙烯酸的前桌面板、带锁脚轮、气弹簧的升降机构组成。

3）使用方法：先从保持坐姿开始，在保证安全的前提下，逐步调整到站姿。

（4）平衡板（图 3-9-62）：

1）用途：用于训练平衡功能。

2）结构：顶部为平面，底部为圆柱面的木制品。

3）使用方法：可以站或坐在平衡板上，在治疗师指导下进行平衡训练。

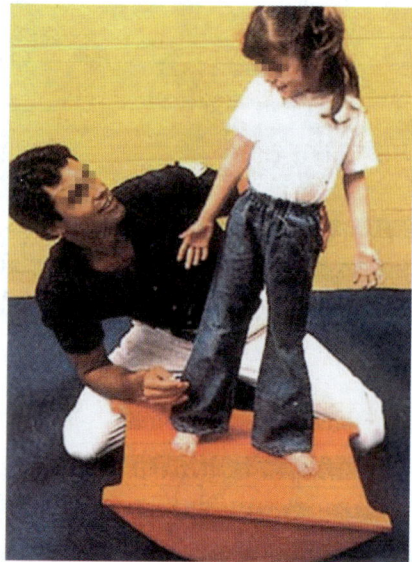

图 3-9-62　平衡板

6. **步行训练辅具**　据报告，痉挛型脑瘫儿童有 75% 最终能够步行，一般在 3 岁时能步行（少数在 3~7 岁）。可在平行杠内或使用助行架、拐杖练习步行。

（1）框式助行架（图 3-9-63）：

1）用途：辅助双下肢功能中重度障碍或平衡能力较差者，双手支撑辅助站立及步行。

2）结构：由框架、支脚杆、支脚和手柄组成。铝制品、可折叠，高度可调，支脚使用防滑橡胶塞头。

3）使用方法：在治疗师指导下，双手握住助行架的手柄，进行步行训练。

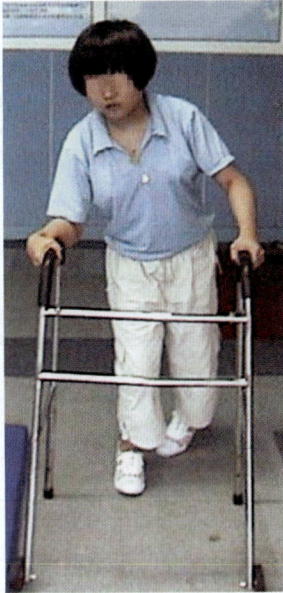

图 3-9-63　框式助行架

（2）后轮式助行架（图 3-9-64）：

1）用途：辅助双下肢功能轻度障碍或平衡能力稍差者，双手轻度支撑辅助步行，能保持连续步行。

2）结构：由可折叠的框架和 2 个轮子组成。

3）使用方法：双手握住助行架的手柄进行步行。

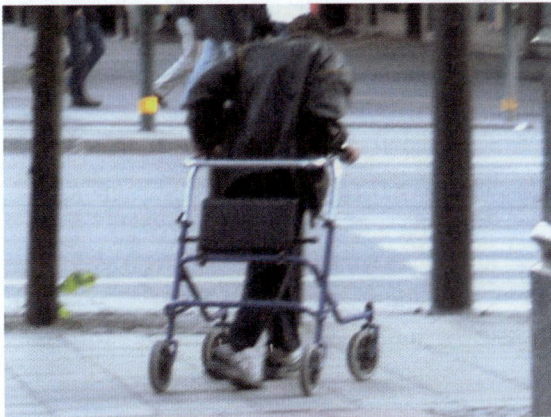

图 3-9-64　后拉轮助行架

7. 其他　触觉训练辅具、嗅觉训练辅具、知觉协调训练辅具、视觉训练辅具、听觉训练辅具、注意力训练辅具、感觉统合训练辅具和智力训练辅具等。

（二）生活用辅助器具

主要用于儿童日常生活活动能力改善方面，主要辅助器具如下：

1. 自助具

（1）进食：

1）易握持碗（图 3-9-65）：①用途：为手握力受限者专门特殊设计的碗；②结构：塑料制品，碗的形状便于握持；③使用方法：根据手功能障碍的情况来选择不同形状的碗，便于握持。

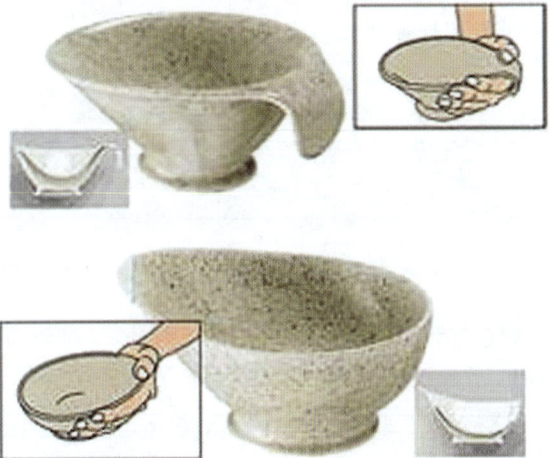

图 3-9-65　易握持碗

2）特制餐具（图 3-9-66）：①用途：辅助功能障碍者切割、抓取食物及喝饮料。②结构：为不锈钢制的匙子、叉子、节齿匙和塑料手柄组成。手柄分为粗柄式、直接插入式（单手操作）、带搭扣式（双手协作）。③使用方法：将勺子、叉子插入后锁紧即可使用。

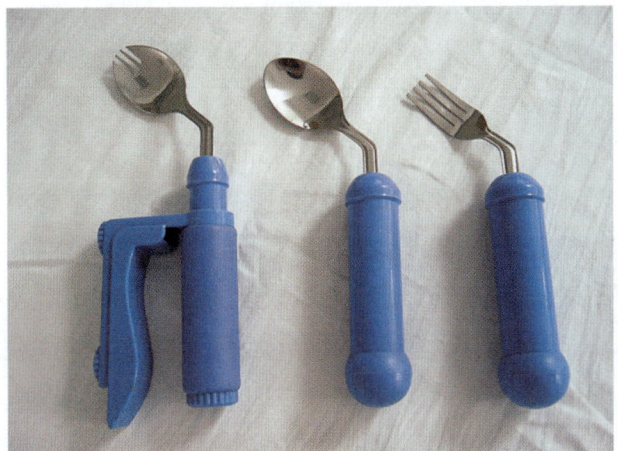

图 3-9-66　特制餐具

3）弹簧筷子（图3-9-67）：①用途：辅助手指功能障碍或握力弱者使用筷子进食。②结构：两根筷子之间用弹簧联结而成。③使用方法：夹食物后能帮助筷子弹开，以便进食。

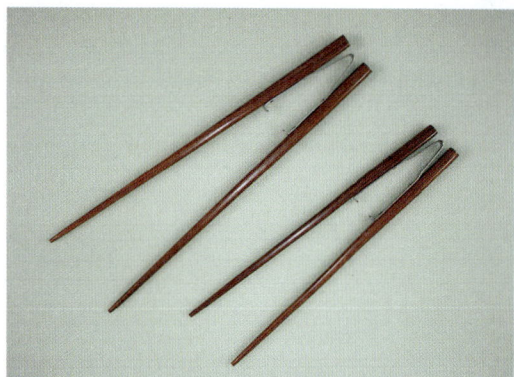

图 3-9-67 弹簧筷子

（2）喝水易握杯（图3-9-68）：①用途：辅助抓握障碍或手无力人士喝饮料或进流食。②结构：由两个把手及宽底座的塑料杯和带嘴杯罩组成。③使用方法：双手握把手喝水。

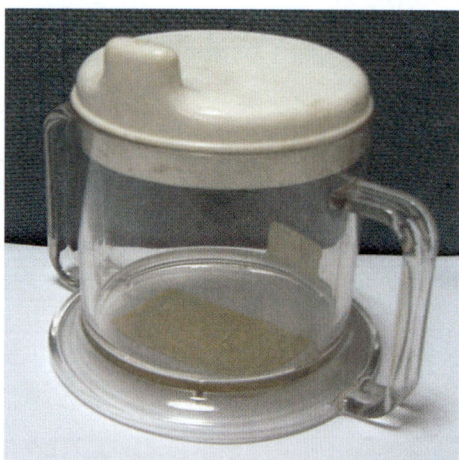

图 3-9-68 易握杯

（3）粗把牙刷：①用途：为手指抓握和屈曲功能受限人士刷牙而设计的易握长柄非电动牙刷。②结构：由普通牙刷和粗的长手柄组成。③使用方法：将牙刷插入手柄后，即可握手柄刷牙。

（4）握笔器（图3-9-69）：①用途：为手指抓握功能差又需要写字者而设计的握笔器。②结构：由普通圆珠笔和粗的长手柄组成。③使用方法：将笔插入手柄后，即可握手柄写字。

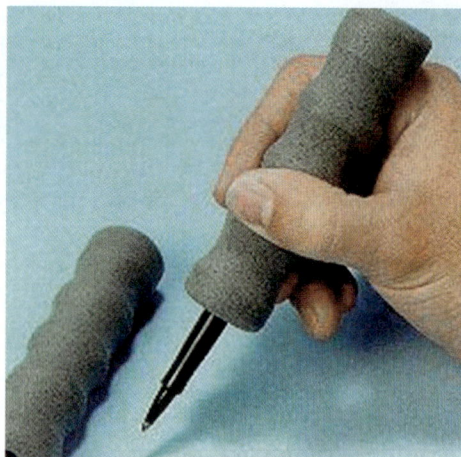

图 3-9-69 握笔器

（5）自助具系列产品：包括各种餐具、梳子、刮胡刀、笔、指甲剪等（图3-9-70）。

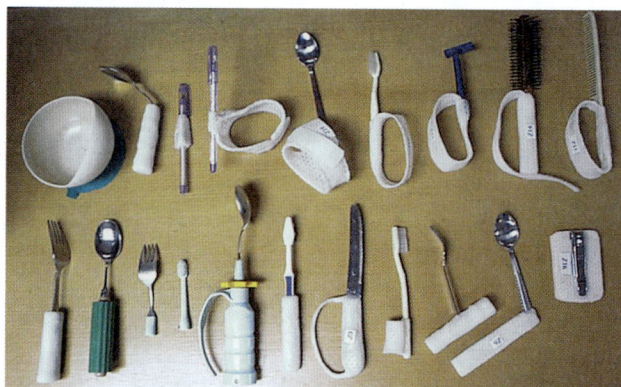

图 3-9-70 自助具系列产品

（6）易穿脱上衣（图3-9-71）：①用途：为存在上肢活动或精细运动功能障碍的患者而设计的上衣；②结构：涤纶或棉制品，魔术贴，可设或不设摆缝开口，前面有大纽扣；③使用方法：练习穿脱衣时使用，宽大衣服、大纽扣和魔术贴，使穿脱衣服变得简单。

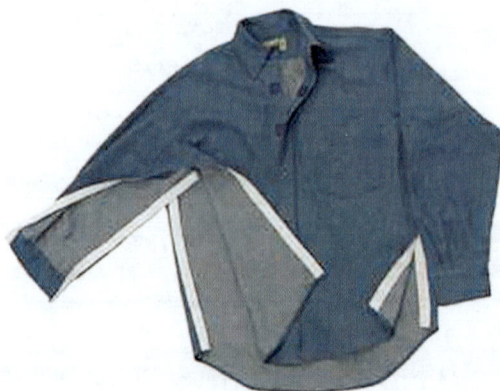

图 3-9-71 易穿脱上衣

2. 如厕辅具 带靠背坐便器座(图3-9-72)。

(1)用途:为肢体障碍者,特别是脑瘫儿童如厕而设计的稳定和舒适的坐便器。

(2)结构:模塑成型的坐便器座,后部有凸台可与坐便器固定。

(3)使用方法:将脑瘫儿童放入坐便器后,通过H形固定带帮助其稳定坐姿。

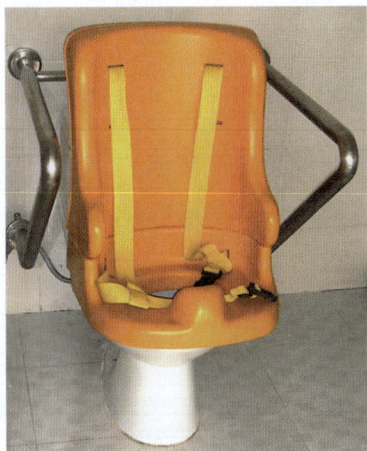

图3-9-72 带靠背坐便器座

3. 淋浴辅具 淋浴台(图3-9-73)。

(1)用途:用于护理者操作的卧床患者或脑瘫儿童淋浴而设计的淋浴台。

(2)结构:塑料制品的平板,高度可沿轨道电动调整,安装在墙壁上。

(3)使用方法:将脑瘫儿童放在淋浴台上,由护理者操作淋浴。

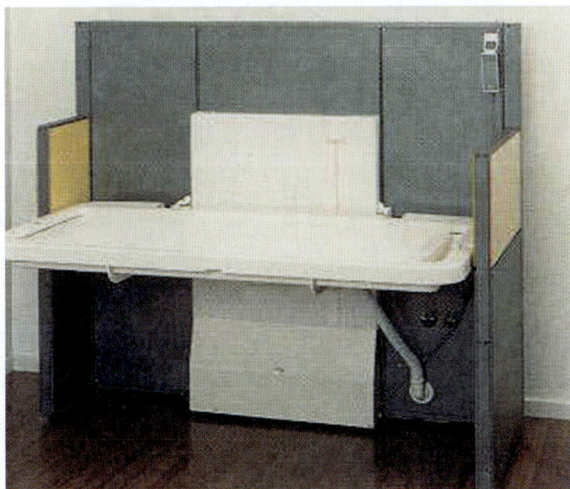

图3-9-73 淋浴台

(三)防护用辅助器具

1. 头部防护辅具 为存在平衡障碍,包括脑瘫在内的颅脑损伤人员或癫痫患者而设计的防止摔伤保护头部辅具。

2. 眼睛和面部防护辅具 为伴有严重癫痫的脑瘫儿童而设计的保护眼睛和面部及头部的头盔。

3. 汽车安全带和背带 是为脑瘫或严重肢体障碍的儿童乘坐校车而设计的吊带,能保护乘坐者的安全,避免汽车行驶时因速度变化而导致意外。

4. 汽车座和垫子 通过特制的座、垫子和安全背带来辅助脑瘫儿童平衡障碍、神经功能障碍或其他肢体障碍的残疾儿童乘坐汽车,并保护头部安全和固定身体。

5. 用于窗户、楼梯和电梯的安全栏杆、栅栏和门 为防止身体残疾儿童,特别是视觉障碍者,从楼梯或窗户滚落而设计的安全栏杆门。可用于学校、诊所或家庭。

(四)康复机器人

1. 运动类康复机器人 依据运动学及动力学为基础研发的一类康复机器人,通过主动及被动训练来改善脑瘫儿童的运动功能。具体包括:①上肢康复机器人:利用机器人力学设计带动脑瘫儿童,对其肩、肘、腕等关节进行全方位运动训练;②下肢康复机器人:可分为站立式和坐卧式两种,作用是辅助支撑儿童身体,帮助儿童形成自然步态,同时进行功能训练,其还包含了踝关节康复机器人这一类机器人,随着机器人技术的发展,混合动力的三自由度踝关节康复机器人逐步应用到康复治疗中,为脑瘫儿童踝关节康复提供了一种新的训练方法;③步态康复机器人:研究表明,步态康复机器人作为一种有效的步态康复装置,为脑瘫儿童步态训练提供了一种新方法。

2. 语言类康复机器人 通过数字化康复机器人设备,对儿童语音进行分析并针对个体进行个体化康复治疗,可提供多种康复训练模式,有助于进一步提高康复疗效。

3. 社会辅助类康复机器人 作为社交互动机

器人和辅助机器人的交汇点,旨在通过社会辅助机器人与患者互动中产生参与激励作用,促进患者康复目标实现。研究表明有儿童主动意图参与的康复训练,对儿童神经系统的重建和功能恢复更有效。

4. 新技术类康复机器人　虚拟现实技术及远程技术的开发及应用,是康复机器人今后的发展趋势,这一类机器人的研发使康复训练更加精准化、多样化、个体化。

(宋福祥　孔祥颖)

第十节　游戏及娱乐治疗

游戏在儿童的发育过程中起着非常重要的作用。在游戏过程中,儿童通过动手、动脑使得所有的感觉信息在大脑皮质内得到整合成为高层次的认知活动,从而影响人格发展。换一个角度讲,人格的发展建立在感觉、知觉、认知完善的基础上。通过游戏吸引儿童的注意力,利于大脑选择性地接受和处理信息的过程,对周围其他的声音和物体的影像产生抑制作用,这样使情绪不会受到干扰,而长久地保持稳定。同时双侧意识、注意力和手眼协调都得到提高。进行游戏时视觉信息传递到中枢神经,中枢神经再将其与从其他感觉通路如前庭、肌肉得到的信息加以整合,将这些经过整合的信息用来指挥手的操作,这就是手眼协调。这些能力是在游戏过程中不知不觉地获得的。

一、游戏的发育阶段与游戏的特点

(一)游戏的意义

1974 年 Reilly 在她的书中从理论上阐述了游戏的概念及特点。游戏是自发的、随意的、不应带有任何被迫色彩的令人愉快的活动。从婴儿期的吮脚趾到幼儿期的"躲猫猫",儿童都从中获得乐趣,以此了解自己,了解自己所处的世界。儿童按自己的意愿和节奏自由自在地玩耍。他们注重游戏的过程而不是结果,儿童在游戏中长大成人。早在 20 世纪初(1912 年),Susan Tracy 曾指出,用玩具作为儿科病房的装饰物,可以将患儿的注意力从病痛中转移出来。到了 20 世纪 40 年代,游戏逐渐

地被用作治疗的手段而得到广泛应用。将游戏作为连接身心的手段来改善儿童的行为表现,促进儿童的生长发育。在游戏过程中,儿童学会使用、了解自己的身体;学会与他人交往过程中的轮流与等候,这些都为长大成人后的行为规范奠定基础。游戏除了对儿童的生长发育产生影响,还对行为组织能力、理解社会复杂性等产生相应的影响。

游戏反映的是人的主观能动性,如对一件玩具,"我能用它做什么",而不是"玩具有什么用"。游戏是按自己的意愿进行的,不受外界条件的制约,如不因有奖品而游戏,不为游戏结果而游戏。但是在游戏中活动,使用手,学习颜色、形状……发声和讲话。游戏可以与同龄人一起进行、与成人一起进行,或独自进行。儿童不断地问"那是什么?""为什么?",特别是有"新"事物时。好奇心使他想不断地了解他所处的环境和世界。通过游戏,逐渐使他形成规则意识,这种意识为以后的社会性活动打下了基础。

(二)游戏的发展阶段

1. 按游戏的程度,将游戏的发展分为 3 个阶段。

(1)探索阶段:儿童自发形成的"玩"的欲望,自由玩耍包括图画、唱歌和探索性行为。

(2)掌握阶段:儿童利用游戏过程中的感觉反馈,练习掌握一项活动,可以是反复练习,这种重复使得他能将一项活动变成自己的习惯性行为和对活动的绝对"掌握"能力,从而使自己建立自信心和自立能力。

（3）成就阶段：就是对一项活动的表现能力，通过以往的经验对一项活动形成了自己的期望。每一项活动都将产生一定的后果，对该后果的理解就将形成他对自己能力的认识。这种自我判断标准与社会标准（他人的标准）相比较，形成合作和竞争意识。

在游戏发展的第 3 个阶段（成就性阶段），儿童可能会有些"冒险性"的行为，这些行为为形成克服困难的勇气奠定基础。早期与人和事物的交往，参与图画、手工、比赛以及"冒险性"活动是儿童充分了解自己与世界的必要阶段。这 3 个阶段是感觉运动相互作用使儿童形成规则意识和社会角色意识的过程。

2. 按儿童的发育，可将游戏划分为 5 个期。

（1）感觉运动期（0~1 岁）：主要是摆弄自己的身体或周围熟悉的人，通过这些活动了解周围世界和获得感觉体验。形成基本的关于人和事的感觉。

（2）象征和简单结构期（2~3 岁）：随着语言的出现和成熟，儿童对感觉运动期获得的体验形成了抽象概念、符号概念，同时伴随运动能力的发育，能够将符号与实物联系起来，但是它的发展还有待于儿童能力的进一步发育。

（3）复杂结构期（4~7 岁）：通过游戏开始将概念和游戏规则联系起来，戏剧性游戏代替想象性游戏，因为他已知道一个行为可能发生的结果。此阶段与同伴交往起着重要作用，他以此来了解自己的能力。此期类似探索阶段向能力阶段的过渡。

（4）竞赛性游戏期（8~9 岁）：此阶段儿童受掌控欲望的驱使喜欢做竞赛性游戏，因为此类游戏有角色和规则的变化，因此可以增加掌控感。通过对规则的遵守可以展示他的能力。

（5）创造性游戏期（10 岁以上）：青少年以比较成熟的形式从事创造性的游戏，创造性游戏规则更复杂，角色更具有功能意义。此类游戏更需要与人合作的意识。

（三）游戏的作用与特点

1. **游戏的作用**　①游戏是童年生活的重要组成部分，它本身是学习和适应的过程（Brunner，1972），它是成人表现的准备阶段。②在游戏过程中儿童学会与环境交往，从而达到治疗目的。③游戏基于知觉控制能力、自发的欲望和想象力，因而游戏不只是作为治疗的手段，还是丰富儿童经历的重要过程。通过游戏体验快乐，学会灵活思维以及对环境的了解。

2. **游戏的特点**　结合游戏的作用，其具备如下特点：①游戏是发自内心的行为；②游戏者的注意力在游戏手段，注意的是过程而不是结果；③游戏体现操纵性，"我用这个东西能干什么？"而不是"这个东西能干什么？"；④游戏者是主动参与者而不是被支配者；⑤游戏不是为"目的"而做的。虽然可能有几种方法描述游戏，但是它们的共同点是游戏必须具备自发性、趣味性、灵活性、兴奋性及游戏过程中的幻想性／脱离现实的想象力（Piaget，1962）。日常生活活动有游戏的成分，但将一个活动称之为游戏必须具有上述特点。游戏与乏味的工作的区别也就在此。

对于儿童如何将游戏与治疗区别是件不容易的事。专业人员或成年人往往希望将某些游戏具有目标性，将游戏作为达到某一目的的手段。Pugmire Stoy（1992）指出：有些成人认为游戏对儿童而言与成人从事乏味的工作无异。实际上游戏作为趣味性活动的意义并不比作为学习的意义小。只有了解了它趣味的意义，使儿童获得对活动的主动权和了解环境的体验，专业人员才会从促进儿童的内在动机（intrinsic motivation）出发来设计很多，并且将这些概念和思路融入治疗过程中及与儿童的每一次的互动中。

二、游戏的种类

游戏大致可以分为下列几种，但它们相互之间又有联系。

1. **探索性游戏**　这类游戏是指在游戏过程中发现或找出隐藏的或未知的东西。如带按钮的有声玩具、拆装性玩具。这一点对儿童的发育起着重要作用，它促进儿童发现新事物、学习新事物、渴望更多地了解自己所处的世界。残疾儿童像普通儿童一样,需要有探索的经历,但是需要来自成人和同伴的鼓励和帮助。如果给他们机会,儿童就会发展他们的技能和能力,如展示给他们充满刺激的事件及物体,使儿童觉得这个世界很有趣;另外注意观察儿童的兴趣,回应他的兴趣,让儿童有机会观察到你对有趣事物的反应,激发他对所处环境的探索。

2. 运动性游戏　这类游戏指需要身体活动的游戏,如爬"隧道"、跳格子和"大风吹"等。它们有助于儿童体能的发育,使儿童对探索周围的世界更积极主动;使他们有机会认识自己的身体,增加对身体的控制能力。可以通过对环境加以布置,就能够促进儿童的此类活动,如将其喜欢的物体放在离他稍远一点的地方;做一些需要体力的比赛使其体会运动的乐趣。对于有运动障碍的儿童,如脑瘫患儿,更应注意为其创造机会鼓励儿童参与此类游戏。

3. 操作性游戏　这类游戏指需要用双手或手眼协调的活动,如串珠子和搭积木等,有利于促进残疾儿童技巧、技能的发育,为系扣子、用餐具、书写等基本自理能力的发育打下基础,同时,在操作性游戏过程中,了解物体的形状、重量和质地;幼儿期有机会进行操作性游戏是精细运动能力发展的重要过程。

4. 交往性游戏　交往性游戏就是接触他人的活动,活动中包括接受和给予,是一种双向性的过程,可提高儿童的社交能力。儿童通过观察和模仿他人的行为来提高自己的各项技能,包括与人建立关系、对人和事做出适宜的反应。交往性游戏包括与同伴玩耍及与成人互动。

5. 想象性游戏　想象性游戏是指儿童利用想象力将某一物体或自己比作特定的象征,如将易拉罐比作摩托车;将布娃娃比作自己的小宝宝。这类游戏对儿童的语言和思维能力的发育起着重要作用。可以让儿童有机会观看成人做家务,如看妈妈煮饭、洗碗。同时给他机会对一件物品或事件自由发挥进行描述。

6. 解决问题的游戏　这类游戏是指在游戏过程中需要思考,找出解决问题的方法,如:当他拿不到桌子上的玩具时,可以靠拉台布将玩具靠近自己或踩到椅子上再去拿。解决问题的游戏是培养儿童独立思考能力、解决问题能力,培养自信心、好奇心的重要途径。通过让儿童从易到难寻找解决问题的方法,享受成功的乐趣,不断提高他的好奇心。同时要给他充足的时间,在没有成人的干预下自己解决问题。

三、游戏的评定

游戏的评定,不只是观察儿童在游戏中的表现,更重要的是观察儿童对游戏的兴趣。兴趣反映游戏的质量。

值得注意的是游戏只有具备游戏性才能够达到它的作用,并不是将儿童放在游戏环境中就够了。相反,不注意其游戏性,还可以带来不良后果,如形成被支配的个性。特别是残疾儿童的游戏非常有必要对其进行仔细观察和认真评价。

(一)评定方法

1. 评价内容　包括3个基本成分:①观察儿童在游戏中的动机来源(是否发自内心的欲望),发自内心的欲望指的是对活动本身的兴趣,而不是受外界奖赏的驱使,是内在的驱动力,也就是个体愿意参加某项活动;②控制权(是否自我控制),指游戏者自我控制游戏的行为或行为的结果;③想象力及创造性,也即超越现实的想象力,它是指游戏者选择将实物与现实结合的程度。

用这3个基本成分评价一项活动是否具有游戏性,将其绘制成天平示意图(图3-10-1),观察、判断儿童进行的游戏,其倾向于游戏性或非游戏性。

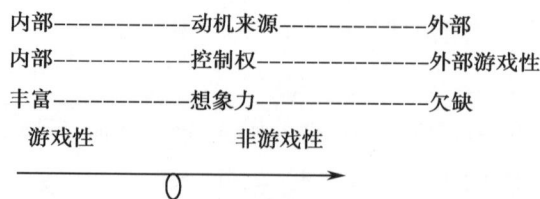

内部-----------动机来源-------------外部
内部-----------控制权-----------外部游戏性
丰富-----------想象力-------------欠缺
　游戏性　　　　　非游戏性

图3-10-1　游戏天平示意图

2. 游戏性检查表　事实上很难有一项活动是完全源于内部动机,完全自我控制并且完全摆脱现实的,但是它是一个快速评价其游戏性的方法。在此基础上,Bundy 又补充了第 4 个成分:在一个集体游戏中,一个好的参与者应该能够示意他人应该如何应对自己,并且能够理解他人的示意,这种示意和解意在游戏过程中是夸张了的,不需要语言、易于学习。因此游戏可以作为提高领会能力的媒介,来培养儿童成年后的交往能力。下面从游戏性检查表的项目中我们可以观察儿童进行一项活动是否具有游戏性(表 3-10-1)。

表 3-10-1　游戏性检查表

姓名: 年龄: 评价日期:	程度 3 = 几乎总是 2 = 多数时间 1 = 有时 0 = 几乎没有	强度 3 = 极高 2 = 中度 1 = 轻度 0 = 没有	技巧 3 = 很好 2 = 中度 1 = 微小 0 = 没有

项目	程度	强度	技巧	评语
是否主动参与			#	
表现出安全感		#	#	
愉快		#	#	
有解决难题的毅力		#	#	
主动调整活动难度	#	#		
轻微违反规则,恶作剧				
潜心活动过程		#	#	
装扮		#		
用创新的形式与人及实物玩耍		#	#	
敢于挑战自己(认知、运动、社会)			#	
恰当表达自己的愿望	#	#		
与他人玩耍		#	#	
寻求主导角色		#		
加入已经开始的游戏	#	#		
与他人开始一项游戏	#	#		
戏弄同伴				
分享玩具及游戏工具		#	#	
用适当的方法暗示同伴该如何应答自己		#	#	
应答同伴的暗示		#		
保持游戏主题的一致性		#	#	

注:# 表示该项目下不检查。

(二) 评定方法应用实例

下面就 2 个实例具体说明如何对游戏性进行评价。

1. **实例一**　幼儿园两位老师带着 15 名小朋友去公园游玩。我们用一段时间集中观察其中一位——陶明明小朋友,他是正常发育的 5 岁男孩。公园里有滑梯、12 属相的石雕和平衡木等。明明先从阶梯侧爬上滑梯,虽然有些困难,但是他用力爬上去了。然后坐下来,从滑梯侧滑下来了。之后他立即跑回去,这时老师正在给小朋友们讲要排队按顺序玩。最初几次轮到他时,他都是按常规的方法坐下来、滑下去,在接下来轮到他在小朋友玲玲后面时,玲玲动作比较慢,玲玲上一级台阶他紧跟着上一级,明显地暗示玲玲要快一点。在下一轮滑下去时,陶明明撞到了另一个小朋友,两个人咯咯地笑,但是明明受到了老师的批评。

有一次他到达滑梯顶端时停下来,由于他站在高处,他看到了公园外面运送花灯的车,他大声喊:"快看! 快看! 外边过年啦! "之后他要趴着并且头朝下滑下去,他感觉有点怕,立即掉头脚朝下,老师发现了,提醒他:"明明,不能趴着,要坐着向下滑。"他翻过身,躺着滑了下去。老师批评了他,并让他站在一边不许他再去上滑梯。他在滑梯旁开始玩沙土,几分钟后他跑到平衡木那里,站在平衡木上开始跺脚,老师没有注意到他,其他几个小朋友也开始学着他的样子,在平衡木上跺脚并哈哈大笑。陶明明的最后一个活动是骑在石雕马上面用手使劲地拍马的头,然后双手吊在马的头上双脚悬空荡来荡去。由于石雕光滑,他几次滑落下来,他都再次爬上去,吊在马头上,双脚腾空晃来晃去。有的小朋友跑过时将他撞下来,他大声喊"别撞我"。尽管这个活动有些困难,他一直玩了7分钟的时间,比其他活动都长。最后因为老师召集集合,他才停下来(表 3-10-2、图 3-10-2)。

表 3-10-2 陶明明的游戏性检查表

姓名:陶明明
年龄:5 岁
评价日期:××××年 ×月 ××日

程度	强度	技巧
3 = 几乎总是	3 = 极高	3 = 很好
2 = 多数时间	2 = 中度	2 = 中度
1 = 有时	1 = 轻度	1 = 微小
0 = 几乎没有	0 = 没有	0 = 没有

项目	程度	强度	技巧	评语
是否主动参与	3	3	#	
表现出安全感	3	#	#	
愉快	2	#	#	
有解决难题的毅力	#	3	#	
主动调整活动难度	#	#	2	
轻微违反规则,恶作剧	2	2	3	
潜心活动过程	3	#	#	
装扮	0	#	*	
用创新的形式与人及实物玩耍	2	#	#	
敢于挑战自己(认知、运动、社会)	2	2	#	
恰当表达自己的愿望	#	#	0	
与他人玩耍	3	#	#	
寻求主导角色	0	#	*	
加入已经开始的游戏	#	#	*	
与他人开始一项游戏	#	#	3	
戏弄同伴	0	*	*	
分享玩具及游戏工具	3	#	#	
用适当的方法暗示同伴该如何应答自己	3	#	#	
应答同伴的暗示	3	#	3	
保持游戏主题的一致性	3	#	#	

注: # 表示该项目下不检查; * 不适合。

```
内部–*--------------动机来源--------------外部
内部--------------控制权*--------------外部
丰富--------------想象力----------*------欠缺

游戏性                            非游戏性
————————————————————→
         ◯
```

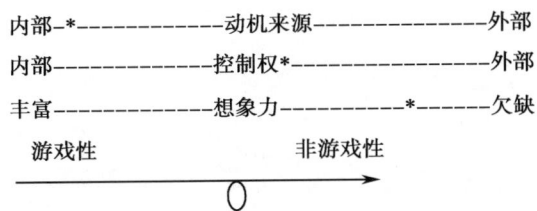

图 3-10-2　陶明明的游戏天平示意图

陶明明的游戏小结：在游戏过程中多数时间是愉快的，他不时地喊，大声笑，这是任何年龄游戏过程中的特点。他的游戏动机源于自身，源于与活动相关的愉快感。活动过程中大部分时间处于自我控制状态，老师想调整他的行为，他或是采取等的方法，或是去进行其他活动。寻求主导角色(基本上是大声喊或跺脚，对于他的年龄来说也是合适的)是比较成功的，使其他小朋友比较容易地跟他一起做。游戏过程中的想象力基本上是缺失的，可能与2个因素有关：他的年龄和所进行的活动，滑、跳、喊这些感觉足以促使一个5岁男孩愿意进行这些活动。虽然曾经有一段时间他将马的颈部当吊杆悬吊自己，但是基本上没有超越现实的想象，如将滑梯当作"车"开，或自己是"超人"飞起来。他曾试图用不同的玩法，但被制止了。总体看陶明明做的活动很具有游戏性，如果对游戏环境做些改良，使他在比较安全的环境下(如地面上铺可以缓冲的橡胶地面)，他活动的游戏性还会更好。

2. 实例二　徐丽丽，4岁10个月的女孩，妈妈称丽丽不会玩。我们观察她在一个活动室的情况：2个老师和5个小朋友在一个房间里做大运动的游戏。有"隧道""滑梯"和一个可以同时容纳5个小朋友的大"摇板"(平衡板)。

在老师的引导下丽丽爬进"隧道"，进去后，她以"W"坐姿坐在"隧道"中间，老师在另一头叫她，她没有动；老师又开始在外面唱歌，她也没有反应。用了一些方法无效后，老师只好将"隧道"倾斜将她"倒"了出来。下一个活动是滑梯，她很不情愿过去，表现出要回到"隧道"那边，其中一位老师性子急，将她拉回来，用手引导她去滑"滑梯"，

她虽然不情愿，但也没反抗。在工作人员将她扶上"滑梯"，到达顶端时，她恐惧地极小心地坐下去，不得已地滑下去，为了控制速度她两腿尽量分开，面部呈现极恐惧的表情。尽管她非常小心，滑下去时身体还是向后倒。第三个活动是坐平衡板，小朋友们都坐上去后，老师开始晃动摇板并唱"摇小船"，丽丽小心地接近摇板，自言自语道："船？"老师将她抱到摇板上，她以"W"姿势坐下，老师一发现就立即将她的腿向前伸直，但是当摇板晃动时，她保持不了这个姿势，就只能向后倒。

摇板活动结束，丽丽又回去钻"隧道"，但是她从"出口"向里爬，在隧道中间遇到了小朋友瑞瑞，瑞瑞只好向后退，丽丽继续向前爬，露出小脑袋后学小狗汪汪叫。另一次她探出头后被老师"发现"了，她又赶紧缩回去，并且做了个"鬼脸"，老师没有对此作出回应，她只好坐在"隧道"里自己摇晃。这时老师召集小朋友坐到一起吃甜点，丽丽不想出来，老师只好将"隧道"的一侧抬高，她极不情愿地从另一侧爬了出来(表3-10-3、图3-10-3)。

徐丽丽的游戏小结：游戏的动机基本是源于外界的，主要是来源于老师的；游戏过程没有自己的选择权，不能自主。对她不情愿做的事情老师从体力上人为地给了帮助。曾经有一段时间她想按自己的意愿进行略低龄的活动(在隧道里躲猫猫)和低度的感觉刺激(在隧道内摇晃)；控制权也主要来自外界，多数时间她没有安全感，在挑战自己这一项她得到满分，但是这种挑战是外界强加给她的，超过了她的能力可以接受的程度，她想将难度降低时(W坐位)，老师又立即将其纠正。想象力基本没有发挥，她曾试着学小狗汪汪叫，老师没有领会她的暗示，恶作剧(该进行下一个活动时，她仍想留在隧道内)也没有成功。老师对她的暗示没有做出回应，可能觉得丽丽的行为略显低龄，老师不想予以鼓励。丽丽也没有领会周围小朋友的暗示。所以丽丽的活动游戏性极低。可能与老师对小朋友及游戏环境控制过严有关。

表 3-10-3　徐丽丽的游戏性检查表

姓名:徐丽丽	程度	强度	技巧
年龄:4 岁 10 个月	3 = 几乎总是	3 = 极高	3 = 很好
评价日期:××××年 ×月 ××日	2 = 多数时间	2 = 中度	2 = 中度
	1 = 有时	1 = 轻度	1 = 微小
	0 = 几乎没有	0 = 没有	0 = 没有

项目	程度	强度	技巧	评语
是否主动参与	2	0	#	
表现出安全感	1	#	#	
愉快	0	#	#	
有解决难题的毅力	#	1	#	
主动调整活动难度	#	#	0	
轻微违反规则,恶作剧	0	*	*	
潜心活动过程	2	#	#	自己决定
装扮	0	#	*	
用创新的形式与人及实物玩耍	0	#	#	
敢于挑战自己(认知、运动、社会)	2	3	#	过度
恰当表达自己的愿望	#	#	*	
与他人玩耍	1	#	#	
寻求主导角色	0	#	*	
加入已经开始的游戏	#	#	0	强迫
与他人开始一项游戏	#	#	0	老师没有领会她的暗示
戏弄同伴	0	*	*	
分享玩具及游戏工具	1	#	#	
用适当的方法暗示同伴该如何应答自己	1	#	#	
应答同伴的暗示	*	#	0	
保持游戏主题的一致性	*	#	#	固定的

注:# 表示该项目下不检查;* 不适合。

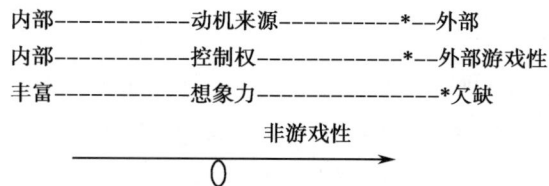

```
内部-----------动机来源-----------*--外部
内部-----------控制权-----------*--外部游戏性
丰富-----------想象力-----------*欠缺
              非游戏性
 0
```

图 3-10-3　徐丽丽的游戏天平示意图

四、游戏与残疾儿童康复

在残疾儿童康复实践中,强调把游戏作为"对促进儿童进行全面发展的重要形式"。这绝不仅仅意味着利用儿童对游戏活动的偏爱,以游戏活动形式调动残疾儿童的直接兴趣,使他们更主动地参与治疗性活动。更重要的是儿童必须而且只有通过游戏才能实现其身体的发育和心理的成长。根本而言,游戏是把康复治疗与儿童的生活予以最佳整合的基本途径。游戏是儿童正当的权利,残疾儿童同样应享有这种权利。任何剥夺和压抑残疾儿童游戏的企图都是十分危险的。因为唯有存在游戏的生活,才是真正儿童的生活,有灵性的生活;唯有懂得游戏的儿童才是真正的儿童,有灵性的儿童。若残疾儿童童年生活的独特价值已不复存在,其结果是压制残疾儿童发展的现实潜能,从而限制某些重要功能的发展。佛洛伊德曾指出:"如果内在世界和外部世界的连接被削弱,想象的翅膀便无法张开,这将使人屈从于他的周围环境,或者屈从于自身生理要求,以一种退缩的态度面对自我和世界。"康复治疗可以通过具备游戏性的活动使残疾儿童最大限度地发挥他们的潜力,形成健全的人格。

对于正常儿童而言,游戏是自然产生的,而残疾儿童需要我们为他们创造机会、积极鼓励他们游戏,帮助他们做游戏。由于残疾儿童自身的局限性,他们的运动、感知及认知都会有不同程度的障碍。因此,他们更需要通过游戏促进发育、学习、获得乐趣。懂得游戏及比赛的输赢、分享,这些都将影响成年后的行为准则。通常残疾儿童没有机会进行探索性的游戏,所以他们不了解周围的环境。他们不可能玩常规玩具,首先他们体能上不允许,或康复治疗人员有可能为了安全起见避免他们做某些游戏,这就进一步限制了他们的发展。从整体

上考虑,如果这些情形日复一日地进行下去,情况就会进一步恶化,残疾儿童对环境越来越陌生,探索环境的愿望也就越来越差,好奇心也就会丧失,被动依赖的性格也就相应地养成了。因此,残疾儿童的游戏需要特殊设计和额外的帮助,使他们有机会得到来自各方面的刺激。例如,脑瘫儿童很难参加跑、跳、攀爬和荡秋千类的活动,但是可以进行摇船、与他人交往类的活动。玩具,如弹跳式的、具有感觉刺激功能的玩具比较适合脑瘫儿童。它们会吸引儿童看、听、触,了解各种形状、物体的质地和颜色。

残疾儿童康复的最终目的是为他们的成年生活作准备,不只是体能上提高,更重要的是全面发育。需要将游戏意识纳入残疾儿童康复的内容,为残疾儿童提供良好的生长条件。

(吕 洋 魏国荣)

第十一节 音乐治疗

音乐治疗是一门集音乐、医学和心理学为一体的新兴学科,通过音乐方式来改善患者的生理、心理功能,广泛应用于精神科疾病、儿童心理障碍以及分娩和外科手术中的辅助镇痛等,其形式简单有趣、易于接受。适用于脑功能障碍儿童的康复治疗,越来越受到重视的一种辅助康复治疗手段。重点介绍常用的儿童音乐治疗方法。

一、音乐治疗的概述

美国音乐治疗协会对音乐的定义是:音乐治疗是系统有目的地应用音乐作为干预手段,以重建、维持和促进人类身心健康的一种方法。治疗过程科学并且系统,音乐、被治疗者、音乐治疗师三者缺一不可,运用一切与音乐有关的手段,如听、唱、器乐演奏、音乐创作、歌词创作、即兴演奏、舞蹈等活动形式,包含不同的方法和理论流派所形成的不

同的治疗技法,与音乐的旋律、高低、速度、节奏、力度、音色等因素关系密切,是一种内涵丰富的治疗方法。音乐的治疗作用,主要体现在心理和生理两个层面。生理作用体现在音乐能产生"同频共振"现象,促使生命体的细胞、分子等更加和谐、有序地运动,并激活某些活性物质,直接参与调节生命体多方面的生理功能。而音乐的心理作用主要通过移情、疏泄等心理调节机制,对人的情绪、情感、智力结构、行为方式等产生间接而深远的影响。

音乐治疗作为一种医疗手段逐渐受到重视,在临床的多个领域均有应用。1959 年,美国著名音乐博士保罗·诺道夫(Paul Nordoff)和美国注册音乐治疗师克莱夫·罗宾斯(Clive Robbins)共同创建诺道夫 - 罗宾斯创造性音乐治疗法,在世界各地用于残疾儿童的治疗。1985 年中国成立音乐治疗学会,重视发挥音乐治疗在残疾儿童康复治疗中的作

用,根据美国音乐治疗协会的指导,将音乐治疗用于儿童脑部损伤、脑瘫、孤独症、学习障碍、早产儿、儿童心理行为障碍、语言障碍等疾病。

二、音乐治疗作用原理

1. **音乐促进儿童脑的发育** 音乐治疗有助于大脑的发育与功能的恢复,对于改善功能障碍患儿的病情、促进临床康复的整体疗效具有积极的影响。第一,运用脑成像的技术发现,人的左右脑对声音的刺激有明显的区别,言语刺激时左脑血流量上升,音乐刺激时右脑血流量上升。科学家们研究表明,音乐治疗有助于脑功能的恢复和大脑剩余潜能的开发,对本身因存在脑损伤患儿的临床康复意义重大。第二,音乐治疗除有利于听觉大脑皮质的发育外,听音乐对脑的胼胝体发育也有积极影响,而胼胝体有助于脑的两个半球间的交流,音乐能加强大脑不同部位的交流与联络,并使大脑的信息处理更为快捷、高效。研究证明,幼儿时期就接受音乐训练的音乐家比常人拥有一个更大的胼胝体。第三,由于大脑皮质的听觉中枢与痛觉中枢的位置相邻,而音乐刺激造成大脑听觉中枢的兴奋可以有效地抑制相邻的痛觉中枢,提高大脑的兴奋程度,调节血液循环、加强人体新陈代谢。

2. **音乐促进儿童情绪的发展** 音乐能直接作用于下丘脑和边缘系统等人脑主管情绪的中枢,能对人的情绪进行双向调节。一方面,当儿童的情绪出现障碍时,如"紧张状态"或"应激反应"会出现肾上腺素分泌增加、心律呼吸加快、血压升高、血糖量增加等,音乐刺激能影响大脑神经递质如乙酰胆碱和去甲肾上腺素的释放,改善大脑皮质功能,使儿童放松,消除紧张。另一方面,轻松愉快的音乐能使人兴奋起来,因为音乐能作用于人的脑干网状结构,脑干网状结构接受音乐刺激即促进大脑皮质觉醒,从而提高机体活力,所以音乐能使人精神焕发,消退低落的情绪。情绪活动的中枢下丘脑、边缘系统及脑干网状结构与自主神经系统密切相关,所以情绪的紧张状态能直接导致某些内脏器官的病变,被称作"心身疾病",音乐能调节人的情绪,

所以也就能帮助治疗某些心身疾病。功能障碍儿童常伴有紧张、焦虑、恐惧、自卑等情绪问题,无法得到疏泄释放,随着年龄的增长,心理行为问题将成为儿童康复的难点。这些障碍并不是都能完全通过现代医学及传统医学的常规康复治疗所能解决的,而音乐治疗这一辅助技术的配合,能使儿童在生理和心理上得到全面的康复。

3. **音乐促进儿童记忆的发展** 欣赏或演奏乐曲,能强化精神、神经系统的功能,使视觉记忆、听觉记忆得到锻炼,能加强情绪体验记忆。音乐可使儿童的记忆的快捷性、持久性、准确性提高。音乐促进记忆的机制是:音乐能刺激"边缘系统"分泌的激素、酶、乙酰胆碱等增多,这些物质能对中枢神经系统的功能产生广泛的影响,而促进了记忆能力的提高。音乐澄清脑波而获得超级记忆能力,人类脑波在清醒时约为每秒 7~30Hz 的 β 波,但学习记忆仅在 25%~60%,而音乐欣赏、演奏能调整脑波的频率,在音乐的作用下大脑可控制在 6~16Hz 的 α 波,其记忆力能达 90%~95%。

4. **音乐促进儿童注意力的发展** 人在欣赏或演奏乐曲中,聚精会神才能进行,音乐其特定的韵律有助于儿童注意力的集中。经过长期的音乐实践,人耳首先把音的组合传到耳蜗处,这里的神经细胞(30 000 个)按照不同音频的传播而排列得像钢琴上的琴键一样整齐。这些声音信息经过耳蜗传至脑干,然后再进入更高的信息处理中心。听觉大脑皮质负责处理听觉信息,在脑的两个半球上拥有 12 个不同的听觉区。每一个听觉区脑皮质都参与了音乐信息的处理,但分工有所不同。脑的右半球擅长对旋律的感知,而左半球则善于储存旋律信息。

5. **音乐促进儿童抽象思维能力的发展** 研究报道,音乐能促进大脑的神经突触发育,会提升婴幼儿的多元化智能发展。音乐会改变脑细胞的活动方式,被动聆听 10 分钟的钢琴奏鸣曲,会使经过脑的高层信息处理区域的电脉冲形成有序与高效的模式。

6. **音乐促进儿童智力的发展** 研究证明,音

乐对于促进人的智慧开发起着积极作用。著名的心理学家佩斯里很早发现,人的左脑控制人体右侧器官并主管语言和逻辑思维功能;右脑则控制人体左侧器官并主管音乐艺术和形象思维功能。右脑也称"音乐脑",音乐的作用在于锻炼儿童的形象思维能力,使手、眼及四肢运动灵敏协调,让人的左右脑同时得到发展和应用,增强人的创造性和想象力。

7. 音乐促进儿童语言的发展 语言和音乐作为两个以相同方式发展的平行系统,具有许多相同的特性。婴儿的咿呀学语和自发哼唱前兆是很难区分的。他们通过聆听、模仿看护人的非言语提示,开始开口发声,就像语言学习那样逐渐理解音乐。为论证言语系统和音乐系统的相似性,美国哈特福特大学的约翰 M. 费尔拉本德、克拉克·桑德斯及其同事们进行了一系列研究,观察学龄前儿童对歌曲的记忆程度是如何随着旋律或歌词的改变而改变。研究人员给一组 3~5 岁的儿童播放一组原创歌曲,然后,再重新播放一遍歌曲:同样的旋律,不同的歌词;或是不同的旋律,相同的歌词。结果,费尔拉本德和同事们发现,相对于歌词而言,受试儿童对歌曲的记忆力受到旋律的影响。但如果多放几遍歌曲,歌词和旋律之间的关系就显得密切起来,儿童在多次重复听歌曲后,旋律和歌词都能对歌曲的记忆最终起到相同的帮助作用。研究人员开始假设,大脑的某一区域(被认为是左颞叶)负责处理歌曲的旋律或节奏;而另一区域(被认为是右颞叶)则负责处理歌曲的歌词。音乐治疗与语言治疗相结合,通过音乐活动,从旋律的因素入手,改善语音和表达能力。

8. 音乐促进儿童的心理发展 音乐声波的频率和声压会引起心理上的反应。良性的音乐能提高大脑皮质的兴奋性,可以改善儿童的情绪,激发儿童的感情,振奋儿童的精神。有助于消除儿童心理、社会因素所造成的紧张、焦虑、忧郁、恐怖等不良心理状态,提高应激能力。美国著名心理学家阿诺德认为:"如果一个人的情绪出现了问题,他的头脑中就一定会存在某些不合理观念。如果这种不合理观念得到纠正,情绪问题也就随之解决。"传统的心理治疗认为"认知决定情绪",而音乐心理治疗则认为"情绪决定认知"。在脑瘫康复治疗过程中,选择有益的背景音乐,或在音乐治疗过程中,进行适当的肢体功能锻炼,往往能改善患儿的情绪,促使患儿更主动配合康复治疗。

9. 音乐促进儿童社会交往的发展 音乐活动如乐器合奏、合唱、音乐游戏、舞蹈等社会交往活动。通过组织各种音乐活动,为脑瘫儿和孤独症儿童提供一个用音乐和语言交流来表达、宣泄内心情感的机会,让儿童在情感交流中相互同情、理解和支持。脑病儿童在各种心理困扰和痛苦得到缓解的同时,也获得了自我表现和成功的满足,从而使其增加自信心,提高自我评价,促进心理健康。

三、常用儿童音乐治疗方法

脑瘫儿童的音乐疗法要以其身心特点为本,更趋多样性、即兴性。目前在国内发展比较成熟的适合脑瘫儿童治疗的音乐疗法有以下几种:

1. 节奏性音乐疗法(rhythm-based therapy, RBT) 音乐疗法是以节奏为基础的音乐疗法,帮助脑瘫儿童重建有节奏的运动方式。例如有节奏的步行,矫正顿足步;而减轻手足徐动患儿刺激性紧张和不自主徐动时,要在较慢的、节拍明显的音乐伴奏下进行运动治疗,或让患儿唱着节奏明显的歌曲或哼着童谣进行运动,肢体随着歌声的韵律进行有节律的摆动。在进行 RBT 时,很重要的一点就是音乐治疗师要分析每一位脑瘫儿童所适应的、所需要的具体的节奏,这个节奏不但能使他的运动快慢适中,活动协调,而且这个节奏还是他的生活方式的一个组成部分,外在的音乐节奏如果与他内在的身心活动节奏相一致、相融合时,这个儿童就会接受这样的节奏,并能自动地以这样的节奏来协调生活,显得比较适意自在,这一点已为一些有经验的音乐治疗师所证实,所以,关键是要耐心探寻适宜于患儿的节奏及相应的音乐。

2. 鲁道夫 - 罗宾斯创造性音乐疗法 又称接受式音乐治疗,罗宾斯博士主张治疗师应具备根据儿童的现场表现作针对性的即兴表演和创作音乐作品的能力,其中在他推荐的儿童敲打乐中,增加了日本铃木制造的手风琴,目前在北京启智中心运用于儿童收到良好效果。对于脑瘫儿童音乐治疗来说,鲁道夫和克莱夫·罗宾斯创立的"创造性音乐治疗"被临床音乐治疗师广泛应用。它是以音乐即兴演奏为主要手段,针对脑瘫儿童的个体治疗方法。这一方法的核心观念是治疗对象通过即兴乐器演奏的方式,唤起和使用自己的内部力量,而不是通过外部干预来达到治愈或康复的目的。在创造性音乐治疗中,脑瘫儿童把自己内部的冲动转化为合理的音乐活动,并使其处于意识的控制之中。脑瘫儿童通过音乐活动发现自己以及周围世界的最深层的感受,消除恐惧、压抑和不健康的自我控制。

3. 奥尔夫音乐疗法 奥尔夫音乐疗法的特点是将唱、动、奏三种音乐表现融为一体,形成一种音乐游戏的模式。在特殊儿童音乐教育中,对奥尔夫音乐教学法的运用主要强调手段的丰富性、灵活性、生动性,淡化技巧的深度训练,其中让脑瘫儿童在音乐伴奏下即兴表演的启发式教学形式十分适合发展水平参差不齐的脑瘫儿童共同体验音乐(视频 3-11-1～视频 3-11-3)。

视频 3-11-1 音乐疗法 1　视频 3-11-2 音乐疗法 2

视频 3-11-3 音乐疗法 3

4. 体感振动音乐疗法(vibroacoustic therapy) 挪威专家 Olav Skille 从治疗脑瘫儿开始开创了体感振动音乐疗法。他利用体感音乐治疗垫进行脑瘫患儿康复理疗,患儿不但表情明显表现出愉悦感,肌肉痉挛也很大程度地缓解放松。主要目的是改善肌肉紧张痉挛、减轻疼痛、改善脑功能等。

5. 中医五行音乐在脑瘫儿童中的应用 中国音乐疗法可以追溯至春秋战国时代,其中以《乐记》的音乐理论和《内经》的五音学说为集中代表,形成早期中医音乐疗法的思想体系。《乐记》把五音(角、徵、宫、商、羽)的理论确定下来,并探讨了音乐的作用。《乐记》云:"乐者乐也,琴瑟乐心;感物后动,审乐修德;乐以治心,血气以平",从中可透视出音乐与心身调理的关系。《内经》中指出:肝属木,在音为角,在志为怒;心属火,在音为徵,在志为喜;脾属土,在音为宫,在志为思;肺属金,在音为商,在志为忧;肾属水,在音为羽,在志为恐。把五音阶中的宫、商、角、徵、羽与人的五脏(肝、心、脾、肺、肾)和五志(怒、喜、思、忧、恐)用五行学说有机地联系在一起。

四、不同类型脑瘫患儿的音乐疗法

1. 脑瘫患儿的音乐治疗 音乐能使脑瘫儿童松弛身心,愉悦接受指令,提高耐受和坚持度。音乐结构和音乐活动的体验不仅可以长时间地吸引和保持脑瘫儿童的注意力,还可以使脑瘫儿童的紧张、胆小、过于敏感及不良心境得到改善,引导出使他们安定平和的脑波,增加与他人之间积极、友好的交往,发展人际交流、沟通的能力,使他们在言语学习方面的愿望得到音乐的激励,并参与到言语和语言的训练中。在音乐背景下脑瘫儿童的运动,可增强肌肉动觉刺激的体验和身体运动的功能。

在具体治疗过程中,脑瘫儿童音乐治疗有以下几种方法:

(1)对脑瘫儿童不同部位的音乐治疗训练:脑瘫儿童各部位的音乐治疗训练可以从非常简单的活动开始,如跟随音乐节奏简单地摇摆、点头、拍手、拍腿、踏脚、拍打身体各部位,逐步进行较复杂的活动。例如做爬行或行走的训练,可配合着音乐中的节奏、快慢、强弱、旋律等来进行,使脑瘫儿童一边接受治疗,一边参与音乐的"律动",体验音乐要素,进行非言语沟通等。如果脑瘫儿童站着有困难可先坐着演奏,逐步过渡到站立演奏,锻炼脑瘫儿童的肌力等肢体的活动功能。

(2)对脑瘫儿童语言障碍的音乐治疗:大部分脑瘫儿童在语言上有不同程度的障碍,造成构音及交流困难。首先要训练脑瘫儿童学会用正确的方法呼吸。让脑瘫儿童模仿治疗师发声练习,如大声或小声地唱长音或短音进行呼吸训练。其次,音乐治疗师用不同的节奏、旋律、速度、音高、力度、歌词等训练脑瘫儿童发音、发声,发展脑瘫儿童的表达性语言、接受语言和接受指导的能力。

2. 孤独症谱系障碍患儿的音乐治疗 孤独症谱系障碍患儿以社会交往障碍、语言障碍和刻板重复等行为异常为主要功能障碍,影响患儿的情感交流、社会适应能力及交往能力。音乐治疗需重视患儿对治疗的可接受程度。首先,治疗过程应通过音乐即兴演奏使孤独症谱系障碍儿童的心理方向更密切地融合在音乐中,使具有先天逃避交往心理的孤独症谱系障碍患儿开始有交往的可能以及产生对外界关注和互动的兴趣,增加其注意力的转移,创造出患儿与治疗师沟通的氛围和环境。然后,利用音乐与语言的共通性,适当增加听觉训练,发展孤独症谱系障碍儿童的语言能力。最后,治疗师可利用锣、钹进行动与静的训练,有利于孤独症谱系障碍儿童对“物我”之间存有关系的留意,一旦孤独症谱系障碍儿童建立了这种物我关系的概念,他的社会接触便会开始,训练孤独症谱系障碍儿童听音,可帮助其建立社会关系;可以刺激语言的学习与表达能力;促进孤独症谱系障碍儿童领会听音的规则。

在对孤独症谱系障碍儿童进行具体训练时,应遵循以下基本原则:

(1)个体差异性原则:孤独症谱系障碍的成因不同,家庭文化背景的差异,教育方式的不同,性别、性格、年龄的差异等,导致每个孤独症谱系障碍儿童所表现出来的个体症状、程度及行为模式都不同,对音乐的感受程度及音乐能力也不同。因此,治疗师必须依据对孤独症谱系障碍前期观察及评估的内容,仔细、认真地进行个案分析,拟定治疗、训练计划。

(2)可沟通性原则:音乐治疗和训练计划的确定必须能激起孤独症谱系障碍儿童的沟通欲望。特别是对无语言或不愿说话、情绪不稳的孤独症谱系障碍儿童,要选择有助于音乐沟通音响效果的乐器,尝试不同乐器及人声(嗓音)。用简单的音调、节奏、速度、音乐声去刺激,鼓励患儿创造和模仿。

(3)可接受性原则:治疗训练计划的确立应由简至繁,并选用趣味性的方法发展患儿非交流性语言的能力。

(4)细化性原则:仅有长期目标和短期目标还不够,应将短期目标再细分为各个程序、步骤等,让患儿感受到目标的接近和容易完成,从而产生成就感,提高自信心,为患儿在治疗中形成自身的支持力量奠定基础。

3. 智力发育障碍患儿的音乐治疗 智力发育障碍儿童认知水平差,语言理解、表达、沟通及交流能力均明显落后,注意力难以集中。音乐治疗需要设计巧妙、有趣、具有吸引力的综合训练方法,首先,通过引导患儿随乐模仿律动、随乐即兴律动、乐器演奏等方式将音乐治疗与运动相结合;其次,通过积极开展语言听辨能力训练、吹奏乐器训练、童谣念唱训练、念唱与表演综合训练将音乐治疗与语言沟通相结合;再次,通过有意识的注意力训练、音乐指令训练、节奏训练、歌曲创作训练将音乐治疗与认知、注意力训练相结合;治疗过程中,治疗师除了进行有组织的教唱、动作训练和表演音乐剧等活动,还要布置和创设与歌曲内容相同或相似的各种场景,为智力障碍儿童提供行为学习的自然景象,即“小环境”,促使其感受能力和活动能力的提高,强化智力障碍掌握做事的程序、步骤、方法及学习娱乐手段。

智力发育障碍儿童的音乐训练需要遵循一定的治疗原则:

(1)应用性:活动要设计得巧妙,使智力发育障碍儿童有兴趣参与互动,学得快、做得好,具有高成就感和愉悦的活动体验。

（2）实践性：通过音乐表演剧来学习语言、交流、交往、沟通、听辨等，让智力发育障碍儿童在实践中学习，游戏中学习，习惯中学习；还可使他们学会正确的情绪表达、与人分享、以适当行为与人交往、学习和理解非语言的含义，如眼神、肢体语言来补偿交流技术缺乏等。

（3）重复性：治疗师要让患儿反复模仿歌曲、动作、节奏、乐器演奏等，使他们在重复中充分感知音乐，提高听辨、记忆的效率。

（4）补偿性：对智力发育障碍儿童的音乐治疗不是将重点放在训练智力障碍儿童的缺陷或问题行为上，而是发展智力发育障碍儿童的优势能力，即可开发的能力，放在潜能的开发上。这个原则同样适用于正常人的潜能开发。音乐治疗在挖掘并发挥智力发育障碍儿童个体潜能的基础上，实现补偿智力发育障碍儿童的功能缺陷，促成其社会生活等能力的康复。

（5）适应性：音乐治疗训练要从一个项目转到另一个项目时，转换速度太快，会造成智力发育障碍儿童难以适应的状况，所以需根据儿童的实际而定。

（6）渐进性：智力发育障碍儿童的音乐治疗计划必须坚持系统和渐进的原则，每次训练内容不可太多，应先易后难。

（刘振寰）

第十二节 儿童康复护理

一、概述

在健康中国战略指引下，康复理念逐渐演变为："以提高功能和生活质量为目的，以家庭康复为中心，开展目标导向、全周期疾病的循证医学精准康复"。功能障碍儿童是康复群体中的重要组成部分，儿童康复护士是实现"人人享有康复服务"目标的主力军，参与功能障碍儿童的医疗救治，早期康复及慢性病康复的评定、计划、实施、评价等整个过程。康复护理对功能障碍儿童的康复效果与临床转归有着直接的作用。

功能障碍儿童应实施全面综合康复，调动发挥功能障碍儿童的一切潜能，在采取多样化康复治疗的同时，通过有效的康复护理与管理，积极进行全面、科学、有效的干预，以促使功能障碍儿童在智力、语言、运动功能等方面得以全面康复，培养功能障碍儿童提高生活自理能力，心理应变、社会交往及将来从事某一适当职业的能力，以提高功能障碍儿童的生活质量。

1. **定义** 儿童康复护理是儿科护理学和儿童康复学结合所产生的一门专科护理技术；是在配合儿童康复团队其他专业人员对儿童全面评估的基础上，参与康复计划的制订、实施及评价的护理技术。实施过程中遵循其不同年龄阶段的生长发育规律及生理、心理、社会发展特征而开展的康复护理技术，以减少功能障碍儿童残障的发生、降低残疾的程度、提升康复对象的生活质量。

2. **对象** 发育障碍、先天性疾病、新生儿疾病、后天性疾病、急危重症、慢性疾病、各类损伤以及个人或环境因素导致的功能障碍者。随着社会的发展、生活方式的变化、现代医学水平的提高和疾病谱的变化，儿童康复护理涉及的疾病及康复需求范围日益扩大。

3. **目的** 儿童康复护理目的为预防继发性残疾，减轻残疾的影响，促进儿童全面发展，积极参与活动，尽可能促进或改善各方面的功能，使其发挥最佳生理、心理、社会和教育等潜力，最大限度地提高或恢复生活自理及学习能力，重返家庭，回归社会,最终提高生活质量。

4. 儿童康复护士角色

(1)病情观察者:由于护士与功能障碍儿童的接触机会最多,时间最长,可经常和及时观察到功能障碍儿童的心理状态、功能训练的恢复进度以及对康复的需要等。同时,通过语言、态度和行为,在精神上给予功能障碍儿童鼓励。

(2)实施者:儿童康复护士在整个康复流程中,根据总体康复计划落实护士的职责,应用护士可以实施的康复护理技术为儿童服务。同时,教给功能障碍儿童或家属必要的医学知识和自我护理的技术,为出院回归家庭作准备。

(3)照顾者:为住院的功能障碍儿童提供日常照护服务,尽可能满足其合理需求,促进儿童舒适,帮助完成各项治疗及康复任务,预防并发症及各类隐患的发生。

(4)健康教育者:为功能障碍儿童提供日常康复护理指导:①生理方面:呼吸、吞咽、语言等功能锻炼,肢体摆放与运动,饮食与营养,日常生活活动等;②心理方面:提高认知能力、缓解负性情绪等;③社会方面:自我照护、利用现存功能参与家庭与社会活动等。从多个方面进行综合指导,促进儿童全面康复。

(5)延续护理执行者:督促功能障碍儿童完成包括在院 - 出院 - 居家 - 返院复诊 - 重返社会整个阶段的康复治疗,为其制订个性化康复护理计划,并保障其科学、及时、有效、顺利地完成。及时发现问题及儿童需求,联合多学科帮助患者处理问题,提供针对性实施方案,以协助儿童将康复行动持之以恒地坚持下去,尽可能增强康复效果,促进功能改善。

(6)协调者:作为康复团队的重要成员,以及儿童居家康复的重要指导者,儿童康复护士应帮助儿童顺利完成与康复医师、治疗师之间的沟通与合作,在实施康复治疗的过程中,康复护士需要根据康复对象的治疗时间安排来协调各项工作,尤其是与护理有关的工作,如静脉用药的时间需要错开儿童参与康复治疗的时间,以保证康复训练措施的落

实。帮助儿童协调与获取各项对其有利的社会资源,为其康复的顺利完成提供保障。

(7)咨询者:康复护士不仅应对儿童在院期间可能存在的各类问题提供健康教育与康复指导,还应注重护理的延续性,在出院时为儿童提供其需要的信息,帮助解决其存在的困惑,协助医师、治疗师与儿童及家属共同制订出院后的居家康复计划、复诊时间,并定期督导康复效果,收集反馈资料,解决存在问题。

(8)支持者:康复护士在儿童入院之初即陪伴功能障碍儿童,为其提供在院期间的基础护理及专科康复护理并提供居家护理的延续性服务,其工作性质不仅涉及协助解决儿童身体与生理功能方面的问题,促进疾病恢复,还需关注儿童心理与精神方面的问题,乃至日后如何融入社会,是功能障碍儿童在整个治疗与康复进程中的重要支持者。

5. 儿童康复护理程序　根据护理程序的要求,儿童康复护理进程分为评估、诊断、计划、实施、评价五部分,此外,儿童康复护士还承担着督导儿童持之以恒地康复;协调、沟通与支持,以帮助儿童需求资源、获得帮助,促进其获能,尽早重返社会的任务。具体如下:

(1)康复护理评估:在完善儿童健康评估及安全风险评估的前提下,基于 ICF-CY 框架,重点测评功能障碍发生的原因、时间、发展过程、对活动和参与能力的限制,以及儿童的发育、运动、意识、言语、日常生活活动能力、心理精神状况等现况,进而发现可能阻碍患儿康复的现存问题与潜在风险。

(2)康复护理诊断:基于护理诊断思维方法,根据康复护理评估结果,执行护理诊断的书写及排序要求,结合北美护理诊断协会护理诊断及 ICF-CY 的核心分类组合进行描述。

(3)康复护理计划:应包括儿童的一般信息、诊断、主要康复护理问题、康复护理目标、康复护理方案以及护理过程中的注意事项六个部分。制订计划过程中应注意多学科合作,以使儿童能取得预期的康复效果。此外,还应根据护理目标的完成情况进行动态调整。

（4）康复护理措施：护理措施涉及生理、心理、社会功能等多个方面，应涵盖针对疾病现有功能障碍改善、疾病预防和健康促进等多方面的护理措施。护理措施应与护理评估、诊断相对应，并根据儿童的病情进展不断调整。

（5）康复护理评价：在对儿童实施一系列康复护理措施后进行的护理评价，即是对功能障碍儿童病情进行再次评估，对本阶段的康复护理效果及康复护理质量作出评价。

（6）康复延续护理：康复护士既要对在院功能障碍儿童和家属进行康复指导，为其提供康复知识，督促其进行功能锻炼，也要对出院后的功能障碍儿童继续追踪，实施延续性的康复护理，包括督促与指导居家康复、帮助预约复诊等，以维持康复治疗的连续性，发挥康复护理的意义。

（7）协调、支持与沟通：协调与沟通功能障碍儿童和康复团队的其他成员、主要照顾者等之间的合作；与患者建立信任关系，了解患者或照顾者在康复护理过程中存在的问题及需求；并在信息、情感、工具等方面给予患者支持，帮助患者调整应对疾病状态；创造有利于康复的环境氛围，支持患者重新获得家庭功能、社会功能，最大程度地加强患者日后的独立生活能力。

二、功能障碍儿童的口腔卫生

保持口腔健康是功能障碍儿童生存与生活的重要因素之一。基于这个群体中各种特殊的生理因素、心理因素和社会因素，使其在口腔疾病的治疗、预防上有着和正常儿童不同的需求。功能障碍儿童的主要口腔疾病是龋病和牙周病，此外还有先天性缺陷如唇裂、腭裂、颌面外伤、错𬌗畸形等。咀嚼与吞咽困难，可使一日三餐成为生活的一大难题，继而引起营养不良、龋病、牙周病或其他牙病导致牙缺失，影响正常的咀嚼和语言功能。

（一）功能障碍儿童的口腔保健

1. 早期口腔卫生指导 正常婴儿一般在6个月内萌出第一颗牙，应在6~12个月内首次安排婴儿去医院检查牙齿。指导监护者，每次喂奶之后，用清洁纱布裹住手指或用乳胶指套牙刷轻柔擦洗口腔组织与牙龈，直至第一颗牙萌出之后，用软毛小牙刷帮助刷牙。积极预防奶瓶龋齿，应给予不含蔗糖的饮料和流食。喂药或喂其他营养品后应用清洁水帮助洁牙，针对某些危险因素保持一定的预防措施。婴儿第一次检查牙齿后应每6个月进行一次口腔健康检查。注意观察牙齿的萌出情况、牙列和咬合情况、龋患与软组织状况。

2. 选择合适的口腔保健用品 功能障碍儿童所必需的口腔卫生用品基本与正常儿童相同。主要根据残疾的程度和功能障碍儿童的自身能力，选择清洁口腔的适宜方法，如牙菌斑显示液、牙刷、牙线、牙线夹持器、牙签、开口器等，也可应用电动牙刷和水冲洗装置。

（1）电动牙刷：对于功能障碍儿童，如使用一般牙刷维护口腔卫生有困难时，可推荐使用电动牙刷，以帮助达到清洁口腔和按摩牙龈的作用，减轻儿童因刷牙而带来的疲劳。

（2）水冲洗装置：是重症功能障碍儿童日常清洁口腔的一种辅助装置，因水流的作用把停滞于口腔内的大块食物碎屑带走，如果加入抗微生物或抗菌斑制剂，可减少或抑制牙菌斑与牙龈炎的发生。

（3）改良牙刷：市售牙刷经过改进后，制成利于功能障碍儿童使用的一种特殊形状的牙刷，其刷柄制成球形或安装橡胶把手等，使之容易握持，植毛部应呈两排。这种改良牙刷，也适合于用普通牙刷刷洗不到的某些牙齿部位，或从幼儿时期就没有形成刷牙习惯，在进入少年期才开始接受刷牙指导和握持牙刷困难者。牙刷的改良要根据功能障碍儿童的自身情况和接受程度来设计。

3. 去除牙菌斑的特殊口腔护理 帮助功能障碍儿童刷牙应根据其具体情况选择比较容易操作、舒适的体位与姿势，操作方式简述如下：

（1）儿童坐在椅子上，帮助者站在儿童后面，用手扶持儿童头部使其稳定，也可以让其靠着椅背，可用枕头垫在头后部，使其感觉舒适，刷上牙时可让头稍向后仰起，可以按照正常儿童的刷牙方法与顺序进行。

（2）帮助者也可以坐在矮椅子上，儿童坐在地板上，让其背部靠着帮助者，用膝盖支持其头与肩部，然后开始操作。

（3）如果儿童坐位不稳定，可用宽带缚住腰部，如果必须控制儿童的手或身体活动，帮助者可用一只手横搂在儿童胸部进行。

（4）也可让儿童头部置于帮助者的肘部，如果无法控制其活动，则需要两个人面对面，儿童在中间，一人抱住儿童，另一人帮助刷牙。

（5）如果需要儿童张开嘴，由于儿童可能有不自主的肌痉挛，可用牙垫或纱布缠住几块压舌板放在上下牙列之间。

如果牙刷刷毛达不到某些牙面，应考虑使用牙线，其洁牙方法与正常儿童类似。可用牙菌斑显示剂检查牙齿是否已刷洗干净。

有助于功能障碍儿童握持好牙刷的几种方法：①牙刷柄上可以带一条较宽的弹力尼龙带，或刷柄用海绵、泡沫塑料或橡皮加厚，使儿童容易握住，不易滑脱；②为限制儿童的肩部活动，可用一根木条或塑料条加长刷柄；③如果儿童能取立位或靠在物体上保持立位，但手和肩均有残疾，则电动牙刷可以夹在矮桌上或椅背后。

4. 氟化物的适当使用　幼儿补氟以氟滴为宜，并在出生后 6 个月开始补充。可将氟滴滴在儿童口内后，让儿童用舌头在口内搅拌，使氟滴达到各个牙面。随着幼儿逐渐长大，在可能的条件下，最好选用一种全身用氟方法，尤其对于功能障碍儿童，如饮用氟化自来水、氟化食盐、口服氟片或每天喝一定量氟化牛奶，并配合一种局部用氟方法，如每天使用含氟牙膏，或用氟水含漱，或由专业人员使用氟凝胶等，将会有明显的防龋作用。

5. 窝沟封闭　窝沟封闭剂用于处于生长发育的功能障碍儿童，可达到满意的预防龋病效果。应用的原则与正常儿童相同。使用橡皮障隔离唾液特别重要，一旦牙萌出之后应尽快进行封闭。

6. 减少糖与甜食摄取　除每天刷牙去除牙菌斑外，减少每天糖与甜食的摄取频率与摄入量是十分重要的。严格限制摄入糖与甜食，应该只在一日三餐时食用，其他时间内补充的膳食，不应含有糖和精制碳水化合物，以减少酸的形成导致对牙釉质侵蚀的可能性，达到防龋的效果。对儿童可适当使用甜味剂，如木糖醇、巴拉金糖等。

7. 定期口腔健康检查　功能障碍儿童口腔保健的另一个方面是由口腔专业人员定期为其提供检查、洁治、局部用氟、健康教育与适当治疗等服务。至少每 6 个月 ~1 年检查 1 次，发现问题一定要及时处理。

（二）功能障碍儿童如何正确刷牙

1. 刷牙的适宜时机　功能障碍儿童刷牙要越早越好且要循序渐进。儿童早期刷牙时，监护人的手指和牙刷就应该直接接触牙周组织和口腔内部，各种各样的刺激可使功能障碍儿童逐步增强口腔对意外刺激的抵抗力，习惯刷牙活动。初期给予弱的刺激，不要引起疼痛，而且要照顾儿童的情绪，儿童有厌烦心理时不可强求，要由小到大逐渐增加时间和刺激量，慢慢导入非常重要。

2. 牙刷放置的起始部位与刷牙顺序　牙刷放置的起始部位可因人而异，每次牙刷放置的牙位一般占 1~3 颗牙面的距离，每次刷牙约 3~5 分钟。每次至少刷 6~10 次，然后移至下一个邻牙面牙位置，两个刷牙位置之间均应有重叠，下颌牙唇的颊侧一般约 9 个刷牙位，舌侧为 11 个。

3. 刷牙频数　为了控制牙菌斑，起到清洁口腔卫生与预防口臭目的，每天至少刷牙 2 次，对儿童给予适当的牙间隙保健，因为口腔内的细菌不受干扰的时间越长，牙菌斑致病的可能性就越大。鼓励睡前清洁口腔，细菌易于在黑暗温暖与湿润的口腔环境中生长繁殖，儿童在睡前漱口、嚼氟片或用凝胶，应先清除牙菌斑后再进行，效果较佳。

4. 补充刷牙　在刷牙时有些部位常容易忽视，例如，唇向错位牙，特别是尖牙与前磨牙，附着龈区可能很小，牙刷常易引起损伤。又如倾斜的牙，下颌磨牙的舌侧面向舌侧倾斜，暴露的根面，牙骨质与牙本质面；重叠牙或牙楔状间隙宽，需要用竖刷位；邻近无牙区的牙面，暴露的根分歧区，以及用右手刷牙者常常忽略了上下颌的右侧尖牙与侧切牙,左手刷牙者正好相反,最后牙的远中面,则应用牙线辅助。

此外,口腔清洁还应包括舌的保健。清洁舌可以用牙刷刷洗,也可用刮舌板。此外,不常见的一些口腔情况发生时,如急性口腔炎症或创伤、牙周手术后、拔牙后、牙修复后,或者急性期坏死溃疡性牙龈炎等,只要有可能,应鼓励儿童刷牙,以减少感染的可能,促进伤口愈合。清除牙菌斑是维护口腔健康的基础。

三、流涎的护理

流涎是功能障碍儿童较为严重的健康问题之一,由流涎继发的问题不容忽视,其对儿童造成的不良后果包括颊部皮肤刺激症状、总体液和营养摄入减少、衣服长期潮湿和异味、被社会歧视等。由于小儿唾液呈酸性对皮肤有刺激作用,尤其是小儿皮肤娇嫩,如小儿流涎不止,致使其面颊、下颌等部位经常受浸泡,常引起皮肤发红甚至糜烂,严重影响儿童的日常生活质量。

1. 保持口周部位的清洁干燥 可指导家长用温水洗净儿童面颊、下颌等部位,用干净柔软手帕轻轻擦干流涎处并涂润肤霜;及时更换口水巾,尽量保持儿童流涎部位干燥。指导家长不要对儿童的面部进行随意捏揉,避免因刺激唾液腺而增加流涎,同时给儿童洗漱时,尽量使用软毛巾,禁止对脸颊用力搓洗。

2. 促进儿童的嘴唇闭合 伴流涎的功能障碍儿童其吞咽动作常无效和不协调,嘴唇闭合缺乏同步性。家长可让儿童吮吸自己的示指,通过儿童自吸手指,以体会吮吸的感觉。指导家长用拇指和示指分别置于患儿两侧面颊部轻压,协助吮吸动作,反复练习有意识地训练孩子的吞咽功能,同时每日可使用冷冻棉签蘸水刺激患儿软腭、舌根及咽后壁,促进口腔闭合提高下颌随意运动,慢慢提高自我控制随意运动的能力,有助儿童流涎的改善。

3. 尝试行为干预疗法 指导(如请擦下颌)、提示(如口头提示吞咽)、正面强化(如表扬)和/或

自我管理流涎(如吞咽和擦下颌的指导)用于治疗流涎的行为干预包括强化、激励、自我管理、消除、矫枉过正、指导和消退等。同时关注与流涎有关的其他因素:儿童的情绪状态、头部位置、坐位姿势、注意力、上下牙的错位咬合、舌的大小及控制能力、闭嘴能力、口腔感觉功能减退及经鼻呼吸的能力等。

四、日常生活活动的护理与管理

(一) 环境指导

儿童最熟悉的环境就是家庭,家庭康复护理延续了康复机构或医院内的康复,能够用更多的时间对儿童进行康复训练。因此,要结合儿童的功能障碍程度合理进行家庭环境改造,将康复机构或医院的康复训练内容充分泛化于日常生活活动中,在改善和恢复功能的同时,促进和提升儿童的活动和参与能力,使儿童康复过程能够持续、动态、有序地进行。

1. 地面及居室要求 功能障碍儿童所在的居室及活动场所不用地毯,地板不涂蜡,地面要注意防滑、洁净、无障碍物,以保证儿童的活动安全。

2. 家具摆放 室内各家具之间应该有足够的活动空间,如床旁、桌前和柜前一侧应该留有1.6m的空间,以方便儿童360°旋转轮椅以满足各种生活需要。如果床头一侧有柜子,柜子应该与床有1m的活动空间,方便轮椅进入。

3. 窗户设计 为了减轻儿童的心理障碍,居室的窗户设计不能按常规进行,要让儿童能观望到窗外的自然景色,居室窗口应低于一般常规高度,加设护栏防止患儿从高处坠落。

4. 墙壁要求 为了方便儿童行走和站立,在楼道、走廊、厕所、洗澡间及居室的每个房间的墙壁上应安装扶手。

5. 房门要求 为了方便轮椅通过,儿童所住居室的每个房门均要取消门槛,门的有效宽度至少为85cm;为了方便视物障碍者、偏瘫和截瘫儿童,房门应设计为轨道式推拉门为宜;房门的门把手应低于一般门所安装的高度,门锁最好采用按压式,

可减少用力,方便儿童开启。

6. 选择适当的辅具 根据患儿的能力及家庭环境与条件,选择或设计适当的辅具。在保证患儿活动空间和生活环境安全的前提下,利用辅具促进患儿日常生活活动中发展其活动和参与能力。如适合的坐便器、浴缸、改装座椅、助行器以及方便患儿穿脱的衣物。餐具应选择有吸盘的碗或能固定盘碗的其他装置,杯子可选择宽底杯,防止杯子摔倒,也可以选择双耳杯,便于患儿双手抓握,保持在身体的中线内完成喝水动作,勺子应选择粗柄勺。

(二) 纠正异常姿势

部分功能障碍儿童伴有运动障碍和姿势异常,尤其是脑瘫儿童,不同类型的脑瘫儿童所表现出来的运动障碍和姿势异常的情形各异。纠正异常的运动和姿势模式,学习和建立正常的模式和功能,是促进儿童康复的有效办法。

1. 适宜的卧位 正确的体位摆放能使儿童保持正确姿势,从而纠正异常姿势、抑制异常运动模式。①侧卧位:保持双上肢前伸,两手靠近,髋膝屈曲向前,以利于前臂及手的控制,促进双手正中指向,抑制异常反射(图 3-12-1)。侧卧位有利于降低肌张力和促进动作的对称,是痉挛型儿童最佳床上卧位。②俯卧位:可通过颜色、声音以及训练手法刺激促使儿童抬头,有利于训练儿童的头控制能力。也可在其胸前放一枕头,使其双臂向前伸出,当儿童能向前抬起或能转动时,可以抽去枕头。痉挛型屈曲严重的儿童可采取俯卧位,但有严重 TLR 姿势反射持续存在时,不宜长时间采取俯卧位(图 3-12-2)。③仰卧位:将儿童头及肩垫起,屈髋屈膝,以防身体挺直。也可将儿童放置在恰当的悬吊床内,悬吊床中间凹陷的特殊形状可以限制头背屈和四肢过度伸展,保持头部在中线位置。为避免儿童的视野狭窄和斜视,可在床上方悬挂一些玩具,吸引儿童的视线,同时,应将儿童双手放在胸前,以利于儿童手部功能的恢复。对于身体和四肢以伸展为主的脑瘫儿童,可采用仰卧位(图 3-12-3)。

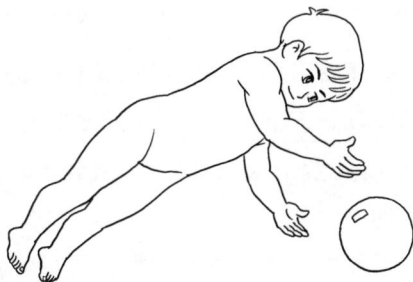

图 3-12-1 侧卧位

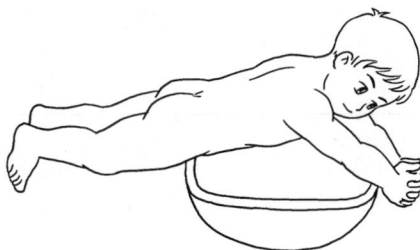

图 3-12-2 俯卧位

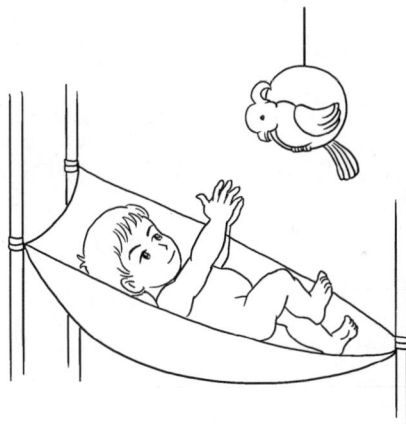

图 3-12-3 仰卧位

2. 正确的抱姿 通过怀抱儿童可以刺激儿童的头部控制能力、纠正异常姿势。①痉挛型脑瘫儿童抱姿:此型儿童身体长期处于僵直状态,因此抱这类儿童时应先控制儿童于屈曲模式,与儿童对面而立抱起儿童,将儿童双腿先分开、屈曲,双手分开,稍低头,也可让儿童把头枕于抱者肩上(图 3-12-4);②不随意运动型脑瘫儿童的抱姿:此型儿童不自主运动增多,头部控制能力差,因此抱这类儿童时应注意促进头部稳定和正中指向,使儿童的双手合在一起,双腿靠拢、屈曲,抱者站在儿童背面将儿童抱起,尽量贴近抱者胸部(图 3-12-5);③其他抱姿:共济失调型脑瘫儿童合并有痉挛型或不随意运动型特点,故对这类儿童的抱法与前面基本相同,注意采取相应体位,抑制异常姿势。肌张力低下型脑瘫儿童,身体像"软面条"一样无力,当抱这类儿童时,除了帮助儿童把双腿蜷起,头微微下垂外,最重要的是给他一个很好的依靠。混合型脑瘫儿童应根据其临床表现以哪一类型为主,采取相应抱姿。

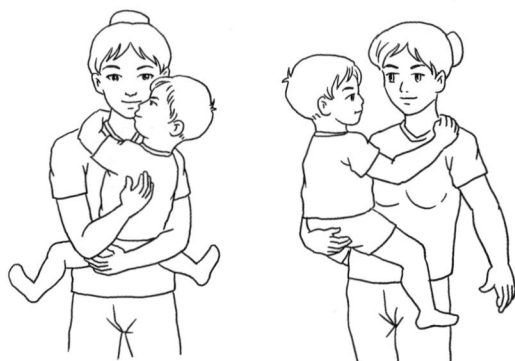

图 3-12-4　痉挛型脑瘫儿童抱姿

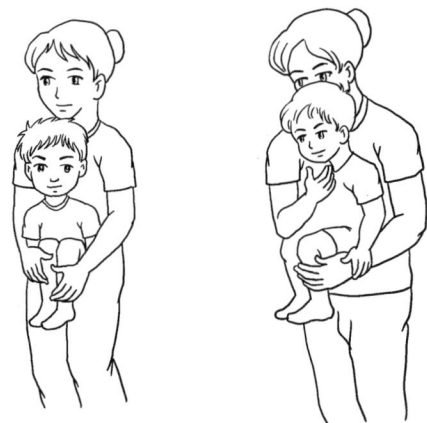

图 3-12-5　不随意运动型脑瘫儿童抱姿

3. 坐位体位

(1)椅或凳坐位:脑瘫儿童可通过坐椅子或凳子维持正确的坐位体位,进而使双下肢承重,提高整个身体的协调能力。痉挛型脑瘫儿童可选用不带靠背的凳子或小木箱练习坐姿,保持头颈与脊柱成一直线,同时髋关节屈曲,膝关节屈曲,全足底着地(图 3-12-6A);不随意运动型脑瘫儿童,可选用高度适合的靠椅,令其髋、膝和踝关节均屈曲呈 90°,促进髋关节的屈曲,也可将其两腿分开,置于靠椅的两侧,令儿童骑跨在有靠背的椅子上,双手抓住靠背(图 3-12-6B);肌张力低下型儿童坐在椅子上

表现脊柱不能竖直,不能抬头,可用两手扶持在儿童的两侧腰骶部,四指在外侧,拇指放于脊柱的两侧,轻轻向下推压,给儿童一个支点,促进儿童抬头与躯干伸直。

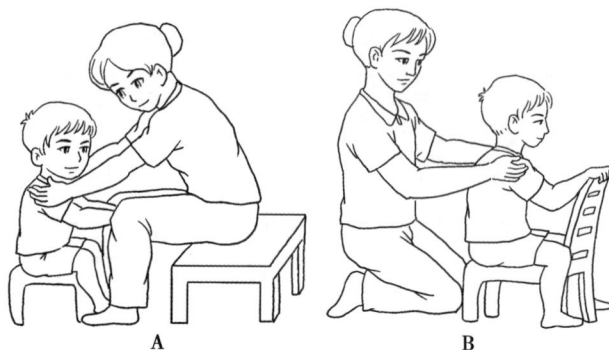

图 3-12-6　凳上坐位

(2)床上坐位:痉挛型脑瘫儿童,操作者在儿童身后,用两上肢从儿童双腋下伸向大腿,扶住大腿内侧,将儿童拉向自己,使儿童躯干的重量负荷于他自己的坐位支撑面上,并要保持双下肢外展的姿势(图 3-12-7);不随意运动型的儿童,床上的最佳坐位应该屈曲儿童的双下肢,使儿童形成一种腹部紧贴大腿的坐位,然后握住儿童的双肩,缓慢加压的同时将两肩向前向内推压,使儿童将两手伸出,在前面支持身体或抓玩具。

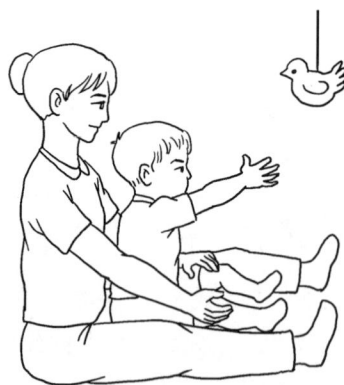

图 3-12-7　床上坐位

4. 站立体位

站立是行走的基础,正确的静态站立体位是两腿站直、脚底踩平,头居中,躯干伸展,双肩与双髋分别处于水平位。动态的站立体位是指站立时头、躯干、四肢各部位可任意进行,适当活动而仍能保持平衡。儿童能保持坐位平衡后,可

进行站立训练。

（1）扶站：①肌张力低下儿童：用身体支持儿童站立，操作者先固定儿童双足，然后一只手扶住其胸部，另一只手扶住其膝关节，若该儿童腰腹肌无力，脊柱不能充分伸展时，则用胸部给予支撑，令其站立（图3-12-8）。②痉挛型双瘫儿童：操作者首先鼓励其站立，在必要时，从其后面给予膝部一定的支撑，引导其向前、后、左、右进行慢慢地摆动；使身体保持平衡，并训练其在身体前屈时，足跟随之移动（图3-12-9）。

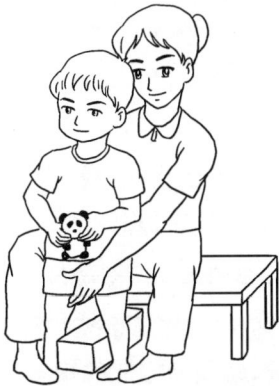

图3-12-8　肌张力低型站姿

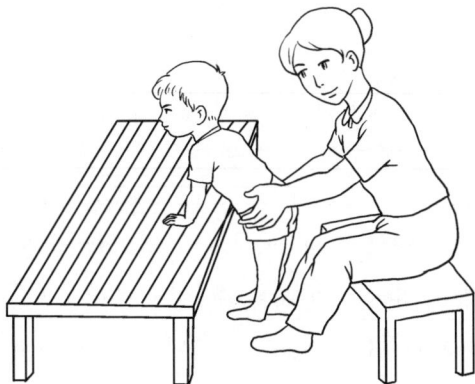

图3-12-9　痉挛型站姿

（2）靠站：脑瘫儿童靠墙站立，操作者可帮助儿童把双手放置于身体两侧，臀部、躯干靠墙，双足分开等于肩宽，并固定儿童的双足，平放于地面。对于脊柱前凸的儿童，操作者可用手轻轻地推顶其腹部，使其脊柱伸展或在腹部加用一定的重力，使儿童的重心垂直于地面，置于双足中间。对于腰腹肌无力的儿童，操作者用双手握持儿童双肩，以达到

靠墙站的目的之后，再固定其双足。为使儿童的平衡能力得到进一步提高，可使用左右移动其骨盆的办法来调节儿童的重心。

（3）独站：学会正确的站立是学会正确行走的基础，再逐渐减轻对儿童的扶持，直到能独站。正确的站立姿势为：头部保持在正中位，上身挺直，髋、膝伸展，双腿稍分开，脚掌平放在地面上，双足与肩同宽。操作者双手控制儿童肩部和腰部，双足置于其双足外缘并夹紧，将操作者的双足踩在儿童的足面上固定，操作者的双手从半脱离到全脱离其身体的方法以训练其单独站能力，并不断对儿童进行调整及诱导，如让儿童的双手做向前伸或向后伸等动作来诱导儿童的保护性反应。同时，操作者应计算儿童站立的时间，用"1、2、3、4、5"等数数来激发儿童的积极性，以配合各种训练动作能够完成，采用不固定双足的方法进行训练（图3-12-10A）。

儿童能独站后，可进行立位平衡训练。儿童能保持静态站立平衡后，可进行动态站立平衡训练，例如：让儿童站立时，身体向前、后、左、右倾斜，使身体重心向两侧髋、膝部转移，或让儿童双下肢一前一后，倾斜身体，令其一侧下肢承重的情况下，控制另一侧下肢向前做小幅度的跨步动作，双下肢交替进行。当儿童能够支撑这一动作后，让儿童脱离帮助自己站起并反复诱导，更好地提高儿童的平衡能力及头、躯干、下肢的协调能力（图3-12-10B）。

（三）促进日常生活活动能力

1. 穿脱衣物的护理　功能障碍儿童完成穿脱衣物，需要具备坐位平衡能力、良好的手眼协调能力、伸手能力、手的抓握和释放能力、一手固定移动另一手以及扣扣子、拉拉链、系带子的精细运动能力，同时还需要具备理解衣物的前后、上下、里外，分清衣物的开口。

（1）为头和躯干容易后伸的儿童穿脱衣物：将儿童置于倾斜的支撑面上，其头略高于脚，弯曲头部，肩和手臂前放，髋、膝、脚踝弯曲。或让儿童侧躺为其穿脱衣物。

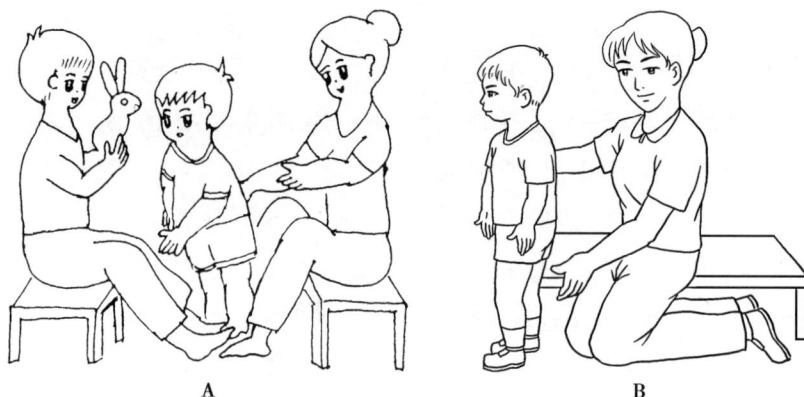

图 3-12-10 独站

(2)痉挛型脑瘫儿童穿脱衣物:让儿童仰卧面朝操作者,并鼓励其配合与其交流,让儿童肩部向前,双臂伸展穿脱衣物。当手臂伸进或拿出衣袖时,先让其手臂伸直,肩关节外旋,确定肘部伸展,然后再穿脱衣物。

(3)不随意运动型脑瘫儿童穿脱衣物:如姿势控制能力不佳、平衡能力差的儿童,可考虑给儿童一个支撑点,如扶住其臀部、大腿、膝部或脚踝让其穿脱衣物;或让儿童面朝椅背坐,儿童一手抓住椅子,另一手穿脱衣袖,同时在儿童脚下放一箱子,给予儿童另一支撑点。

(4)偏瘫儿童的穿脱衣物:穿套头衫或背心时,先穿上患侧或功能较差侧的衣袖,再穿上健侧或功能较好侧衣袖,然后以健手为主将衣服套入头部,拉下衣角;脱衣时,先以健侧或功能较好的手为主拉起衣角,将衣服从头上脱下,然后,健侧或功能较好的一侧先脱下衣袖,患侧或功能较差的一侧后脱。

穿对襟衣服时,可先将其下面的纽扣扣好,根据儿童的情况,留 1~2 个上面的纽扣不扣,然后按照套头衫的穿脱方法进行训练。

裤子的穿脱:取坐位,先将患侧或功能较差的下肢套入裤筒,再穿另一侧,然后躺下,边蹬健足,边向上提拉裤子到腰部并系好。脱法与穿法相反。

2. 摄食护理

(1)吞咽训练:刺激部位从儿童口腔的前方开始,由于刺激促进了舌的运动和唾液的分泌,在腭和口唇的辅助下进行吞咽训练。姿势可采取躯干后倾,颈部稍前屈,用少量固定食物进行吞咽训练。此种摄食姿势,由于在下颌关闭位咽下,所以舌部向咽部缓缓倾斜,容易将食块移送。

(2)进食训练:进食训练为上颚关闭,口唇运动,使食具(匙等)上的食物被摄入口的训练。这种闭口摄入食物的运动,舌和腭前方容易感知食物的大小、软硬和黏稠性等,容易诱发出咬碎食物的运动。进食训练除了正确的进食姿势外,必须对辅助者给予下颌和口唇辅助方法的指导。

(3)咀嚼功能训练:经常把一些稍硬的食物放入口内,最好横放,促进舌的搅拌功能,操作者刺激儿童上、下颌做张口、闭口咀嚼对齿动作,一般多利用较硬、咀嚼时又容易咬碎的饼干。

(4)水分摄取训练:给儿童喂水时,除了确保儿童处于正确体位外,头颈部万不可出现过度伸展现象,否则,不但水咽不下去,还会引起全身性肌紧张。为了避免这一现象出现,可把水杯(塑料制)剪一豁口,让儿童使用对侧,这样家长可从另一侧来观察水面的高低以及水量的多少。饮水时上下颌、双唇及舌部的控制也极其重要。另外,为了避免咬合反射出现,水杯边缘最好不要碰到儿童的牙床。对于年龄较大的儿童,可以让其以正确的姿势坐在桌边,双手紧握杯子的两只耳朵,双肘固定在桌子上,头在中线,用双手同时举杯喝水,这样也防止了身体后倾。除了用双手,还可用单手,不过,另一只手必须固定在桌子面上,以保持身体的位置。

(5)独立进食训练:摄食功能达到咀嚼程度后,应开始进行让儿童自己用手独立进食的训练。最初用"手抓食物"形式进行手口协调动作训练,然后用匙等食具进行食具与口的协调动作训练。同时应注意不要阻碍儿童的进食动作。

3. 洗漱护理

(1)洗脸、洗手:对于年龄较小、不能维持坐位、手功能极度低下的儿童,由他人帮助取合理、舒适的体位洗漱;对于能取长腿坐或坐位不稳的儿童进行洗脸、洗手时,鼓励儿童将双手放在一起,保持正中位(图3-12-11A);如果儿童双膝不能伸直,可让儿童坐在凳子或矮椅子上进行洗脸、洗手;对能站立的儿童,可让其一手有抓握物体做支撑,另一手进行洗脸,毛巾可做成手套,洗起来更加方便(图3-12-11B)。

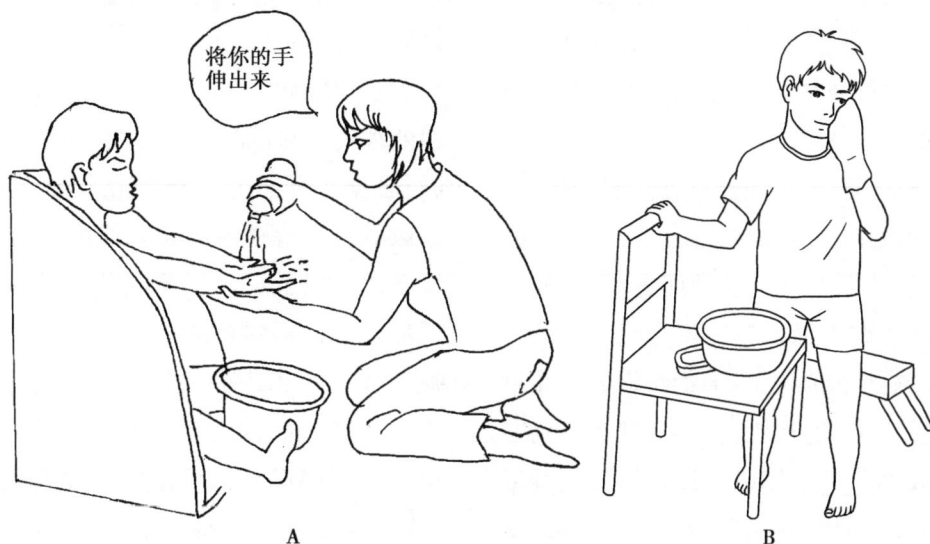

将你的手伸出来

图 3-12-11 洗脸、洗手

(2)辅助洗浴:对不同类型的功能障碍儿童,洗浴的方法也不尽相同。

儿童洗浴时为确保安全,除了浴缸底部放一防滑垫外,可让儿童坐在两个橡皮圈里,或在一个塑料洗衣篮内洗澡,必要时在浴缸一侧放置扶手。严重功能障碍的儿童,可利用充气1/2的球,让儿童趴在球上为其洗澡。也可选择合适的洗澡座椅为儿童洗澡。

痉挛型儿童:此型儿童在洗澡时应避免伸肌高度紧张,防止异常反射出现,对于这类儿童最好选择盆浴,水温要适宜,避免淋浴和水温不适给儿童带来的不良刺激。

肌张力低下的儿童:此型儿童在洗澡时应采取半坐位,可选择使用"沐浴床"进行训练,这样可给予头部、颈部、躯干足够的支持,有助于沐浴动作的完成。将"沐浴床"安装在配套使用的长圆形浴盆上,让儿童坐在浴盆中,水浸泡到儿童胸部为宜(图3-12-12)。

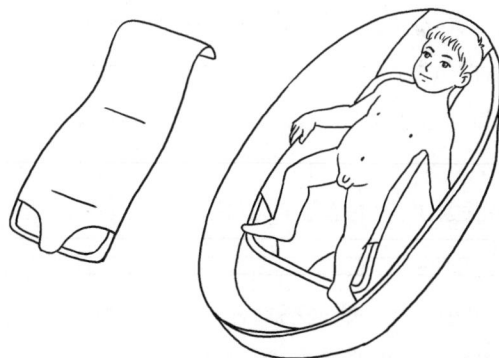

图 3-12-12 辅助洗浴

不随意运动型:此型儿童在洗澡时应采取坐位,并采取躯干加固定带的方法,这样有利于沐浴动作的顺利完成。

(3)独自洗浴训练:对于平衡能力和手功能尚可的儿童,可让他自己练习洗浴,从安全和提供方便的角度考虑,可在浴盆周围安装扶手及特殊装置。

(4)洗澡时可与儿童有效互动交流:儿童在浴盆中玩耍可以学习许多功能动作,可在水中放一些可漂浮的玩具,也可以让儿童看自己的手、足,从中学习抓握及认识自己身体的能力。同时,功能障碍儿童中大多数皮肤感觉缺失,可通过用毛巾摩擦身体、涂抹肥皂等刺激皮肤,增强皮肤的感觉能力。

4. 排泄护理　当儿童2岁以上,能自己示意大小便时,才适合排便训练,训练过早常见效慢或者失败。家长可以记录下儿童24小时内排便的次数和时间,一般选在儿童集中排便前的30分钟进行训练,定时令儿童在便器上坐15分钟,让其养成在坐便器上排便的习惯。

(1)合理使用便器:使用便器时,应把其放在一个方形或圆形的盒中,可以增加稳定性,盒子的高度以儿童坐在其上,双脚能踏到地面为宜,这样儿童在解大小便时坐在上面比较有安全感。对较小的儿童可以放在护理者膝上,一方面可以支持儿童背部并稍向前倾,腿部弯曲,两腿分开,放坐在椅子便盆上。对稍大的儿童选择和设计合适的便桶很重要,可将便桶置于纸箱中,前面有横杆以利于支持,也可以将便桶放置在倒置的板凳中,四周有横杆提供更好的支持。

(2)培养儿童意志上的控制力:培养儿童定时排泄的习惯,养成排泄的规律性,让儿童定时坐在便盆上;合理解释,让其知道为什么把他放在便盆上和你想让他干什么;赞许儿童,让儿童有让家长高兴的愿望;让儿童有安全感,保持在儿童不远处,听得见他的叫声;在儿童干净和干爽时要赞扬他,同时失败时也不要愤怒或不予关爱,否则会让儿童变得忧虑、不安或固执。

(3)训练儿童独立如厕的必需技能:儿童能够移动,独立行走或使用轮椅;能够坐下和站起来且具备一定的站立平衡能力;能够抓握、释放能力,具有精细运动技能;能够进行如扣扣子或是拉拉链等精细活动;能自行清洁;能自己冲厕所;能自己洗手并擦干。

(4)如何取消如厕辅助:带着儿童进厕所,可先站在厕所门口看他自己上厕所;之后带儿童往厕所方向走一段;其后训练让他自己去上厕所;直至养成良好的如厕习惯,泛化到在公共场所也可独立

如厕。

(四)言语能力的提升

因功能障碍儿童伴有运动障碍,其言语器官、呼吸、发声和构音、面部表情和姿势均受累,同时感觉输入或多或少受到限制,这些问题都会反映在语言的发育中。言语建立的基础在婴儿期,言语的发育来自运动、与人类的接触以及出生后的环境刺激。

1. 言语的准备　操作者要位于儿童前面,在他的视线水平或略低些,注意要具有良好的头部控制,避免儿童抬头向上看你,否则可能会迫使儿童采取一种过度伸展的异常体位。婴儿言语和咿呀发音的出现需要唇、嘴和舌头的精巧、协调运动,通过嘴唇和舌头游戏诱导出"咿呀发音"。在吃饭和睡觉时可练习闭合嘴巴,可在儿童的上嘴唇上方施压,方向向后,不是向下,或轻敲下唇二三次,也可用安慰奶嘴替代练习。嘴巴闭合对于鼻呼吸、吞咽、构音、牙齿的正确咬合都很重要。

2. 注重感觉输入的练习　儿童通过啃咬、操作、摆弄、游戏以及通过看到的物品来学习和形成概念,你可以利用的东西包括他的身体部位、简单玩具或当给儿童喂食、洗澡、穿衣时使用的物品等都可有效利用。游戏对于儿童获得言语很重要,是儿童吸收和学习知识的有效形式。应尽量使教育情境变成一种游戏,使用不同颜色、形状、质地、声音甚至味道和温度的物品,告知儿童名称,作一些解释以及说出用途。所有这些都会有助于感觉系统的发育,这对于儿童语言的形成十分必要。

3. 人际接触与互动是获得语言的有效途径　与功能障碍儿童保持密切接触与互动,对于其语言的学习获得非常必要。通过人际接触可帮助儿童建立起词汇量,如当读一本书时,通过慢慢地讲,解释一些新词,时常停下来重复并解释意思,这种人际接触与互动是其他技术设备不可替代的。当儿童逐渐形成概念时,可先教儿童认识自己的身体部位、儿童床内身边的物品、儿童床的游戏围栏等,再逐渐扩大到窗前、窗外熟悉的情景学习。

4. 孤独症谱系障碍儿童的语言训练　对于没

有口语的孤独症儿童开展语言训练应从前期的基本训练入手,包括语言前期训练、发音及口腔功能训练、语言训练。

(1)语言前期训练:①目光注视:训练孤独症儿童对人和周围事物的关注,对自己的名字有反应,而不是长时间沉浸在自己的世界里。②简单指令训练:要求儿童能明白并执行简单指令,如丢垃圾、拿水杯、坐下、起立、开门等日常生活中常用的指令。③动作模仿:包括大肌肉动作模仿,如拍手、举手、伸手、踏步等;小肌肉动作模仿,如勾手指、示指指物等;模仿口形,如吹气、吸气、抿嘴、打"哇哇"等;模仿发音,如发"啊",叫到名字答"哎""到"等。④正确使用手势:如示指指物、挥手、拍手、招手等。⑤理解物件名称:掌握并理解日常生活中常见物品的名词,如生活用品、水果、蔬菜、交通工具等。

(2)发音及口腔功能训练:①呼吸训练:如吹泡泡、吹蜡烛、吹口哨;用吸管吸水、吸较浓的酸奶、吸乒乓球,练习呼吸功能。②口部训练:需要口部肌肉、关节共同协调完成,如噘嘴、咧嘴、鼓腮、咀嚼等。模仿抿嘴的动作,用嘴唇抿住吸管,练习嘴唇动作能力。③舌部训练:活动舌部肌肉,训练舌的灵活性,以便发音时找到正确位置,如伸舌、收缩舌、弹响舌等。④口腔按摩:通过按、揉、搓、弹、捏等手法按摩口腔,从而使参与发音的各部分肌肉的运动功能得到提高。

(3)语言训练:通过一系列的发音训练,孩子掌握了基本的技能,需要给予丰富的语言刺激,积累孩子的词汇量。家长需要用卡片和日常生活中常见的物品教孩子语言,帮助孩子积累丰富的感性经验,理解每个词汇的意思,在儿童理解的基础上,鼓励儿童用单词来表达简单的意思,可以从仿说开始,如开始家长提示说"杯子",儿童即模仿发音,跟着家长说"杯子"。

(五)心理护理

与正常儿童相比,功能障碍儿童由于运动障碍、社会活动受限以及常伴有智力、语言、视觉、听觉等多种障碍,容易出现心理问题或不适应,如得不到及时矫治,则会加重其功能障碍。因此,做好功能障碍儿童的心理护理是十分必要的。

1. **建立良好关系**　对于功能障碍儿童其运动、语言、智力等方面的障碍应不歧视、不嘲讽,要不厌其烦、态度和蔼、耐心细致地照顾儿童,让其感受到温暖和关爱。经常与儿童交流,包括眼神鼓励、语言沟通和身体爱抚,给儿童讲故事,组织集体游戏,创造良好的成长环境。

2. **激发儿童的学习兴趣**　功能障碍儿童与正常儿童相比,不会表现出好奇或对学习的渴望,因此,应尽可能鼓励儿童,激发其主动性和学习兴趣。①开展有趣的学习:每周要更换一样新鲜的或长期没有接触过的东西,让儿童有新鲜感。每天训练时间不宜过长,每天1~2次,每次10~15分钟。②建立一个适宜目标:这个目标可以是非常简单的活动,如搭积木、把物体放入容器或取出,配对形状或颜色等。③设定小步骤:把训练内容分成更容易的几部分,如配对游戏,先选择一些容易区分的图片,然后提高难度,选择一些差异细微的图片。给予儿童充分鼓励,尝试成功的快乐。

3. **努力营造正常的学习生活环境**　与儿童接触中,有的放矢地抓住每个机会,通过与儿童一起游戏,如做游戏、玩玩具等,促进与儿童的感情交流。努力创造一个与其他孩子一起生活游戏的正常环境,经常带其外出活动,增加与人群、社会的接触,逐步改变儿童的孤僻性格,提高其社会适应能力。

4. **发挥父母的参与和合作作用**　对于儿童家长,要给予充分的理解和支持,了解他们的想法和要求,耐心解答他们提出的问题,减轻家长的焦虑心理,使他们树立信心,并积极配合和参与对儿童的康复训练,如果儿童的问题与父母的养育方式有关,如过分娇宠或过于严厉,要让父母认识到问题所在,取得他们的合作,以改善儿童行为与生活习惯,为儿童的康复治疗创造一个良好的氛围。

(许洪伟　历　虹　吕复莉)

第十三节 社 区 康 复

社区康复是以社区为基地开展残疾人康复的一项工作。1994年,世界卫生组织、联合国教科文组织、国际劳工组织联合发表了关于社区康复的意见书,对社区康复作了如下解释:"社区康复是属于社区发展范畴内的一项战略性计划,其目的是促进所有残疾人得到康复服务,以实现机会均等、充分参与社会生活的目标"。2010年10月,上述国际组织又组织全球150位专家编写和出版了《社区康复指南》,其简体中文版于同年出版。其目的是以实用、易行、受益广的康复内容为重点,为残疾人提供有效的康复服务。

社区康复更适合残疾儿童的需求。残疾儿童康复的目的是使他们可以顺利地走向社会,和其他同龄人一样生活。实现这一目标需要走很长的路,需要康复专业人员转变观念、掌握策略、促进实施。

一、社区康复与机构内康复的主要区别和联系

社区康复(community based rehabilitation)是以社区为基地的康复,不只是将机构内的临床康复治疗在社区内发生,更重要的是理念的改变,应是康复治疗与社会生活的桥梁。世界卫生组织(WHO)1969年曾经指出:"综合协调地利用医学的、社会的、教育的以及职业的方法,对个体进行培训及再训练,使其功能达到最高水平",与世界卫生组织2010年颁布的《社区康复指南》的理念不谋而合。

医院及机构内康复的重点是解决身体结构的障碍,为了能够作出正确诊断来研究患者的症状和体征;而一旦经医院诊治明确,过了疾病或者症状的急性期,残疾人/残疾儿童就应该回到他们生活的社区进行康复,因此社区康复需要重点关注的是儿童功能障碍程度及功能障碍影响个体生活的问题。即社区康复不仅针对疾病或功能障碍,而更应着眼于整体的人,从生理上、心理上、社会上及经济能力等方面进行全面考虑,包括医学康复(利用医学手段促进功能提高)、教育康复(通过提供适合残疾儿童的特殊教育方式和培训促进儿童的全面发展)、职业康复(残疾儿童向成年的过渡,考虑就业能力及取得就业机会)及社会康复(在社会层次上采取与社会生活有关的措施,促使残疾儿童能与其他同龄儿童一样参与应该参与的社会生活)。为达到儿童的全面康复,不仅涉及医学科学技术,而且涉及社会学、心理学、工程学等方面的技术和方法。社区康复是关注全人及其生活情形的科学。在《社区康复指南》一书中,对社区康复的内容列举出了社区康复的框架,它包括5个领域25项内容,从中我们可以看到,它关于人生活的方方面面及生命的全周期(图3-13-1)。

2007年世界卫生组织颁布的《国际功能、残疾和健康分类(儿童和青少年版)》(International Classification of Functioning, Disability and Health, Children and Youth Version, ICF-CY),强调以提高参与真实生活情形的能力为康复的最终目标,同时指出儿童的参与不是由儿童自己决定的,儿童时期受环境的影响比一生中的任何时期都要多。因此,ICF-CY也为开展残疾儿童社区康复提供了强有力的指引。

二、筛查与及时发现发育障碍的迹象并及时转介和干预

很多儿童在生命早期并没有明显功能障碍或没有机会得到专业人员的筛查和评估。对公众及新生儿父母的科普教育可以让存在潜在发育风险的儿童得到早期干预。以下为简便易行的关于儿童发育的科普知识。

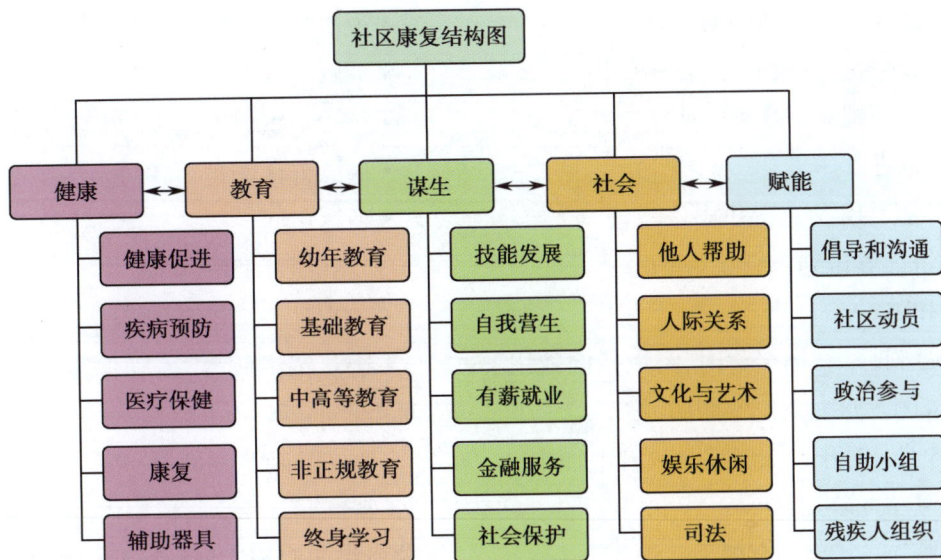

图 3-13-1　社区康复框架图

正常儿童的运动功能、认知与交流功能的表现特点及相关知识：

1. 新生儿期（出生至 28 天）

（1）新生儿应该能够做到：

• 如果用手抚摸婴儿面颊和嘴，婴儿应能将头转向被触摸的方向。

• 听到声音时，能转向声音来源方向。

• 吸吮。

（2）给家长的建议：

• 进行肌肤接触，出生后 1 小时内喂奶。

• 竖向抱起婴儿时，用手托住婴儿的头。

• 经常抚摸和搂抱他。

• 怀抱儿童的动作要轻，即使在感觉到疲劳或烦躁时也要注意。

• 按需哺乳，无论白天还是夜间。

• 尽可能多地跟婴儿说话，给他们朗读和唱歌。

（3）应当引起注意的一些危险迹象：

• 不会用舌头裹奶头或拒绝吸吮。

• 手臂和腿活动很少。

• 对嘈杂的声音和强烈的光线毫无反应。

• 不明原因地长时间哭闹。

• 呕吐和腹泻，可能导致脱水。

• 没有注视。

2. 婴儿期（出生至 1 周岁）

（1）婴儿应该能够做到：

• 6 个月后逐渐独自坐起。

• 8 个月左右能利用手和膝爬行，能抓扶稳定的物体使自己站起来。

• 12 个月左右用手扶着支撑物体可以迈步。

• 能模仿语言和声音，对一些简单的问题能做出回应。

• 喜欢玩耍和拍手。

• 重复声音和姿势，以吸引他人的注意。

• 能用大拇指与另一个手指抓起物体。

• 开始拿起物体，如勺子和水杯，并开始尝试自己吃东西。

（2）给家长的建议：

• 指向物体让儿童看，并说出名称给他听，经常跟儿童说话和玩耍。

• 利用进餐时间鼓励孩子与尽量多的人交流。

• 如果发育缓慢并有身体上的残疾，应更多地进行多感觉刺激和交流。

• 不要让儿童连续几个小时待在同一位置。

• 尽可能为儿童提供一个安全的环境，防止事故发生。

• 确保儿童营养充足。

• 帮助儿童尝试用勺子进食和杯子饮水。

• 确保儿童完成预防接种。

（3）应当引起注意的一些危险迹象：

• 对外界的刺激不会做出发声的反应。

- 运动的物体无法吸引他们的注意。
- 无精打采,对看护人没有任何反应。
- 很少玩手或不把双手拿到眼前。
- 畏食或拒绝进食。

3. 幼儿早期(1 周岁~满 2 岁)

(1)幼儿应该能够做到:

- 爬、走路和跑。
- 当别人说出日常物体名称时,可以指向或用眼睛寻找物体或图片(例如鼻子、眼睛、帽子)。
- 从大约 15 个月时开始,能连贯地说出几个词。
- 能听懂一些简单的指令。
- 有一支铅笔或彩笔时,会随手乱涂。
- 喜欢听一些简单的故事和歌曲。
- 模仿他人的行为。
- 开始自己独立进食。

(2)给家长的建议:

- 给儿童朗读和唱歌,陪他们玩游戏。
- 教会儿童躲避危险物体。
- 与儿童正常交谈,不要再使用儿语/妈妈语(哆哆语)。
- 确保儿童有多样性的食物。
- 鼓励儿童进食,但不能强迫。
- 给儿童做出一些简单的规定,并提出合理的期望。
- 称赞儿童的成绩。

(3)应当引起注意的一些危险迹象:

- 对他人的挑逗很少产生反应。
- 走路时无法保持平衡(应向受过训练的康复人员咨询)。
- 受伤或行为发生一些无法解释的变化(尤其是在儿童由他人代为照管时)。
- 食欲缺乏。

4. 幼儿期(2 岁~满 3 岁)

(1)婴儿应该能够做到:

- 轻松自如地走、跑、踢、爬、跳。
- 形成抽象概念,能识别一些常见物体的图片。
- 说出一些由 2~3 个词语组成的句子。
- 说出自己的姓名和年龄。

- 说出各种颜色。
- 理解数字。
- 玩耍中想象出虚构的东西。
- 自己进食。
- 表达亲情。

(2)给家长的建议:

- 和儿童一起朗读和阅读,并谈论图片。
- 给儿童讲故事,鼓励他复述,并教给他一些诗词和歌曲。
- 继续鼓励儿童进食,并提供足够的时间。
- 帮助儿童学会自己穿衣、洗手和大小便。

(3)应当引起注意的一些危险迹象:

- 失去了玩耍的兴趣。
- 经常跌倒。
- 操纵一些小物体时存在困难。
- 不能理解简单的抽象概念。
- 无法说出由几个词组成的连贯句子。
- 食欲缺乏。

5. 学龄前期(3 岁~满 6 岁)

(1)儿童应该能够做到:

- 移动时身体比较协调。
- 说出连贯的句子,并使用很多词语。
- 理解反义词(例如胖和瘦、高和矮)。
- 与其他儿童玩耍。
- 自己穿衣服。
- 回答简单的问题。
- 数出 5~10 个物体。
- 自己洗手。

(2)给家长的建议:

- 倾听儿童说话,鼓励他们表达自己的愿望。
- 经常和儿童进行交流。
- 如果儿童口吃,建议他们说慢一点。
- 朗读和讲故事。
- 鼓励儿童玩耍和探索新鲜事物。

发育是一个随年龄而变化的连续过程,并不是在某一年龄段突然停止发育,而是终生改变的过程。将这些常识在社区进行广泛宣传,并完善转介机制,当可疑问题得到专业人员的确认并与家长一起制订可行性干预计划后,这些儿童就应该被转介到社区,让儿童可以在自然生活环境内得到适合他们的干预,这也是社区康复应该遵循的重要原则之一。

上述知识的普及要利用社区喜闻乐见的形式,如:壁报、活页宣传册、角色扮演短剧等开展。利用一切机会将简明扼要的知识融入社区的常规活动中,如预防接种时、社区组织的节日活动中等。应注意其覆盖面,尤其应重视边远地区及残疾儿童的可及性,例如有视、听等障碍的儿童如何可以获得这些信息。可以通过组织残疾儿童在社区的活动、残疾儿童的家长互助形式等。

三、提供适合儿童全面发展的环境及策略

2007 年世界卫生组织颁布的 ICF-CY 强调以提高残疾儿童参与真实生活情形的能力为康复的最终目标,同时指出,儿童是否可以参与真实社会生活不是由儿童自己决定的,他们所生活的环境对残疾儿童的最终结局产生的影响最大。在社区内提供利于儿童全面发展的环境势在必行。在环境中的生存能力反映了一个人的功能,功能性能力的质量与个人的躯体、社会、情绪、心理成长的所有方面相关联。社区是生活在其中的每个个体的社区,1981 年世界卫生组织就已经提出:"残疾人康复的目的不仅是使残疾人去适应环境,还要通过改变环境,促进社会一体化"。其最终目标是提高包括残疾儿童在内的残疾人生活质量,使残疾人能在家庭和社会过着有意义的生活。

家长是儿童重要的成长环境之一。专业人员与家长的沟通,不只是教导家长如何为孩子做"治疗",更重要的是使他们接受孩子,并让家长看到孩子的能力和发展潜力。为家长赋能是社区康复取得成功的关键步骤。专业人员入户服务可以更好地理解儿童的真实生活情形,为改善残疾儿童及家庭的生活提供支持的意义及作用远远大于只是关注身体结构的治疗。

功能是个人自然的、有需求的活动,无论是作为人体的某个部分还是作为整体而言,都有其相应的功能。功能性的能力可使人在各种各样的环境中尽可能独立地进行相应的活动。功能性的活动不仅是独立生存的需要,也是生存质量和人生意义的体现(图 3-13-2)。

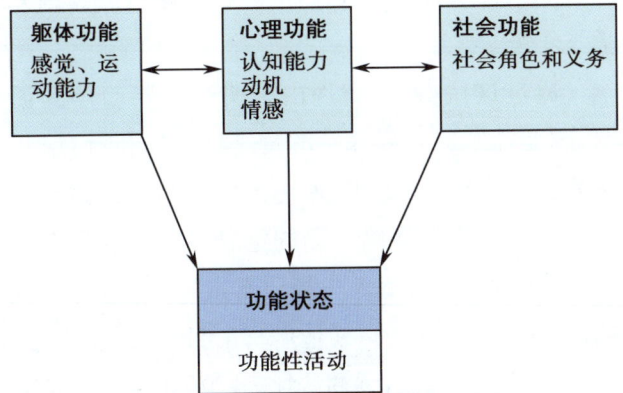

图 3-13-2 功能状态与躯体功能、心理功能、社会功能的关联

环境因素是个体生活和生存的全部背景,包括生活和生存的物理世界、社会环境和态度环境(人文环境)。这些因素是身体的外在因素,对个体作为社会一员的参与、个体活动的执行情况或个体的身体功能和结构的影响可能是积极的,也可能是消极的。环境因素与身体功能和结构、活动与参与之间是相互作用的。

举例一:安安,9 岁,先天性智力发育障碍儿童,住在一个小山村。家里有父母和一个妹妹。妹妹上学,父母经营 50 棵苹果树。他与父母同住,他自己能吃饭、如厕。通常是自己在家里玩,和妹妹有很好的互动,妹妹经常给哥哥讲学校里发生的事,逗哥哥开心地笑。近一年来,安安开始逐渐地帮家里做家务。有时到果园帮助摘苹果,偶尔与邻居小朋友一起分享他的劳动"成果"。

举例二:贝贝,10 岁,智力发育障碍儿童,家住在都市。每天由家长为他提供日常照顾。由于没有学校接收他入学,他只能在室内看电视,家长诉说,贝贝越来越懒了,事事都需要别人照顾,非常担心等父母老了,他会怎样生活。

举例三:西西,22 岁,女生,不随意运动型脑瘫,粗大运动功能为五级,手功能分级为四级,言语沟通能力为三级。从 6 岁起,母亲就开始为西西联

系入学,由于她不能自己行走,包括上厕所都需要依赖他人帮助,很多学校不能接收她入学。一直到西西8岁时,在当地残联及主管治疗师的积极协助下,她开始了学校生活。学校允许妈妈陪读,也允许她用录音的方式完成作业。现在,西西已经是大学二年级学生了。

通过这些例子,有理由说明通过调动社区资源,改变社区对残疾儿童的传统认知,同时根据儿童的能力水平为他们提供与个体状况相符的服务,是达到儿童康复最终目标的重要策略。社区康复对残疾儿童而言,是首先提供普适需求,继之采取特殊支持策略,才可以使他们真正回归社会生活。

基于上述原因,强调法律、政策、社会结构和生态环境的改变。在社区内积极倡导,将接纳和包容特殊群体的需求纳入整个社区发展的战略,让社区康复的开展对政策产生影响,使康复专业人员的工作为社区康复带来更大影响。社区是所有孩子的社区,在社区发展策略中,应该为残疾儿童提供系统支持,包括社区物理环境的改变及人文环境的改变。传统的观念是通过个体身体器官的功能水平判断生活质量,医疗及康复专业人员也倾向于以此来组织服务。但实际情况是,对于残疾儿童而言,他们的家庭氛围(不应总是当作病孩子来看待他

们)、残疾儿童可以参与同龄人的活动及娱乐,才是他们童年生活质量以及未来生活质量的保障。儿童的成长是一个连续的过程,需要各个方面的支持,特别是残疾儿童,不可能通过机构的特殊训练就可以解决他们生长所需的所有。为家长赋能,使家长更全面地欣赏儿童,同时发现孩子的潜在能力,并在日常生活中将儿童的潜力逐渐发展起来,才可以使残疾儿童拥有光明的未来。

总之,社区康复是残疾儿童康复必须经过的重要环节。专业人员需要清楚地理解,社区康复与机构内康复既有联系又有区别,在残疾儿童的症状及体征稳定之时,就应该及时转介到社区;而在社区内发生的康复活动,不是医院或机构内康复活动的复制,而是更贴近生活的实用的功能性活动,让每一个"康复活动"都有助于改善他们的生活;对于社区内关于儿童发育知识的普及,可以很大程度上预防和降低残疾的发生和发展;遵循ICF-CY的理念,功能是发生在环境中的,给残疾儿童提供适合他们全面发展的有利环境,包括物理环境及人文环境的改变,家长及社区的接纳,计划具体而实际的策略,才可以使社区康复达到促进残疾儿童回归社会的目的。

(魏国荣 吕 洋)

第十四节 其他康复治疗

一、多感官刺激治疗

多感官刺激治疗是适合学习障碍、孤独症谱系障碍、脑损伤等特殊需要儿童的康复治疗方法之一,多感官刺激室(又称"感觉刺激室"),为儿童提供了一个互动空间,包括视觉、气味和声音的互动,同时促进多种感官、认知、精细以及粗大运动技能水平发展。

(一)概述

多感官刺激治疗是为儿童提供可控刺激的室内环境,包括有趣的环境、轻松的声音、迷人的香气、触觉体验、按摩和振动等刺激,而且这些感官体验可以通过儿童自主选择来调节强度和模式效果。让儿童接触到多种感觉刺激,为儿童提供积极的情绪,例如满足、喜悦、放松以及自主探索的欲望。

1. 多感官刺激治疗起源　20世纪70年代末，荷兰两名治疗师扬赫尔塞格（Jan Hulsegge）和阿德维尔赫尔（Ad Verheul），在德哈滕堡研究所试验了一个感官帐篷，目的是为智障人士增加感官体验。不久便有了"snoezelen"一词，它包含"snuffelen"（寻求和探索）和"doezelen"（放松）两层含义。

1992年，加拿大多伦多的一个儿童康复中心首次安装了多感官刺激室，随着"多感官刺激"的创造和发展，其有效性逐渐被证实，而且多感官刺激室在医院、精神卫生设施、社区中心、康复设施以及家庭的数量越来越多。其可以帮助儿童学习/发展、促进儿童放松、提高感觉统合障碍儿童的觉醒度，从而达到改善儿童生活质量的目标。

2. 治疗环境要求　这个房间由感官"开关"控制，创建各种身临其境的主题，以匹配儿童不同需要和喜好。主要设备介绍如下（图3-14-1）：

（1）闪闪发光的窗帘：壁挂杆可以180°弧形移动，并使儿童更接近光纤，甚至能够自动触碰。

（2）投影仪：特别推荐在多感官刺激室内安装一套投影仪。布置一些不需集中注意力就能关注到的柔和颜色和简单变化的图案。

（3）音乐水床：床与身体形状相吻合，并且提供温暖、舒适和低沉的声音，类似于胎儿在子宫的体验。通过放大器可以产生节奏、音调和节拍的精细振动。这些触觉信息可以通过皮肤传达到大脑。

（4）感官角：这是一个舒适的区域，儿童可以坐或斜躺在这里，并与感官设备互动。经典的感官角设备包括气泡管、光纤、镜子和开关。

（5）会说话的立方体：会说话的立方体可以有针对性地发展儿童对因果关系、颜色识别、图片识别、听力辨识、运动技能和注意力的理解。

（6）八颜色开关：八颜色开关可促进包容性、选择性以及控制性的学习发展。

（7）墙板：多感官墙板可以被动地用在视觉刺激或互动教学和色彩识别方面。

（8）泡泡管：泡泡管通过内部水泵产生柔和振动，提供视觉、听觉和触觉刺激。可以添加额外的

视觉刺激物，例如水中放入塑料鱼或球。

（9）墙壁和地板垫：主要起到防护作用，使儿童能够安全、独立地探索其环境，而无需担心锋利的角落和坚硬的表面误伤儿童。

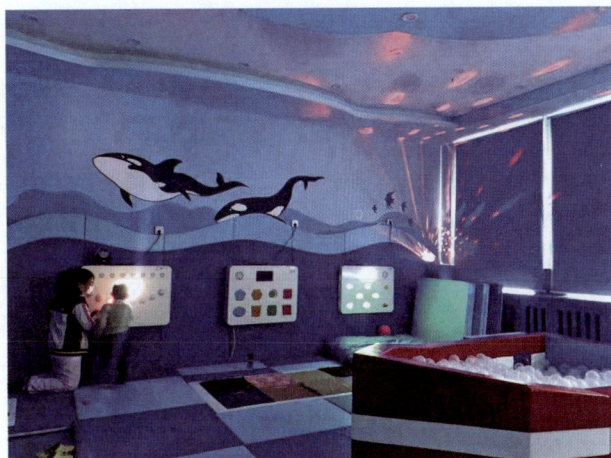

图3-14-1　多感官刺激室

（二）多感官刺激治疗的作用

首先，在多感官刺激室这个环境中，可以采取各种干预策略，进而能快速地满足儿童对感觉刺激的需求。其主要利用感官设备带来的不同类型感觉输入（表3-14-1），使儿童实现平静、舒缓或觉醒度调节。

表3-14-1　多感官刺激室内的感觉类型

感觉类型	刺激方法
视觉刺激（视觉）	光纤灯带、投影仪、气泡管等
听觉刺激（声音）	放松音乐、某些设备的振动声、风铃等
嗅觉（气味）	芳香设备、利用香水和须后水（例如儿童父母所使用的香水或须后水可以降低焦虑程度）
味觉（味道）	任何可提供不同味道的食物或不同质地的物质
触觉刺激（触摸）	振动垫、水床垫、球池、不同纹理的织物等
前庭刺激（运动）	摇椅、摇摇马、可滑动的设备

其次，多感官刺激治疗对不同类型的特殊儿童也有不同的治疗策略和作用。

1. 针对学习障碍儿童　对于理解、处理信息，参与日常活动、社交以及学习新技能的能力可能受损的儿童，多感官刺激室侧重于促进个人独立参与

能力的发展,如:为了让儿童在生活中能够完成独立系鞋带的活动,通过投影播放正在开展的活动的视频、按活动顺序使用静态照片、使用简单的文字说明等,以各种方式使这些内容适合儿童理解。

2. 针对孤独症谱系障碍儿童 对于孤独症儿童来说,多感官刺激室提供了一系列的感官刺激,可以满足孤独症儿童的需求,帮助其调节自我感觉,能够实现儿童参与有意义活动的目的。

孤独症儿童的感觉统合失调,尤其是感觉调节障碍可能导致其情绪波动大甚至失控,多感官刺激室的设备可以在强度上进行调整,匹配儿童感觉唤醒水平需要,从而改善情绪控制。

3. 针对脑损伤儿童 对于需要恢复和提供感官刺激的脑损伤儿童来说,设备能够以各种方式针对触觉、视觉、嗅觉或听觉,提供感官需求。多感官刺激室内布置有满足儿童平衡体验和运动(包括伸展、搬运等活动)的设备,在其主动运动后,发生对应的感官变化(例如灯光、声音的变换)。

4. 除此之外,儿童在多感官刺激室能够实现身临其境的故事想象,例如讲述一个关于大海的故事,出现"沙子或贝壳"(使用触觉板),能够提供触摸感受,而微风吹(使用风扇),香气板发出海的气味,可以听到大海的声音,整个房间可以设置为蓝色,儿童在这样的环境中能够补充故事和发挥更丰富的想象力。

目前,多感官刺激除了用于康复治疗,也越来越多地用于教育、心理干预等领域,为有需要的儿童提供安全、舒适的氛围,并从中引导自我调节、情绪控制、积极探索等,同时,改善其与周围人的关系,旨在提高其生活质量。

二、马术治疗

马术治疗(hippotherapy)是脑瘫等功能障碍儿童能够接受的康复治疗方法,在移动的马背上进行坐位姿势控制、牵拉下肢紧张的肌肉,从而达到对核心肌群的控制和训练,放松紧张或痉挛的肌群,达到改善运动功能的目的。同时马术治疗也是社会融合活动的一部分,易化中枢神经系统和情绪情感调整,提高语言、认知、社交等功能。

(一)概述

美国马术治疗协会(The American Hippotherapy Association,AHA)将马术治疗定义为以马作为一种治疗工具使用,在物理、作业和言语治疗师(PT、OT、SLP)的指导下,利用马的规律性运动模式及人马互动的所有活动,针对各种功能障碍和神经肌肉疾病患者的躯体、心理、认知、社会化及行为障碍进行治疗的一种康复治疗手段,它是最终的功能性康复目标中很重要的一部分。

1. **马术治疗起源** 1943 年,Liz Hartel 患小儿麻痹症后,很快接受了手术与物理治疗,可以拄着拐杖勉强行走,但她仍重新开始了挚爱的骑马活动。经过一段时间后,她发现自己的腰背肌肌力和双下肢运动的协调性有了明显改善,并于 1952 年参加奥林匹克运动会并获得马术银牌,骑马对残疾人的治疗作用开始引起全世界的特别关注,由此服务于残疾人的马术治疗应运而生。马术治疗在国外已经有了半个多世纪的发展历史,中国香港也有 20 余年的发展史,近年来在内地发展也较快,主要用于治疗小儿脑瘫等肢体功能障碍的儿童。

2. **马术治疗的小组组成与流程**

(1)马术治疗小组的成员与职责:马术治疗小组成员包括教导员、治疗师(PT、OT、SLP)、心理治疗师、职业治疗师、社会工作者等专业人士,这些人都向患者提供马术医疗和保护性服务。

(2)马术治疗分类:主要分成 3 类。

1)被动性马术治疗:患者骑在马背上,通过专门训练的治疗师,利用马背行走时的三维运动作为辅具来调整患者的身体,达到运动治疗的目的。

2)主动性马术治疗:患者骑马时向马发出各种指令,让马做行走、跳跃等动作,通过马术治疗对患者的运动、认知、适应性行为等方面产生良好的矫治作用。

3)实用性马术治疗:患者在经过严格训练后,达到独立骑马的目标,并且获得一定的实用性功能。

(3)马术治疗流程:首次训练前要进行初期、末期康复评定,中间评定可间隔 3~6 个月或者更短的时间。根据评定结果制定短期和长期康复目标,康复目标要与儿童的家庭、学校或工作环境密切相关。一般一节训练课程持续时间为 50~60 分钟,在马鞍上的时间约 20~30 分钟,每周训练 1~2 次,10~12 周为一个疗程。

(4)马匹的选择:马是马术治疗成败的关键,因此对马匹的选择与调教是不可或缺的工作。马匹的选择要考虑种类、特色、气质、外型以及适合性。马的气质选择最重要,应该选择易与人亲近、有耐心、可靠且安静的,不能选择过于迟钝、敏感、胆小或急躁的马。

3. 适应证 马术治疗具有很广泛的适应证,它可用于各种病因所致的神经发育障碍,包括脑瘫、孤独症谱系障碍、感觉统合障碍、发育性协调障碍、学习障碍、多动症等。

4. 禁忌证 有较为严格的禁忌证,包括选择性脊神经后根切断术后不足 12 个月者;脊椎侧弯超过 30°~45° 者;髋关节或下肢关节活动度不足;髋关节脱臼者;严重感觉缺损者;严重耐力不足者;女性置导尿管者;其他疾病未经医师许可者等。

(二)马术治疗对小儿脑瘫的治疗作用

利用马的规律性运动及人马互动的模式,对脑瘫儿童的运动功能、心理、认知、社会化及行为障碍进行康复训练,进而促进身体平衡、动作协调、增加肌肉力量及关节活动度,改善姿势的控制能力;强化心肺功能;提高生活自理和社会适应能力。马术治疗的益处见表 3-14-2。

1. 对躯体运动功能的作用 马的步态依其速度可分为慢步、快步及跑步,马在慢速步行时其髋部及骨盆的运动模式,与正常成年人行走时骨盆的左右摆动和前后倾斜极为相似,马术治疗后儿童在步行中髋、膝、踝的活动范围明显变化,训练后儿童步行时的步长、步速等均有显著性的改善,骨盆的倾斜与旋转程度接近正常。

2. 对姿势控制的作用 姿势的控制和协调是一个动态过程,它提供了功能实施的基础,治疗目的之一就是改善姿势的控制和协调性。

表 3-14-2 马术治疗的益处

改善关节挛缩	提高骨盆、髋和脊柱的运动能力
降低肌张力	扩大肌肉的关节活动度、灵活性和肌力
减轻运动时能量消耗	提高稳定性
提高身体的灵活性	促进重心转移
增强平衡	促进姿势和平衡反应
提高姿势 / 对线	增强视觉认知能力
提高听力	增强自信心
改善步态	促进呼吸
提高发音和语言能力	提高协调性
改善与外界的关系	提高注意力

(1)正确的坐骑姿势:治疗时儿童绝大多数时间要骑坐在马背上,所以保持一个正确的坐骑姿势是非常重要的,只有保持身体良好的对线性和对称性,才可以改善姿势控制能力、降低肌张力和缓解痉挛,提高关节灵活性和关节活动度。

(2)温热效应:马的体温比人一般要高 1~2℃,在马的节律性运动的同时,局部产生类似按摩温热的作用。痉挛性脑瘫儿童马术治疗后坐、站、行时的躯干、下肢肌肉活动等出现了明显改善,而骑跨圆桶者则无明显变化。

(3)适应性反应:马术治疗时骑在马背上的儿童静态平衡系统全部被打破,来自运动、感觉、本体感觉甚至视觉的各方面的刺激,迫使儿童做出适应性反应来恢复并维持原有的姿势和平衡,提高运动功能、改善步态。

3. 感觉统合作用 治疗师可以利用感觉统合技术介入治疗,改变或者增加感觉形式和强度的输入,让儿童完成有计划、有组织的适应性行为。除了被动地利用马的律动来引起身体的反应外,我们还可以让患者在马背上做出特定的动作,用传统的治疗方法来诱发患者的动作,以达到康复治疗的效果。

4. 对认知、心理和社会方面的治疗作用 马术治疗不仅能够改善脑瘫儿童的姿势和运动功能,还会潜移默化地影响儿童的心肺功能、情绪、认知和语言的产生。儿童在骑马时,马提供了各种感觉刺激的输入,促使大脑分泌脑内啡肽,达到镇定、放松的效果。当感觉刺激传达到较高的大脑中枢,就会改善语言、注意力、情绪、行为等。

马术治疗在小儿脑瘫、社交障碍、行为障碍以及精神障碍等儿童的康复治疗中,取得了较好效果,在经济社会快速发展的现阶段,相信马术治疗会为更多的功能障碍儿童提供康复服务。

(刘晓佩　吕智海)

参考文献

［1］ NOVAK V, MAULISOVA A, JEZDIK P, et al. Generalized quasiperiodic epileptiform activity in sleep is associated with cognitive impairment in children with drug-resistant focal lesional epilepsy [J]. Epilepsia, 2019, 60 (11): 2263-2276.

［2］ 中国康复医学会儿童康复专业委员会, 中国残疾人康复协会小儿脑性瘫痪康复专业委员会, 中国医师协会康复医师分会儿童康复专业委员会, 等. 中国脑性瘫痪康复指南 (2022) 第四章: 康复治疗 (上)[J]. 中华实用儿科临床杂志, 2022, 37 (16): 1201-1229.

［3］ 中国康复医学会儿童康复专业委员会, 中国残疾人康复协会小儿脑性瘫痪康复专业委员会, 中国医师协会康复医师分会儿童康复专业委员会, 等. 中国脑性瘫痪康复指南 (2022) 第四章: 康复治疗 (下)[J]. 中华实用儿科临床杂志, 2022, 37 (17): 1281-1309.

［4］ 李晓捷. 儿童康复 [M]. 北京: 人民卫生出版社, 2020.

［5］ 李晓捷. 儿童常见疾病康复指南 [M]. 北京: 人民卫生出版社, 2020.

［6］ 李晓捷, 梁玉琼. 基于循证医学的脑性瘫痪康复治疗新进展 [J]. 中华实用儿科临床杂志, 2020, 35 (12): 885-889.

［7］ 张尚, 李晓捷, 郭爽, 等. 神经发育学疗法应用于脑性瘫痪的循证医学研究进展 [J]. 中国康复医学杂志, 2019, 34 (07): 865-869.

［8］ 廖华芳. 小儿物理治疗学 [M]. 3 版. 台北: 禾枫书局, 2013: 206-211.

［9］ 杨阳, 袁志垚, 吕楠, 等. 目标导向性活动在痉挛型双瘫儿童立位功能及痉挛的效果分析 [J]. 按摩与康复医学, 2021, 12 (24): 23-25.

［10］ 崔珍珍, 刘乐, 张学敏, 等. 目标-活动-运动环境疗法对全面性发育落后的疗效研究 [J]. 中国康复医学杂志, 2021, 36 (02): 143-148.

［11］ 姜志梅. 孤独症谱系障碍及干预方法 [M]. 北京: 电子工业出版社, 2022.

［12］ 李晓捷, 姜志梅. 特殊儿童作业治疗 [M]. 南京: 南京师范大学出版社, 2015.

［13］ 段周瑛, 陈文华. 法国精神运动康复融入中国康复治疗专业教育的思考 [J]. 中国康复医学杂志, 2021, 36 (2): 198-201, 205.

［14］ GISÈLE A, DEVOUCHE E, GRATIER M. Early Interaction and Developmental Psychopathology: Volume I: Infancy [M]. Switzerland: Springer International Publishing, 2019.

［15］ 朱图陵. 关于辅助技术的几个理论问题 [J]. 中国康复理论与实践, 2021, 27 (9): 1017-1023.

［16］ 赵正全, 武继祥. 矫形器与假肢治疗技术 [M]. 北京: 人民卫生出版社, 2019.

［17］ 舒彬. 临床康复工程学 [M]. 2 版. 北京: 人民卫生出版社, 2018.

［18］ 肖晓鸿, 李古强. 康复辅助器具技术 [M]. 2 版. 北京: 人民卫生出版社, 2019.

［19］ 史瑶, 曹建国, 贠国俊, 等. 儿童脑瘫康复机器人研究进展 [J]. 中国康复, 2021, 36 (10): 628-632.

［20］ 刘振寰. 让脑瘫儿童拥有幸福人生 [M]. 北京: 中国妇女出版社, 2019: 337-372.

［21］ 苏珊尼, B. 汉瑟. 音乐治疗师手册 [M]. 2 版. 苏琳, 译. 北京: 人民音乐出版社, 2010.

［22］ 刘振寰, 张丽红, 赵勇. 五行体感音乐对痉挛型脑性瘫痪患儿肌张力的影响 [J]. 中国康复理论与实践, 2013, 19 (08): 771-774.

［23］ 杨玉凤, 杜亚松. 儿童孤独症谱系障碍康复训练指导 [M]. 北京: 人民卫生出版社, 2020.

［24］ 李晓捷. 实用小儿脑性瘫痪康复治疗技术 [M]. 2 版. 北京: 人民卫生出版社, 2016.

［25］ 陈秀杰. 小儿脑性瘫痪的运动治疗实践 [M]. 2 版. 北京: 人民卫生出版社, 2015.

第四章

高危儿早期干预

第一节 概 述

高危儿（infants at high risk, IHR）是指有发育风险的新生儿或婴幼儿。即胎儿期、分娩时、新生儿期受到各种可能导致脑损伤的高危因素，已发生或可能发生危重疾病的新生儿。IHR 不是一个疾病或综合征，而是泛指一类具有导致脑发育障碍高危因素的小儿特殊群体。有报道 IHR 至少会出现一种发育障碍的风险约为 40%。大部分 IHR 可发育为健康的正常儿，小部分可发展为特异性高危儿或神经发育迟缓/障碍性疾病。

特异性高危儿是指一些高危儿已向某一特异性神经发育障碍性疾病发展，但还达不到该疾病的诊断标准，暂时诊断某一疾病的高危儿，给予特异性干预，可以阻止其向该疾病发展或减轻其程度。目前国外报道主要是脑瘫高危儿（infant at high risk of cerebral palsy, IHRCP）和孤独症谱系障碍高危儿（infant at high risk of autism spectrum disorder, IHRASD）。

神经发育迟缓/障碍性疾病主要包括发育指标延迟、暂时性智力发育障碍、智力发育障碍、脑性瘫痪、孤独症谱系障碍、癫痫、注意缺陷多动障碍、学习障碍和行为异常等，少数可致终身残疾。有学者报道脑瘫中 40% 是早产儿或出生体重<2 500g 的低体重儿；出生体重<1 500g 的低体重儿的脑瘫患病率是正常出生体重儿的 40~100 倍；出生体重<1 500g 的极低或超低体重儿仅占存活新生儿的 0.68%，但占脑瘫儿的 28%。

一、发病率

随着医学不断发展，越来越多高危儿成功分娩。我国每年出生约 2 000 万新生儿，约有 10% 属于高危儿。

二、围产期高危因素

（一）出生前因素

1. 母亲因素 孕龄>40 岁或<16 岁，有糖尿病、甲状腺疾病、吸毒或酗酒、先兆流产、妊娠高血压综合征，过去有死产、死胎或性传播疾病，接触放射线、有害化学物质和 TORCH 感染等。

2. 胎儿因素 先天遗传性或代谢性疾病因素、先天性畸形，宫内窘迫，胎儿生长受限，脐带异常，双胎或多胎儿，早产、低出生体重等。

（二）出生时因素

第二产程延长、急产、窒息、脐带绕颈、胎膜早破、胎盘早剥、HIE、颅内出血等。

（三）出生后因素

1. 新生儿期疾病 新生儿高胆红素血症、新生儿肺炎、严重感染和低血糖等。

2. 婴幼儿期 中枢神经系统感染、营养不良、外伤和中毒等。

3. 心理社会因素 贫穷、感觉剥夺、被虐待和抛弃等。

研究已证明多种风险因素叠加或者一个风险

因素多次累积损伤可以协同增加神经发育障碍的风险。

三、常见致高危儿脑损伤的疾病

1. **新生儿缺氧缺血性脑病**(hypoxic ischemic encephalopathy,HIE)　是由于新生儿在出生前后缺氧窒息导致的脑缺氧缺血性损伤。

临床表现为胎心<100 次/min,持续 5 分钟以上,羊水胎粪污染。生后不会哭,Apagar 评分 1 分钟≤3 分,5 分钟≤5 分。出生后不久出现神经系统症状,并持续 24 小时以上,如意识改变(过度兴奋、嗜睡、昏迷)、肌张力改变(增高或减弱)、原始反射异常(吸吮、拥抱反射减弱或消失),病重时可有惊厥等,按病情可分轻、中、重三度。

新生儿 HIE 的发病率约 3%~6%,其中 15%~20% 在新生儿期死亡,存活者中 25%~30% 可遗留不同类型和不同程度的神经发育障碍性疾病,如智力发育障碍和脑瘫等。

2. **新生儿颅内出血**(intracranial hemorrhage,ICH)　常见有蛛网膜下腔出血、脑室周围和脑室内出血、硬膜下出血、脑实质出血及小脑、丘脑、基底核等部位出血。蛛网膜下腔出血预后好,一般不留后遗症。脑室内出血在早产儿多见,按出血轻重分为 I~IV 度。 I~II 度预后较好,III~IV 度为严重出血,可留后遗症。硬膜下出血和小脑出血少见,但病情较严重。

3. **早产儿脑损伤**(brain injury in premature infants,BIPI)　主要是脑缺氧缺血和炎症引起脑白质损伤(white matter injury,WMI),严重者可致脑室周围白质软化症(periventricular leukomalacia,PVL)。早产儿脑室周围组织正在发育期,比较脆弱,加上早产儿呼吸循环功能发育不成熟,易引起缺氧缺血。早产儿免疫功能低下,容易发生严重感染,造成脑白质损伤。脑室周围白质软化可致痉挛性脑瘫和智力发育障碍等。

4. **胎儿和新生儿中枢神经系统感染性疾病**　引起胎儿和新生儿中枢神经系统感染的病原体有 TORCH 系列:弓形体(toxoplasma,TOX)、风疹病毒(rubella virus,RV)、巨细胞病毒(human cytomegalovirus,HCMV)、单纯疱疹病毒(herpes simplex virus,HSV)及其他如梅毒螺旋体、人类免疫缺陷病毒等。这些感染在出生时可无症状,但可以影响神经系统发育过程,从而导致发育迟缓、脑瘫、耳聋、视觉障碍和小头畸形等后遗症。

此外,新生儿期细菌性脑膜炎也可造成脑组织严重损伤,如脑软化、脑积水和脑萎缩等,从而引起视听障碍、小头畸形、脑瘫、智力发育障碍和癫痫等。

5. **新生儿胆红素脑病**(bilirubin encephalopathy,BE)　是由于新生儿期严重黄疸(胆红素 18~20mg/dl 以上,早产儿黄疸不严重也可引起胆红素脑病),胆红素进入脑组织,使神经核团细胞坏死引起。急性胆红素脑病可分为三个临床阶段:在生后前几天,表现为精神萎靡,哭声高尖,吸吮力弱,呼吸不规则和四肢无力,若胆红素迅速降低,上述表现是可逆的。几天后,病情发展为发热、肌张力增高、两眼凝视、肌张力增高和角弓反张等症状,该阶段若能紧急换血,可能逆转改变。如果症状未逐渐减轻和恢复,病情发展为肌张力增高消失,逐渐转为肌张力减低。慢性胆红素脑病,即后遗症期。典型的核黄疸后遗症在发生痉挛后较易诊断,如听觉异常、不随意运动型脑瘫、眼球向上运动受限和牙釉质发育不良。

6. **新生儿低血糖性脑损伤**(neonatal hypoglycemic brain injury,NHBI)　是由于持续严重低血糖导致新生儿中枢神经系统损伤并遗留不同类型和不同程度的后遗症,如视觉障碍、智力发育障碍、脑瘫和癫痫等。低血糖表现为呼吸暂停、呼吸困难、烦躁、嗜睡、吸吮力减弱和惊厥等。如果血糖<2.6mmol/L(45mg/dl)≥3 天,30% 有神经发育后遗症;如果持续 ≥5 天,40% 有远期神经发育后遗症。低血糖脑损伤脑 MRI 典型表现为双侧枕叶损害,其中约半数有视觉障碍。

7. **遗传病和遗传代谢疾病**(hereditary diseases and hereditary metabolic diseases,HDHMD)　其表现多种多样,如惊厥、肌张力低下、智力和运动发育障

碍等。此外,可有多种畸形如特殊面容,皮肤、毛发和肢体外观等异常,应做染色体检测、血尿氨基酸筛查和基因诊断等检查。

（唐久来）

第二节 评估与诊断

一、高危儿的评估

(一) 病史采集

1. **代主诉** 询问家长高危儿症状,有无以下情况:如生后情绪不稳定、易惊吓、易哭闹、易激惹或过度安静;睡眠障碍(夜间睡眠时间短,易醒,易翻滚);吐奶频繁或喂养困难、喂奶时不注视人脸、眼球转动不灵活;对声、光反应强烈或无反应;憋气,头后背、四肢过度紧张或过度松软,下颌、手脚频繁抖动。

有些高危儿脑损伤较重,预示可能会发生神经发育障碍性疾病,但早期可能没有任何临床症状,此期以往被称作"沉默期"。

2. **发育指标** 如微笑、俯卧抬头、手抓握、坐、爬和站立出现的月龄,情绪、社会交往和其他发育特征。

3. **家庭及遗传、妊娠史;围产 / 新生儿情况;养育人和养育方式。**

4. **既往史,特别是惊厥和行为异常等。**

(二) 体格检查

包括头围、异常体征、对环境反应、各感觉器官功能活动情况和行为特点等。头围是脑容量的客观指标,在生后早期增长很快,前 3 个月平均增长 6.7cm。如果头围小或增长慢,可能有脑损伤或先天异常。头围百分位应和身高一致,如果身长在第 90 百分位,而头围在正常低百分位,也应提高警惕。异常体征如耳位低、腭弓高,外貌、躯干或四肢异常等,这些是先天性疾病的重要线索。

(三) 辅助检查

1. **脑电图检查** 包括振幅整合脑电图和常规脑电图,可以评价患儿脑细胞电生理活动的成熟度是否与月龄相符,明确是否为癫痫并鉴别其类型。

2. **诱发电位检查** ①视觉诱发电位:检测新生儿视功能和了解视觉神经传导通路的髓鞘化程度、视觉皮层的成熟度等;②脑干听觉诱发电位:可以早期诊断听力障碍,了解听路损害的部位是周围性还是中枢性。

3. **头颅超声检查** 是婴儿颅内疾病诊断的首选方法。超声对早产儿脑损伤中的脑室周围 - 脑室内出血具有特异性诊断价值,还可以对重度出血的继发性病变,如出血后脑室扩大及出血后脑积水、严重脑室周围—脑室内出血后很快伴发的出血性脑梗死作出诊断。重度颅内出血及出血后继发性病变在后期均有可能发展为不同程度的脑瘫。

4. **头颅 MRI 检查** 可评估脑损伤的严重程度、推测脑损伤的预后和作为脑瘫治疗前后效果的客观依据。生时有明显头颅影像学异常的高危儿在生后 1~3 个月随访头颅 MRI。临床有发育迟缓、肌力和肌张力异常等也要进行头颅 MRI 检查。Novak 等报道导致 IHRCP 的病因中:脑白质损伤占 45%、双侧基底节或深部灰质损伤占 13%、先天畸形占 10%、局部性梗死占 7%。头颅 MRI 结果对早期识别 IHRCP 和脑瘫风险的灵敏度约 86%~89%。

(四) 发育评估

1. **新生儿行为神经测定** 新生儿行为能力的发现是近 30 余年来儿科领域的新进展。新生儿行为神经评定能较全面反映大脑的功能状态,可以发现各种有害因素造成的轻微脑损伤,也是观察治疗效果和康复的敏感指标。新生儿行为评定有利于智力早期开发,因为 0~2 岁是大脑发育最迅速和代偿能力最强的时期,从新生儿期开始早期良好育儿刺激,能最大限度挖掘大脑潜能,预防心理社会因素和围产损伤所致的智力低下等伤残的发生。新生儿行为能力主要表现在以下 5 个方面:

(1)视觉:新生儿在觉醒状态时能注视物体和移动眼睛及头追随物体移动的方向,这是中枢神经系统完整性的最好预示因素之一。眼电图证明,新生儿目光追随物体时,眼睛有共轭功能。动力视网膜镜显示新生儿最优视焦距为 19cm。新生儿调节视焦距能力差,只有距眼 19cm 左右的物体易看清。这种视焦距调节能力至 4 个月左右达成人水平。34 周早产儿视觉功能和足月儿相似。除分娩过程中母亲用药、新生儿一时性代谢紊乱、饥饿或光线过亮外,新生儿不能觉醒和引出视觉反应者提示可能预后不良。

(2)听觉:如在新生儿耳旁柔声呼叫或说话,觉醒状态的新生儿会慢慢转过头和眼睛向发声的方向,有时亦会用眼睛寻找声源,但声音频率太高、强度过大时,新生儿的头反而转离声源或用哭声表示拒绝这种干扰。我国正常新生儿 735 次测定结果显示,98.9% 有视和 / 或听定向能力。

(3)嗅觉、味觉和触觉:新生儿 5 天时能区别他们自己母亲的奶垫和其他乳母奶垫的气味,出生后第 1 天对不同浓度的糖溶液吸吮的强度和量不同,这说明新生儿出生后不久就有嗅觉和味觉能力。新生儿触觉也很敏感,如果你用手放在正在哭的新生儿的腹部或握住他的双手,可使他平静,这就是新生儿触觉得到安慰的表现。

(4)习惯形成:睡眠状态的新生儿均有对连续光或声反复刺激反应减弱的能力,这说明新生儿具备了对刺激有反应、短期记忆和区别两种不同刺激的功能,可以认为这是一种简单形式的学习。

(5)和成人相互作用:新生儿已具有和成年人相互作用的能力。Brazelton 检查平均年龄 42 小时的新生儿 272 例,80% 能追随移动和说着话的脸。新生儿哭是引起成人反应的方式,使其要求得到满足。此外,新生儿的表情如注视、微笑和皱眉也可引起母亲的反应。新生儿行为能力与状态密切相关。

2. 新生儿状态　新生儿在不同状态有不同的行为能力。新生儿状态有 6 个:

(1)深睡(非眼动睡眠):眼闭合,无眼球运动和自然躯体运动,呼吸规则。

(2)浅睡(眼动睡眠):眼闭合,眼球在闭合眼睑下快速活动,常有吸吮动作、肌肉颤动,间断有大的舞蹈样肢体运动,身体像伸懒腰,偶然发声,呼吸不规则。脸部常出现表情如微笑、皱眉或做怪相。

(3)瞌睡:眼可睁开或闭合,眼睑闪动,有不同程度的躯体运动。

(4)安静觉醒:眼睁开,机敏,活动少,能集中注意力于刺激源。

(5)活动觉醒:眼睁开,活动多,不易集中注意力。

(6)哭:对感性刺激不易引出反应。

新生儿一天中睡眠时间为 14~20 小时,平均 16 小时,昼夜各占据 1/2。睡眠有睡眠周期。从安静睡眠到活动睡眠作为一个睡眠周期。一个睡眠周期平均 45 分钟,活动睡眠和安静睡眠各占 1/2。

3. 反应状态和反射　新生儿对所有刺激的反应取决于不断进行中的状态,如对声音刺激的反应。深睡时可能不明显或仅改变呼吸的节律;浅睡时可有惊跳;瞌睡时可变得觉醒起来;安静觉醒时可机敏地慢慢将头和眼转向声源的方向。在说明新生儿状态的情况下,大多数行为表现是可以预测的。

状态由生理变化如饥饿、营养、水分供应充足程度和处于觉醒 - 睡眠周期的时间所决定。行为检查是通过在检查过程中状态的改变(从睡到哭)测定在不同状态对不同刺激的反应、状态的稳定性(即状态变化的次数)和新生儿自我控制状态的能力。

(1)对光刺激反应减弱:也称对光刺激习惯化。在睡眠状态下(状态 1 和状态 2)婴儿对手电筒短暂照射眼睛产生不愉快的反应后,重复光刺激得到反应减弱的作用。

(2)对"咯咯"声反应减弱:评定新生儿对于

扰乱性听刺激的抑制能力。用长方形小红塑料盒（8cm×3.5cm×3.5cm），内装有黄豆，摇动时发出"咯咯"声。在安静环境小儿对突然的"咯咯"声产生反应。评定应在睡眠状态（状态1和状态2）进行，距小儿10~15cm处，响亮地垂直摇动"咯咯"声盒3次，约1秒，小儿可产生惊跳、用力眨眼和呼吸改变等反应，等反应停止后5秒再重复刺激。连续2次反应减弱时停止测试。

（3）非生物听定向反应（对"咯咯"声反应）：评定婴儿在觉醒状态时对"咯咯"声刺激的反应（图4-2-1）。

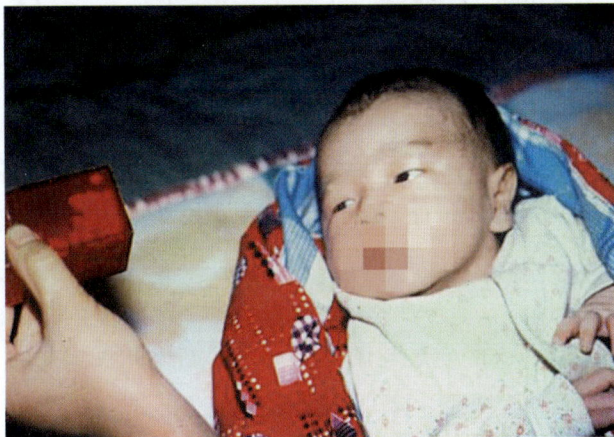

图 4-2-1　非生物听定向反应

将小儿包裹好，暴露颈部，因头部转动可受颈部衣服和包被的影响。检查者将小儿抱起呈半卧位，一手托住小儿的头，放头在中线位，另一手在新生儿视线外距耳10~15cm处连续轻轻摇动小塑料盒，使发出柔和的咯咯声，持续摇到小儿有最优反应。可以变更声音的强度和节律性，以引起小儿的注意，避免反应减弱和习惯化。持续摇动不超过15~20秒，左右交替刺激共4次。评定时避免其他声音或因看检查者的脸而分散其注意力，观察新生儿眼和头转向声源的能力。如果对初次刺激未引出反应，在以后检查中可以重复刺激。进行操作时，应避免和小儿谈话或因你的脸分散他的注意力。

（4）非生物视定向反应（对红球反应）：大多数新生儿觉醒状态时有注视物体和简短地追随物体运动的能力（图4-2-2）。

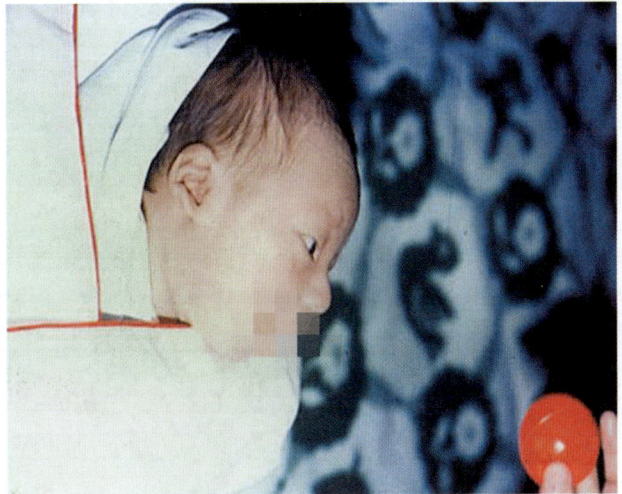

图 4-2-2　非生物视定向反应

红球直径约为5cm。环境安静，半暗，使小儿不因为光线太亮而睁不开眼。做视定向评定时，将小儿包裹好，暴露颈部，因头部转动可受颈部衣服和包被的影响。抱新生儿在膝上或半卧位，用手托起小儿头和背部，如新生儿不完全觉醒，可以轻轻地上下摇动使其睁开眼，包裹可限制其干扰性运动，半卧位抱起有助于小儿觉醒。检查者将小儿的头放在中线位，手持红球，距小儿眼前方20cm左右，轻轻转动小球，吸引小儿注视，然后慢慢地沿水平方向移动小球，从中线位移动到一边，如果眼和头追随红球到一边，将头和红球恢复到中线位，红球再向另一侧移动。然后垂直方向移向头上方，再呈弧形从一侧移动到另一侧180°角，看小儿是否继续追随，一时引不出反应时，在规定时间内可重复进行。进行操作时，应避免和小儿谈话或因你的脸分散他的注意力。

（5）生物性视听定向反应（对说话的人脸反应）：新生儿在觉醒状态，检查者和新生儿面对面，相距约20cm，用柔和的高调的声音说话，从新生儿的中线位慢慢移向一侧，然后另一侧，移动时连续发声，观察新生儿的眼和头追随检查者说着话的脸移动的能力，操作和评分方法同第4项（图4-2-3）。

注意评定时小儿视和听同时反应，如果小儿未注视你，不要过早移动你的脸和声音，否则新生儿是因为听到声音才转动头，仅评定了听的能力。

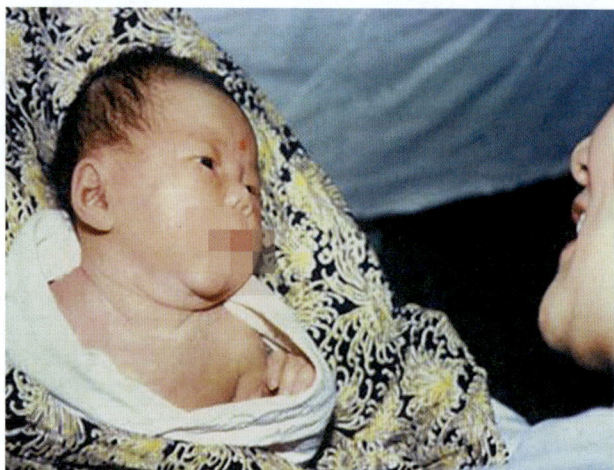

图 4-2-3　生物视听定向反应

（6）安慰：是指哭闹的新生儿对外界安慰的反应。可经安慰，如和小儿面对面说话，手扶住小儿上肢及腹部或抱起来即不哭。

（7）围巾征：检查者一手托住新生儿于半卧位姿势，使颈部和头部保持正中位，以免上肢肌张力不对称。将新生儿手拉向对侧肩部，观察肘关节和中线的关系（图 4-2-4）。

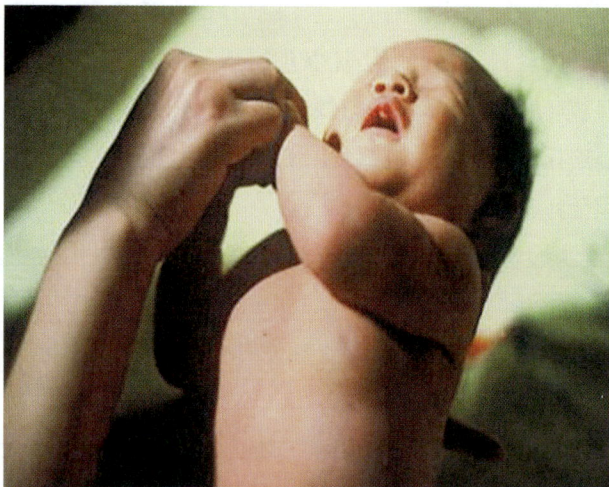

图 4-2-4　围巾征

（8）前臂弹回：只有新生儿双上肢呈屈曲姿势时才能检查。检查者用手拉直新生儿双上肢，然后松开上肢能自然弹回到原来的屈曲位，观察弹回的速度。

（9）下肢弹回：受检新生儿髋关节呈屈曲位时才能检查，如未呈屈曲位，检测者可屈伸小儿下肢2~3次，使其自动屈曲位。新生儿仰卧，头呈正中

位，检查者用双手牵拉新生儿双小腿，使之尽量伸直，然后松开，观察弹回情况。

（10）腘窝角：新生儿平卧，骨盆不能抬起，屈曲下肢呈胸膝位，固定膝关节在腹部两侧，然后举起小腿，测量腘窝的角度（图 4-2-5）。

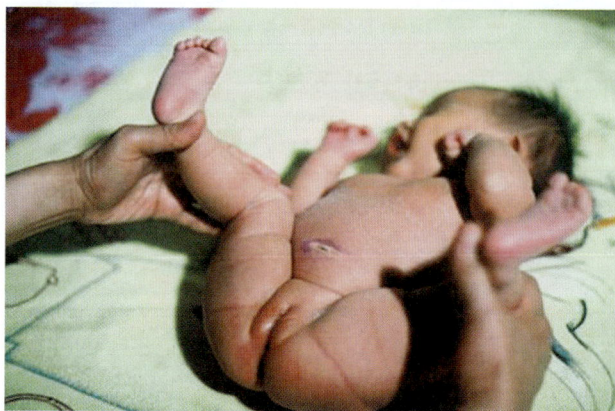

图 4-2-5　腘窝角

（11）颈屈、伸肌主动收缩（头竖立反应）：检查新生儿颈屈、伸肌主动肌张力。

拉新生儿从仰卧到坐位姿势，新生儿试图竖起他的头部，使之与躯干平行。但新生儿头相对较重，颈屈，伸肌主动肌张力较弱，当小儿刚拉起时头向后仰，正常新生儿颈屈、伸肌主动肌张力是平衡的，在坐直位时，头一般能竖立1~2秒。在坐位稍向前倾时头向前倒。检查时，新生儿呈仰卧位，检查者用双手握住新生儿双上臂和胸部乳头下方，背部在肩胛骨部位，以适当速度拉起新生儿从仰卧位到坐位，观察其颈部屈伸肌收缩及试图竖起头的努力，并记录坐直位时头竖立的秒数。操作可重复2次。

（12）手握持：新生儿呈仰卧位，检查者的示指从小儿手的尺侧伸进其掌心，观察其抓握的情况。

（13）牵拉反应：新生儿呈仰卧位，手应是干的，检查者示指从尺侧伸进其手内，先引出抓握反射。然后检查者拉住新生儿上臂屈曲、伸直来回1~2次，在肘部伸直时突然提起小儿离开检查台（同时用大拇指在必要时抓住新生儿的手，加以保护）。一般新生儿会主动抓住检查者的手指使其身体完全离开检查台（图 4-2-6）。

注意:检查者不能因为怕小儿坠落而用自己的手抓住新生儿的手拉起来,这样无法检查和评定新生儿对牵拉的主动肌张力。

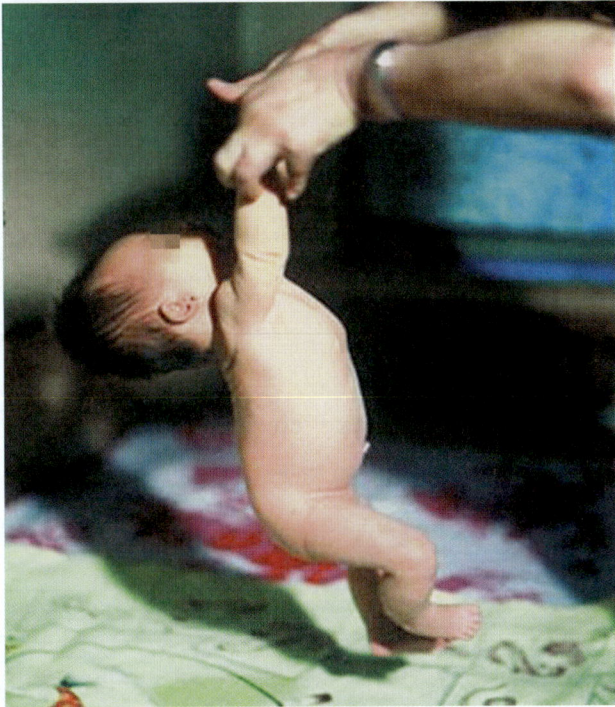

图 4-2-6 牵拉反应

(14)支持反应:检查者用手握住新生儿前胸,示指放在锁骨部位,拇指和其他手指分别放在两腋下,支持新生儿呈直立姿势,观察新生儿头颈部、躯干和下肢主动肌张力和支持身体呈直立位情况。

(15)自动踏步和放置反应:自动踏步和放置反应的意义相同,一项未引出可用另一项代替。

1)自动踏步(图 4-2-7):新生儿躯干在直立位时,使其足底接触检查桌面数次,即可引出自动迈步动作,如果检查者扶着小儿身体顺迈步方向向前,新生儿似能扶着走。

2)放置反应:垂直位抱新生儿,一手扶住新生儿一下肢,另一下肢自然垂下,使该垂下的下肢的足背接触检查桌边缘,该足有迈上桌面的动作。然后交替评定另一足的放置反应。

(16)拥抱反射:新生儿呈仰卧位,检查者拉小儿双手上提,使小儿颈部离开检查桌面 2~3cm,但小儿头仍后垂在桌面上,突然放下小儿双手,恢复其仰卧位。由于颈部位置的突然变动引出拥抱反

射,表现为双上肢向两侧伸展,手张开,然后屈曲上肢,似拥抱状回收上肢至胸前,可伴有哭叫。评定结果主要根据上肢的反应。

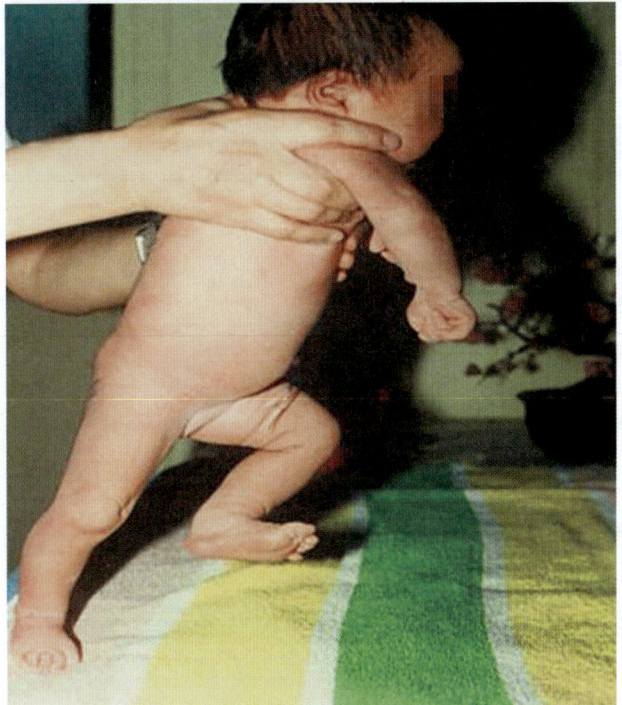

图 4-2-7 自动踏步

(17)吸吮反射:将乳头或手指放在新生儿两唇间或口内,则引起吸吮动作。注意吸吮力、节律,与吞咽是否同步。哺乳时需要呼吸、吸吮和吞咽 3 种动作协同作用。

(18)觉醒度:在检查过程中能否觉醒和觉醒程度。

(19)哭声:在检查过程中哭声情况。

(20)活动度:在检查过程中观察新生儿活动情况。

4. 神经行为评估

(1)新生儿神经行为测定(neonatal behavioral neurological assessment,NBNA):NBNA 能在较短时间内把发育可能有问题的新生儿筛查出来,全面地反映了新生儿大脑发育状态,了解新生儿行为能力,以便及早发现脑损伤情况。NBNA 适用于足月新生儿,早产儿需要胎龄满 40 周后,足月窒息儿可在生后第 3 天开始进行检查。评定分为 5 个部分:行为能力(6 项)、被动肌张力(4 项)、主动肌张

力(4项)、原始反射(3项)和一般估价(3项)。每项评分有3个分度,即0分、1分和2分。满分为40分,35分以下为异常。整个评定应在10分钟内完成。

(2)格塞尔发育诊断量表(Gesell development diagnosis schedule,GDDS):是0~6岁儿童发育迟缓和儿童智力残疾诊断的标准化方法之一。GDDS主要从适应性行为、粗大运动、精细运动、语言和个人社交五个方面对婴儿进行测查。

(3)贝利婴儿发展量表(Bayley scales of infant development,BSID):评定婴幼儿行为发展的工具,信度和效度很高。大多数国家都已相继引用或修订了各国自己的BSID常模,成为国际通用的婴幼儿发展量表之一。适用于0~42个月婴幼儿,包括精神发育量表、运动量表和婴儿行为记录。

(4)Peabody运动发育评定量表(Peabody developmental motor scale,PDMS):是目前儿童早期干预领域中被广泛应用的运动发育评定量表,适用于所有0~72个月的儿童,包括反射、姿势、移动、实物操作、抓握及视觉运动整合6个分测验,后两个分测验主要用于精细运动功能评定。精细运动测试可在20~30分钟内完成。主要评定儿童的精细运动功能,即运用手指、手以及在一定程度运用上臂来抓握物体、搭积木、画图和操作物体的能力。

(5)全身运动质量评估(general movements assessment,GMs):对预测IHRCP发展成为痉挛型脑瘫有很高的价值,敏感度98%。0~3个月IHRCP要常规进行,适用于(矫正月龄)5个月以下的婴儿。GMs分级如下:

1)Ⅰ级:GMs无异常。

2)Ⅱ级:不安运动不足。

3)Ⅲ级:连贯一致性痉挛——同步运动性GMs或不安运动缺乏。

(6)Hammersmith婴幼儿神经学评估(Hammersmith infant neurological examination,HINE):是目前公认作为IHRCP和早期精准诊断脑瘫最有效的神经学检查工具之一,敏感性为90%。HINE可简单计分量化,每一项评分为0~3分,总分78分。适合于2个月~2岁婴幼儿。HINE评估分级:

1)Ⅰ级:总分>73分,为正常儿。

2)Ⅱ级,总分:矫正5月龄前57~73分,矫正5月龄~2岁40~73分。

3)Ⅲ级,总分:矫正5月龄前57分以下,矫正5月龄~2岁<40分。

(7)常用其他量表:Alberta婴儿运动量表(Alberta infant motor scale,AIMS)、贝利婴儿发展量表第3版(Bayley Ⅲ)、新生儿神经运动测试(Amiel-Tison)、幼儿发育评估(developmental assessment of young children,DAYC)、婴儿运动评估(motor assessment of infants,MAI)、神经感觉运动发育评估(neuro sensory motor development assessment,NSMDA)、婴儿运动表现测试(test of infant motor performance,TIMP)等。

(8)神经学评估量表的选择:见表4-2-1。

表4-2-1 神经学评估量表的选择

年龄	量表
3~4个月	HINE、GMs、TIMP
6个月	HINE、AIMS
9~12个月	HINE、Bayley Ⅲ
18个月	HINE、选择*
22~26个月	HINE、Bayley Ⅲ、CBCL
30个月	神经系统检查**、选择*
33~36个月	神经系统检查*、Bayley Ⅲ、CBCL

注:HINE,Hammersmith婴幼儿神经系统检查;GMs,全身运动质量评估;TIMP,婴儿运动能力测试;AIMS,Alberta婴儿运动量表;CBCL,儿童行为量表;*选择针对发育进展的检查,并代表针对特定问题的最佳可行证据(例如在18~30个月婴儿开始行走时采用粗大运动功能测试量表-66测试、针对感官操作问题的婴幼儿感觉测试、用于偏瘫手臂评估的上肢技能测试、用于语音评估的语言交流测试-3等);**2年后随访的神经系统检查包括Amiel-Tison(新生儿神经运动测试)或其他。

二、诊断

(一)高危儿诊断

有围产期高危病史,出生后有临床表现,应根据年龄段做相应的神经学评估,进行精准诊断,以便早期干预。

（二）特异性高危儿

1. 脑瘫高危儿（infant at high risk of cerebral palsy, IHRCP）　有轻微运动功能障碍和肌张力异常、头颅影像学异常、神经发育学评估异常和脑瘫的高危病史。这些孩子不一定成为脑瘫患儿，而患脑瘫风险远远大于普通婴幼儿，但又达不到脑瘫的诊断标准，建议使用 IHRCP 这一诊断。诊断 IHRCP 后按照脑瘫进行特异性干预可以阻止其向脑瘫发展或减轻其程度。IHRCP 的诊断必须满足运动功能障碍（基本标准）和两条附加标准中的至少 1 条。

（1）运动功能障碍（基本标准）：运动功能障碍可降低婴儿运动质量（如 GMs 显示不安运动缺乏）或导致神经系统异常（如早期双手活动不对称或 HINE 评分过低）。此外，婴儿运动发育水平可能明显落后于正常同龄儿。

（2）神经影像学异常（附加标准）：早产儿 MRI 异常伴或不伴颅脑超声持续异常，可以识别神经系统结构性病变并预测脑瘫。预测价值比较高的异常表现包括：①脑白质损伤（脑室周围白质囊性软化或脑室周围出血性脑卒中）（56%）；②皮质和深部灰质损伤［基底节或丘脑病变、分水岭区损伤（矢状窦损伤）、多囊性脑软化或脑卒中］（18%）；③脑发育畸形（无脑回、巨脑回、脑皮质发育不良、多小脑回、脑裂畸形）（9%）。

（3）相关高危病史（附加标准）：①孕前因素：包括母体死胎史、流产史、经济条件差、辅助生殖孕产、基因拷贝数变异；②孕期因素：包括遗传、出生缺陷、多胎、男性胎儿、母亲甲状腺疾病或先兆子痫、感染、胎儿生长受限、早产和药物滥用；③围产期因素：包括产时急性缺氧缺血、惊厥、低血糖、黄疸、感染；④幼儿期因素：包括 2 岁前的脑卒中、感染、手术并发症、意外或非意外脑损伤。

2. 孤独症谱系障碍高危儿（infant at high risk of autism spectrum disorder, IHRASD）　达不到 ASD 的诊断标准，但极有可能发展为 ASD，且不能用暂时性智力发育障碍（provisional intellectual developmental disorder, PIDD）、智力发育障碍（intellectual developmental disorder, IDD）或其他神经发育障碍性疾病来解释可暂时诊断 IHRASD。按照 ASD 进行特异性干预可以阻止其向 ASD 发展或减轻其程度。

（1）交流障碍：表情淡漠、目光不与人对视、不能交流互动、不喜欢与小朋友玩、喊之不答。

（2）语言迟缓或障碍：主动语言少、被动语言、跟随语言、喃喃自语。

（3）兴趣、刻板行为：喜欢圆形、球形、闪光等，独自玩耍，限制性的、重复的行为、兴趣或活动模式。

（三）高危儿的分度

高危儿程度分为Ⅰ~Ⅲ级：Ⅰ级为正常或轻微；Ⅱ级为明显；Ⅲ级为严重。

1. 按高危因素分级

（1）Ⅰ级：一般高危因素。包括：①一般早产儿（胎龄 32~37 周）；②低出生体重儿（出生体重 1 500~2 500g）或巨大儿（出生体重>4 000g）；③轻度窒息（Apgar 评分 4~6 分）；④羊水轻度污染；⑤病理性黄疸（血清总胆红素：足月儿>221mmol/L，早产儿>257mmol/L）；⑥产钳助产伴头皮血肿或头颅水肿；⑦其他（如孕妇年龄>40 岁或<16 岁、试管婴儿等）。

（2）Ⅱ级：明显的高危因素。包括：①早期早产儿（胎龄 28~32 周）；②极低出生体重儿（出生体重 1 000~1 500g）；③重度窒息恢复较好（Apgar 评分 0~3 分，5 分钟后恢复正常）；④羊水中度污染；⑤严重病理性黄疸（血清总胆红素>320mmol/L）；⑥中度缺氧缺血性脑病；⑦心肺复苏后恢复良好者。

（3）Ⅲ级：严重的高危因素。包括：①超早期早产儿（胎龄<28 周）；②超低出生体重儿（出生体重<1 000g）；③重度窒息恢复较差（Apgar 评分<3 分，持续 5 分钟以上）；④羊水重度污染；⑤胆红素脑病（血清总胆红素水平>320mmol/L）；⑥重度缺氧缺血性脑病；⑦心肺复苏后恢复不良者。

2. 头颅 MRI 评估

（1）Ⅰ级：头颅 MRI 无明显异常或轻微异常。包括脑白/灰质发育正常或轻度异常、室管膜下少许出血或脑室内少许出血但无脑室扩大、轻度缺氧缺血性脑病头颅 MRI 改变。

(2) Ⅱ级：头颅 MRI 异常改变。包括脑白 / 灰质发育中度异常、脑室内出血伴脑室扩大、中度缺氧缺血性脑病头颅 MRI 改变。

(3) Ⅲ级：头颅 MRI 显著异常。包括脑白 / 灰质发育重度异常、脑室内大量出血伴脑实质出血、重度缺氧缺血性脑病头颅 MRI 改变、严重脑发育畸形、广泛的脑软化灶等。

（高 晶　唐久来）

第三节　早期干预的实施

一、概述

早期干预是通过多种干预措施，使高危儿能力有所提高或达到正常水平，以最大限度地减少可能造成儿童发育迟缓的因素，预防和减轻高危儿伤残的发生。

（一）早期干预的理论基础

1. 脑发育的黄金时期　人脑的发育错综复杂，脑的重量与体积的增加是由于神经元体积加大，树突成分增长，轴突的髓鞘以及胶质细胞增加。新生儿脑重 370g，6 个月时为 700g（占成人脑重的 50%），2 岁时为成人的 3/4，4 岁时脑重为出生时的 4 倍，已与成人接近。出生后前几年是大脑发育最迅速时期，1 岁之前脑发育迅速，1~5 岁脑发育逐渐缓慢，之后逐渐趋于成人。在这种情况下，1 岁以前被认为是神经运动发展的黄金时期。如果在脑发育的黄金期内给予高危儿足够的良性刺激，可促进损伤脑细胞修复，激发大脑的潜在代偿能力，从而有效地补偿高危因素所造成的脑损伤。

2. 脑发育的可塑性和表观遗传理论

（1）脑的可塑性：是指脑可以被环境或经验所修饰，具有在外界环境或经验的作用下不断塑造其结构和功能的能力。脑的可塑性不是神经细胞的再生，而是指由于突触再生所造就的神经回路的巨大潜力。大脑早期可塑性表现为可变更性和代偿性，可变更性是指某些细胞的特殊功能可以改变；代偿性是指一些神经细胞能代替邻近受损的神经细胞功能，或通过较低级的神经中枢来代偿。神经系统的发育是先天遗传因素和后天环境因素相互交织作用的结果。丰富的环境刺激可以增加轴突数量、增加脑质量、扩大脑容量、增进脑发育进程。

（2）表观遗传理论：表观遗传是与 DNA 突变无关的可遗传的表型变化，且是染色质调节的基因转录水平的变化，这种变化不涉及 DNA 序列的改变。表观遗传学是研究基因的核苷酸序列不发生改变的情况下，基因表达了可遗传的变化的一门遗传学分支学科。对于大脑同样可被环境或经验所修饰，改变本身可能由基因决定的遗传模式。因此，适宜的环境刺激可促进脑的健康发展和脑功能的不断完善。

（二）早期干预的时间

干预越早越好已达成共识，早期干预应对在产前、产中、产后具有已知或潜在高危因素的新生儿开始干预，特别是对下列情况的高危儿在原发性损伤临床治愈后就应开始干预：

1. 高危因素严重　如严重的缺氧缺血性脑病、颅内出血、胆红素脑病、低血糖脑损伤等的原发病理损害临床治愈后，可能导致神经心理发育障碍。低出生体重儿、极早产儿等早期可能无神经发育异常的临床表现，但此期进行干预可事半功倍。

2. 多种风险因素叠加或多次的风险因素累积损伤　研究证明 2 种风险因素叠加或多次的风险因素累积损伤可协同增加神经发育障碍性疾病的风险。因此，对这类的高危儿应在临床症状尚未出现之前尽早进行积极的干预。

(三)早期干预的指征

鉴于早期康复干预的重要性,同时避免过度医疗和加重家长负担,建议高危儿的早期干预指征为:

1. 存在脑损伤和神经发育不良的高危因素。

2. 神经系统检查异常 如反应迟钝、目光不与人对视、肌张力异常、姿势异常、反射异常。

3. 发育量表、孤独症筛查评测结果提示认知、语言、运动、社交行为等为边缘或落后:如儿童心理发育量表、格塞尔评估、M-CHAT 评估等异常。

4. 全身运动(GMs)评估为痉挛同步性或不安运动缺乏。

5. Alberta 婴儿运动量表(AIMS)评估结果为<5% 百分位。

符合其中两条或以上者,建议早期干预。

(四)早期干预的实施原则

早期干预(early intervention)的实施就是识别与利用保护性因素,免于暴露风险因素的过程;同时要给家庭赋能,仅仅针对个体的早期干预很难成功;早期干预的实施需要在评估基础上,采用个性化的措施,才能取得最佳效果。同时要培训家长和社区康复、妇幼保健工作者掌握高危儿早期干预的基本方法。

1. 精准评估、个性化干预

(1)早产儿要模拟子宫环境、注意体位摆放和袋鼠式照顾等。

(2)对尚未出现临床表现者,可根据高危的病因、程度和头颅 MRI 的损伤部位推测可能发生的疾病,提前进行一些特异性干预。

(3)严重 HIE,头颅 MRI 已出现较严重的脑室周围白质软化,预示可能会发展为 IHRCP 和痉挛型 CP,应积极进行运动发育干预,阻止向 CP 发展。

(4)以认知和交流发育落后为主,应尽早进行认知和交流方面的早期干预,阻止其向 PIDD/IDD、IHRASD 和 ASD 发展。

2. 遵循循证医学依据、规范化干预 以正常儿童神经发育规律为基准,应用有循证医学依据的干预方法。引导和帮助高危儿在认知、运动、交流和行为发育上全面追赶达到正常儿童的发育水平。婴儿操、按摩、认知语言开发训练和选择性应用物理因子疗法。

3. 强调任务导向、运动再学习、目标管理、主被动结合、功能干预。掌握目标导向的主动运动实践学习、认知练习策略和游戏。

4. 参与社会和融入社会的交流训练 多与正常孩子在一起交流互动。

5. 方法不宜太多,避免过度干预。

6. 要给予父母的心理支持,关注管理合并症和预防继发性并发症。

7. 游戏干预 效果显著优于同等数量物理治疗、作业治疗和语言治疗等。

(1)游戏必须以娱乐活动为基础,给予丰富的感觉刺激和互动氛围,提供认知、社交、情感和身体发育的训练平台,也为父母提供了充分参与帮助高危儿探索世界的机会。

(2)将干预内容融入游戏中激发其积极主动参与学习和表现自我。

8. 干预必须与现实生活和日常活动相结合 让高危儿在自然欢乐的生活环境中接受干预,使干预成为高危儿的一种生活方式和个性化的享受。

9. 利用自然环境和反复进行单词教导来促进语言和沟通的发展。

(五)0~1 岁高危儿主要干预内容

识别高危儿的移动和自我调节的能力和潜力;掌握简单行为发育规律,观察特定反馈、尝试合适的方法和策略。

1. **新生儿或早产儿纠正年龄 1 个月的孩子** 指导父母在家中进行干预,可以按照 Als 的个体化发育支持护理的原则进行,即了解新生儿 6 种状态变化,使小婴儿能吃好睡好,在觉醒时做按摩和互动,在婴儿睁开眼时和他对视,温柔地说话,可以给孩子看看颜色鲜艳的玩具,听听优美的音乐。白天可以将孩子俯卧在仰卧位妈妈的胸前,皮肤贴着皮肤,进行袋鼠式护理。在 3 个月前,白天应在吃奶后30分钟在成人看护下经常采取俯卧位,有利于练习抬头,因为儿童运动发育规律是头尾方向,抬头是运动发展的第一步。在怀抱孩子时可以轻轻晃动,给予前庭功能平衡感的刺激。如果小婴儿条件许可,在洗澡后给予全身按摩。新生儿和小婴儿发育干预的5种主要方式是:

(1)听觉刺激:通过给婴儿说话、唱歌和放音乐、母亲声音及心跳录音等。

(2)视觉刺激:用可移动的具有鲜亮色彩的东西给婴儿看,或让小儿看父母的脸。

(3)触觉刺激:互动下屈曲肢体、抚摸和按摩以及变换婴儿的姿势等,吸吮力弱的患儿可练习非营养吸吮动作,可用安慰奶嘴。

(4)前庭运动刺激:给予摇晃。

(5)本体感觉刺激:辅助下,引导主动运动。

2. 2~12个月婴儿　教父母婴幼儿发育规律和里程碑,在发育的不同领域,如大运动、精细运动、语言认知能力、社会交往和生活自理能力等,按不同年龄段,分别安排许多要训练的行为项目。行为项目一个比一个难,会做前一个再做后一个。这种安排是根据正常小儿发育规律制定。不同婴儿可根据其发育水平进行干预。如语言训练可按以下步骤进行,说做并行、模仿口形、说名称和称呼,听名字后指实物或图,看图和实物说名字,认汉字,唱儿歌、讲故事等。

二、国内外早期干预方法简介

1. 新生儿个体化发育性支持护理和评价计划(newborn individualized developmental care and assessment program,NIDCAP)　见表4-3-1。

表4-3-1　新生儿个体化发育性支持护理和评价计划

项目 表现	观察	控制行为	紧张行为
1. 自主性	皮肤颜色,呼吸类型,脏器功能	皮肤粉红,颜色稳定,规则呼吸,消化功能稳定	皮肤苍白、红、发花或发绀,呼吸不规则、呼吸暂停,呼吸急促,哼哼,肠蠕动增强,抖动或运动惊跳
2. 运动	肌张力、姿势、运动	屈伸肌张力稳定;屈曲状;手到脸或口;足支持,手抓握,面部皱眉,吸吮好	抖动,过多伸展活动,在面、颈、躯干、手指、手、上下肢观察到的姿势
3. 状态条理	状态范围,强壮和清晰过渡类型	有5种状态,眼有神,睡稳,哭响亮,状态转变平稳,容易安慰	不能看到全部状态,状态难以确定,注视移开,眼球飘动,闭眼,状态变化快,难以安慰
4. 反应性	能维持觉醒,对生物(人)和非生物(红球或小盒)有反应和相互作用	能获得和维持觉醒期,眼明,能维持相互作用至少有简短相互作用	用力,觉醒低;过度觉醒和不能中断相互作用

通过观察提供以下信息:环境、护理者和家庭成员与婴儿目前的需要是否适合以及这些干预是否适合每一个孩子和父母互动特点。对一个经过训练的观察者完成整个过程需要3~4小时。

基于这一操作,制定支持婴儿个人发育的护理建议。这些建议包括:如何通过降低声音、光线和活动的水平来调节婴儿的物理环境;如何通过在暖箱中设置鸟窝式盖被让婴儿保持假设的胎儿体位,以有利于自我安慰调节行为;如何将护理集中在某

些有限期间内,使婴幼儿有更充足的睡眠;如何帮助父母识别孩子的需要并鼓励他们早期参与到护理中。

2. 动作观察疗法(action observation training,AOT)　让高危儿主动观察人(微笑、伸舌、点头和面部表情变化等)或物(玩具、个性化和特殊的仪器设备)进行反复主动的模仿训练。对正常婴儿、残疾儿童和遗传代谢性疾病都有效。

3. 引导式教育　全人理念、以儿童需要为中

心；引导员应用娱乐性、节律性、意向性引导诱发高危儿的兴趣及积极主动参与意识，最大限度地激发自身潜力。通过习作析解（task-analysis）、组合日课、小组训练、个体训练、家庭训练相结合对高危儿进行全面的干预。

4. 应对照护特需婴儿 - 家庭中心方案（coping with and caring for infants with special needs—a family-centred program，COPCA）训练高危儿启动更多的主动需求信息。尝试进行及时、积极和有目的地交流互动理念和方法。

5. 国外报道的高危儿干预方案还有通过与父母日常活动学习方案（learning through everyday activities with parents，LEAP）、母亲 - 婴儿互动课（mother-infant transaction program，MITP）、应答及语前环境教学（responsivity and prelinguistic milieu teaching，RPMT）和家庭为中心的父母 - 儿童互动计划（It Takes Two to Talk）等。

三、特异性高危儿的干预方法

1. 脑瘫高危儿

（1）目标 - 强化运动 - 丰富环境方法（goal-activity-motor-enrichment，GAME）：对脑瘫高危儿或脑瘫早期干预有循证医学依据证明有效。目标导向的强化运动训练：治疗师与家长共同决定训练任务目标、制订家庭干预计划；提供录像来约束家庭训练时间；丰富的环境强化：建立丰富游戏环境来强化高危儿自发运动的潜能，探索任务成功；玩具、目标区域选择与任务相匹配，培养各种角色的转换。

（2）限制性诱导运动疗法（constraint-induced

movement therapy，CIMT）：根据习得性失用理论，限制未受损的肢体一段时间后，这种失用可以逆转，且能持续较长时间，可使患侧运动增加，促进患侧肢体运动功能的康复。时间一般 1~3 个月，可反复使用。

（3）手 - 臂双侧徒手强化训练（hand-arm bimanual intensive therapy，HABIT）：吸收了限制性运动疗法的优点，通过有计划地工作训练完成双手合作的游戏和功能训练，对偏瘫的上肢功能恢复有效。

2. 孤独症谱系障碍高危儿

（1）早期强化行为干预法（early intensive behavioral intervention，EIBI）：应用行为分析原理，主要改善 IHRASD 的核心症状；核心要素是具体的教学程序、一对一模式每周干预 20~40 小时。根据儿童的行为习惯（交流和社交技能）制订个性化的干预计划；父母参与管理或协助提供治疗计划，强调积极社会参与和唤醒调节，通过主题、多感官和多领域的教学促进神经网络形成和连通。强调父母参与针对核心症状，如对社交、行为、语言、认知等进行早期干预，以及以促进父母与 IHRASD 儿童的有效沟通为主的早期父母家庭干预方法。

（2）丹佛父母参与早期干预模式（parent-implemented early start Denver model，P-ESDM）：是应用行为分析与人际关系干预的结合模式，主要改善 IHRASD 的核心症状；核心要素是在自然状态下应用行为分析法，按照正常发育顺序，强调父母积极参与，重点强化孩子与正常儿童和成人之间的交流互动和示范影响。在积极和有感情基础的关系中学习语言和沟通技巧，提高技能。

（刘维民　鲍秀兰）

第四节　预防与预后

一、早期干预可有效改善高危儿的预后

1. 早期干预可以预防智力发育障碍　1998 年

早产儿早期干预协作组对 104 例早产儿进行早期干预研究、1991 年我国新生儿早期干预协作组对 119 例足月窒息儿进行早期干预研究，均证明早期

干预可以促进窒息儿和早产儿智力发育及防治其智力发育障碍。

2. 早期干预可以降低早产儿脑瘫发生率 2006 年早产儿干预协作组对 29 个协作单位存活的早产儿 2 684 例进行了早期干预降低早产儿脑瘫发生率的研究。结果证明早期干预可降低脑瘫的发生率。

3. 美国 1965 年"头脑开始"计划对低收入人群的研究证明,早期干预可以降低退学率、犯罪率和福利设施使用率等。

4. 1990 年美国多中心对 985 例早产儿和极低出生体重儿研究证明,3 岁时早期干预组 DQ 比对照组高 13.2 分(出生体重为 2 001~2 500g 组)和 6.6 分(<2 000g 组)。

5. 早期干预预防 2 亿儿童发育潜能丧失策略 报道了发展中国家约有 2 亿儿童丧失发育潜能,其原因除营养问题如贫血、缺碘等外,不足的认知刺激是 0~5 岁儿童发育落后的重要原因。为了预防或改善发育潜能的丧失,制订最有效的早期教育计划,提供儿童和家庭学习经验,结合保健、营养等,是极为紧迫的任务,因为这是完全可以改变的生物学、社会、心理危险因素的措施,可以改善亿万儿童一生的命运。

中国有句古语:"三岁看大,七岁看老。"这是符合大脑发育规律的。智能发育在视觉、语言方面是有关键期的。0~3 岁是学习的黄金时期和机会窗口。

人的智力发育是遗传和环境相互作用的结果。儿童早期大脑有很大的可塑性,所以有脑损伤的新生儿,在婴幼儿期进行早期干预,能有效减少伤残,提高生存质量。因此,应为宝宝创造丰富、良好刺激的环境,促进潜能得到最大限度地发挥。

二、高危儿的预防

要使高危儿得到全方位、系统、规范、高质量的管理及早期干预服务,需要贯彻预防为主和防治结合的原则,实行高危孕、产、儿一体化管理,产儿科医师共同合作,在产前、产时及产后进行监护和干预,并制订详细的个体化的出院后随访计划,有效进行管理。

1. **产前合作** 妇产科医生和产科医生做好婚前指导,对孕妇做好早孕保健、定期产前检查及相关知识的宣教,积极进行优生优育工作。儿科医生和产科医生合作共同管理高危孕产妇,作好高危新生儿分娩抢救准备,对出生后的新生儿也由儿科医师进行每日的查房,监测各项生理指标,一旦有异常变化即转至新生儿科及时治疗,减少各种危险因素对新生儿造成的损伤。

2. **建立电子档案** 建立所有出院高危儿的电子信息档案,并记录在高危儿监测网上。通过电话随访、预约检查、健康教育课堂引起家长重视,一方面指导家长在家中进行高危儿的监测观察,另一方面坚持到医院进行定期随访筛查。

3. **出院后随访** 组建以营养科、新生儿科、儿童保健科、儿童神经科、康复医学科、发育行为科等为基础的多学科合作团队,随访团队除包括医疗专业成员外,还应纳入护理团队、心理学家、营养师、社会工作者等。随访内容包括生长发育、各项神经学检查、早期筛查量表及相关诊断性评估量表的运用。访视时做好新生儿护理、喂养、早期检查和早期教育指导工作,有异常表现的高危儿应及时送到儿童康复科进行医学干预,密切进行随访管理。

4. **检查时间** 对所有高危儿应进行长期、全面、规范的随访管理。建议在 6 月龄以内每月或每 2 个月随访 1 次,6 月龄~1 岁期间每 3 个月随访 1 次,1~3 岁期间每 6 个月随访 1 次,3~6 岁期间每年随访 1 次,根据实际需要可增加随访频度。

三、预后

大部分高危儿通过自身发育和早期干预可发育为正常儿童。部分高危儿可向特异性高危儿、发育迟缓和神经发育障碍性疾病发展。因此,降低高危儿的发生率和对高危儿进行早期干预,对降低神经发育障碍的发生率,提高人口素质具有重要的意义。

(高 晶)

参考文献

［1］廖立红, 刘芳, 蒋宗顺, 等. 1323 例高危儿的危险因素及后续管理模式的探讨 [J]. 中国妇幼保健, 2013, 28 (29): 4776-4777.

［2］侯小花. HIE 高危儿的检测与管理 [J]. 中国卫生产业, 2016, 13 (4): 193-195.

［3］王珮悦, 沈芳, 曾琳, 等. 高危儿出院后随访研究进展 [J]. 中国全科医学, 2021, 24 (26): 3377-3382.

［4］唐久来, 杨李, 许晓燕, 等. 高危儿和特异性高危儿早期干预的进展 [J]. 中华实用儿科临床杂志, 2020, 35 (24): 1841-1845.

［5］张怡文, 郭津. 高危儿早期干预的理论基础及干预策略的研究进展 [J]. 中国康复, 2019, 34 (2): 101-104.

［6］赵明月, 项栋良, 张春艳, 等. 高危儿早期干预的研究进展 [J]. 中国儿童保健杂志, 2022, 30 (5): 86-89.

［7］陈翔. 脑性瘫痪高危儿的分级筛查与干预 [J]. 中华实用儿科临床杂志, 2020, 35 (12): 881-884.

［8］唐久来, 方玲玲, 王怡珍, 等. 智力发育障碍早期干预进展 [J]. 中国康复理论与实践, 2020, 26 (08): 881-884.

［9］中华医学会儿科学分会康复学组. 2017 年 JAMA Pediatrics《脑性瘫痪早期精准诊断与早期干预治疗进展》中国专家解读 [J]. 中国实用儿科杂志, 2018, 33 (10): 743-749.

［10］NOVAK I, MORGAN C, ADDE L, et al. Early, Accurate Diagnosis and Early Intervention in Cerebral Palsy: Advances in Diagnosis and Treatment [J]. JAMA Pediatr, 2017, 171 (9): 897-907.

［11］MORGAN C, FETTERS L, ADDE L, et all. Early Intervention for Children Aged 0 to 2 Years With or at High Risk of Cerebral Palsy: International Clinical Practice Guideline Based on Systematic Reviews [J]. JAMA Pediatr, 2021, 175 (8): 846-858.

［12］李晓捷, 唐久来. 以循证医学为依据的脑性瘫痪早期诊断与早期干预 [J]. 华西医学, 2018, 33 (10): 1213-1218.

［13］SHARMA SK, KATOCH VM, MOHAN A, et al. Consensus and evidence-based Indian initiative on obstructive sleep apnea guidelines 2014 (first edition) [J]. Lung India, 2015, 32 (4): 422-434.

［14］王广海, 江帆. 青少年睡眠健康及常见睡眠障碍 [J]. 中华儿科杂志, 2019, 57 (09): 733-736.

［15］肖婷, 张黎. 儿童低视力康复概况 [J]. 中国斜视与小儿眼科杂志, 2015, 23 (2): 45-46.

［16］任骁方, 肖林, 刘娜. 重视我国儿童视觉障碍的康复需求 [J]. 中华眼科医学杂志: 电子版, 2015, 5 (2): 60-62.

［17］张聪, 赵雪晴, 孙汉军. 儿童脑源性视力损伤的研究进展及展望 [J]. 中华眼科杂志, 2019, 55 (6): 469-474.

［18］段晓玲, 肖农. 重视儿童神经发育障碍性疾病中的视觉障碍 [J]. 中华儿科杂志, 2020, 58 (11): 871-874.

［19］冯张青, 李俊红. 重视儿童白内障手术时机、手术方法及术后并发症处理方式的选择 [J]. 中华眼科医学杂志 (电子版), 2019, 9 (1): 1-6.

［20］莫玲燕. 儿童听力疾病的诊断 [J]. 听力学及言语疾病杂志, 2012, 5 (20): 405-409.

［21］董航, 高秀娥, 贾秀红. 儿童听力障碍致病因素的研究进展 [J]. 国际儿科学杂志, 2017, 44 (11): 783-787.

［22］陈敏, 张雪溪, 刘薇, 等. 低龄儿童分泌性中耳炎诊疗进展 [J]. 中国耳鼻咽喉头颈外科, 2016, 23 (08): 448-453.

［23］王勤学, 马玉强, 程清风, 等. 儿童听力障碍的诊断分析策略 [J]. 中国药物与临床, 2018, 18 (8): 1319-1321.

［24］吴皓, 黄治物. 婴幼儿听力损失诊断与干预指南 [J]. 中华耳鼻咽喉头颈外科杂志, 2018, 53 (03): 181-188.

脑性瘫痪(cerebral palsy,CP),简称脑瘫,是以运动功能障碍为主的致残性、终身性疾病,脑瘫所致功能障碍从不同方面对个体、家庭及社会产生影响,个体、家庭及社会也会以不同方式对脑瘫的转归产生影响。由于病因复杂、发病机制复杂、临床表现多样、可能伴有的多种并发损害等,脑瘫的预防与康复已成为世界性的难题。小儿脑瘫康复目标应该是最大限度地促进身心发育和功能的发展,努力发掘脑瘫儿童自身以及各相关方面的潜力,在ICF理念和框架指导下,通过综合措施,对脑瘫儿童的现实及未来产生影响,最终实现活动和参与,在生活、学习、工作、参与社会等方面,享有与其他人同样的权利和乐趣,对社会作出贡献。

一、定义

脑瘫是由于不同因素导致的以中枢性运动功能障碍为主要临床表现的症候群(或称综合征),迄今为止,国际上尚无被公认的脑瘫定义。

(一)国内外对脑瘫的定义

1. 我国对脑瘫的三次定义　我国于1988年第一届全国小儿脑瘫座谈会提出第一个脑瘫定义:脑性瘫痪是出生前到出生后1个月内发育时期非进行性脑损伤所致的综合征,主要表现为中枢性运动障碍及姿势异常。2004年《中华儿科杂志》编辑委员会、中华医学会儿科学分会神经学组提出第二个定义:出生前到生后1个月内各种原因所引起的脑损伤或发育缺陷所致的运动障碍及姿势异常。

2006年中国康复医学会儿童康复专业委员会、中国残疾人康复协会小儿脑瘫康复专业委员会提出第三个定义:脑性瘫痪是自受孕开始至婴儿期非进行性脑损伤和发育缺陷所导致的综合征,主要表现为运动障碍及姿势异常。

2. 2006版国际脑瘫的定义　Rosenhaum P等人提出2006版脑瘫的最新定义,并于2007年在 *The Definition and Classification of Cerebral Palsy* 一书中出版,该定义为:脑性瘫痪(脑瘫)是描述一组由于发育中胎儿或婴幼儿脑的非进行性损伤所致持续性运动和姿势发育异常、活动受限综合征。脑瘫的运动障碍常伴有感觉、知觉、认知、交流障碍及行为障碍,也可伴有癫痫及继发性肌肉与骨骼问题。这一定义被认为是近年来最具权威、最能全面阐述脑瘫的基本概念,被广泛认可和应用的定义。

3. 我国对脑瘫的最新定义　2015年10月,《中国脑性瘫痪康复指南》编写委员会根据2006年版国际脑瘫定义及综合我国三次修订的脑瘫定义,对脑瘫定义进行了修订,该定义为:脑性瘫痪是一组持续存在的中枢性运动和姿势发育障碍、活动受限症候群,这种症候群是由于发育中的胎儿或婴幼儿脑部非进行性损伤所致。脑性瘫痪的运动障碍常伴有感觉、知觉、认知、交流和行为障碍,以及癫痫和继发性肌肉骨骼问题。《中国脑性瘫痪康复指南(2022版)》依旧采用此定义。

(二)对脑瘫定义的理解

脑瘫不是一种单一的疾病,也不是暂时性运动发育落后或进行性发展的疾病,其临床表现随着年龄增长、是否接受良好的康复治疗而发生变化。其主要临床表现是持续存在的运动和姿势发育障碍及活动受限。

所有脑瘫儿童都存在脑损伤,损伤发生于脑发育早期(胎儿期、婴幼儿期)导致发育缺陷。损伤部位可以是单一的,也可以是复合的;可只累及运动功能,也可不同程度地累及感知觉和其他功能。因此,脑瘫可伴有感觉、知觉、认知、交流和行为障碍,也可伴有癫痫及其他异常。

传统观点认为,出生前至新生儿期的病因引起的脑瘫,其临床症状大多发生于生后 18 个月以内。新生儿期及婴幼儿期脑损伤引起的脑瘫症状与脑损伤发生的时间相关。最新循证医学研究证明,脑瘫或脑瘫高风险状态(high risk of cerebral palsy,HRCP)可在矫正月龄 6 月龄以内早期诊断,早期干预。脑瘫儿童脑部的病理改变是非进行性的,应与退行性脑部病变和进行性疾病所致中枢性瘫痪相区别,也应与正常小儿一过性运动发育落后或发育不均衡相区别。

脑瘫应包括那些脑部非进行性先天性疾病或先天畸形所导致的瘫痪。儿童时期的脑在持续不断地发育,婴幼儿期更是处于快速生长发育阶段,因此脑瘫儿童的临床表现并不是静止不变的,这种变化既与脑损伤或发育障碍的程度相关,也与生长发育的自然因素相关,还与是否进行早期、正确的干预相关。随着年龄的增长,如果干预措施不得当或病情过重,脑瘫还可以产生脊柱侧弯、关节挛缩等继发性损伤,加重功能障碍,又被称为二次损伤。由于种族及个体差异,很难严格而统一界定脑发育早期的时间界限,目前大多数学者认为脑瘫的发生应界定于胎儿期及婴幼儿期。

二、流行病学特征及病理生理学改变

(一)发病率及患病率

21 世纪以来高收入国家脑瘫发病率 / 患病率呈下降趋势。欧洲一项多地点人口研究显示 1980—2003 年 CP 患病率从 1.9‰ 降低到 1.77‰,中度低体重儿(1 500~2 499g)CP 患病率由 8.5‰ 降低至 6.2‰;超低体重儿(1 000~1 499g)CP 患病率由 70.9‰ 降低至 35.9‰;超低体重儿中重症 CP 患病率从 48.1‰ 下降到 17.1‰,2009 年欧洲 CP 患病率已降低至 1.4‰。澳大利亚 CP 登记组织研究显示 2007—2009 年 CP 患病率为 1.4‰~2.1‰,低于 1995—1997 年的 1.9‰~2.4‰。另一项研究显示 2010—2012 年早产为 20~27 周的 CP 发病率为 55.3‰,低于 1995—1997 年的 110.2‰;足月儿 CP 数量比 1995—1997 年减少 30%,无行走能力的 CP 从 32% 下降到 23%,与早产儿相比,足月儿出现重症 CP 的概率更高。澳大利亚新生儿后天性 CP 发病率从 1995—1997 年的 14/‰ 降低至 2010—2012 年的 8/‰。综上,高收入国家脑瘫发病率 / 患病率下降,与产前防治措施的广泛应用、围产期及产后干预措施的进步、新生儿重症监护质量的提高以及早期诊断、早期干预、基于循证医学所实施的有效康复治疗以及 CP 监测网络信息平台建设的普及、制定科学合理的 CP 防治政策,实施有效的早期防治与康复措施等因素相关。

中低收入国家 CP 发病率 / 患病率未出现明显下降趋势,且高于高收入国家。孟加拉国 CP 登记组织研究显示 2015—2016 年 CP 患病率为 3.4‰,其中男性占 61.8%。埃及一项 CP 调查研究显示 2014 年 CP 患病率为 3.6‰,男性占 66.7%。乌干达一项研究显示 2015 年 CP 患病率为 2.9‰,男性占 60.8%。Ani 等荟萃分析结果显示 2018 年印度 CP 患病率为 2.95‰。Gómez 等人报道 2013 年委内瑞拉 CP 发病率为 3.6‰,患病率为 2‰~4‰。综上,中低收入国家脑瘫发病率 / 患病率未见下降,与孕期保健措施相对落后、缺乏优质的新生儿重症监护措施、缺少早期诊断及干预的有效措施、难以制订和实施有效的防治与康复措施以及新方法和技术的应用等因素相关。

我国于 1988 年在佳木斯地区小样本调查结果,脑瘫发病率为 1.8‰~4‰;1997—1998 年对江苏等 7 省调查,1~6 岁儿童中脑瘫患病率为 1.92‰。2012—2013 年我国通过国家卫生行业科研专项资助,进行了大样本流行病学调查,对 12 省 / 市 / 自治区 32 万 1~6 岁儿童进行调查,结果脑瘫发病率为 2.48‰,患病率为 2.46‰;各类脑瘫中痉挛型占 55.45%,不随意运动型占 9.28%,强直型占 2.25%,肌张力低下型占 14.05%,共济失调型占 6.27%,混合型占 12.67%。青海省脑瘫患病率最高为 5.40‰,山东省最低为 1.04‰。我国由于幅员辽阔,各地自然条件、生活习俗、经济发展水平及医疗技术水平不尽相同,因此,脑瘫的患病率存在地域间差别。

从调查结果看,脑瘫发病率 / 患病率以及重症比例,高收入国家与中低收入国家存在差别,城乡差别不大,男性略高于女性。CP 类型分布均为痉挛型比例最高,并以痉挛型偏瘫或痉挛型双瘫为主。早期诊断、早期干预对 CP 儿童或 CP 高风险状态儿童神经功能恢复具有重要作用,可有效阻止或减少 CP 的发生。此外,CP 监测系统与信息平台的建设对 CP 的精准防治策略制定具有重要意义。研究显示,95% 的 CP 患者至少有一种共患病。Novak 团队循证医学研究结果显示 CP 共患病为:50% 伴有智力发育障碍、25% 伴有非言语交流、75% 存在慢性疼痛、33% 需髋关节置换、25% 伴有癫痫、25% 伴有膀胱控制障碍、20% 伴有睡眠障碍、20% 存在流涎、25% 伴有视觉障碍、7% 需要管饲进食、7% 伴有听力障碍。由于共患病、并发症或继发性损伤同样会严重影响 CP 儿童的生活质量,因此,积极防治共患病、并发症或继发性损伤对提升 CP 儿童的健康及生活质量极其重要。

（二）病因

脑瘫的直接病因是在脑快速发育期,由于脑损伤或发育障碍所导致的以运动障碍和姿势异常为主的症候群。造成脑损伤的原因众多,了解确切的病因对脑瘫判断预后、选择正确的康复策略、促进生长发育以及深入探讨发病机制及防治措施、合理开展康复及管理十分重要。

一般将脑损伤和脑发育障碍的时间划分为三个阶段,即出生前、围产期和出生后。有人用"先天性"和"获得性"两种因素进行分析。近年认为对脑瘫病因学的研究重点应转入胚胎发育生物学的领域,约 70%~80% 的脑瘫发生于出生前,其中部分找不到确切原因。

1. 先天性因素　出生前脑发育障碍或损伤所致,主要包括母体因素及遗传因素。①母体因素:如母亲孕期大量吸烟、酗酒、理化因素、妊娠期感染、先兆流产、用药、妊娠中毒症、外伤、风湿病、糖尿病、甲状腺疾病、慢性肾功能不全、胎儿期的循环障碍、母亲智力落后、母体营养障碍、重度贫血等。②遗传因素:近年来研究认为,遗传因素对脑瘫的影响很重要。遗传因素包括染色体异常、基因突变和表观遗传学改变等。双胞胎同时患脑瘫、家族中已经有脑瘫儿童再发生脑瘫的概率偏高。有报道单纯共济失调型脑瘫与常染色体隐性遗传有关,部分痉挛型双瘫、偏瘫儿童具有遗传倾向。③先天性脑发育畸形是导致脑瘫的重要因素,包括无脑症、巨脑回、皮质发育不良、多小脑回、脑裂畸形、脑积水等。公认胚胎过程中最早发生的畸形为神经管闭合不全导致的脑膨出,可致运动障碍。前脑膨出多发生在亚洲,而后脑枕部膨出多发生在西欧及美国。17 号染色体缺欠导致的脑膨出、小头畸形及肾发育不良,称作 Meckel 综合征,这类儿童多表现为严重的四肢瘫痪伴有肌张力低下或增高。Worster-Drought 综合征是由于先天性假性延髓(球上)损伤导致。脑裂畸形通常导致程度不同的四肢瘫痪并伴有痉挛及智力低下,这类儿童一般存在严重的同源基因遗传缺陷。大头畸形多由于中毒或感染所致,细胞过度增生多见于皮脂腺痣综合征(sebaceous nevus syndrome)导致的脑积水。

脑发育期间神经元向周边迁移过程中的缺陷,可导致大脑缺少沟回而光滑,称作平脑症(lissencephaly),通常引起严重的痉挛型四肢瘫,少数病例与 X 连锁有关。与平脑回相反,也可见聚集而小的脑回(polymicrogyria),同样会导致运动障碍。许多儿童在皮质形成过程中发生异常,称为皮质发育不良,主要表现为癫痫,可伴有不同程度的运动障碍、肌张力低下或增高。研究表明,胎儿及新生儿期突触形成及突触重塑机制,对于运动障碍及其他障碍的发生均十分重要。先天弓形虫病、风疹病毒、巨细胞病毒、疱疹病毒（TORCH）感染被认为与脑瘫发生相关，可能导致严重的小头畸形、癫痫、痉挛型四肢瘫、双瘫等。妊娠期碘中毒可能导致双瘫，有机汞中毒可能导致四肢瘫，宫内硬膜下出血可能导致偏瘫。此外，产前颅内出血、缺碘、为应用辅助生殖技术产儿、胎儿脑血管栓塞等也可成为脑瘫的致病因素。

2. **围产期因素** 主要与早产和产时因素相关，可导致不同类型的脑损伤。①患脑瘫的危险性随着出生体重偏离同胎龄标准体重的程度而增加，低出生体重儿或巨大儿患脑瘫的概率可高于正常体重新生儿数十倍；②早产是目前发现患脑瘫的最主要因素之一，约35%的脑瘫为早产，胎龄越小风险越大；③胎盘功能不全、缺氧缺血、宫内感染、围产期感染、绒毛膜羊膜炎、胎粪吸入、Rh或ABO血型不合、葡萄糖-6-磷酸脱氢酶缺乏症、高胆红素血症、癫痫发作、低血糖等也被认为与脑瘫有关。

临床与流行病学资料都证实脑室周围白质软化症是脑瘫的一个重要危险因素，而早产、感染及缺氧缺血是导致PVL发生的主要原因。早期B超检查可以很好地观察早产儿脑部特征，早期发现脑出血，利于观察脑室及脑室周围白质、脑室内出血（IVH）、脑室周围出血（GMH）以及脑室周围-脑室内出血（PIVH）。上述脑出血发生于出生后72小时内，之后部分1~3周龄的新生儿会出现PVL。有研究显示，PVL仅存在回声强（PVE）而无囊腔形成，发生脑瘫的概率为10%，而囊性PVL则发生脑瘫的概率为65%，早产儿伴有严重脑出血、癫痫持续状态及出生20分钟内Apgar评分<3分者具有发展为脑瘫的高风险。

足月妊娠的胎盘早剥、前置胎盘、脐带绕颈或胎粪吸入，可能会引起新生儿窒息，由缺氧缺血性脑病（hypoxic ischemic encephalopathy，HIE）导致脑瘫的发生。严重的缺氧缺血性脑病可导致皮层下多囊性脑软化，一旦这种情况发生，多数会引起严重的四肢瘫痪并伴有重度智力发育障碍。多囊性脑软化累及丘脑或基底节区，则会导致肌张力障碍。

新生儿脑卒中可发生于早产儿，也可发生于足月儿，通常累及大脑中动脉，可发生一侧大脑半球的楔形缺陷和囊肿，往往导致偏瘫。因此，即使缺陷或囊肿很大，儿童的功能也不受太大影响，尤其认知功能一般很好。

某些宫内病毒感染可致脑瘫的发生，如由啮齿动物传播的沙粒病毒可导致淋巴脉络丛脑膜炎，其病变是非进行性的，可导致脑瘫的发生。免疫缺陷病毒（HIV）感染也可导致神经系统后遗症，是渐进性的，儿童寿命较短。最常见的是以猫为宿主的弓形虫感染，导致脑瘫和智力发育障碍的概率约为30%。

3. **出生后因素** 产后因素可与产前、产时因素重叠，但创伤、感染、惊厥、缺氧缺血性脑病、颅内出血、脑卒中、脑积水、胆红素脑病、中毒、手术并发症、意外和非偶发性脑损伤等被认为是主要因素。出生后因素所致脑瘫约占20%~30%。

虐待儿童或意外创伤，可导致钝性外伤伴有颅骨骨折。摔倒或为使婴儿安静而剧烈摇晃，可导致摇晃婴儿综合征的发生，往往在1岁前，由于大脑皮质毛细血管及神经轴突的长轴突被牵拉、剪切和撕裂，多会导致严重的痉挛型四肢瘫，预后较差。

交通事故或创伤所致脑部的直接损伤或继发性脑肿胀，如果损伤部位为一侧，往往导致偏瘫。如果损伤发生在左侧，除了运动障碍外，还会导致语言障碍。此外，很多闭合性颅脑损伤的儿童，主要功能障碍为共济失调。闭合性颅脑损伤的儿童多数1年内会有实质性进步，极少数需在后期通过手术矫治挛缩等继发性损伤，大多在损伤后3年内可得到持续改善，但早期的四肢痉挛也可能转变为后期的肌张力障碍。

各种感染所致永久性、非进展性的中枢神经损伤，应被诊断为脑瘫，出生前及新生儿期感染最多见。90%巨细胞病毒（CMV）感染的儿童会导致智力发育障碍和耳聋，50%会发生脑瘫和运动障碍。先天性风疹病毒感染导致智力发育障碍非常普遍，

15%可以发展为脑瘫。新生儿单纯疱疹病毒感染具有较高死亡率,30%~60%幸存者留有包括脑瘫在内的神经系统后遗症。30%~50%新生儿细菌性脑膜炎,最终会导致脑瘫。此外,重金属及有机磷农药中毒、镰状细胞贫血、重症先天性心脏病等也与脑瘫发生相关。

4. 其他危险因素　①辅助生殖技术:辅助生殖技术(assisted reproductive technology,ART),包括人工授精(artificial insemination,AI)和体外受精-胚胎移植(*in vitro* fertilization and embryo transfer,IVF-ET)及其衍生技术。流行病学调查发现辅助生殖分娩的新生儿较正常受孕儿脑瘫的发病率升高。②性别与种族因素:流行病学研究显示,男性比女性患脑瘫的危险性更大,X染色体隐性变异有助于解释这种差异,男性可能比女性更易受基因突变的损伤。有研究显示,黑种人发生痉挛型脑瘫的风险比白种人高,亚洲人比白种人脑瘫的患病率低。③社会及环境因素:社会经济地位对脑瘫患病率的影响可能超越了早产、低出生体重和出生后的创伤。环境因素可包括多种因素,例如放射性物质的辐射、孕期营养代谢障碍、孕妇吸烟、酗酒及食用有毒食品等。

(三)病理生理学改变

由于脑瘫的病理改变多样,因此临床分型及表现不同。主要为脑干神经核、灰质神经元结构改变,白质神经纤维变化及髓鞘形成障碍等。痉挛型双瘫以PVL改变为主,多见于早产儿;不随意运动型可见基底节和丘脑病变或PVL;共济失调型大部分为先天性小脑发育不全;痉挛型偏瘫主要是对侧脑损伤。

病变可单独累及锥体系、锥体外系或小脑,但多为同时累及多个体系,因此脑瘫的临床表现常以一种损伤为主,多表现为多体系损伤的症状。①锥体系损伤:多为大脑皮质(灰质)不同部位、锥体束(白质)不同部位损伤。可引起躯干及肢体的随意运动障碍,主要为痉挛型脑瘫,临床可见全身性瘫痪或不同部位的瘫痪。②锥体外系损伤:主要损伤部位为基底节、丘脑及海马等部位,可引起随意

运动障碍、肌强直、肌张力突然变化或动摇不定,临床多见不随意运动型脑瘫,锥体外系损伤多累及全身。③小脑损伤:小脑不同部位的损伤,可导致共济失调、平衡障碍、震颤等,临床多见共济失调型脑瘫,累及全身。中枢神经系统发育障碍及先天畸形,多表现为多功能障碍。

髓鞘及轴突受损,可导致脑白质容积减少、神经传导障碍等改变。PVL的典型表现是痉挛型双瘫(早产儿多见)及四肢瘫(足月儿多见),与皮质脊髓束神经纤维受损有关。如果白质广泛软化,皮质及皮质下神经元受累,可伴有智力发育落后、癫痫,囊变区愈大智力愈差。病变可累及语言中枢、听觉中枢或视觉中枢及传导路。可伴有语言、听觉或视觉障碍。如果波及发自外侧膝状体视放射纤维至枕叶视觉中枢区域,可伴有眼震、斜视、视敏度降低、视野受损、动眼紊乱等不同类型的视觉障碍。如果波及发自内侧膝状体听放射纤维至颞叶听觉中枢区域,则会产生不同程度的听觉障碍。如果波及优势半球的语言中枢,则可表现出语言障碍。

发育神经生物学的快速发展,使人们深入研究脑组织结构和功能的改变、发现更多脑发育障碍的依据成为可能,结构-功能的相关性被更加清楚地认识。对于相当比例的脑瘫,很难发现其特定的"干扰"因素或特定的时间、事件对脑发育成熟的影响。这种"干扰"因素所导致的脑瘫,被推断为发生于功能发育之前。脑瘫所发生的神经肌肉或骨骼肌肉系统的改变,是由于慢性运动障碍所致。这些变化进一步限制了脑瘫儿童的运动功能,从而导致二次损伤并与原发性损伤交织在一起,加重了病情。

三、分型及分级

脑瘫的分型国际上趋于简化,虽然各国至今尚无统一的标准,但分型原则大同小异,即根据临床神经病学表现、解剖学特征、功能障碍的程度、病理学特征等进行分型。

(一)脑瘫分型的必要性

主要体现在以下几方面:①有利于呈现脑瘫

状况的细节,清楚地界定问题的性质及严重程度;②有利于了解脑瘫的目前状况及对其做出预测;③有利于提供脑瘫儿童各方面的充足信息,以进行分析;④有利于对脑瘫儿童在不同阶段进行评估和比较;⑤有利于采用最佳康复治疗策略。

(二)脑瘫分型的依据

1. 功能障碍　①运动障碍的性质与类型:如锥体系损伤特征、锥体外系损伤特征、小脑损伤特征、多体系损伤特征等;肌张力异常,如肌张力增高、肌张力降低、肌张力障碍等。②运动功能状况:如运动功能受限的程度与部位等。

2. 解剖学及影像学特征　①解剖学特征:指身体哪些部位运动功能障碍或受限;②影像学特征:指磁共振或 CT 等影像学检查特征,如脑室扩大、脑白质减少或脑发育异常等。

3. 因果关系或时间因素　是否存在明确确定的病因或高危因素,能否推测发生损伤的时间段等。

4. 伴随损伤　是否存在相关神经发育障碍或感觉障碍,如癫痫发作,听觉或视觉障碍,注意力、行为、交流和 / 或认知功能障碍,以及上述障碍对脑瘫儿童产生何种程度的影响等。

(三)ICD-11 对脑瘫的分型

ICD-11 按照三级层次对脑瘫进行分型。

1. 痉挛型脑瘫

(1)痉挛型偏瘫脑瘫(spastic unilateral cerebral palsy)。

(2)痉挛型双侧瘫脑瘫(spastic bilateral cerebral palsy):

1)痉挛型四肢瘫脑瘫(spastic quadriplegic cerebral palsy)。

2)痉挛型双瘫脑瘫(spastic diplegic cerebral palsy)。

3)痉挛型双侧瘫脑瘫,未特指的(spastic bilateral cerebral palsy,unspecified)。

(3)其他特指的痉挛型脑瘫(other specified spastic cerebral palsy)。

(4)痉挛型脑瘫,未特指的(spastic cerebral palsy,unspecified)。

2. 不随意运动型脑瘫(dyskinetic cerebral palsy)　未进行二级单独分类编码,包括不随意运动型脑瘫(dyskinetic cerebral palsy)、张力障碍型脑瘫(dystonic cerebral palsy)。

3. 共济失调型脑瘫(ataxic cerebral palsy)。

4. Worster-Drought 综 合 征(Worster-Drought syndrome)。

5. 其 他 特 指 的 脑 瘫(other specified cerebral palsy)。

6. 脑瘫,未特指的(cerebral palsy,unspecified)。

(四)我国对脑瘫的最新分型及分级

《中国脑性瘫痪康复指南》编写委员会于 2022 年对脑瘫类别及功能障碍程度的最新分型和分级如下:

1. 按运动障碍类型及瘫痪部位分为七型

(1)痉挛型四肢瘫(spastic quadriplegia)。

(2)痉挛型双瘫(spastic diplegia)。

(3)痉挛型偏瘫(spastic hemiplegia)。

(4)不随意运动型(dyskinetic)。

(5)共济失调型(ataxic)。

(6)Worster-Drought 综合征。

(7)混合型(mixed)。

在痉挛型脑瘫分型中取消了单瘫和三肢瘫。由于十分罕见,一般可归类于偏瘫、双瘫及四肢瘫。未单列强直型,可归类于不随意运动型。未单列肌张力低下型,其主要是其他类型的早期表现(小婴儿时表现肌张力低下,1 岁以后逐渐呈现出运动障碍的实际类型)。震颤多与共济失调、不随意运动等共同存在,因此未单列该型。根据 ICD-11 分型特点,增列 Worster-Drought 综合征类型。混合型可对应 ICD-11 分类的其他特指的脑瘫(other specified cerebral palsy)。

2. 按粗大运动功能分级系统分级(gross motor function classification system,GMFCS)　**分为五级**　按照 0~2 岁、2~4 岁、4~6 岁、6~12 岁、12~18 岁五个年龄段的标准,功能从高至低分为:Ⅰ级、Ⅱ级、Ⅲ级、Ⅳ级、Ⅴ级。该分级 ≥2 岁龄才稳定。

四、临床表现

脑瘫的临床表现与年龄阶段、发育状况、学习能力及康复治疗等因素相关，运动功能障碍往往是最早出现的异常，以姿势运动发育延迟或异常为主。运动障碍及姿势异常是脑瘫的核心表现，表现为各种不同模式的异常，同时伴有肌张力的改变。脑瘫常见其他中枢神经系统发育障碍及异常，可涉及很多方面。脑瘫还可发生继发性损伤即二次损伤。但如果中枢神经系统发育障碍不是以运动功能障碍及姿势异常为主，一般不诊断为脑瘫。

（一）脑瘫的典型特征

无论哪种类型脑瘫，均具有脑发育早期非进行性损伤或发育障碍的特点。临床表现以运动发育落后、姿势及运动模式异常、反射异常、局部或全身肌张力、肌力改变为主。动作的计划性不足、运动控制失调、动作与运动持久性障碍、动作稳定性欠缺、动作协调性欠缺等。其典型临床表现为五个方面：①运动功能障碍，早期以运动发育落后为主；②姿势及运动模式异常；③反射异常主要为原始反射延迟消失，立直（矫正）反射及平衡（倾斜）反应延迟出现；④肌张力和肌力异常；⑤随年龄增长的继发性损伤。

（二）脑瘫运动障碍的特点

1. 运动发育的未成熟性 脑瘫儿童均有不同程度的运动发育落后，可表现为整体运动功能落后，也可表现为部分运动功能落后。

2. 运动发育的不均衡性 ①运动发育与精神发育的不均衡性；②粗大运动和精细运动发育过程中的分离现象；③身体不同部位运动发育的不均衡性；④不同体位下运动发育的不均衡性；⑤不同运动方式或不同运动方向下运动发育的不均衡；⑥各种功能发育不能沿着正确的轨道平衡发展；⑦对于外界刺激的异常反应而导致的运动紊乱。

3. 运动发育的异常性 ①运动发育延迟的同时伴有异常姿势和运动模式，如非对称性姿势、固定的运动模式、做分离运动困难的整体运动模式、联合反应和代偿性运动模式等；②抗重力运动困

难；③肌张力异常；④反射发育异常；⑤感觉运动发育落后，感觉"过敏"而导致运动失调；⑥不随意运动；⑦违背了姿势运动发育的六大规律。

4. 运动障碍的多样性 ①锥体系损伤呈痉挛性瘫痪；②锥体外系损伤呈不随意运动、肌阵挛、肌强直或肌张力障碍等；③小脑损伤呈平衡障碍、共济失调及震颤等。

5. 异常发育的顺应性 ①脑瘫儿童得不到正常运动、姿势、肌张力的感受，而不断体会和感受异常姿势和运动模式，形成异常的感觉神经通路和神经反馈；②发育向异常方向发展、强化而固定下来，异常姿势和运动模式逐渐明显，症状逐渐加重。

（三）脑瘫临床表现的核心要素

1. 中枢性运动功能障碍 主要表现在粗大及精细运动功能以及姿势运动模式儿个方面。①所有脑瘫儿童运动发育不能按照正常规律，达到同一年龄段儿童运动发育的水平；②可出现固定的运动模式；③非对称性姿势运动模式；④抗重力运动困难；⑤分离运动困难；⑥存在异常的感觉运动；⑦联合反应和代偿运动持续存在；⑧平衡协调障碍及共济失调；⑨不随意运动模式；⑩极度"松软"模式。

2. 肌张力、肌力异常 表现为肌张力增高、肌张力降低、肌张力变化或不均衡，同时伴有肌力的改变。

3. 反射发育异常 各型脑瘫儿童均存在反射异常，主要表现为原始反射亢进或延迟消失，痉挛型脑瘫可表现为牵张反射活跃或亢进，可引出踝阵挛、髌阵挛及病理反射，但小年龄组儿童（通常指<2岁）主要观察反射是否呈对称性。

（四）不同类型脑瘫的临床表现

1. 痉挛型 主要损伤部位是锥体系，但病变部位不同，临床表现也不同，主要表现为：以全身屈曲模式为主，运动范围变小，抗重力伸展不足；易出现联合反应；动作发展速度慢、功能不充分，姿势异常导致对姿势变化有不快感，活动应变能力弱；分离运动受限，动作幅度小、方向固定、运动速率慢等。具体特征如下：

（1）肌张力增高，被动屈伸肢体时有"折刀"样肌张力增高的表现。关节活动范围变小，运动障碍，姿势异常。

（2）由于屈肌张力增高，多表现为关节的屈曲、内旋内收模式。

（3）上肢表现为手指关节掌屈，手握拳，拇指内收，腕关节屈曲，前臂旋前，肘关节屈曲，肩关节内收。过多使用上肢，易出现联合反应，使上肢发育受到影响。

（4）下肢表现为尖足，足内、外翻，膝关节屈曲或过伸展，髋关节屈曲、内收、内旋，下肢内收，行走时足尖着地，呈剪刀步态。下肢分离运动受限，足底接触地面时下肢支持体重困难。

（5）多见躯干及上肢伸肌、下肢部分屈肌以及部分伸肌肌力降低。

（6）动作幅度小、方向固定、运动速率慢。

（7）痉挛型双瘫在脑瘫儿童中最为常见，主要表现为全身受累，下肢重于上肢，多呈现上肢屈曲模式和下肢伸展模式。

（8）痉挛型四肢瘫一般临床表现重于痉挛型双瘫，可表现为全身肌张力过高，上下肢损害程度相似，或上肢重于下肢。由于大多一侧重于另一侧，因此具有明显的姿势运动不对称。

（9）痉挛型偏瘫儿童临床症状较轻，具有明显的非对称性姿势运动。正常小儿很少在 12 个月前出现利手，痉挛型偏瘫的儿童却可在 12 个月前出现利手。此型可见明确的颅脑影像学改变。

（10）视觉发育速度缓慢、视觉体验效应不足、视觉功能发育不足，可伴有斜视，影响粗大和精细运动发育速度和质量。

（11）可有不同程度的智力发育障碍、胆小、畏缩、内向性格等。

（12）临床检查可见锥体束征，腱反射亢进，骨膜反射增强，踝阵挛阳性，2 岁以后病理反射仍呈阳性具有意义。

（13）痉挛型主要呈现偏瘫、双瘫、四肢瘫等不同部位瘫痪。

（14）低出生体重儿和窒息儿易患本型，本型占脑瘫儿童的 60%~70%，我国该型占脑瘫儿童的58%。

2. 不随意运动型　损伤部位以锥体外系为主，主要表现如下：

（1）难以用意志控制的全身性不自主运动，颜面肌肉、发音和构音器官受累，常伴有流涎、咀嚼吞咽困难，语言障碍。

（2）当进行有意识、有目的运动时，表现为不自主、不协调和无效的运动增多，与意图相反的不随意运动扩延至全身，安静时不随意运动消失。头部控制差、与躯干分离动作困难，难以实现以体轴为中心的正中位姿势运动模式。

（3）肌张力变化，主动肌、拮抗肌、固定肌、协同肌收缩顺序、方向、力的大小不能协调，肌张力强度和性质不断发生变化，主动运动或姿势变化时肌张力突然增高，安静时变化不明显。婴儿期多见肌张力低下，年长儿多见肌阵挛、肌强直、肌张力突然变化等。由于多关节出现过度活动，使姿势难以保持，因而平衡能力差。

（4）总体以全身过伸展及非对称性姿势模式为主，运动范围过大，活动过度，难以达到流畅和完整的动作技能。原始反射持续存在并通常反应强烈，尤以非对称性紧张性颈反射（asymmetric tonic neck reflex，ATNR）姿势为显著特征，呈现非对称性、头及躯干背屈姿势。

（5）姿势难以保持，平衡与协调能力差，由于上肢的动摇不定，可使躯干和下肢失去平衡，容易摔倒。

（6）此型多累及全身，远端运动障碍重于近端。

（7）亦可见皱眉、眨眼、张口、颈部肌肉收缩，脸歪向一侧，所谓"挤眉弄眼"等独特的面部表情等。

（8）由于病变早期部分婴儿表现为松软，多数儿童症状不明显，因此，早期确定病型较难。

（9）此型儿童一般智商较痉挛型儿童高，有较好的理解能力。多开朗、热情，但高度紧张、怕刺激，感觉"过敏"。

（10）此型又可根据肌张力的变化程度，分为紧张性和非紧张性两种类型。很少发生挛缩和畸形。

（11）本型可表现为手足徐动、舞蹈样动作、扭转痉挛、肌张力障碍等，也可同时具有上述几种表现，约占脑瘫的20%。

（12）此型中的肌张力障碍多表现为以强直为主的临床特征。肢体僵硬，活动减少，被动运动时，伸肌和屈肌都有持续抵抗，因此肌张力呈现"铅管状"或"齿轮状"增高。无腱反射亢进及锥体束征，常伴有智力落后、情绪异常、语言障碍、癫痫、斜视、流涎等，一般临床症状较重，护理较难。

3. 共济失调型 主要损伤部位为小脑，表现为平衡障碍，肌张力多低下，无不自主运动。本体感觉及平衡感觉丧失或减退，不能保持稳定姿势。主要表现如下：

（1）步态不稳、不能调节步伐，醉酒步态，容易跌倒，步幅小，重心在足跟部，基底宽，身体僵硬，方向不准确，过度动作或多余动作较多，动作呆板机械而且缓慢。

（2）手和头部可见轻度震颤，眼球震颤极为常见。

（3）指鼻试验、对指试验、跟胫膝试验等难以完成。

（4）语言缺少抑扬声调，而且徐缓。

（5）本型不多见，多与其他型混合，约占脑瘫的5%。

4. Worster-Drought 综合征 是一种以先天性假性延髓（球上）轻瘫为特征的脑瘫，主要表现为唇、舌和软腭的选择性虚弱、吞咽困难、发音困难、流涎和下颌抽搐。

5. 混合型 某两种类型或某几种类型的症状同时存在称为混合型，以痉挛型和不随意运动型症状同时存在为多见。两种或两种以上症状同时存在时，可能以一种类型的表现为主，也可能不同类型的症状大致相同。

五、脑瘫的其他问题

除上述临床表现外，多数脑瘫儿童还伴有各种各样的其他问题，概括起来主要有以下几方面：

1. 智力发育障碍或学习困难 大约50%的脑瘫儿童伴有智力发育障碍或学习困难，他们的智商值一般低于70~80。严重的学习困难更使脑瘫儿童对于走路、说话、活动等的学习十分缓慢。脑瘫伴有智力发育障碍严重者，会增加过早死亡的风险。

2. 视觉障碍 视觉中枢或传导通路损伤在脑瘫儿童中大约占25%，控制运动功能的眼部肌肉受累而导致斜视的脑瘫儿童几乎占痉挛型脑瘫的半数。

3. 听觉障碍 大约7%的脑瘫儿童可能伴有听觉神经通路或听觉中枢的损伤，易见于不随意运动型。由于是中枢性听力障碍，应与儿童常见的由于感染所造成的传导性听力障碍相区别。脑瘫儿童更易患耳或咽部感染，因此患传导性听力障碍的比例较高，应该细心护理。

4. 言语语言障碍 25%的脑瘫儿童无语言交流，部分脑瘫儿童控制语言和发音的肌肉受累。这种情况在不同类型脑瘫中都可存在，最常见于不随意运动型脑瘫。也有部分脑瘫儿童存在语言发育延迟。

5. 癫痫 癫痫在脑瘫儿童中常见，大约25%的脑瘫儿童伴有癫痫，部分脑瘫儿童由于没有明显的临床症状而被忽视，在康复治疗过程中因不同原因而导致癫痫发作。因此应早期发现、早期采取有效措施，避免和控制癫痫发作。

6. 心理行为异常 脑瘫儿童可以出现行为异常，如自残行为、暴力倾向、睡眠障碍、性格异常等。有研究结果显示，脑瘫儿童的性格具有与正常儿童不同的生理基础及反应途径，45%的脑瘫儿童有1个或1个以上的观察点百分率处在需要充分指导阶段。因此，要注意观察脑瘫儿童的行为，采取有效措施防治异常行为。

7. 吞咽障碍及饮食困难 许多脑瘫儿童具有吞咽障碍及饮食困难，婴儿期表现为吸吮困难，稍大后表现为咀嚼吞咽困难，国外大约7%的脑瘫儿童需要管饲进食。脑瘫儿童很容易引起呛食，食物或液体进入气管和肺的同时带入细菌，引起肺部的反复感染。此外，小婴儿常常会出现胃中食物反流现象，导致食管壁的损伤而疼痛，最终导致脑瘫儿童的拒食。因此,应合理应对以上问题,在进食途径及方式、食物选择、姿势、营养等方面采取措施。

8. 流涎　脑瘫儿童可能很难控制口水,大约20%的脑瘫儿童持续流涎。脑瘫儿童很难将口唇闭严,也很难规律地吞咽口水,因此,持续流涎致使口周和前胸总是处于潮湿状态。目前通过口周按摩、口腔刺激以及小手术等方法可以有效治疗流涎。

9. 牙齿问题　由于脑瘫儿童舌运动不灵活,残存原始性的吸吮和吞咽模式,咀嚼困难,牙齿常有附着物。显而易见,脑瘫儿童更易患牙病,因此,刷牙和牙齿清洁对于脑瘫儿童防止各类牙病的发生是十分重要的。

10. 直肠和膀胱的问题　脑瘫儿童因为活动少而导致大便干燥,同样影响饮食。早期控制远比年长后再控制要容易,因此,要合理饮食,以保持大便通畅,直肠规律地排空,形成习惯。脑瘫儿童学习控制膀胱的能力很差。如果膀胱长期不能排空,则容易引起膀胱的细菌感染。因此,训练排尿习惯,采取各种措施预防感染十分重要。

11. 营养障碍及感染等问题　由于咀嚼、吸吮、吞咽障碍,常使脑瘫儿童不能得到充足的营养,免疫力较低,加之长期以某种固定的姿势和体位生存,甚至长期卧床而极易引起局部组织器官的感染,如肺部感染、泌尿系统感染、胃肠道问题等。因此,对脑瘫儿童要高度重视和采取措施使其获得均衡营养,增强机体抵抗力。

12. 慢性疼痛问题　大约75%的脑瘫儿童及成人存在慢性疼痛,导致慢性疼痛的原因很多,例如长期痉挛等神经肌肉因素导致;长期不良姿势、退行性病变、关节挛缩、畸形、脱位以及继发性损伤导致;长期消化系统功能障碍、牙齿牙龈问题导致;不良或过度的康复干预导致等。长期疼痛可伴有心脑血管、激素分泌等不同生理变化及行为改变,从而影响脑瘫儿童生长发育、情绪控制及康复效果,应引起人们的高度重视。

13. 睡眠障碍问题　大约20%的脑瘫儿童伴有睡眠障碍,可由长期慢性疼痛、肌肉骨骼问题、异常姿势模式以及上述的多种原因,导致脑瘫儿童睡眠障碍,从而影响其身心发展及身体素质。应积极预防和正确应对、处理脑瘫儿童的睡眠障碍。

（李晓捷）

第二节　诊断与评定

根据脑损伤发生的时间不同,诊断脑瘫的时间可不同。出生前、围产期及新生儿期原因所致的脑瘫,一般可在婴儿期内作出诊断。婴幼儿期由于疾病或创伤导致的脑瘫,作出诊断的时间可推后。婴幼儿期的脑处于发育最旺盛时期,脑的可塑性强,代偿能力强,接受治疗后效果好,因此,早期发现异常,早期干预和治疗十分重要。

一、诊断

《中国脑性瘫痪康复指南(2022版)》编写委员会修订的脑瘫诊断标准如下:

（一）必备条件

共有四项:①中枢性运动功能障碍持续存在;②运动和姿势发育异常;③反射发育异常[原始反射延迟消失,立直(矫正)反射及保护性伸展反射延迟出现,平衡反应/倾斜反应延迟出现,锥体系损伤可出现病理反射、牵张反射亢进及踝阵挛等];④肌张力及肌力异常。脑瘫诊断应满足上述所有四项必备条件。脑瘫的异常运动模式是持续存在的,运动和姿势发育异常、反射发育异常说明脑损伤发生于发育中的脑,是脑瘫的特征。

（二）参考条件

共有两项：①有引起脑瘫的病因学依据（高危因素）；②头颅磁共振影像学（MRI）佐证。两项参考条件有利于寻找病因及佐证，为非必备条件。

（三）早期预测脑瘫

1. **矫正月龄<5个月**　包括最佳方案和替代方案：①预测脑瘫最佳方案为全身运动评估（general movements assessment，GMs）+MRI，GMs主要表现为不安运动缺乏、单调性GMs、痉挛-同步性GMs和混乱性GMs；②替代方案为Hammersmith婴幼儿神经学评估（Hammersmith infant neurological examination，HINE）+儿童发育评估，HINE评分<57分。

2. **矫正月龄>5个月**　包括最佳方案和替代方案：①预测脑瘫最佳方案为HINE+MRI+运动功能；②替代方案为HINE+运动功能，HINE评分<40分。

（四）脑瘫高危儿暂时性诊断

1. **必备条件**　运动功能障碍，共四项条件。①运动质量下降：GMs评定结果异常；②神经系统异常：临床表现+HINE评分，矫正月龄<5个月57~73分，矫正月龄>5个月40~73分；③运动发育落后或异常：标准运动评估分数异常或观察到运动发育落后；④警惕存在非典型表现，即可达到标准化运动评估的正常范围，但同时表现有非正常的运动。

2. **附加标准**　共两项条件：①神经影像学（MRI）异常：如白质病变、皮质或深部灰质病变、畸形等；②脑瘫的高危病史：如早产、低出生体重、缺血缺氧性脑瘫、胆红素脑病和宫内感染等。

脑瘫高危儿（高风险状态）暂时性临床诊断，必须具备运动功能障碍和至少一项附加条件。

二、辅助检查

诊断脑瘫主要根据临床表现，辅助检查包括与脑瘫直接相关的检查和脑瘫伴随症状及共患病的相关检查。

（一）脑瘫直接相关检查

脑瘫直接相关检查为头部影像学检查（MRI、CT、B超）。MRI被认为是发现脑组织形态结构改变以及追踪观察其发育变化情况的最佳途径，可帮助进行脑瘫的病因分析、临床诊断分型和预后分析等。MRI可以弥补CT检查的某些缺陷，如髓鞘发育迟缓、灰质核团移位、多小脑回、导水管狭窄、小脑和脑干软化灶等。

新生儿采用B超检查更为经济方便，早期发现脑白质损伤或脑发育异常，B超亦适用于囟门未闭的小婴儿。如发现异常可采用MRI追踪观察。

（二）脑瘫伴随症状及共患病的相关检查

1. **脑电图**（electroencephalography，EEG）　由于脑瘫合并癫痫发作比例很高，因此，EEG作为判断癫痫发作类型以及药物治疗效果观察的依据，在脑瘫儿童中应用较为广泛。EEG背景波还可帮助判断脑发育状况。

2. **诱发电位**（evoked potential，EP）　诱发电位检查对于判断是否存在中枢性听觉、视觉障碍具有参考价值。婴幼儿脑瘫的体感觉诱发电位（somatosensory evoked potential，SSEP）改变明显；脑干听觉诱发电位（brainstem auditory evoked potential，BAEP）可以早期诊断脑瘫儿童听力障碍的性质和程度；视觉诱发电位（visual evoked potential，VEP）可用于作为判断脑瘫儿童视觉障碍的性质及程度的辅助检查。

3. **肌电图**（electromyogram，EMG）　可帮助鉴别肌源性或神经源性瘫痪、上下运动神经元损伤、脊髓性疾病，以及评估肉毒毒素A的疗效和帮助确定选择性脊神经根切断术中切断的范围。

4. **遗传代谢和凝血机制检查**　在影像学检查发现不好解释的脑梗死时可做凝血机制检查，有脑畸形和不能确定某一特定的结构异常，或疑有遗传代谢病，应考虑遗传代谢检查。

5. **智商/发育商及其他相关检查**　对于伴有其他功能障碍，包括智力发育障碍、学习障碍、精神障碍、言语语言障碍、听觉障碍、视觉障碍、行为异常等，需要进行智商/发育商及其他相关检查，有利于制订综合全面的康复方案。

三、鉴别诊断

1. 发育指标延迟　包括单纯的运动发育落后、语言发育落后或认知发育落后。与脑瘫的区别是将来大多运动可以正常化，没有明显的异常姿势运动模式。

2. 发育性协调障碍　①运动协调性的获得和执行低于正常同龄人应该获得的运动技能，动作笨拙、缓慢、不精确；②这种运动障碍会持续而明显地影响日常生活和学业、工作，甚至娱乐；③障碍在发育早期出现；④运动技能的缺失不能用智力发育障碍或视觉障碍解释，也不是由脑瘫及其他疾病引起的运动障碍。

3. 孤独症谱系障碍　主要特征是持续性多情境下目前存在或曾经有过的社会沟通及社会交往的缺失，限制性的、重复的行为、兴趣或活动模式异常，症状在发育早期出现。

4. 智力发育障碍　主要特征是智力和社会适应能力共同缺陷，可有运动发育落后，但以后运动功能会正常或接近正常。

5. 颅内感染性疾病　以颅内感染为主要临床表现，治愈后可无运动障碍。

6. 脑肿瘤　为进行性发展的疾病，伴有脑肿瘤的特征性症状。

7. 进行性肌营养不良　应与肌张力低下型脑瘫相鉴别，前者存在腱反射消失、肌萎缩、假性肌肥大、特殊的起立姿势、血清肌酸激酶增高、肌电图改变、肌活检有特征性改变。

8. 先天性肌弛缓及良性先天性肌张力低下　应与肌张力低下型脑瘫相鉴别，前两者多在以后逐渐好转或恢复正常。

9. 婴儿型进行性脊髓性肌萎缩　本病呈进行性肌无力，病情进展较快，往往因呼吸肌受累导致感染引起死亡。与脑瘫的鉴别要点为肌电图运动神经元损伤并有家族史，进行肌活检或者基因检测可协助确诊。

10. 肌营养不良症　是一组原发于肌肉的遗传性变性疾病，主要临床特征为受累骨骼肌肉的进行性无力和萎缩，电生理表现主要为肌源性损害，组织学特征主要为进行性肌纤维坏死、再生和脂肪及结缔组织增生，肌肉无异常代谢产物堆积。

11. 异染性脑白质营养不良　是一种常染色体隐性遗传病，为脑白质营养不良中的较常见类型，应与痉挛型脑瘫相鉴别。前者病情呈进行性发展，至疾病末期，儿童呈去皮质强直，通常在 3~7 岁间死亡。芳基硫酸酯酶 A（ASA）活力检测低。

12. Rett 综合征　临床特征为女孩起病，出生后 6~18 个月精神运动发育正常，发病后发育停滞或迅速倒退，呈进行性智力下降，孤独症行为，手的失用，刻板动作及共济失调。

13. 家族性（遗传性）痉挛性截瘫　是一种比较少见的家族遗传性疾病，神经系统退行性变性疾病。其病理改变主要是脊髓中双侧皮质脊髓束的轴索变性和 / 或脱髓鞘。典型临床表现为双下肢肌张力增高，腱反射活跃亢进，病理反射阳性，呈剪刀步态等。本病呈进行性加重特征，发展缓慢，可维持数十年生命。

14. 歌舞伎综合征　主要表现为身体发育不良、骨骼发育障碍、特殊容貌似"歌舞伎"、先天内脏发育畸形、皮肤纹理异常、轻度或中度智力发育障碍、肌张力减退、运动发育落后等，可存在细胞遗传学的异常。

15. 脊髓小脑性共济失调　是遗传性共济失调的主要类型，本病属于退行性疾病，主要为常染色体显性遗传。临床表现包括步履不稳，肢体摇晃，动作反应迟缓及准确性变差，语言障碍、吞咽障碍、协调障碍、眼球活动异常等呈进行性加重。

16. 脊髓损伤、脊柱肿瘤、先天畸形、脊髓压迫症、脊髓空洞症等病　应与痉挛型脑瘫相鉴别，可通过影像学检查、脑脊液检查、脊髓造影检查，结合临床表现进行诊断。

四、康复评定

小儿脑瘫的评定是康复的重要环节，通过评定可以全面了解脑瘫儿童的生理功能、心理功能、社会功能，综合分析个人因素以及环境因素对其病情的影响,为设计合理的康复治疗方案、判定康复治疗效果提供依据。

(一) 评定目的、程序及原则

1. 评定目的 ①对儿童的身体状况、家庭和社会环境相关信息进行收集,掌握儿童功能障碍的特点;②对儿童所具有的能力进行分析和量化;③分析功能障碍程度与正常标准的差别;④提出功能障碍的特点及关键因素;⑤为制订康复训练计划提供依据;⑥对康复治疗效果提供客观指标;⑦对判定残疾等级提供依据;⑧为享有平等权利、义务及参与社会提供客观依据。

2. 评定程序 评定程序一般应为收集资料,分析研究并作出判断,设定近期、中期及远期目标,制订治疗方案。一个疗程或治疗周期,评定应分如下3个步骤:初期评定、中期评定及末期评定。

3. 评定原则 ①强调身心全面评定的重要性,以正常儿童生理、心理、社会发育标准为对照,进行身心全面评定;②重视脑瘫儿童异常发育特点即脑的未成熟性和异常性的同时,重视儿童的能力及潜在功能;③正确判断原发损伤和继发障碍;④在进行运动功能评定的同时,判定是否存在癫痫,是否伴有智力、视觉、听觉、言语语言障碍;⑤遵循循证医学的原则,重视量化指标及客观依据;⑥以评定为前提,将评定贯穿康复治疗全程的不同阶段。

(二) 病史采集及体格检查

病史采集主要通过提问与回答了解疾病发生与发展的过程。包括主诉、现病史、个人史、既往史、家族遗传史,以及家庭、社区、日常生活活动、交往、学习、社会环境等状况。

体格检查的内容包括儿童的一般状况、精神状态、语言状况,皮肤、头部、颈部、胸部、腹部、脊柱、骨盆、四肢、肢体形态、肛门与外阴等。检查是否存在除中枢神经系统外其他脏器畸形或功能障碍,身体素质、对康复治疗的承受能力以及性格特点、情绪、行为、反应能力等。对婴幼儿要特别注意对其发育、感知、认知及智力状况等进行判定。

(三) 身体功能与身体结构评定

身体功能(body functions)指身体各系统的生理或心理功能。身体结构(body structures)指身体的解剖部位,如器官、肢体及其组成部分。身体功能和身体结构是2个不同但又平行的部分,各自特征不能相互取代。

1. 肌张力评定 肌张力(muscle tone)是维持身体各种姿势和正常运动的基础,表现形式有静息性肌张力、姿势性肌张力和运动性肌张力。只有这三种肌张力有机结合、相互协调,才会维持与保证人的正常姿势与运动。脑瘫儿童均存在肌张力异常,主要包括以下几种典型表现:

(1)肌张力低下:蛙位姿势,W字姿势,对折姿势,倒U字姿势,外翻或内翻扁平足,站立时腰椎前弯,骨盆固定差而走路左右摇摆似鸭步,翼状肩,膝反张等。

(2)肌张力增高:头背屈,角弓反张,下肢交叉,尖足,特殊的坐位姿势,非对称性姿势等。目前较为通用的评定标准多采用Ashworth痉挛量表或改良Ashworth痉挛量表(modified Ashworth scale,MAS),两者都将肌张力分为0~4级,改良Ashworth量表较Ashworth量表分得更细。

(3)肌张力障碍:多表现为肌张力的不稳定状态,主被动运动时肌张力持续性增高或强直,犹如"铅管状"或"齿轮状"。

2. 肌力评定 肌力(muscle strength)是指肌肉主动运动时的力量、幅度和速度,在全身各个部位,通过一定的动作姿势,分别对各个肌群的肌力作出评定。评定注意以下几点:

(1)局部或全身不同程度的肌力降低:可表现为不能实现抗重力伸展,抗阻力运动差,从而影响运动发育。

(2)对不同肌群的评定:可在全身各个部位,通过一定的动作姿势,分别对各个肌群的肌力作出评定。

(3)评定中所检查的运动方向:主要为屈—伸、内收—外展、内旋—外旋、旋前—旋后。

(4)通常检查的肌群:通常检查关节周围肌群以及躯干的肌群。

(5)常用的肌力检查方法:徒手肌力检查(manual

muscle testing，MMT）：分级标准通常采用六级分级法，也可采用 MMT 肌力检查的详细分级标准，即在六级分级法的基础上以加、减号进行细化的标准。

（6）器械评定：①等长肌力评定：采用握力计测试握力，用捏压力计或捏力计测试捏力，用拉力计测试背部肌肉肌力；②等张肌力评定：采用运动负荷方法测定一组肌群在做等张收缩时，能使关节做全幅度运动的最大阻力；③等速肌力测定：采用等速测试仪测定肌肉在进行等速运动时的肌力；④功能肌力评定：采用功能性肌力测试、肌力冲刺测试等测试方法或仪器进行功能性动作时的肌力。

3. 肌耐力评定　肌耐力（muscular endurance）指人体长时间进行持续肌肉工作的能力，包括以下几种评定方法：①运动性肌肉疲劳度测定；②负重抗阻强度测定；③动作重复次数测定。

4. 关节和骨骼功能评定

（1）关节活动度评定：关节活动度（range of motion，ROM）评定是在被动运动下对关节活动范围的测定。当关节活动受限时，还应同时测定主动运动的关节活动范围，并与前者比较。测量可采用目测，但准确的测量多使用用量角器。决定关节活动度的主要因素为：①关节解剖结构的变化；②产生关节运动的原动肌（收缩）的肌张力；③与原动肌相对抗的拮抗肌（伸展）肌张力。对小年龄组脑瘫儿童通常采用以下评定方法：

1）头部侧向转动试验：正常时下颌可达肩峰，左右对称，肌张力增高时阻力增大，下颌难以达肩峰。

2）臂弹回试验：使小儿上肢伸展后，突然松手，正常时在伸展上肢时有抵抗，松手后马上恢复原来的屈曲位置。

3）围巾征：将小儿手通过前胸拉向对侧肩部，使上臂围绕颈部，尽可能向后拉，观察肘关节是否过中线，新生儿不过中线，4~6 个月小儿过中线。肌张力低下时，手臂会像围巾一样紧紧围在脖子上，无间隙；肌张力增高时，肘不过中线。

4）腘窝角：小儿仰卧位，屈曲大腿使其紧贴到胸腹部，然后伸直小腿，观察大腿与小腿之间的角度（图 5-2-1）。肌张力增高时角度减小，降低时角度增大。正常 4 月龄后应>90°（1~3 个月 80°~100°、4~6 个月 90°~120°、7~9 个月 110°~160°、10~12 个月 150°~170°）。

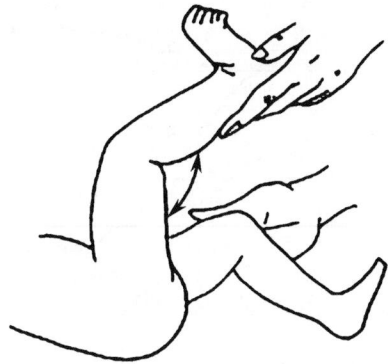

图 5-2-1　腘窝角

5）足背屈角：小儿仰卧位，检查者一手固定小腿远端，另一手托住足底向背推，观察足从中立位开始背屈的角度（图 5-2-2）。肌张力增高时足背屈角减小，降低时足背屈角增大。正常 4~12 月龄为 0°~20°（1~3 个月 60°、3~6 个月 30°~45°、7~12 个月 0°~20°）。

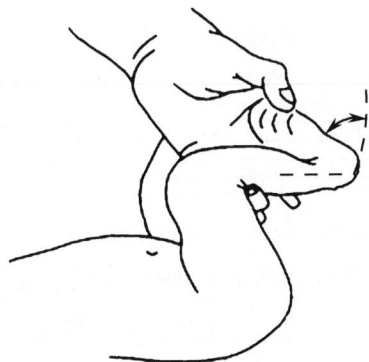

图 5-2-2　足背屈角

6）跟耳试验：小儿仰卧位，检查者牵拉足部尽量靠向同侧耳部，骨盆不离开床面，观察足跟与髋关节的连线与桌面的角度。正常 4 月龄后应>90°，或足跟可触及耳垂。

7）股角（又称内收肌角）：小儿仰卧位，检查者握住小儿膝部使下肢伸直并缓缓拉向两侧，尽可能达到最大角度，观察两大腿之间的角度，左右两侧不对称时应分别记录。肌张力增高时角度减小，降低时角度增大（图 5-2-3）。正常 4 月龄后应>90°（1~3 个月 40°~80°、4~6 个月 70°~110°、7~9 个月 100°~140°、10~12 个月 130°~150°）。

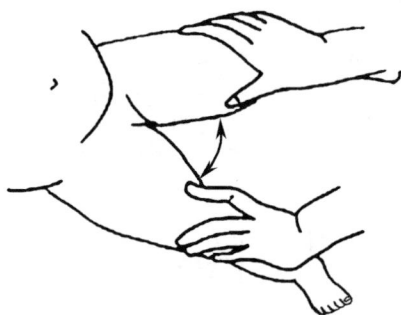

图 5-2-3　股角

8）牵拉试验：小儿呈仰卧位，检查者握住小儿双手向小儿前上方牵拉，健康小儿 5 个月时头不再后垂，上肢主动屈肘用力。肌张力低时头后垂，不能主动屈肘。

（2）对于变形与挛缩的评定，主要包括：①关节稳定性评定；②髋关节监测与评定；③骨骼活动功能评定；④关节挛缩的评定；⑤关节的变形的评定；⑥测量肢体的长度以及肢体的周径等。

5. 反射发育评定　反射发育（reflection development）十分准确地反映中枢神经系统发育情况，是脑瘫诊断与评定的重要手段之一。按神经成熟度，可分为原始反射、姿势反射、平衡反应以及正常情况下诱导不出来的病理反射。

（1）原始反射：脑瘫儿童往往表现为原始反射不出现、亢进或延迟消失，临床常检查觅食反射、吸吮反射、手与足握持反射、拥抱反射、张口反射、跨步反射、踏步反射、侧弯反射等。

（2）姿势反射：人生后就有抗重力维持立位和能够立位移动的基本能力，这种抗重力维持姿势的平衡、修正姿势的反射总称为姿势反射，大多是无意识的反射活动。根据神经系统发育状况，不同的姿势反射应在不同时期出现、消失或终生存在。姿势反射主要包括原始反射的非对称性紧张性颈反射（asymmetrical tonic neck reflex，ATNR）、对称性紧张性颈反射（symmetric tonic neck reflex，STNR）、紧张性迷路反射（tonic labyrinthine reflex，TLR）以及包括降落伞反射（保护性伸展反射）在内的各类立直反射。

（3）平衡反应：是最高层次（皮质水平）的反应。当倾斜小儿身体支持面，移动其身体重心时，小儿为了保持平衡，四肢代偿运动，调节肌张力以保持整体的正常姿势。平衡反应的成熟发展，可以使人维持正常姿势。不同体位的平衡反应出现时间不同，终生存在。临床通常检查卧位、坐位、跪立位、立位平衡反应。脑瘫儿童平衡反应出现延迟或异常。

（4）背屈反应：从背后拉立位的小儿使之向后方倾斜，则踝关节和足趾出现背屈，对于无支持的站立和行走十分重要。健康小儿 15~18 个月出现，不出现或出现延迟为异常。

（5）病理反射及牵张反射：锥体系受到损伤时可以诱发出病理反射、牵张反射亢进、踝阵挛、髌阵挛及联合反应等。此外，锥体系及锥体外系损伤都有可能出现联合反应，如主动用力、张口、闭嘴时发生姿势的改变等。

6. 步态分析　步态分析（gait analysis）是利用力学的原理和人体解剖学知识、生理学知识等对一个人行走的功能状态进行分析的研究方法。

（1）定性分析：包括一般的步行观察和特殊步行方式的观察。

（2）定量分析：包括足印分析法（footprint analysis）和三维步态分析系统的检测。

（四）活动与参与评定

活动（activity）是由个体执行一项任务或行动。活动受限指个体在完成活动时可能遇到的困难，这里指的是个体整体水平的功能障碍。参与（participation）是个体参与他人相关的社会活动。参与限制是指个体的社会功能障碍。活动与参与的评定包括粗大运动功能、精细运动功能、日常生活活动功能、交流能力、主要生活领域、社会交往技能的评定。

1. 粗大运动功能发育评定　粗大运动功能（gross motor function）发育，是指抬头、翻身、坐、爬、站、走、跳等运动发育,是人类最基本的姿势和移动等运动功能的发育。评定内容主要包括:①目前粗大运动发育龄;②采用常用的粗大运动评定量表进行评定。常用评定量表为:丹佛发育筛查测验(Denver developmental screening test,DDST)、格塞尔发育诊断量表(Gesell development diagnosis schedule,GDDS)、Hammersmith 婴幼儿神经系统检查(HINE)、GM Trust 全身运动评定(GMs)、Alberta 婴儿运动量表(Alberta infant motor scale,AIMS)、粗大运动功能评定(gross motor function assessment)、粗大运动功能分级系统(gross motor function classification system,GMFCS)、Peabody 运动发育评定第 2 版(PDMS-2)、婴幼儿运动表现测试(test of infant motor performance,TIMP)、幼儿发育评估(developmental assessment of young children,DAYC)等。

2. **精细运动功能评定**　精细运动发育(fine motor function),是指抓握动作发育、双手协调动作发育、生活自理动作发育、书写与绘画动作发育和手的知觉功能发育。评定内容主要包括:①目前精细运动发育龄;②采用常用的精细运动评定量表进行评定。常用评定量表为:脑瘫儿童手功能分级系统(manual ability classification system,MACS)、Peabody 运动发育评定第 2 版(PDMS-2)、精细运动功能评定量表(fine motor function measure scale,FMFM)、Carroll 手功能评定(UEFT)、上肢技巧质量评定量表(quality of upper extremity skills test,QUEST)、辅助手发育评定(AHA)、双手精细运动分级(BFMF)等。

3. **日常生活活动功能评定**　日常生活活动(activities of daily living,ADL)功能评定应包括日常生活活动能力、功能性活动、认知与交流等方面的评定。常用的评定量表为:儿童功能独立性评定量表(functional independence measure for children,Wee-FIM)、儿童能力评定量表(pediatric evaluation of disability inventory,PEDI)等。

4. **其他评定**　包括交流能力评定、主要生活领域的评定以及社会交往技能评定等。社会交往技能评定常用量表为:文兰适应行为量表(Vineland adaptive behavior scale,VABS)、婴儿-初中生社会生活能力评定(normal development of social skills from infant to junior high school children,S-M)、儿童适应行为评定(CABR)等。

(五)环境评定

环境(environment)评定主要针对脑瘫儿童矫形器和辅助用具、家庭、社区及社会环境。主要对其目前或即将回归的环境进行实地考察、分析,以了解儿童在实际生活环境中活动完成情况、舒适程度、安全性、人们的态度、经济状况、法律法规及相关制度等。准确找出影响其活动和参与的因素,向儿童所在的家庭、社区(包括幼儿园、学校)及政府机构等提供环境改造的适当建议和科学依据,最大限度地提高其功能水平和独立性。

(六)其他评定

脑瘫儿童还可共患听力障碍、视觉障碍、智力发育障碍、心理行为异常等,因此,应根据儿童临床表现和需求,进行听觉、视觉、智力、心理行为等评定。

(七)ICF-CY 评定

ICF-CY 是世界卫生组织所倡导的,广泛适用的评定系统及康复理念的框架模式,指导正确分析判定脑瘫及其相关因素,从而实施全面、正确的康复措施。还可根据需求选择采用脑瘫 ICF-CY 核心分类组合综合版、6 岁以下简明版、6~14 岁简明版、14~18 岁简明版以及简明通用版,进行评定。

(李晓捷　郭　津)

第三节 康 复 治 疗

一、康复治疗原则

脑瘫的康复目标是在 ICF 理念框架指导下，通过医疗、教育、职业、社会、工程等康复手段相结合，跨专业、跨行业的团队合作方式，集中式康复与社区康复（包括家庭康复），不同体制康复服务途径相结合，中西医康复治疗理论与技术相结合等方法，使脑瘫儿童在身体、心理、学习、社会等方面的功能达到最大限度地恢复和补偿，将活动和参与既作为康复方法，也作为康复目标，在优质环境下实施康复。力求实现最佳功能状况和独立性，提高生活质量，实现其成为不同程度参与社会的"社会人"目标。

（一）早期发现异常、早期干预

早期发现异常、早期干预是取得最佳康复效果的关键。婴幼儿时期的脑生长发育快、代偿性和可塑性强，是学习及康复治疗效果最佳时期。婴儿出生后应定期进行体检，一旦存在运动发育落后、姿势异常、肌张力异常、反射异常或运动模式异常等神经发育学异常的表现，即应进行高危儿早期干预。早期干预可以选择在儿童康复机构，也可以在专业人员的指导下在社区或家庭开展，但干预方法应科学、得当，避免不良刺激及过度干预。早期干预应强调脑瘫及脑瘫高危儿的早期诊断，一旦诊断为脑瘫或脑瘫高危儿就应立即开展综合干预，同时要避免脑瘫诊断的扩大化。脑瘫高危儿的早期干预，可有效阻止其最终发展为脑瘫或最大程度减轻其功能障碍。

（二）全面康复

1. 促进身心全面发育 脑瘫儿童，尤其是小年龄组儿童，与其他儿童一样正值生理功能、心理功能、社会功能形成的初级阶段，应高度重视包括感知、认知、语言、社会交往、情绪、情感、行为等以及运动功能的全面发育，在全人发展观指导下，采取丰富多样的康复手段，以功能为核心开展康复治疗。

2. 开展综合康复 最佳康复效果的实现，应以儿童为中心，临床各学科专家、康复治疗师、护士、教师、社会工作者及家长等共同制订全面系统的康复治疗计划，进行相互配合的综合性康复。

（1）康复方法多样化：避免康复训练方法单一、乏味，应选择适应儿童个体状况、身心发育及生理需求，丰富多彩的康复方法和途径。除物理治疗、作业治疗、语言治疗、中医治疗外，应重视和开展音乐治疗、游戏治疗、体育治疗、马术治疗、多感官治疗、水疗、引导式教育、母婴小组互动等不同方法，以满足脑瘫儿童身心发育需求，促进其全面发育。但要避免"过度"治疗，在康复治疗项目选择上以及总量控制上恰到好处，避免儿童接受超负荷的训练。

（2）中西医结合康复：祖国医学已有几千年的历史，近 40 年，我国儿童康复工作者积极探索和实践，将中医理论和技术与现代医学的理论和技术有机结合并应用于脑瘫的康复治疗，取得了一些经验和成绩，但仍未实现真正意义的中西医结合，尚未取得突破性成果。我们应积极倡导中西医结合，为获得最佳康复效果，为世界脑瘫康复事业作出重要贡献。

（3）内外科结合康复：以康复训练为主渠道，正确选择手术适应证及手术术式。增强外科医生对脑瘫诊断分型、治疗原则以及康复治疗技术的了解，提倡内外科医生的会诊制度及信息交流，严格选择手术适应证，在合理年龄选择相应手术方式，紧密配合康复训练，科学有序地开展脑瘫康复工作。

(4)早期开展教育及医教结合康复：对脑瘫儿童进行康复治疗的同时,应高度重视适时开展教育及医教结合康复。应设法在康复机构中及时开展特殊教育、学前教育及幼小衔接教育或医教结合康复,应与家长及教育机构紧密配合,为脑瘫儿童能够接受适龄、适当教育创造条件,实现脑瘫儿童的全面康复。

(5)辅助器具及矫形器的应用：康复机构不仅应具有正确选择应用辅助器具及设备的能力,还应提倡设立辅助器具制作部门或工作室,医生、治疗师根据儿童需求提出要求,本机构或部门能够具有针对性地自行设计制作辅助器具或矫形器,对于提高和改善各项功能,保障康复效果十分重要。

(6)管理及护理：脑瘫的护理与管理主要由护士及家人承担,护理和管理作为全面康复的一部分,对提高康复效果、实现全面康复具有重要意义。合理调整儿童生活环境、精神状态、睡眠及进食习惯与行为,24小时日常生活姿势管理,制作和选择简易的防护用具及辅助器具,改善日常生活活动能力,提高儿童的理解、交流、交往能力和智力水平,调整儿童及家长的心理状况,开展特殊的游戏等,对护士、家长和看护者的培训也应加强。

(三) 与日常生活相结合

除了规范的康复训练、护理和管理外,还要培训家长和看护者,开展家庭康复。注意儿童的营养状况、免疫功能、生活环境和条件,预防合并症及并发症。制作和采用适于家庭康复的简单辅助器具,开展贯穿日常生活活动的康复训练,不仅使儿童获得日常生活能力,而且将康复训练的理念和方法与日常生活相结合,不断巩固康复效果,提高儿童应对自我及环境状况的能力,学会和掌握在日常生活中如何实现最佳功能的方法及自我控制能力。

(四) 遵循循证医学的原则

脑瘫康复治疗要遵循循证医学的原则,加强科学研究和临床探索,防止在未经科学检验的基础上,盲目地强调某种方法的"奇妙性"。要重视和发挥康复医学的团队作用,以促进脑瘫儿童身心发育为目标,提高各项功能为核心,综合康复为手段,集中式康复与社区、家庭康复相结合的方式为途径,循证医学为原则,加强基础及临床研究,科学有序地开展脑瘫康复。

二、不同年龄段康复治疗策略

脑瘫儿童正值生长发育时期,不同生长发育阶段具有不同的生理、心理及社会功能特点和规律,不同的功能障碍特点及程度,所处环境也会随着年龄的增长而变化。因此,应在ICF理念指导下,根据不同年龄段脑瘫儿童身体功能与结构、活动和参与、环境因素等特点,制定正确的康复治疗目标、选择恰当的康复策略。

1. **婴儿期** 应创造条件,建立并发展其感知觉、语言、认知、社会及行为功能,以促进全面发育。以神经发育学技术、感觉运动与感觉整合技术为主,使其建立初级和基本的运动功能。应注意康复训练的频率不宜过高,避免对儿童过多的负面刺激,康复训练项目选择不宜过多,以保证儿童有充分恢复体力、休息和玩耍的时间。不宜频繁更换治疗师,以使儿童熟悉、适应和配合治疗师的治疗。应及时发现是否伴有视觉、听觉、癫痫、脑积水、行为异常、暂时性智力发育障碍等问题,以便及早采取措施,进行早期干预与治疗。

2. **幼儿期** 此期儿童认知、语言、思维和社交能力发育日渐增速,异常发育的趋势也日趋明显,是迅速形成自我运动模式的关键时期。康复治疗方法恰当与否,都将产生巨大的、可能影响一生的正向效应或负向效应。因此,此期康复目标的正确设定,有效康复措施的实施极为重要。此期康复治疗的重点应是：发展运动功能,重视心理、社会功能发育,采取丰富多样的康复治疗措施。应适当增加康复治疗的种类,加强精细动作及日常生活活动能力的训练,建立良好的医患关系,提供充分自由玩耍、探索及与外界接触交流的机会。应积极促进自主运动功能的建立,康复训练仍然不宜过劳,适当休息后再治疗。此期可根据需求,适当选择应用神经阻滞技术等。此期,家长应在康复团队中发挥重要作用。

3. 学龄前期 此期儿童已经具备了一定的运动、移动、控制能力及运动技巧,一定程度的主动运动能力,以及智能、语言、思维和社交能力,一定的适应环境能力、主动学习能力、不同程度的学习技巧性和操作性运动能力等。此期的康复目标主要是为入学作准备,可选择采用引导式教育、马术治疗、强制性诱导疗法、核心力量训练、水疗等方法,将生物力学原理和方法引入训练。适当增加或调整康复治疗的频率,但仍应注意避免不间断、过强地进行康复治疗。此期的康复治疗更应强调主动运动训练为主。

4. 学龄期 此期的主要目标是适应学校的环境,学会独立,培养计划和处理自我面对问题及需求的能力。此阶段已经从以初级运动学习为重点转向以认知与文化的学习为重点,应减少运动功能康复训练的频率或不进行连续的康复治疗。康复治疗的重点应放在学会如何使用辅助用具,如何增强自理能力和学校学习能力等。精细运动、ADL可能更为重要,设计和开展文娱体育训练,如马术治疗、游泳训练、自行车训练以及滑冰、球类、跳舞等训练十分有益。应采取多种措施,防止诸如挛缩、脊柱侧弯等继发性损伤的发生和发展,选择应用神经阻滞技术以及外科治疗等技术。重症儿童仍可沿用学龄前期康复治疗方案,以运动功能的学习和训练为重点。应适应社区活动,积极参与社会活动。家长和社区对这一时期脑瘫儿童的特点及康复需求的理解与配合,对于儿童的康复效果以及健康成长至关重要。

5. 青春期策略 此期为从儿童向成人的过渡时期,提高日常生活活动能力,扩大社会交往范围,使其将已获得的功能泛化至日常生活和社交活动中,职业前培训等尤为重要,为进入社会作准备。此期应重视环境的改善、辅助器具的配备及使用。对于严重畸形挛缩等二次损伤导致功能障碍或护理困难者,建议采用手术治疗。能进入义务教育学校的脑瘫儿童,学校应关注其心理健康教育,及时进行心理疏导,不断增强其克服困难的信心和勇气,树立正确的人生观、价值观。

三、康复治疗方法

在ICF理念指导下,基于循证医学的康复治疗,已经成为世界共识。要遵循康复医学的规律并符合儿童生长发育特点和需求,采取综合康复治疗的方法。以下简要介绍与脑瘫康复治疗相关的主要康复治疗方法和技术。

(一)物理治疗

1. 物理治疗(physical therapy,PT)包括运动治疗和物理因子治疗。

(1)内容及技术:脑瘫的康复治疗广泛应用运动治疗,涵盖了运动治疗的所有内容,如:主动运动的随意运动、抗阻力运动;助力运动;被动运动;诱发运动;等长运动;向心性及离心性等张运动;等速运动;放松性运动;力量性运动;耐力性运动;局部运动;整体运动;徒手运动;器械运动;关节松动技术;软组织牵伸技术;肌力训练技术;牵引技术等。神经生理治疗技术中神经发育学疗法(neurodevelopment therapy,NDT)及神经易化技术被广泛采用,包括:Bobath技术、Vojta技术、Rood技术、Brunnstrom技术、本体感神经肌肉易化技术(proprioceptive neuromuscular facilitation,PNF)、Temple Fay技术、Domain技术、Phelps技术等。引导式教育(Petö疗法)于20世纪80年代后期引进,运动学习被不同程度地应用。其他技术如强制性诱导疗法、减重步态训练、平衡功能训练、为实现运动训练目标选择应用辅助器具的训练等。除上述技术与方法外,近年将悬吊训练等核心力量训练引入脑瘫康复中,使康复效果更加显著。一些辅助干预措施(电刺激、绷带、水疗、肌内效贴贴扎、经颅直流电刺激、虚拟现实游戏等)与特定任务的运动训练相结合,可以增强训练的积极效果。

(2)基本原则:①遵循儿童运动发育的规律促进运动功能的发育;②以儿童功能需求和动机为指导进行康复训练;③要以具有吸引力、有趣、有意义及儿童积极参与为前提;④将家庭列入康复目标设定和治疗计划方案中;⑤同专业人员、脑瘫儿童及其家庭成员以及其他康复参与者之间形成团队合作的康复治疗模式;⑥根据需求采用目前国内外具有循证医学依据的方法和技术;⑦提供和创造有利于脑瘫儿童康复治疗的环境与条件。

(3)运动治疗的要点及特点:主要包括头部的控制、支撑抬起训练、翻身训练、坐位训练、膝手立位和高爬位的训练、站立和立位训练、步行训练、步态改善和实用性训练等。应遵循运动治疗的特点,不仅要依据直观观察到的障碍纠正异常姿势和异常运动模式,更要重视个体功能的建立和社会活动的参与;不仅要解决局部问题,更要提高整体运动功能;主要应采用诱导运动、主动运动以及运动感知与运动认知等使儿童学习建立和巩固所期待的功能训练;重视针对性、个性化、多系统、多角度相互作用的生物—心理—社会模式;主要选择采用多种技术与方法的联合运用;既提倡早期综合干预,又要避免过度治疗(视频 5-3-1)。

视频5-3-1

视频 5-3-1　运动治疗

2. **物理因子疗法**　包括功能性电刺激疗法的经皮神经电刺激法、神经肌肉电刺激法、单极运动电刺激法、仿生物电刺激法、生物电子激导平衡疗法等;传导热疗法的石蜡疗法、热袋温敷法、温热罨(蜡)包疗法、Kenny 湿敷温热法、蒸汽疗法等;水疗法的涡流浴、伯特槽浴、步行浴、水中运动的头部控制、缓解肌紧张、呼吸的控制、增强平衡能力、最基本的游泳运动、水中功能训练等;冷疗法;经颅直流电刺激、生物反馈疗法的肌电生物反馈疗法、脑电生物反馈疗法等;重复经颅磁刺激;冲击波治疗、振动疗法等。上述各类治疗中,水疗是将流体力学和运动学相结合,既是物理因子治疗,又是运动治疗,综合应用水与人体、教与学、动机、挑战、机体动力学、游泳技术动作等水中康复训练的方法。利用水的浮力、水波、水温、机械及化学刺激,改善

肌力、肌张力、姿势调整、协调和平衡功能,纠正步态等。水的压力还可以促进血液循环,促进胸腹的运动使呼吸运动加快,改善呼吸功能,增强儿童的抵抗力。

(二) 作业治疗

我国脑瘫的作业治疗(occupational therapy,OT)较物理治疗开展得晚,大多开始于 20 世纪 90 年代,作业治疗涉及的范围逐渐扩大并成熟。

1. 作业治疗的目的是使脑瘫儿童逐渐认识自己的障碍和能力所在,获得和养成对自身问题的处理能力。

2. 内容

(1)保持正常姿势:按照儿童发育的规律,通过包括游戏在内的各种作业活动训练,保持儿童的正常姿势,是进行各种随意运动的基础。

(2)促进上肢功能发育:上肢功能发育,随意运动能力,是生活自理、学习以及将来能否独立从事职业的关键。通过应用各种玩具,以游戏的形式促进儿童正常的上肢运动模式和视觉协调能力;通过使用木棒、鼓棒、拔起插棒等方法,促进儿童手的抓握能力;矫正儿童拇指内收。

(3)促进感觉、知觉运动功能发育:进行感觉统合训练,对于扩大儿童感知觉运动的领域,促进表面感觉和深部感觉的发育,正确判断方向、距离、位置关系等都十分重要。

(4)促进日常生活动作能力:作业疗法的最终目的是达到儿童的生活自理能力。促进运动发育、上肢功能、感知认知功能的训练,应与日常生活动作训练相结合。如训练饮食动作时需要头的控制、手眼协调、手的功能、咀嚼、吞咽时相应部位的运动;训练更衣动作、洗漱动作、排泄动作、洗浴动作、书写动作等。

(5)促进情绪的稳定和社会适应性:身体功能障碍越重,行动范围越受限,经验越不足,社会的适应性越差。应从婴幼儿起,调整其社会环境,通过游戏、集体活动来促进脑瘫儿童的社会性和情绪的稳定。

(6)辅助器具、矫形器、移动工具的使用:进食用自助具、整容用自助具、更衣用自助具、如厕入浴

用自助具、家务用自助具、交流用自助具、休闲活动和其他动作的辅助具、上肢矫形器、轮椅。

3. 进展及特点

（1）康复对象：不仅应针对脑瘫儿童上肢、手功能等问题，也应注意脑瘫儿童的伴随问题如异常行为、孤独症谱系障碍、学习障碍、注意缺陷多动障碍、抽动障碍、智力发育障碍等问题。从不熟悉小婴儿的康复方法与技巧，到逐渐熟悉和熟练康复。

（2）技术应用：应从更多地注意上肢结构性障碍，转向功能训练；从简单问题的处理，如姿势、关节活动度、肌力和耐力、负荷体重、粗大及精细运动等，转向利用环境条件，积极引导的综合性处理，如感觉输入及反馈、控制和协调、ADL、技能、心理调整、适应状态、交流、认知、手功能等。

（3）康复形式：从刻板、单一发展为与游戏相结合，具有人性化、互动性、趣味性等特点。近年来作业表现的认知导向（cognitive orientation to occupational performance，CO-OP）已经应用于脑瘫的康复治疗。CO-OP 基于学习和认知行为理论，以作业为中心，通过提问和计划，与脑瘫儿童之间的讨论，学习解决问题的策略，而不是传统地向儿童直接提供指示的方式，产生了低剂量、低成本、大效应的效果。目标导向性训练（goal directed training）、强制诱导（constraint-induced movement therapy，CIMT）、双手强化训练（bimanual intensive training）可以明显改善上肢功能，提高儿童日常生活自理能力。

（4）辅助器具：从单调、简单化，专门机构制作，转变为可以自行设计和自制，具有针对性强、多样化等特点（视频 5-3-2）。

视频 5-3-2　作业治疗

（三）言语治疗

虽然言语治疗（speech therapy，ST）已逐渐在各地开展，但普及程度与水平存在较大差别。我国很多机构已经能够应用中西医结合方法（如结合头面部相关经络的疏通及穴位按摩），较好地解决了流涎、咀嚼、吞咽等问题，运用计算机辅助设备的言语训练、采用替代言语交流的辅助器具等也已不同程度地开展。

1. **言语障碍的发生机制及特点**　言语障碍的矫治实际上是指言语及交流障碍的矫治。脑瘫儿童约有 80% 具有不同程度的言语障碍。其发生机制为：语言发育迟缓、发音器官功能障碍、交流意愿障碍及其他障碍所致。特点为：语言发育迟缓和/或构音障碍。

2. **言语障碍矫治的原则**　主要原则：①最大限度地降低导致障碍的原因；②确定目标，制订系统训练方案；③采用多种训练方法；④强调正确发音，使用规范语言；⑤语言训练结合实际，具有实用性；⑥采用简捷方法进行训练；⑦个别训练与集体训练相结合；⑧早期治疗；⑨家庭成员参与；⑩辅助或替代语言交流工具的使用。

3. **言语障碍矫治的主要内容**　主要包括：①日常生活交流能力的训练；②进食训练；③构音障碍训练；④语言发育迟缓训练；⑤利用语言交流辅助器具进行交流的能力训练等。

（四）其他疗法

1. **药物治疗**　主要针对脑瘫儿童的并发损害。必要时可选择抗感染药物、抗癫痫药物、降低肌张力的药物（地西泮、巴氯芬口服或鞘内注射等）、抑制不自主运动的药物（左旋多巴和盐酸苯海索等多巴胺类药物）、神经肌肉阻滞剂、各类神经生物制剂等，其中肉毒毒素 A（botulinum toxin A，BTX-A）应用较为广泛。在各类药物治疗中，神经生物制剂、神经阻滞技术、巴氯芬等药物尚缺少有力的循证依据。

2. **传统医学康复疗法**　中医认为脑瘫属于五软、五迟、五硬范畴，属于儿科的疑难杂症。中医中药治疗脑瘫的方法很多，如中药治疗，针刺疗法的头针、体针、手针、耳针、电针等，推拿按摩疗法的各种手法，穴位注射，中药药浴、熏蒸等。有些形成了集中药、推拿按摩、针灸为一体的中医综合疗法，积累了很多经验并得到广大患者的认可。中医中药在缓解肌张力，预防挛缩，有效控制流涎，提高咀嚼、吞咽、言语、交流能力和智力水平，促进康复训练的效果等方面，取得了可喜的成绩，成为我国脑瘫康复的特色。

3. **手术治疗** 我国于 20 世纪 90 年代开始采用脊神经后根切断术（selective posterior rhizotomy，SPR/selective dorsal rhizotomy，SDR）治疗脑瘫，以降低重症痉挛型脑瘫的下肢肌张力，改善功能。巴氯芬鞘内注射（intrathecal baclofen therapy，IBT）的神经外科手术，被应用于改善痉挛型脑瘫和不随意运动型脑瘫的痉挛及肌张力障碍。脑深部电刺激（deep brain stimulation，DBS）部分应用于重症不随意运动型脑瘫的肌张力障碍。在我国开展较为广泛的手术包括肌肉、肌腱和骨关节矫形手术。提倡外科医生与康复科医生、康复治疗师及相关人员的合作，做好手术适应证的选择、手术与康复训练的结合、术后以及矫形器的应用等。详见本章第四节。

4. **辅助器具及矫形器** 我国各类康复治疗机构都配备了数量不等的康复器材和辅助器具，矫形器的制作与使用也已经逐渐开展，但总体水平以及多数康复机构矫形器制作的基本条件与发达国家相比，尚有较大差距。虽然矫形器材质、重量、配型等向着多种类、个性化发展，但仍存在较大缺口与不足。康复治疗师设计并动手制作简单适用辅助器具及用品的观念和能力还有待提高。脑瘫的康复治疗需要一定的场地，需要根据条件配备一些辅助器具以便于康复训练使用。矫形器可根据不同类型、年龄、瘫痪部位以及不同目的进行配备。根据目的不同可分为医疗用、恢复用、固定用、矫正用、步行用等不同矫形器。根据材料不同可分为软性、硬性、带金属等不同矫形器。根据不同部位可分为手部的各类矫形器、矫形鞋、短下肢、长下肢、膝关节、髋关节、骨盆、脊柱、躯干或同时针对两个以上部位的矫形器。辅助器具还包括坐位、立位、步行、移动、日常生活等不同用途的器具。提倡制作和采用简单易行的辅助器具。

5. **马术治疗** 马术治疗在欧美、日本发展较快，这一疗法既是物理疗法又是娱乐疗法，对躯体运动功能、姿势的控制作用、感觉统合作用以及认知、心理和社会方面的治疗具有积极作用。由于条件所限，也可采用替代马的辅助器具进行"马术"治疗。

6. **多感官刺激** 脑瘫儿童由于脑损伤或发育障碍，不仅具有运动功能障碍，还可伴有触觉、听觉、视觉等多种感知觉障碍或异常。因此，根据儿童的不同特点，选择性采取多感官刺激是十分必要的。通过多感官刺激，可促进和矫正儿童对各类刺激的正确反应，缓解紧张情绪和一些不适应行为，提高专注力，促进对外界的探索和沟通，人际互动等。根据条件，可布置简易的或完善的多感官刺激室。

7. **游戏及文体治疗** 游戏是儿童的天性，儿童在游戏中认识世界、他人和自我，在游戏中学会人际交往和社会交往并得到愉悦，促进感知、认知、思维和创造能力，促进身心发育。脑瘫儿童由于运动障碍等多种原因，难以如同正常儿童一样游戏和参与文体活动，父母及家人也往往忽视了他们的游戏和文体活动的需求，从而自觉或不自觉地忽略了他们的天性，也人为形成了不利于他们身心发育的环境。根据儿童的不同特点，开展具有针对性的、适于脑瘫儿童的游戏和文体活动，将游戏的理念贯穿于康复训练之中，对于提高康复治疗效果，促进儿童身心的全面发育极其必要和重要。

8. **音乐治疗** 音乐用于脑瘫儿童的康复治疗，在我国尚未普及，仍属于学习应用阶段。对脑瘫儿童开展音乐治疗，是以音乐的形式对儿童进行的感知、认知、交流等能力的促进，发展社会功能，也可通过音乐的节律辅助运动功能的训练。尤其针对合并心理行为异常的儿童，进行音乐治疗效果更佳。

9. **其他治疗** 预防脑瘫的产前硫酸镁、糖皮质激素的应用，产后咖啡因的应用、低氧血症的治疗、低温疗法、再生药物治疗等；早期以运动学习训练为基础,基于家长指导、限制性诱导疗法、双侧训练等干预;脑瘫康复管理的特定目标导向、肉毒毒素 A 注射联合作业治疗、髋关节监测、肉毒毒素 A 注射联合石膏固定对挛缩的预防与处理、功能性咀嚼训练及电刺激联合口腔感觉运动训练用于吞咽管理、动作观察疗法、镜像视觉反馈疗法、运动想象疗法、机器人技术、脑机接口技术、早期运动强化疗法、体育活动、吞咽障碍的干预、家庭成员的干预、疼痛的预防及治疗等均已应用于脑瘫的康复治疗。以上部分措施有待进一步循证医学的证实,包括在我国广泛应用的感觉统合治疗。

(五)心理康复与教育

1. 脑瘫的心理康复 儿童的心理发育包括注意的发育、记忆的发育、认知的发育、思维的发育、想象的发育、意志的发育、情绪和情感的发育、人格的发育等。这些发育与生物学因素、环境因素和社会因素有关。脑瘫儿童多伴有不同程度的情绪障碍、行为异常、自我伤害、认知障碍等问题和障碍。由于社会活动受限,常常受到过分溺爱或无人关注,缺少自信心和自立性,加之疾病的折磨,与正常儿童相比较,更易产生自卑感、抑郁情绪、一些心理障碍以及学习困难。因此,脑瘫儿童的心理治疗和教育,对于促进全身心的发育是非常必要和重要的。

2. 脑瘫的教育及职业康复 大约 50% 的脑瘫儿童智力水平低于正常,因此,脑瘫儿童的认知干预和教育问题已经成为十分紧迫的问题亟待解决。循证医学研究结果显示,早期认知干预对于改善脑瘫儿童的整体功能及远期预后极其重要。提倡早期开展医教结合康复,鼓励家长的合作和参与。协助大年龄组的脑瘫儿童妥善选择能够充分发挥其潜在能力的职业康复,如手工作业、电脑作业、器械作业、服务作业等不同的作业方式,帮助他们逐渐学会适应和充分胜任这一工作,以利于未来取得独立的经济能力并对社会作出贡献。

(六)社区康复及社会康复

详见第三章第十三节。

(孙 颖)

第四节　小儿脑瘫常见矫形手术方法及指标

一、手术时机的选择

在脑瘫儿童的生长过程中和特定的时刻,会不断地选择和应用相应的手术和非手术治疗方法。采用何种治疗方法的临床判断尤为重要,治疗方案应因人而异,如每个脑瘫儿童都有不同的功能需求,不同程度的肌张力和骨骼肌肉的畸形等。

首先,要倾听脑瘫儿童家长及治疗小组成员的意见,正确确定符合脑瘫儿童实际情况的目标及初步治疗方案。治疗目标主要应归纳为促进运动功能,防止或矫正畸形,防止后期的关节运动障碍。

其次,在选择治疗方案之前,要进行系统和必要的物理检查,如关节被动运动范围测量、肌张力测定、肌力测定和平衡与协调功能的测定等。粗大运动功能或其他运动功能测定也是重要和必要的检查。目前,利用先进的步态分析装置评估动态运动功能障碍为医疗方案的选择提供了更多的信息,补充了物理检测方法所不能测定的功能状况。

最后,邀请各学科的医师和治疗师共同会诊,将所有临床检查结果、运动功能测定指标及动态的步态检测结果综合判断,以便确定手术或者非手术的治疗方案。

许多儿童受惠于手术治疗,对于可移动的脑瘫儿童,手术适应证取决于以下几方面:

(1)是否存在行走的运动功能障碍。

(2)非手术治疗已无法满足解决行走存在的运

动功能障碍。

（3）其他手段没有实现促使运动功能的改善，反而（甚至）导致功能降低。

以往每年一次的一个部位手术方法已经被现在的一次性多部位多层次的手术方法所取代。以往每年一个部位的手术方法又被称为"一年一度的生日手术综合征"，没有综合考虑患者各关节间的相互作用及功能，造成松解某关节相关的肌腱或肌肉却导致另外关节活动的障碍或总体活动功能的下降。研究表明，随访 10 年后这种手术造成髋关节屈曲畸形约增加 132%，踝关节背伸位增加 293%，同时膝关节在摆动相的屈曲最大值只有正常的 40%。而一次多部位多层次的手术方法，可提供矫正肢体异常生物力学力线的最大优化及最短的时间内尽可能恢复运动功能，并极大地改善了许多客观的关节活动指标和活动范围。临床研究证明，新的手术方法使痉挛型四肢瘫脑瘫儿童术后一年的总体步态指数（GPS）提高了 34%，使吉利特（Gillette）儿童步态指数（GGI）提高了 57%。

手术时机的选择简化为图 5-4-1，有利于康复医师及时掌握手术的时间并推荐给外科医师复诊。针对痉挛型脑瘫儿童手术时机的系列步骤如下：

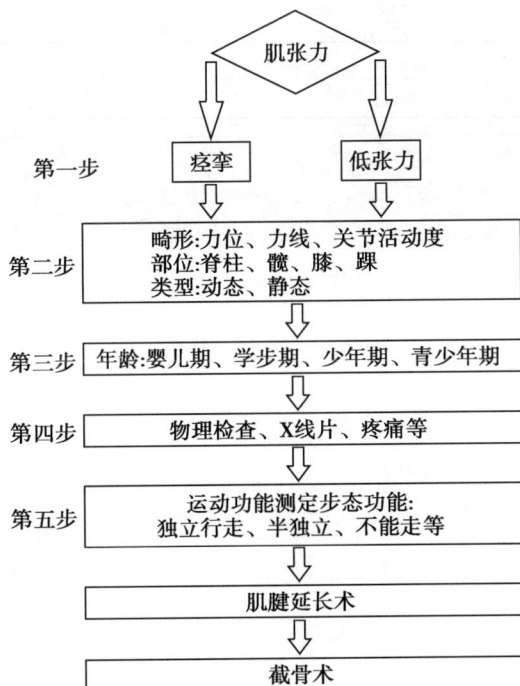

图 5-4-1　手术前的检查和判断的有效步骤

第一步：对于年龄较小的儿童，应给予机会长期随访和检查，要关注肌张力的发展，是否影响站立和行走功能。早期实施髋关节监测项目有助于早期发现髋关节发育不良和脱位。

第二步：痉挛性脑瘫儿童是否存在关节活动度的改变，上下肢位、力线的改变及包括脊柱的各个关节畸形。如儿童行走时一个主要的动态畸形——髋关节内收畸形，会造成"剪刀步态"，或者造成下肢的支撑面缩小。该儿童长期内收肌痉挛造成髋关节活动困难而影响下肢的功能，此时如果给予髋内收肌松解，儿童受益匪浅。

第三步：儿童的年龄也决定了选择何种手术方式。不能因为某种手术而影响了儿童的生长发育以及合理的运动功能发展。如果有小腿三头肌张力增高，往往要等到 7 岁以后做跟腱延长术，避免术后并发症的发生风险。要尽量避免在儿童生长发育快速期做下肢截骨术矫正骨骼畸形。

第四步：做系统的物理检查，包括肌力、肌张力、关节被动活动范围以及平衡测定，髋关节 X 线片，必要时检测三维髋关节 CT 及下肢力位力线在CT 片上的显影。

第五步：判断行走的能力，以便决定不同的手术方式。如全身瘫痪儿童只能卧床，髋关节呈严重完全脱位状，粗大运动功能分类五级，髋关节疼痛，骨盆严重倾斜，髋关节复位手术和骨盆截骨术失败后，年龄较大不能处于坐位及护理卫生困难者，往往采取破坏性手术切除股骨头的方法。

针对运动障碍为主的脑瘫患者，即存在异常姿势和运动协调障碍的儿童，以往就是在配合非手术治疗后应用矫形外科手术方法改善骨骼肌肉畸形方面有顾虑，认为临床结果不可预测，手术不仅不能改善运动功能反而会造成损伤。近年来根据 Barry-Albright 肌张力障碍分级（BADS）发现，如果该分级分数低于 16，诊断为轻度肌张力障碍，16 项针对痉挛型脑瘫的常规矫形手术方法可以实现 76% 的预期术后效果；即使分数高于 17，诊断为中度至重度肌张力障碍，也有 87% 的预期术后效果。

二、与脑瘫软组织痉挛及骨骼畸形有关的常见检查方法

（一）髋关节屈曲畸形

1. 髋关节伸直活动　在仰卧位下，对侧肢体轻度弯曲负重，量角器一臂与骨盆髂前上、下棘和髂后上、下棘连线垂直，另一臂与股骨干吻合（图 5-4-2）。正常值：5°~15°。

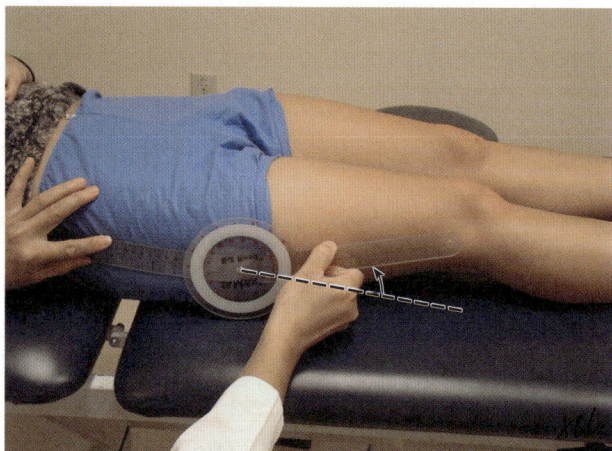

图 5-4-2　髋关节伸直活动范围

2. 髋关节屈曲活动　在屈髋的情况下测量活动范围（图 5-4-3）。正常值：115°~130°。

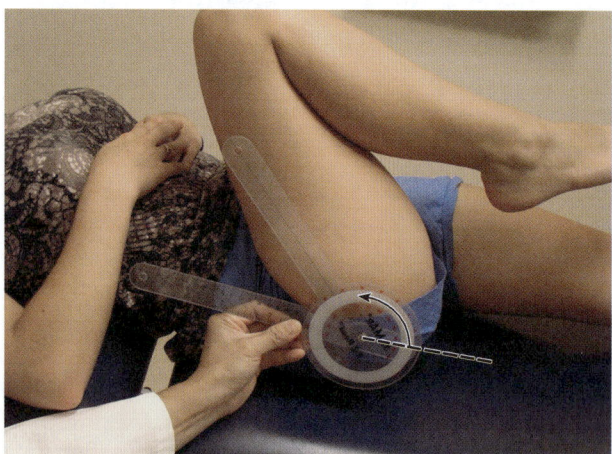

图 5-4-3　髋关节屈曲活动范围

3. 托马斯（Thomas）测试　患者仰卧位，检查者将一侧下肢屈膝和髋关节并贴近胸部，观察对侧肢体是否屈髋。正常情况下，对侧肢体没有屈髋（图 5-4-4）。

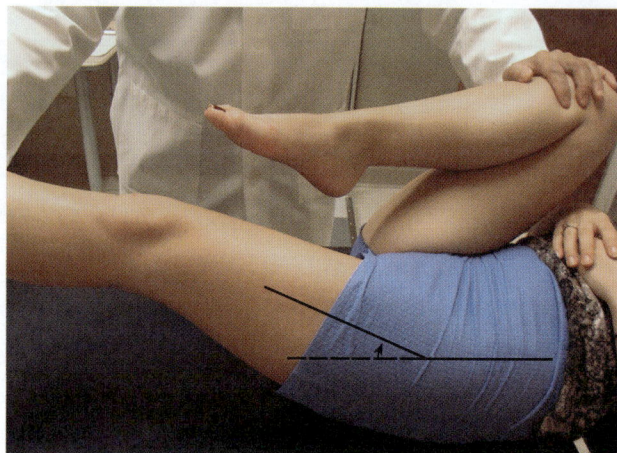

图 5-4-4　托马斯测试

4. 易拉尔（Duncan-Ely）测试　患者俯卧位，检查在髋关节伸直下，慢慢屈膝至 130°，检查是否有骨盆上移。正常情况下，骨盆不上移，如上移注意股直肌的痉挛（图 5-4-5）。注意托马斯测试（+）或易拉尔测试（+）是有效鉴别髂腰肌或股直肌痉挛造成髋屈曲畸形的有效检查方法。

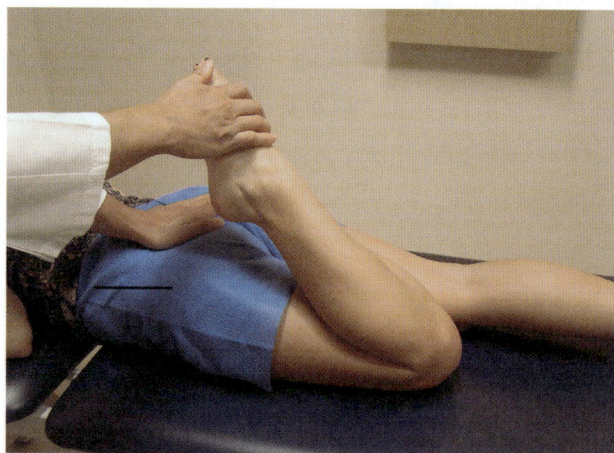

图 5-4-5　易拉尔测试

（二）髋关节内收畸形

1. 髋关节外展活动　患者仰卧位，外展一侧下肢的情况下，量角器一臂与髂前上棘连线平行，另一臂与股骨干吻合，量角器中心在股髂关节上（图 5-4-6）。正常值：40°~55°。

2. 髋关节内收活动　见图 5-4-7，正常值：25°~30°。

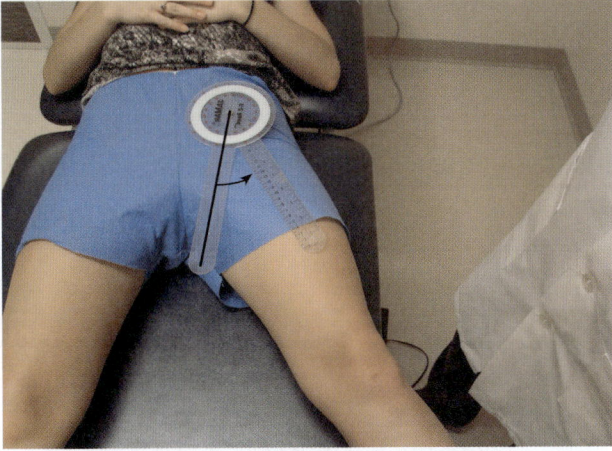

图 5-4-6　髋关节外展的测定

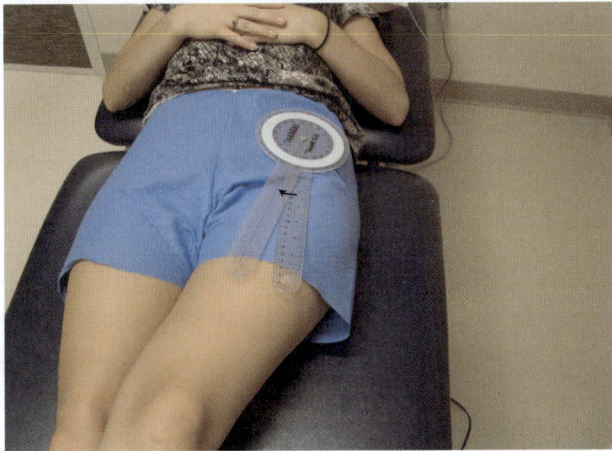

图 5-4-7　髋关节内收的测定

（三）髋关节内旋畸形

1. **髋关节内旋活动**　患者俯卧位，一侧屈膝伸髋，向外旋转胫骨，量角器中心在髌骨上，量角器一臂垂直于检查床，另一臂与胫骨干吻合（图 5-4-8）。正常值：40°~50°。

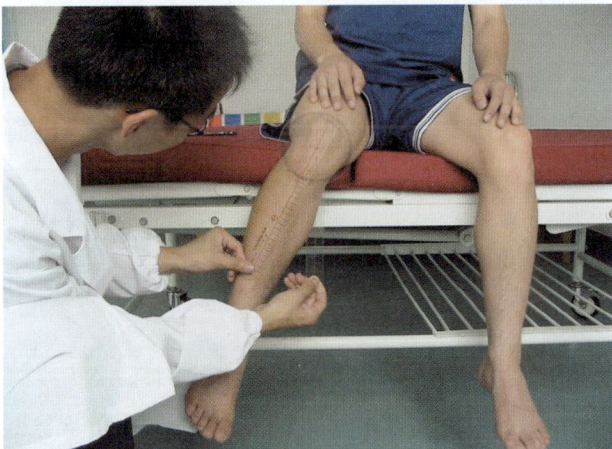

图 5-4-8　髋关节内旋的测定

2. **髋关节外旋活动**　同上，向内旋转胫骨（图 5-4-9）。

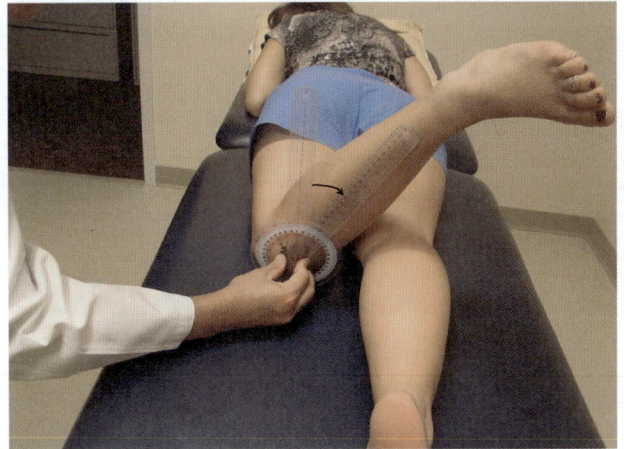

图 5-4-9　髋关节外旋的测定

（四）膝关节屈膝畸形

1. **单侧膝关节腘窝角度**　患者仰卧位，一侧下肢伸直髋与膝，另一侧肢体屈髋 90°，屈膝 90°，在此情况下伸直胫骨，量角器中心在膝关节中心外侧，一臂与股骨干吻合，另一臂与胫骨干吻合，临床常用锐角（图 5-4-10）。正常值：0°~20°。

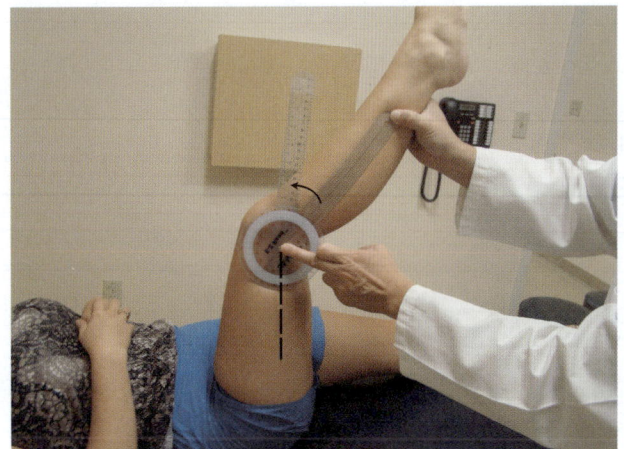

图 5-4-10　单侧膝关节腘窝角

2. **膝关节屈膝角度**　儿童俯卧位，伸髋，屈膝：量角器中心在膝关节中心外侧，一臂与检查床平行，另一臂与胫骨干吻合，临床常用钝角（图 5-4-11）。正常值：140°~150°。

3. **膝关节伸膝角度**　同上。正常值：0°。

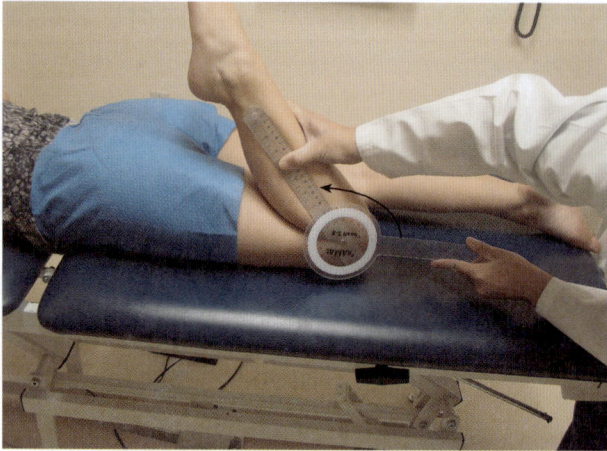

图 5-4-11 膝关节屈膝角度

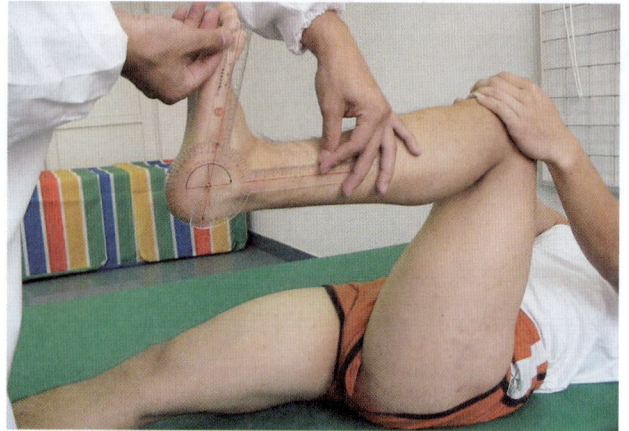

图 5-4-13 屈膝下踝关节背伸活动度

（五）踝关节活动畸形

1. 踝关节背伸角度 儿童仰卧位，分别测量两种情况下的踝关节背伸。一是在膝关节伸直的情况下（图5-4-12）。另一种是在膝关节屈膝90°的情况下（图5-4-13）。量角器中心放在踝关节外踝上，一臂与胫骨干吻合，另一臂与足外侧底部吻合。正常值：10°~15°（伸膝时）；15°~20°（屈膝时）。

2. 踝关节跖屈角度 同上，但是踝关节跖屈时往往在伸膝情况下进行测量，正常值：50°~60°。

（六）胫骨旋转畸形

大腿 - 足底夹角：踝关节中立位下，量角器中心放在足跟中心，一臂与股骨干平行，另一臂在第一和第二趾骨之间，其夹角为大腿 - 足底夹角。正常值：外旋10°~15°（图5-4-14）。

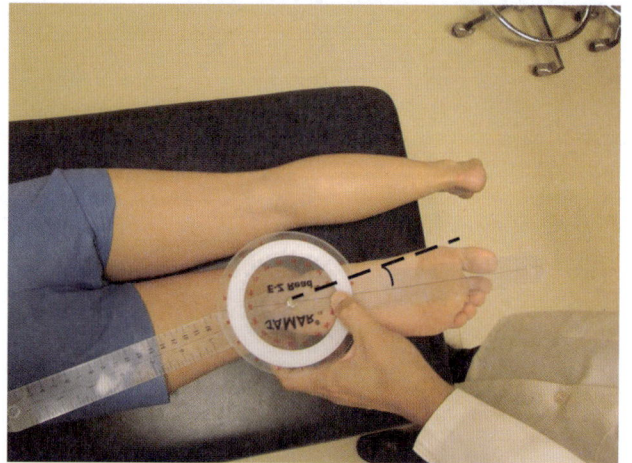

图 5-4-14 大腿 - 足底夹角

三、临床步态分析对手术选择的应用

由于痉挛型脑瘫的特性，导致手术的应用可能造成较难预测肌力的减弱、平衡失调并干扰已经存在的反射机制，如果没有步态分析去综合考量各个关节的三维活动范围和力矩、肌电图变化等，对某一个关节的手术有时可能使相邻的关节畸形更加严重。使用有效的步态临床分析，医师就会更好地分析有可能进行手术的肌群是否针对反作用力产生正常的反应还是病理性反应。此外，根据这些步态的特征和分类，就会选择一些特殊的手术方法。

根据步态测量结果，偏瘫患者的功能性分类应运而生，与手术治疗方法有效结合起来，参见表5-4-1、图5-4-15。

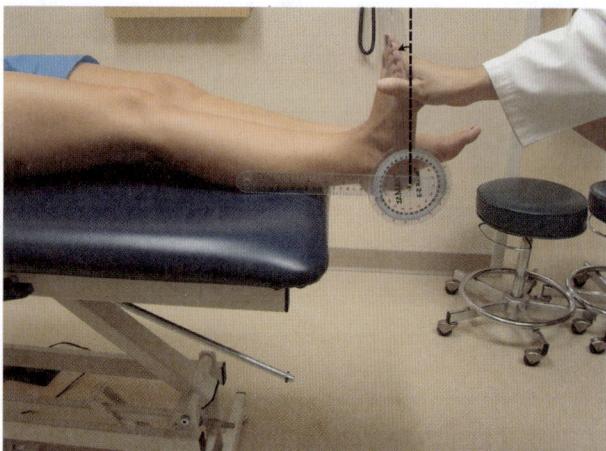

图 5-4-12 伸膝下踝关节背伸活动度

表 5-4-1　痉挛型偏瘫步态特征和相应的治疗方法

分类	异常步态	治疗方法
1	在摆动相有足下垂(垂足)	踝关节矫形器(置)具
2	在站立相有足内翻和足下垂	跟腱延长术
3	在分类 2 的基础上右膝关节活动受限	腘绳肌延长术 股直肌转移术 跟腱延长术
4	在分类 3 的基础上有髋关节活动受限	结合上述手术方法 髂腰肌手术

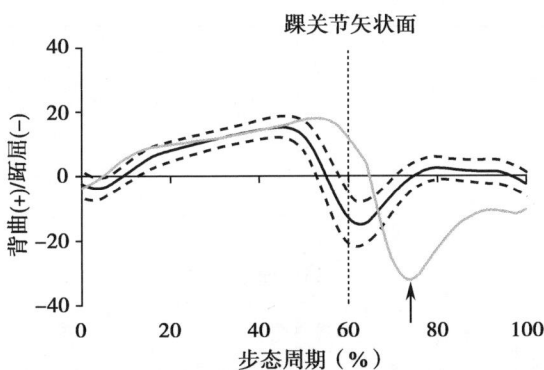

图 5-4-15　正常儿童和脑瘫儿童踝关节在矢状面背曲和跖屈运动的比较

深黑实线,正常平均值;虚线,1 个标准差;浅黑实线,患者平均值;偏瘫动态分类 1,箭头示在摆动相的足下垂。

应用步态分析术前、术后的对比表明,痉挛型四肢瘫脑瘫患者在接受跟腱延长术后显著改善了临床物理检查的结果,包括改善了踝关节被动的跖屈活动范围。显著增加了髋关节动态的伸直活动,降低膝关节在站立相的屈膝运动,增加了踝关节主动活动范围,以及改善了患者行走的速度、步距和频率。研究结果显示,应用步态分析拟定的医疗方案有 91% 得以实施,若没有借助步态分析只有 70% 拟定的治疗计划得以实施。另外,步态分析结果改变了 48% 原治疗方案及增加了 12% 新治疗措施,否则只有 27% 原治疗方案得到更正或增加 7% 新治疗手段。

四、常见的手术指征和手术原则

痉挛型四肢瘫脑瘫儿童往往起初呈现某种肌群延长的活动期,或在另一个正常非活动期也出现活动,久而久之造成拮抗肌痉挛及关节、肌肉的僵硬。手术的基本原则就是削弱过度的肌肉活动期或跨期阈的活动期,从而降低痉挛的程度。这些需要手术的肌群往往是跨双关节的,大部分时间内为离心性延长关节之间存在的相互依赖性和协调性。表 5-4-2 列举和总结了常见手术方法和适应证。

表 5-4-2　常见脑瘫手术适应证和方法

脑瘫畸形(下肢)	手术适应证	手术方法
1. 髋关节内收畸形	– 髋外展<20° – 步态分析动态的髋内收增加(剪刀状步态)	股内收肌延长术
2. 髋关节屈曲畸形	– 托马斯测试(+)>15° – 髋屈曲活动<85° – 有显著的屈膝运动 – 步态分析:骨盆前倾角增加,伴有动态的屈髋及髋伸肌群力矩增大 – X 线片:骶骨股骨干角<45°(正常 45°~65°)	髂腰肌延长松解术
3. 膝关节屈膝畸形	– 单侧腘窝角>40° – 单腿直腿抬高<60° – 快速牵张反射显示腘绳肌高度紧张 – 步态分析:在站立相早期屈膝活动度增加,站立相中期及摆动相晚期,膝伸肌的力矩增大 – 严重者屈膝挛缩、软组织松解不能完全矫正的	腘绳肌内侧头的延长松解术
	– 年龄小,具有生长潜力,轻度软组织挛缩	畸形远端股骨前端骨骺生长阻滞术(订书钉或 8 字钢板)
	– 年龄较大儿童、没有生长潜力	远端股骨伸直截骨手术和髌骨韧带前置术

续表

脑瘫畸形（下肢）	手术适应证	手术方法
4. 膝关节僵直畸形	– 易拉尔测试（+） – 膝关节活动范围受限 – 步态分析 　a. 肌电图显示股直肌在摆动期中期活动 　b. 摆动相膝关节屈曲峰值降低并出现的时间推迟	股直肌远端转移术
5. 踝关节跖屈畸形 （足下垂，尖足步态）	– 在膝关节屈膝 90° 时，踝关节背屈困难，<0° – 在膝关节屈膝 90° 时，踝关节可背屈至少 0° – 往往伴有踝阵挛 – 步态分析 　a. 增加踝跖屈活动（站立相和摆动相） 　b. 出现早期小腿三头肌的力矩 　c. 肌电图显示早期小腿三头肌的活动	跟腱延长术 腓肠肌松解术
6. 马蹄内翻足	– 保守治疗失败后 – 应用肌电图判断胫前肌或胫后肌痉挛造成的或是两者同时造成的 　a. 胫前肌肌力 4 级以上，胫后肌肌电图显示站立相过度活动 　b. 胫前肌肌力较弱（<3 级），胫后肌肌电图显示摆动相有活动	胫前肌分离转移术或者胫后肌分离转移术 胫前肌分离转移术加上胫后肌松解延长术 胫后肌分离转移术
7. 足外翻	– 踝足矫形器具失败后 – 造成功能障碍，有时伴有踝足严重的疼痛 – 仔细进行检查（X 线片和物理检查），区别踝关节外翻还是后足跟外翻 – 手术指征一为：①如果后足跟外翻非常僵硬，不能用手法被动矫正，而中足外展容易矫正；②伴有明显踝足关节的韧带松弛；③或者踝下关节融合后仍没有持续性足外翻 – 手术指征二为：①跟骨外侧截骨延长术失败后；②青少年严重的足外翻并伴有踝足关节韧带显著松弛	跟骨外侧截骨延长术（常见） 距骨，跟骨融合术（踝下关节融合术）（少见） 跟骨截骨内移术（有时）
8. 下肢旋转畸形	– 髋关节内旋角异常 – CT 测量骨前倾角 >50° – 步态分析：显著增加的髋关节旋转角度伴有显著的膝关节外旋，足前行角度内旋增加或者中立位 – 尤其是伴有髋关节外翻畸形和髋关节脱位时，往往儿童已经到骨生长成熟期 – 胫骨外旋畸形表现为异常的足 - 股角夹角（正常为 10° 外旋）和异常的内外踝轴向角（正常为外翻 25°） – 步态分析：增大的膝外翻和外旋足前行角	远端股骨截骨旋转术（越来越多见） 近端股骨截骨旋转术 胫骨远端截骨旋转术

　　脑瘫手术后的康复原则是尽快让接受手术的患者进行活动。往往术后 2~3 天后，受创伤的肌群得到一定的恢复，便可采取康复治疗措施。

　　对脑瘫患者治疗方法的理解有赖于对各关节生物力学相互作用的认识，以及对比正常儿童生长发育过程中的中枢运动功能障碍。生物力学和功能的异常程度、肌张力和肌痉挛的起伏变动、协同

肌和拮抗肌的肌力失衡大小、异常的肌肉活动和外部作用力，都决定了运动的功能和效率。总的治疗趋势，包括早期最大限度地防止痉挛组织畸形的发生，降低外科手术密度和改善功能。外科手术也趋向于更多地矫正由于骨骼畸形而引起的生物力学的紊乱，尽量减少软组织的创伤性手术。因为肌力的平衡影响到作用力的大小，从而关系到各个关节

的功能发挥。不同于传统的治疗原则,轻度的肌张力障碍患者手术治疗往往是以维护运动能力为核心;中度至重度肌张力障碍患者手术治疗原则是以维持髋关节稳定为中心。否则会造成严重的功能丧失和严重程度的疼痛。

(刘学诚)

第五节 预防与预后

一、登记管理及信息平台建设

欧洲、澳洲、美国、加拿大等都建立了脑瘫登记监测管理平台,虽然各国对脑瘫登记管理的范围、力度、开展时间不同,但是都在不同程度上对脑瘫的患病率、高危因素、康复及治疗状况等基本情况进行了数据收集,不仅引起社会的关注,也为脑瘫的预防、早期干预、流行病学调查、循证医学研究、新技术新方法的科学试验等创造了条件,提供了良好的基础。建立适合我国国情的脑瘫登记监测管理系统和制度十分必要,应引起广泛重视。

二、预防

脑瘫的病因复杂,因此预防比较困难,应从婚前检查开始,包括孕妇与胎儿期、围产期、新生儿期以及婴幼儿期各种危险因素的预防,早期发现异常、早期干预入手,采取多方面的预防措施。

1. **三级预防** 一级预防是脑瘫预防的重点,主要目的是防止脑瘫的产生,即研究和采取正确的措施,预防能够导致脑瘫的各种原因,如预防早产、低体重、缺氧缺血性脑病、宫内外感染、正确接生、正确处理高胆红素血症等。二级预防是对已经发生脑损害的儿童,通过影像学等辅助检查手段,及早发现异常并动态观察,采取各种措施防止发生残疾。最大限度地减轻脑瘫儿童的功能障碍,最大限度地发掘其功能潜力,促进脑瘫儿童身心全面发育。三级预防是已经发生残疾的脑瘫,通过各种措施,预防残障的发生。尽可能保存现有的功能,通过各种康复治疗方法和途径,积极预防并发症、继发症及二次损伤的发生,使脑瘫的残疾不会成为残障。

2. **综合措施的预防** 通过脑瘫流行特征调查,制定正确的脑瘫防治政策与措施,在政府、社会团体、民间及个体的共同努力下,通过不同渠道和途径改善脑瘫儿童个体环境及社会环境;通过医疗、教育、民政、残联以及社会各界的共同努力,采取综合预防措施,预防脑瘫的发生,促进脑瘫儿童身心全面发育及参与社会的能力,符合 ICF 理念的康复预防。

三、预后

儿童康复医学的最终目标是通过各种康复手段发掘儿童最大潜力,达到不同程度的生活自理、接受教育和学习掌握技能等,进而步入社会与正常人生活和交往。因此,正确认识小儿脑瘫的预后,采取有效措施对小儿脑瘫进行全面康复,才能达到最佳康复效果。脑瘫儿童的预后与以下因素有关:

1. **与脑损伤的程度有关** 重症脑瘫儿童由于运动功能障碍严重,进食困难,身体虚弱,加之合并有一种或多种并发症,因此,预后较轻症脑瘫差。

2. **与是否早期发现早期干预有关** 小儿脑瘫的早期发现和早期干预,是抑制异常运动发育与模式,促进正常运动发育与模式,是防止挛缩和畸形的关键,早期发现早期干预,早期控制并发症可以取得最佳的康复治疗效果。

3. **与康复治疗有关** 制订个性化康复方案并根据需求和变化进行定期调整,坚持持之以恒、科学有效的综合性康复,是获得理想预后的关键。

4. **与康复预防有关** 做好脑瘫的三级预防和并发、继发损伤的预防,对于脑瘫的预后十分重要。

5. **与环境因素有关** 包括脑瘫儿童自身和家庭成员在内的全社会对残疾和康复的认识,法律法规和相关政策的制定,康复机构设施、家庭、社区、学校等社会硬件环境是否适应脑瘫儿童需求等。脑瘫的预后还与是否将医疗康复、教育康复、职业康复、社会康复和康复工程等有机结合相关。

(郭　津)

参考文献

［1］NOVAK I, MORGAN C, ADDE L, et al. Early, accurate diagnosis and early intervention in cerebral palsy: advances in diagnosis and treatment [J]. JAMA Pediatr, 2017, 171 (9): 897-907.

［2］李晓捷, 邱洪斌, 姜志梅, 等. 中国十二省市小儿脑性瘫痪流行病学特征 [J]. 中华实用儿科临床杂志, 2018, 33 (5): 368-373.

［3］唐久来, 王宝田, 李晓捷. 脑性瘫痪早期诊断和脑性瘫痪高风险儿诊断及早期干预进展 [J]. 中华实用儿科临床杂志, 2018, 33 (15): 1121-1125.

［4］李晓捷. 儿童康复 [M]. 北京: 人民卫生出版社, 2020.

［5］李晓捷. 儿童常见疾病康复指南 [M]. 北京: 人民卫生出版社, 2020.

［6］张尚, 李晓捷, 郭爽, 等. 神经发育学疗法应用于脑性瘫痪的循证医学研究进展 [J]. 中国康复医学杂志, 2019, 34 (07): 865-869.

［7］张燕. 关注不同年龄段脑瘫儿童康复治疗特点 [J]. 临床医药文献电子杂志, 2019, 6 (54): 49.

［8］杨阳, 袁志垚, 吕楠, 等. 目标导向性活动在痉挛型双瘫患儿立位功能及痉挛的效果分析 [J]. 按摩与康复医学, 2021, 12 (24): 23-25.

［9］陶英群, 巩顺. 神经外科手术机器人辅助脑深部电刺激手术的中国专家共识 [J]. 中国微侵袭神经外科杂志, 2021, 26 (07): 291-295.

第六章

孤独症谱系障碍

第一节 概　述

孤独症谱系障碍（autism spectrum disorder, ASD）是一类发生于儿童期的神经发育障碍性疾病，世界各国报道其患病率有逐年增高的趋势。迄今为止，仍缺乏可用于诊断的特异性生物学标志物，亦无特异性的医学治疗方法，终生致残率很高，已成为需全球关注的公共健康问题。

一、定义

1943 年，Leo Kanner 首先描述了 11 名儿童，将其称为"孤独性情感交往紊乱"，即儿童孤独症（childhood autism），也称儿童自闭症，是孤独症谱系障碍中最有代表性的一个亚型。ASD 是以孤独症为代表的一组异质性疾病的总称，在美国精神医学学会于 2013 年 5 月发表的《精神障碍诊断与统计手册》（第 5 版）（Diagnostic and Statistical Manual of Mental Disorders, 5th edition, DSM-5）中 ASD 具有新的含义，即 ASD 是以社会交往和社会交流缺陷以及限制性重复性行为、兴趣和活动（restricted repetitive behaviors, interests, and activities, RRBs）两大核心表现为特征的神经发育障碍性疾病。它包含 DSM-4 中四种独立的障碍：孤独样障碍（孤独症）、阿斯伯格障碍（综合征）、儿童瓦解性障碍及广泛性发育障碍未分类（pervasive development disorder-not otherwise specified, PDD-NOS）。以往独立的四种障碍实际是一种障碍在两大核心特征方面不同程度的表现。国际疾病分类第 11 版（ICD-11）也取消了这几种障碍的名称，将原来的广泛性发育障碍统一更名为 ASD，与 DSM-5 一致。除上述核心表现外，还涉及感知、认知、情感、思维、运动功能、生活自理能力和社会适应等多方面的功能障碍，其中特异性的感知觉与认知功能障碍往往伴随患者一生，严重阻碍发育期儿童综合能力发展。

二、病因

目前，ASD 的病因不明，世界各地的学者们仍在积极探索中，研究多集中在遗传因素、神经发育、脑功能结构异常、神经生化、免疫及病毒感染等方面。越来越多的证据表明，生物学因素（主要是遗传因素）在 ASD 的发病中起着重要的作用。近年来，环境因素、营养、毒素等方面的研究也成为热点，特别是在胎儿大脑发育关键期接触的环境因素会导致发病可能性增加。越来越多的证据表明，ASD 的发病与遗传和环境因素的相互作用关系密切。表观遗传学机制，如 DNA 甲基化、组蛋白修饰和 ATP 依赖的染色质重塑，在不改变 DNA 序列的情况下能够调控染色质结构和基因的表达，特别是在大脑突触形成和神经细胞发育关键期接触不良刺激因素，会导致 ASD 发病可能性大大增加。大量的新近研究显示，大多数 ASD 患者都存在表观遗传改变，这也解释了为何 ASD 的临床表现复杂多样。

三、流行病学

早期流行病学研究表明，典型 ASD 的患病率为 2/ 万 ~5/ 万。在 1980 年以前 ASD 一直被认为是一种罕见病，但在 1980—2005 年间，ASD 的患病率从 0.2‰ 上升到 1.3‰，呈增加的趋势。美国疾病预防控制中心（CDC）2007 年、2009 年统计的数据分别为 1/150 和 1/110。2012 年美国公布的流行病学调查结果显示，ASD 的患病率 1/88（1.1%），男女比例为 3.98∶1，男女患病率差异显著，女童病情更为严重，且有认知障碍家族史者偏多；2023 年，美国 CDC 最新报告，ASD 的患病率已上升到 1/36（2.8%），男女比例为 4.2∶1。

1982 年，我国首次报道了 4 例儿童 ASD。第二次全国残疾人抽样调查结果显示，我国 0~6 岁精神残疾（含多重残疾）儿童占 0~6 岁儿童总数的 1.1‰，约为 11.1 万人，其中 ASD 导致的精神残疾儿童占到 36.9%，约为 4.1 万人。其患病率与种族、地域、文化和社会经济发展水平无关。我国最新 8 省市 6~12 岁 ASD 流行病学研究显示的患病率为 1/142（0.70%），男女比例为 4∶1。据此估算，我国 6~12 岁儿童中 ASD 的患病人数为 70 万 ~100 万。2014 年，中国教育学会发布的《中国自闭症儿童发展状况报告》显示我国 ASD 患者可能超过 1 000 万。

（姜志梅）

第二节　诊断与评定

一、诊断

ASD 的诊断尚缺少客观方法，属于临床诊断，主要通过询问病史、体格检查、细致的行为观察以及必要的辅助检查（遗传代谢检查、影像学检查、电生理检查等），同时结合筛查和诊断量表，依据 DSM-5 或 ICD-11 诊断标准进行诊断。

（一）临床表现

儿童 ASD 起病于 3 岁前，其中约 2/3 的儿童出生后逐渐起病，约 1/3 的儿童经历了 1~2 年正常发育后退行性起病。临床表现在儿童发育的不同时期有所不同。特征性临床表现包括：不 / 少看，不 / 少指，不 / 少应，不 / 少说，不当，不显示，不炫耀，不点头、不摇头，不寻求安慰，该怕不怕、不该怕却怕，不参照（reference），该笑 / 哭不笑 / 哭等。

1. 社会交往障碍　在社会交往方面存在质的缺陷，他们不同程度地缺乏与人交往的兴趣，也缺乏正常的交往方式和技巧。具体表现为随年龄和疾病严重程度的不同而有所不同，以与同龄儿童的交往障碍最为突出：①缺乏社交性微笑。②缺乏社交性凝视。③与父母亲之间缺乏安全依恋性关系。④共享注意（joint attention）缺陷。⑤不会交朋友，难以建立友谊，Wing 根据 ASD 的社交行为将他们分为三种类型：冷漠型、被动型和主动但奇特型。⑥不能进行正常游戏。ASD 儿童的游戏一般停留在练习性游戏阶段，在游戏中很少出现自发的象征性游戏，对于合作性游戏缺乏兴趣，常常拒绝参加集体游戏。⑦不能遵守社会规则，表现为不理解规则，不懂得约束自己的言行。

2. 交流障碍　在言语交流和非言语交流方面均存在障碍，其中以言语交流障碍最为突出，通常是儿童就诊的最主要原因。

（1）言语交流障碍：①言语发育迟缓或不发育。常常表现为语言发育较同龄儿晚，有些甚至不发育。有些儿童可有相对正常的言语发育阶段，后又逐渐减少甚至完全消失。②言语理解能力不同程度受损。③言语形式及内容异常。最大问题是"语用"障碍，即不会适当地用语言沟通，存在答非所问，人称代词分辨不清，即刻模仿言语、延迟模仿言语、刻板重复言语等表现。④语调、语速、节律、重音等异常。

（2）非言语交流障碍：常拉着别人的手伸向他

想要的物品,多不会用点头、摇头以及手势、动作、表情、眼神表达想法,也不能理解他人的姿势、面部表情等的意义。

3. 兴趣狭窄和刻板重复的行为方式 倾向于使用僵化刻板、墨守成规的方式应付日常生活:①兴趣范围狭窄和不寻常的依恋行为。迷恋于看电视广告、天气预报、旋转物品、排列物品或听某段音乐、某种单调重复的声音等,对非生命物品可能产生强烈依恋,如瓶、盒、绳等都有可能让儿童爱不释手,随时携带。②行为方式刻板重复。儿童常坚持用同一种方式做事,拒绝日常生活规律或环境的变化,如坚持走一条固定路线,坚持把物品放在固定位置,拒绝换其他衣服或只吃少数几种食物等。③仪式性或强迫性行为。常出现刻板重复、怪异的动作,如重复蹦跳、拍手、将手放在眼前扑动和凝视、用脚尖走路、反复闻物品或摸光滑的表面等。

4. 其他表现 常伴有睡眠障碍、智力发育障碍、注意缺陷多动障碍、自笑、情绪不稳定、多动、冲动、攻击、自伤等行为;认知发展多不平衡,音乐、机械记忆、计算能力相对较好甚至超常;还有一部分儿童伴有抽动障碍、癫痫、脑瘫、巨头症等。

(二)筛查与诊断方法

美国儿科学会(The American Academy of Pediatrics,AAP)的 ASD 早期筛查指南提出三级筛查诊断程序,明确提出需对 9~24 个月的婴幼儿进行 ASD 筛查。国家卫生健康委员会发布了《0~6岁儿童孤独症筛查干预服务规范(试行)》,规定对 3 月龄、6 月龄、8 月龄、12 月龄、18 月龄、24 月龄、30 月龄、36 月龄、4 岁、5 岁、6 岁儿童常规开展 ASD 筛查。在使用筛查量表时,要充分考虑到可能出现的假阳性或假阴性结果。诊断量表的评定结果也仅作为儿童 ASD 诊断的参考依据,不能替代临床医师综合病史、精神检查并依据诊断标准作出的诊断。

1. 初级保健筛查

(1)警示指标:6 个月后,不能被逗乐,眼睛很少注视人;10 个月左右,对叫自己名字没反应,听力正常;12 个月,对于言语指令没有反应,没有咿呀学语,没有动作手势语言,不能进行目光跟随,对动作模仿不感兴趣;16 个月,不说任何词汇,对语言反应少,不理睬别人说话;18 个月,不能用手指指物或用眼睛追随他人手指指向,没有显示给予行为;24 个月,没有自发的双词短语。任何一条预警征筛查阳性,或任何年龄阶段出现语言、社交等功能倒退者,提示有发育偏异的可能,需转介至相应的医疗机构就诊。

(2)录像分析方法:录像分析 18~24 个月 ASD、发育迟缓及健康儿童的行为区分 ASD 和其他两组儿童的 9 个危险信号:缺乏适当的目光注视;不能通过眼神交流来表达喜悦的情绪;不与他人分享高兴和感兴趣的事;听名字没反应;缺乏适当的眼神交流、面部表情、手势及语调;不喜欢向他人展示自己感兴趣的东西;特别的说话方式;刻板重复的肢体运动;刻板重复地运用物体的方式。其中前 6 个危险信号包含了 ASD 儿童缺少的正常行为,后 3 个危险信号是 ASD 儿童所表现出的特殊异常行为。72%~100% 的 ASD 儿童存在前 6 个危险信号,50% 的 ASD 儿童表现出特别的说话方式和刻板重复的肢体运动,75% 的儿童表现出刻板重复的运用物体的方式。

2. 一级筛查 用于在普通人群中发现 ASD 可疑人群,包括简易婴幼儿孤独症筛查量表(checklist for autism in toddler,CHAT)、改良版简易婴幼儿孤独症筛查量表(the modified checklist for autism in toddlers,M-CHAT)、改良版幼儿孤独症筛查量表修订版(modified checklist for autism in toddlers,revised,M-CHAT-R)及其附后续问题的修订版(the modified checklist for autism in toddlers,revised,with follow-up,M-CHAT-R/F)、CHAT-23(checklist for autism in toddler-23)、克氏孤独症行为量表(Clancy autism behavior scale,CABS)、CSBS 婴幼儿沟通及象征性行为发展量表(communication and symbolic behavior scales developmental profile,CSBS DP)、孤独症特征早期筛查问卷(early screening of autistic traits questionnaire,ESAT)等。

(1)简易婴幼儿孤独症筛查量表(CHAT):是英

国学者综合之前研究发展出的一种早期筛查工具，适用于 18 个月以下婴幼儿，完成约需 5~10 分钟。评估分两部分进行：A 部分包括 9 个项目，通过咨询父母完成；B 部分包括 5 个项目，通过专业人员观察，结合儿童的反应进行简短的访谈后作出判断。关键项目有 5 个（A5、A7、B2、B3、B4），主要评估共享注意和假装游戏两类目标行为，5 个关键项目均未通过者有 ASD 高风险，未通过 A7 和 B4 者则具有中度风险。未通过 CHAT 筛查者 1 个月后需进行二次筛查确定。

（2）改良版简易婴幼儿孤独症筛查量表（M-CHAT）：基于 CHAT 修改而成，是 ASD 早期评估的理想工具。适用于 16~30 个月婴幼儿，共 23 个（其中包括 CHAT Section A 的 9 项）父母填写项目。6 个关键项目分别评估社会联结、共同注意、分享物品及应对能力。当 23 项中 3 项或 6 项关键项目中至少 2 项未通过则提示有 ASD 高风险，未通过初筛者需进一步评估。

（3）改良版幼儿孤独症筛查量表修订版及其附后续问题的修订版：M-CHAT-R 和 M-CHAT-R/F 的适用年龄与 M-CHAT 相同，M-CHAT-R 以及 M-CHAT-R/F 的第一部分均由 20 个问题组成，每个问题包含"是""否"两个选项。由主要照看者根据儿童的一贯表现对每题进行勾选。如果 M-CHAT-R/F 第一部分为阳性，则家长需要与专业人员一起完成第二部分的后续问题访谈。计分方法：量表总得分等于阳性答案题目数。总分 0~2 分为低风险；3~7 分为中等风险，使用量表的后续问题获取额外信息；8~20 分为高风险，可以跳过后续问题，立即进行诊断评估和适合性评估，从而采取早期干预措施。

M-CHAT-R/F 第一部分使敏感度最大化，可检测出尽可能多的 ASD，有效提高 ASD 的发现率，可将诊断时间提早 2 年。目前，M-CHAT 及 M-CHAT-R/F 已被广泛应用于美国的保健系统，也是国际上最常使用的筛查工具之一。

（4）CSBS 婴幼儿沟通及象征性行为发展量表（CSBS DP）：适用于 18~24 个月婴幼儿，包括 7 项

内容：情感和目光对视、交流、肢体语言、声音运用、词汇运用、词汇理解、物体运用。可用于发育延迟或发育障碍（如 ASD）高危儿的筛查，社会交往、语言延迟评定及行为评定。由父母填表，仅需约 5 分钟，医生需 2 分钟对填表内容进行核查，对婴儿进行标记。

（5）孤独症特征早期筛查问卷（ESAT）：适用于 14~15 个月婴幼儿，包括 13 个项目：不会玩玩具，游戏方式单一，情感表达达不到同龄水平，面无表情，无目光对视，单独一人时无反应，刻板重复动作，不会炫耀，无交往性微笑，对他人无兴趣，对语言无反应，不喜欢玩游戏，不喜欢被拥抱。由父母与专业人员填写，每次评定时间约为 15 分钟。3 项未通过时判定为有患 ASD 风险。

3. 二级筛查工具　需要由专科医师来执行，用于排除 ASD 可疑人群中的其他发育障碍，协助诊断，如孤独症行为量表（autism behavior checklist，ABC）、儿童孤独症评定量表（childhood autism rating scale，CARS）、2 岁儿童孤独症筛查量表（the screening tool for autism in two-year-olds，STAT）等。

（1）孤独症行为量表（ABC）：适用年龄为 8 个月~28 岁，国内外广泛使用，稳定性好，阳性符合率可达 85%。涉及感觉、行为、情绪、语言等方面的异常表现，可归纳为生活自理（S）、语言（L）、身体运动（B）、感觉（S）和交往（R）5 个因子的 57 个项目，每个项目 4 级评分，总分 ≥53 分提示存在可疑孤独症样症状，总分 ≥67 分提示存在孤独症样症状。由父母或与孩子共同生活达 2 周以上的照顾者填写。

（2）儿童孤独症评定量表（CARS）：适用年龄为 2 岁以上，可将精神发育迟缓与 ASD 加以区分，还可区分病情程度，在国内常被用作诊断工具，具有极大的实用性。共包括 15 个项目，分别为与他人关系、模仿、情感反应、肢体动作、使用物体、对变化的反应、视觉反应、听觉反应、味嗅觉反应、害怕与紧张、语言交流、非语言交流、活动程度、智力及一致性、总体印象。每个项目 4 级评分，根据儿童在每一个项目从正常到不正常的表现，分别给予 1~4 的评分，必要时还可给半分，如 1.5 分或 2.5 分等。

评分标准:总分<30分为非ASD,总分30~36分为轻至中度ASD,总分≥36分为重度ASD。由专业人员评定,评定人员应通过直接观察、与家长访谈、各种病历报告获得受评定儿童的各项资料,在对每一领域进行评定打分时,应考虑儿童年龄以及行为特点、频率、强度和持续性。

(3)2岁儿童孤独症筛查量表(STAT):适用于24~36个月的儿童,针对4个能区12个互动活动。由专业人员对特定游戏活动中儿童的表现进行观察、判断。

4. 诊断量表 孤独症诊断观察量表(autism diagnostic observation schedule-generic,ADOS-G)和孤独症诊断访谈量表修订版(autism diagnostic interview-revised,ADI-R)是目前国外广泛使用的诊断量表,对评定人员的各方面要求特别是临床经验的要求较高,均需受到专门的训练并在操作达标后方可实际使用这些评定方法。我国尚未正式引进和修订。

(1)孤独症诊断观察量表(ADOS-G):适用于所有年龄段,通过观察儿童在游戏中的表现和对材料的使用,重点对他们的沟通、社会交往及使用材料时的想象能力加以评估。由四个模块组成,每模块需用时35~40分钟。特点是可以根据评测对象的语言能力(从无表达性语言到言语流畅)选择适合其发展水平的模块。进行每个模块时都详加记录,在活动结束后根据记录作出整体评估。与ADI-R联合应用被公认为ASD诊断的金标准,广泛应用于流行病学研究、临床评估及其他与ASD相关的研究。

(2)孤独症诊断访谈量表修订版(ADI-R):适用于心理年龄>2岁的儿童和成人。由专业人员对家长或监护人进行访谈。量表包括6部分:社会交互作用方面质的缺陷(16项,B类),语言及交流方面的异常(13项,C类),刻板、局限、重复的兴趣与行为(8项,D类),判断起病年龄(5项,A类),非诊断计分(8项,O类)以及另外6个项目涉及ASD儿童的一些特殊能力或天赋(如记忆、音乐、绘画、阅读等)。前三个核心部分反映了ASD儿童的三大

类核心症状,是评定和判断儿童有无异常的关键。评分标准与方法因各个项目而异,一般按0~3共四级评分,评2分或3分表示该项目的异常明确存在,只是程度的差异;评1分表示介于有/无该类症状之间的情况,0分为无异常。若用于国内,该量表的个别项目应修改或删除。

以上两种量表的实施对测试人员的要求较高,他们均需受到专门的训练,拥有较丰富的临床经验,并在操作达标后方可实际使用这些量表。

(三)复筛和确诊指征

1. 符合下列任一情况的儿童应转诊至区(县)级以上妇幼保健机构进行ASD复筛 相应筛查年龄段出现1条及以上预警征象阳性的儿童;CHAT-23-A量表筛查为阳性;M-CHAT-R或M-CHAT-R/F量表筛查结果为中等风险。

2. 符合下列任一情况的儿童应立即转诊至有ASD评估资质的机构进行相关评估及诊断 任何年龄阶段出现语言功能倒退或社交技能倒退的儿童;M-CHAT-R或M-CHAT-R/F量表筛查结果为高风险的儿童;医师、家长或教师等怀疑ASD的儿童。

(四)诊断标准

DSM-5-R关于ASD的诊断标准分为A、B、C、D、E五个方面。

A. 在多种场合中,目前或过去持续存在社会交流和社会交往缺陷,以下3项需全部符合(以下举例并未包括全部情况):

(1)社会情感互动缺陷:轻者表现为异常的社交接触和不能进行正常的来回对话,中度表现为缺乏分享兴趣、情绪和情感,社交应答减少,重者完全不能发起或回应社会互动。

(2)社会交往中的非言语交流行为缺陷:轻者表现为言语和非言语交流整合困难,中度表现为目光接触和肢体语言异常,或在理解和使用非言语交流方面缺陷,重者完全缺乏面部表情、手势等非语言交流。

(3)建立或维持与其发育水平相符的人际关系缺陷(与抚养者关系除外):轻者表现为难以调整自

身行为以适应不同的社交场景,中度表现为在想象性游戏和结交朋友上存在困难,重者明显对他人没有兴趣。

B. 目前或过去存在行为方式、兴趣或活动内容狭窄、重复,至少符合以下 2 项(以下举例并未包括全部情况):

(1)语言、动作或物体运用刻板或重复(如简单刻板动作、回声语言、反复使用某种物品、怪异语句)。

(2)过分坚持某些常规及言语或非言语的仪式行为,或对改变过分抵抗(如运动性仪式行为,坚持同样的路线或食物,重复提问,或对细微变化感到极度痛苦)。

(3)高度狭窄、固定的兴趣,在强度和关注度上是异常的(如对不寻常的物品强烈依恋或沉迷,过度局限或持续的兴趣)。

(4)对感觉刺激反应过度或反应低下,对环境中的感觉刺激表现出异常兴趣(如对疼痛、热、冷感觉麻木,对某些特定声音或物料表现出不良反应,过多地嗅或触摸某些物体,沉迷于对光线或旋转物体的凝视)。

C. 症状必须在儿童早期出现(但当对儿童的社交需求未超出其受限能力时,症状可能不会完全显现)。

D. 这些症状共同限制和损害了日常功能。

E. 这些症状不能用智力障碍或全面发育迟缓解释。

在 DSM-5 中,基于社会交流障碍和狭隘兴趣与刻板行为的严重程度以及需要支持的水平,将 ASD 分为轻、中、重三级水平。

二、评定

对 ASD 儿童进行全面评定是有针对性地指导家长和专业机构对 ASD 儿童进行干预和训练的依据。ASD 儿童发展中的问题往往表现在多方面,这些方面的问题有时会在儿童发展的不同阶段有不同的表现,因此,专业人员须对 ASD 儿童进行多侧面评定。一方面要注意对儿童可能具有的发育迟缓进行评定,另一方面又要注意对其具有的发育异常进行评定,同时,还要将儿童在个别领域的功能放到其整体功能中去分析理解。评定的方法很多,各有其独特的优点,也有其局限性,使用时必须谨慎,不可盲目滥用。一次评定反映的只是儿童当时、当地的表现,不能根据一次评定结果预测儿童将来甚至终生的发展情况。

(一) 发育评定

主要应用于 3 岁以下的婴幼儿。可用于发育评定的量表有丹佛发育筛查测验(Denver developmental screening test, DDST)、格塞尔发育诊断量表(Gesell development diagnosis schedule, GDDS)、贝利婴儿发展量表(Bayley scales of infant development, BSID)等。

1. 丹佛发育筛查测验 是目前国际上广泛应用的发育筛查评定,可早期发现婴幼儿发育差异或智力发育迟缓,我国已将其标准化并广泛应用。适用于 2 个月 ~6 岁,每次评定约 15 分钟。评定四大行为领域的能力:①应人能(个人与社会行为):对周围人的应答能力;②应物能(精细动作 - 适应性):看、用手摆物和绘画能力;③言语能:听、说、写和语言能力;④动作能(大动作):坐、走和跳跃的能力。

2. 贝利婴儿发展量表 适用于 2~30 个月儿童发育状况的评定,每次评定约 45 分钟。由心理量表、运动量表和婴儿行为及记录三部分组成,其中心理量表 163 项,内容包括知觉、记忆、学习、问题解决、发音、初步的语言交流、初步的抽象思维等活动;运动量表 81 项,内容包括坐、站、走、爬等粗大动作能力以及用双手操作的技能。可以计算出心理发育指数和运动发育指数。

3. 格塞尔发育诊断量表 适用于 4 周 ~6 岁,共包括四大行为领域的评定:①动作能:分为粗动作和精细动作,前者指身体姿势、身体平衡以及坐、跑、跳等能力,后者指运用手指的能力;②应物能:对外界刺激分析综合以及顺应新环境的能力;③言语能力:听、理解语言和语言的表达能力;④应人能:与周围人们的交往能力和生活自理能力。可计算出每一领域的发育商数(development quotient, DQ),DQ 提示了发育速率的指标,在世界上广泛使用。

4. 儿童发育里程碑　适用于 3 个月 ~6 岁,可根据儿童发育里程碑对粗大运动、精细运动、社会交往、情绪情感、认知、语言、游戏功能发育水平进行评定。

(二) 心理学评定

主要包括智力发育评定、语言评定、适应能力评定等,这些评定有些不是专门为 ASD 儿童设计的,但可为康复干预计划的制订提供依据。

1. 智力评定量表　常用的智力测验量表有韦氏智力量表、皮博迪图片词汇测验(Peabody picture vocabulary test,PPVT)、瑞文渐进模型测验(RPM)等。

(1) 韦氏智力量表:是世界上应用最广泛的智力测验诊断量表,我国已进行了修订。对于 3 岁以上的儿童要根据其年龄选用适当的韦氏量表。适用于儿童的有韦氏儿童智力量表(Wechsler intelligence scale for children,WISC)和韦氏学前儿童智力量表(Wechsler preschool and primary scale of intelligence,WPPSI)。前者适用于 6~16 岁儿童,包括词汇、常识、理解、类同、算术、背数、字母 - 数字排序、积木、填图、图画概念、矩阵推理、符号检索、译码、划消 14 个项目;后者适用于 4~6 岁,包括常识、词汇、理解、算数、类同、背诵语句、动物房、木块图案、几何图案、图画填充、迷津 11 个项目。

需要指出的是,在应用韦氏智力量表对 ASD 儿童进行评定时有一些特殊问题应予以注意。① ASD 儿童一般操作分数高于语言分数,因此,取得儿童在韦氏量表中的具体部分的分数往往比取得其一般智商分数更有用;②在使用标准量表对 ASD 儿童进行评定时,有时须对测试程序做适当调整以获得符合实际的结果,如可用实物奖励的方法取得被评定儿童的配合等。

(2) 瑞文渐进模型测验:瑞文测验原名"渐进矩阵"(progressive matrices),是一种非文字性智力测验,经过修订,已发展出标准型、彩色型、高级型和联合型四种,适用于 5.5 岁至成人。渐进矩阵标准型由 A、B、C、D、E 五个单元构成,每单元包括 12 个测题,共 60 题,测题是按从易到难的原则依次排列的,每单元在智慧活动的要求上也各不相同,所要求的思维操作从直接观察到间接抽象推理的渐进过程。渐进矩阵彩色型适用于小年龄儿童及智力发育障碍儿童,是将原来黑白标准型中的 A、B 两单元加上彩色以突出图形的鲜明性,并插入一个彩色 AB 单元(12 题),共三单元 36 题。渐进矩阵高级型主要适用于智力超常者。瑞文测验联合型由原瑞文的渐进矩阵标准型与彩色型联合而成,由 72 幅图案构成 72 个测题的一本图册,内分六单元(A、AB、B、C、D、E),每单元 12 题,前三单元为彩色,后三单元为黑白。

2. 适应能力评定量表　适应能力评定不仅是 ASD 儿童诊断的依据,而且可为教育训练及训练效果提供基础。

(1) 文兰适应行为量表(Vineland adaptive behavior scale,VABS):包括交流沟通、生活能力、社会交往、动作能力及问题行为 5 个分测验。评定时可根据特定的目的选择全部或其中数个分测验。①交流沟通分测验由 133 个问题组成,涉及儿童的理解能力、表达能力、书写能力等;②生活能力分测验包括 201 个问题,评定儿童在个人卫生、料理家务、社区活动等方面的实际问题;③社会交往分测验包括 134 个问题,儿童在人际关系、闲暇娱乐、处理问题等方面的能力是评定的重点;④动作能力分测验由 73 个问题组成,目的是了解儿童在肢体动作、手指动作方面的能力水平;⑤问题行为分测验包括 36 个问题,以了解儿童在负面行为方面有无障碍。其优点是确定 ASD 儿童在特定领域的长处与问题,从而为干预方案的制订提供客观依据。适用年龄 2~18 岁。

(2) 婴儿 - 初中生社会生活能力评定:适用于 6 个月 ~14 岁的儿童,包括独立生活(SH)、运动能力(L)、作业能力(O)、交往能力(C)、参加集体活动(S)、自我管理能力(SD)等,共计 132 个项目,由家长或照料人每天根据相应年龄逐项填写,≥10 分为正常。

(3) 儿童适应行为评定量表(child adaptive behavior rating scale,ABS/ADQ):适用于 3~12 岁

儿童,现在已广泛应用于智力发育障碍的诊断、分类、训练及特殊教育等领域,也常用于问题儿童的行为发展研究。该量表包括城市版和农村版两种量表,既可为临床筛查使用,也可对儿童适应行为发展作全面评估。量表共有 8 个分量表,分别是感觉运动、生活自理、语言发展、个人取向、社会责任、时空定向、劳动技能、经济活动。将感觉运动、生活自理、劳动技能及经济活动分量表归为独立功能因子;语言发展和时空定向分量表归为认知功能因子;个人取向和社会责任分量表归为社会 / 自制因子。各年龄受试者都接受所有功能的分量表评定,共评定 59 个项目中的 228 种行为。

(三) 专科评定

1. 心理教育评定量表(PEP-3) PEP-3 的适用范围为 2~7.5 岁,是目前 ASD 儿童综合评估的主要工具。由发展与行为副测验(172 个测试项)与儿童照顾者报告(38 个测试项)两部分组成,发展部分副测验包括认知、语言表达、语言理解、小肌肉、大肌肉、模仿 6 项内容,其中前三项内容合成为沟通项,后三项内容合成为体能项;行为部分副测验包括情感表达、社交互动、行为特征 - 非语言、行为特征 - 语言 4 项内容,合成为行为项。儿童照顾者报告包括问题行为、个人自理、适应行为 3 项内容。单项评分用 0、1、2 分表示,0 分表示未通过项,1 分表示部分通过项,2 分表示全部通过项,通过原积分查得儿童各发展部分的对应月龄及百分比级数。百分比级数:>89 表示发展 / 适应程度恰当;75~89 表示发展 / 适应程度轻微障碍;25~74 表示发展 / 适应程度中度障碍;<25 表示发展 / 适应程度严重障碍。通过评估明确儿童的强弱项,作为制订康复计划的依据和参考。

2. 语言行为里程碑评定及安置程序(verbal behavior milestones assessment and placement program,VB-MAPP) VB-MAPP 是一套针对 ASD 及其他发展性障碍儿童的语言和社会能力的评估程序。包括五个部分:发育里程碑评估、障碍评估、过渡性评估、项目分析以及个别化教学计划建议。发育里程碑评估分为 3 个发展阶段(0~18 个月、18~30 个月和 30~48 个月);障碍评估包含 24 项关于学习和掌握语言等障碍方面的项目;过渡性评估包含 18 个评估领域,其中包含了发育里程碑评估和障碍评估中的测量总分;项目分析对 900 项技能进行详细分解,用于制订学习和语言技能领域的个别化教育计划,并明确语言行为教学的教学顺序。通过上述系统化 VB-MAPP 评估,将得出的评估数据用于制订个别化教育计划,并设计系列语言干预课程。

3. 儿童功能独立性评定量表(functional independence measure for children,Wee-FIM) Wee-FIM 以发育的进程为基础,评估儿童功能性活动能力,用于评估 6 月龄以上儿童的残疾程度。Wee-FIM 共有自理、运动、认知三个维度 18 个项目,其中自理包括吃饭、打扮、洗澡、穿上衣、穿裤子、如厕、大便控制、小便控制 8 项;运动包括椅 / 轮椅转移、厕所转移、浴盆转移 / 淋浴、行走 / 轮椅 / 慢走、上下楼梯 5 项;认知包括理解、表达、社会认知、社会影响、解决问题、记忆 6 项。此量表的资料主要通过直接观察和 / 或与了解儿童功能性活动能力的护理人员交谈来收集。

4. 孤独症治疗评估量表(autism treatment evaluation checklist,AETC) 该量表分为说话 / 语言、社交、感知觉和健康 / 行为 4 项,共 77 题,量表总分为 0~179 分,分值越高,症状程度越重。说话 / 语言部分,根据不能、有点能、完全能分别评为 2、1、0 分;社交部分,根据不像、有点像、非常像分别评为 0、1、2 分;感知觉部分,根据不能、有点能、完全能分别评为 2、1、0 分;健康 / 行为部分,根据不成问题、极小问题、中等问题、严重问题分别评 0、1、2、3 分。

(姜志梅)

第三节　康复治疗

迄今为止,ASD 尚无特效的医学治疗方法。因 ASD 儿童存在多方面的发育障碍及情绪行为异常,不仅涉及医学问题,还涉及教育、心理、社会等诸多环节,应根据儿童的具体情况,采用基于 ICF 的综合康复干预体系。

一、干预原则

1. **尽早干预**　ASD 儿童干预越早效果越好。且整个早期干预均需在专业人员指导下,确保一定的干预时长和强度。对于有疑似症状的儿童也应当及时进行干预。

2. **科学干预**　干预的实施要符合儿童的发育特征和规律,注重整体功能的发育,确保全面发展。同时依据《国际功能、残疾与健康分类-儿童青少年版》(ICF-CY),考虑环境因素及个人因素的影响,结合儿童自身的发育水平,对其进行有效干预。

3. **个性化干预**　每个 ASD 儿童的发育水平、障碍程度、功能高低、存在的具体问题以及家庭的实际情况是有明显差异的。因而应结合每个儿童的具体情况,有针对性地选择干预内容、干预形式及干预方法。在干预计划制订和实施过程中,专业人员应与家长密切配合、共同协作。

4. **综合干预**　综合干预的内容要涵盖儿童所需的各个领域,包括生活自理、交流、社会适应、语言、行为、情绪、运动等各个方面。这需要医学、教育、心理、社会等多学科专业团队共同参与。综合选用多种有效干预方法,且不同的干预形式要有效衔接。此外,机构康复、家庭康复和社会融合需紧密结合。

二、目前世界主流治疗方法

1. **应用行为分析疗法**(applied behavioral analysis,ABA)　该方法建立在行为学基础上,以正性强化、负性强化、区分强化、消退、分化训练、泛化训练、惩罚等技术为主,矫正 ASD 儿童的各类异常行为,同时促进儿童各项能力的发展。强调高强度、个体化和系统化。

经典 ABA 的核心是行为回合训练法(discrete trial triaining,DTT),其特点是具体和实用,主要步骤包括训练者发出指令、儿童反应、训练者对反应做出应答和停顿,目前仍在使用。现代 ABA 在经典 ABA 的基础上融合其他技术,更强调情感与人际发展,根据不同的目标采取不同的步骤和方法。应用较为广泛的有语言行为、自然情景教学和关键性技能干预法。

用于促进 ASD 儿童能力发展、帮助儿童学习新技能时主要采取以下步骤:①分析任务:对儿童行为和能力进行评估,对目标行为进行分析;②分解任务并逐步强化训练,在一定的时间内只进行某项分解任务的训练;③儿童每完成一个分解任务都必须给予奖励(正性强化),奖励物主要是食品、玩具和口头、身体姿势的表扬,奖励随着儿童的进步逐渐隐退;④运用提示(prompt)和渐隐(fade)技术,根据儿童的能力给予不同程度的提示或帮助,随着儿童对所学内容的熟练再逐渐减少提示和帮助;⑤间歇(intertrial interval):两个任务训练间需要短暂的休息。

2. **作业治疗**(occupational therapy,OT)　以作业活动作为治疗手段,干预方法灵活多样,既可以充分调动儿童参与活动的积极性,也促进了儿童综合能力的发展。对 ASD 儿童实施作业治疗的目的是改善其对感觉刺激的异常反应,提高运动协调能力及认知功能,提高认知水平;培养 ASD 儿童的兴趣,促进其社会交往;提高日常生活活动能力。

(1)增加感官刺激以利于感知觉发展:根据

ASD 儿童的感知觉特点,可设计不同的训练内容,在训练中提供感觉刺激,促进感知觉发展。注意在训练中要尽可能多地运用直观训练器具,补偿 ASD 儿童抽象思维的不足。①视觉训练:视觉集中、光线刺激、颜色视觉、找出物体长短等。②听觉训练:声音辨别、找出声源、跟着节拍训练、听觉集中、听音乐等。③触觉训练:袋中寻宝,分出冷、温、热物体等。④整体知觉和部分知觉训练:先训练认识客体的个别部分,然后训练认识客体的整体部分,最后训练既认识客体的个别部分,又认识客体的整体。⑤空间知觉训练:包括形状知觉、大小知觉、方位知觉训练。形状训练顺序是圆形、方形、三角形、椭圆形、菱形、五角形、六角形、圆柱形,方位知觉训练顺序是上下、前后、自己身体部位的左右(视频 6-3-1、视频 6-3-2)。

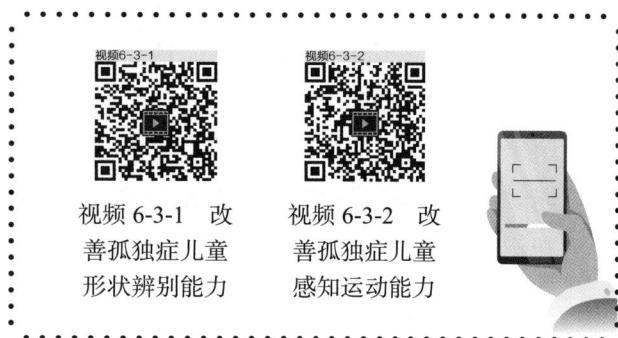

视频 6-3-1 改善孤独症儿童形状辨别能力

视频 6-3-2 改善孤独症儿童感知运动能力

(2)感觉统合治疗(sensory integration training, SIT):是利用儿童发育过程中神经系统的可塑性,通过听觉、视觉、基础感觉、平衡、空间知觉等方面的训练,刺激大脑功能,使儿童能够统合这些感觉,促进脑神经生理发展,并能做出适应性反应。通过个体及集体形式的感觉统合治疗改善 ASD 儿童的各类感觉统合问题,如触觉防御、反应过低、重力不安全感、对移动的厌恶反应、感觉辨别障碍以及感觉基础性动作障碍等方面的干预。

(3)精细运动训练(fine movement training):需根据儿童的年龄和具体情况设计,有安全隐患的训练器材必须管理好,避免意外。可进行穿珠、放置各种形状的带孔模块、剪纸、折纸、填图、画线、补线、粘贴、画图、手指操等精细运动训练。

(4)日常生活活动能力训练:主要包括个人自理能力与社会交往能力的作业治疗,如进食、穿衣、如厕、洗漱、沐浴等个人自理能力的干预,使用交通工具、去超市购物、外出就餐、寻找公共卫生间等社会交往能力的干预。

3. 结构化教学法(treatment and education of autistic and related communication handicapped children, TEACCH) 结构化教学法是由美国北卡罗来那大学 Schopler 建立的一套主要针对 ASD 及相关障碍儿童的综合教育方法,在欧美国家获得较高评价。该方法主要以认知、行为理论为基础,针对 ASD 儿童在语言、交流及感知觉运动等方面的缺陷进行有针对性地训练,实施个别化的治疗,适合在医院、康复训练机构开展,也适合在家庭中进行。能有效改善 ASD 儿童社会交往、言语、感知觉、行为等方面的缺陷。结构化教学设计包括物质环境结构、作息时间结构、个别工作结构及视觉结构。实施过程中需注意以下几点:①根据不同训练内容安排训练场地,要强调视觉提示,即训练场所的特别布置,玩具及其他物品的特别摆放;②建立训练程序表,注重训练的程序化;③确定训练内容,包括儿童模仿、粗细运动、知觉、认知、手眼协调、语言理解和表达、生活自理、社交以及情绪情感等;④在教学方法上要求充分运用语言、身体姿势、提示、标签、图表、文字等各种方法增进儿童对训练内容的理解和掌握。同时运用行为强化原理和其他行为矫正技术帮助儿童克服异常行为,增加良好行为。

4. 图片交换沟通系统(picture exchange communication system, PECS) 是美国 ASD 干预人士 Bondy 和 Frost 建立的一套用于促进 ASD 儿童沟通技能的方法。主要目的是教儿童学会图片这种简单易学的沟通方法,促进他们有意义地交流以及交流的主动性。适合任何年龄的 ASD 儿童。特点是关注 ASD 儿童的沟通及社会交往能力。遵从个别化原则,即根据每个儿童不同的情况决定要采取的策略,如对于理解力较强的儿童可以使用抽象一些的图片甚至文字,而对于理解力较弱的儿童则使用更为形象的图片或实物照片。PECS 由训练者 + 可视性媒介(图片、文字、沟通板)+ 设置的情境 +

被训练者构成。包括实物交换、扩大主动性、图片辨认、句子结构、对"你要什么"做出回应和主动性表达意见共六个阶段。优点为用图片和实物教儿童学习句子,导入比较容易;操作简单易行,不需要复杂的教具和高难度的技巧训练;在设置的社会情境中,儿童能学到实用的语言及正确的沟通方式,学习功能性语言来表达基本需求和生活环境中做一般交流的语言;在训练中逐步理解问答的互动关系,从协助下的被动应答转为完全主动地表达。

5. 人际关系发展干预(relationship development intervention,RDI)　是人际关系训练的代表,着眼于 ASD 儿童人际交往和适应能力的发展,运用系统的方法激发儿童产生运用社会性技能的动机,从而使儿童发展和最终建立社会化关系的能力。同时 RDI 也强调父母的引导式参与,是一种在家庭开展的训练方法。通过父母与儿童之间的各种互动,促进其交流能力,特别是情感交流能力。改善儿童的共同注意能力,加深儿童对他人心理的理解,提高儿童的人际交往能力。

步骤:①评估确定儿童人际关系发展水平;②根据评估结果,依照正常儿童人际关系发展的规律和次序,依次逐渐开展目光注视—社会参照—互动—协调—情感经验分享—享受友情等能力训练;③开展循序渐进的、多样化的训练游戏活动项目。活动多由父母或训练老师主导,内容包括各种互动游戏,例如目光对视、表情辨别、捉迷藏、"两人三腿"、抛接球等。要求训练者在训练中表情丰富夸张但不失真实,语调抑扬顿挫。

6. 社交故事(social story)　以讲故事的方式,向 ASD 患儿仔细描述一个特定的社交处境,令他们明白在处境中应有的行为,从而引导他们模仿正确的社交行为和态度。

(1) 主要由四种句子组成:①描述句:描述事情发生时周围环境的情况、有哪些人参与、他们的行为等;②透视句:形容事情发生时别人对它有何感受和看法,为何他们会做出描述句中的行为;③指示句:指出应有的行为和态度,提示 ASD 儿童做出

适当的反应;④控制句:使用一些特别的提示,使 ASD 儿童能记起应做的行为,使他们能自发地做出适当的反应。每出现 0~1 句指示句或控制句,必须附有 2~5 句描述句和 / 或透视句。即社交故事中可以没有指示句及控制句,但必须有描述句及透视句。

(2) 步骤:①确认一个问题行为;②找出可以改善该问题行为的适当社会技能;③收集适当行为的基准线;④协助儿童或教师编写社交故事;⑤视儿童能力和兴趣,使用必要的照片、图卡或图画;⑥要求儿童读 / 看社交故事,并演练适当行为;⑦收集介入的资料;⑧若 2 周内未改善,简单改变社交故事;⑨教导维持和类化。

7. 社交情绪调控交互支持模式(SCERTS 模式)　针对 ASD 的核心缺陷,重点关注 ASD 理解能力和表达能力的发展,注重运用象征手段实现家庭中的人际交流,促进 ASD 的自我调节和互动能力。

(1) 三个核心干预维度:SCERTS 模式以家庭生活中的人际交流(social communication,SC)、儿童情绪情感的自我调节(emotional regulation,ER)以及交往支持(transactional support,TS)作为三个主要干预维度,注重运用象征手段实现功能性的社会交往,通过在日常生活中实施交往的支持性干预,促进 ASD 人际交流与情绪调节能力的发展。

(2) 实施方法:干预者根据 ASD 的实际情况,以社交沟通、情绪调节和交际支持为三条主线,将三个维度具体细化,解决各个维度的问题,但三个维度之间并不是相互独立的,而是有机联系在一起的。在干预过程中并不是对 ASD 所出现的每个问题都去干预,而是对目前最迫切需要解决的问题进行干预。针对 ASD 的核心缺陷,重点关注 ASD 理解能力和表达能力的发展,注重运用象征手段实现家庭中的人际交流,促进 ASD 的自我调节和互动能力。

三、早期干预方法

从早期干预原则出发,发现儿童存在或可能存

在问题时即应开始干预。一方面要从儿童的缺陷行为着手,另一方面要从正常儿童成长的经验来考虑。早期干预是一个生态模式,更是一个跨越医疗、教育与社会的模式,尤其强调家长的参与。早期干预应由专业机构和专业人员指导,在自然情境下以儿童家庭为中心,围绕儿童所能做的活动开展。常用的早期干预方法包括:地板时光、人际关系发展干预、早期介入丹佛模式、自然情景教学法。这些方法同样适用于其他类型的发育落后儿童。

1. 早期介入丹佛模式(early start Denver model, ESDM)　是适用于 12~48 个月 ASD 儿童的一种早期综合性的行为干预方法。干预的主要目的是减少 ASD 症状的严重程度,提高儿童的认知能力、社会情感和语言等方面的整体发展水平。ESDM是建立在丹佛模式(DM)、关键技能训练(PRT)和应用行为分析法(ABA)的理论基础上,融合了以人际关系为中心的发展模式和应用行为分析的教学实践。因此其主要教学策略包括了以下五点:

(1)运用正向情感:在干预过程中,通过正向情感强化儿童在社交互动中的积极态度,重新调整儿童对声音、面部表情和眼神的反应。通过刺激“喜欢”和“想要”两方面正向反应来激发 ASD 儿童的社交动机。

(2)游戏作为干预的主要手段:在 ESDM 中,游戏活动是教学的主要媒介。互动游戏以 ASD 儿童为中心,儿童根据自己的需求去选择他们喜欢的活动和素材。

(3)高强度干预:ESDM 强调通过高强度的教学来填补儿童的学习缺口,使儿童实现快速学习。训练强度为每周至少 20 小时。训练方式可为个别训练,也可采取干预者及家长与儿童一起活动,然后由家长在家中继续实施干预的方式。

(4)正性行为法:通过使用强化策略来强化代替行为,以发展、塑造和增加适当行为,促进儿童每个领域技能都有所发展。

(5)家庭参与:ESDM 干预的主要目标之一就是建立家庭生活互动情境。家长经过系统地学习,可以自行完成功能性评估和教学方案设计,能指导儿童在日常生活中学会与他人互动。

2. 地板时光(floor time)　将人际关系和社会交往作为训练的主要内容,与 RDI 不同的是,地板时光训练是以儿童的活动和兴趣决定训练的内容,即以儿童为中心,而成人只是引导者。训练中,训练者在配合儿童活动的同时,不断制造变化、惊喜和困难,引导儿童在自由愉快的时光中提高解决问题的能力和社会交往能力。训练活动分布在日常生活的各个时段。目前此方法在美国获得较高评价。

(1)实施步骤:观察(面部表情、声调、肢体动作、有无语言、情绪、交流、需求等);接近、开放式的交流;跟随儿童的兴趣和目标;扩展游戏活动;让儿童闭合交流的环节。

(2)实施策略:以儿童的兴趣和活动为目标,并追随他们的目标去做;无论儿童出现什么行为或活动,都要将它看成是有意义的,追随他们的目标,帮助他们做成他们想做的事;不管儿童主动做了什么活动、模仿了什么行为,干预者都要出现在他们面前,要投入他们的活动中;在和儿童交流过程中,不要打断或更改主题,坚持重复做游戏或者进行日常生活事务,只要这些是儿童的水平可能做到而且愿意做下去的即可;要灵活掌握,不断扩充儿童之间的互动,不要把儿童的回避或说“不”当成排斥活动来对待而应该继续进行下去;坚持要求儿童对干预发起的互动做出回应,同时鼓励儿童闭合,即结束一个交流环节,再开启另一个交流环节。

3. 自然情景教学法(natural education training, NET)　是指在日常生活情景或在干预中模拟一段情景,使 ASD 儿童处于生动、真实而有趣的情景中,运用自然语言介入的方法,引发 ASD 儿童的兴趣与动机,感知干预内容,从而获得新的技能,同时泛化原有技能,调节情绪或改善不良行为的教学方法。NET 着重强调在一种可控的自然环境中开展教学。通过环境的调整,调动 ASD 儿童的沟通兴趣与动机,并结合 ASD 儿童的自身特点,设定个性化的教学内容,引导 ASD 儿童主动进行沟通,从而实现沟通教育的最终目标。

四、其他干预方法

1. **心智解读**(mind-read) 又称心理理论,是指个体对他人和自己心理状态(如需要、想法、意图等)的认知,包括对他人的情绪识别和对他人心理状态以及心理状态与外界事物之间的因果关系进行推测的理论。心智解读训练的目的是帮助儿童明白情绪和信念的基本概念,并引导儿童面对负面情绪时做出恰当的反应。训练内容包括:①视线侦查与互联注意训练;②辨认情绪训练;③想法推理训练;④假想游戏训练。

2. **语言训练**(speech therapy,ST) 包括以下几方面:

(1)对儿童进行动作模仿训练:包括粗大动作模仿和嘴部动作模仿。

(2)模仿儿童无意识的发音,促进儿童发音模仿:无论何时,只要儿童发出某个音节后立即模仿他刚才发过的音,并且观察他是否对你刚才发出相同的音做出了反应,通常有四种情况:①无反应;②停止发音,转向其他活动;③停止发音,观察对方;④停止发音后模仿对方发相同的音。第三、四种情况是训练者希望得到的结果,尤其是第四种情况。

(3)口形和发音训练:在儿童有嘴部动作和一些身体大动作模仿能力的基础上,逐步过渡到口形、发音的模仿。对于年龄偏大的儿童,重在口形模仿训练,可用手、木片等辅助具协助儿童做出正确的反应。对于年龄偏小的无语言 ASD 儿童,重在自然环境中的发音模仿训练。

(4)从儿童已会发的音入手训练儿童发音:分析儿童情况后从能够发的音入手训练儿童的发音技能,对儿童进行长短音、组合音、声调训练,同时使用含爆破音的玩具、卡片作为语音训练辅助材料,在训练过程中训练儿童发音。

3. **文化游戏介入**(play and cultural intervention,PCI) 主要是以文化学习有关的能力为主要的介

入目标,包括社会性趋向、相互调控、模仿、意图解读、社会性参照、游戏、分享式注意力、心智理论、会话与叙事等。介入方式主要以日常生活介入与游戏介入为主。在介入时,需特别关注儿童的兴趣与主动性,让儿童亲身体验与建构各种日常文化活动,在游戏与日常生活中自然学会各种文化学习能力。

训练原则:①真正的爱和关怀、回应幼儿发出的任何讯号、尊重幼儿想法及自发性行为;②适时调整弹性、稳定幼儿的情绪,让他保持愉悦状态;③除了要从游戏与日常生活中教会 ASD 儿童文化学习的能力外,也强调要将当地的文化内涵传承给 ASD 儿童,而不是空有文化学习能力,而无文化的内涵;④最终要建构一个善意与接纳的助人文化来帮助 ASD 儿童。

4. **音乐疗法**(musicotherapy) 音乐疗法是一个系统的干预过程,在这个过程中,干预者利用音乐体验的各种形式,以及在干预过程中发展起来的干预关系,帮助被干预者达到健康的目的。

(1)应用:ASD 儿童的音乐治疗,是指音乐治疗师在多学科理论指导下,抓住儿童音乐临界期特有的功效,针对其成长过程中某阶段或某方面、暂时或永久、短期或长期的在情绪、行为、学习、社会适应等方面存在的困难,有目的、有计划地选用音乐治疗技术,使其在音乐活动中自愿地、无强制地学习文化和社会知识等,达到让儿童适应社会、提高生活质量的目的。

(2)作用效果:①提高社会交往、语言交流能力;②改善情绪、培养兴趣,建立良好的行为习惯;③发展智力,提高学习与模仿能力;④可改善不良行为,提高治疗效果;⑤改善儿童及其家庭的生活质量。

5. **艺术疗法**(art treatment) 又称艺术心理治疗,是指通过表现性艺术形成"心理反馈",调动主体在系统发育中所构成的特殊反应潜能,从而调节神经系统趋向于比较稳定和舒展的情绪体验。

(1)表现形式:包括视觉艺术、音乐、舞蹈、戏剧、诗词等,视觉艺术又包括绘画、雕塑、电影、书法

等。狭义上的艺术疗法则只指绘画治疗。

（2）作用：通过治疗的过程、方式、内容和联想，反映出个人的人格发展、人格特征和相关的潜意识。它是属于"非言语性的心理治疗"。通过由ASD儿童及其家长和干预者一并参与的艺术疗法干预活动，提高儿童安全意识、适应环境改变能力，帮助儿童更好地表达内心感受，增加交流互动。干预者也可以更深入地了解他们，并为制订下一步干预方案提供依据。

6. 多感官刺激疗法（sensory awareness therapy）　是指应用各项设备及策划一系列适合儿童的活动程序，提升儿童在接收感官刺激（包括视觉、听觉、触觉、嗅觉等）并作出适当反应行为的训练方法。通过训练促进儿童主动探索环境的兴趣及能力，从而培养及引发他们在日常生活技能及课程学习方面的动机、技巧及表现，提升对儿童在感官反应方面的知识及探索环境的发展。

7. 听觉统合训练（auditory integration training，AIT）　部分ASD儿童听觉感知异常，常常表现为捂耳，听到环境中某些声音会烦躁、哭泣、发脾气、摔东西，躲避某些声音，畏缩，因为噪声的缘故制造噪声等。AIT通过让儿童听经过处理的音乐来矫正听觉系统对声音处理失调（主要是听觉过敏）的现象，并刺激脑部活动，从而改善语言障碍、交往障碍、情绪失调和行为紊乱。

8. 神经调控技术　神经调控指在科技、医疗和生物工程技术相结合领域内，通过植入性或非植入性技术，采用物理性（如电、磁、声、光等）或化学性作用方式对中枢神经系统、周围神经系统邻近或远隔部位神经元或神经信号转导发挥兴奋、抑制或调节作用，从而达到改善疾病症状，提高生存质量的目的。临床常用为无创性，主要有重复经颅磁刺激（repetitive transcranial magnetic stimulation，rTMS）、经颅直流电刺激（transcranial direct current stimulation，tDCS）、经颅光生物调节（transcranial photobiomodulation，TPBM）、脑电生物反馈（electroencephalogram biofeedback，EEG）和经颅交流电刺激（transcranial alternating current stimulate，TACS）。

以下主要介绍tDCS和rTMS。

（1）经颅直流电刺激：tDCS可显著改善ASD的核心症状，如社会化、重复刻板行为表现，对执行功能有积极影响，特别是对工作记忆和注意力；还可改善认知功能和语言过程。治疗靶位主要在左侧背外侧前额叶（dorsolateral prefrontal cortex，DLPFC），也可在颞叶和运动区，强度1~2mA，电极直径在2.5~7.0cm，每次20分钟，每天1次。tDCS可有皮肤刺激、刺痛、轻度感觉异常和嘶嘶声等不良反应，停止治疗后即可好转。

（2）重复经颅磁刺激：rTMS对ASD的社交障碍、重复刻板行为、认知、执行功能有轻至中度的改善，对易激惹和语言也有一定效果。刺激部位主要为双侧或左侧背外侧前额叶皮层，也有颞后上沟、额下回的三角部和盖部、背侧内侧前额叶皮层、运动前皮层、初级运动皮层和辅助运动区。常用rTMS频率在0.3~20Hz，每周1次到每天1次。

9. 药物治疗　目前尚缺乏针对儿童ASD核心症状的特效药物，但在一些问题行为的控制方面取得了进展。

（1）基本原则：

1）权衡发育原则：0~6岁儿童以康复训练为主，不推荐使用药物。若行为问题突出且其他干预措施无效时，可在严格把握适应证或目标症状的前提下谨慎使用。6岁以上儿童可根据目标症状，或共患病影响儿童生活或康复训练的程度适当选择药物。

2）平衡药物副作用与疗效的原则：对于ASD儿童，药物治疗只是对症、暂时、辅助措施，是否选择药物治疗应当在充分考虑药物副作用的基础上慎重决定。

3）知情同意原则：使用药物前必须向ASD儿童的监护人说明可能的效果和风险，在充分知情并签署知情同意书的前提下使用药物。

4）单一、对症用药原则：作为辅助措施，仅当某些症状（如刻板重复、攻击、自伤、破坏等行为，情绪问题，睡眠问题以及极端多动等）严重时，才考虑药物治疗。应根据药物的类别、适应证、安全性与疗效等因素选择药物,尽可能单一用药。

5)逐渐增加剂量原则:根据 ASD 儿童的年龄、体重、身体健康状况等个体差异决定起始剂量,视临床效果和副作用情况逐日或逐周递增剂量,直到控制目标症状。通常起始剂量是典型剂量的 1/8~1/6,在大约 5~6 个药物半衰期或每 3~7 天增加 1 次,多种药物共同使用时应尽量控制数量。

(2)针对共患病或目标症状的药物选择:

1)刻板重复行为:首选 5- 羟色胺重摄抑制剂氟西汀、舍曲林,备选氟伏沙明、西酞普兰;疗效不佳时首选利培酮(维思通),备选阿立哌唑、奥氮平、喹硫平和齐拉西酮。

2)攻击、自伤行为:首选利培酮或阿立哌唑,备选奥氮平、喹硫平和齐拉西酮;疗效不佳时考虑情感稳定剂。

3)注意缺陷、多动行为:首选哌甲酯和托莫西汀,备选可乐定和利培酮。

4)惊厥:一般选用卡马西平和丙戊酸钠。

5)睡眠障碍:可首选褪黑素,次选低剂量可乐定。

6)抽动障碍:首选可乐定,也可选阿立哌唑。

(3)其他:大剂量维生素 B$_6$ 合并镁剂、大剂量维生素 C 和叶酸治疗、免疫治疗、膳食治疗、针灸治疗、中医疗法等也可改善 ASD 的各种症状,但未见充足科学依据,疗效不明,使用宜慎重。

五、家庭支持

1. 家长的态度是 ASD 儿童康复的关键 家长要做到:①接受孩子患病的现实;②树立战胜困难的信心;③制定现实的努力目标;④培养孩子的独立性;⑤切忌过分投入。

2. 家长要承担起教育者的重担 对于孩子而言,家长兼有多个角色。这就要求家长耐心、细致地了解孩子的病症,培养孩子的基本生活本领,安排好孩子的饮食起居,关注孩子的每一点细微进步。具体建议:①在家里尽可能保持有规律的日常生活;②家庭成员需保持教育方法的一致性;③及时奖励规范行为;④努力使不规范行为在发生之前避免;⑤要扬长避短,尽展其长;⑥要培养个人的兴趣、爱好。

3. 家庭的团结和相互支持是战胜困难的坚实基础 在家庭中提倡坦诚的交流,家庭成员不仅要及时交流有效的教育方法,更重要的是分享感情,如果大家能够宽容相待,分享感情,就能一起克服困难。团结、温馨、和睦的家庭会给 ASD 儿童带来健康和快乐。

4. 家庭和孩子互相适应是长期而艰巨的任务 所有家庭成员要理解、接纳 ASD 儿童并与其保持沟通,积极配合机构对儿童进行家庭教育和训练,随着儿童成长的各个时期的不同需要,家庭成员要不断进行调整,以互相适应。

(郭岚敏 邱久军)

第四节 预防与预后

ASD 一般预后较差,是需长期医疗、教育、社会福利关照的一种慢性障碍。近年来,随着诊断能力、早期干预、康复训练质量的提高,ASD 的预后正在逐步改善。国内外已有许多通过教育和训练使患儿基本恢复正常的报道或病例,部分 ASD 儿童的认知水平、社会适应能力和社交技巧可以达到正常水平。能够进行生活自理,甚至是独立生活并展示出良好发展状态的个案是很多的。不同研究者报道的“治愈”率为 3%~25%。早期发现、早期干预、家庭积极参与等因素是实现 ASD 治愈的有利因素。

一、预防

到目前为止,没有特殊的预防方法可以预防 ASD。预防的根本途径是不断加深对 ASD 病因学的研究,只有针对病因采取措施,才能使预防更加有效。做好婚姻指导,开展遗传关键咨询;加强孕期和围产期卫生保健,积极进行优生优育工作;做好产前检查、预防妊娠并发症,防止产伤、窒息等;改变不良育儿态度,营造和睦的家庭氛围。

二、预后

ASD 儿童具有极强的可塑性,干预与不干预,干预得是否得当,干预介入的早晚,疾病的严重程度,是否存在共患病,家庭干预开展得如何,都会影响 ASD 儿童的预后。影响 ASD 儿童预后的因素有很多,具体情况如下:

1. 诊断和干预的时间　早期发现意义重大,已经证明,始于 2 岁以内的早期干预可以显著改善 ASD 的预后。对于轻度、智力正常或接近正常的 ASD 儿童,早期发现和早期干预尤为重要。

2. 早期言语交流能力　早期言语交流能力与儿童 ASD 预后密切相关,早期(5 岁前)或在确诊为 ASD 之前已有较好言语功能者,预后一般较好。自幼有严重语言障碍,又未得到较好矫正者常预后不佳。

3. 病情严重程度及智力水平　ASD 儿童的预后受病情严重程度和智力水平影响很大。病情越重,智力越低,预后越差;反之,儿童病情越轻,智力越高,预后越好。

4. 有无伴发疾病　ASD 儿童的预后还与伴发疾病相关。若儿童伴发脆性 X 染色体综合征、结节性硬化、精神发育迟滞、癫痫等疾病,预后较差。

5. 家庭的态度　只有家长的心态调整好,有了战胜困难的信心,为孩子制定合理的努力目标,夫妻默契,配合训练孩子的独立能力,孩子的整体状况才能得到改善。

6. 社会的接纳程度　充分了解影响儿童预后的因素,积极采取治疗措施,对改善儿童病情,促进儿童发展具有重要的意义。

(郭岚敏)

参考文献

［1］姜志梅. 孤独症谱系障碍及干预方法 [M]. 北京: 电子工业出版社, 2022.

［2］中国残疾人康复协会.《孤独症儿童康复服务》(T/CARD 001-2020), 2020.

［3］代真真, 姜志梅, 朱俊丽. 孤独症谱系障碍应用行为分析干预的研究进展 [J]. 中国儿童保健杂志, 2021, 29 (06): 623-626.

［4］魏寿洪. 自然情境教学法对自闭症儿童主动语言的绩效研究 [J]. 现代特殊教育, 2015,(04): 46-51.

［5］姜志梅. 孤独症儿童康复教育干预方法总论 [M]. 北京: 北京出版社, 2017.

［6］周雪莹, 姜志梅, 张秋, 等. 孤独症谱系障碍《国际功能、残疾和健康分类》核心分类组合介绍 [J]. 中华实用儿科临床杂志, 2018, 33 (20): 1532-1536.

［7］萨莉 J. 罗杰斯 [美], 杰拉尔丁道森 [美], 劳里 A. 维斯马拉 [美]. 孤独症儿童早期干预丹佛模式 [M]. 张庆长, 何逸君, 秦博雅, 等译. 北京: 华夏出版社, 2016.

［8］李晓捷, 姜志梅. 特殊儿童作业治疗 [M]. 南京: 南京师范大学出版社, 2015.

［9］徐云, 柴浩. 自闭症儿童心智解读能力训练 [M]. 北京: 科学出版社, 2015.

第七章

智力发育障碍

第一节　概　　述

一、智力发育障碍的诊断术语

智力发育障碍（intellectual developmenta disorder，IDD）发生在发育阶段，即神经系统发育成熟（18岁）以前，以智力和社会适应行为发育迟缓，未能达到相应年龄水平为主要临床表现。IDD 的智商（intelligence quotient，IQ）在 70 以下或低于同人群均值 2 个标准差。社会适应性行为包括个人生活能力和履行社会职责能力两方面。社会适应行为低下者表现为认知、语言、情感、意志和社会化等方面能力显著落后于同龄儿童。患儿可以同时伴有其他精神症状或躯体疾病。

2013 年 5 月 18 日美国精神病学协会（The American Psychiatric Association，APA）推出了《精神障碍诊断与统计手册》（第 5 版）（Diagnostic and Statistical Manual of Mental Disorders，5th edition，DSM-5）使用智力残疾 / 智力发育障碍（intellectual disability，ID/intellectual development disorders，IDD）术语取代了 ICD-10 和 DSM-4 中智力低下（mental retardation，MR）的诊断术语。WHO 2018 年发布 ICD-11 采用了 DSM-5 中的 IDD 的术语。APA2022 年 3 月 19 日发布的 DSM-5 修订版（DSM-5-TR）去除了智力残疾的术语，与 ICD-11 保持一致，统一应用智力发育障碍（IDD）的诊断术语。

二、定义

1. ICD-11 对 IDD 的定义　一组起始于发育期由多种病因造成的疾病，特征是标准化测试个体有智力功能和适应行为均低于人群 2 个或 2 个以上标准差（约低于 2.3 个百分点）。

2. DSM-5 对 IDD 的定义　一组起始于发育期的障碍，包括在思维、社会和实践三大领域中智力功能损害和适应行为两种缺陷。

三、流行病学

（一）患病率

WHO 1985 报道 IDD 轻度为 3%，中、重度为 0.3%~0.4%。2016 年美国 3~17 岁儿童的 IDD 患病率为 1.14%。在欧洲的患病率<1.0%，其中严重 IDD 患病率为 0.3%~0.4%。我国于 1982 年进行了 12 个地区流行病学调查，结果显示 IDD 患病率为 3.33%；1993 年 7 个地区流行病学调查时同时采用韦氏智力测验（Wechsler intelligence scale）和适应行为作为确诊标准，IDD 患病率 2.84/1 000（≥7岁）和 2.70/1 000（≥15 岁），男性患病率明显高于女性，农村患病率明显高于城市。全国 29 个省（自治区）市智力残疾调查显示 IDD 患病率 1.268%，其中男性 1.315%，女性 1.220%。全国 8 个省（自治区）市 0~14 岁 IDD 流行病学调查总患病率 1.2%，其中在城市中患病率 0.70%，在农村中患病率 1.41%。

（二）病因

1. 生物学因素　约占 90%。

（1）遗传因素：染色体病、单基因病、多基因病 /

表观遗传异常、先天性代谢缺陷疾病等。21-三体综合征大约占 IDD 的 5%~10%。随着生物技术的发展与进步,G 带核型分析技术、染色体微芯片(CMA)技术、染色体拷贝数变异(CNVs)技术、二代测序(NGS)、全外显子组测序(WES)和全基因组测序(WGS)技术,越来越多的 IDD 的综合征被发现,对 IDD 的病因诊断起到至关重要的作用。有报道约 65% 中至重度和 20% 轻度 IDD 由遗传因素致病。

(2)产前:宫内感染、缺氧、理化如有害毒物、药物、放射线、汞、铅、吸毒、孕妇严重营养不良或孕妇患病。

(3)分娩时:窒息、颅内出血、早产儿、低血糖、核黄疸等。

(4)出生后:患脑膜炎、脑炎、颅外伤、脑血管意外,中毒性脑病、癫痫、甲状腺功能减退等。

2. 社会心理文化因素 约占 10%,教养不当、感觉剥夺等。

(唐久来)

第二节 诊断与评定

一、诊断

(一) ICD-11 和 DSM-5 对 IDD 的诊断描述

1. ICD-11 一组起始于发育期由多种病因造成的疾病,特征是基于适当规范和个体进行标准化测试,表现为智力功能和适应性行为均低于平均水平 2 个或 2 个以上标准差(约低于 2.3 个百分点)。规范和标准化测试难以应用时,临床诊断 IDD 则需要更多地依赖可比较的临床行为指标和适当评估。

2. DSM-5 一组起始于发育期的障碍,包括在思维、社会和实践三大领域中认知功能损害和适应能力两种缺陷。

(二) 诊断标准

1. 认知功能损害 推理、解决问题、计划、抽象思维、判断和学习功能及实践经验均有损害,个体化标准化的智力测试 IQ 低于平均水平 2 个或 2 个以上标准差,IQ70 分。

2. 社会适应性行为缺陷 不能达到自身发育和社会文化标准要求的个人独立性和社会责任性;若无持续性的帮助,患儿在日常生活的一项和多项活动中功能受限,如交流、社会参与、独立生活能力、适应多环境(家、学校、单位和社区)转换等。如

S-M<9 分。

3. 认知功能损害和社会适应行为缺陷出现在发育期。

4. 诊断年龄至少 4 岁,18 岁以前。

5. **诊断** 具备以上 4 个条件才能确诊。一个单纯低 IQ 患儿不能被诊断为 IDD。

(三) 分类和分度

1. 分类和分度 DSM-5 的分类是 IDD(轻度、中度、重度、极重度)、全面性发育迟缓(global developmental delay,GDD)、未特指的 IDD。ICD-11 应用暂时性智力发育障碍(provisional intellectual development disorder,PIDD)取代了 DSM-5 中 GDD 的诊断,其余分类和分度一致。见表 7-2-1。

表 7-2-1 IDD 的分度和分类

ICD-11	DSM-5
智力发育障碍	智力残疾 / 智力发育障碍
轻度(mild)	轻度(mild)
中度(moderate)	中度(moderate)
重度(severe)	重度(severe)
极重度(profound)	极重度(profound)
暂时性智力发育障碍(PIDD)	全面性发育迟缓(GDD)
未特指的智力发育障碍(unspecified)	未特指的智力发育障碍(unspecified)

2. 智力发育障碍的等级分度标准 见表 7-2-2。

表 7-2-2 智力发育障碍的等级分度标准

智力发育障碍等级	IQ 范围	百分位
边缘	70~79	6.7
轻度	50~69	80
中度	35~49	12
重度	20~34	7
极重度	0~19	2

3. 不同等级智力发育障碍的临床表现

(1)轻度智力发育障碍：

1)ICD-11 对轻度 IDD 的描述：智力发育存在问题，低于平均智力水平 2 个以上标准差。人群中所占比例为 0.1%~2.3%。这类患者在表现复杂语言概念和学术技能的获得、使用、理解等方面存在问题。成人期的独立生活和工作可能需要一定的帮助。

2)DSM-5 对轻度 IDD 的描述：①概念化领域：轻度智力发育障碍的学龄前期的儿童，没有明显的概念化或者抽象思维困难，因为学龄前期儿童抽象思维能力尚低，轻度智力发育障碍的个体差异不明显。对于学龄期儿童，表现为存在学习方面的困难，阅读、书写、计算等需要一定的支持。成人患者则表现为抽象思维、执行能力、计划能力、制定策略的能力、安排时间的先后顺序、事件轻重缓急的能力，甚至短期记忆等方面均受损。从上述表述可以看出：轻度智力发育障碍个体在概念化、抽象思维能力方面存在异常。学龄前期、学龄期和成人个体之间的表现具有差异。②社交领域：与同龄人相比，轻度智力发育障碍个体在社交互动方面不成熟，难以掌握社交线索。情绪和行为调节也与同龄人存在差距。第一次抚养孩子的父母，可能难以判断孩子是否正常。表格中提及，某些异常表现需被同龄人注意到，而并非仅仅是父母的观察。③轻度智力发育障碍的个体需要一定的支持。个人照顾、自理卫生方面没有困难，但是在进行复杂的日常活动时，与同龄人相比就需要一定程度的帮助。在成人期，对于简单的工作尚能胜任，但面对运用抽象思维能力的复杂工作就会存在困难。

(2)中度智力发育障碍：

1)ICD-11 对中度 IDD 的描述：有显著低于平均智力的功能和适应行为，在平均值的 3~4 个标准差以下，人群中所占比例为 0.003%~0.1%。基于这种程度的智力水平，适应功能方面有很多困难，可能会保留一些基本的自我照顾技能，但对于照顾家庭等活动，大多数患者则难以完成。作为成人，为了获得独立的生存和工作能力，需要相当程度的持续的支持。

2)DSM-5 对中度 IDD 的描述：①概念化领域：在整个发育期间，中度智力发育障碍个体的概念化能力显著落后于同伴。对于学龄前期儿童，语言和学习技能的发展和掌握较缓慢。对于学龄期儿童，阅读、书写和计算能力的发展非常缓慢。对于成人，学习技能通常相当于小学水平。此类患者日常生活需要持续的支持和帮助。②社交领域：中度智力发育障碍个体在社交和沟通行为方面的特点有别于同伴，表现为社交判断、作决定能力受限。社交的主要工具是口语，但与同伴相比，其口语过于简单；虽然可能有朋友，但可能不能精确地感受或解释社交线索。③成年患者的生活自理能力，如吃饭、穿衣、排泄等，需要被反复教授很长时间，才能独立掌握，并且可能需要被提醒。此类患者仅能胜任只需非常有限的概念化和沟通技能的工作类型，且需要来自同事等相当多的支持。除非工作不需要处理复杂的任务，否则求职容易遭遇困难。

(3)重度智力发育障碍：

1)ICD-11 对重度 IDD 的描述：重度 IDD 个体的智能和适应行为水平显著低于平均水平，通常低于平均值的 4 个或更多标准差以下，在人群中所占比例<0.003%。此类患者语言能力非常有限，可能伴有感觉和运动功能的损害，通常需要每天持续的支持和充足的照顾。如果经过高强度的系统训练，也可能获得基本的自我照顾技能。

2)DSM-5 对重度 IDD 的描述：①概念化领域：重度智力发育障碍的个体几乎不能够理解书面

语言或涉及数字、数量、时间和金钱的概念。此类患者一生都需要大量的支持和帮助。②社交领域：重度智力发育障碍的个体语言或者语法使用非常受限，因而存在交流困难等一系列问题。言语可能是单字或短语，可能通过辅助性手段来补充。此类患者能理解简单的言语和手势的交流，言语交流聚焦于此时此地和日常事件，多用于满足社交需要而非用于阐述。③实用领域：个体在所有的日常活动中都需要支持，包括吃饭、穿衣、洗澡和排泄。总是需要支持和帮助，无法独立自理生活。无法负责任地作出关于自己和他人健康的决定。在成人期，参与家务、娱乐和工作需要持续不断地支持和帮助。

（4）极重度智力发育障碍：

1）ICD-11对极重度IDD的描述：极重度IDD的智能和适应行为水平也是在平均值的4个或更多标准差以下，在人群中所占比例<0.003%。重度和极重度IDD是根据适应行为差异来进行区分，因为现有的智力标准化测试无法精准地对这两种严重程度的智力发育障碍进行区分。极重度IDD的个体可能同时出现运动及感觉缺失，每日都需要被支持，完全需要被别人照顾。

2）DSM-5对极重度IDD的描述：①极重度智力发育障碍的个体概念化能力通常仅涉及具体的环境，而不是象征性的过程。此类患者能够使用一些目标导向的物体进行自我照顾、工作和娱乐。经常通过图画来沟通，比如画一幅"碗筷"图来代表吃饭的意思。由于大脑发育严重异常，个体不仅存在智力等高级功能方面的问题，还经常伴随躯体运动和感觉受损。②社交领域社交功能方面，基本不能运用语言来进行沟通交流，只能通过手势和躯体动作来沟通，并且个体的理解非常局限。个体表达自己的欲望或者情感，主要是通过非语言、非象征性的交流。③极重度智力发育障碍的个体日常的身体照顾、健康和安全的所有方面都依赖于他人。日常生活无法完成，更难以进行工作。

（5）暂时性的智力发育障碍（PIDD）：是针对4岁以下的儿童，明显感觉幼儿智力发育可能存在问题，但暂时无法给幼儿做测评，无法判断其是否确实存在问题，或因为存在运动和感觉的严重受损，诊断为暂时性的智力发育障碍。随着幼儿成长，诊断也可能出现变化。此诊断并非说明幼儿一定有多么严重的问题，可延迟再完成智力测评。ICD-11对PIDD的诊断描述：

1）有证据显示IDD：DQ/IQ<70分。

2）个体是婴儿或4岁以下儿童。

3）或者是个体由于感觉或躯体障碍（如失明、学语前聋）、运动障碍、严重的行为问题或并发精神行为障碍而无法进行智力功能和社会适应性行为的有效评估。

（6）未特指的智力发育障碍：是指评估个体确实有智力落后的问题，年龄也足够完成智力测试，但由于信息不足，在准备做智力测试的过程中，暂时诊断为未特指的智力发育障碍。

二、评定

智力发育障碍主要表现为智力功能和适应性行为两方面的障碍，根据目的不同，评定量表可分为筛查和诊断两大类。筛查量表适合于普查，使用简单，可较快速地识别出智力发育障碍儿童，以便转介专业医疗人员的诊断性评估及后续康复干预，以便达到早期诊断和早期干预的目的。诊断性测试的项目较多，反映儿童发育综合能力，测试耗时较长，强调对个体儿童的评价，结果以具体数值表示。

（一）智力评定

1. 筛查量表

（1）丹佛发育筛查测验（Denver developmental screening test，DDST）：由美国丹佛学者弗兰肯堡（W.K.Frankenburg）与多兹（J.B.Dodds）编制，1990年在原版基础上Denver Ⅱ出版，DDST操作简便，一次检查时间不超过30分钟，但是对婴幼儿目前和将来的适应能力和智力高低无预测作用。国内修订的DDST项目共104项，分布于4个能区：个人-社交能区、精细动作-适应性能区、语言能区、大运动能区。适用于0~6岁，对4.5岁以下的儿童适用性较好。

（2）绘人测试（human figure drawings，HFD）：要求被测儿童依据自己的想象绘一全身正面人像，以身体部位、各部比例和表达方式的合理性计分。绘人法测试结果与其他智能测试的相关系数在0.5以上，与推理、空间概念、感知能力相关性更显著。该法可个别测试，也可进行集体测试。适用于5~9.5岁儿童。

（3）图片词汇测试（PPVT）：可测试儿童听觉、视觉、知识、推理、综合分析、语言词汇、注意力、记忆力等。工具是120张图片，每张有黑白线条画四幅，测试者说一个词汇，要求儿童指出其中相应的一幅画。该法可个别测试，也可进行集体测试，方法简单，尤适用于语言或运动障碍者。适用于4~9岁儿童。

（4）其他：年龄及发育进程问卷（ages and stages questionnaire，ASQ）、CDCC婴幼儿智能发育量表和0~6岁儿童智能发育筛查测试（DST）等也较常用。

2. 智力诊断量表

（1）格塞尔发育诊断量表（Gesell development diagnosis schedule，GDDS）：主要以正常行为模式为标准来鉴定观察到的行为模式，以年龄来表示，然后与实际年龄相比，从大运动、精细动作、个人-社会、语言和适应性行为五个方面测试，结果以发育商（DQ）表示，用来判断小儿神经系统的完善和功能的成熟。适用于4周~3岁婴幼儿。改良版GDDS可测试6岁以下儿童。

（2）贝利婴儿发展量表（Bayley scales of infant development，BSID）：由智能量表（mental scale）、运动量表（motor scale）和社会行为记录表（infant behavior record）三部分组成。智能量表的内容有知觉、记忆、学习、问题解决、发音、初步的语言交流、初步的抽象思维等活动；运动量表测量坐、站、走、爬楼等大动作能力，以及双手和手指的操作技能；社会行为记录表是一种等级评定量表，用来评价儿童个性发展的各个方面，如情绪、社会行为、注意广度及目标定向等。施测时间约需45分钟。适用于2~30个月婴幼儿。

（3）韦氏幼儿智力量表（Wechsler preschool and primary scale of intelligence，WPPSI）：通过编制的一整套不同测试题，分别衡量不同性质的能力，将得分综合后可获得儿童多方面能力的信息，结果应用智商（IQ）表示，较客观地反映学前儿童的智能水平。适用于4~6.5岁儿童。

（4）韦氏儿童智力量表修订版（Wechsler intelligence scale for children-revised，WISC-R）：内容与评分方法同WPPSI，适用于6~16岁儿童。

WPPSI和WISC测试内容均包括言语量表、操作量表两部分，多个分测验。各个分测验所得的粗分从记录单上的《粗分和等值量表分表》中可分别查得其量表分，言语量表的分测验量表分相加得出言语量表分，操作量表中的分测验量表分相加得出操作量表分。言语量表分与操作量表分相加为总量表分。根据量表分查相应年龄组的《总量表分的等值IQ表》，即可得到受试者相应的言语智商（VIQ）、操作智商（PIQ）及总智商（FIQ）。F1Q<70时，是判定IDD的主要依据，并根据IQ的分值进行分级。

（二）适应行为评定

1. 婴儿-初中生社会生活能力量表　由日本教育心理学者三木安正在1980年修订。1987年北京大学左启华教授完成了国内的标准化工作。适用于6个月~15岁，分为7个年龄阶段，共有132个项目，分布在6个领域中：

（1）独立生活能力（SH）：进食、衣服脱换、穿着、大便、个人和集体清洁卫生情况（洗脸、刷牙、洗头、剪指甲、打扫和装饰房间）。

（2）运动能力（L）：走路、上楼梯、过马路、串门、外出玩耍、到经常去的地方、独自上学、认知交通标志、遵守交通规则，利用交通工具到陌生的地方去。

（3）作业操作（O）：抓握东西、乱画、倒牛奶、准备和收拾餐具，使用浆糊、嵌图形、开启瓶盖，解系鞋带，使用螺丝刀、电器、煤气灶、烧水、做菜，使用缝纫机、修理家具等，交往、参加集体活动以及自我管理。

（4）交往（C）：叫名字转头，说话、懂得简单指令,说出自己的名字、说出所见所闻、交谈、打电话,看并理解简单文字、小说、报纸,写便条、写信和日记、查字典等。

(5)参加集体活动(S):做游戏,和小朋友一起玩,参加班内值日、校内外文体活动,组织旅游等。

(6)自我管理(SD):总想自己独自干事情,理解"以后"能忍耐,不随便拿别人东西,不撒娇磨人,能独自看家,按时就寝,控制自己不随便花钱,有计划地买东西,关心幼儿和老人,注意避免生病,独立制订学习计划等。

结果评定:≤5分极重度;6分重度;7分中度;8分轻度;9分边缘;10分正常;11分高常;12分优秀;13分非常优秀。

2. 儿童适应性行为评定量表　为中南大学湘雅医学院姚树桥、龚耀先编制,分城市和农村两个版本。结果评定:ADQ<25为极重度;39~25为重度;54~40为中度;65~75为轻度;114~85为平常;115~129为强;≥130为极强。适用年龄:3~12岁。

3. AAMR适应性行为量表(adaptive behavior scale,ABS)　分两个版本。

(1)学校版:由第三方资料提供者完成调查或对资料提供者进行一次访谈。适用年龄:3~21岁。

(2)住所与社区版:个体直接完成量表,或者对熟知被看护者的第三方进行访谈来完成。适用年龄:79岁以下。

测试内容共分为两大部分,21个主题,每个主题包括若干项目,共95个项目。分别对独立能力(指饮食自理能力、大小便自控能力、个人清洁卫生与外出独立生活能力)、躯体发育(指感觉发育和运动发育方面的情况)、花钱(指钱财管理和用钱预算及购物技巧能力)、语言发育(指语言表达和理解及社交语言发育能力)、计数和计时(指计数、计时及时间概念的能力)、就业前的活动(职业复杂度,在学校的劳动表现,工作学习和工作习惯表现)、自我导向(指对学习和工作的自动性或被动性及注意力缺陷,空余时间自我安排能力)、责任性(指对个人物品的关心程度和一般责任性)、社会化(指与别人的合作性和相互作用能力以及社交成熟度等方面的能力)、攻击性(指威胁、损坏公物行为及发脾气或暴怒的不良攻击性行为)、社会行为与反社会行为(指嘲笑或议论别人、妨碍别人活动、不尊重别人财产、言语粗鲁等不良言行)、对抗行为(指无视纪律,不听从教导或对抗态度,逃避活动及在集体活动中表现不好行为)、可信任度方面(指擅自拿别人物品及说谎和欺骗行为)、参与或退缩(指不活跃、害羞、退缩行为)、异常表现(指刻板行为或奇特姿势)、社交表现(指与人交往时不合适的行为)、发音习惯(指不良的发音习惯)、习惯表现(指不良口腔习惯,弄坏自己的衣服,其他怪癖不良习惯)、活动度(指多动倾向)、症状性行为(指自我估计过高,不能正确对待批评或挫折,过分追求注意或表扬,有疑病倾向或情绪不稳的其他表现)和药物使用(指使用抗精神病药物、镇静剂、兴奋剂、抗癫痫药物)。

4. 文兰适应行为量表(Vineland adaptive behavior scale,VABS)　由3套题目构成:第1套称为调查表,评估一般的适应性;第2套称为扩展表,评估更广泛、更具体的适应性行为;第3套称为课堂评定表,用于评估儿童在课堂里的适应性行为。每套题目均包含了4方面的内容:沟通、日常生活技能、社会化和运动技能。在调查表和扩展表里,不良的适应性行为也是参考内容之一。这3套题目可以分开使用,也可以合起来使用,应用范围较广,可运用于残疾人评估,也可以用于人口普查。

5. Balthaza适应性行为量表(Balthaza adaptive behavior scale,BABS)　适用于重度智力发育障碍儿童的行为评估,分自理生活能力和生活行为能力两个部分。

轻度IDD多用智力测验,重度以上必须依靠行为评定量表和临床评定。

(三)辅助检查

根据患儿临床表现和特征可适当进行相关辅助检查,帮助寻找病因。

1. 头颅影像学　CT、MRI、脑血管造影IDD患儿的头颅影像学大多无明显异常。目前3.0T头颅MRI平扫正常不代表脑发育正常。

2. 电生理检查 疑有癫痫时需做脑电图检查,疑有听力障碍时需做脑干诱发电位检查。

3. 遗传代谢病检查 有异常面容或皮纹、特殊气味、不明原因和高度怀疑与遗传相关的 IDD 患儿可进行染色体、基因或血尿筛查。

4. 内分泌检查 疑有内分泌疾病选择做垂体、甲状腺、性腺或肾上腺功能测定。

5. 抗体检查 小婴幼儿疑有宫内感染时可进行巨细胞病毒、风疹病毒、弓形体抗体检查。

(杨 李)

第三节　康复治疗

一、医学治疗

(一) 病因治疗

部分智力发育障碍是由染色体疾病、遗传代谢疾病导致的,在进行 IDD 的诊断时,首先要进行病因诊断,根据临床表现、特殊体征及家族史进行有针对性的检测,部分遗传代谢性疾病是可以干预并取得良好效果的。如甲状腺功能减退,早期应用甲状腺素替代治疗,氨基酸、有机酸、脂肪酸、碳水化合物、黏多糖、嘌呤类、线粒体病等遗传代谢性疾病应早期采取特殊饮食疗法、酶替代疗法、代谢物替代疗法等多种治疗措施,治疗原发病,改善患儿的症状或减缓病情进展。对癫痫患儿要规范地进行抗癫痫治疗。

(二) 药物治疗

目前尚未发现能够提高智力水平的特效药物,临床应用鼠神经生长因子、神经节苷脂和脑蛋白水解物等促进脑细胞发育的药物,对促进智力发育可能有一定疗效。循证医学依据不足。

(三) 心理药物干预

药物治疗 IDD 的共患病和行为异常有效。利培酮、阿立哌唑对 IDD 的攻击行为、破坏行为、自残行为和强迫症状等有效;哌甲酯、可乐定、托莫西汀可减轻注意缺陷、多动症状;氟西汀、帕罗西汀和舍曲林有助于减轻抑郁症状。

二、康复治疗

在完善相关评估的基础上,开展全面的康复训练,总的训练原则:①早期干预、早期康复;②全面评估,全面康复;③个体化治疗;④以功能为基础,以目标为导向,遵循 SMART(S,目标要具体;M,可以量化;A,可以达到;R,有相关性;T,有时限)原则;⑤家庭、学校、社会共同参与,共同支持。

(一) 早期干预

1. 早期干预的理论依据

(1)神经可塑性理论:①发育中脑在结构和功能上有很强的适应内外环境变化和重组的能力;②主要是变更性和代偿性,受损脑细胞可修复和形成新生神经环路;③脑发育关键期给予适宜刺激干预,促进受损大脑修复和功能的康复。

(2)表观遗传理论:是研究行为、环境和表型如何改变基因活性和表达的科学。①强调大脑可被环境或经验所修饰,认为环境因素可改变生物性状或特征。即生物在基因 DNA 序列没有发生改变情况下基因功能发生了遗传性变化(表观遗传修饰),可以致多姿多态性状和功能;②适宜的环境刺激可促进脑的健康发展和脑功能的运用。表观遗传修饰可遗传又可逆,不改变 DNA 序列。

2. 早期干预原则

(1)早期筛查、早期诊断、早期干预:有高危因素(严重、多个因素叠加、一个因素累积)或有发育迟缓的婴幼儿要建立随访和筛查制度,及早发现和精准诊断。早干预可提高患儿的认知、运动、情感、行为和社会适应能力;生后第 1~2 年是脑发育的关键期,年龄越小干预效果越好,生后 1~4 个月内干预效果最佳。IDD 中 80% 是轻度,干预效果最好,积极的认知和运动干预可促进大脑皮质活动和发育细化,使神经可塑性最大化,产生有效功能和最佳的效果。

(2) 以循证医学为依据、以融入社会为目标:①选择循证医学依据或共识的干预技术,公认有效的干预方法,力求简单易达;②让儿童在不承受痛苦、欢乐的情况下完成训练;③避免过度治疗和"运动疲劳";④以融入社会为目标,循序渐进进行干预;⑤有目的地组织儿童接触社会、接触大自然。

(3) 精准评估,个体化、规范化干预:①精准评估:对每个患儿进行全面评估,在 ICF-CY 框架下对每个 IDD 个体进行全面的功能状况评定;②个性化干预:在评估的基础上因人因地制订干预方案;③规范化干预:治疗技术要规范,不宜采用对儿童有损伤和痛苦的方法。

(4) 搭建游戏平台、快乐主动干预:①游戏是儿童早期的主要活动,将游戏作为一个平台,将干预方法融入游戏之中;②游戏中的微笑、大笑、喊叫等兴奋情绪能增强传入脑生物电信号以及连接大脑稳定的神经环路;③游戏被称为是儿童情绪经验的"调节解码器";④在反复游戏互动中学习,使运动、认知和交流能力等全面提高是国内外公认和推崇的最新的康复理念和原则。

(5) 任务导向、目标管理、反复强化:①任务导向:根据个体能力和日常生活最大需求,设计具体任务作为训练目标的任务导向,融入日常生活活动中进行训练;②目标管理:对任务导向的训练效果进行反复评估和目标管理;③循序渐进、反复强化:大脑的可塑性研究和功能磁共振证明,反复强化的任务导向性训练可促进脑的功能重组及脑组织结构的康复。

(6) 与日常生活活动相结合:①日常生活活动是康复最终目的——融入社会的最基本条件,是生存最基本的能力;②日常生活活动可提高学习能力和促进神经可塑性,提高认知、沟通和运动等互动能力;③让干预成为儿童的日常生活活动方式。

(7) 集中干预与社区、家庭干预相结合:①集中式干预后应进行社区家庭康复;②干预要与环境相结合:设计家庭环境、社区环境;③家长参与非常重要:治疗方案、目标和实施均强调家长参与,以及患儿本人参与(智力较好的患儿)。

(二) 运动治疗

相对于智力而言,IDD 患儿的运动系统发育较好。但在发育早期主要表现为粗大运动发育较同龄儿童有不同程度的落后,同时其保护性伸展反应、平衡反应、运动协调性等也常常落后于同龄儿童。因此,粗大运动训练也是必要的,尤其是在发育早期。应评估 IDD 儿童的大运动发育水平及运动障碍,对其进行有针对性的训练,从而改善其运动发育落后状况及运动能力。

IDD 患儿的粗大运动功能发育依赖于运动、感觉、认知、行为等的综合发育。因此,运动训练是感觉、认知、行为的复合学习过程,包括个体和环境的相互作用,儿童从抬头、翻身、坐、爬、站立、行走,都涉及运动、感觉和认知的发展。此发育顺序并非呈直线上升,而是螺旋式发展。在幼儿期和儿童期,儿童通过玩耍学习运动技巧,提高动作的准确性和灵活性,发展生活与学习所需的基本动作技能。因此运动训练时,可以通过游戏的形式设计训练。

(三) 作业治疗

作业治疗在于提高 IDD 患儿的精细动作、操作的灵巧性以及生活自理能力。通过日常生活动作的训练,如进食、更衣、书写等,提高其自理能力,从而提高其适应能力。

1. 作业治疗的目的　是促进精细运动、生活活动、生活自理、认知、职业技能等技能发育,提高作业活动能力,促进脑功能发育,减少或减轻残疾或残障,最终融入社会。

2. 作业治疗内容　应根据不同年龄、不同智力水平设置作业治疗内容。

(1) 不同年龄:①婴儿期的作业活动主要是以感觉、认知、社会交流和手功能训练为主;②学龄前期和学龄期儿童在训练感觉、认知、交流和手功能训练的同时,还要注重日常生活活动能力训练和必要的职业技能训练。

(2)不同智力水平设置作业活动的内容:①轻度:训练要求是能从事简单劳动,实现自食其力;②中度:训练要求是学会日常生活活动,达到生活自理和半独立生活;③重度及极重度:训练要求注重交流训练和正确姿势下帮助完成日常生活活动。

3. 作业治疗特点 ①个别化训练:与正常儿童不同,每个智力发育障碍患儿都应该按自己的个性特点学习,所以在作业活动过程中,应根据儿童智力发展的不同水平,速度特点,制定独特的、有针对性的作业活动。②分解训练:智力发育障碍患儿作业训练时,可以把训练项目进行分解,然后再把分解的项目连贯起来,达到训练的目的。③及时反馈:对智力发育障碍儿童的作业活动作出及时反馈,使儿童能及时认识自己的活动是对还是错,凡评定"对"就应及时表扬、"错"就应及时纠正,使"对"的活动逐渐建立、"错"的活动逐渐消失。④及时强化:强化指对活动的一种反馈态度。对正确的作业活动,给予正强化,对错误的作业活动给予负强化。

4. 作业治疗的方法

(1)精细运动能力训练:儿童精细运动发展有一定的规律,是由简单到复杂、不协调到协调、粗大到精细控制。手的精细运动发展,可有效促进脑的发育,防止继发性运动功能障碍和感觉发育滞后。手的精细动作训练主要包括四个方面:①粗大抓握:儿童看见一件物品,想要的时候会随意地用手抓过来。适用于没有抓握意识或抓握不灵活的儿童,年龄一般>5个月。②捏:出生后7~8个月开始,随着稳定性由近端关节向远端关节移动,儿童也就具备了手指捏物能力,这时如已经掌握了粗大抓握功能,就可以开始训练捏,年龄一般>7~8个月。③双手协调:指左右手协调活动去完成一个行为,而且左右手同时要做两种不同的动作。适用于已经掌握了对指捏功能的儿童,年龄一般>18个月。④精巧技能:需要双手较精细协调操作且需要多步骤才能完成的技能性动作,一般适用于年龄在24个月以上且能进行双手协调操作的轻、中度智障患儿。精巧技能训练包括折纸、画线、剪纸、写数字、写汉字、用勺吃饭等。

训练时可分别做单手和双手协调活动设计,制定出作业治疗或左右利手及佩戴辅具等训练目标,并在游戏和作业活动中使儿童学会协调运动。训练强调功能发展,包括使用工具,为其逐步过渡到日常生活自理而奠定基础,例如画直线、画圈以及各种平面图形;穿珠、系鞋带、解鞋带、折纸、剪纸、手工、泥工、烙画、筷子夹豆、翻书页、手指操等游戏。

(2)日常生活活动能力训练:日常生活活动能力训练是智力发育障碍患儿独立生活的基础:①训练内容:自己进食、大小便自理、自己穿脱衣服、自己洗漱等。②训练过程:让患儿观察—用动作帮助加口语指导—口语指导—适时提醒—独立完成。③训练方法:采取正向串联和回复串联法;可将训练设计在功能性游戏活动中,如角色扮演、象征性地使用替代物进行假装游戏,通过想象这种特殊形式实现参与自然与社会活动的愿望,培养学习社会角色的社会职责,掌握各种行为准则。还可指导患儿有目的和有选择地进行某项活动,强调掌握某一生活或工作技能,发展其生活能力和工作能力,进一步改善患儿的机体、心理和社会功能。④注意事项:治疗时家长或训练者立位,和儿童方向一致,坚持训练,不能中断。

(3)认知能力训练:认知能力训练在IDD儿童训练中是重中之重。认知功能包括感知、注意、记忆、思维等。在认知能力训练时,一定要了解IDD儿童的障碍点,以及目前处于发育的哪个阶段,需根据IDD儿童的不同而酌情选择训练的难易程度,也需要根据训练对象的实际水平而调整。

(4)入学适应训练:在满足基本生活自理的情况下,IDD儿童应作入学前准备,并在学校也有作业活动的开展。其作业活动重点为:社会性认知训练、社交性交往能力的发展、在具体事物的支持下进行推理和思维运算,以及情绪、意志和道德的发展。①社会性认知的训练:环境认知、学校生活自理(整理书包、刷牙洗脸、定时起床、识别路线以及辨别常用学习用品的名称和用途)、安全意识的培养；②社会性交往能力的培养：语言表达能力培养、克服胆小和羞怯、学会分享、学会欣赏别人；③规则性训练：遵守学校纪律要求、遵守时间、按时上课、不无故讲话、积极发言；④模拟学校场所训练。

（四）言语治疗

言语治疗建立在系统的言语能力评估基础之上，根据诊断结果和所确定的语言功能异常类别，确定康复目标，选择合适的康复内容和康复手段进行干预并及时监测康复训练效果。针对特殊儿童，包括智力发育障碍儿童言语康复的五个阶段：

1. 前语言能力训练 前语言时期指 IDD 儿童能说出第一个有意义的单词之前的时期。此阶段语言康复的目的是帮助其积累充分的语音表象及发展学习语言所必需的一般能力。

（1）目标：①发展视觉和听觉注意能力，包括对词语的注意；②发展对语音的感知能力，对知觉信号的理解能力；③提高语音识别能力和发音水平；④发展有意识交流能力以及对因果关系的感知。

（2）内容：①诱导儿童产生无意识交流；②训练其通过不同音调、音强和音长的呼叫声或眼神向外界表达他们的生理需求和情感；③培养听觉敏锐度，使其对语音敏感关注主要照顾者的言语声，能辨别一些语调、语气和音色的变化；④引导发出一些单音节，逐渐发出连续的音节；⑤培养交际倾向，对成人的声音刺激能给予动作反馈，初步习得一些最基本的交际规则；⑥能理解一些表达具体概念的词。

2. 词语理解与表达能力训练 主要目的是将其所了解的以及想要表达的内容转化成简单的语言符号（词语），并用言语的方式表达出来；同时，通过词汇训练帮助其扩大词汇量，学习多种类别的词语，加深对常用词汇的词义理解。

主要内容：学习常见名词（如有关称谓、人体部位、食物、衣物、餐具、洗漱用品、玩具和常见动物、交通工具等名词）和常见动词（如有关肢体动作、常见活动的动词）。训练时，康复治疗师应充分考虑儿童的需求、兴趣及能力水平，选择适当词汇，

反复给予刺激；引导儿童理解简单语言，激发其表达语言的兴趣，鼓励其多用口语形式来回答问题。

在这一阶段，儿童可能达到的语言或与语言相关的一般认知目标或参考认知目标：①发展语言理解能力，在一些语言和实体之间建立联系；②发展核心词汇，继续扩充词汇量，并增加词语的种类；③能够表达简单的单、双音节词语，并集合手势和环境来交流；④增加对各种符号的理解。

3. 词组理解与表达能力训练 训练目标是让儿童掌握一些生活中的常见词组，初步认识词组成分间的语义关系，能够用 2 个或 2 个以上的词顺畅地交流（包括口语与非口语交流形式）。在这一阶段，儿童可能达到的语言或与语言相关的一些认知目标或参考认知目标：①继续扩充词汇量，并增加词语的种类；②语音逐渐稳定，能发出大部分母语的语音；③学习基本的语法结构，如并列关系和主谓关系等，逐步发展常见的句法结构；④学习简单的语义关系；⑤提高语言的探索能力。

主要内容：①在掌握一定数量常见词语的基础上，学习一些简单的词组形式，包括动宾词组、主谓词组、偏正词组、并列词组、介宾词组五类；②对所学词组进行表达训练；③对一些难学词语进行拓展训练；④让基础较好的儿童进一步学习较难的词组结构。

4. 句子理解与表达能力训练 主要目的：通过对儿童进行日常语言中常见句式和常见语句的康复训练，帮助他们在一定程度上理解语义之间的关系，进一步熟悉汉语的语法结构，如基本句式和常见句型的语法结构等，让其习得一定的句子表达模式，提高语言理解和表达能力。

在这一阶段，儿童可能达到的语言或与语言相关的一般认知目标或参考认知目标：①掌握基本句式结构和常见句型；②发展超过"这里和现在"事件的理解能力；③能理解部分抽象词语；④发展儿童之间自发模仿和相互交谈的行为；⑤能在生活和游戏中使用语言；⑥能使用简单和复杂的句子结构，能扩展符合基本语法规则的句子。

主要内容：①学习主谓（宾）的基本句式；②学

习较难词组形式;③学习把字句、被字句、是字句、比较句、给字句和主谓谓语句式等常用句式;④进行句式练习和句子成分的替代训练;⑤对决定句子结构的某些抽象词(如被、把、是、给和比等)进行拓展训练;⑥对所学句式进行表达训练。

5. 短文理解与表达能力的训练 主要目标是通过这些训练,将先前所学的词语、词组和句子综合地运用,不断地加深和巩固对词义和语法结构的认识,在此基础上,提升儿童的语用能力,教导儿童如何表示问候、如何提要求、如何描述事件等。

在这一阶段,儿童可能达到的语言或与语言相关的一般认知目标或参考认知目标:①掌握大部分的语法知识;②增加复杂语法结构的理解和使用功能;③有限地理解词语之间的抽象关系,有较丰富的语义知识;④在语法结构和语义知识的基础上建立语言体系;⑤发展阅读和书写技能;⑥能知道如何用语言表达问候、提问和描述事件。

主要内容:①学习有2个或2个以上重句的较复杂的句子;②学习用正确的方式实现句子之间的过渡;③学习用2个或多个句子连贯地表述事件或传达意图;④学习用一个或多个句群较连贯和完整地表达自己的意图。

(五)感觉统合训练

1. 视觉发展训练 包括视觉追视、快速巡视、视觉分辨:①视觉追视:指慢而平稳的眼球运动,例如,魔术电筒在光暗的屋子中电筒投影光束大、小、出现、消失,交替变换给予儿童光感刺激,发展视觉反应能力。②快速巡视:指大幅度快速移动视觉追视能力,例如彩色的羽毛、移动的蜡烛、会游泳的小鸭子、跑来跑去的汽车,即使儿童头在不停地动,眼睛也能够稳定在感兴趣的目标上。③运动中注视固定物体。④运动中追视运动物体。⑤视觉分辨:指不同年龄的儿童按不同颜色、大小、形状、厚薄、长短做配对和分类,可以采用游戏方式对儿童进行视觉分辨能力训练,例如,相同物体不同颜色分类、不同物体相同颜色分类、按物件的外貌特征分类、配对物件与轮廓、物件整体与部分的关系;图案配对;模仿图案等。

2. 听觉发展训练 可以在游戏中发展,听觉辨识、听觉记忆训练,训练分辨不同声音。听觉训练时,声音由轻到重、由熟悉到陌生,数量由少到多、由简单到复杂,还可以利用生活中自然物进行辨别声音大小、区分声音响度的训练。①听觉分辨:以声音和画面组合的形式形象展示各种动物特征,让幼儿辨别不同动物发出的声音;②听觉记忆:可训练分辨不同声音——动物、人类、物件、自然界声音等。传话游戏,依据智力发育障碍儿童的能力设计说话的内容和长短、游戏参与人数;购物游戏是告诉儿童要买的东西(数量据能力而定),让儿童在众多物品中凭记忆选出正确的物品。

3. 触觉发展训练 本体同化游戏能发展婴幼儿的触觉感知能力,如徒手游戏让婴幼儿趴在母亲身体上,训练婴幼儿的抚摸和支撑体重,在婴幼儿具有良好的控制时,母亲应鼓励其有意识地发展手伸向母亲面部,引导手抓向物体或过中线伸展与移动的能力,发展空间感知能力。

5个月时,应该鼓励婴幼儿用手抓物,训练手的全掌抓握能力;在建立坐位功能时,要用玩具引导幼儿伸手抓物,体会在姿势变换时,保持平衡支撑以及高级自动保护反应能力训练,为爬行奠定基础。

亲子互动地面游戏是母亲与婴幼儿躺在地面或床上一起学习翻身,学习从卧位到坐位的躯干转换运动能力,再从坐位转移躯干到爬的运动发展,婴幼儿通过手的交替使用,学习四肢协调运动能力。这一过程是积极主动有选择的过程,感知游戏的动力就在于感觉和肢体运动使用过程中获得快乐和自主控制的感觉,幼儿通过直接感知和实际动作,获得周围环境信息并适应。

4. 感知觉能力训练 感知觉是产生高级复杂的心理现象的基础,感官知觉能力训练可以提高智力发育障碍儿童对自己身体及外界环境的认知,增加感知觉的敏锐性和精准性,对环境的改变能做出适当的反应。通过大量丰富的感知刺激和提高肌肉活动的效率,提高感知觉的阈限性,刺激大脑功能定位的恢复和补偿,是提高智力发育障碍儿童适应性技能的重要手段。

5. 滚筒游戏　用来强化固有感觉来提高身体平衡能力,让儿童以俯卧、仰卧或坐位等姿势在滚筒上做头、颈部抬起,手和双臂伸展的动作,可以增强前庭固有感觉和触觉刺激,强化本体感知和身体形象概念,改善身体协调不佳,触觉敏感或迟钝。

6. 感觉统合能力训练　训练者根据儿童的感觉和动作发展的不良状况,通过专门研究、精心选择、调配器械。以游戏的方式,让儿童在游戏中进行一系列的行为和脑力强化训练活动,丰富儿童的感觉刺激,使大脑能综合处理训练中接受的各种感觉信息,作出正确决策。这种训练通过组织和整合各种感知信息,加强自我调控和整体协调,使机体能够有效运作,提高注意力、自我控制力、组织能力、概念与推理能力等,从而克服运动障碍。此外,还能增强注意力,提高学习能力与适应能力,并将习得技能逐渐融入日常生活中,增加与外界环境的互动,不断提升儿童的自信心。

(1)大笼球训练:用来促进前庭感觉体系发展,让儿童以俯卧、仰卧或坐卧等姿势在大笼球上将手和上臂伸直,可促进本体感觉和平衡反应的发展。

(2)圆筒吊缆游戏:用来促进身体协调以及固有前庭感觉输入统合,让儿童屈曲身体,用手紧握圆筒并保持身体平衡,亦可据其能力做前后左右大回转难度运动训练,运动的同时,让儿童感知危险的信号,发展保护性动作意识。

(3)滑滑梯:统合身体的紧张性迷路反射,强烈刺激前庭体系,让儿童俯卧在滑板上,双手抓住滑梯两侧用力向下滑,滑下时双臂朝前伸展,双腿并拢头抬高,头部、颈肌的同时收缩,促进身体保护伸展行为的成熟。

(4)袋鼠跳:用来强化前庭固有感觉,抵制过敏的信息,让儿童站在袋中,双手提起带边双脚,同时向前跳。

(5)游戏跳跳床:可以强化前庭刺激,抑制过敏信息,矫治重力不稳和运动企划不足,促进前庭感觉的统合,促进手眼协调,稳定情绪。具体是让儿童站在跳跳床上,双脚并拢蹦跳,跳起时,膝盖屈

曲,足跟踢至臀部。

(6)羊角球:让儿童坐在球上,双手紧握着手把,身体屈曲,向前跳动。通过姿势和双侧的统合,促进儿童高程度运动企划。

(7)时光隧道:让儿童俯卧身体,从隧道中爬行通过,帮助儿童判断身体形象,加强肌肤的各种接触刺激,并调节前庭感觉;改善本体感觉不佳和触觉敏感或迟钝,发展手眼协调能力。

(8)插棍游戏:儿童俯卧位在网缆或悬吊上,头部抬高向前,指导者协助前后摆动,让儿童在摆动中用双手从左到右、从上往下按次序插棍,可用背肌肉使劲,强烈收缩,改善眼的注视,促进前庭固有感觉、视觉、触觉的发展和全身肌肉的伸展和活性化,对提高儿童有意注意力有很大帮助。

(9)游戏滑板爬:可以调节前庭固有感觉和触觉以及视觉功能,引发丰富的平衡反应,具体是要儿童俯卧在滑板上,以腹部为中心,身体紧贴滑板,头部抬高挺胸,双手伸直用力向前划。并根据患儿能力可以加入视觉信息输入并设置任务。

(六)特殊教育

特殊教育是智力发育障碍儿童的主要康复训练手段。教育应该由教师、家长、治疗师等共同参与及实施。根据智力发育障碍儿童病情严重程度的不同,按照正常儿童的发育规律,有目的、有计划、有步骤地开展针对性的教育,重点在于将日常生活情景融入其中。教育的最终目的是提高智力发育障碍儿童生活自理能力和智力水平,尽可能减少其参与学校、参与社会度的受限程度。

1. 蒙台梭利方法　包括初步知识教育、感觉训练、实际生活能力训练和运动能力训练等。

2. 波特奇早期教育方法(Poztage guide to early education,PGEE)　又称波特奇计划。适用于0~6岁儿童早期教育教材,是针对智力发育迟缓儿童早期干预的康复方法。

3. 阅读训练　能够起到巩固识字效果、规范语言、提高理解和表达能力、促进智力发展、丰富思想和情感、加速社会化进程的多重功能。利用人工智能技术给视频添加说明性文字或链接,使儿童能

够在问题和包含问题答案的视频间自由跳转,可以提高不同智力发育障碍程度高中生非虚构类文本的阅读理解表现。阅读训练可以应用于智力发育障碍儿童的日常教学中。

（七）其他治疗方法

1. 引导式教育（conductive education）　引导式教育不是一个简单的治疗方法,而是一种以教与学为本,以贯彻性与持续性为重点的完备系统。以娱乐性、节律性意向激发患儿的兴趣及参与意识。可以促进患儿运动、语言、理解、感知能力和智力水平全面发展,同时强调整体的观念、全人的理念。同时具有以下特点:①以儿童需要为中心;②娱乐性、节律性、意向性:激发患儿自身潜力;③有引导员;④有习作解析、组合日课;⑤与游戏和日常生活活动相结合;⑥小组训练和个体训练、家庭训练相结合;⑦将幼儿园和中小学文化课学习融入功能训练。

2. 音乐治疗　是运用一切与音乐有关的活动形式作为手段,如听、唱、演奏、音乐创作、音乐与其他艺术形式相结合改善患儿的认知、语言、交流、注意、情绪等功能。适用于所有年龄段的儿童。

方法:①听:与聆听相关的音乐治疗方法主要为接受式的音乐治疗方法。利用声音和音乐情绪的各种形式,以及不同的聆听方式达到治疗的目的。促进听觉能力(包括注意力、持续度、记忆力、感受力、辨认能力)。音乐精神减压,催眠。②唱:增进表达性语言的训练,刺激与提高使用声音的动机,提升词汇与认知能力,探索自己的身体乐器。③奏:引导主动参与动机,帮助肢体动作能力的康复,即兴演奏。④运动:增进对身体部位及功能的察觉,发展空间、方向概念,促进动作协调性。⑤综合性音乐治疗。

3. 活动观察训练（action observation traning, AOT）　让儿童主动观察人(微笑、伸舌、点头和面部表情变化等)或物体(玩具、特殊的仪器设备)进行反复主动模仿的训练。对正常儿童、障碍儿童和遗传代谢性疾病儿童都适用。可以观察大运动、精细运动、面部表情、各种日常活动(镜像神经元

理论)。

4. 游戏（game）　通常是指儿童运用一定的知识和语言,借用各种物品,通过身体运动和心智活动,反映并探索周围世界的一种活动,是儿童能动地驾驭活动对象的主动性活动,它现实直观地表现为儿童的主动性、活动性和创造性活动。儿童以游戏为生活,“游戏就是工作,工作就是游戏”。游戏是一个积极、主动的过程,可以调动儿童主动地参与其中。根据训练目标设计游戏,将训练内容融入游戏中,“游戏就是训练,训练就是游戏”。游戏为载体,通过游戏使视觉、听觉、触觉、嗅觉等多感官得到刺激训练,患儿在欢乐愉快的环境中主动接受认知、语言、运动、交流和行为等各种功能训练。

5. 情景互动训练　情景互动式模拟训练是临床上一种新型的医疗康复系统,应用于智力发育障碍的实效性已得到证实。研究发现情景互动式模拟训练联合常规康复治疗,通过画面、声音刺激患儿的脑部及本能反应,增加趣味性,提高患儿治疗积极性,应用于脑瘫合并智力发育障碍效果显著,可有效改善患儿的肢体运动功能,有利于患儿的智力发育。James 等将情景互动式模拟训练有机地与家庭康复相结合,旨在提高脑瘫患儿的运动、认知和视觉感知功能。通过模仿整段视频学习社会交往技能与模仿、实践或小组讨论相互结合对智力发育障碍儿童进行干预,可提高智力发育障碍儿童对社会情境的理解程度和社会交往能力。

6. 不同程度 IDD 儿童的训练　不同程度的智力发育障碍儿童的最终转归差距较大,因此要根据不同障碍程度设计长期训练目标,并依据长期目标设计短期目标。

(1)轻度 IDD 儿童:可以在特殊学校接受教育,也可以在普通学校随班就读。提倡对那些不打扰其他同学学习的轻度 IDD 儿童进行融合教育,可以向正常儿童学习正常的行为模式,促进其认知发育,增强他们的自尊心,这会影响其一生的生活质量。在特殊教育学校的儿童,应循序渐进地训练其日常生活技能、基本劳动能力、回避危险和处理

事的能力。目标是日常生活基本自理,成年后回归正常生活。

(2)中度 IDD 儿童:部分儿童可以在特殊学校接受教育。训练重点:生活自理能力和部分社会适应能力。训练目标是掌握简单的卫生习惯和基本生活能力,可以表达基本需求和愿望。

(3)重度 IDD 儿童:主要是训练其基本生活能力,尽可能减少陪护人员的工作。

(4)极重度 IDD 儿童:以提高生活质量和简单的卫生习惯为主。

总之,通过良好规范的训练,可以使 IDD 儿童尽最大可能地回归社会、回归家庭、生活自理、减少介助、体面而快乐地生活。

(商淑云　唐久来)

第四节　预防及预后

一、预防

近半个世纪以来,世界各国都在为降低智力发育障碍患病率而努力,降低智力发育障碍患病率最根本的措施就是预防,1981 年联合国儿童基金会提出了智力发育障碍三级预防的概念,三级预防的中心是将预防、治疗和服务紧密结合起来。

只有针对病因采取措施,才能使预防更加有效,智力发育障碍的治疗需要社会、幼儿园、学校、家庭、专业康复机构各有关方面协作进行综合预防,早期发现智力发育障碍,早期干预,对家庭给予有效的帮助,保持家庭结构完整,使智力发育障碍儿童的功能得以改善。

1. **初级预防**　消除智力发育障碍的病因,预防疾病的发生,即采取产前保健、婚前检查、避免近亲结婚、遗传咨询等措施以预防遗传性疾病;实行围产保健、提高产科技术等以预防产时脑损伤;加强卫生宣传教育,提高广大人民防病意识、预防接种、合理营养,在缺碘地区普遍食用碘盐,坚持特需人群补碘、预防中枢神经感染等以减少出生后的各种不良因素。加强和提高经济文化水平,避免心理挫伤,提高心理文化素质,努力促进生物医学模式向生物 - 心理 - 社会医学模式的转变,才能有效地预防智力发育障碍。

2. **二级预防**　早期发现伴有智力发育障碍的疾病,尽可能在症状尚未明显之前就作出诊断,进行早期干预,使其不发生脑损伤。这方面的措施有遗传病产前诊断、先天代谢病新生儿筛查、高危儿随访、出生缺陷监测、发育监测等。实践证明先天代谢病新生儿筛查是一项行之有效的预防方法。目前我国许多地区已经开展了先天代谢病新生儿筛查,并取得了一定的成绩,但是筛查覆盖率还很低。

3. **三级预防**　是对已经有脑损伤以后应采取综合治疗措施,正确诊治脑部疾病,以预防发展为智力残疾。综合措施提高智力发育障碍患儿的智力功能水平、社会适应能力以及生活自理能力,减少智力发育障碍及参与受限的程度。

二、预后

智力发育障碍的预后与病情严重程度、诊断时间、治疗开展时间等因素密切相关。

1. **轻度智力发育障碍**　通过特殊教育可获得实践技巧和实用的阅读能力。长大后可做一般性家务劳动和简单的具体工作。遇事缺乏主见,依赖性强,不善于应付外界的变化,易受他人的影响和支配,能在指导下适应社会。

2. **中度智力发育障碍**　经过长期教育和训练,可以学会简单的人际交往、基本卫生习惯、安全习惯和简单的手工技巧。

3. 重度智力发育障碍 有一定的防卫能力，能躲避明显的危险。经过系统的习惯训练，可养成简单的生活和卫生习惯，但生活需要他人照顾。长大以后，可在监督之下做些固定和最简单的体力劳动。

4. 极重度智力发育障碍 生活不能自理，终生需要他人照顾。

（杨 李）

参考文献

［1］ MICHAEL BF, DIANA EC, LAMYAA Y, et al. DSM-5-TR: Rationale, Process, and Overview of Changes [J]. Psychiatric services: a journal of the American Psychiatric Association, 2023, 74 (8): 869-875.

［2］ 唐久来. 常见中枢性运动发育落后/障碍的规范化诊断 [J]. 中国儿童保健杂志, 2013, 21 (7): 673-675.

［3］ 唐久来, 秦炯, 邹丽萍, 等. 中国脑性瘫痪康复指南 (2015): 第一部分 [J]. 中国康复医学杂志, 2015,(30): 747-754.

［4］ 国家卫生和计划生育委员会. 关于印发国际疾病分类第十一次修订本 (ICD-11) 中文版的通知 [J]. 中华人民共和国国家卫生和计划生育委员会公报, 2018 (12): 18.

［5］ 美国精神医学学会. 理解 DSM-5 精神障碍 [M]. 夏雅俐, 张道龙, 译. 北京: 北京大学出版社, 2016: 14-17.

［6］ PURUGGANAN O. Intellectual Disabilities [J]. Pediatr Rev, 2018, 39 (6): 299-309.

［7］ WALKLEY SU, ABBEDUTO L, BATSHAW ML, et al. Intellectual and developmental disabilities research centers: Fifty years of scientific accomplishments [J]. Ann Neurol, 2019, 86 (3): 332-343.

［8］ SINGH NN. Implementation Science of Mindfulness in Intellectual and Developmental Disabilities [J]. Am J Intellect Dev Disabil, 2020, 125 (5): 345-348.

［9］ HOYTEMA VKE, WORTMANN SB, KOELEWIJN MJ, et al. Treatable inherited metabolic disorders causing intellectual disability: 2021 review and digital app. Orphanet J Rare Dis [J], 2021, 16 (1): 170.

［10］ BRUEL AL, VITOBELLO A, TRAN MAU-THEM F, et al. Next-generation sequencing approaches and challenges in the diagnosis of developmental anomalies and intellectual disability [J]. Clin Genet, 2020, 98 (5): 433-444.

［11］ 唐久来, 李晓捷, 吴德, 等. 鼠神经生长因子联合康复治疗全面性发育迟缓前瞻性多中心临床随机对照研究 [J]. 中华实用儿科临床杂志, 2023, 38 (11): 857-862.

［12］ World Health Organization. International Classification of Diseases 11th Revision [EB/OL][2023-02-14].

［13］ CHEN Z, XIONG C, LIU H, et al. Impact of early term and late preterm birth on infants' neurodevelopment: evidence from a cohort study in Wuhan, China [J]. BMC Pediatr, 2022, 22 (1): 251.

［14］ 柯海娟, 唐久来. 64 例全面性发育迟缓患儿病因及疗效分析 [J]. 中国儿童保健杂志, 2016, 24 (6): 658-661.

［15］ 李晓捷. 儿童常见疾病康复指南 [M]. 北京: 人民卫生出版社, 2020: 30-40.

［16］ JUNEJA M, GUPTA A, SAIRAM S, et al. Diagnosis and Management of Global Development Delay: Consensus Guidelines of Growth, Development and Behavioral Pediatrics Chapter, Neurology Chapter and Neurodevelopment Pediatrics Chapter of the Indian Academy of Pediatrics [J]. Indian Pediatr, 2022, 59 (5): 401-415.

［17］ HA SY, SUNG YH. Changes of Neural Pathways after Vojta Approach in a Child with Developmental Delay [J]. Children (Basel), 2021, 8 (10): 918.

［18］ 徐艳红, 李静, 唐久来. 儿童全面性发育落后的高危因素、临床特征和预后 [J]. 中华实用儿科临床杂志, 2016, 31 (10): 783-786.

［19］ ALAMRI A, ALJADHAI YI, ALRASHED A, et al. Identifying Clinical Clues in Children with Global Developmental Delay/Intellectual Disability with Abnormal Brain Magnetic Resonance Imaging (MRI) [J]. J Child Neurol, 2021, 36 (6): 432-439.

［20］ RAJVANSHI N, BHAKAT R, SAXENA S, et al. Magnetic Resonance Spectroscopy in Children with Developmental Delay: Time to Look beyond Conventional Magnetic Resonance Imaging (MRI)[J]. J Child Neurol, 2021, 36 (6): 440-446.

［21］ BÉLANGER SA, CARON J. Evaluation of the Child with Global Developmental Delay and Intellectual Disability [J]. Paediatr Child Health, 2018, 23 (6): 403-419.

［22］ RANDHAWA HS, BAGALE S, UMAP R, et al. Brain Magnetic Resonance Imaging-Based Evaluation of Pediatric Patients With Developmental Delay: A Cross-Sectional Study [J]. Cureus, 2022, 14 (4): e24051.

［23］ LIU PY, NIU XS, OU D, et al. Dynamic Changes in Cognitive Function in Patients with Radiation-Induced Temporal Lobe Necrosis after IMRT for Nasopharyngeal Cancer [J]. Front Oncol, 2020, 10: 450.

［24］ ZHOU X, LIU PY, WANG XS. Temporal Lobe Necrosis Following Radiotherapy in Nasopharyngeal Carcinoma: New Insight Into the Management [J]. Front Oncol, 2021, 10: 593487.

［25］ 崔珍珍, 刘乐, 张学敏, 等. 目标- 活动- 运动环境疗法对全面性发育落后的疗效研究 [J]. 中国康复医学杂志, 2021, 36 (2): 143-148.

第八章

癫 痫

第一节 概 述

一、概述

(一) 癫痫的定义

癫痫(epilepsy)是神经系统最常见的疾病之一,为多种病因引起的脑功能障碍综合征,是由于脑细胞群异常的超同步化放电而引起的突发性、暂时性、发作性脑功能紊乱。基于异常放电的部位和范围不同,癫痫的临床发作可以表现为各种形式。最常见的临床表现是意识改变或意识丧失、局限性或全身肌肉的强直性或阵挛性抽搐及感觉异常;可伴或不伴有行为异常、情感和知觉异常、记忆改变、自主神经功能障碍等。

(二) 癫痫的流行病学

癫痫是儿科神经系统最常见的疾病之一。据统计,全球儿童癫痫患病率约0.9%,中低收入地区如亚洲、非洲的疾病负担明显高于发达地区如北美、西欧。不同地区癫痫年发病率约(24~114)/10万,患病率为3‰~10‰。

估计我国目前癫痫患者总数约900万,每年新发癫痫人数约40万。70%~80%患者未接受正规诊断与治疗,活动性癫痫治疗缺口约60%。据此估算我国大约有400万活动性癫痫患者没有得到及时合理规范的治疗。癫痫患者的死亡危险性是一般人群的2~3倍。

随着多学科的发展和协作,癫痫的诊断、分类与处理日臻完善并逐步与国际接轨,但我们对于癫痫儿童共患精神行为障碍的临床意义认识还很不充分,诊断和干预往往不够及时和完善。

(三) 癫痫的病因

在人的一生中,任何年龄段都可以发生癫痫。但由于遗传代谢性疾病及围产期高危因素等特殊原因,儿童癫痫患者占整个人群的2/3。具有的特点:①婴幼儿期是癫痫发病的第一个高峰期;②癫痫的起病与年龄有密切关系,癫痫综合征呈年龄依赖性;③儿童癫痫大多数发生于学龄前期等。

目前,癫痫的发病原因主要分为内部因素和外部因素两大类。

1. 内部因素 ①中枢神经系统的先天发育异常:神经系统在机体和环境的调节方面起着非常重要的作用。神经系统在发育过程中受到任何损害,其结果都可能是不可逆的。结构决定功能,完整的解剖结构和组织学基础是任何生命赖以生存和发展的前提,中枢神经系统的先天发育异常必然导致功能缺陷,从而造成后天缺陷,如神经管闭合障碍引起的无脑畸形、脑膜膨出、脑膜脑膨出、巨脑回和多微小脑回畸形,这些后天的缺陷畸形可能是早期癫痫发作的原因之一。②遗传因素:多种遗传因素可导致中枢神经系统结构紊乱和功能失调。癫痫的遗传病学研究中发现,结节性硬化、神经纤维瘤病、脑三叉神经血管瘤等常染色体显性遗传病与癫痫有关。此外还存在许多与癫痫有关的遗传方面的病因(如单基因病、多基因病及线粒体病等)。具体癫痫的致病基因还在进一步研究中,目前多认为以单基因遗传为主。③其他原因:由各种先天因素引起脑细胞退行性改变,使大脑皮质弥漫性萎缩,脑叶萎缩、变薄、功能下降而引发癫痫发作。

2. 外部因素 ①脑部获得性疾病:颅脑外伤、脑肿瘤、脑血管疾病、各种颅内感染(包括细菌、病毒、支原体、螺旋体、真菌、寄生虫感染等);②中毒性疾病:酒精中毒和药物中毒(如戊四氮、尼可刹米等)可诱发癫痫,金属中毒也可诱发癫痫。此外,其他中毒,如有机磷农药、河豚、蜘蛛、蜜蜂中毒也可诱发癫痫发作。

癫痫会给个人、家庭尤其是儿童母亲和社会带来严重的负面影响。目前社会上存在对癫痫病的误解和对癫痫患者的歧视,因而被确诊为癫痫可使患者及其家庭产生较严重的心理障碍和精神压力。癫痫发作给患者造成巨大的生理和心理上的痛苦,严重影响患者和其家庭的生活质量;长期服用抗癫痫药物及其他诊治费用给家庭带来沉重的经济负担;同时,癫痫患者的保健、教育、就业、婚姻生育等问题,也是患者及其亲属和社会多部门十分关注的问题。因此,癫痫不仅是医疗问题,也是重要的公共卫生和社会问题。世界卫生组织(WHO)已将癫痫列为重点防治的神经精神疾病之一。

二、脑瘫共患癫痫概述

脑性瘫痪的运动障碍常伴随感觉、认知、交流、感知和/或行为障碍以及癫痫、智力和继发性骨骼肌问题。

(一)脑瘫共患癫痫的流行病学

在脑瘫儿童中,不同的资料报告的癫痫发病率差异较大,为 15%~90%,多在 35%~41%。脑瘫儿童共患癫痫的概率明显高于普通儿童。

对于脑瘫共患癫痫,往往药物控制较困难且预后差。癫痫的反复发作会进一步加重脑损伤,严重影响脑瘫儿童运动、认知等功能的恢复。脑瘫儿童共患癫痫既说明其病情严重,又因癫痫的存在而影响脑瘫儿童的认知功能和预后,从而影响其康复效果。正确认识脑瘫共患癫痫的临床特点,及时正确诊断和治疗,将有利于改善脑瘫的预后,对儿童的康复起着积极作用。

(二)脑瘫共患癫痫的病因

脑瘫共患癫痫的发生主要取决于脑损伤的病因及类型。其中,病因分为缺氧缺血性脑病(HIE)、脑发育畸形及其他原因;类型分为弥漫性脑损伤、局灶性脑损伤、基底核损伤、脑发育不全、脑积水、无明显异常等。在上述各种致病因素作用下,大脑发生原发性和继发性损伤,出现脑水肿、脑组织坏死,进而形成软化灶,导致大脑中枢神经元的高频、超同步化放电,引发癫痫。这一发病机制说明脑瘫和癫痫两者之间往往有共同的病因和病理基础,可以互为因果。

(肖 农 王家勤)

第二节 诊断与评定

一、癫痫的诊断

2017 年国际抗癫痫联盟(International League Against Epilepsy,ILAE)对癫痫新的定义:癫痫是一种脑部疾病,符合下列一种情况可确定为癫痫:①至少两次间隔>24 小时的非诱发性(或反射性)发作。②一次非诱发性(或反射性)发作,并且在未来 10 年内,再次发作风险与两次非诱发性发作后的再发风险相当(至少 60%):先前有脑损伤(A 级)、脑电图癫痫样异常(A 级)、头颅影像结构性损伤(B 级)、夜间发作(B 级);诊断某种癫痫综合征。符合下列任何一种情况,可以解除癫痫诊断:已经超过了某种年龄依赖癫痫综合征的患病年龄;已经 10 年无发作,并且近 5 年已停用抗癫痫药物。实际上,综合前两项的要求来看,仍然符合传统的癫痫定义的要件即复发性。一次发作虽然也可诊断癫痫,但必须有充分证据,证明其发作是由脑内存在的慢性、持久性损害所致。癫痫的定义中要列入伴随其他损害,体现了对癫痫这一慢性、复发性神经精神障碍的特殊性,尤其是突出了对伴随精神、心理、认知、行为等方面功能障碍的重视。这些伴随的功能异常同样也严重影响着癫痫的远期预后。在诊断癫痫的同时和日后的整个随访过程中,临床医生都应该考虑并重视这些问题。

二、癫痫的发作类型

癫痫是由多种病因引起的脑功能障碍综合征,是脑细胞群异常的超同步化放电所引起的突发性、暂时性、发作性脑功能障碍。其临床主要表现为"发作"。

掌握癫痫的发作特征可以帮助判断发作起源的部位。正确了解和判断癫痫发作,有助于癫痫发作机制的认识,同时也有助于各种癫痫综合征的诊断,对帮助临床医生选择正确的抗癫痫药物有着极其重要的作用。

国际抗癫痫联盟癫痫分类:国际抗癫痫联盟癫痫分类已历经 5 次修改,最新一个版本为 2017 年修订(图 8-2-1、图 8-2-2)

由于 2017 年国际抗癫痫联盟癫痫分类非常复杂,不易掌握。故本次仍沿用 1981 年版癫痫分类介绍。癫痫发作基本上分为全面性发作及局灶性发作两大类。

1. **全面性发作**(generalized seizures) 全面性发作最突出的特点是患者发作时有意识丧失,动作为双侧性,发作后不能回忆发作的全过程,脑电图异常为双侧性。根据发作的表现不同可以分为 6 大类:

(1)全面性强直 - 阵挛发作(generalized tonic-clonic seizure,GTCS):典型的强直 - 阵挛发作在小儿并不多见。发作时突然意识丧失、双侧强直后紧随为有阵挛的序列活动是全面性强直 - 阵挛发作的主要临床特征。可由部分性发作演变而来,也可一起病即表现为全身强直 - 阵挛发作。早期出现意识丧失、跌倒。随后的发作分为 3 期:①强直期:全身骨骼肌强直收缩,肢体、躯干僵硬、喉肌痉挛,由于肋间肌、膈肌强直收缩,呼吸暂停,全身发绀,持续 10~20 秒后进入阵挛期。②阵挛期:患者从强直转成阵挛,四肢及躯干肌肉有节律地抽动,阵挛持续数十秒钟或更长时间后停止,进入发作后期。以上两期均伴有呼吸停止、血压升高、瞳孔扩大、唾液和其他分泌物增多。③发作后期:此期表

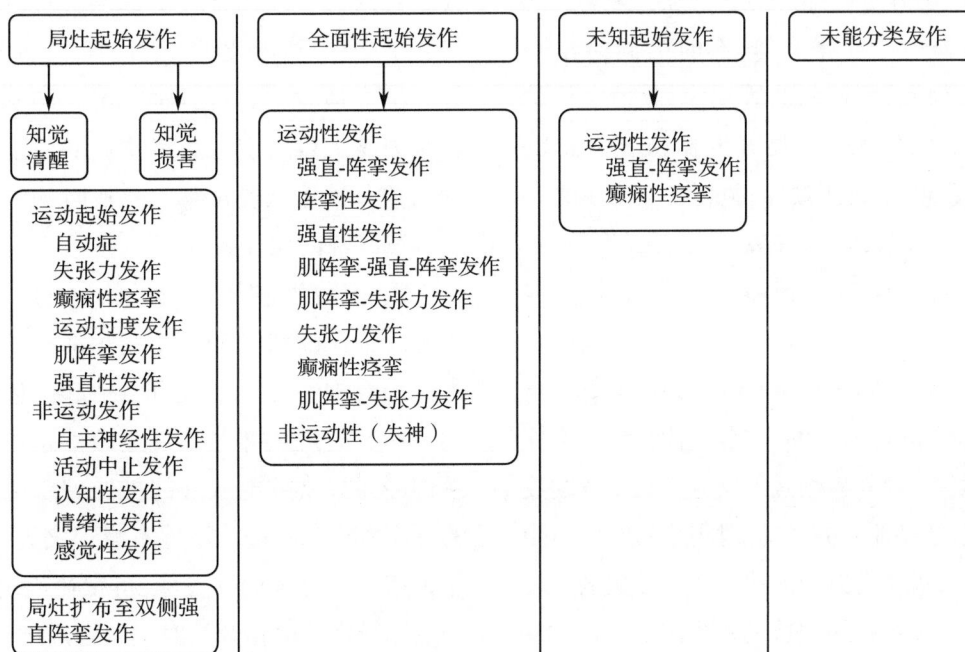

图 8-2-1 ILAE 2017 年发作类型操作性分类基本版

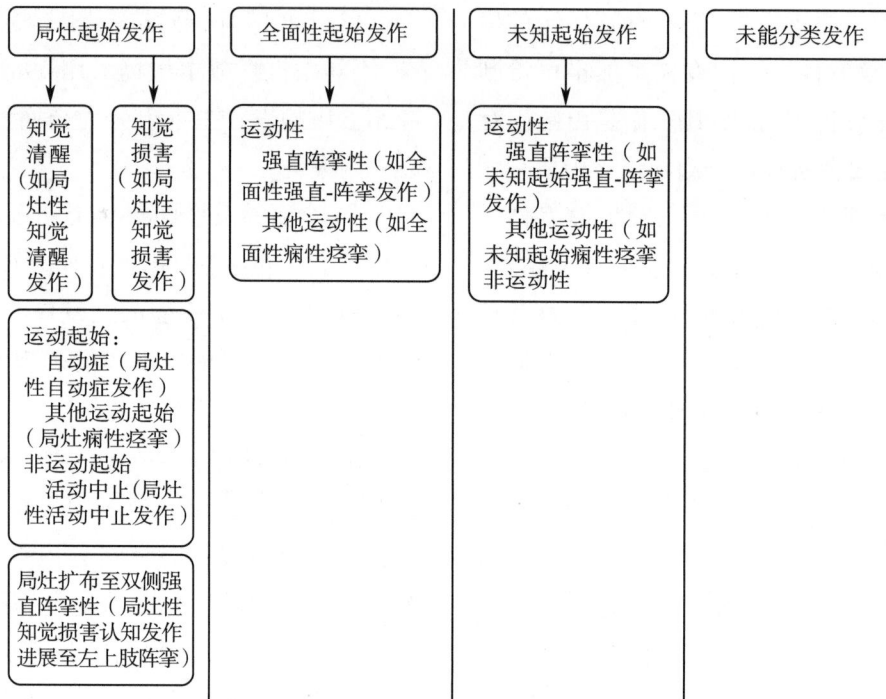

图 8-2-2　ILAE 2017 年发作类型操作性分类扩展板框架图

现为生命体征逐渐恢复。神志不清或昏睡，醒后患者常感头痛、头晕、疲乏、全身酸痛、嗜睡，部分患者有意识模糊，此时强行约束患者可能发生伤人和自伤。脑电图在强直时频率变慢、波幅增高，在阵挛时间段出现慢波。发作间期脑电图为多棘慢或棘慢复合波，有时为尖慢复合波。

(2)强直性发作(tonic seizures)：突然发生的意识丧失，全身肌肉强直收缩，固定于某种姿势 5~20 秒，小儿常见到角弓反张姿势，有时为同时出现弯腰、伸颈、头仰起、两臂屈曲等动作，此种姿势维持片刻。有时表现为球状强直发作(global tonic attacks)，上肢呈抱球状，弯腰，两髋、膝、踝均屈曲。

(3)阵挛性发作(clonic seizures)：表现为肢体、躯干或面部肌肉有节律性抽动，有时有强直成分或无强直成分。

(4)典型失神发作(typical absence seizures)：发作表现为突然意识丧失，中断正在进行的活动，不摔倒，两眼茫然凝视，对外界刺激无反应。发作持续数秒后意识恢复，继续原来的活动，对刚才的发作不能回忆。过度换气可诱发典型失神的发作。脑电图表现为全导双侧同步对称的 3Hz 的棘慢波。

(5)肌阵挛性发作(myoclonic seizures)：表现为快速、短暂的单次肌肉收缩，可波及大范围的肌群，也可限于某个肌群，常成簇发生。常表现为突然点头、躯干前倾或后仰，双上肢快速抬起。整个收缩过程大约为 0.2 秒。发作时脑电图为棘慢复合波或尖慢复合波。

(6)失张力发作(atonic seizure)：发作时意识丧失，肌肉张力不能维持，表现为肌张力突然丧失，可致患者跌倒。往往是缓缓摔倒，摔倒后迅速(通常持续 1~2 秒)意识及肌张力恢复，立即站起，有时未等摔倒在地时，意识已恢复，可立即站定。局限性肌张力丧失可仅引起患者头或肢体下垂。持续数秒至数分钟才恢复正常。发作时脑电图为多棘慢复合波或棘慢复合波。

2. 部分性发作(focal seizures)　是指发作开始时的临床症状和脑电图变化都是由于一侧大脑半球局部神经元异常放电所引起。包括单纯部分性、复杂部分性、部分继发全面性发作三类。后者系神经元异常放电从局部扩展到双侧脑部时出现的临床发作。一般均不伴有意识丧失(但有时因发作迅速泛化为全面性发作，可很快出现意识丧失)。脑电图异常放电在开始时也是以局部为主。

(1)单纯部分性发作：除具有癫痫的共性外，发作时意识始终存在,发作后能复述发作的生动细节是单纯部分性发作的主要特征。

(2)复杂部分性发作:复杂部分性发作的主要特征是有意识障碍,发作时患者对外界刺激没有反应,发作后不能或部分不能复述发作的细节,临床表现中最为突出的是以意识障碍和看起来有目的但实际上没有目的的发作性行为异常为特征的自动症,如反复咂嘴、噘嘴、咀嚼、舔舌、磨牙或吞咽(口消化道自动症)或反复搓手、抚面,不断地穿衣、脱衣、解衣扣、摸索衣服(手足自动症),也可表现为游走、奔跑,无目的地开门、关门、乘车、上船;还可出现自言自语、叫喊、唱歌(语言性自动症)或机械重复原来的动作。发作后患者意识模糊,常有头晕,不能回忆发作中的情况。

(3)部分性继发全面性发作:先出现上述部分性发作,随之出现全面性发作。

癫痫发作形式多种多样,随着临床观察手段及检测技术的发展,今后还可能发现新的发作形式。儿科医师要掌握全部发作内容有一定困难,但对全面性发作及部分性发作应能作出初步诊断,为治疗时选用抗癫痫药物提供依据。

三、脑瘫共患癫痫评定

(一)脑瘫分型与癫痫发作类型的关系

癫痫可以发生在任何类型的脑瘫中,不同类型脑瘫癫痫的发病率不同,但以痉挛型四肢瘫和偏瘫最常见。有作者在对 197 例脑瘫儿童进行临床分析后发现,痉挛型脑瘫的癫痫发病率最高(34.1%),其次是共济失调型和肌张力低下型(7.7%),运动障碍型(4.6%)较低;其中痉挛型脑瘫中四肢瘫(49.2%)的癫痫发病率较高,而偏瘫(27.7%)和双瘫(10.8%)共患癫痫发病率相对较低。另一项研究显示:452 例脑瘫儿童中有 160 例发生了癫痫,痉挛型偏瘫的发生率最高,为 66%,其次是四肢瘫和双瘫。以上文献均显示痉挛型脑瘫尤其是四肢瘫、偏瘫型脑瘫共患癫痫的发病率偏高,可能与癫痫发作时大脑皮质神经元反复异常的阵发性超同步放电有关。痉挛型脑瘫病变部位在大脑皮质运动区和

锥体束,故共患癫痫多见,而不随意运动型主要病变在锥体外系(基底核区附近),共济失调型主要病变在小脑,因而共患癫痫相对少见。

不同脑瘫类型中癫痫的发作类型亦有所不同。较多研究表明:脑瘫共患癫痫儿童癫痫的发作类型以全面性强直阵挛发作(32.9%~66.0%)和部分发作(13.0%~29.2%)为主,其余发作类型较少,分别为失张力发作(12.3%)、婴儿痉挛症(10.7%~14.5%)、混合发作(7.6%)、肌阵挛发作(6.1%~29.0%)。

(二)脑瘫共患癫痫的影像学特点

影像学研究证实,共患癫痫的脑瘫儿童存在更多的脑结构异常,其异常影像学表现更为普遍。Nathanel 等分析了 148 例脑瘫儿童影像学(头颅 CT 或 MRI)表现,将其分为癫痫组和无癫痫组,结果影像学异常率癫痫组为 83.6%,无癫痫组为 71.3%。主要表现为:非特异性脑萎缩、脑发育畸形、脑灰质损伤(HIE、颅内出血、大脑中动脉区梗死等引起)、脑白质损伤(包括脑室旁白质软化)、脑积水、颅内出血等。需要指出的是,比较共患癫痫与未共患癫痫脑瘫儿童的影像学表现可发现:脑瘫儿童中以脑萎缩、灰质(或灰白质)损伤、脑积水者癫痫发生率高,分别为 18.0%、27.9% 和 8.2%;单纯白质损伤(包括脑室旁白质软化)、颅内出血(包括脑室内出血)和原因不明者癫痫发生率较低,分别为 16.4%、11.5% 和 11.5%。Carlsson 等的研究表明,脑瘫儿童中以感染或发育异常、灰质(或灰白质)损伤者共患癫痫的比例最高,表明癫痫的发生与脑损伤的范围及皮质病理损害有关。脑白质损伤者共患癫痫的比例较低,原因不明和黄疸者少见共患癫痫。Senbil 等研究了 74 例脑瘫儿童,分为癫痫组和无癫痫组,结果癫痫组影像学异常率为 74.2%,无癫痫组为 48.8%,常见的异常有脑萎缩、脑软化、脑室扩大、脑室旁白质软化或囊性损伤等。Kulak 等报道了共患癫痫的脑瘫儿童脑 CT 异常率为 82.19%,明显高于非癫痫的脑瘫儿童(脑 CT 异常率为 48.20%)。主要异常 CT 表现包括脑萎缩、脑发育不良、脑积水、脑室周围白质软化、左脑穿通畸形、脑沟裂畸形伴灰质异位等。除脑结构异常

外,低出生体重、新生儿癫痫发作、癫痫家族史、认知障碍等因素明显增加共患癫痫的风险。

(三)脑瘫共患癫痫的脑电图特点

脑瘫的原因可分为出生前、出生时及出生后及遗传性因素四类。出生前主要为胎儿期感染、缺氧和发育畸形,出生时的因素为各种原因所引起的窒息、产伤、颅内出血及缺氧,出生后因素为新生儿颅内出血及胆红素脑病、新生儿低体重及新生儿感染。在上述各种致病因素作用下,大脑可发生原发性和继发性损伤,出现脑水肿、脑组织坏死,进一步形成软化灶,引起大脑中枢神经元的高频、超同步化放电,造成癫痫的发生。颅脑任何部位的损伤均可引起癫痫发作,而大脑皮质运动区损伤后癫痫发病率显著增高,脑瘫和癫痫两者之间往往有共同的病因和病理基础,可互为因果。脑瘫共患癫痫的脑电图特征:①脑电图异常出现的时间早,多在1岁以内。②不同类型的脑瘫共患癫痫,其癫痫的异常放电没有固定的形式。部分病例可见2种或2种以上的异常性放电。③脑电图的背景活动多异常,发育落后,基本波慢于同龄组儿童标准。④与其发育落后或缺陷相一致的正常生理波的缺失(如睡眠纺锤波及顶尖波在描记全程中恒定性的缺乏)或延迟出现。

脑电图对预测和确诊是否发生癫痫及对脑瘫的预后判断是不可缺少的检查手段。郭洪磊等将208例脑瘫儿童分为脑瘫伴癫痫组(84例)和脑瘫不伴癫痫组(124例),通过对比2组儿童的脑电图,发现脑瘫伴癫痫儿童的脑电图异常率(80.95%)显著高于脑瘫不伴癫痫组(25.00%);局限性痫样放电在脑瘫共患癫痫儿童中最多见,脑电图异常率占50.00%,其中局灶性放电与多灶性放电各占25.00%;全面性痫样放电相对较少,为30.95%,以高度失律为主,占22.62%。另外,在124例脑瘫不伴癫痫儿童中,有31例儿童脑电图存在痫样放电,仍以局限性痫样放电为主,占16.94%;其次为全面性痫样放电,占8.06%。Senbil等将脑瘫共患癫痫与脑瘫未共患癫痫的儿童进行对照,发现脑瘫共患癫痫组全面性慢化、局灶性痫样放电、多灶性痫样放电的比例明显高于未共患癫痫组。Zaferiou等研究发现,脑瘫伴癫痫组脑电图的全面性慢化并局灶性痫样放电明显高于不共患癫痫组。由此可见,脑电图异常对脑瘫儿童共患癫痫有一定预测作用,脑瘫共患癫痫儿童脑电图异常以局灶性痫样放电和多灶性痫样放电多见。

脑电图对预测和确诊是否发生癫痫、防止二次性脑损伤有重要价值,对脑性瘫痪的预后判断和指导治疗是不可缺少的检查手段。有条件的医院建议使用24小时动态脑电图监测或视频脑电图,可提高脑瘫共患癫痫及发作性疾病儿童痫样放电检出率。还可监测到发作时同步动态特征性改变,对脑瘫共患癫痫及发作性疾病的诊断和鉴别诊断和治疗以及判断预后,有着重要的临床价值。

(肖 农 王家勤)

第三节 康 复 治 疗

一、癫痫治疗

癫痫属慢性疾病,很多儿童家长对癫痫及药物治疗过程中可能面临的问题认识不足,从而服药依从性较差。造成服药依从性差的原因还有很多,如部分抗癫痫药物存在较多副作用;需要调整药物剂量时难以精确测量给药剂量;频繁的服药为儿童生活带来不便,容易出现漏服;同时,因为儿童害怕服药的天性,造成给药困难。这些因素严重影响儿童癫痫的治疗效果。

规范的药物治疗是治愈癫痫的关键。癫痫患者必须坚持在医生指导下长期、按时、按千克体重计量规范使用抗癫痫药物,才能取得良好的治疗效果。只要患者接受正规的、合理的抗癫痫治疗,大多数能够达到临床治愈,撤药后不再发作。很好地理解并把握以下有关原则,有助于上述目标的实现。

二、抗癫痫药物治疗的基本原则

抗癫痫药物治疗应遵循以下原则:①确诊后应尽早治疗,一般癫痫发作2次即应开始用药;②合理选择抗癫痫药,应根据癫痫发作类型或癫痫综合征选用药物;③尽量单药治疗,只有在单药治疗确实无效时,再考虑合理的联合药物治疗;④必要的治疗药物监测(therapeutic drug monitoring, TDM),根据药代动力学参数和临床效果调整剂量;⑤简化服药方法,根据药物半衰期给药,分配好服药间隔;⑥规律服药,合理换药或停药,避免自行调药、停药以及滥用药物;⑦定期随诊,注意不良反应,给予必要的心理支持;⑧新型抗癫痫药物的合理应用;⑨停药后复发,可恢复原方案重新治疗,多数仍然有效;⑩强调治疗的最终目标是使儿童拥有最佳生活质量,始终突出治疗的个体化原则。

三、按癫痫类型选择抗癫痫药物

抗癫痫药物治疗的主要目标是终止发作,同时应避免或最大限度地减轻不良反应,尽可能使患者获得理想的生活质量。20世纪80年代之前,国内仅有6种抗癫痫药物(antiseizure medication, ASM)应用于临床,包括苯巴比妥、苯妥英钠、卡马西平、扑米酮、丙戊酸钠及地西泮类药物,被称为传统ASM或抗癫痫一线药物。20世纪80年代以后陆续上市了多种新型ASM,目前临床上使用的新型ASM有拉莫三嗪、托吡酯、奥卡西平、左乙拉西坦、加巴喷丁、氨己烯酸、替加宾、唑尼沙胺、非氨酯等,现在已有第三代选择性抑制慢钠通道的抗癫痫新药拉考沙胺应用于临床。

以下就临床传统抗癫痫药物的选择、国际抗癫痫药物指南以及按癫痫综合征类型选药指南、抗癫痫药物的选择做一简要介绍。

(一)临床常用的传统抗癫痫药物

临床常用的传统抗癫痫药物的选择见表8-3-1。

表 8-3-1　传统抗癫痫药物的选择

发作类型	药物选择
部分性发作	CBZ、PB、VPA、PHT
部分性发作继发全面性发作	CBZ、VPA、PB、PHT
原发性全面性发作	VPA、PB(小婴儿可首选)、CBZ
失神发作	ESM、VPA、CZP
强直-阵挛发作、阵挛发作强直性发作	PB、VPA、CBZ、PHT
肌阵挛、失张力发作	VPA、CZP、ACTH
婴儿痉挛	ACTH、泼尼松、VPA
Lennox-Gaustaut综合征	泼尼松、VPA、CZP、ACTH
Lmdau-Kleffner综合征	泼尼松、VPA、CZP

注:ACTH,adrenocorticotrophic hormone,促肾上腺皮质激素。

(二)国际抗癫痫药物指南的选择

按国际抗癫痫药物指南选择药物见表8-3-2。

表 8-3-2　按发作类型选择抗癫痫药物指南（NICE,2004)

	一线用药	二线用药	其他用药
全身强直阵挛	LTG、VPA、TPM	CBZ、CLB、CZP、LEV、OXC	AZM、PB、PHT、PRM
失神	ESM、VPA	CLB、CZP、LTG、TPM	CBZ、GBP、TGB、VGB
肌阵挛	VPA、TPM	CLB、CZP、LTG、LEV、	CBZ、GBP、TGB、VGB
强直、失张力	LTG、VPA	CLB、CZP、LEV、TPM	AZM、PB、PRM
局限性	CBZ、LTG、OXC、VPA、TPM	CLB、GBP、LEV、PHT、TGB	AZM、CZP、FBM、PB、PRM

注:LTG,lamotrigine,拉莫三嗪;VPA,valproate acid,丙戊酸;TPM,topiramate,托吡酯;CBZ,carbamazepine,卡马西平;CLB,clobazam,氯巴占;CZP,clonazepam,氯硝西泮;LEV,levetiracetam,左乙拉西坦;OXC,oxcarbazepine,奥卡西平;AZM,acetazolamide,乙酰唑胺;PB,phenobarbitone,苯巴比妥;PHT,phenytoin,苯妥英;PRM,primidone,扑痫酮;ESM,ethosuximide,乙琥胺;GBP,gabapentin,加巴喷丁;TGB,tiagabine,替加宾;VGB,vigabatrin,氨己烯酸;FBM,felbamate,非氨酯。

(三)按癫痫综合征类型选择抗癫痫药物

按癫痫综合征类型选择抗癫痫药物见表8-3-3。

表 8-3-3 按综合征类型选择抗癫痫药物（NICE,2004,略有精简）

综合征	一线用药	二线用药	其他用药	避免用药
CAE	ESM、LTG、VPA	LEV、TPM	CBZ、PHT、TGB、VGB	
JAE	LTG、VPA	LEV、TPM	同上	
JME	LTG、VPA、TPM	CLB、CZP、LEV、AZM	同上	
GTCS only	LTG、VPA、TPM	LEV	AZM、CLB、CZP	VGB、OXC、PB、PHT
局灶性癫痫病（隐源或症状）	CBZ、LTG、OXC、VPA、TPM	CLB、CZP、GSP、LEV、PHT、TGB	AZM、PB、PRM	
婴儿痉挛	Steroids、VGB	CLB、CZP、VPA、TPM	NZP	
BECT	CBZ、LTG、OXC	VPA、TPM		
BEOP	同上	同上		
SMEI	CLB、CZP、VPA、TPM	LEV	PB	LTG、VGB
CSWS	CLB、CZP、ESM	LEV、VPA、TPM	CBZ、VGB	LTG、Steroids
LGS	LTG、VPA、TPM	CLB、CZP、ESM、LEV	FBM	
LKS	LTG、VPA、Steroids	LEV、TPM		
MAE	CLB、CZP、VPA、TPM	LTG、LEV		

注：CAE,childhood absence epilepsy,儿童失神癫痫；ESM,ethosuximide,乙琥胺；LTG,lamotrigine,拉莫三嗪；VPA,valproate acid,丙戊酸；LEV,levetiracetam,左乙拉西坦；TPM,topiramate,托吡酯；CBZ,carbamazepine,卡马西平；PHT,phenytoin,苯妥英；TGB,tiagabine,替加宾；VGB,vigabatrin,氨己烯酸；JAE,juvenile absence epilepsy,少年失神癫痫；JME,juvenile myoclonic epilepsy,少年肌阵挛癫痫；GTCS only,epilepsy with generalized tonic clonic seizures only,仅有全身强直-阵挛发作癫痫；GBP,gabapentin,加巴喷丁；PRM,primidone,扑痫酮；NZP,nitrazepam,硝西泮；BECT,benign epilepsy with centrotemporal spikes,小儿良性癫痫伴中央-颞区棘波；OXC,oxcarbazepine,奥卡西平；BEOP,benign epilepsy with occipital paroxysms,良性枕叶癫痫；SMEI,severe myoclonic epilepsy of infancy,婴儿严重肌阵挛癫痫；CLB,clobazam,氯巴占；CZP,clonazepam,氯硝西泮；PB,phenobarbitone,苯巴比妥；CSWS,epilepsy with continuous spike wave of slow sleep,癫痫伴慢波睡眠期持续棘波；LGS,Lennox-Gastaut syndrome,Lennox-Gastaut 综合征；FBM,felbamate,非氨酯；Landau-Kleffner syndrome,Landau-Kleffner 综合征；MAE,myoclonic astatic epilepsy,肌阵挛站立不能癫痫。

（四）强调单药治疗与合理的联合药物治疗

鉴于单药治疗具有不良反应较少、无明显的药物相互作用、相对经济、患者依从性较好等优点，单药治疗一直为大家所推崇。70%~80% 的癫痫儿童可以通过单药治疗控制发作。如果一种一线药物已达到最大可耐受剂量却仍然不能控制发作，可加用另一种一线或二线药物，至发作控制或最大可耐受剂量后逐渐减掉原用的药物，转换为另一种药物单药治疗。继续采取单药治疗，仍有 10% 以上终止发作的机会。

联合治疗应尽量选用抗痫机制不同的、具有药代动力学和药效学互补优势的抗癫痫药物，同时最好能使不良反应相互抵消或互不加重。所谓合理的多药联合治疗，是指不增加不良反应而获得满意的发作控制效果。从理论上讲，多药治疗有可能使部分单药治疗无效的癫痫发作得以控制，但也有可能被不良反应的增加所抵消。合用的药物种类越多，相互作用越复杂，对不良反应的判断就越困难。因此，建议最多不要超过 3 种 ASM 联合使用。在作出联合用药的决定时应该了解每种药物的作用机制、药物代谢动力学特点以及与其他药物之间的相互作用，避免同一作用机制、相同不良反应的 ASM 联合应用，药物之间有明显药代动力学相互作用的 ASM 也应避免联合应用。如果联合治疗仍不能获得更好的疗效，建议转换为儿童最能耐受的治疗（继续联合治疗或单药治疗），即选择疗效和不良反应之间的最佳平衡点，不必一味地追求发作的完全控制，而导致患者不能耐受。

（五）充分利用治疗药物监测手段

治疗药物监测（therapeutic drug monitoring,

TDM)是 20 世纪临床治疗学的重大进展之一。其实施主要是通过测定其血中药物浓度并利用药代动力学原理和参数,使给药方案个体化,以提高疗效,避免或减少中毒。TDM 促使了医生主动从药代动力学的观点来制订和调整用药方案,使癫痫的治疗个体化、合理化,从而减少了选药、改量、换药及停药的盲目性,降低了药物的毒副作用,提高了疗效。

由于苯妥英钠具有饱和性药代动力学特点(药物剂量与血药浓度不成正比例关系),而且治疗窗很窄,安全范围小,易发生血药浓度过高引起的毒性反应,因此,儿童服用达到维持剂量后以及每次剂量调整后,都应当测定血药浓度。

ASM 已用至维持剂量仍不能控制发作时应测定血药浓度,以确定是否需要调整药物剂量或更换药物。

在服药过程中儿童出现明显的不良反应,测定血药浓度,可以明确是否药物剂量过大或血药浓度过高。

患者出现肝肾功能障碍、癫痫持续状态,应监测血药浓度,以便及时调整药物剂量。

合并用药尤其与影响转氨酶系统的药物合用时,可能产生药物相互作用,影响药物代谢和血药浓度,应监测血药浓度。

成分不明的药物,特别是国内有些自制或地区配制的抗癫痫"中成药",往往加入了传统 ASM。血药浓度监测有助于了解儿童所服药物的真实情况,引导儿童接受正规治疗。

评价儿童对药物的依从性。血药浓度应在达到稳态浓度之后测定,即儿童连续服用维持剂量超过 5 个半衰期后取血测定。无论测定结果是否在有效浓度范围,都应该结合儿童的临床症状来决定是否需要调整药物剂量。如测定结果在有效浓度范围内,临床有效,维持原治疗方案;临床无效,适当增加剂量,密切观察病情变化。如测定结果低于有效浓度范围,临床无效,根据参数增加剂量;临床有效,先维持原治疗方案,注意病情变化。如测定结果超出有效浓度范围,详细检查儿童有

无不良反应和肝、肾功能,临床有效,也未发现不良反应,可以维持原方案;如出现不良反应,减量继续观察。

（六）抗癫痫药物的不良反应

ASM 对中枢神经系统的不良影响在治疗开始的最初几周明显,以后逐渐消退。减少治疗初期的不良反应可以提高儿童的依从性,使治疗能够继续。应该从小剂量开始,缓慢地增加剂量,直至发作控制或最大可耐受剂量。治疗过程中儿童如果出现剂量相关的不良反应(如头晕、嗜睡、疲劳、共济失调等),可暂时停止增加剂量或酌情减少当前用量,待不良反应消退后再继续增加至目标剂量。一些抗癫痫药物常见的副作用见表 8-3-4。

（七）合理选择抗癫痫新药

随着社会经济发展与科学技术进步,新型抗癫痫药物不断研制成功,并不断显示出安全、有效的特点。合理选用抗癫痫新药,可进一步提高癫痫药物治疗的效果,并可能避免或减少经典抗癫痫药物的不足或缺陷,不断完善并实现医生和患者对抗癫痫药物"疗效高、不良反应少、耐受性好、对生活质量不良影响小"的愿望。

四、其他治疗

（一）生酮饮食

生酮饮食(ketogenic diet,KD)是一种通过高脂肪、低碳水化合物和适当蛋白质的饮食来治疗儿童癫痫的方法。这一疗法用于治疗儿童难治性癫痫已有数十年的历史,虽然其抗癫痫的机制目前还不清楚,但是其有效性和安全性已得到了公认。近年来,KD 作为一种特殊的饮食疗法重新受到重视,应用于难治性癫痫的治疗。

1. KD 治疗癫痫的机制　较多学者认为:KD治疗癫痫的作用机制和大多数抗癫痫药物一样,可引起全身代谢的改变,但其确切的作用机制不清。早期研究表明,癫痫发作的减少可能与酮症的严重程度相关。最近有研究指出,KD 通过激活阿糖腺苷 A1 受体,发挥受体调节腺苷激酶的作用,起到抑制癫痫的作用。

表 8-3-4 一些抗癫痫药物常见的副作用

药物	剂量相关	长期治疗	特异体质
卡马西平	头晕、视物模糊、恶心、困倦、中性粒细胞减少、低钠血症	低钠血症	皮疹、再生障碍性贫血、Stevens-Johnson 综合征、肝损伤
氯硝西泮	镇静(成人比儿童更常见)、共济失调	易激惹、攻击行为、多动(儿童)	少见、偶见白细胞减少
苯巴比妥	疲劳、嗜睡、抑郁、注意力涣散、多动、易激惹(常见于童)、攻击行为、记忆力下降	少见皮肤粗糙、性欲下降、突然停药可出现戒断症状、焦虑、失眠等	皮疹、中毒性表皮溶解症、肝炎
苯妥英钠	眼球震颤、共济失调、畏食、恶心、呕吐、攻击行为、巨幼红细胞性贫血	痤疮、齿龈增生、面部粗糙、多毛、骨质疏松、小脑及脑干萎缩(长期大量使用)、性欲缺乏、维生素 K 和叶酸缺乏	皮疹、周围神经炎、Stevens-Johnson 综合征、肝损伤
扑痫酮	同苯巴比妥	同苯巴比妥	皮疹、血小板减少、狼疮样综合征
丙戊酸钠	震颤、畏食、恶心、呕吐、困倦	体重增加、脱发、月经失调或闭经、多囊卵巢综合征	肝毒性(尤其 2 岁以下的儿童)、血小板减少、急性胰腺炎(罕见)、丙戊酸钠脑病
加巴喷丁	嗜睡、头晕、疲劳、复视、感觉异常、健忘	较少	罕见
拉莫三嗪	复视、头晕、头痛、恶心、呕吐、困倦、共济失调、嗜睡	攻击行为、易激惹	皮疹、Stevens-Johnson 综合征、中毒性表皮溶解症、肝衰竭、再生障碍性贫血
奥卡西平	疲劳、困倦、复视、头晕、共济失调、恶心	低钠血症	皮疹
左乙拉西坦	头痛、困倦、易激惹、较少感染、类流感综合征	较少	无报告
托吡酯	畏食、注意力、语言、记忆障碍、感觉异常、无汗	肾结石、体重下降	急性闭角性青光眼(罕见)

注:任何药物均可引起头痛、视物模糊或复视、不稳、恶心、嗜睡、镇静、头晕、困倦或不可预知的反应;与其他抗癫痫药物以及其他药物间相互作用很多。

2. 生酮饮食的适应证

(1)难治性儿童癫痫:适用于儿童各年龄阶段各种发作类型的难治性癫痫患者。

(2)葡萄糖转运体Ⅰ缺陷症:由于葡萄糖不能进入脑内,导致癫痫发作、发育迟缓和复杂的运动障碍。

(3)丙酮酸脱氢酶缺乏症:丙酮酸盐不能代谢或乙酰辅酶 A 导致严重的发育障碍和乳酸酸中毒。

3. 禁忌证 患有脂肪酸转运和氧化障碍的疾病。

4. KD 实施方法及方案 包括以下几方面:

(1)KD 治疗前评估:在使用 KD 治疗之前有必要对儿童进行全面性的治疗前评估。评估的内容包括:对发作类型的判断,对儿童营养状态的评估(如基础身高、体重、BMI、饮食习惯、基础饮食水平等),对某些禁忌证的识别,进行相应的实验室检查(如血常规、电解质、血糖、血脂、肝肾功能、尿常规、心脏和腹部彩超、血气分析等)和根据情况选择相应的特殊检查(如脑电图、头部影像学检查、腰穿脑脊液检查等),以及预计在治疗过程中可能出现并发症的风险(如肾结石、血脂异常、生长发育迟滞、胃食管反流等)。

(2)KD 治疗的时程:如果使用 KD 正规治疗 3

个月仍无明显效果或者出现一些严重的副作用时，可以逐渐停止 KD 治疗。如果疗效较好，应正规 KD 治疗 2 年。

(3) KD 治疗的副作用：副作用分为早期副作用和远期副作用。早期副作用可以通过替换食物而缓解。而远期副作用是由于长期采用单一饮食治疗造成的。常见的早期副作用为：脱水、腹泻、恶心、呕吐、便秘、其他代谢紊乱等。便秘是最常见的问题，在治疗的各期其出现率高达 45%。

(二) 外科手术治疗

随着癫痫病灶定位诊断水平的提高、显微外科的发展以及手术方法的改进，外科为药物难以控制的癫痫的治疗开辟了一条新途径。临床在遇到下列情况时可以考虑外科手术治疗：药物难以控制、对生活质量和生长发育有明显影响、存在明确的癫痫病灶、外科手术的风险低。癫痫外科治疗是一种有创性治疗手段，必须经过严格的多学科(小儿神经科、神经外科、影像学、术前术后监护、脑电图、麻醉等)术前评估，确保诊断和分类的正确性。

以前认为难治性癫痫必须具有明确的致病灶且限于一侧半球非重要功能区内才可考虑手术治疗。但新近的观点认为不一定在药物治疗失败后才考虑手术，有些源于器质性改变的癫痫在罹患之初，尽管处于重要功能区，也应按难治性癫痫考虑手术治疗，以免长期癫痫发作影响儿童身心发育，同时早期手术也可使神经组织有较多机会形成代偿，下述癫痫应属此类：① Rasmussen 脑炎；②半球发育不良(包括半侧巨脑症、局部小脑回症、局部无脑回症、局部或半球皮质移位不全、穿通性囊肿、蛛网膜囊肿等)；③半球海绵状血管瘤；④局灶性瘢痕；⑤进展性小体积胶质瘤、错构瘤、神经节细胞瘤等。

下述情况不宜手术：①良性局灶性儿童癫痫：如良性 Rolandic 癫痫或中颞叶癫痫、伴枕叶棘波的良性局灶性儿童癫痫、Landau-Kleffner 综合征、良性精神运动发作；②神经变性和代谢异常疾病；③有精神症状者；④伴有智力障碍或其他伤残者。

(三) 经颅磁刺激

目前研究表明，经颅磁刺激(transcranial magnetic stimulation，TMS)亦可应用于癫痫治疗。经 TMS 治疗后，皮质的兴奋性减低，皮质的放电阈值明显升高，使肌阵挛临床发作及痫样放电明显减少。此为临床上 TMS 治疗难治性癫痫奠定了理论基础。

五、脑瘫共患癫痫治疗

脑性瘫痪共患癫痫发作时，控制癫痫发作与脑性瘫痪的康复功能训练一样重要。尽早全面控制癫痫临床发作及高度失律或睡眠中癫痫性电持续状态(electrical status epilepticus during sleep，ESES)等严重痫性放电，是防止儿童进一步遭受癫痫性脑损伤、获取脑瘫康复最大疗效的前提及基础。应注意脑瘫共患癫痫儿童的特点：①脑性瘫痪共患的多为继发性癫痫，常难控制，且易转为难治性癫痫及癫痫持续状态；②脑性瘫痪共患癫痫儿童部分需 2 种或 2 种以上抗癫痫药物治疗，剂量偏大，疗程要长；③由于这类患者年龄偏小，肝肾功能发育不完善，对一些抗癫痫药物副作用的耐受性差；④脑性瘫痪共患癫痫儿童常伴有智力发育障碍，因此，初次治疗时的药物选择应十分谨慎，宜选择和配伍应用较好、认知功能影响较小的抗癫痫药物。选药主要根据发作类型选用能切断痫性放电向病灶周围扩散的药物，如卡马西平、苯妥英钠、拉莫三嗪等，必要时联合应用能提高脑内 GABA 浓度而抑制癫痫发作的抗癫痫药物，如丙戊酸钠类和氯硝西泮。

认识病因、掌握临床特征、控制发作是治疗的基础。对癫痫的危险性、可能治疗的不良作用和自我管理的重要性，这些是临床医生、儿童、家长需要沟通的讨论内容。

(一) 脑瘫儿童共患癫痫的处理原则

全面性或部分性发作一般首选口服丙戊酸(不包括婴儿痉挛症)；对于失神发作、失张力发作、强直发作及肌阵挛发作，拉莫三嗪是较好的选择；托吡酯对部分性发作有较好的疗效，与拉莫三嗪联合作用对失张力发作有积极疗效，但托吡酯的药物副作用较多,故在脑瘫儿童中使用率不高;对于婴儿痉挛症儿童,常应用类固醇激素,其副作用及疗效的暂时性是缺点,对激素无效者也可选用丙戊酸、拉莫三嗪、苯二氮䓬类、托吡酯等单药或联合治疗。

总体来讲,对于脑瘫共患癫痫儿童,癫痫可以得到有效控制。Zafeiriou 等研究了 178 例脑瘫共患癫痫儿童,其中 65.2% 儿童的癫痫症状可以得到完全控制,75.3% 的儿童停药后超过 3 年未发作,24.7% 的儿童药物控制较差,13.4% 的儿童癫痫控制 3 年后停药复发。Wallace 报道指出,大约 30.0% 的双瘫儿童或偏瘫儿童的癫痫症状可被控制。另一项调查结果显示,在 135 例不同脑瘫类型的癫痫儿童中,23.0% 在停药 2 年后未发作。

综上所述,认识病因、掌握临床特征、控制发作是治疗的基础。癫痫的危险性、可能的治疗不良作用和自我管理的重要性,均是需要临床医生、儿童、家长沟通的内容。临床医生应在癫痫确诊后明确地告知儿童家长癫痫的危险性,包括癫痫发作本身和药物不良反应对身体的影响、癫痫发作导致的意外伤害等。经常性地有效沟通能使儿童及家长了解癫痫相关危险的信息,并学会如何在最大限度上降低风险,提高自我管理能力。有条件时,可以聘请专业护士、自我管理能力较好的患者和家长、志愿者等来帮助沟通,能取得更好的效果。脑瘫儿童的康复治疗是一个长期、艰苦、复杂的过程,需要医护人员和家长的共同参与,进行全方位的综合治疗和干预,提高儿童的自理能力及生活质量,使尽可能多的儿童早日回归社会。

(二)临床下痫样放电对脑瘫儿童的影响及其处理

临床下痫样放电(subclinical epileptiform discharges,SEDs)是指仅有脑电图(EEG)上的痫样放电而从来没有过癫痫临床发作的现象。小儿 SEDs 是否会对其脑功能产生影响,是否需要药物治疗,以及采取什么样的治疗方案,都是临床医生和儿童家长经常关注的问题。

SEDs 在正常人群中的发生率:正常人群中 SEDs 发生率为 1.1%~6.8%,睡眠 EEG 中可达 8.7%。儿科人群中发生率大多在 3.54%~5.00%。SEDs 多见于学龄期儿童,男童多见。SEDs 中,1/3 为弥漫性,2/3 为局限性,前者的放电消失一般较后者迟,局限性 SEDs 较多见于中央颞区和枕区。有研究表明,SEDs 的发生多与遗传因素相关,有些可能为特发性癫痫的临床前阶段,可伴有轻度精神、行为或认知问题。然而,多数 SEDs 在青春期前后自行消失,少数可能最终出现癫痫临床发作。

1. 癫痫患者的认知问题 癫痫患者易于出现认知障碍,相关因素包括引起癫痫的病因、癫痫灶的位置和致病机制、临床发作特点、治疗措施(药物不良反应或手术并发症)等。部分患者发病初期即有认知方面的异常。长期的癫痫发作或异常放电更会对认知功能产生不利影响。多数原发性全面性癫痫认知损害轻微。有些患者,尤其是成年患者,症状出现和进展速度极为缓慢,临床有时甚至难以察觉。

癫痫对儿童的认知功能更易于产生不良影响,认知功能障碍又进一步影响儿童的学习和精神发育。癫痫发作本身对认知的影响尤为明显。有些特殊类型的脑电图异常也对认知功能产生不良影响。有研究表明,伴发慢波睡眠期痫样放电持续状态(ESES)的原发性局灶性癫痫儿童,在即将出现 ESES 之前以及整个 ESES 期间,除了癫痫发作类型变化及频度明显增加外,认知功能同时出现明显异常。精神、行为异常(包括焦虑、抑郁、多动、冲动等)总发生率达 50%~80%。多数患者 ESES 持续 3 个月 ~3 年(平均 14 个月)缓解。多数患者认知障碍随之有所缓解,但多数不能完全康复。Landau-Kleffner 综合征和伴慢波睡眠中持续棘慢复合波癫痫(epilepsy with continuous spikes and waves during sleep,CSWS)的认知障碍恢复最不理想。而不典型儿童良性癫痫的认知障碍恢复相对理想。

脑瘫儿童伴发临床上癫痫样放电目前尚无统一用药标准,用药前应与家长做好充分的沟通,临床常选用对抑制异常放电有一定作用且副作用(特别是对认知功能损伤)相对较小的药物,如丙戊酸、拉莫三嗪、奥卡西平。但具体药物治疗的适应证、药物的选择、药物使用的疗程、治疗效果及远期预后等问题仍需进一步调查研究。

2. SEDs 对认知功能的影响 临床上痫样放电对脑瘫儿童认知的影响是近年来研究的热点。近年应用特殊的神经心理学测试研究显示，36.2%~50.0% 的临床上放电可引起一过性认知损伤（transient cognitive impairment，TCI）。频繁且持续的痫样放电可使损伤作用累积，导致持续的认知损伤，可影响到儿童学业成绩和智力，早期发现并给予积极的治疗可避免这种损伤。Jaseja 的研究显示，治疗或抑制发作间的痫样放电可有效改善脑瘫儿童的认知和行为问题，因此提出把抑制痫样放电作为改善脑瘫儿童预后的综合治疗计划中的重要一项。

（1）SEDs 引发的一过性认知功能受损：早在 1939 年 Schwab 就报道过广泛的临床上棘波发放可引起患者一过性认知功能损害（TCI）。以后很多学者证实过度换气或间歇性光刺激诱发 SEDs 导致 TCI 现象。据观察，持续 0.5 秒的 SEDs 就可能导致 TCI，若持续时间 ≥ 3 秒则几乎均伴有 TCI 发生。同时，SED 所致认知受损的严重程度与棘波成分的数量以及额中央区参与否明显相关。局部性 SEDs 引起的 TCI 与痫样放电部位密切相关：左侧颞叶痫样放电易引起词语性认知受损，而右侧放电更易损害空间立体觉等非词语认知功能。

Rugland 采用计算机自动监控的神经心理监测方法，研究 SEDs 与学习认知能力的相关性。结果显示，61% 的 SED 者出现绝对反应时间和 / 或选择反应时间延长。广泛性痫样放电者 68% 异常，而局部放电者仅 33% 异常。局灶性棘波放电儿童虽仅出现持续 1 秒的 SEDs，亦有认知受损表现，提示当脑的某一部位出现异常放电时，与该部位有关的认知功能可短暂受损。Binnie 进一步证实，50% 以上的 SEDs 者更易出现选择性神经心理亚项目检测异常，导致患者言语迟缓、阅读效率下降、记忆力减退等。同时发现，SEDs 对驾驶技能亦有影响，50% 的患者出现偏向驾驶倾向或不能按指定线路行驶，直接影响患者驾驶安全和生活技能。

SEDs 还导致儿童学习能力下降，表现在阅读、计算和写作能力的显著落后。

某些癫痫综合征可有频繁而持续的 SEDs，包括睡眠期痫样放电持续状态（ESES），如 Landau-Kleffner 综合征（LKS）伴慢波睡眠期持续棘慢波的癫痫（CSWS）、中央颞区痫样放电等。另外，临床还见到一些脑性瘫痪、孤独症谱系障碍、注意缺陷多动障碍（attention deficit hyperactivity disorders，ADHD）、Rett 综合征等儿童无癫痫发作，但 EEG 伴有频繁的痫样放电，临床除精神、行为及认知方面问题外，也可伴有发育性或获得性语言障碍。

（2）SEDs 与海马损伤：在 SEDs 诱发的 TCI 过程中，海马的损伤尤其令人关注。海马与其他各皮质和皮质下中枢有广泛纤维联系，海马、下丘脑、丘脑前核和扣带回之间形成一个环路，海马是其中心环节，此环路被认为与学习记忆有关。因此，海马损伤势必导致学习、记忆等认知功能障碍。同时，海马也是癫痫发作与痫样放电易受累区，在人类颞叶癫痫患者以及各类癫痫动物模型中，均会出现海马齿状回及 CA3 和 CA1 区神经元脱失、突触苔状纤维芽生，甚至海马硬化的组织形态学改变。最终导致持续性认知功能减退。

研究表明，即使并无明显惊厥发作行为的 SEDs，同样能引发与惊厥发作一致的选择性海马神经元损害，抑或是对远离海马区的额叶皮质电刺激，亦同样引发了海马组织超微结构改变。SEDs 所致海马神经元选择性受损，可能与异常放电在脑内扩散及过量兴奋性递质的毒性作用相关。

3. 有关 SEDs 的防治 SEDs 具有一定的普遍性，并可能引起认知功能损伤，然而，对 SEDs 是否需要治疗和采取什么样的治疗方案，仍无一致意见，多数学者主张按以下原则因人而异地作出选择。但在确认 SEDs 以前，应借助详细询问病史和体格检查以及长程 EEG 监测，排除轻微非惊厥性的痫性发作。

对无明显认知损伤的 SEDs 人群，因无明确临床发作，一律不应诊断为癫痫，也不一定需要抗癫痫药物(AED)治疗,但应进行密切随访,定期复查 EEG 和评价小儿的认知和发育情况。

对已有 TCI 表现的 SEDs 儿童,因已存在与 SEDs 有关的认知发育障碍,应考虑 AED 治疗,以探索抑制其痫样放电的可能性。但需注意,AED 本身可能影响认知功能,故尽可能选用对认知功能影响较少的 AED。据认为,新一代 AED 对认知的不良影响一般较传统 AED 小。在用药 3~6 个月应密切观察其认知功能与精神行为状态的改善情况。有效者可考虑继续用药,直到 SEDs 持续被抑制,停药后不再暴发出现。无效者则应考虑停用或换用其他药物。

关于肾上腺皮质激素的使用:LKS 中 30% 的儿童仅有 EEG 异常而无癫痫发作,其癫痫性失语主要由于大量痫样放电对皮质语言功能区的损伤所致,AED 对 EEG 和语言功能的改善作用常不明显,但肾上腺皮质激素治疗后痫样放电可明显减少甚至完全消失,多数患者的 EEG 及语言功能得到迅速改善,推荐方案为泼尼松 1~2mg/(kg·d),根据疗效及儿童的不良反应调整用药剂量,疗程约为 6~12 个月。对 CSWS 也可试用激素治疗,剂量及疗程与 LKS 相同,可使 EEG 和认知功能得到相应改善。在治疗过程中,也应密切随访儿童的 EEG (包括长程 EEG),定期评价其认知及智力行为发育状况。

(肖 农 王家勤)

第四节 预防与预后

一、癫痫预防及预后

癫痫不是不治之症,对大多数儿童来说,特别是小儿良性癫痫,治愈是完全有可能的。随着神经学和临床药理学的进展及抗癫痫药物治疗监测技术的应用,儿童癫痫发作的控制率由 20 世纪 60 年代的 50% 提高到 80% 以上,但由于癫痫的复杂性与抗癫痫药物的特殊性,约 20% 的癫痫患者不能得到很好地控制发作,使部分患者变成难治性癫痫,甚至发生严重的毒副作用,实际上确实有部分儿童病情反复,难以治愈。

近年来,国际、国内在癫痫的诊断和治疗以及基础科学研究方面得到了长足的发展:先进的设备、技术和不断开发出来的新型抗癫痫药物,使疗效不断提高;癫痫外科手术作为对药物难治性癫痫的一种有效治疗手段,技术不断进步;基础科学如分子遗传学研究的成果,使人们对癫痫的认识更加深入。这些研究成果为癫痫的更有效控制展现了美好的前景。

(一)癫痫患者临床发作的远期转归

国内外有关癫痫患者发作远期缓解状况的研究很多。经过正规治疗,发作的长期缓解率一般报道为 65%~80%。部分性发作相对较差。多种发作类型,伴随神经系统或精神、行为损伤者预后较差。美国的一项研究表明,在发病后 15 年,76% 的癫痫患者获得至少 5 年的长期缓解。英国一项研究报告的长期缓解率为 73%。绝大多数病例于最初 2 年获得缓解,随着病程的迁延,缓解的可能性逐渐降低。

长期缓解的病例应当考虑停药。一般认为,应至少维持 3 年无复发,脑电图正常,方可逐渐减停抗癫痫药物。停药后复发的危险性多数报告为 11%~41%,儿童患者复发率相对较成人低。停药后复发的危险因素包括:缓解前病程长,2 种以上发作类型,有脑结构异常或神经系统阳性体征,曾经有过停药后复发史,特殊的癫痫综合征(如青少年肌阵挛癫痫),脑电图背景慢化或出现异常放电。复发比例在停药 12 个月内最高(尤其是前 6 个月),随后逐渐下降。

(二) 不同类型癫痫综合征的远期预后

综合征类型和患者的远期预后关系密切。根据不同的远期预后,癫痫综合征可归为四类:①预后非常好:大约占 20%~30%。呈自限性、完全良性的结果。通常发作稀少,大多无须抗癫痫药物治疗,一般能够自然缓解。主要包括自限性婴儿癫痫(self-limited infantile epilepsy,Se LIE)、全面性癫痫伴热性惊厥附加症(generalized epilepsy with febrile seizures plus,GEFS+)、良性婴儿肌阵挛性癫痫(benign myoclonic epilepsy in infancy,BMEI)等。②预后好:占 30%~40%。通常呈良性结局,活动性病程较短,发作易于为抗癫痫药物所控制,并常可长期维持缓解,因而抗癫痫药物通常可按常规顺利减停。主要包括:儿童失神癫痫,仅有全面性强直-阵挛发作的癫痫,全面性强直-阵挛发作的癫痫无神经系统异常体征者,某些局灶性癫痫。③药物依赖:约占 10%~20%。抗癫痫药物治疗效果较好,但停药后易复发,通常需要终生用药。主要包括青少年肌阵挛癫痫(JME)和许多隐源性或症状性局灶性癫痫。有些药物依赖的局灶性癫痫患者,适于外科治疗,手术后预后分组可能出现变化。④预后不良 ≤20%:即使积极治疗也难以获得缓解,所有经典药物无效,个别病例经新型抗癫痫药物治疗可获得缓解,但仍不能停药,甚至出现进行性神经、精神功能衰退。主要包括:先天或围产期严重脑病变(如神经皮肤综合征、脑性瘫痪等)伴发的癫痫,持续性部分性癫痫(epilepsia partialis continua,EPC),进行性肌阵挛癫痫(progressive myoclonic epilepsy,PME),West 综合征,Lennox-Gastaut 综合征,其他以失张力或强直发作为主的癫痫综合征,伴有明显结构异常的局灶性癫痫,及少数隐源性局灶性癫痫。

目前的证据显示,抗癫痫药物治疗通常只能控制发作,似乎不能阻止潜在致痫性(epileptogenesis)的形成和进展。一线抗癫痫药物之间没有明显的疗效差别。如果正确选择一种抗癫痫药物,新诊断癫痫患者的无发作率能达到 60%~70%。有研究显示,使用第一种单药治疗后有 47% 的新诊断癫痫患者能达到无发作,再使用第二种及第三种单药治疗时则仅有 13% 和 1% 的患者可达到无发作。如果单药治疗效果不佳,可考虑联合用药。但即使经过积极治疗,新诊断的癫痫患者中有 20%~30% 发作最终控制不佳。需注意的是,上述数据主要来自传统抗癫痫药物,新型抗癫痫药物对癫痫长期预后的影响尚缺乏可靠的研究。

(三) 癫痫儿童治疗和护理的注意事项

1. 药物指导　癫痫病程长,需长时期用药治疗,按时按量服药,不可中途间断,外出时要随身携带药物,防止漏服。家长应熟知抗癫痫药物的不良反应,做到心中有数,应在医生指导下调药、减药、停药或换药,不可自行停药或换药。需定期到医院复查,注意药物的不良反应,定期检查血常规、肝功能、肾功能、脑电图等。

2. 避免各种诱因,防止癫痫发作　指导家长合理安排儿童的生活、学习,保证充足的睡眠,生活要有规律,饮食要以清淡为主,避免过饱或饥饿,禁食辛辣刺激性食物,切忌一次进食大量甜食或饮用大量兴奋性饮料(如可乐、咖啡等),一次饮水勿过多(因为水钠潴留可诱发癫痫发作),避免睡眠不足及情绪波动,避免受凉,避免长时间玩电脑游戏、手机,鼓励儿童适当地活动,保持良好的心态。

3. 注意儿童安全　教育年长儿童如有先兆应立即平卧,防止摔伤。年幼的儿童家长发现先兆时要立即把儿童安放在安全的地方,给予平卧,头偏向一侧。居住房间无危险品和障碍物,缓解期可自由活动,但不能单独外出,尤其禁止单独游泳、驾车及攀高,防止溺水或摔伤等意外情况发生。

4. 指导儿童家长癫痫发作时的紧急护理措施　家长目击发作时,尤其是首次看到儿童发作时可能会感到慌张、恐惧、害怕、无助、手足无措。对于癫痫儿童的家长,掌握有关癫痫的基础知识、认识不同癫痫类型发作特点及其带给儿童的安全隐患、第一时间仔细观察发作形式,并正确急救,无疑会给儿童提供良好帮助。

如果儿童发作,要保持镇静,不要惊慌,留意惊厥发作的持续时间和症状表现。解开儿童的衣领、纽扣和腰带,摘掉眼镜。不要掐人中,这无利于发作停止,禁止强行服药或进水、进食,维持呼吸道通畅,以免过多的口水或呕吐物误咽或误吸,避免用强力阻止儿童抽动,以免发生骨折和其他意外。儿童抽搐时,应将其头偏向一侧,将下颌托起,防舌后坠引起窒息,并将柔软的枕头或外套来保护儿童的头部。陪护儿童直到完全清醒、恢复定向力为止。发作结束后不要限制儿童,以免在发作后意识混乱状态下诱发过激行为,保持儿童在一个安全的环境。家中要常备牙垫,以防舌及口唇被咬伤。

如果儿童的首次强直 - 阵挛发作或持续超过5分钟;短时间内接连几次发作中间意识状态不恢复;发作停止 10~15 分钟后仍然不能恢复意识,则应电话呼救和立即送医院。

教会家长通过手机和录像设备拍摄视频、记录病情日记等方式对癫痫儿童发作的时间、形式和频率进行记录,为医生制订和调整治疗方案提供依据,这有利于评估药物治疗及其他干预手段的效果。

5. 儿童和家长的心理护理 儿童自身方面:教育已经懂事的儿童正视现实,家长要经常讲解一些同病魔作斗争的事例,以增加儿童战胜疾病的勇气,消除儿童恐惧心理,保持乐观、向上的心态,积极配合治疗,充分发挥自己的潜能和优势,使生活更美好。在适当的时机,医生或家长应与儿童共同讨论疾病,使儿童了解癫痫疾病的知识。癫痫只是脑电活动紊乱的一个症状,短时间的抽搐不会影响脑功能,即使是较长时间的抽搐,在发作得到控制后也极少产生中枢神经的不可逆损伤。癫痫是可治之症,把癫痫与智力低下相比是没有科学依据的。

家庭方面:部分家长心情非常焦虑,相信一些街头广告和偏方,四处求医。需向他们宣传癫痫的病理过程及不正规治疗的危害,消除其心理障碍,使其对癫痫有一个正确的认识。父母除了学习疾病的有关知识。配合医生积极治疗外,还要细心照料儿童的饮食起居,尽量避免一切诱发癫痫发作的因素。家长要善于疏导儿童的心理不适。心平气和地帮助他们解决问题,使日常生活保持在一个温馨和睦的环境里。在具体行动中,家长需要注意以下几点:①对儿童病情永久保密是有害的,家长应根据儿童年龄、理解力告知儿童疾病的有关知识,同时让儿童懂得服药是自己的义务和责任,了解不规律服药的危害性,使儿童养成习惯,学会管理自己。②培养儿童高度自尊及独立的意识和个性,鼓励儿童参加各项有益活动,增强自我意识,克服羞怯、无能感的心理状况。避免强调发作的复发性对于减轻儿童的心理障碍有一定帮助。部分家长担心儿童在公共场所发作而限制儿童的社会活动,把儿童关在家中,从而伤害了儿童的自尊心,增加了儿童的自卑心理。所以,要鼓励家长带儿童适当地参加娱乐活动。③尽量安排儿童在学校就读,家长要亲自与老师和学校联系,让老师了解儿童的发病及治疗情况,取得老师和同学的同情、理解、关心和照顾。同时,使儿童在集体生活中认识自我,增强社交适应能力。

儿童癫痫的治疗不能仅局限于对发作的控制,而是要符合 WHO 对健康的定义,使癫痫儿童不仅没有癫痫发作,而且在身体心理和社会各方面达到良好适应,即生存质量得到全面提高。通过我们对家庭的康复指导,癫痫儿童必能早日痊愈、身心健康,生存质量得到提高。

二、脑瘫共患癫痫预防及预后

综上所述,脑瘫共患癫痫的发病率较高。癫痫的存在会进一步加重脑损伤,是影响脑瘫儿童精神运动发育的高危因素。认识病因、掌握临床特征、控制发作是治疗脑瘫共患癫痫的基础。及时而有效地控制癫痫发作对脑瘫儿童的运动、认知等功能的恢复有积极的作用。关于治疗药物的选择、治疗效果及预后等问题还缺乏足够的临床资料,临床研究者还有很多工作要做。

(肖 农 王家勤)

参考文献

[1] Global Research on Developmental Disabilities Collaborators. Developmental disabilities among children younger than 5 years in 195 countries and territories, 1990-2016: a systematic analysis for the Global Burden of Disease Study 2016 [J]. Lancet Glob Health, 2018, 6 (10): e1100-e21.

[2] FISHER RS, ACEVEDO C, ARZIMANOGLOU A, et al. ILAE official report: a practical clinical definition of epilepsy [J]. Epilepsia, 2014, 55: 475-482.

[3] 中国抗癫痫协会. 临床诊疗指南: 癫痫病分册 [M]. 北京: 人民卫生出版社, 2015.

[4] 文香淑, 王贞, 刘晶红, 等. 脑性瘫痪及其合并癫痫的临床和病因分析 [J]. 中华儿科杂志, 2005, 43 (9): 692-693.

[5] SELLIER E, ULDALL P, CALADO E, et al. Epilepsy and cerebral palsy: characteristics and trends in children born in 1976-1998 [J]. Eur J Paediatr Neurol, 2012, 16 (1): 48-55.

[6] HADJIPANAYIS A, HADJICHRISTODOULOU C, YOUROUKOS S. Epilepsy in patients with cerebral palsy [J]. Dev Med Child Neurol, 1997, 39 (10): 659-663.

[7] ZELNIK N, KONOPNICKI M, BENNETT-BACK O, et al. Risk factors for epilepsy in children with cerebral palsy [J]. Eur J Peadiatr Neurol, 2010, 14 (1): 67-72.

[8] ZAFEIRIOU DI, KONTOPOULOS EE, TSIKOULAS I. Characteristics and prognosis of epilepsy in children with cerebral palsy [J]. Journal Child Neurology, 1999, 14 (5): 289-294.

[9] GURURAJ AK, SZTRIHA L, BENER A, et al. Epilepsy in children with cerebral palsy [J]. Seizure, 2003, 12 (2): 110-114.

[10] 候梅, 孙殿荣, 赵建慧, 等. 脑性瘫痪合并癫痫的临床特征及危险因素探讨 [J]. 中国实用儿科杂志, 2007, 22 (12): 929-932.

[11] 黄艳, 王纪文, 杨亚丽, 等. 脑性瘫痪患儿 24 h 动态脑电图的特征 [J]. 中华物理医学与康复杂志, 2010, 32 (12): 947-949.

[12] ALDENKAMP AP, ARENDS J. Effects of epileptiform EEG discharges on cognitive function: is the concept of "transient cognitive impairment" still valid ? [J]. Epilepsy Behavi, 2004, 5 (Suppl 1): S25-34.

[13] GARCÍA-PEÑAS JJ. Interictal epileptiform discharges and cognitive impairment in children [J]. Rev Neurol, 2011, 52 (Suppl 1): S43.

[14] VAN BOGAERT P, URBAIN C, GALER S, et al. Impact of focal interictal epileptiform discharges on behaviour and cognition in children [J]. Neurophysiol Clin, 2012, 42 (1-2): 53-58.

[15] 杨敏玲, 肖农. 小儿脑性瘫痪合并癫痫的治疗进展 [J]. 中华实用儿科临床杂志, 2017, 32 (11): 875-877.

[16] 中华医学会儿科学分会康复学组, 中华医学会儿科学分会神经学组. 脑性瘫痪共患癫痫诊断与治疗专家共识 [J]. 中华实用儿科临床杂志, 2017, 32 (16): 1222-1226.

第九章

其他常见发育障碍性疾病

第一节 概 述

一、概念

发育迟缓（developmental delays，DD）是指儿童在生长发育过程中，出现发育速度落后于同龄正常儿童，或者发育顺序异常等现象。发育包括体格发育（身高、体重、头围等）、功能发育（运动、语言等）、神经心理发育（智力）等。发育的迟缓涉及多个发育里程碑时，出现全面的发育迟缓；而当某一个发育里程碑落后时，则出现的是该领域发育迟缓，如运动发育迟缓、语言发育迟缓等。

随着《精神障碍诊断与统计手册》（第5版）（DSM-5）的出版，神经发育障碍（neurodevelopmental disorders，NDD）也开始被儿童神经科、精神科及儿科领域逐渐了解和认识。DSM-5定义：神经发育障碍是一组在发育阶段起病的疾病，这些障碍一般出现在发育早期，常常在学龄前，并以引起个体社交、学业或职业功能损害的发育缺陷为特征。神经发育障碍核心特征：由于神经发育障碍所致的疾病，会影响大脑的生长和发育，出现行为、认知障碍及运动障碍。

常见的发育迟缓障碍性疾病有：智力障碍/智力发育障碍（intellectual developmental disorder，IDD）、孤独症谱系障碍（autism spectrum disorder，ASD）、发育性协调障碍（developmental coordination disorder，DCD）、注意缺陷多动障碍（attention deficit hyperactivity disorders，ADHD）、抽动障碍（tic disorders，TD）、交流障碍、学习障碍（learning disabilities，LD）。

二、病因

研究显示，常见引起发育迟缓、神经发育障碍的原因：

1. 脑损伤 在围产期、出生后由于各种原因导致脑损伤。如新生儿期的缺血缺氧性脑病。

2. 母亲与胎儿 母孕龄、母亲不良妊娠史（妊娠期高血压疾病、糖尿病及先兆流产保胎治疗）；早产儿、低体重儿。

3. 遗传因素 注意缺陷多动障碍、抽动障碍、学习障碍等具有家族遗传倾向。

4. 脑组织解剖 有研究证实，发育迟缓、神经发育障碍的儿童脑结构发育与正常对照组儿童存在差异，如学习障碍、注意缺陷多动障碍儿童。

5. 神经电生理与神经生化 发育迟缓、神经发育障碍的儿童在神经电生理（脑电图）与神经生化（神经递质）方面均可见与正常儿童的差异。

6. 环境因素 家庭养育与学校环境、父母受教育水平、社会心理以及自然环境对儿童的身心发育起着不可忽视的作用。

7. 营养代谢 有些研究证实，某些微量元素的不足或膳食不合理、营养不均衡也会造成儿童发育迟缓、神经发育障碍。

三、康复评定

1. 详细了解发育史。

2. 发育性量表测查 格塞尔发育量表、贝利婴儿发展量表、韦氏儿童智力(学龄前、学龄)量表。

3. 特异性筛查　注意力评定、学习障碍筛查量表、Conners 儿童行为问卷量表、学业成绩测验、儿童语言发育迟缓评定(sign-significate relations, S-S 法)、学习障碍评价量表、感觉统合能力评定等。

四、康复原则

1. 早期筛查、早期干预　对有脑损伤高危因素或神经发育不良的儿童要密切观察发育里程碑的变化,定期进行神经行为的检查和发育量表的测评。发现发育落后可有针对性地进行早期感官、运动、认知、语言与交流等干预,以促进发育。早期干预可提高小儿的感知能力、活动能力和身心协调能力。

2. 家长与教师的配合与支持　结合家庭和学校的环境,从运动、认知(多感官)、语言与交流能力、游戏、日常生活等方面,在专业人员的指导下,进行全方位的训练。

3. 对年长儿可以进行心理行为治疗、感觉统合训练、特殊教育等。

4. 药物　有些疾病需要药物治疗,按照相关指南、专家共识选择药物,规范应用,如中枢兴奋药(盐酸哌甲酯缓释片)对伴有 ADHD 并发症的儿童有效。

5. 注意共患病的诊治。

(吴卫红)

第二节　发育指标/里程碑延迟

一、概述

(一) 定义

发育指标/里程碑延迟(developmental delay/ delayed milestone,DD)是指婴幼儿运动、语言或认知中有一项标志性的发育指标/里程碑(如坐、站、走和语言等)没有达到相应年龄段应有的水平。

最新的研究认为 DD 还应包括睡眠模式的变化和落后。DD 是暂时性、过渡性、症状描述性诊断,适合于婴幼儿。

(二) 流行病学特征

1. **发病率**　国外报道为 5%~15%,男女比例为(1.5~4.7):1。国内尚无报道。

2. **病因**　危险因素包括出生时有新生儿缺氧缺血性脑病(hypoxic-ischemic encephalopathy, HIE);母亲不良妊娠史(妊娠期高血压疾病、糖尿病及先兆流产保胎治疗)和早产;低出生体重、新生儿窒息、宫内窘迫和病理性黄疸等。国外报道母亲年龄、父母教育水平、家庭经济水平和社会环境等也是 DD 的影响因素。

二、临床特征

(一) 临床表现

主要表现为运动、语言或认知等单一因素发育落后于同龄儿童发育水平。运动发育落后包括粗大运动和精细运动。发育里程碑的"危险信号",如 6 周龄时对声音或视觉刺激无反应,3 月龄时无社交反应,6 月龄时不能竖头,8 月龄时不会坐,12 月龄时不会用手指物,18 月龄不会走路和不会说单字,2 岁时不会跑和不能说词语,3 岁时不能爬楼梯或用简单的语句交流。睡眠模式发育迟缓包括小婴儿每天睡眠不足 8 小时,可伴有啼哭不安,或每天睡眠时间太长,新生儿期后每天累计清醒时间不足 2 小时。临床以运动发育迟缓最多,一般要延迟 2 个月以上方可诊断。

(二) 诊断

1. 只有 1 项标志性的发育指标/里程碑(如竖头、坐、站、走和语言等)没有达到相应年龄段应有水平。如 18 月龄时会说话、智力正常,但不会走路是运动 DD;18 月龄会走路、能听懂指令,反应灵敏,但不会说话是语言 DD。

2. 发育量表检查有 1 个能区分值低于人群均值 2 个标准差（DQ<70 分），或智力发育指数（MDI）或运动发育指数（PDI）<70 分。其他能区或项目均正常即可诊断 DD。

3. 如果发育量表检查有 2 个能区分别是粗大动作和精细动作分值降低，而其他能区分值均正常仍可诊断为运动发育指标延迟。如一个 18 月龄的孩子不能独走，粗大动作和精细动作两个能区分值降低，而语言、交流和认知等能区分值均正常，还应诊断为运动 DD。

4. 对于翻身和爬，可能因为儿童不需要或没有给他机会训练而脱漏，如果其他运动发育正常可暂不作为发育指标，需要进行训练后随访。如果伴有其他发育指标延迟还应综合考虑。

（三）鉴别诊断

1. **智力发育障碍**（intellectual developmental disorder，IDD）　IDD 是一组起始于发育期由多种病因造成的疾病，特征是标准化测试个体有智力功能和适应行为均低于人群均值 2 个或 2 个以上标准差（约低于 2.3 个百分点，IQ<70 分）。标准化测试难以应用时，诊断更多依赖可比较的行为指标和适当的临床评估。诊断年龄 4 岁以上。

2. **暂时性智力发育障碍**（provisional intellectual development disorder，PIDD）　有证据显示智力发育障碍（DQ<70 分），个体是婴儿或 4 岁以下儿童或者是个体由于感觉或躯体障碍（如失明、学语前聋）、运动障碍、严重的问题行为或并发精神行为障碍而无法进行智力功能和社会适应性行为的有效评估。ICD-11 应用 PIDD 取代了全面性发育迟缓（global developmental delay，GDD）的诊断。

3. **脑性瘫痪**（cerebral palsy，CP）　是指患儿有持续存在的中枢性运动功能障碍（不能坐、爬、站和走等）、运动和姿势发育异常（头后仰、手后背、剪刀步等）、肌张力及肌力异常（痉挛型肌张力增高、不随意运动型肌力大多降低或肌张力波动）和反射异常（原始反射消失延迟、保护性反射出现延迟、病理反射阳性）。可有引起脑瘫的病因学依据（早产、窒息、HIE、胆红素脑病、感染等）和头颅影像学佐证（脑室周围白质软化、基底节病变等）。

4. **孤独症谱系障碍**（autism spectrum disorder，ASD）　主要表现为：①持续性的多情境下目前存在或曾经有的社会沟通及社会交往的缺陷；②限制性的、重复的行为、兴趣或活动模式，可以是现症的，也可以以病史形式出现；③症状在发育早期出现；④症状导致在社会、职场等其他重要领域中存在非常严重的功能缺陷；⑤交流障碍不能用 IDD 或 PIDD 解释，70%ASD 患儿共患 IDD 或 PIDD。

5. **先天性甲状腺功能减退**　有发育落后、生理功能低下和特殊面容（黏液性水肿）。血清游离甲状腺素 4（T_4）水平较低、促甲状腺素（TSH）水平增高和骨龄发育落后可确诊。

6. **遗传病及遗传代谢病**　对有明显发育指标延迟伴有神经系统损害表现、发育倒退、惊厥、肌张力异常、代谢性酸中毒、酮症酸中毒、低血糖、高血氨等代谢紊乱，不明原因的肝功能损伤或其他脏器受累，骨骼畸形、特殊气味（鼠尿味、汗臭味）、皮肤白皙、毛发色浅、色素沉着、湿疹、容貌怪异、喂养困难、反复呕吐、腹泻、体格发育不良、嗜睡、易激惹等临床表现，要进一步做血尿代谢筛查、染色体或基因检测等排外遗传病。

三、康复评定

（一）量表评定

1. **格塞尔发育量表**　是对婴幼儿的一个发育评定，判断小儿神经系统发育的完整性和功能成熟的手段。具有发育诊断的作用：①评价中枢神经系统的功能；②识别神经肌肉或感觉系统是否有缺陷；③检测是否存在发育异常；④评估和随访高危儿的神经系统发育情况。适用于 4 岁以下。改良版可适用到 6 岁。

2. **贝利婴儿发展量表**（Bayley scales of infant development，BSID）　评定婴幼儿行为发展的工具，信度和效度很高，国际通用的婴幼儿发育评估量表之一。适用于 0~42 个月婴幼儿，包括精神发育量表、运动量表和婴儿行为记录。

3. **全身运动质量评估**（general movements assessment，GMs） GMs 是一种评估早产儿、足月儿和小婴儿中枢神经系统功能的标准化工具。对预测 IHRCP 发展成为痉挛型脑瘫有很高的价值，敏感度 98%。对运动发育指标延迟的小婴儿应做 GMs 检查进行脑瘫早期预测，以便早期干预阻止其向脑瘫发展。适用于 5 个月以前的婴儿。

4. **韦氏幼儿智力量表**（Wechsler preschool and primary scale of intelligence，WPPSI） 是美国心理学家韦克斯勒制定的幼儿智力测量工具，已经在我国完成了标准化工作。通过测试获得语言和操作分测验智商和总智商，智商的均数定为 100，标准差为 15，总智商均值低于 2 个标准差（70 分）为异常。适用于 3.5~6 岁的儿童。

5. **S-S 语言发育迟缓评定法**（sign-significate relations，S-S 法） S-S 法依照语言行为，从语法规则、语义、语言应用 3 个方面对语言发育迟缓儿童的语言能力进行评定及分类，具体内容包括"符号形式 - 指示内容关系""促进学习有关的基础性过程"和"交流态度"3 个方面。将评定结果与正常儿童年龄水平相比较，即可筛查语言发育迟缓儿童。适用于 1.5~6 岁。

6. **Hammersmith 婴幼儿神经学评估**（Hammersmith infant neurological examination，HINE） 73 分以上正常；矫正 5 月龄前：57 分以下为脑瘫，57~73 分为脑瘫高危儿；矫正 5 月龄 ~2 岁：40 分以下为脑瘫，40~73 分为脑瘫高危儿。敏感度 90%，适合于 2 个月 ~2 岁，是目前认为预测脑瘫最有价值的方法之一。

7. **儿童发育评估** Peabody 运动发育量表（Peabody developmental motor scale，PDMS）是目前儿童早期干预领域中被广泛应用的运动发育评定量表，适用于所有 0~72 个月的儿童。

8. **婴儿运动表现测试**（test of infant motor performance，TIMP） 敏感度 83%，3~4 个月最敏感。

（二）主要体征

1. **肌力和肌张力** 运动发育指标延迟者部分可表现为肌力和肌张力偏低，如竖头延迟可控制头颈部的肌力和肌张力降低；独坐延迟可伴有腰背部肌力和肌张力降低；认知、语言发育指标延迟的肌力和肌张力均应正常。

2. **反射发育** 一般正常，可伴有握持反射消失延迟，少数可伴有踝阵挛阳性。

3. **姿势发育** 大多正常，少数运动发育迟缓可伴有一过性轻微尖足。

（三）辅助检查

1. **头颅影像学** 头颅 MRI 分辨率较头颅 CT 高，运动发育指标延迟多表现额叶脑外间隙增宽、脑室稍扩大和脑室周围轻微白质软化；语言认知发育指标延迟多表现颞叶脑外间隙增宽和脑白质偏少。部分患儿头颅影像学可完全正常。

2. **听、视觉脑干诱发电位** 对疑有听、视觉障碍者，应做听、视觉脑干诱发电位和相应检查。

3. **脑电图** 有惊厥者应做脑电图检查排除癫痫。

4. **肌电图** 对肌力和肌张力很低的患儿应做肌电图检查，除外脊髓性疾病（损伤、脊髓空洞症、脊髓压迫症）和脊髓性肌萎缩等。

5. **其他** 疑有内分泌或遗传及遗传代谢病，应做血清 T_4、TSH、血糖、血氨、肝功能、磷酸肌酸激酶、染色体核型、基因测序等检测，进一步明确诊断。

四、康复治疗

（一）早期干预

早期干预是指对发育偏离正常或可能偏离正常的高危儿进行有组织、有目的的综合性康复治疗。早期干预可提高 DD 患儿的感知能力、活动能力和身心协调能力。通过增加感知活动、肌肉活动对大脑的刺激频率，丰富大脑信息量。以及通过大脑本身的分析、综合、调节等反复进行的思维活动，促进大脑的功能代偿和组织的修复，提高运动、语言和认知功能。早期干预含义包括早期和干预两方面。

1. 早期的含义 早期可解释为生命的早期或症状出现的早期,但干预开始的年龄对干预效果具有极其重要的意义,特别是生后第一年极为重要,早期干预越早效果越好。新生儿生后第 1 个月内,由于中枢神经系统具有很强的适应性和可塑性,将有更多机会通过神经元替代原理补偿功能性障碍。早产儿、高危儿最好从出生后就开始干预。出生后 1~4 个月是干预的"黄金期",此时有效的干预可防止肌肉挛缩及关节变形,阻止异常姿势的发展。

2. 干预有两种含义

(1)根据婴幼儿智力发育规律进行有组织、有目的丰富环境的教育活动:即利用触觉、视觉、听觉、运动的本体感觉和前庭平衡觉,促进婴幼儿智力和运动发育,促使婴幼儿发育里程碑的获得,减少发育指标延迟的风险。

(2)发现有发育偏离正常或可能偏离正常的高危儿:及早发现发育指标延迟或出现神经发育障碍的临床表现,以便进行早期干预,早期干预包括预防和康复。对于那些在后来显示神经发育异常需要特殊干预治疗(物理、语言、认知、教育和行为康复等)的患儿而言,早期干预是同一过程的两个不同阶段。

(二)早期干预的方法

早期干预强调时间越早越好。内容是指导家长进行运动、认知、感觉刺激、喂养、睡眠和睡姿等训练,同时要遵循适量原则。

1. 认知训练 通过多感官刺激训练,如视觉、触觉、听觉、嗅觉等不同的感官活动来输送信息,促进幼儿对知识的理解,加强其对外界的认知,丰富其信息量。人工化设计的多感官刺激训练单元,将放松及刺激经验通过多感官环境进行互动,与特殊教育相结合,是促进脑发育和提高认知功能的最佳治疗方式之一。

2. 运动训练 早期积极的运动和干预可促进运动皮层活动,使大脑运动系统发育和细化、神经可塑性最大化,产生有效功能。婴儿与环境的相互作用的运动可促进行为控制和肌肉、韧带、骨骼的

生长发育。运动训练不仅可以提高他们的运动功能,扩大活动范围,增长新的知识,同时可增进认知功能的发育。运动训练主要针对竖头、坐、站和走的大运动以及精细动作进行训练。

3. 语言与交流能力训练 语言训练包括个别训练(个训)和小组训练。个训的环境应安静、安全,室内布置简单,避免因丰富的环境分散儿童的注意力。时间最好是上午,30~60 分钟为宜。治疗师要和儿童目光平视,诱发儿童的语言交流,及时鼓励非常重要。同时应用小组的形式进行集体语言和交流能力的训练。

4. 感觉统合训练 为特殊儿童提供一套科学与游戏相结合的训练环境作为一种有效的治疗手段。改善儿童的感觉障碍及神经心理发育,刺激患儿前庭 - 眼动系统,增加视觉感觉统合、视觉功能和协调功能,尤其对伴有感觉统合失调的特殊儿童综合能力的提高有明显效果。

5. 引导式教育 通过娱乐性、节律性意向激发儿童的兴趣,引导诱发儿童学习动机,鼓励和引导孩子具有主动思考的意识,向往目标主动积极参与各种训练。利用环境设施、学习实践机会和小组动力诱发作用,最大限度地引导调动儿童的自身潜力,解决他们所面临问题的能力。

6. 游戏治疗 游戏治疗是目前国内外公认和推崇的最有效的康复治疗方法之一。通过游戏让患儿在欢乐愉快的环境中主动接受语言、运动、交流、认知和行为等各种功能训练,使患儿能在与其他儿童、老师的反复互动过程中学习,并使运动能力、认知能力和交流能力等得到全面提高。

7. 活动观察训练(action observation traning,AOT) 让患儿主动观察人(微笑、伸舌、点头和面部表情变化等)或物(玩具、个性化和特殊的仪器设备)进行反复主动的模仿训练。每次 15~30 分钟,每天 1~2 次,3 个月为一个疗程。有报道 AOT 对正常儿童、特需儿童和遗传代谢疾病患者(Williams 综合征、Prader-Willi 综合征和唐氏综合征等)均有效。

8. **目标 - 活动 - 运动集成法**（goals-activity-motor enrichment，GAME）　GAME疗法是以家庭为中心的康复治疗方式，所有教授给家庭的信息及方法都是根据父母的问题和要求，以及患儿所面临的问题而制定。将运动训练、家长教育和丰富的儿童学习环境相结合。有报道应用GAME疗法对一些重症的高危儿进行干预训练，可以有效减轻或阻止其向脑瘫发展。

9. **多感官治疗技术**（multi-sensory environment）　提供视觉、听觉、嗅觉、触觉、本体感觉、前庭平衡等多种感官刺激的特定空间环境，调动身体各个器官，激发兴趣和潜力，通过体验多感官刺激，减缓不正常张力变化，减低焦虑不安的情绪，削弱不适应行为，提升注意力，加强人际互动等。

五、预防及预后

（一）预防

1. 早期大范围的筛查有利于DD的早期发现和诊治，提高预后。

2. 对有明显脑损伤的高危儿要早期筛查、早期干预，可减少DD的发生率。

（二）预后

1. 大多数预后良好，通过积极的早期干预，90%DD患儿可发育为正常儿。

2. 部分患儿可进一步加重，可能发展为PIDD、CP、IDD、ASD、语言发育障碍、学习困难和注意缺陷多动障碍等。

（唐久来）

第三节　发育性协调障碍

一、概述

（一）概念

发育性协调障碍（developmental coordination disorder，DCD）是儿童时期特殊的发育障碍性疾病，是指由于运动能力或运动协调能力不足导致日常生活能力和学习成就受到影响的一组神经发育障碍性疾病。曾先后被描述为"动作笨拙""运动障碍""笨拙儿童综合征""运动学习困难""感觉统合障碍""轻微脑功能障碍（minimal brain dysfunction，MBD）""轻微神经功能障碍（minimal neurological dysfunction，MND）"。国际疾病分类第10版（ICD-10）将其命名为"特定运动功能发育障碍（specific developmental disorder of motor function，SDDMF）"。DCD患病率为5%~10%，在男性中比女性中更常见，男女比例为（2∶1）~（7∶1）。DCD的患病率较高，且常与注意缺陷多动障碍、学习障碍等多种障碍并存，严重影响学龄期儿童的身心健康，但DCD作为一种常见的发育障碍性疾病，其危害并未得到足够的临床重视，关于DCD的临床研究亦非常有限。

（二）病因

DCD的病因复杂，发病机制尚不清楚。研究和临床实践证实，导致DCD的病因与个体神经生理、环境和遗传等诸多因素有关。国内一项大样本的回顾性研究显示，母亲年龄、孕早期（<20周）先兆流产、妊娠期间精神压力、胎儿难产、早产、慢性肺部疾病和新生儿病理性黄疸是导致DCD的高危因素，其中早产被认为是导致DCD的最主要原因，早产引发的DCD发病率是同体重足月小样儿的2倍。越来越多的证据支持DCD的发病与遗传因素有关，而且可能与其他神经发育障碍存在共同的易感基因。除遗传因素外，也有研究表明，家庭和学校环境是导致儿童患DCD的重要因素。肥胖和环境压力因素与DCD有一定的相关性，两者既可能是DCD的诱因，也可能是DCD带来的不良影响。

（三）诊断与鉴别诊断

1. 主要临床特点 以学龄早期儿童为主,主要表现如下:

（1）运动技能:动作技能掌握和执行低于同龄水平,具体表现为在抓握、使用剪刀或餐具、书写、接球、跳绳、扣纽扣、系鞋带、骑三轮车或自行车、参与某项运动等表现中出现动作笨拙、迟缓、不协调或不正确,可能会碰撞物体、弄洒液体和碰翻物体等。大多数 DCD 儿童在发育早期即存在运动发育异常,可表现为坐、爬、站、走、跑、跳等粗大运动以及捏、指、用笔、独立吃饭等精细动作发育明显落后。上述动作障碍可持续影响其日常生活能力、学习能力、职业行为能力以及业余生活中的活动能力。

（2）姿势控制障碍:存在行走姿势控制不良,控制身体平衡能力较差,尤其在做上下楼梯、立位穿衣裤等身体平衡技能运动时更明显。

（3）视觉空间障碍:表现为搭积木、走迷宫、搭模型、玩球、描画等涉及立体视觉、认知作业的操作困难。

（4）书写障碍:学龄期 DCD 儿童常表现为书写慢,从黑板上抄笔记困难。DCD 儿童的视觉识别、视觉顺时记忆发展较差,视觉感知和视觉动作统合能力与正常儿童比较存在明显差异,这种差异在上学后才会被监护人和老师发现,是导致 DCD 识别较晚的主要原因之一。

（5）共患病:DCD 的临床共患病有多种,神经发育障碍主要包括注意缺陷多动障碍(attention deficit and hyperactivity disorder,ADHD)、学习障碍(learning disorders,LD)、特定语言障碍(specific language impairment,SLI)、孤独症谱系障碍(autism spectrum disorder,ASD)及发展性阅读障碍(developmental dyslexia,DD)等。ADHD 是 DCD 最常见的共患病,共患率可达 50% 或更高;约 1/3 的 DCD 儿童存在 SLI。此外,DCD 儿童出现情绪和行为问题、焦虑、抑郁和低自尊等比例较高。DCD 儿童运动功能差,倾向于少动,可引起体重指数和腰围增加,超重、肥胖都是心血管疾病和糖尿病的危险

因素。

2. 诊断 DCD 是一种临床常见但诊断率极低的发育障碍性疾病。DCD 的症状通常在发育早期即有表现,但由于个体的运动发育差异,一般不建议在 5 岁以前进行 DCD 诊断。

（1）诊断标准:DCD 的诊断应符合以下 4 个标准:①个体有足够机会获得与年龄相当的运动技能,但其协调性运动技能的获得和执行远低于年龄预期水平;②运动技能障碍严重且持续干扰日常生活活动(activity of daily living,ADL),并影响学业/学校表现、职前和职业活动、休闲和游戏;③运动技能障碍不能用智力发育障碍等其他神经发育障碍、视力受损、其他影响运动的神经系统疾病(如脑瘫、肌营养不良和神经肌肉退行性疾病等)、心理和社会问题或文化背景来解释;④发病时间为发育早期。

（2）诊断流程:考虑儿童的年龄与背景;排除引起运动问题的其他疾病;考虑对活动和参与的影响;量化运动障碍(图 9-3-1)。

3. 鉴别诊断 需与以下情况所致的运动功能障碍进行鉴别:①脑性瘫痪、肌营养不良等;②抗精神病药、镇静剂等药物副作用;③严重视觉障碍或前庭障碍等感觉问题;④严重智力障碍;⑤注意缺陷多动障碍;⑥贫困、文化差异等社会条件因素。

二、康复评定

DCD 的评定主要包括临床评定和康复评定两部分。

1. 临床评定

（1）需要排除其他疾病导致的运动协调能力障碍,如脑性瘫痪、智力发育障碍、听力障碍、视觉障碍和神经肌肉疾病等。

（2）是否存在导致 DCD 的高危因素,如早产、围产期缺氧窒息等。

（3）头颅影像学评定:是否存在脑室周围白质异常、海马异常、苍白球的异常,脑白质多点高信号、胼胝体发育不全和非特异性囊肿等轻微颅内结构的异常。

```
┌─────────────────────────────────────┐
│   长期存在的运动功能、活动和参与问题    │
└─────────────────────────────────────┘
                 │是
                 ▼
┌─────────────────────────────────────┐
│       在儿童发育早期出现症状            │
├─────────────────────────────────────┤
│      排除引起运动问题的其他疾病         │
├─────────────────────────────────────┤
│ 病史、临床检查、发育评定；影像学、神经  │
│ 生理学、血液检查；智力发育障碍等其      │  否   ┌──────────────────┐
│ 他神经发育障碍性疾病、视力受损、其他    │ ───▶ │ 不满足DCD诊断标      │
│ 影响运动的神经系统疾病、行为障碍、心    │      │ 准：进一步检测是否   │
│ 理和社会问题或文化背景。               │      │ 有其他疑似疾病       │
└─────────────────────────────────────┘      └──────────────────┘
                 │是
                 ▼
┌─────────────────────────────────────┐
│         对ADL、学业等的影响            │
├─────────────────────────────────────┤
│ 病史、临床检查、ADL或学业等评估；      │  否   ┌──────────────────┐
│ 多种方法：儿童自我报告及其他相关人员    │ ───▶ │ 不满足DCD诊断标准：  │
│ 报告等                                │      │ 进一步检测是否有其   │
│                                       │      │ 他疑似疾病           │
└─────────────────────────────────────┘      └──────────────────┘
                 │是
                 ▼
┌─────────────────────────────────────┐
│        运动问题的重要性和特殊性         │
├─────────────────────────────────────┤
│          相关评定和测试                │  否   ┌──────────────────┐
│                                       │ ───▶ │ 不满足DCD诊断标准：  │
│                                       │      │ 进一步检测是否有其   │
│                                       │      │ 他疑似疾病           │
└─────────────────────────────────────┘      └──────────────────┘
                 │是
                 ▼
         ┌──────────┐   否   ┌──────────────┐
         │ 年龄≥5岁  │ ────▶ │ 年龄<5岁，运   │
         └──────────┘        │ 动再评估，≥3  │
              │是            │ 个月          │
              │             └──────────────┘
              │                    │是
              ▼                    ▼
┌─────────────────────────────────────────┐
│    必要时优先治疗（DCD和/或共患病）        │
└─────────────────────────────────────────┘
```

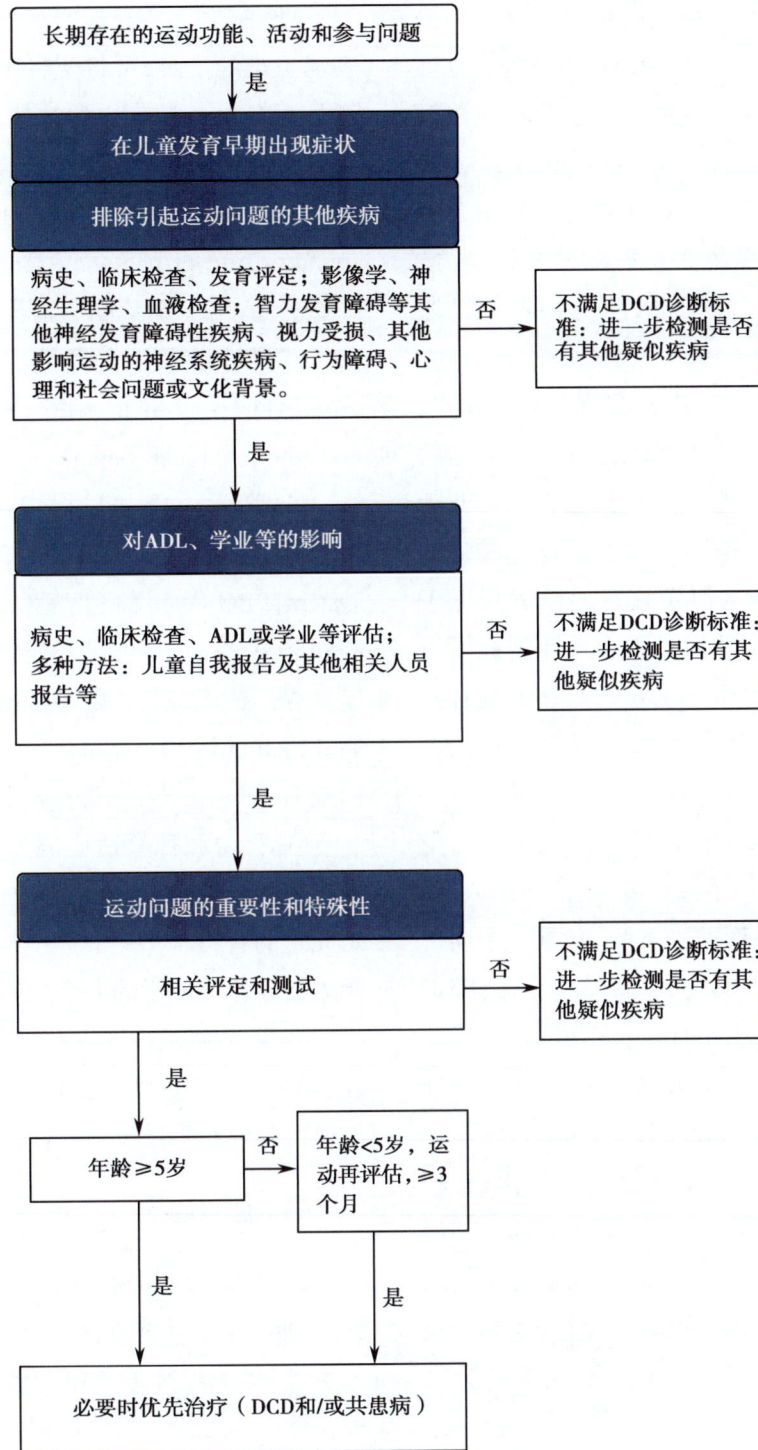

图 9-3-1 DCD 诊断流程

2. 康复评定 需 3 个月重复评定一次。

（1）发育性协调障碍问卷修订版（developmental coordination disorder parent questionnaire-revised version, DCDQ-R）：适用年龄为 5~15 岁，通过家长报告对 DCD 儿童进行识别的筛查问卷，是目前国际公认、唯一具有良好证据质量等级的筛查问卷。

DCDQ-R 中文版（DCDQ-C）在 5~6 岁学龄前儿童中具有良好的信度和效度。DCDQ-R 共包括 3 个分量表、15 个项目：运动控制能力、精细运动 / 书写能力、一般协调性，分 1~5 级评分，分别对应完全不符合、有点符合、中等程度符合、相当符合、最符合。结果判定：将每个项目的得分相加计算出总分,范围为 15~75 分,得分越高代表儿童运动协调能力越好,总分<49 分为 DCD,49~57 分为疑似 DCD,>57 分为正常。小年龄儿童发育性协调障碍问卷(little developmental coordination disorder questionnaire,little DCDQ)适用于评定小年龄儿童的运动协调能力,适用年龄 3~6 岁。

(2)儿童运动协调能力评估量表第 2 版(movement assessment battery for children second edition,MABC-2):适用年龄 3~16 岁,分 3~6 岁、7~10 岁和 11~16 岁 3 个年龄组,适用于评定运动能力、早期发育里程碑、基本运动技能以及专业运动技能,是目前国外应用最广泛的 DCD 标准化的诊断性评定工具,被认为判定儿童运动表现低于正常表现的"金标准",可为个体干预计划提供指导。MABC-2 中文版在中国 3~6 岁儿童中具有良好的适用性,且操作简单,耗时较短,测试过程约需 20~40 分钟。

MABC-2 包括成套的运动测试和主观评定量表两部分,测试范围包括手灵巧度、定位和抓取、动态/静态平衡能力。一阶段(3~6 岁)包括 8 个项目(放置硬币、串珠、描画、投豆袋、抓握豆袋、踮脚走步、单腿平衡、地毯蹦跳),形成手灵巧度(精细运动协调能力)、目标抓握(粗大运动协调能力)、动态/静态平衡能力 3 个维度,测试时间约 20~30 分钟。原始得分按 MABC-2 使用手册中标准分转化表,转化为 1~19 标准分。手灵巧度、目标抓握、动态/静态平衡 3 个分量表中,各项目标准分相加为分量表得分,各个分量表得分相加为总分。总分<56 分提示运动协调能力异常,57~67 分为可疑,>67 分为正常。

(3)Bruininks-Oseretsky 动作熟练度评测第 2 版(Bruininks-Oseretsky test of motor proficiency 2,BOT-2):适用年龄 4~21 岁,主要评定儿童粗大运动和精细运动发育情况,包括上肢精确度、协调性、速度和灵活性、反应速度及视觉 - 运动控制,还可用于评估双侧运动的协调性、平衡能力、跑步速度和总体敏捷性以及力量素质等。BOT-2 中文版适用于 4 岁以上儿童和青少年动作发育熟练度测试。

MABC-2 和 BOT-2 是最常用于量化运动技能表现困难的工具,可将两者作为确定 DCD 风险儿童是否存在运动障碍的首选方法,PT 可根据测试的可用性和评定时间进行选择。

(4)书写能力评定:可选用书写能力筛查问卷(handwriting proficiency screening questionnaire,HPSQ),适用于学龄期书写能力较差的儿童,包括 10 个项目,涉及 3 个领域,即易读性(legibility)、完成时间(performance time)和身心健康(physical and emotional well-being)。

(5)知觉效能和目标设定系统:知觉效能和目标设定系统(perceived efficacy and goal setting system,PEGS)是反映儿童实施日常作业能力的自我报告式评定工具,可用于设立干预目标及评定结局等。代表性的评定包括 Oseretsky 动作熟练测验、Frosting 运动技能测验、Gibson 螺旋迷宫测验以及 Hamm-Marburg 测验。

(6)智力和社会适应能力:可应用韦氏幼儿智力量表、韦氏儿童智力量表或瑞文推理测验联合评定儿童的智力水平;可应用婴儿 - 初中生社会生活能力量表评定儿童的社会适应能力。

(7)运动协调性评定:可选择指鼻试验、指指试验、跟 - 膝 - 胫试验、轮替动作、闭目难立征、上肢准确性测验和手指灵巧性评定等。

三、康复治疗

所有 DCD 儿童均应接受康复治疗,早期诊断、早期干预,对于改善其预后具有显著效果。除医生、康复治疗师等专业人员外,家长和教师的积极支持必不可少。需要注意的是,如果儿童不能完全满足 DCD 的诊断标准,但运动方面存在的障碍显著影响了儿童的日常生活活动、学习和社会活动,也应积极进行干预,以促进其参与能力的提升,这种情况多见于 5 岁以下疑似 DCD 的儿童。

1. 康复治疗原则

(1)应结合家庭、学校、社区和休闲场所等儿童所在的环境以及在特定环境背景下儿童的优势和劣势以及儿童、家长与其他相关人员的观点设定个性化的康复治疗目标。

(2) 在制订康复干预计划时,应考虑干预措施的有效性及相关证据,同时考虑儿童运动障碍可能伴随的社会心理问题且使用标准化工具进行评定,必要时提供干预,并在干预全过程中,对社会心理因素进行监测。

(3) 如果存在共患病,应根据疾病的类型和严重程度,并与儿童及家长共同确定康复治疗的优先顺序,原则上应优先解决当前对儿童功能、活动和参与影响最大的问题。

(4) 在确定康复治疗重点时,应综合考虑运动和非运动功能的执行情况。应给予 DCD 儿童有足够的机会练习运动技能以便学习和提高日常活动的参与程度(如在家、学校、社区和娱乐场所中以及在运动中)。

2. 康复治疗方法

(1) 以活动和参与导向的干预方法:旨在提高日常生活的参与度,在干预过程中重点改善和提高日常生活活动、学业活动、游戏活动能力,且在实际环境和情境中给予儿童足够的机会学习和巩固。不仅对运动能力本身的提高有帮助,而且对书写的流利性、注意力、焦虑情绪的缓解、同伴交往以及心肺功能的提高有益。

1) 干预特点主要包括:①以儿童为中心(对儿童有意义);②目标导向(主要目标参考 ICF-CY 评定的活动和参与部分);③任务和内容具有针对性;④需要儿童的主动参与;⑤主要是提高能力而不是为了达到正常化;⑥强调家长/监护人的积极参与,以便在日常生活环境中可以进行学习训练。

2) 干预方法主要包括:运动技能训练(motor skill training, MST)、神经运动任务训练(neuromotor task training, NTT)、认知导向作业表现(cognition oriented occupational therapy, CO-OP)、虚拟现实技术(virtual reality, VR)、特定任务训练法、生态学干预方法(ecological intervention, EI)、马术治疗、治疗师指导下的家长和教师干预方法。此外,也可应用以活动和参与为导向方法的辅助手段,如主动视频游戏(active video games)以及包括力量、耐力、柔

韧性在内的体适能(fitness)训练。

(2) 以过程为导向的干预方法(process-oriented intervention, POT):又称为以缺陷为导向的干预方法,主要通过修复、改善感觉、动作、感觉统合系统等自身固有能力(underlying processes),最终达到干预目的。这些干预方法主要是纠正运动过程中存在的缺陷,进而提高运动功能。

干预方法主要包括:感觉统合治疗(sensory integration therapy, SIT)、感觉运动治疗(sensorimotor therapy)、运动想象疗法(motor imagination, MI)等由下至上的方法。运动想象疗法是目前研究的一个热点,不适于低龄儿童,其核心是针对 DCD 儿童存在运动想象能力障碍,在提高运动技能方面,运动想象治疗效果与感觉统合治疗效果相同。

目前,国际上普遍认为,在《国际功能、残疾和健康分类(儿童和青少年版)》(ICF-CY)框架下开展的以活动和参与为导向的干预效果优于以过程为导向的干预。

(3) 家庭宣教与家庭训练计划:对家长的培训被认为是改善 DCD 预后的一项重要措施, Chantal 采用了一种基于证据的在线教育系统,可有效地提高家长对 DCD 疾病的认识,改善 DCD 的预后。

3. 康复治疗模式　常规的干预模式包括个别干预和小组干预(small group intervention)。每个小组人数一般为 4~6 人,组成小组时需考虑每名儿童的发育水平、运动技能水平、干预目标等因素。

4. 康复治疗流程　康复治疗可遵循流程见图 9-3-2。

四、预防与预后

(一) 预防

1. 加强围产期保健,对高危儿进行有效的防治,预防和减轻脑损伤。

2. 早发现、早干预,可大大提高 DCD 儿童的预后。

(二) 预后

研究表明,80% 的 DCD 儿童预后较好,20% 预后较差。DCD 在学龄期影响儿童的学业和日

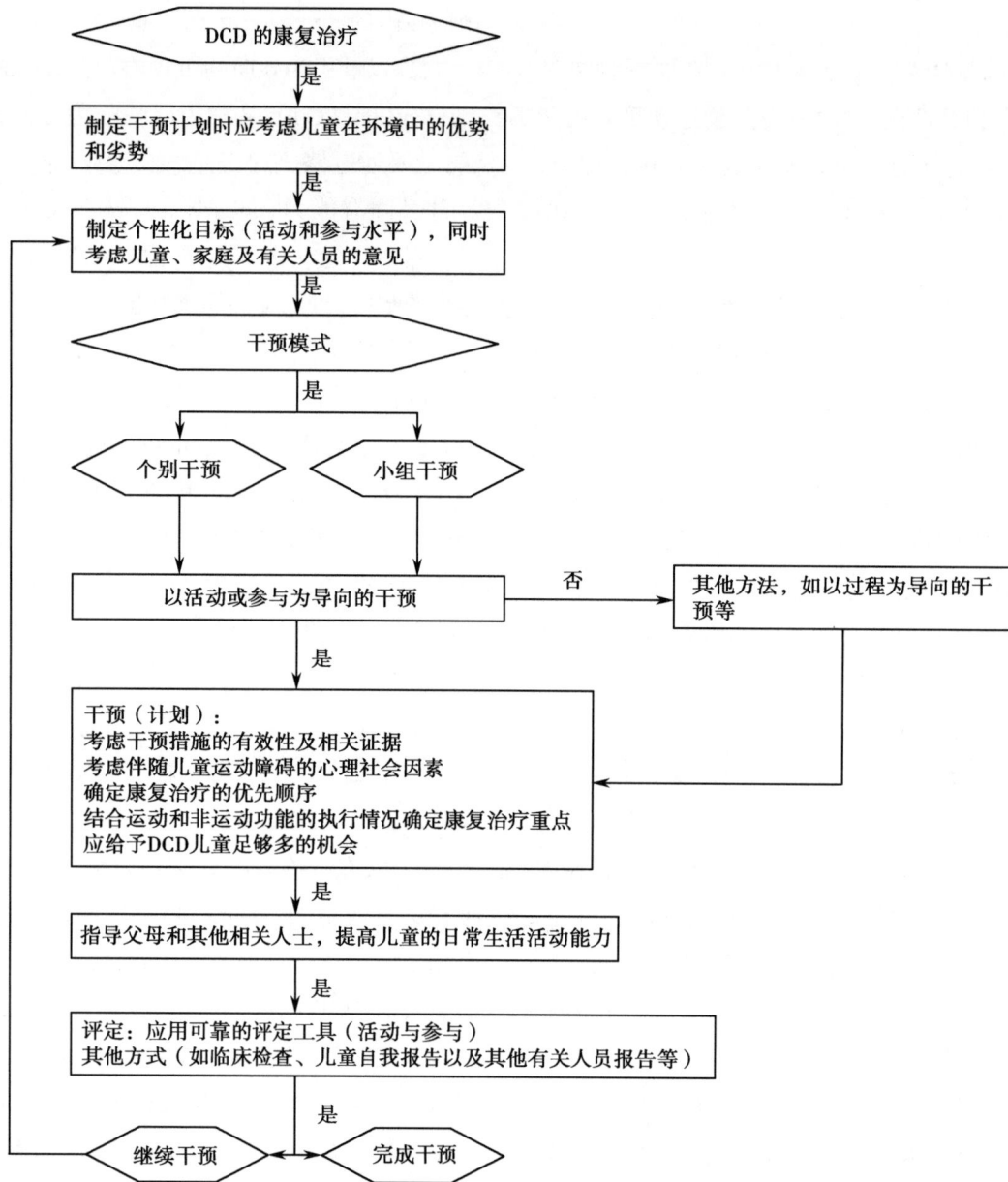

图 9-3-2 DCD 康复治疗流程

常生活能力，患儿心肺功能和身体健康水平常低于正常发育的儿童；也可能产生焦虑、社会适应不良等情绪和行为问题，而且这些问题可能会持续至青春期甚至成年期；成年期出现超重或肥胖，罹患心血管疾病、精神疾病的风险也更高。DCD 属于一种终生存在不良影响的慢性疾病，需要临床早期识别和积极的康复干预，科学有效的康复干预可有效改善 DCD 儿童功能及活动参与水平进而改善预后。

（姜志梅）

第四节　注意缺陷多动障碍

一、概述

注意缺陷多动障碍（attention deficit hyperactivity disorders，ADHD）是儿童时期最常见的神经发育障碍性疾病之一，临床上以持续存在的且与年龄不相称的注意力不集中、多动、冲动为核心症状，可造成儿童学业成就、职业表现、情感、认知功能、社交等多方面损害。智力正常或接近正常，伴有学习困难、人际关系不和谐和自我评价低下。通常12岁前起病，学龄期症状明显，随年龄增大逐渐好转，部分病例可延续到成年期。全球患病率约为7.2%，我国为6.26%。学龄期儿童男女患病率比约为9∶1，随年龄增长，男女患病差异逐渐下降。目前认为ADHD是由多种生物学因素、心理因素及社会因素单独或协同作用导致的一种综合征。

二、诊断及评定

（一）诊断

ADHD的诊断多以患儿家长和教师提供的病史、临床表现特征、体格和精神检查为主要依据，采用量表评分，辅以相关检查排除其他精神疾病后作出诊断。

1. 采集病史　患儿的家长或教师提供一个精确、完整的病史。着重注意母亲孕期有无吸烟、酗酒、情绪抑郁史、胎动情况、围产期有无产伤、产程有无延长、患儿出生有无窒息、有无活动过度的表现、语言、运动功能和智能发育情况等。

2. 一般体格检查和神经精神检查　注意生长发育、营养状况、听力和视力情况以及精神状态。神经系统检查主要包括肌张力、协调和共济运动、触觉辨别、生理反射以及病理反射。

3. 诊断标准　目前主要参考美国精神病学协会（APA）颁发的《精神障碍诊断与统计手册》（第5版）（DSM-5）的诊断标准，将ADHD分为注意力不集中、多动/冲动和混合型3类。

（1）症状学标准包括以下几个方面：

1）注意缺陷症状：符合下述注意缺陷症状中至少6项（且症状出现在12岁以前）持续至少6个月，达到适应不良的程度，并与发育水平不相称。①在学习、工作或其他活动中，常常不注意细节，容易出现粗心所致的错误；②在学习或游戏活动时，常常难以保持注意力；③注意力不集中，说话时常常心不在焉，似听非听；④往往不能按照指示完成作业、日常家务或工作，不是由于对抗行为或未能理解所致；⑤经常难以完成有条理、有顺序的任务或其他活动；⑥不喜欢、不愿意从事那些需要精力持久的事情如作业或家务，常常设法逃避；⑦常常丢失学习、活动所必需的东西，如玩具、书、铅笔或工具等；⑧很容易受外界刺激而分心；⑨在日常活动中常常丢三落四。

2）多动、冲动症状：符合下述多动、冲动症状中至少6项，持续至少6个月，达到适应不良的程度，并与发育水平不相称。①常常手脚动个不停或在座位上扭来扭去；②在教室或其他要求坐好的场合，常常擅自离开座位；③常常在不适当的场合过分地奔来奔去或爬上爬下（在青少年或成人可能只有坐立不安的主观感受）；④往往不能安静地投入游戏或参加业余活动；⑤常常一刻不停地活动，好像有个马达在驱动他；⑥常常话多；⑦常常别人问话未完即抢着回答；⑧在活动中常常不能耐心地排队等待轮换上场；⑨常常打断或干扰他人，如别人讲话时插嘴或干扰其他儿童游戏。

（2）起病与病程：12岁前出现症状，至少持续6个月。学龄前主要表现为多动症；学龄期主要表现为注意力不集中;青春期主要表现为烦躁不安或不耐烦;成年后仍可能存在冲动症状。

(3)必须具有跨越至少两种场合的一致性:即在家中和学校都必须表现此症状才符合要求。某些症状造成的损害至少在两种场合出现(例如在学校和家里)。

(4)严重程度标准:在社交、学业或成年后职业功能上,具有负性的影响证据。

(5)必须排除以下疾病:智力障碍、孤独症谱系障碍、儿童精神分裂症、躁狂发作和双相障碍、焦虑障碍、特殊性学习技能发育障碍、各种器质性疾病如甲亢和各种药物的副作用所导致的多动症状等。

需注意的是12岁以前出现核心症状且伴单一或多个功能损害(如学业、社会功能等)的4~18岁儿童应尽早启动筛查和评估,在全面临床访谈和心理社会评估基础上进行诊断。6岁以下儿童诊断ADHD应谨慎,筛查阳性者可列为监测对象监测、随访,暂不轻易诊断。

综上所述,ADHD的诊断必须结合综合病史、临床表现、躯体和神经系统检查、行为量表评定、心理测验和必要的实验室检查,同时参考儿童的年龄、性别因素考虑,才能得到一个准确的诊断。此外,还应与以下疾病相鉴别:正常儿童的多动、智力发育障碍、特殊学习障碍、抽动障碍、焦虑障碍、品行障碍和对立违抗行为等。

(二)康复评定

1. **智力测验** 常用韦氏幼儿智力量表(WIPPS-CRR)和韦氏学龄儿童智力量表(WISC-R)。ADHD儿童大多智力正常,极少数处于临界状态。

2. **学习能力评定** 学习障碍筛查量表(the pupil rating scale revised screening for learning disabilities,PRS)由言语和非言语2个类型及5个成分区共24个题目组成。以五级计分法评定,以言语得分在20分以下、非言语得分在40分以下为筛查阳性标准。ADHD儿童常有学习成就低下或语言方面的问题。

3. **注意力评定** 持续性操作任务(continuous performance task,CPT)评定:是一系列的刺激(视觉和听觉)在计算机监视器或音响上快速呈现,要求被试者对预先指定的刺激进行反应,可以较直观、准确地测试其注意力集中的维持能力、冲动性和警觉性。该测试由受试者自己操作,不受语言、文化水平影响,是一种敏感性和特异性较强的ADHD辅助诊断方法,可以较科学地反映患儿个体的临床特征,为其针对性的干预提供科学的依据。

4. **行为评定**

(1)Conners儿童行为问卷量表:分为父母症状问卷及教师评定量表,用于评估儿童行为问题。不但在ADHD儿童和正常儿童方面具有较高的鉴别能力,并且可作为衡量ADHD药物治疗乃至行为治疗效果的一个客观指标。量表共48个条目,包括品行问题、学习问题、身心障碍、冲动-多动、焦虑和多动指数6个因子。

(2)Achenbach儿童行为量表(Achenbach child behavior checklist,CBCL):由家长根据儿童近6个月来的行为表现填写,按0、1、2计分法,专人收集、评分。CBCL由113个行为症状组成,可分为9个行为因子,分别为分裂样、抑郁、交往不良、强迫性、体诉、社交退缩、多动、攻击性、违纪。把每个因子所包括的行为症状的粗分相加就是因子的分数,再与标准常数分项比较以判断是否有行为问题。

5. **ADHD症状评估** SNAP评定量表(Swanson,Nolan and Pelham rating scales):是由Swanson等在20世纪80年代依据《精神障碍诊断与统计手册》中ADHD诊断原则编制而来。目前最常用的版本为SNAP-Ⅳ版,已经成为6~18岁儿童青少年ADHD筛选、辅助诊断以及治疗疗效与症状改善程度评估的重要工具。中文版SNAP-Ⅳ评定量表包括教师及父母两种版本,均由26个条目组成,采用4级计分,评分越高,症状越严重。

6. **Vanderbilt父母及教师评定量表** 内容涉及注意缺陷、多动-冲动、对立违抗性障碍、品行障碍、焦虑或抑郁、抽动障碍以及学习问题、人际关系共8方面,用于ADHD症状、共患病及功能损害评定。

7. 困难儿童问卷调查（questionnaire-children with difficulties，QCD）　内容涉及清晨或上学前、学校、放学后、晚上、夜晚、总体行为共 6 方面，用于 ADHD 社会功能评定。

8. 感觉统合能力评定　儿童感觉统合能力发展评定量表，原为中国台湾省郑信雄编制的感觉统合检核表，任桂英等修订，由 58 个题目组成，根据年龄及性别将各项原始分数转换成标准 T 分数。得分 30~40 分为有轻度感觉统合失调，<30 分为有严重的感觉统合失调。

三、康复治疗

早期识别和正确诊断是及时采取恰当治疗的前提，而综合应用多种治疗方法，是 ADHD 儿童获得满意预后的关键环节。

1. 药物治疗　ADHD 的治疗选药需要考虑不同药物的作用机制、疗效、耐受性、药代动力学特点和释放机制。此外，患者对药物反应还有很大差异，需要个体化地调整。建议非药物治疗效果不佳或年龄 6 岁以上及中重度 ADHD 儿童首选药物治疗，约 70% 的患儿可通过口服药物得到改善。

（1）中枢性兴奋剂：仍是目前治疗 ADHD 的首选药物。主要有：哌甲酯、盐酸哌甲酯缓释片、苯异妥英等。中枢神经兴奋药可缓解焦虑、抑郁及抽动障碍等症状，对伴品行障碍和攻击行为者，可减少其袭击行为和反社会行为，改善人际关系。还可降低 ADHD 患儿物质滥用的危险。

1）哌甲酯（哌醋甲酯，methylphenidate，利他林）：目前仍是临床治疗 ADHD 的一线药物，对 70% 以上的患儿有效。哌甲酯的作用机制为调整大脑额叶皮质及纹状体的儿茶酚胺神经递质转运，抑制多巴胺再摄取进入神经元突触前膜，促进多巴胺释放到神经元外，从而增强大脑皮质的兴奋过程。有即释、缓释及透皮贴剂 3 种剂型。口服药使用原则是从小剂量开始。常见的副作用：畏食、头痛、情绪不稳、难以入睡、社交恐惧、噩梦等，但仅在高剂量时才明显。

2）盐酸哌甲酯缓释片：利用渗透压的原理达

到了 12 小时持续稳定释放的效果，每天服用 1 次，给药后 1~2 小时即可达到有效浓度，在 6~8 小时后可达到最大的血药浓度。药物血浆浓度是逐渐上升的，避免急性耐受性，相关的峰、谷血浆药物浓度之间的波动最小化，在国外的临床使用中取得了好评。

（2）非中枢兴奋药：托莫西汀原来用于抗抑郁治疗，国外近年来被批准用于治疗青少年注意缺陷多动障碍。托莫西汀是高度特异性的去甲肾上腺素（NE）调节剂，与神经突触前膜上的 NE 再摄取运转体结合，从而提高了突触间隙中的 NE 浓度而起到改善多动和注意缺陷症状的作用。

作为我国 ADHD 防治指南中的主要推荐药物之一，托莫西汀可用于治疗成人及 7 岁以上儿童的 ADHD。由于托莫西汀为选择性皮质下区 NE 再摄取的抑制作用，并不改变该区多巴胺的浓度水平，故更适宜用于 ADHD 合并抽动障碍的患儿。对于 ADHD 合并焦虑、抑郁症和合并对立违抗性障碍（ODD）的患儿，给予托莫西汀治疗也有帮助。长期使用有良好的耐受性和疗效。常见的副作用有困倦、食欲缺乏、恶心、胃痛和头痛等，这些症状通常在治疗几天或几周后逐渐消失。

（3）α 受体激动剂：可乐定（clonidine）作为二线用药常与哌甲酯一起用于治疗活动过度、有攻击行为、伴抽动的患儿。2016 版《中国注意缺陷多动障碍防治指南》推荐其可作为一线治疗药物。副作用为低血压、口干燥、头昏、抑郁、突然停药时的高血压反应等。

（4）三环抗抑郁药：如去甲丙米嗪和去甲替林，在以往的报道中显示对青少年有短期和长期的疗效。但不良反应较多，需谨慎用药。

2. 非药物治疗　非药物治疗避免了各种药物的副作用以及对药物的依赖性，虽然不能立竿见影，但大量临床研究表明，非药物治疗用于症状较轻的儿童或配合药物治疗，不仅能有效地控制和改善患儿的各种症状，更有利于建立儿童的自信心，使其更好地融入校园和社会。对于有 ADHD 症状的学龄前儿童，社会心理的干预，尤其是对家长的教育是首选治疗,只有当其无效时才考虑使用药物。

(1)行为矫正疗法:是指运用某些程序和方法,来帮助患儿改变他们的行为,行为治疗的目的是利用学习的原理,通过条件反射的形式来改变已经习得的行为。在训练中出现适当行为时,就给予奖励,以鼓励其保持并继续改进;当不适当行为出现时,就加以漠视或一定惩罚。一般用于不太严重的ADHD。主要有正性强化法、惩罚法、消退法。

(2)认知行为训练:这种疗法的主旨是改变患儿的思维形式、信念态度和意见,以达到其行为的改变。认知行为治疗首先要识别患儿有害的自我认知方式,通过认知行为干预消除这种方式,患儿经训练可以养成"三思而后行"以及在活动中"停下来,看一看,听一听,想一想"的习惯,增强患儿的自我控制、自我指导、自我调节,勤思考和提高解决问题的能力。

(3)感觉统合训练:感觉统合是指大脑将从身体各种感觉器官传来的感觉信息进行多次的组织分析和综合处理,做出正确决策,使整个机体和谐有效地运作。当大脑对感觉信息的统合发生问题时,就会使机体不能有效运作,称为感觉统合失调。ADHD患儿常常伴有感觉统合失调和协调平衡障碍的问题。因此,对患儿前庭功能、触觉和本体觉进行针对性的强化训练,可以帮助其建立和恢复健康和正常的运动模式。

(4)疏泄疗法:让患儿将不满的情绪以及对事物或人的不满全部讲出来,然后一起分析,对的加以肯定,错的加以指导纠正,使患儿心情舒畅,能同大人和朋友融洽相处和相互合作。

(5)父母和老师的培训:多数患儿的家长和老师对ADHD认识不足,他们常为孩子的种种表现感到无奈、焦虑甚至气愤,因此,进行家长和老师的培训,改进他们对ADHD的认识,是患儿治疗效果得到保证必不可少的一部分。家长培训包括一般性培训[如父母行为管理培训(PTBM)]和系统性培训。PTBM有助于父母学习对儿童适龄的发展期望、加强亲子关系的行为以及针对问题行为的具体管理技能。系统性培训的核心内容是帮助家长理解ADHD并适应孩子行为,学习应对问题行为的方法和技巧以及在家庭之外管理ADHD患儿。教师培训包括针对普通老师讲授儿童心理健康知识(含ADHD知识),针对学校心理老师培训并使之对有问题的学生能及时进行筛查、干预、转介、管理。教师培训有助于保证学校与家庭的沟通畅通以及保证患儿能够被及时转介到医院诊断、治疗。

除了以说教式教学为主的传统意义上的父母管理训练外,另一种管理训练则是将发展理论融入社会学习,将重点放在亲子互动上。治疗师给家长提供反馈,并指导他们共同投入角色扮演中来实践技能。比较著名的家长管理模式有新森林育儿组合(new forest parenting package,NFPP)、3-P正性育儿(the triple P-positive parenting program,PPP)和亲子交互性治疗(parent-child interaction therapy,PCTT)。

(6)运动疗法:ADHD治疗过程中,家长往往重视核心症状的改善而忽略了运动能力,ADHD患者部分存在运动功能障碍,分为粗大运动功能障碍和精细运动功能障碍。通过小脑运动训练、马术、拳击、柔道、举重、田径、球类运动、游泳、健身等训练,改善运动功能,指导他们控制冲动和攻击行为,形成良好的自我控制,增强自信心,改善注意力。

(7)脑电生物反馈:是以脑电生物反馈治疗仪为手段,将大脑电活动反馈出来,强化对大脑有利的波形,抑制不利的波形,改善异常脑电波以达到治疗的目的。

(8)经颅磁刺激(transcranial magnetic stimulation,TMS):是基于电磁感应原理,通过线圈中的电流产生磁场,磁场在颅内产生感应电流从而调节皮质兴奋性。目前在临床上使用最广的是重复TMS(rTMS)。

(9)经颅直流电刺激(transcranial direct current stimulation,tDCS):使静息膜电位发生变化,诱导施加于头皮的直流电来调节皮层兴奋性和神经可塑性。儿童大脑尚未发育成熟,对其进行tDCS治疗神经可塑性高,疗效显著,且tDCS具有耐受性好、无痛、无创的优点。

(10)沙盘治疗:通过人或物的模型搭建,采用心理疏导手段来治疗 ADHD。模型搭建完毕后,治疗师与患儿就搭建的物品进行探讨,在适当的情况下给予共情和建议。沙盘游戏治疗能激活患儿大脑神经系统,刺激多个维度的大脑皮质活动。研究发现沙盘治疗可改善 ADHD 患儿焦虑情绪、品行问题、学习问题、心身障碍、多动 - 冲动等问题。

3. 中医治疗 中医古籍里没有直接记载的"小儿多动症"这一病名,根据其主症可归于中医学"脏躁""健忘""失聪""躁狂"等病证。本病因先天禀赋不足、后天调护不当导致脏腑功能失常、阴阳平衡失调所致,其主要病变在心、肝、脾、肾。本病的治疗按泻实补虚、调和脏腑、平衡阴阳的基本原则进行辨证论治。根据不同证候,分别予以清心平肝、清热豁痰、滋补肝肾、养心健脾、扶土抑木等治法。同时,还可以配合中成药、针刺疗法等治疗。

(1)分证论治:

1)心肝火旺证。治法:清心平肝,安神定志。主方:导赤散合龙胆泻肝汤加减。常用药:淡竹叶、生地黄、醋柴胡、黄芩、栀子、龙胆草、决明子、当归、通草、甘草。

2)痰火内扰证。治法:清热泻火,化痰宁心。主方:黄连温胆汤加减。常用药:法半夏、陈皮、竹茹、枳实、天竺黄、石菖蒲、黄连、茯苓、甘草、炙远志。

3)肝肾阴虚证。治法:滋阴潜阳,宁神益智。主方:杞菊地黄丸加减。常用药:枸杞子、菊花、熟地黄、山药、山茱萸、泽泻、牡丹皮、茯苓、煅龙骨(先煎)、炙龟甲(先煎)。

4)心脾两虚证。治法:养心安神,健脾益智。主方:归脾汤合甘草小麦大枣汤加减。常用药:党参、黄芪、白术、茯苓、当归、龙眼肉、炙远志、酸枣仁、木香、小麦、大枣、炙甘草。

5)脾虚肝亢证。治法:健脾和中,平肝定志。主方:逍遥散加减。常用药:醋柴胡、白芍、当归、郁金、夏枯草、茯苓、白术、枳壳、薄荷、甘草。

(2)中成药治疗:

1)静灵口服液(熟地黄、山药、茯苓、牡丹皮、泽泻、远志、龙骨、女贞子、黄柏、知母、五味子、石菖蒲)用于肝肾阴虚证。

2)小儿智力糖浆(龟甲、龙骨、石菖蒲、远志、雄鸡)用于心肾不足、肝肾阴虚证。

3)小儿黄龙颗粒(熟地黄、白芍、麦冬、知母、五味子、煅龙骨、煅牡蛎、党参、石菖蒲、远志、桔梗)用于阴虚阳亢证、肝肾阴虚证。

4)知柏地黄丸(浓缩丸)(知母、黄柏、熟地黄、制山茱萸、山药、牡丹皮、茯苓、泽泻)用于肝肾阴虚证。

5)杞菊地黄丸(浓缩丸)(枸杞子、菊花、熟地黄、制山茱萸、山药、茯苓、牡丹皮、泽泻)用于肝肾阴虚证。

(3)针刺疗法:

1)头皮针:取穴:百会、四神聪、定神针,用平补平泻。选用直径 0.25mm、长 25mm 毫针,针体与头皮成 15°~30° 角快速刺入皮下,进针 15~20mm 后快速捻转 3~5 次,留针 20~30 分钟,10~15 分钟行针 1 次。隔日 1 次,15 次为 1 个疗程。

2)体针:取穴:神门、合谷、三阴交、阳陵泉。配穴:心肝火旺者,加劳宫、太冲;痰火内扰者,加丰隆;心脾两虚者,加内关、足三里;脾虚肝亢者,加足三里、行间;肝肾阴虚者,加肾俞、肝俞。选用直径 0.25mm、长 25mm 毫针,快速进针,留针 20~30 分钟,10~15 分钟行针 1 次。隔日 1 次,15 次为 1 个疗程。

3)耳针:取穴:心、肝、脾、肾、神门、交感、脑干、缘中、皮质下、枕、额、肾上腺、三焦、肝阳。上述耳穴用王不留行贴压,随证取穴 6~8 个,隔日 1 次,15 次为 1 个疗程。

四、预防及预后

ADHD 的预防主要是避免各种危险因素及对有高危因素者进行早期干预治疗。对孕期及哺乳期妇女应该加强宣传教育,普及孕期及哺乳期的妇女保健知识,提倡母乳喂养,劝导孕妇戒烟禁酒,同时鼓励丈夫不要在怀孕妻子面前吸烟等。对于有高危因素的儿童，如出生低体重儿、早产儿、出生时有脑损伤的婴儿、属于"难养育气质婴儿"，应定期追踪观察；对于在婴幼儿早期和学龄前期就有易哭闹、不易入睡、注意力难集中、活动过多、冲动任性等症状的儿童，应尽早介入行为、心理等非药物治疗，家长要形成良好的养育习惯和家庭氛围，有助于减少以后 ADHD 的发生或减轻相关症状。

ADHD 的预后与病情的轻重程度、是否及时有效地坚持治疗、是否有家族史、是否有共患病以及各种可能的致病因素是否持续存在等相关。大多数症状较轻的 ADHD 患儿，经过适当的治疗后，随着年龄的增长，自控能力增强，成年后表现可基本正常，或遗有注意力不集中、冲动、固执、社会适应能力和人际关系差等表现。ADHD 持续至成年期的危险因素包括：具有明显的 ADHD 家族史、共患其他精神障碍和致病因素持续存在。如果一个患儿在上面的 3 个因素中同时具备 2 个或以上，那么至成年期几乎肯定是 ADHD 患者。

（马丙祥）

第五节 抽 动 障 碍

一、概述

抽动障碍（tic disorders，TD）是儿童和青少年时期常见的一种以抽动为主要表现的神经发育障碍性疾病。其临床表现多样，主要为不自主、无目的、快速地在一个部位或多个部位发生肌肉运动性抽动和 / 或发声性抽动（表 9-5-1）。TD 根据抽动的表现形式以及持续时间分为暂时性抽动障碍（provisional tic disorder，PTD）、持续性（慢性）运动或发声抽动障碍（chronic motor or vocaltic disorder，CTD）和 Tourette 综合征（Tourette syndrome，TS）。本病常共患注意缺陷多动障碍（attention deficit hyperactivity disorder，ADHD）、强迫行为 / 障碍（obsessive-compulsive behavior/disorder，OCB/OCD）、焦虑障碍、抑郁障碍和睡眠障碍等病症，部分患儿表现为难治性。目前 TD 的病因与发病机制尚未明确，可能是遗传、免疫、心理和环境因素共同作用的结果。儿童 TD 的发病率约为 3%，以 4~8 岁最多见，10~12 岁最严重，其中男性约为女性的 3~4 倍，并且近年来本病患病率有增加趋势，成为危害儿童健康的常见严重慢性疾病之一，影响了儿童的学习、社会适应能力，个性及心理品质的健康发展。

二、诊断与康复评定

（一）诊断

TD 的诊断主要采用临床描述性诊断方法，依据患儿抽动症状及相关共患精神行为表现进行诊断，具体诊断内容如下：

1. 临床表现 抽动是突然的、快速的、反复的、非节律性的、刻板的肌肉收缩，分为运动抽动和发声抽动。运动抽动指手指、面部、颈、肩、躯干和四肢的快速收缩运动；发声抽动指口鼻、咽喉及呼吸肌群的收缩，通过鼻、口腔和咽喉的气流而发声。根据抽动的持续时间、参与的身体部分和肌肉群，运动抽动和发声抽动可再细分为简单性和复杂性，简单性抽动包括单个肌肉或局部的肌肉群的短暂收缩，表现为简单的运动或发声；复杂性抽动会激活更多的肌肉群表现为目标导向的或类似有目的运动或单词或短语的发音，见表 9-5-1。

表 9-5-1 抽动的表现与分类

分类	运动性抽动	发声性抽动	感觉性抽动
临床表现	头面部、颈、肩、躯干及四肢肌肉不自主、突发、快速收缩运动,如眨眼、皱眉、点头、耸肩、甩手、踢腿、收腹动作等	口鼻、咽喉及呼吸肌群的收缩,通过鼻、口腔和咽喉的气流而发声,如清嗓子、吸气、叫喊、秽语等	在运动性或发声性抽动之前自诉身体局部不适感,如压迫感、痒感、热感、冷感等或一种冲动、焦虑的感觉

2. **临床特点** 抽动通常从面部开始,逐渐发展到头、颈、肩部肌肉,而后波及躯干及上、下肢。抽动可从一种形式转变成另一种形式,并且在病程中可出现新的抽动形式,但通常在特定时间段内表现为某种特定的刻板印象。抽动的频率和强度在病程中也有明显波动,症状时好时坏,可暂时或长期自然缓解,也可因某些诱因而加重或减轻。加重抽动的常见因素包括压力、焦虑、愤怒、惊吓、兴奋、疲劳、感染和被提醒;减轻抽动的常见因素包括注意力集中、放松、情绪稳定和睡眠。运动,特别是精细运动,如舞蹈或体育运动,通常也可减轻抽动。

与其他运动障碍不同,抽动是在运动功能正常的情况下发生,非持久性存在,且症状可短暂自我控制。

3. **诊断标准** 目前 TD 多倾向于采用 DSM-5 的诊断标准,根据临床特点和病程,分为 TS、CTD 和 PTD 3 种类型。

(1)TS:A. 在疾病的某段时间内存在多种运动性抽动及 1 种或多种发声性抽动,但两者不一定同时出现;B. 首发抽动后,抽动的频率可以增多或减少,但自第一次抽动发生起病程在 1 年以上;C.18 岁以前起病;D. 排除某些药物或其他躯体疾病所致。

(2)CTD:A.1 种或多种运动性抽动或发声性抽动,病程中只有 1 种抽动形式出现;B. 首发抽动以来,抽动的频率可以增多或减少,病程在 1 年以上;C.18 岁以前起病;D. 排除某些药物或内科疾病所致;E. 不符合 TS 的诊断标准。

(3)PTD:A.1 种或多种运动性抽动和 / 或发声性抽动;B. 病程短于 1 年;C.18 岁以前起病;D. 排除某些药物或内科疾病所致;E. 不符合慢

性 TD 或 TS 的诊断标准。TD 在诊断顺序上是按等级划分的(即首先是 TS,其次是 CTD,再次是 PTD,最后是其他特定的和未特定的抽动障碍),一旦诊断了某个等级水平的抽动障碍,就不能给出更低等级的诊断。部分患者不属于上述类型,而属于如成年期起病的 TD 或晚发期 TD,以及任何其他未指明的 TD。此外,当严重 TS 病例使用经典抗 TD 药物,如硫必利、氟哌利多醇或阿立哌唑治疗 1 年以上,但无满意疗效时,一般认为是难治性 TD。

4. **共患病诊断** TD 常共患多种疾病,50% 以上患儿共患 1 种或多种精神神经或行为障碍,如 ADHD、OCB 或 OCD、学习困难、焦虑、抑郁、睡眠障碍、自残或自杀行为、品行障碍、愤怒发作或情感暴发等。TD 共患 ADHD 最常见,达 50% 左右,通常在抽动发作前 2~3 年出现,以注意力不集中和 / 或多动、冲动行为为特征。其次是 OCD,约 20%~60%TD 共患,特征为强迫思维,反复出现和侵入性的思想、想法、图像或冲动以及强迫行为的发生,可表现为反复检查核对、仪式动作、嗅舔、反复洗擦、重复无目的的动作、强迫排序等,通常出现在青春期早期或抽动发生几年后,经常伴更高频率的攻击性行为。TD 患者共患广泛性焦虑障碍的发病率为 19%~80%,焦虑问题的高危期从 4 岁开始,情绪障碍的高危期从 7 岁开始。TD 共患病越多,病情越严重。

5. **病情分度** TD 患儿抽动的严重程度及其相关的共患病和功能障碍也是高度可变的。根据病情严重程度,可分为轻度、中度及重度。轻度是指抽动症状轻,不影响患儿生活、学习或社交活动等;中度是指抽动症状重,但对患儿生活、学习或社交活动等影响较小;重度是指抽动症状重,并明显影响患儿生活、学习或社交活动等。

6. 辅助检查　TD 的辅助检查一般无特征性异常改变,选择包括脑电图、神经影像、心理测验及实验室检查的目的在于评估共患病以及排除以下其他可能导致抽动或类抽动的临床症状的疾病,如癫痫、肝豆状核变性、小舞蹈症、肌张力障碍、物质或药物引起的运动障碍、脑炎、神经梅毒、头部创伤、心因性抽动等。选择合适的实验室检测如抗链球菌溶血素 O、红细胞沉降率、类风湿因子、病毒抗体、微量元素和铜蓝蛋白等有助于确定一些常见的病因或鉴别诊断。

(二) 评定

1. 抽动严重程度评定　最常用的评定方法之一是耶鲁综合抽动严重程度量表(Yale global tic severity scale,YGTSS)。YGTSS 由 3 部分组成,其中第一部分包括运动抽动 / 发声抽动症状的检查项目;第二部分是一个评分系统,分别从抽动次数、频率、强度、复杂性和干扰 5 个维度来评估运动抽动和发声抽动的严重程度;第三部分是 TD 儿童在自尊、社会交往、学习或工作方面的功能障碍量表。计算汇总运动抽动、发声抽动和功能障碍的得分,得出 YGTSS 总分评估抽动严重程度(表 9-5-2)。

表 9-5-2　YGTSS 评级

TD 严重程度	YGTSS 总分(最高 100 分)
轻度	<25 分
中度	25~50 分
重度	>50 分

2. 共患 ADHD 严重程度评估　可采用注意缺陷多动障碍评定量表评估,量表共有 18 个项目,按 0~3 四级评分,将奇数项目得分相加为注意缺陷分量表分,将偶数项目分相加为多动冲动分量表分。适用于评估个体注意缺陷、多动冲动的程度。也可使用儿童行为量表和儿童孤独症评定量表进行全面评估。

3. 强迫症状及其严重程度评估　可使用儿童耶鲁布朗强迫量表全面评估儿童强迫症状及其严重程度,其包括 58~80 个条目评估强迫性和强迫症状,10 个条目评估其严重程度,是目前国际上常用的强迫症评分量表,评分越高则表明强迫症状越严重。

4. 焦虑、抑郁障碍评估　通过简明儿童青少年国际神经精神访谈(mini international neuropsychiatric interview for children and adolescents,MINI Kid)对 TD 儿童和青少年进行常规的焦虑和抑郁筛查,当症状突出需要干预时,使用儿童多维焦虑量表和儿童抑郁量表进行适当评估。儿童抑郁量表(CDI)是目前国际上针对 7~17 岁儿童、青少年使用最多的抑郁自评量表,量表共 27 个条目,分为 5 个分量表:快感缺乏、负性情绪、低自尊、低效感、人际问题;按照 0~2 三级评分,分数越高表示抑郁程度越重。

5. 精神病学评估　患者有复杂的和更严重的抽动症状时需在必要时行精神病学评估,识别伤害行为、自残行为、无法控制的暴力和脾气以及自杀意念或企图等高危症状和行为,以防止严重后果。

三、康复治疗

抽动障碍是复杂的慢性疾病,迄今为止并没有特别有效的治疗方法,需要综合地应用心理行为治疗、药物治疗、神经调控治疗、中医药治疗、手术治疗等方法,根据抽动障碍患儿的具体情况选择使用。对于诊断明确的患者,应该及时进行治疗。治疗原则是药物治疗和心理行为治疗并重,注重治疗的个体化。

(一) 药物治疗

TD 患儿一般有躯体不适,对于影响日常生活、学习的中重度 TD 患儿,当心理教育和行为治疗无效或无法控制时,需要药物治疗干预。

1. 常用药物　目前的治疗药物可减少超过60% 的抽动,包括多巴胺受体阻滞剂、α 受体激动剂以及其他药物等(表 9-5-3)。药物的选择部分取决于患者的共患病情况,治疗有时需针对多种症状。每例患者都需定期进行评估和检查,以评估药物疗效、不良反应和继续治疗的必要性。

表 9-5-3 治疗 TD 的常用药物

药物名称	类型	作用机制	推荐等级	常见不良反应	用药剂量
硫必利	典型抗精神病药	D2 受体阻滞	一线药物	头晕、嗜睡、胃肠道反应等	50~100mg/d 起始,治疗剂量 100~600mg/d
阿立哌唑	非典型抗精神病药	D2、D3、D4 及 5-HT1A、5-HT2C 受体部分激动	一线药物	嗜睡、焦虑、胃肠道反应等	1.25~5.0mg/d 起始,治疗剂量 2.5~20.0mg/d
可乐定	α 受体激动剂	α2- 肾上腺素能受体激动	一线药物 TD+ADHD	嗜睡、口干、头晕、直立性低血压、心动过缓等	1.0mg/ 周起始,治疗剂量 1.0~2.0mg/ 周
氟哌利多醇	典型抗精神病药	D2 受体阻滞	二线药物	嗜睡、肝功损伤、锥体外系反应等	0.25~1.0mg/d 起始,治疗剂量 1.0~6.0mg/d
	非典型抗精神病药	低剂量 5-HT2 受体拮抗、高剂量 D2 受体拮抗	二线药物	体重增加、锥体外系反应等	0.25~1.0mg/d 起始,治疗剂量 1.0~4.0mg/d
托吡酯	抗癫痫药	增加 GABA 和减少 AMPA	二线药物	认知障碍、体重减轻、嗜睡、少汗、肾结石等	12.5~25.0mg/d 起始,治疗剂量 25.0~100mg/d

2. 药物治疗原则 TD 药物治疗首选硫必利、阿立哌唑、可乐定等一线药物治疗。起始剂量尽量小,从最低起始剂量开始,待足够判断药物疗效后再逐渐小剂量缓慢加至目标治疗剂量。病情控制后强化治疗 1~3 个月,强化治疗后仍需用治疗剂量的 1/2~2/3 维持治疗 6~12 个月。为减少不良反应,应保持最低有效剂量。缓慢减量停药,防止抽动症状反弹加重,减量期至少 1~3 个月,总疗程为 1~2 年。

3. 共患病的治疗

(1)共患 ADHD:首选治疗药物为托莫西汀,也可用 α2- 受体激动剂(如可乐定等)治疗,具有抗抽动和提高注意力的作用。对注意缺陷与多动症状较重、经以上治疗效果较差者,可选用常规剂量的多巴胺受体阻滞剂如硫必利与低剂量的精神兴奋剂如哌甲酯合用治疗。

(2)共患 OCD:选择性 5- 羟色胺再摄取抑制剂舍曲林是一线治疗药物;三环类抗抑郁药如氯丙米嗪,可作为二线药物,但不良反应较严重。一般需与治疗抽动症状的药物如阿立哌唑联合应用。

(3)共患其他行为障碍:应用氟西汀治疗可减少自伤行为;应用阿片受体拮抗剂纳洛酮或纳曲酮治疗自伤行为;复杂的重症 TD 患儿需及时至儿童精神科和 / 或神经心理中心进行综合评估和治疗。

(二)康复治疗

1. 治疗原则 轻度 TD 患儿多数采用单纯心理行为治疗即可有效。对于中、重度 TD 患儿,需要加用药物治疗。对于难治性 TD,或共患 ADHD、OCD 或其他行为障碍时,需要联合用药与综合康复治疗。

2. 心理治疗 TD 患儿比正常儿童更容易受到各种伤害,如辱骂、嘲笑、歧视和边缘化等,心理治疗对于 TD 患儿的预后和防止严重精神障碍发生具有重要意义。目前,心理行为治疗已经被欧洲和美国写入抽动障碍治疗指南,并推荐作为一线治疗手段,已被广泛应用于 TD 的治疗,并取得不同程度的疗效。

(1)支持性心理治疗:对患儿和家长进行心理咨询,调适其心理状态,消除病耻感,采用健康教育指导患儿、家长、老师充分认识抽动症状的自然病程、波动性及环境影响因素,淡化患儿的抽动症状。除有抽动症状外,还常伴注意缺陷、多动及强迫、焦虑、抑郁、任性、易激惹等情绪问题,有时出现自我意识水平降低。要从心理上消除患儿的困惑和担心,鼓励患儿树立战胜疾病的信心,消除自卑感。同时指导患儿如何应对应激和来自他人的歧视和嘲笑,避免急慢性应激加重抽动症状。

(2)共患病的心理干预:难治性 TD 患者多伴有包括 ADHD、OCD、抑郁情绪、学习障碍等,应鼓励父母建立融洽的亲子关系,家长对不服从、违抗、挑衅行为采取正性一致的教育方式实施行为矫正。鼓励患儿及家长关注患儿长处和兴趣,适当降低对学习困难儿童的期望值,坚持注意力训练,家长多与老师沟通,使患儿拥有温馨的学习氛围并得到适当的学习帮助。

3. 行为治疗　行为治疗在缓解抽动及相关心理、社会损害方面的有效性已得到证实,其中习惯逆转训练(habit reversal training,HRT)和综合行为干预(comprehensive behavioral interventions for tics,CBIT)是目前针对 TD 循证医学证据较充分的行为干预方法。此外,还有暴露与反应预防(exposure and response prevention,ERP)、认知行为治疗(congnitive behavioral therapy,CBT)、密集消退训练(massed practice,MP)、基于功能或情境管理(contingency management,CM)方法、自我监督(seft-monitoring,SM)、放松训练(relaxation training,RT)等。

(1)HRT:是行为治疗中研究最多的一种可有效抑制抽动的治疗方法。其核心为意识训练、竞争反应训练和社会支持,此外还有心理教育、泛化训练、放松训练、行为奖励、激励程序等。指导患儿在意识到抽动动作即将发生时,主动学会用竞争动作中断或抑制抽动。HRT 对发声和运动抽动均有效,对 TD 伴随的多动、冲动、焦虑、强迫、抑郁等症状都有积极的作用。

(2)CBIT:是一种新型的综合性干预方法,包括 TD 的心理教育、意识训练、对抗反应练习、放松练习、功能评估分析以及基于功能评估的干预措施等。CBIT 的目的是教会患者在先兆冲动出现时使用特殊的技巧抑制抽动,增强抽动抑制能力,对 TD 的疗效更显著和持久。对中重度 TD 患儿也有效,干预 6 个月后效果仍可达 80%,对共患的焦虑、抑郁也有帮助,且可以提高患儿的认知能力和自尊心。

(3)ERP:是使患儿持续暴露于先兆感觉冲动或精神性先兆冲动中(通常长达 2 小时),通过打破先兆冲动与抽动本身的正强化循环,使个体逐渐适应并习惯这种冲动,从而减少抽动症状的发生。与 HRT 不同的是,患者不是学会对抗,而是学会压抑抽动,当集中注意于先兆冲动有关的不适感觉时,会导致压抑时间越来越长。持续暴露被认为会导致习惯化,从而减少抽动频率。

(4)CBT:是将认知疗法和行为治疗相结合的方法,与其他干预方法不同的是,CBT 可使患者意识到自己的负性认知,如抽动前的不适感等先兆冲动,并逐步将其改变。包括意识训练、放松训练、自我觉察、对诱发抽动的活动类型进行分类、厌恶、避免过度行为、预防复发等措施。CBT 适用于慢性 TD、TS 共患 OCD、ADHD、焦虑、抑郁等患儿。

(5)其他行为治疗:目前关于 MP、CM、SM、RT 等干预方式的研究较少,对于 TD 患者的疗效缺乏足够的证据支持,多与其他干预方法联合应用。

4. 神经调控治疗　对于难治性 TD 尤其是共患 ADHD 患儿,可应用脑电生物反馈治疗、重复经颅磁刺激、经颅直流电刺激、深部脑刺激等神经调控治疗方法。如脑电生物反馈无创伤、副作用小,并且易于操作,以游戏的形式进行训练,增加了训练乐趣,在儿童 TD 患者中取得良好效果。

5. 补充与替代治疗　鼓励患儿参加正常学习和课外文体活动,帮助其改善伙伴关系和进行放松训练。避免接触不良刺激和不良学习环境,如打电玩游戏、看惊险恐怖视频等。无氧的或有氧的体育运动都可减少或降低抽动的频率或降低程度。患儿正常活动不受影响,但剧烈活动有时会加重症状,故患儿可适当减少竞技性太强的体育活动。运动方式主要是跆拳道、跑步、打乒乓球等,适用于年龄>8 岁的慢性 TD 和 TS 患儿。无糖饮食、无麸质饮食可能有助于改善抽动症状。

6. 箱庭疗法　是在咨询师的陪伴下,TD 患儿在沙盘所提供的"自由与受保护的空间"中,利用沙、水和玩具重现现实生活情景,展现内心的想法,表达与释放情感体验,提高自控力而获得强烈的可控感,从而减轻 TD 患儿的焦虑、抑郁、社交障碍、注意缺陷以及攻击行为等问题。与个体沙盘游戏相比，团体沙盘游戏能避免个体治疗带来的紧张，且具有高效率和资源利用最大化的优点。

7. 感觉统合训练 在轻松愉快的氛围中缓解患儿的身心压力，减少各种心理应激因素，通过训练还可建立神经联系，产生适应性应答，改善患儿的注意缺陷、多动及冲动行为。

（三）中医药治疗

近年来，中医学在世界范围内引起了越来越多的关注，中医药可以单独用于治疗 TD。中医学将该病归属于慢惊风、肝风证、抽搐、瘛疭等范畴，治疗原则以平肝熄风为基本法则，临床往往需要中药治疗配合针灸、推拿按摩治疗等。

1. 证治分类 本病最常见的证型是肝亢风动证、风邪犯肺证、痰热动风证、脾虚肝亢和阴虚阳亢证，具体辨证论治如下：

（1）肝亢风动证：治以平肝泻火，熄风止痉；选用天麻钩藤饮或千金龙胆汤加减，具体药物有天麻、钩藤、石决明、栀子、黄芩、菊花、桑叶、茯神、白芍、甘草等。

（2）风邪犯肺证：治以宣肺解表，平肝熄风；选用熄风静宁汤加减，具体药物有辛夷、苍耳子、玄参、板蓝根、桑叶、菊花、蝉衣、僵蚕、葛根、钩藤、白芍、甘草等。

（3）痰热动风证：治以清热化痰，平肝熄风；选用黄连温胆汤加减，具体药物有半夏、陈皮、茯苓、黄芩、黄连、栀子、枳实、竹茹、石菖蒲、钩藤等。

（4）脾虚肝亢证：治以扶土抑木，熄风定痉；选用归脾汤合四逆散加减，具体药物有炒白术、当归、茯苓、远志、龙眼肉、酸枣仁、太子参、柴胡、白芍、枳壳、炙甘草等。

（5）阴虚阳亢证：治以养阴补肾，柔肝熄风；选用六味地黄丸加减，具体药物有熟地黄、山茱萸、牡丹皮、山药、茯苓、泽泻、龙骨、牡蛎、龟板、白芍、甘草等。

2. 中药成药 菖麻熄风片、九味熄风颗粒经国家中医药管理局批准，被推荐为治疗 TD 患儿的一线用药。菖麻熄风片由白芍、天麻、石菖蒲、珍珠母、远志组成，具有平肝熄风、安神化痰的作用，用于轻中度 TD 属肝风内动挟痰证者；九味熄风颗粒由熟地黄、龙骨、龟甲、天麻、龙胆、钩藤、僵蚕、青礞石、法半夏组成，具有滋阴补肾、平肝熄风、化痰宁神作用，治疗肾阴亏损、肝风内动型 TD 患儿。芍麻止痉颗粒由白芍、天麻、蒺藜、钩藤、首乌藤、灵芝、酸枣仁、五味子、栀子、黄芩等组成，具有平抑肝阳、熄风止痉、清火豁痰的功效，用于 Tourette 综合征（抽动 - 秽语综合征）及慢性抽动障碍中医辨证属肝亢风动、痰火内扰者的治疗，可改善 TS 患儿的抽动症状。

3. 针灸疗法 针刺作为国际上认可度广泛的替代疗法之一，对于治疗 TD 有一定疗效。针刺采用调神疏肝、熄风止痉治则，主穴：百会、四神聪、印堂、风池、神门、合谷、阳陵泉、太冲，均采用捻转泻法；配穴：脾虚肝旺者，加太白、足三里；喉内作响者，配上廉泉、金津、玉液、咽后壁点刺；眨眼者，加翳风、丝竹空、太阳；歪嘴、伸舌重者，加地仓、颊车；摇头、耸肩严重者，配风池、肩井；均用平补平泻法。灸法采用抑肝扶脾治则，选用舞蹈震颤区、百会斜刺，肝俞、脾俞平刺等，配合耳压神门、心、肝俞、脾俞、肾俞、印堂、百会。

四、预后与预防

TD 的预后与共患病、抽动严重程度等危险因素有关。大多数儿童患者预后良好，随着年龄的增长和大脑发育的逐渐改善，抽动障碍症状可能减轻或缓解。约半数的儿童在成年期症状可自行消失，约 32% 患儿预后不良。TD 是一种慢性神经精神疾病，消除引起 TD 的病因和高危因素可减少疾病的发生，早期干预和有效管理 TD 及其共患病，适当处理青少年 TD 患者的抑郁、焦虑等共患病症状，可有效改善其生活质量。

（马丙祥）

第六节 学习障碍

一、概述

（一）定义

学习障碍（learning disabilities，LD）是一组异质性综合征，指智力正常儿童在阅读、书写、拼写、表达、计算等方面的基本心理过程存在一种或一种以上的特殊性障碍。这类儿童不存在感觉器官和运动能力缺陷，也不是因原发性情绪障碍或教育剥夺所致。

我国对LD的定义包括如下内容：

1. LD儿童的总智商（intelligence quotient，IQ）基本在正常范围内，也有的偏低或偏高。

2. 在听、说、读、写、计算、思考等学习能力的某一方面或某几方面表现为显著困难。

3. 大多数LD儿童伴有社会交往和自我行为调节方面的障碍。

4. LD原因是个体内在的大脑中枢神经系统功能不全所致。

5. 需要排除由于智力障碍、视觉障碍、听觉障碍、情绪障碍等或由于受家庭经济、文化水平的影响，未能接受正规教育的原因所产生的学习方面的障碍。

（二）病因

目前，关于儿童LD的病因如下：

1. 生理因素

（1）脑损伤：在胎儿期、出生时、出生后由于某种病伤而造成轻度脑损伤或轻度脑功能障碍。

（2）遗传：研究显示同卵双胞胎同病率明显高于异卵双胞胎或者对照组，尤其是LD中的阅读障碍具有家族高发特征。

（3）脑组织发育：阅读障碍者两侧大脑面积多呈对称性，有些可见双侧大脑外侧裂周围的损害和逆行性内侧膝状体病变；左右颞叶底部对称性异常

明显，左前额叶发育不全等改变。

（4）电生理学：LD脑电图异常率高，表现为基础波形异常，慢波增多，甚至是发作性脑电图波形异常。因其不具有特异性，对LD的诊断价值有限。

（5）发育落后：如乳牙脱得慢、走路说话迟、个子特别矮小等；感觉器官功能的缺陷或运动协调功能差。

（6）身体疾病：孩子若体弱多病，经常缺课，会使得所学的功课连续性和学习内容间断，从而导致学习困难；有的孩子存在注意缺陷，也会导致学习困难。

2. 环境因素

（1）家庭环境不良：父母长期在外工作或家庭成员关系紧张等原因，使儿童从小就未得到大人充分爱抚，特别是缺乏母爱。

（2）教养：在儿童生长发育的关键期，没有提供丰富的环境刺激和教育。

（3）不适当的学习内容和教育方法使儿童产生厌学情绪：有些父母望子成龙，不按儿童的身心特点进行教育，在教育的内容、方式、方法上违反教育规律。如学前儿童小学化等。

（4）母语和文字特征的影响：有研究表明，使用表音文字（如英语）国家儿童阅读障碍的发生率较使用表意文字（如汉字）国家儿童高，认为阅读障碍的发生与文字特征有关联，对这个观点目前仍存在争议。

3. 营养与代谢 有研究证实，碘摄入不足影响儿童智力，锂元素影响儿童的性格特征，进而影响学习。还有研究表明学习困难儿童发中微量元素锌、铜的含量显著低于正常儿童，而铁也是影响学习成绩的重要因素。

4. 心理因素 近来大量研究证实，儿童LD

者普遍存在心理问题。临床观察到 LD 儿童学习动机水平低、学习动力不足、学习兴趣差、情绪易波动、意志障碍、认知障碍、自我意识水平低等。

(三) 分类

1. 言语型学习障碍

(1) 阅读困难：阅读是一个需要多种认知过程（如注意、知觉、记忆理解、概括、比较、推理等）参与的学习活动。只要儿童在这些认知能力上的任意一种存在问题，都会影响阅读能力。阅读障碍是指智力正常的儿童在发展过程中没有明显的神经系统或器官器质性损伤，而阅读水平却显著落后于其相应智力水平或生理年龄的现象。表现如下：

1) 阅读习惯：阅读时动作紧张，皱眉、咬唇、侧头阅读或头部抽搐；迷失阅读的位置，找不到开始阅读的地方；阅读时和所读书本距离过近；阅读速度慢；逐字阅读或需以手指协助；以哭泣或捶头、抓狂等过激的问题行为来逃避/拒绝阅读。

2) 朗读：常常省略句子中的某一个字或某几个字；任意在句子中加字、插字；任意将句子中的字以其他字替换；任意颠倒词组的前后字；朗读不流畅，在不适当的地方停顿或声音尖锐等。

3) 回忆方面：回忆基本事实困难，无法回答文章中有关时间、地点等基本事实；序列回忆困难，无法按照故事情节的先后顺序来复述故事。

4) 理解技能：无法正确说出阅读内容中的某些细节和特定信息；不能从阅读材料中得出结论、无法比较新旧观点之间的差异；评论性理解技能不足，无法将阅读材料与自己的生活结合起来，不会分析作者的意向和信念。

5) 识字：认知与记忆字出现困难，刚学过的字就忘记；错别字连篇，写字经常多或少笔画；经常搞混形近的字，如把"视"与"祝"弄混；学习拼音困难，经常把 Q 看成 O；经常颠倒字的偏旁部首。

6) 阅读策略：难以划出重点、不认识阅读材料的性质、无法划分段落等。

7) 行为反应：对于所看到或听到的刺激，仅能掌握一小部分；无法掌握事物的顺序，如数学公式、乘法口诀等；在辨析距离、方向和理解时间概念时

有困难；整理自己的书本、纸张、玩具时有困难；手脚笨拙，走路不稳，经常跌倒、被绊倒或撞倒家具；不懂得在同一时间对某一件事做出反应；思维跳跃；完成读写作业非常容易疲劳。

(2) 书写困难：许多 LD 儿童在精细动作能力上的发展不足，造成了不同的书写困难，即书写缺陷或视觉 - 动作整合困难。一般有如下表现：

1) 握笔方法不正确：手指过于接近笔尖或过于远离笔尖；只用示指来运笔；纸的位置不正确，常移动或放得太倾斜。

2) 书写姿势不正确：身体与桌面的距离太远或太近；手臂与身体的距离太贴近身体或太远离身体。

3) 力量控制不当：用在铅笔上的力量过重，会折断笔尖或戳破纸；手指僵硬，运转不灵活，长期会造成指头酸痛；力量不够，握不住笔或笔道太浅。

4) 字不均匀：不理解字的结构，如"吃"的左右两部分写得一样大，变成"口乞"；字与字大小不一、粗细不一。

5) 字间距不当：单字的组成部分间距离太远，如"明"字的两部分写成了"日月"；字与字之间的距离太大或太小。

6) 笔顺不正确：不遵循笔画顺序，如"国"字，先封口，再写里面的"玉"字；把一笔分成两笔，或把几笔连成一笔。

7) 字迹潦草：字没有结构，东倒西歪，不成比例；没有笔画，横竖不清，信手乱涂，自己都认不出写的什么"字"。

8) 字混写：分不清 6 与 9、5 与 2、b 与 d、p 与 q 等。

(3) 数学困难：数学学习也是一个需要多种认知过程参与的活动，特别需要具有良好的推理、分类、组合、抽象、概括等能力。儿童在学习数学前应该具备一些准备技能，如按大小、形状、颜色、材料来比较、分类、配对、排列物体的能力，认识到总体是部分之和，认识 10 个阿拉伯数字并了解其涵义，把一种物体里的所有个体——分配给不同的对象，能模仿和回忆物体的空间排列等。

LD 儿童在数学学习上由于准备技能不足,表现如下:

1)阅读与书写数字困难:在读和写时,容易把 5 与 2、6 与 9 等相混淆。

2)数数困难:在大声数数时,常会把一些数字跳过去;序数理解有困难,如不知道一周中的第二天是哪一天;无法正确地按一定的要求数数,如要求数出班上穿红裙子的女孩,或要求顺序从 1 数到 30 但不能数含有 4 的数和 4 的倍数时,往往不能正确完成。

3)数位困难:不理解数位概念,不理解相同的数字可以在不同的数位上表示不同的值。如 4,在个位上时表示 4,在十位上时表示 40 等。所以影响到进退位的加减法运算。

4)计算技能不良:运算方法混淆,如在进行乘法运算中,会突然出现加法运算;运算法则掌握不好,不会退位减或进位加;省略运算步骤,如除法运算时省略了余数等。

5)问题解决缺陷:由于语言技能的缺陷引起解数学语词问题和应用题时产生困难。还有一些儿童则是由于缺乏分析和推理能力而造成解决问题困难。

6)空间组织困难:把数字颠倒或反向,如 71 读成 17;在运算过程中数字的位置排列发生错误,如 54-36=22。

这些学习困难是由于小脑发育不全所导致。因此,学习困难常有相似的表征,症状也常常相互重叠。

2. 非言语型学习障碍 非言语型的学习障碍(nonverbal learning disabilities,NLD)大多数归因于视觉处理技巧薄弱,通常较难确诊。

NLD 儿童似乎不存在语言方面的障碍,但对周围环境的理解、人际关系的理解、非言语性的交往理解却显得特别困难。"社交无能、动作笨拙而只在数学及视 - 空间加工方面存在障碍,但语言的创造力却非常优秀",这是 1975 年 Myklcbust 对于 NLD 儿童的描述。

1989 年 Byron 和 Rourkc 出版的《非语言学习

障碍:综合征及模式》认为,NLD 儿童是指在以下 5 个主要方面存在障碍的儿童:

(1)对事物感觉的理解异常,如感觉不到在衣服后面的标签。

(2)心理运动协调能力异常。

(3)通过视觉接收信息,去认识周围的事物能力异常。

(4)解决非言语问题,它可能与视 - 空间技能异常有关。

(5)缺乏理解默契和幽默的能力。

最近也有研究将 NLD 列为孤独症谱系障碍的一个类型或边缘状态,临床表现特征和程度较阿斯伯格综合征轻些。

二、康复评定

(一)诊断

诊断是康复干预的基础。诊断 LD 要考虑以下几点:① LD 儿童心理行为各方面的发展存在明显的不一致,或者学业成就的某些方面与其他能力的某些方面不一致;② LD 的原因不是由于智力低下、视觉或听觉损伤、情绪障碍或缺乏学习动机等所造成;③ LD 儿童在普通的教育措施下学习困难状况不会有太大改观,需要进行特殊教育。

1. ICD-10 诊断标准(国际疾病分类)

(1)学校技能损害必须达到显著的严重程度:

1)学习成绩:有 3%~5% 的学生的学习成绩非常差。

2)发育迟缓:在学龄前就出现了发育延迟或偏离,最常见的是语言发育迟缓或偏离。

3)伴随问题:多伴有注意力不集中、多动、逃课、学校适应问题、情绪障碍或品行问题。

4)性格气质异常:已经超出正常发育的偏离部分。

5)对帮助的反应:加强帮助下并不能很快矫正学习困难。

(2)特定性的学校技能缺陷:学习成绩明显低于一般智力水平所应达到的水平。

(3)发育性的学习技能缺陷:在生命发育早期

就出现。

(4)学校技能的缺陷:学校技能的损害可能为儿童发育的内在因素。

2. CCMD-2诊断标准(中国精神障碍分类与诊断标准第2版)

(1)首次发现于婴幼儿期或童年期,病程持续,无缓解表现。

(2)临床以个别功能性的、原因不明的发育延迟为主要表现,至少具有言语、学习、运动技能障碍之一。

(3)排除儿童精神分裂症、儿童孤独症、精神发育迟滞及其他疾病引起的上述障碍。

(二) 评定及测验量表

1. 学业成绩测验 侧重于听理解、语言表达、阅读理解、书写、计算和基本推理几个方面,有一项较智力期望值明显落后即可诊断。目前国内尚无修订的学业成绩测验工具。

2. 智力测验 常用韦氏幼儿智力量表(Wechsler preschool and primary scale of intelligence,WPPSI)、韦氏儿童智力量表(revised Wechsler intelligence scale for children,WISC-R)。测试意义如下:

(1)排除精神发育迟滞等疾病。

(2)了解LD的类型及智力结构,并为矫正训练提供依据。测试结果可划分为言语智商(VIQ)和操作智商(PIQ)。LD儿童往往出现VIQ和PIQ较大差异(>10分)。依据韦氏智测结果可大致分类出言语型或非言语型LD。根据智测结果将智力分级(表9-6-1)。

表9-6-1 韦氏儿童智力量表分级

智力等级	IQ	百分位
极超常	130 及以上	2.2
超常	120~129	6.7
高于平常	110~119	16.1
平常	90~109	50.0
低于平常	80~89	16.1
边界	70~79	6.7
智力低下	低于 70	2.2

3. 神经心理测验 如利脑测验、Luria-Nebraska儿童成套神经心理测验、考夫曼儿童成套评估(K-ABC)测验、记忆测验、单项神经心理测验等,主要用于检测LD儿童的神经心理模式或探索其神经心理机制。LD儿童往往在这类测验上表现明显的结构偏异或者分值低下。

4. 学习障碍筛查量表 学习障碍儿童筛查量表(the pupil rating scale revised-screening for learning disabilities,PRS)共分为语言和非语言两个类型评定表,由5个行为领域构成,在美国、日本等国家广泛地运用。

(1)量表内容:①听觉的理解和记忆:单词意思的理解力;指示服从的能力;理解对话的能力;信息记忆的能力。②会话用语:词汇;文法;回忆词语的能力;叙述经验的能力;表达想法、意见的能力。③时间、方向、位置知觉:时间的判断;地面方位知觉(生活中地理位置的知觉);关系的判断(大、小、远、近、轻、重);位置知觉(左、右、东、西、南、北)。④运动能力:粗大运动(走、跑、跳、攀、登);平衡觉;精细运动(使用剪刀、扣纽扣、书写、握球)。⑤社会行为:协调性;注意力;安排整理能力;新状况适应能力(生日聚会、娱乐活动等);社会的接受(被人喜爱);责任感;理解课题并进行处理的能力(作业题目、大家所决定的事等);关心(理解别人、关心同学)。

(2)项目评分及结果解释:每个项目分为5个评分档次,1最低,5最高。得分3为平均,1和2为平均以下,4和5为平均以上。根据儿童的能力情况选择出最符合的档次,并评分。

(3)LD筛查量表评定方法:① 1~2领域项目的合计分为言语性学习障碍评定分,≤20分为言语性LD的可疑儿童;②3~5领域项目的合计分为非言语性学习障碍评定分,≤40分为非言语性LD可疑儿童;③1~5领域项目的合计分为综合评定分,≤65分为LD可疑儿童。

5. 学习障碍评定量表 由美国教育博士Stephen B.McGamey于1988年编制,经过1989年和1996年两次修订完成,中文版由曾守锤等翻译改编。

量表由 85 个项目组成,从 7 个方面(听、思考、说、阅读、书写、拼写、数学运算)对 LD 进行评定。该量表由 3 个因子构成:第一个因子为基本的脑力技能(如记忆、注意力、思维力等);第二个因子为数学运算能力;第三个因子为处理语言文学资料的能力。量表具有较好的信度和效度,可以较为准确地区分学习障碍儿童与非学习障碍儿童。

三、康复治疗

应根据学习障碍儿童的年龄、类型、程度、临床表现以及心理测评结果来确定康复方案。一般原则是以接纳、理解、支持和鼓励为主,以改善学习障碍儿童不良的自我意识,增强其自信心和学习动机。

(一)康复训练

1. 心理行为疗法　方法与目的:

(1)心理环境的调整,以改善与缓解不良行为。

(2)通过面晤咨询,给予支持与帮助,增加信心,以预防和治疗继发性情绪问题。

(3)行为疗法及自控训练,改善认知偏异和人际障碍。

(4)个体或团体的音乐、艺术、运动等疗法,可提高节奏感、自控力和协调能力。

2. 感觉统合训练　感觉统合训练是指基于儿童的神经发育需要,引导其对感觉刺激作出适当反应的训练。此训练提供前庭(重力与运动)、本体感觉(肌肉与感觉)及触觉、视、听、嗅觉等刺激的全身运动,其目的不在于增强运动技能,而是改善脑处理感觉信息与组织并构成感觉信息的方法。该训练方法是治疗学习障碍最常用的方法。训练的目的是让 LD 儿童最大限度地发挥潜能,提高学习能力和学习效率。

(1)触觉刺激训练:①目的:强化皮肤、大小肌肉关节神经感应,辨识感觉层次,调整大脑感觉神经的灵敏度;②训练器材:软毛刷、按摩球、波池、平衡触觉板、黏土游戏、沙或草坪上裸足游戏等。

(2)前庭觉刺激训练:①目的:调整前庭信息及平衡神经系统自动反应功能,促进语言组织神经健全、前庭平衡及视听能力完整程度;②训练器材:圆筒、平衡踩踏车、按摩大龙球、滑梯、平衡台、晃动独木桥、袋鼠袋、圆形滑车等。

(3)本体感觉刺激训练:①目的:本体感训练:强化固有平衡、触觉、大小肌肉双侧协调,灵活身体运动能力、健全左右脑均衡发展;②训练器材:蹦床、平衡木、晃动独木桥、滑板、S 形垂直平衡木、S 形水平平衡木、圆形平衡板等。

(4)弹跳训练:①目的:调整固有平衡、前庭平衡感觉神经系统,强化触觉神经、关节信息,促进左右脑健全发展;②训练器材:羊角球、跳床等。

(5)固有平衡训练:①目的:调整脊髓中枢神经核对地心吸力的协调,强化中耳平衡体系,协调全身神经功能,奠定大脑发展基础;②训练器材:独脚椅、大陀螺、脚步器、竖抱筒等。

3. 特殊教育

(1)制订个别化教育计划(individualized education program,IEP)。

(2)进行个别指导计划。

(3)在普通学校建立特殊教育班级。

(4)时间概念的教育训练。

(5)与评估相结合。

4. 技能训练

(1)视听觉训练:可以进行视听觉识别训练、划消训练、注意力训练、记忆训练、思维概括能力训练以及概念形成训练等。

(2)运动能力训练:可以通过拍球、跳绳等训练,改善 LD 儿童的基本节奏感;通过辨识自己及空间物体的左右、抛接球等训练,来提高对空间方位的认识。

(二)药物治疗

目前尚无治疗学习障碍的特效药物。临床较常应用促进脑功能、促进智力发育类药物,包括吡拉西坦、盐酸吡硫醇、γ-氨基丁酸等口服治疗。伴注意缺陷和多动的学龄 LD 儿童可使用盐酸哌甲酯缓释片（18mg/ 片）。但伴抽动或癫痫的 LD 儿童则慎用或避免使用盐酸哌甲酯。三环类抗抑郁药作为二线用药对 LD 儿童多动、焦虑、冲动、人际交往不良及遗尿等症状具有疗效。伴情绪障碍、人际关系紧张、冲动和攻击行为者则可予小剂量卡马西平或其他类抗精神病药物治疗。

（三）特殊治疗方法

包括食物疗法、经检测缺乏微量元素者可增加微量元素、大剂量维生素补充。

四、预防及预后

1. 预防　①加强围产期保健：提倡优生优育，孕期防止烟酒等有害物质的侵害；②早期进行儿童发育异常的筛查，正确开展早期教育干预。

2. 预后　约半数以上的 LD 儿童的症状会随年龄增长而自行缓解或减轻，但有些特殊技能的缺陷可能持续至成年期以后。约 20% 的患儿可能继发品行障碍和反社会行为，或导致长期社会适应不良、青春期后出现抑郁、自杀或精神疾病的风险高于一般人群。

（吴卫红）

参考文献

［1］ THOMAS R, SANDERS S, DOUST J, et al. Prevalence of attention-deficit/hy-peractivity disorder: a systematic review and meta-analysis [J]. Pedi-atrics, 2015, 135 (4): e994-1001.

［2］ WANG T, LIU K, LI Z, et al. Prevalence of attention deficit/hyperact-ivity disorder among children and adolescents in China: a systema-ticr-eview and meta-analysis [J]. BMC Psychiatry, 2017, 17 (1): 32.

［3］ 郑毅. 注意缺陷多动障碍临床诊疗变化要点解析 [J]. 中国实用儿科杂志, 2014, 29 (07): 489-496.

［4］ 杨莉. 注意缺陷多动障碍 2017-2019 年研究现状与展望 [J]. 中国心理卫生杂志, 2020, 34 (07): 594-601.

［5］ EMONTIS D, WALTERS RK, MARTIN J, et al. Discovery of the first genome-wide significant risk loci for attention deficit/hyperactivity disor-der [J]. Nat Genet, 2019, 51 (1): 63-75.

［6］ 中华医学会儿科学分会发育行为学组. 注意缺陷多动障碍早期识别、规范诊断和治疗的儿科专家共识 [J]. 中华儿科杂志, 2020, 58 (03): 188-193.

［7］ 兰玉梅, 杨春松, 周晓梅. 注意力缺陷多动障碍治疗药物的研究进展 [J]. 中南药学, 2017, 15 (09): 1269-1271.

［8］ 金红霞, 孙凌, 王莹. 注意缺陷多动障碍的药物治疗进展 [J]. 临床精神医学杂志, 2005, 15 (2): 120-121.

［9］ MASUDA F, NAKAJIMA S, MIYAZAKI T, et al. Clinical effectiveness of re-petitive transcranial magnetic stimulation treatment in children and adolescents with neurodevelopmental disorders: A systematic review [J]. Autism, 2019, 23 (7): 1614-1629.

［10］ GHANAVATI E, SALEHINEJAD MA, NEJATI V, et al. Differential role of prefrontal, temporal and parietal cortices in verbal and figural fluen-cy: implications for the supramodal contribution of executive functions [J]. Sci Rep, 2019, 9 (1): 3700.

［11］ GHANAVATI E, NEJATI V, SALEHINEJAD MA. Transcranial direct current stimulation over the poste-rior parietal cortex (PPC) enhances figurealfluency: implications for creative cognition [J]. Cogn Enhanc, 2018, 2 (1): 88-96.

［12］ 邢晓, 郭岚敏, 张晓月. 注意缺陷多动障碍的非药物治疗 [J]. 中华实用儿科临床杂志, 2021, 36 (20): 1591-1594.

［13］ LAGUTINAL, SPEVLINGEV D, ESTEVHUYZON A. Addressing psyhological aspects of physical prob-lems thraugh sandplay: a grounded. Theory study of therapists vieus [J]. Psychol Psychother, 2013, 86 (1): 105-124.

［14］ 谭健烽, 邹晓波, 张淑红, 等. 有焦虑症状大学生的初始沙盘特征 [J]. 中国心理卫生杂志, 2013, 27 (8): 607-612.

［15］ 余文玉, 肖农, 杨自真, 等. 沙盘游戏疗法对注意缺陷多动障碍儿童心理行为干预效果研究 [J]. 中国康复医学杂志, 2018, 33 (11): 1318-1321.

［16］ 韩新民, 马融, 雷爽, 等. 中医儿科临床诊疗指南·儿童多动症（修订）[J]. 中医儿科杂志, 2017, 13 (05): 1-6.

［17］ LIU ZS, CUI YH, SUN D, et al. Current status, diag-nosis, and treatment recommendation for tic disorders in China [J]. Front Psychiatry, 2020, 11: 774.

［18］ DEEB W, MALATY IA, MATHEWS CA. Tourette disorder and other tic disorders [J]. Handb Clin Neurol, 2019, 165: 123-153.

［19］ 刘智胜, 秦炯, 王家勤, 等. 儿童抽动障碍诊断与治疗专家共识 (2017 实用版)[J]. 中华实用儿科临床杂志, 2017, 32 (15): 1137-1140.

［20］ 刘智胜. 儿童抽动障碍 [M]. 3 版. 北京: 人民卫生出版社, 2024: 28-39.

［21］ 卢青, 孙丹, 刘智胜. 中国抽动障碍诊断和治疗专家共识解读 [J]. 中华实用儿科临床杂志, 2021, 36 (09): 647-653.

［22］ 刘茂昌, 刘智胜. 儿童抽动障碍药物治疗研究现状 [J]. 中华实用儿科临床杂志, 2020, 35 (12): 948-951.

［23］ American Psychiatric Association. Diagnostic and Statistical Manual of Mental Disorders (DSM)[M]. 5th ed. Washington, DC: American Psychiatric Association, 2013.

［24］ 张晓月, 郭岚敏, 张秋, 等. 抽动障碍非药物治疗的研究进展 [J]. 中国康复医学杂志, 2021, 36 (02): 232-236.

［25］ 李洪华, 董涵宇, 王冰, 等. 儿童抽动障碍的心理教育与行为干预治疗的研究进展 [J]. 中国当代儿科杂志, 2018, 20 (11): 968-973.

［26］ 袁莉敏, 孟瑶. 抽动症儿童的箱庭治疗个案研究 [J]. 心理与行为研究, 2020, 18 (04): 564-569.

［27］ 戎萍, 马融, 韩新民, 等. 中医儿科临床诊疗指南·抽动障碍 (修订)[J]. 中医儿科杂志, 2019, 15 (06): 1-6.

［28］ 赵润芝, 辛渊, 王文好, 等. 针刺治疗抽动障碍临床疗效的荟萃分析 [J]. 上海针灸杂志, 2020, 39 (02): 244-252.

［29］ 王诗妍, 马丙祥, 李瑞星, 等. 儿童抽动障碍研究进展 [J]. 中国中西医结合儿科学, 2021, 13 (04): 297-301.

［30］ GROTH C, SKOV L, LANGE T, et al. Predictors of the clinical course of tourette syndrome: a longitudinal study [J]. J Child Neurol, 2019, 34 (14): 913-921.

［31］ 苏亭娟, 孙玉叶, 章景丽, 等. 扬州市城区学龄前儿童发育性协调障碍的流行病学调查 [J]. 中华疾病控制杂志, 2017, 21 (2): 183-186.

［32］ HUA J, GU G, JIANG P, et al. The prenatal, perinatal and neonatal risk factors for children's developmental coordination disorder: a population study in mainland China [J]. Res Dev Disabil, 2014, 35 (3): 619-625.

［33］ CARAVALE B, HERICH L, ZOIA S, et al. Risk of developmental coordination disorder in Italian very preterm children at school age compared to general population controls [J]. Eur J Paediatr Neurol, 2019, 23 (2): 296-303.

［34］ YAO CHUEN LI, MATTHEW YW KWAN, HEATHER JC, et al. A test of the environmental stress hypothesis in children with and without developmental coordination disorder [J]. Psychology of Sport&Exercise, 2018, 37: 244-250.

［35］ BIOTTEAU M, PÉRAN P, VAYSSIÈRE N, et al. Neural changes associated to procedural learning and automatization process in developmental coordination disorder and/or developmental dyslexia [J]. Eur J Paediatr Neurol, 2017, 21 (2): 286-299.

［36］ WILMUT K, GENTLE J, BARNETT AL. Gait symmetry in individuals with and without developmental coordination disorder [J]. Res Dev Disabil, 2017, 60: 107-114.

［37］ PRUNTY M, BARNETT AL, WILMUT K, et al. Visual perceptual and handwriting skills in children with developmental coordination disorder [J]. Hum Mov Sci, 2016, 49: 54-65.

［38］ CRANE L, SUMNER E, HILL EL. Emotional and behavioral problems in children with developmental coordination disorder: exploring parent and teacher reports [J]. Res Dev Disabil, 2017, 70: 67-74.

［39］ BONNEY E, FERGUSON G, SMITS-ENGELSMAN B. The efficacy of two activity-based interventions in adolescents with developmental coordination disorder [J]. Res Dev Disbil, 2017, 71 (10): 223-236.

［40］ HARROWELL I, HOLLÉN L, LINGAM R, et al. Mental health outcomes of developmental coordination disorder in late adolescence [J]. Dev Med Child Neurol, 2017, 59 (9): 973-979.

［41］ 黄美欢, 郭岚敏, 曹建国, 等. 欧洲儿童残疾学会发育性协调障碍国际临床实践指南 (2019 版) 解读 [J]. 中华实用儿科临床杂志, 2021, 36 (14): 1041-1048.

第十章

神经系统疾病

第一节 概　述

我国早期开展的儿童神经系统疾病的治疗,主要是神经系统传染病、感染性疾病的预防和治疗,如流行性脑脊髓膜炎、结核性脑炎、化脓性脑膜炎;逐渐发展到神经系统常见发作性疾病的治疗,如癫痫、偏头痛。目前,儿童神经系统疾病的诊疗开始进入罕见病的诊疗与康复、神经重症的早期康复介入、神经免疫性疾病的综合治疗等。神经系统疾病的康复已经涉及预防、早筛、临床与康复综合,医教结合等多种形式。

伴随对神经疾病的认知和大数据随访的荟萃分析,康复在神经系统疾病中的作用越来越受到临床重视。儿童神经康复已经成为儿童康复学最主要的方向,神经系统疾病康复主要集中在3个领域:

1. 神经重症的早期康复介入　主要是急性颅脑创伤、暴发性颅内感染、神经系统肿瘤术后、癫痫持续状态、神经系统代谢病危象等。

2. 神经系统损伤后遗症的康复治疗　主要是各种原因导致的脑损伤、脊髓损伤和周围神经损伤,急慢性脑炎、神经系统中毒(如 CO 中毒等)等。

3. 慢性神经病的康复与管理　主要是发育障碍性疾病(如脑性瘫痪、智力发育障碍、孤独症谱系障碍、注意缺陷多动障碍、发育性运动协调障碍等)、癫痫及癫痫脑病、偏头痛、代谢性脑病(甲基丙二酸血症、肝豆状核变性)等,其中神经精神发育异常、脑性瘫痪、孤独症谱系障碍等,本书均有独立章节介绍。本章重点介绍一些临床较为常见的神经系统疾病康复,既有从神经解剖学分类的疾病如脑积水、小头畸形、脑血管病,亦有神经免疫学方面的疾病,如视神经脊髓炎谱系障碍性疾病、吉兰-巴雷综合征和重症肌无力等。

总而言之,神经系统疾病康复伴随基因测序技术、宏基因和抗体检测技术的发展,诊断越来越精准,基于基因水平的发育和功能评估将成为可能;康复治疗方法也日新月异,如注意缺陷多动障碍的数字处方疗法,重复经颅磁刺激在睡眠障碍、孤独症谱系障碍合并情绪障碍和焦虑症等疾病领域治疗上取得的显著成效等,这些新技术方法将极大地改变儿童神经系统疾病的预后。

(吴 德 陈 翔)

第二节 脑 积 水

一、概述

脑积水是指由于颅脑疾病导致颅内脑脊液的分泌、循环或吸收障碍，颅内脑脊液量增多，引起脑室系统和/或蛛网膜下腔异常扩大，临床以头颅扩大、颅内压增高和脑功能障碍等为主要特点的一种病症，通常分为梗阻性脑积水、交通性脑积水及外部性脑积水，其中外部性脑积水是交通性脑积水的一种特殊类型。广义的脑积水亦应包括蛛网膜下腔积液、硬膜下积液等。引起脑积水的主要原因有脑脊液的分泌过多、循环障碍、吸收不良三个方面，其中以脑脊液的循环通路阻塞最多见，常见原因为中脑导水管受阻、颅内肿瘤等占位性病变的压迫及各种原因引起的蛛网膜粘连等；脑脊液分泌过多见于脑室脉络丛增生、脑膜的各种炎症；脑脊液吸收不良以新生儿多见，主要由炎症、创伤和出血等因素引起。由于各种原因引起脑实质先萎缩，继而脑室与蛛网膜下腔相对扩大、脑脊液量相对增多，则不属于本病范畴。据 WHO 对 24 个国家的统计报告，先天性脑积水的发病率为 8.7/万，我国的发病率为 6.8/万，仅次于神经管畸形，且儿童发病率明显高于成人。脑积水的康复治疗大致可分为手术治疗和非手术治疗，非手术治疗体现了现代康复治疗与传统中医药治疗有机结合，标本同治，疗效确切。

二、诊断及评定

(一) 诊断

脑积水的诊断需要结合病史、临床症状和体征以及头颅影像学检查等内容进行综合诊断。

1. 病史 高龄产妇，母亲孕期有先兆流产、感染等病史，出生时早产、低体重、产伤、窒息缺氧、颅内出血等病史，出生后有胆红素脑病、头部外伤、中枢神经系统感染、中毒、先天颅脑发育畸形、颅内囊肿、肿瘤及其他不明原因病史。

2. 临床症状和体征 ①头颅异常增大，颅缝开解，前囟扩大而饱满，头皮光亮、青筋暴露；②落日目、弱视或斜视，或有头痛、烦躁、哭闹、嗜睡、呕吐、惊厥等；③可伴食欲缺乏，形体消瘦，面色苍白，神疲乏力，智力、运动发育落后，精神行为异常等。

3. 头颅影像学检查

(1) 梗阻性脑积水：CT 见脑室扩大，双额角径/颅内径（Evans 指数）>0.33 是诊断脑积水的标志性指标；额角变锐<100°，颞角宽度>3mm；脑室边缘模糊，室旁低密度晕环；基底池、脑沟受压/消失。MRI 为矢状位 T_1 可显示导水管梗阻，幕上脑室扩大；胼胝体变薄，向上拉伸；穹窿、大脑内静脉向下移位、第三脑室底疝入扩大的蝶鞍。增强 T_1 显示软脑膜血管淤滞，类似于脑膜炎改变。

(2) 正常压力脑积水：CT 见脑室扩大伴额角变钝。MRI 有脑室扩大；额角、颞角扩大不伴海马萎缩；基底池、外侧裂扩大，脑沟正常。

(3) 蛛网膜下腔增宽（脑外积水）：CT 见双侧额部（前部半球间裂）蛛网膜下腔增宽，宽度>5mm；脑池增宽；轻度脑室扩大；增强 CT 显示静脉穿过蛛网膜下腔。MRI 有蛛网膜下腔增宽伴穿行血管；在所有序列，蛛网膜下腔内为脑脊液信号；推荐影像学检查：多普勒超声显示静脉穿行蛛网膜下腔；MRI 排除慢性硬膜下积液；增强 CT 或 MRI 排除基础病因。

4. 其他特殊检查 神经电生理检查，MRI 的脑脊液动力学检查等。

(二) 鉴别诊断

需与头大畸形、巨脑症、颅内占位病变（囊肿、肿瘤)、佝偻病、慢性硬膜下血肿、软骨发育不全等病相鉴别。

(三) 评定

脑积水患者常有不同程度的神经功能障碍，主要表现为运动功能障碍、智力障碍、言语障碍等。因此脑积水患者的康复评估主要包括运动功能评定、认知功能评定、言语功能评定以及日常生活活动能力评定等。

1. 运动功能障碍评定 脑积水可导致多种多样的运动障碍。肌张力异常会影响运动控制，肌力下降、关节活动范围受限会影响运动功能。另外，平衡与协调障碍、共济失调、震颤、运动反应迟钝等运动功能障碍也较为常见。

(1) 肌张力评定：目前肌张力评定最常用的量表是改良 Ashworth 痉挛量表(modified Ashworth scale, MAS)，此外还可采用改良 Tardieu 量表(modified Tardieu scale, MTS)。

(2) 肌力评定：徒手肌力测定(manual muscle testing, MMT)是目前最常用的肌力测定方法，还有等长肌力测试、等张肌力测试、等速肌力测试，根据患儿的实际情况选择。

(3) 共济运动评定：较常用的评定方法有指鼻试验、对指试验、轮替动作等。

2. 认知功能障碍评定 主要根据患儿年龄及认知障碍程度的不同来选用评定量表，包括筛查量表：丹佛发育筛查测验(DDST)、0~6 岁小儿神经发育量表；诊断量表：格塞尔发育诊断量表(Gesell development diagnosis schedule, GDDS)及韦氏幼儿智力量表(Wechsler preschool and primary scale of intelligence, WPPSI)及韦氏儿童智力量表(Wechsler intelligence scale for children, WISC-R)等。

3. 语言功能障碍评定 语言功能障碍的评定常采用汉语体系标准化的 S-S 语言发育迟缓检查法，包括理解能力、表达能力、基本操作能力、交流态度等 4 项能力；如有构音障碍常采用 Frenchay 构音障碍评定法评定。

4. 日常生活活动能力评定 常用的有以下 3 个量表：

(1) Barthel 指数评定量表(BI)：包括 10 项内容，根据是否需要帮助及其帮助程度分为 0、5、10、15 分四个功能等级，总分为 100 分。得分越高，独立性越强，依赖性越小。

(2) 改良 Barthel 指数评定量表(简体中文版)：基本的评级标准为每个活动的评级可分 5 级(5 分)，不同的级别代表了不同程度的独立能力，最低的是 1 级，而最高是 5 级。级数越高，代表独立能力越高。

(3) 儿童功能独立性评定量表(functional independence measure for children, Wee-FIM)：该项评定更为详细、精确、敏感，是分析判断康复疗效的一个有力指标。Wee-FIM 不但评定由于运动功能损伤而致的 ADL 能力障碍，而且也评定认知功能障碍对于日常生活的影响。

三、康复治疗

脑积水的康复治疗大致可分为手术治疗和非手术治疗。对于急进性、高颅内压性脑积水宜采用外科手术治疗，以分流脑脊液，降低颅内压。非手术康复治疗适用于早期或病情轻、发展缓慢者，目的在于减少脑脊液的分泌或增加机体的水分排出，促进患儿功能恢复。

(一) 外科手术治疗

1. 手术适应证

(1) 新生儿和儿童脑积水为脑室扩大并有颅内压增高、脑功能损害的临床表现。

(2) 有神经功能损害的常压性脑积水。

(3) 颅内出血后和脑脊液感染继发脑积水，在血性脑脊液吸收后，或脑脊液感染控制后，可行分流术。

(4) 肿瘤伴发的脑积水。

2. 手术禁忌证

(1) 颅内出血急性期。

(2) 颅内感染，有脑脊液感染或感染病灶。

(3) 头皮、颈部、胸部、腹部皮肤有感染。

(4) 腹腔内有感染。

3. 手术方式及选择原则

(1) 脑室 - 腹腔分流(V-P)术：适合于大多数类

型的脑积水。

（2）脑室-心房（V-A）分流术：常用于不适合做V-P分流术者，如腹腔内感染，有严重呼吸、循环系统疾病者为禁忌证。

（3）腰池-腹腔分流（L-P）术：适合于交通性脑积水和正压性脑积水，有小脑扁桃体下疝的患者为禁忌证。

（4）第三脑室底造瘘术：适合于非交通性和部分交通性脑积水患者。

（5）其他分流术方式：包括透明隔造瘘术、托氏分流（肿瘤切除后做脑室-枕大池分流）。

（二）非手术康复治疗

1. 早期干预治疗　早期干预对有效控制脑积水的发展，改善临床症状，减轻或消除将来遗留肢体或智力言语等残疾起到至关重要的作用。主要方法有：①目标导向或任务导向的运动疗法（具体参考第五章脑性瘫痪）。②神经营养药物治疗：脑蛋白水解物、鼠神经生长因子、胞二磷胆碱、吡拉西坦等治疗。③传统医学疗法：辨证应用针灸推拿，以及肢体穴位经络导平刺激治疗。④家庭训练：无临床表现或临床表现轻者以家庭训练为主，<3个月的患儿予以耳闻目睹，鼻嗅体触，抚触训练；≥3个月的患儿按照神经发育规律训练，主要有抬头、翻身、坐位、爬行、站立、行走训练，兼顾精细动作、语言、智力、日常生活、社交训练等。

2. 共患运动障碍后遗症的康复　主要有以下几种方法，详细康复治疗内容可参考本书脑性瘫痪章节。应结合运动发育规律进行，即抬头→翻身→坐起→坐位平衡→坐到站→立位平衡→步行。常选择采用的技术有：Brunnstrom技术、Bobath技术及神经肌肉电刺激等。

3. 共患认知、言语障碍后遗症的康复　目前常用的有以下系列康复疗法，其详细康复治疗内容可参考第七章智力发育障碍。

（1）早期认知训练：通过多感官刺激训练，如视觉、触觉、听觉、嗅觉等不同的感官活动来输送信息，促进婴幼儿神经发育，加强其对外界的感知和认知，丰富他们的信息量，人工化设计的多感官刺激训练单元，把放松及刺激经验通过多感官环境进行互动，与特殊教育相结合，是促进脑发育和提高认知功能的最佳治疗方式之一。

（2）言语治疗主要分5个阶段：①前语言能力训练；②词语的理解与表达能力训练；③词组的理解与表达能力训练；④句子的理解与表达能力训练；⑤短文的理解与表达能力训练。

（3）作业治疗：训练的主要目的在于提高患儿的精细动作、操作的灵巧性、生活自理能力以及社会交往能力。

（4）感觉统合治疗：是指基于儿童的神经需要，引导对感觉刺激做适当反应的训练，训练内容包含了前庭、本体感觉及触觉等多感官刺激的全身运动，其目的是改善中枢神经系统处理及组织感觉刺激的能力。

（5）教育干预：

1）特殊教育：是智力障碍儿童的主要康复训练手段，重点在于将日常生活情境融入其中，目的是提高智力障碍儿童生活自理能力的水平，尽可能减少其参与学校、参与社会的受限程度。

2）融合教育：针对不同程度智力障碍儿童进行生活自理能力、社会适应能力和劳动技能的训练，帮助他们尽可能融入社会。

3）引导式教育：将特殊需求儿童作为"全人"来对待，以最需要的日常生活能力优先训练，最大限度地引导调动患儿的自身潜力和解决他们所面临问题的能力。

（6）家庭康复：家庭是患儿接受社会生活、人际交往的最佳场所之一，家长承担康复训练的主要任务，而且要长期稳定地参与康复训练，并得到其他家庭成员的支持和配合。

4. 传统中医康复　传统中医药在治疗小儿脑积水方面，历代医家都有一定的研究，主要用于小儿常压型脑积水、高颅内压性脑积水围手术期及脑积水术后，以减少脑积水的产生或延缓脑积水的复发。中医认为本病以阳虚阴盛、阴乘阳位、脑窍不通、水液停积为主要病机,以健脾补肾、开窍通络、温阳利水为治疗原则,并根据水瘀互结、阳虚水泛、脾肾亏损、热毒壅滞等证型的不同,分别运用化瘀通络、温阳健脾、补肾养肝、清热解毒等法,佐以通窍利水,同时配合中药外敷及针灸、推拿等综合措施,以提高疗效。

(1)辨证口服中药:

1)水瘀互结证:以化瘀利水、通络开窍为法,方用通窍活血汤合五苓散化裁。

2)阳虚水泛证:以温阳利水、通络开窍为法,方用苓桂术甘汤合五苓散化裁。

3)脾肾亏损证:治疗以健脾补肾、填精益髓为法,方用肾气丸合真武汤化裁。

4)热毒壅滞、脑窍闭塞证:治疗以清热解毒、化瘀通窍为法,方用犀地清络饮化裁。

(2)中药外治疗法:可辨证选用封囟散、活血通水膏、皂角膏、丹红益脑膏等中药膏外敷头部,药物有效成分通过透皮吸收以发挥开窍通络、化瘀利水作用,每3~5日换药1次,1个月为一疗程。

(3)针刺疗法:

1)主穴:人中、百会、风池、血海、三阴交、肺俞、脾俞、肾俞。

2)随症选穴:伴有恶心、呕吐、耳鸣、耳聋等症者,针刺加取内关、中脘、水分、阴陵泉、听宫、听会等;伴有落日目、斜视、视力减退甚至失明者,加取视区、攒竹、印堂、太阳、睛明、光明、太溪及视区等穴;伴有下肢肌肉萎缩、筋脉拘挛、关节屈伸不利、坐立行走困难或不稳等症者,加用运动区、足运感区、环跳、阳陵泉、悬钟、足三里、承山等穴;伴有反应迟钝、语言迟缓者,加用语言区、四神聪、智三针、哑门、廉泉等穴。

(4)灸法:常用的穴位有命门、气海、关元、足三里、脾俞、肾俞等穴,可以辨证给予隔姜灸、隔附子饼灸、温针灸、中药熏灸。适用于阳虚水泛证及脾肾亏损证。

(5)耳穴贴压:选用脑、脑干、额、神门、内分泌、皮质下、脾、肾、肝等耳穴,使用王不留行籽,每次取3~5穴,两耳交替贴压。

(6)推拿:(选穴)补肝胆10分钟,补三关5分钟,补脾胃10分钟,清六腑5分钟,下肢软弱无力加揉二人上马5分钟,摇头啼哭加揉小天心5分钟,一窝蜂5分钟,掐四横纹各1分钟,主用一指禅手法,配合按揉、摩、点、擦、掐、旋推、运法、捏脊等。

(7)拔罐:以肝俞、肾俞、脾俞、肺俞、膈俞、命门等背俞穴及督脉为主,拔罐5分钟,每天1次,每周5次。

(三)药物治疗

药物治疗的目的在于暂时减少脑脊液的分泌或增加机体水分的排出(利尿),降低颅内压。主要使用乙酰唑胺(醋氮酰胺)减少脑脊液的分泌,或用脱水剂甘露醇、利尿剂如双氢克尿噻等,以增加水分的排出。

四、预防及预后

1. **预防** 消除或减少孕前、孕期、分娩过程及产后导致脑积水的危险因素,对预防小儿脑积水的发生有重要意义。主要从以下几方面做好预防:①宣传优生知识,提倡适龄结婚生育,减少胎次;②开展病因学研究及遗传咨询,改善环境因素;③作好孕前准备、孕期检查,加强产前早期诊断;④安全分娩,谨防窒息、产伤、颅内出血等。

2. **预后** 先天性脑积水死胎率为50%~60%,脑积水活产儿中其预后主要取决于年龄、脑积水类型、病变的范围及解剖部位。存活的患儿有70%能生活自理,有22%~46%伴智力发育障碍,60%~70%伴肢体运动障碍。

外部性脑积水中,特发性外部性脑积水大多头围较大,预后较好,约有65%~86%的患者可痊愈或基本痊愈;继发性外部性脑积水约33%~50%头围较小,预后较差,约有50%~66%的患者会遗留智力、运动、语言、视力、听力等障碍。因此,早期(3岁以内为佳)综合治疗是减少后遗症和降低致残率的关键。

梗阻性脑积水对患儿肢体运动的影响则更为多见,重度梗阻性脑积水约有 54.1%~66.7% 伴有运动障碍。

重度交通性脑积水约有 55.6%~66.2% 造成运动障碍,同时约有 20.4%~31.3% 伴有智力障碍。

(宋虎杰)

第三节　小头畸形

一、概述

小头畸形(microcephaly)是指头围小于同性别、同年龄组正常均值 2 个标准差(standard deviation,SD)以上,或小于第 3 个百分位者。小头畸形是一种神经系统发育障碍性疾病,因颅缝过早闭合导致脑部发育严重受限。其主要临床特征为头围减小,头颅形态可正常,也可出现顶部小而尖、前额狭窄、颅穹窿小、枕部平坦等典型改变。临床表现上大多有一定程度非进行性智力障碍,可伴发脑性瘫痪、癫痫、语言障碍、视听觉障碍、学习障碍、注意缺陷多动障碍等问题。但并非所有小头畸形的患儿均伴有智力障碍,大约有 7.5% 头围低于正常 2~3SD 的小儿智力正常。

小头畸形发病率较低,且因流行调查人群不同,其发病率也存在较大差异。在欧洲和美国小头畸形的发病率为(1.9~12)/ 万,在澳大利亚小头畸形的发病率为(1.3~5.5)/ 万。而我国小头畸形的发病率为 0.63/ 万,据报道每年有 1.12/ 万小头畸形患儿出生。

对于小头畸形的分类,根据出现的时间,可分为原发性小头畸形与继发性小头畸形;根据是否合并其他畸形,分为孤立性小头畸形和综合性小头畸形;根据身高、体重是否受累,分为匀称性小头畸形和非匀称性小头畸形。原发性小头畸形是一种在怀孕或分娩 32 周前发生的小头畸形,是由于神经发生受损(有丝分裂或祖细胞功能)或神经元祖细胞死亡。继发性小头畸形通常与出生后神经元发育和成熟(树突过程和突触连接)有关。

导致小头畸形的病因很多,包括遗传因素、环境因素和病毒感染因素等,其中遗传因素占将近 1/2。先天性巨细胞病毒感染在小头畸形病毒感染因素中最常见。另外,弓形体、风疹病毒、疱疹病毒、梅毒、HIV 和寨卡病毒感染亦可引起小头畸形。感染因素导致胎儿小头畸形一般伴随脑内发育异常和非特异性脑外发育异常,如胎儿生长受限、肾积水、肝钙化及肝脾大等。非感染因素包括母亲在妊娠期有重金属或其他有毒物质接触史,如砷、汞、酒精或放射性物质等,孕期吸烟,围产期胎儿脑部受过损伤(缺氧、缺血或创伤)等。

二、诊断及评定

(一) 诊断

头围小于同性别、同年龄组正常均值 2SD 以上,或小于第 3 个百分位者,大多伴有智力障碍,影像学表现脑形态正常或脑室系统扩大、脑萎缩。需与狭颅症和假性小头畸形鉴别。

狭颅症又称颅缝早闭或颅缝骨化症,临床表现为外观畸形,并出现脑功能障碍,如智力障碍、头痛、呕吐等高颅内压表现,癫痫发作等。X 线片显示有关颅缝的纹痕消失,而骨质阴影加深,"指压征"明显。早期手术治疗解除高颅内压,症状可明显改善。

假性小头畸形是指头围小于同龄同性别正常值 2SD,头围停止发育后限度>43cm。可因围产期缺氧、颅内出血、颅内感染或外伤等因素引起,如积极干预治疗则预后相对较好。

(二)辅助检查

1. 颅脑 MRI 检查 提示脑室系统扩大、脑萎缩、脑白质发育不良等。

2. 脑电图检查 合并癫痫患儿进行脑电图检查,判断癫痫类型。

(三)康复评定

1. 体格发育评定 包括监测头围、身高、体重、胸围、肢体长度和围度等指标。头围测量:用软尺取右侧眉弓上缘固定,以枕骨粗隆突出处绕头一圈,软尺需紧贴皮肤,最小读数精确到 0.1cm。身高、体重、胸围、肢体长度和围度等指标检测来评估体格发育水平(详见第二章第二节)。

2. 发育评定 主要包括格塞尔发育诊断量表(Gesell development diagnosis schedule,GDDS)、0~6 岁儿童神经心理发育量表(儿心量表)。可用发育商评定孩子的智力发育速度和水平。格塞尔发育诊断量表适用于生后 1~36 月龄的儿童,共 500 余项,包含 5 个能区。适应性行为包括手眼协调、对周围事物的探究和分析综合能力;大运动包括粗大运动能力,如坐、走、跑、姿势、平衡等能力;精细运动包括精细运动能力,如手指抓握、操作物品的能力;语言包括对他人语言的模仿和理解能力;个人-社交性行为包括对所处的社会文化环境的个人反应能力。依照婴儿年(月)龄在规定的项目内进行测试,根据得分推算出儿童的成熟年(月)龄,然后除以生活年(月)龄,再乘以 100,即为每个能区的发育商(developmental quotient,DQ)。儿心量表分为大运动、精细运动、适应能力、语言及社交行为等 5 个能区。计算方法同格塞尔发育诊断量表。

3. 认知能力评定 常用的有韦氏幼儿智力量表(Wechsler preschool and primary scale of intelligence,WPPSI)和韦氏儿童智力量表(Wechsler intelligence scale for children,WISC)。学龄前儿童智力量表,适用于 4~6.5 岁;学龄儿童智力量表,适用于 6~16 岁。测试由语言项的检查项目和操作项的检查项目组成。其中语言项检查项目包括常识、类似性课题的检查、算术与单词、理解能力、背数和填图。操作项检查的项目包括:测定完成绘画能力、绘画排列、积木图案的排列、组合能力判断符号和迷宫。测定结果按量表规定评分,然后换算为离差智商值,包括总智商(FIQ)、语言智商(VIQ)、操作智商(PIQ)。总智商低于 70,考虑为智力发育障碍。

4. 语言和言语功能评定 大多数智力发育障碍的儿童合并有语言和言语障碍。语言发育迟缓评定(sign-significate relations,S-S 法),测试全面,使用方便。构音障碍可用 Frenchay 构音障碍评定(Frenchay dysarthria assessment,FDA)。

5. 社会适应能力评定 主要包括婴儿-初中学生社会生活能力量表和儿童适应行为量表。婴儿-初中学生社会生活能力量表用于评定 6 个月~14 岁儿童的社会生活能力,可协助智力发育障碍的诊断。全量表共设 132 项,6 个领域,包括独立生活能力、运动能力、作业操作、交往、参加集体活动、自我管理。结果评定:≤5 分为极重度,6 分为重度,7 分为中度,8 分为轻度,9 分为边缘,10 分为正常,11 分为超常,12 分为优秀,≥13 分为非常优秀。儿童适应行为量表:分感觉运动、生活自理、语言发展、个人取向、社会责任、时空定向、劳动技能和经济活动等共设 59 个项目,3 个因子和 8 个分量表。适用于 3~12 岁儿童。分为独立功能的因子、认知功能因子和社会/自制因子。

6. 儿童日常生活活动能力评定 日常生活活动能力(activities of daily living,ADL)是指在家庭、医疗机构及社区中的最基本能力,儿童还包括适应幼儿园及学校生活的基本能力。可用 Barthel 指数(Barthel index,BI)、功能独立性评定量表(functional independence measure for children,Wee-FIM)等评定。BI 包括进食、洗澡、修饰、穿衣、大便控制、小便控制、如厕、床椅转移、活动步行、上下楼梯 10 项内容。满分 100 分。≥60 分表示轻度功能障碍,能独立完成部分日常活动,需要一定帮助;59~41 分表示有中度功能障碍,需要极大的帮助才能完成日常生活活动;≤40 表示有重度功能障碍,多数日常生活活动不能完成或需人照料。Wee-FIM 量表适用于 6 个月~7 岁儿童,主要评定 ADL 的独立程度和依赖程度。最高分 126 分,最低分 18 分。126 分完全独立,108~125 分基本独立,90~107 分是有条件的独立或轻度依赖,72~89 分轻度依赖,54~71 分中度依赖,36~53 分重度依赖,19~35 分极重度依赖,18 分完全依赖。

7. 肌力、肌张力、发育性反射评定　运用徒手肌力测定(manual muscle testing,MMT)对患儿肌力进行评定,6 分法进行分级。采用改良 Ashworth 量表(modified Ashworth scale,MAS)进行患儿肌张力评定。通过反射评定可以判断神经发育及运动发育的水平,是指导训练的依据。

三、康复治疗

婴儿时期是智力发育的关键时期,又具有高度的可塑性,故早期发现、早期干预、早期治疗是改善预后的关键。

(一)一般治疗

药物治疗到目前为止,尚未发现治疗小头畸形导致功能障碍的特效药物。神经生长因子、神经节苷脂等药物对促进脑细胞功能发育,促进智力发育可能有一定作用。胞二磷胆碱改善脑代谢,促进大脑功能恢复。这些药物安全,副作用小,可根据患儿病情酌情给予。伴有癫痫者加用抗癫痫药物控制癫痫。

(二)教育康复

教育是智力障碍患儿的主要治疗方法,应早期进行。教育康复对促进患儿的感知觉发育,提高他们对未知世界探索的兴趣和能力,促使他们积极学习和掌握生活技能,使其主动克服智力障碍。常用的教育康复方法包括诊疗教学法、循序渐进法、行为矫正法、任务分析法等。教育应该有教师、家长、治疗师等共同参与及实施。根据智力障碍儿童病情严重程度的不同,开展有针对性的教育活动。教育的最终目的是提高智力障碍儿童生活自理能力,尽可能减少其参与学校、参与社会的受限程度。

(三)感觉统合训练

感觉统合训练可给予儿童前庭、肌肉、关节、皮肤触摸、视、听、嗅等多种刺激,促进儿童主动探索环境的兴趣及能力,从而培养和引发他们在日常生活技能及课程学习方面的动机、技巧及表现。

(四)言语语言康复

语言言语康复治疗是建立在系统的语言能力评估基础之上的。根据语言言语功能异常类别,确定康复治疗计划及康复目标。

(五)传统康复

头针能提高小头畸形患儿的智力水平,特别对其语言言语能力有明显的改善作用。穴位常选择背俞穴:心俞、脾俞、肾俞,可配合下肢穴位足三里、三阴交。

(六)作业治疗

通过精心选择的、具有针对性的作业治疗,可提高存在相应功能障碍儿童的精细动作、操作的灵活性以及生活自理能力,提高其适应能力,进而提高患儿的生活质量。

(七)娱乐疗法

娱乐疗法可通过各种娱乐活动来陶冶情操,增进身心健康,促进智力及运动发育。常用的方法有:音乐活动训练、歌舞活动训练、体育活动训练等。

(八)物理治疗

对于运动障碍、肌力和肌张力异常的患儿,应结合其具体情况进行运动治疗及物理因子疗法。

四、预防及预后

(一)预防

鉴于小头畸形尚无明确有效的预防措施,一级预防仍然是防控小头畸形的首要措施,如加强育龄妇女出生缺陷健康教育。加强产前及围产期胎儿小头畸形的相关调查、预后及处理,重点是识别胎儿小头畸形的感染因素及遗传因素。需加强孕期 TORCH 检测,及早发现、及时治疗;定期检查胎儿生长状况,发现有畸形,建议终止妊娠。

(二)预后

小头畸形预后与脑发育程度相关,原发性小头畸形患儿多数预后不良,严重影响其生长发育及生活质量。如果在各项神经发育的最佳时期没有接受足够的发育刺激或引导教育,将逐渐增加其与社会的隔离程度,导致认知、语言言语、交流、情感等方面的障碍,给家庭和社会带来沉重的负担。通过早期筛查,及时科学地评估其认知、语言和言语等障碍程度,制订合理的康复治疗计划和措施,从而获取最佳治疗时机,最大限度发挥智力障碍患儿的内在潜力,使患儿能够回归学校、社会,提高生活质量。

(涂丰霞　陈　翔)

第四节　脑　血　管　病

一、概述

儿童动脉疾病是多种多样的,从遗传性疾病,如许多原发性和继发性烟雾病,到获得性动脉疾病,如动脉夹层和继发于脑膜炎的血管炎。儿童脑卒中指突发于 1 个月 ~18 岁人群中的临床发展迅速的血管源性脑功能障碍,持续超过 24 小时或导致死亡的临床症状,包括缺血性卒中和出血性卒中(hemorrhagic stroke,HS),缺血性卒中又分为动脉缺血性卒中(arterial ischemic stroke,AIS)和脑静脉血栓形成(cerebral venous thrombosis,CVT)。出血性脑卒中又称为颅内出血,是脑卒中的常见形式。儿童脑卒中是一组严重的神经系统疾病,估计每年每 10 万人中有 2.4 例发生(以 29 天 ~18 岁为界定标准),病死率接近 4%,超过 50% 的幸存者有持续的神经、认知或精神缺陷,给家庭和社会带来巨大的经济损失。80% 的儿童脑卒中主要在大脑中动脉区域发生,发病原理主要是由于脑血流灌注不足而累及一侧锥体束的功能。国际儿科脑卒中研究等报告了儿童脑卒中的一系列潜在的全身因素,特别是:镰状细胞病(sickle cell disease,SCD)、心脏疾病、创伤和诸如脑膜炎、败血症和脑炎等重大感染。然而,在大多数儿童中,没有发现潜在的系统性疾病。

急性缺血性脑卒中(acute ischemic stroke,AIS)又称为小儿急性偏瘫(acute hemiplegia in infant and childhood),是一组临床综合征,现在多以其病理命名,即脑动脉血栓形成。CVT 是一种局灶性或弥漫性脑血流中断,继发于脑静脉和 / 或窦闭塞。由于发病部位并不局限于静脉窦,脑皮层静脉、深部静脉均可发病。CVT 占所有卒中的 0.5%~1%。CVT 在临床上相对少见,但可导致严重的并发症,致残率较高。儿童 CVT 年发病率为 0.67/10 万,除外新生儿,报道的年发病率为 0.34/10 万。HS 病因可以是单一的,亦可由多种病因联合所致,多数血液病、脑血管发育异常及颅内外其他病变均与小儿 HS 的发生有关,常见于颅脑外伤、新生儿产伤、缺氧常致颅内出血。血小板减少性紫癜、再生障碍性贫血、血友病、白血病、脑肿瘤、晚发性维生素 K 缺乏症等,也常致颅内出血。

二、康复评定与诊断

(一)缺血性卒中

1. 儿童动脉缺血性脑卒中的诊断　AIS 的定义为:存在脑梗死神经影像学证据的急性局灶性神经功能缺损,且持续超过 24 小时。短暂性脑缺血发作,神经功能缺损持续时间<24 小时,但与儿童脑梗死关系密切,部分研究也将其纳入 AIS 内。儿童 AIS 的发病形式包括:①突发:表现为突发单次发作,发作后 30 分钟内神经功能障碍达最高峰;②非突发:病情呈现进行性、波动性、复发性及不定性,但不具备突发形式;③进展性:在单次发作中神经症状平缓进展,发作 30 分钟后病情持续加重;④波动性:神经症状有波动,或交替出现,但期间并

不能恢复正常;⑤复发:神经症状反复出现,期间完全恢复正常;⑥症状不明确但不是非突发性:由于患儿睡眠时症状较轻难以准确估计且醒后症状较重,难以区分为进展性或波动性。儿童 AIS 以男性患儿居多(59%),神经障碍症状可表现为肢体运动障碍,如偏瘫、单瘫或共济失调,感觉障碍(感觉异常、感觉迟钝),视觉障碍(视觉缺失、眼斜视),语言障碍(构音障碍、失语)和局灶性抽搐等。磁共振血管成像(magnetic resonance angiography,MRA)和计算机断层扫描血管成像(computed tomography angiography,CTA)是儿童 AIS 常用的检查,其中脑颈部 MRA 可作为儿童 AIS 一线血管影像检查,适用于动脉夹层、烟雾病(moyamoya)及血管炎检查,但 MRA 对颅外动脉夹层,特别是后循环及小血管炎等很难确诊。CTA 可用于不适于 MRA 检查的大血管的检查。美国心脏病协会儿童 AIS 指南建议,少数情况必须进行侵入性检查。一般在 3~12 个月影像学复查十分必要。诊断 AIS 必须将影像学与临床症状相结合。

2. 儿童脑静脉血栓形成的诊断 CVT 的临床表现多变,起病过程可以为急性、亚急性或慢性,其主要具有四种临床表现:高颅内压症状、抽搐、局灶性神经系统体征和精神异常。几种症状或孤立或联合出现,此与血栓形成的部位密切相关。近 90% 的 CVT 患者以头痛为主诉就诊,且 64% 表现为亚急性头痛。头痛可为局灶性和弥漫性,也可似蛛网膜下腔出血的突发难忍的霹雳样疼痛。颅内高压除引发头痛外,还常出现视神经乳头水肿、视物模糊及呕吐。但临床发现约达 25% 的 CVT 患者可仅表现为孤立性的头痛而不伴有局灶性神经系统体征或视神经乳头水肿。CVT 的患者约 44% 会出现因脑损害导致的局灶性神经系统体征,其中,运动缺失症状最为常见,约占 40%。感觉缺失较少见。诊断主要依靠头颅影像学检查,尤其是 MRI 优于 CT,对于 MRI 怀疑为脑血管畸形的,可同时行 MRA 检查,争取做 DSA,明确诊断。

（二）出血性卒中

出血性卒中的诊断:头颅 CT 是目前诊断脑出血的重要手段,临床怀疑脑出血均可以经 CT 确诊,但 CT 对脑出血的原因较难判断。有时脑动静脉畸形(arteriovenous malformations,AVM)出血形成脑疝时,往往来不及行 DSA,此时可依据 CT 表现,结合患者年龄、病史作出初步诊断,以便及时手术挽救生命。另外,CT 还可提供 DSA 不能显示的资料如血肿位置、大小、中线结构移位情况及脑积水等。但是 CT 绝不能取代 DSA,后者是确诊 AVM 的最可靠方法。MRI 优于 CT,其蜂窝状或葡萄状血管流空低信号是诊断 AVM 的重要依据,对诊断自发性脑出血的病因有一定价值。对于 MRI 怀疑为脑血管畸形的,可同时行 MRA 检查,MRA 有时可显示 AVM 的供血动脉和引流静脉。CT 显示颅内出血争取做 DSA,以明确诊断。对于 MRI 不能准确反映 AVM 的供血动脉和引流静脉者,仍需做脑血管造影,它可显示脑 AVM 的位置、大小、范围、供血动脉、引流静脉及合并其他血管异常情况等,从而为手术方案及手术操作提供重要依据。因此,对于自发性脑出血患儿,除非危重患者或病因已明确者,原则上都应做 DSA 检查,为进一步治疗提供帮助。关于隐匿型 AVM,也要引起相应的重视。

三、康复治疗

卒中单元(stroke unit)是脑卒中住院患者的组织化医疗管理模式,采取多学科、多专业人员的团队工作方式,强调早期康复治疗。卒中单元模式包括急性期卒中单元(acute stroke unit)、综合卒中单元、卒中康复单元(rehabilitation stroke unit)等。脑卒中康复的根本目的是最大限度地减轻障碍和改善功能,预防并发症,提高 ADL,最终使患者回归家庭,融入社会。

（一）缺血性卒中

1. 儿童动脉缺血性脑卒中治疗 目标是限制损伤,挽救半暗带,防止卒中扩展,治疗并发症,防止再发卒中。治疗主要包括两个方面:急性期的初始处理(保护神经功能)以及预防卒中复发的长期治疗。具体措施包括溶栓、抗凝、抗血小板、输血和外科治疗等。感染、发热、血压异常、高血糖或低血糖、颅内压升高及惊厥等因素均可影响患儿预后。

治疗方案：首先是支持治疗及急性期并发症的治疗。在 AIS 时通过支持治疗减少代谢需求很关键。要避免体温上升及保持血糖在正常范围，另外充足的氧气、通气量及水化作用也很重要。AIS 发作后最初几天，梗死面积的大小及预后与体温相关，应予退热药治疗。在第 1 个 24 小时内应密切监测血压，对脑外伤的患儿建议脑灌注压应 >40mmHg（5.33kPa）。如发生抽搐应迅速控制，早期给予抗惊厥药对于预防惊厥复发及减少缺血损害很必要。仔细监测患儿精神状态，因为觉醒水平的改变可能是脑水肿的首要表现。溶栓治疗对 AIS 患儿可能有效，但大部分患儿在症状出现 24 小时后到达医院，所以 AIS 患儿很少给予溶栓治疗。除了在出血时取出血肿外，对有脑疝征象的病例，有时需行部分颅骨切除减压术以挽救生命。烟雾病相关性 AIS 可行神经外科治疗。AIS 患儿长期预防复发的方案仍无定论。大部分有 AIS 病史的儿童建议使用抗血小板药［阿司匹林 3~5mg/（kg·d）］。抗凝药尽管在儿童中使用依据不足，但对颅外动脉剥离、血栓前状态、心脏疾病、严重颅内狭窄相关的 AIS 及应用抗血小板药过程中 AIS 复发的患儿适用。使用抗凝药的时间是 3~6 个月，定期随访。康复治疗前，必须排除肺动脉血栓形成。康复训练方法：

（1）早期（发病后 2 周内）：主要康复措施包括良肢位摆放、按摩和被动关节训练等。良肢位摆放：患儿卧床休息，减少搬动，床上肢体被动运动，注意保持肢体良好的功能位，防止肌肉萎缩。按摩：生命体征平稳后即对患侧肢体进行按摩，由于此期肌张力低，因此按摩手法宜重，时间宜短，每天 1 次，每次 30 分钟。多用叩、拍等手法以起兴奋作用，从近端开始，沿经络或穴位依次至远端，避免过度疲劳，以能耐受为主。被动运动训练：治疗师对瘫痪肢体各关节进行轴位的被动活动，同时也牵涉肌肉的运动。从近端大关节，再到远端小关节，通过关节被动的屈伸共同运动来维持关节的活动范围。动作要柔和，切忌暴力，以免引起损伤。这种运动要求每天 1~2 次，每次 20 分钟。

（2）中期（发病 2~4 周）：包括关节主被动训练、按摩和作业治疗等可预防由运动功能发生障碍所致的继发性肢体的挛缩变形，主要有床上移动训练，如翻身、左右移动、床上坐起等；穿脱衣训练：用患手拿衣服，让健手穿入健侧衣袖中；增强患侧上肢肩、肘伸屈功能可选择投接球、套圈等训练；增强腕、指关节活动能力，选择折纸、敲鼓、插木钉训练。语言训练主要进行构音训练，包括：呼吸训练；唇舌操：伸舌、缩舌、舌的左右上下摆动及咂唇；发音练习。

（3）后期（4 周后）：此期重点是主动训练，可参考偏瘫康复训练方法。此期患儿偏瘫肢体运动功能开始恢复，康复的重点是以主动运动为主，纠正异常运动模式，防止肌腱挛缩，尽快恢复肢体的独立运动。在训练中注意培养患儿的兴趣来配合训练，要求家长掌握基本的训练方法，扶助和鼓励患儿，增加患儿的安全感和信心，主动成分逐渐加大，以过渡到完全主动康复。

2. 儿童脑静脉血栓形成治疗 治疗的主要目的为促进血管再通和预防血栓增长。急性期治疗的主要手段为抗凝，并对症处理抽搐、高颅内压等。肝素抗凝治疗是目前公认安全、有效的治疗 CVT 的方法，却仍有其局限性。康复治疗主要参考脑缺血性卒中的方法，特别是运动和感觉缺失患儿，要有针对性地进行运动及感觉功能康复。

（二）出血性卒中

儿童期 AIS 是一个威胁生命事件，需要在早期诊断和充分治疗的基础上避免潜在的风险因素。尽量减少脑卒中反复发作风险，优先考虑儿童神经心理后遗症。

急性期的手术治疗：儿童期自发性颅内出血中，由于 AVM 容易再出血，致病残率加大，死亡率高，因此应尽可能及时手术治疗。对脑 AVM 应力争一次全切，以减少复发和再出血。对于病情相对稳定的患儿，原则上术前均应先行 MRA、

DSA 检查，了解血管畸形的部位和范围、供血动脉和引流静脉，以减少风险。对脑深部功能区的 AVM 可采用介入栓塞治疗。对于那些危重患儿，在采取相应处理的同时，应尽可能地行 MRI（MRA）、DSA 检查，以便为进一步治疗提供方便。对于无法进行上述检查的患儿，早期仅清除血肿，切勿贸然切除 AVM。可待病情稳定后，行 DSA 检查，再采取相应措施。对于出血原因不明者，清除血肿后，定期行 MRA、DSA 检查，及时发现并处理原发病。无明确病因的颅内血肿患者，通过侧脑室置管冲洗引流血肿或者小骨窗开颅，骨瓣开颅来清除血肿，减轻高颅内压症状。手术困难或一时不能立即手术者，急性期治疗的重要原则为防止脑出血，控制脑水肿，维持生命体征和防止并发症。首先应保持呼吸道通畅，给氧，防止呕吐物误吸引起的呼吸道阻塞。其次给予止血剂和脱水药物等治疗。及时应用脱水剂（20% 甘露醇和 / 或呋塞米静脉推注），并适时监测肾功能。对于出血量较大者，主要采用输新鲜血控制出血，血友病引起颅内出血者，及时使用Ⅷ因子，浓度提高至 50% 以上。维生素 K_1 缺乏患儿应第一时间应用维生素 K_1。同时可应用止血药和凝血药，如氨基己酸、酚磺乙胺等。

康复治疗：急性期主要采用良肢位摆放、关节被动训练和按摩等。对小脑出血的患儿，可在稳定期进行平衡能力训练，可采用动态姿势平衡仪，能够改善儿童小脑损伤后共济失调所致平衡障碍，有效提高运动功能及日常生活自理能力。针对不同病因的儿童患者分别进行不同的治疗方法。

四、预防及预后

（一）缺血性卒中

1. 儿童动脉缺血性脑卒中 Miravet 等认为水痘感染及感染后血管病变是儿童 AIS 的原因之一。国际儿童卒中研究（international pediatric stroke study，IPSS）列出儿童 AIS 的常见危险因素，

包括镰状细胞贫血、心脏病、颅脑外伤、脓毒血症、脑膜炎和脑炎等，其中 53% 的患儿存在脑动脉病。进行性脑动脉病的危险因素有主动脉夹层、闭塞、狭窄，烟雾病，结缔组织病，镰状细胞贫血，代谢性疾病，癌症及神经纤维瘤病等，这些危险因素有别于围产期患儿及成年人 AIS。其他 30% 进行性脑动脉病患儿病因不明确。许多病毒感染也与儿童 AIS 有关，但水痘病毒疫苗接种与此并无联系。对 AIS 随访研究发现，急性期死亡率 3%~6%，25% 再发脑卒中，70% 存在终身残疾。AIS 最常表现为局灶神经功能受损，其中肢体瘫痪 73 例（79.3%）、中枢性面瘫 30 例（32.6%）、语言障碍 19 例（20.7%）。

2. 儿童脑静脉血栓形成 CVT 的临床表现和转归取决于血栓形成的位置和程度，以及是否存在功能性侧支循环。目前尚无关于 CVT 长期预防的随机临床试验。CVT 后任何血栓事件总的复发危险大约为 6.5%。根据欧洲指南推荐，低危险组患者可口服抗凝药物 3 个月，中危险组为 6~12 个月，高危险组包括复发血栓及血栓前状态的患者，应长年口服。随着影像技术的飞速发展、CVT 新治疗手段的逐渐完善成熟，CVT 早期的误诊率及死亡率将会降低，进而给未来 CVT 患者带来更好的预后。

（二）出血性卒中

我国儿童颅内出血的主要因素之一是维生素 K_1 缺乏，因此对母乳喂养的患儿适时添加维生素 K_1 是预防颅内出血的一种简单易行的好方法。其次，在开始进行步行训练的婴儿，早期佩戴头盔也是一种较为简便的防止颅内出血的措施。血友病患者，适时检测凝血因子水平，预防外伤等都可以减少颅内出血的发生。

儿童出血性脑卒中预后相对良好，部分与儿童颅骨发育特点有关。国内郑楠等报道痊愈 76.7%，遗留不同程度神经损害症状占 16.7%，死亡 6.6%，部分出现二次出血。

（吴 德 涂丰霞）

第五节　脊　髓　炎

一、概述

脊髓炎是指因免疫反应或感染引起的脊髓炎症性疾病。按病因分类可分为免疫相关脊髓炎和感染性脊髓炎，原因不明脊髓炎（特发性），本文重点讲述视神经脊髓炎谱系疾病（neuromyelitis optica spectrum disorder，NMOSD）、免疫性脊髓炎。

视神经脊髓炎（neuromyelitis optica，NMO）是一种严重的中枢神经系统（central nervous system，CNS）自身免疫性疾病，以反复发作的炎症事件为特征，主要累及视神经和脊髓。NMO临床上多以严重的视神经炎（optic neuritis，ON）和纵向延伸的长节段横贯性脊髓炎（longitudinally extensive transverse myelitis，LETM）为特征表现，常于青壮年起病，女性居多，复发率及致残率高。2015年国际视神经脊髓炎诊断小组（International Panel for NMO Diagnosis，IPND）制定了新的NMOSD诊断标准，取消了NMO的单独定义，将NMO整合进更广义的NMOSD疾病范畴中。自此，NMO与NMOSD统一命名为NMOSD，它是一组主要由体液免疫参与的抗原-抗体介导的CNS炎性脱髓鞘疾病谱。

急性播散性脑脊髓炎（acute disseminated encephalomyelitis，ADEM）与Bickerstaff脑干脑炎（Bickerstaff's brainstem encephalitis）也属于自身免疫性脑炎（autoimmune encephalitis，AE）的范畴。ADEM也称为免疫介导性脑脊髓炎是中枢神经系统较少见的自体免疫性疾病。国内报道，ADEM的年发病率为0.3/10万。ADEM发病高峰为5~9岁，男女发病率无显著差异。多发生于病毒感染后2天~4周，少数患者可出现在疫苗接种后，部分患者发病前可无诱发因素。临床主要表现为多灶性神经功能异常，提示中枢神经系统广泛受累，可以出现单侧或双侧锥体束征（60%~95%）、急性偏瘫（76%）、共济失调（18%~65%）、脑神经麻痹（22%~45%）、视神经炎（7%~23%）、癫痫发作（13%~35%）、脊髓受累（24%）、偏侧肢体感觉障碍（2%~3%）或言语障碍（5%~21%），且多伴意识障碍；发热和脑膜刺激征亦较为常见，继发于脑干损害或意识障碍的呼吸衰竭发生率为11%~16%。

二、康复评定与诊断

（一）NMOSD的诊断

NMOSD的诊断原则：以病史、核心临床症状及影像特征为诊断基本依据，以AQP4-IgG作为诊断分层，并参考其他亚临床及免疫学证据作出诊断，还需排除其他疾病可能。目前国际上广为应用的相关诊断标准主要有以下几种。2006年Wingerchuk等制定的NMO诊断标准：必要条件：①视神经炎；②急性脊髓炎。支持条件：①脊髓MRI异常病变超过3个椎体节段以上；②头颅MRI不符合MS诊断标准；③血清NMO-IgG阳性。具备全部必要条件和2条支持条件，即可诊断NMO。2015年国际NMO诊断小组（IPND）制定的NMOSD诊断标准。新的标准将NMO纳入NMOSD统一命名，以AQP4-IgG作为分层，分为AQP4-IgG阳性与阴性组，列举了6大临床特征性表现，其中ON、急性脊髓炎及延髓最后区综合征最具特征性。强调影像学特征与临床特征的一致性，对AQP4-IgG阴性NMOSD提出了更加严格的MRI附加条件。此外，伴随自身免疫疾病或自身免疫抗体阳性患者，CSF细胞数轻度升高及视神经轴索损害等证据亦提示支持NMOSD诊断，最后强调了除外其他可能疾病。

（二）ADEM 的诊断

ADEM 诊断标准需要满足以下条件：①第一次发生的多灶性临床中枢神经系统事件，推定是炎症性脱髓鞘性原因；②不能由发热解释的脑病症状；③发病 3 个月或以上没有新的临床或 MRI 表现；④急性期（3 个月内）头颅 MRI 异常；⑤典型头颅 MRI 表现：a. 弥漫性、边界模糊、范围 1~2cm 的病灶，主要累及脑白质；b. 脑白质区 T_1 低信号病变少见；c. 可存在深灰质区病变（丘脑和基底神经节）。

ADEM 缺乏特异性的实验室改变。由于儿童 ADEM 与感染及免疫有关，血液中白细胞数可偏高。部分病例可以找到相关病毒感染的免疫学证据，在血清中检测到相关免疫球蛋白滴度异常升高。其脑脊液可正常，也可出现白细胞数升高（以淋巴细胞升高为主），可有蛋白轻度升高。大多数患者脑脊液中均无寡克隆带，血清抗水通道蛋白 -4 抗体阴性，髓鞘寡突胶质糖蛋白（myelin oligo-dendroglia glycoprotein，MOG）抗体存在，但通常存在时间短。

ADEM 的 MRI 表现为 4 种形式：多发小病灶（<5mm）；弥漫性大病灶可类似肿瘤样伴周围组织水肿和占位效应；双侧丘脑病变；出血性病变。这 4 种影像学表现可单独出现，亦可相伴出现。约 80% 有脊髓症状的患者，脊髓 MRI 检查可以发现病灶，呈局灶性或节段性，但多数表现为较长脊髓节段（>3 个节段）甚至为全脊髓受累。随访期间有 37%~75% 的患者 MRI 病灶可消失，25%~53% 的患者病灶可改善。

ADEM 多为单相病程，多相型 ADEM 指发生 2 次符合 ADEM 诊断标准的临床事件，2 次间隔至少 3 个月，第 2 次事件可以是前一次的原病灶复发，也可以出现新的临床症状或 MRI 病灶。

三、康复治疗

（一）NMOSD 的治疗

NMOSD 治疗应该遵循在循证医学证据的基础上，结合患者的经济条件和意愿，进行早期、合理治疗。目前 NMOSD 的治疗推荐主要是基于一些小样本临床试验、回顾性研究以及专家共识并借助其他自身免疫性疾病治疗经验而得出。NMOSD 的治疗分为急性期治疗、序贯治疗（免疫抑制治疗）、对症治疗和康复治疗。

急性期治疗，主要目标：以减轻急性期症状、缩短病程、改善残疾程度和防治并发症。适用对象：有客观神经功能缺损证据的发作或复发期患者。

主要药物及用法如下：糖皮质激素大剂量冲击，缓慢阶梯减量，小剂量长期维持。

康复治疗及生活指导：NMOSD 的康复治疗同样重要。对伴有肢体、吞咽等功能障碍的患者，应早期在专业医生的指导下进行相应的功能康复训练，在应用大剂量激素治疗时，避免过度活动，以免加重骨质疏松及股骨头负重。当激素减量到小剂量口服时，可鼓励活动，进行相应的康复训练。

（二）ADEM 的治疗

目前尚无关于急性播散性脑脊髓炎药物治疗的大样本多中心随机对照临床试验。糖皮质激素被认为是一线治疗药物（Ⅳ级证据）。但药物种类、剂量和减量方法至今尚未统一。

四、预防及预后

NMOSD 尚无法完全治愈，但通过及时规律的治疗，可以减轻症状，有效控制疾病，防止神经功能障碍进一步加重，并减少疾病复发。该病为高复发、高致残性疾病，如未能有效、规律地进行治疗，约 60% 患者可在 1 年以内复发，90% 患者在 3 年内复发。如果疾病反复多次发作，可能导致严重的视觉障碍、肢体功能障碍或大小便障碍等后遗症。

儿童 ADEM 患者预后良好，而对成人预后的研究鲜有文献报道。有关儿童急性播散性脑脊髓炎的研究表明，有 57%~94% 的患儿可完全康复，极少有死亡病例，死亡原因以病灶伴出血或颅内高压为主；康复时间 0.25~6 个月，遗留神经功能缺损症状的患者可表现为运动障碍、感觉异常、视觉损害、认知功能减退、癫痫发作等。

（吴德 陈翔）

第六节　吉兰 - 巴雷综合征

一、概述

吉兰 - 巴雷综合征（Guillain-Barré syndrome，GBS）是一类免疫介导的急性炎性周围神经和多神经根疾病，是继脊髓灰质炎被消灭后儿童急性弛缓性麻痹的最常见原因。通常由感染引发，主要病理改变为脊神经和脑神经的广泛性炎性脱髓鞘，有时可累及脊髓和脑干。临床表现为急性起病，四肢对称性弛缓性瘫痪，常有脑脊液蛋白 - 细胞分离现象和神经电生理检查异常，静脉注射免疫球蛋白（intravenous immunoglobulin，IVIG）和血浆置换治疗有效，单时相自限性病程，一般 2 周左右达高峰，疾病进展多不超过 4 周。

中国统计的 2016—2019 年 GBS 发病率为 0.698/10 万，其中儿童为 0.233/10 万。该病可分为多个亚型，最常见的是急性炎性脱髓鞘性多发神经根神经病（acute inflammatory demyelinating polyneuropathies，AIDP），以脱髓鞘为主要特征；急性运动轴索性神经病（acute motor axonal neuropathy，AMAN）不常见，主要以轴突损伤和单纯运动累及为特征；急性运动感觉轴索性神经病（acute motorsensory axonal neuropathy，AMSAN）的发病机制与 AMAN 相似，伴有感觉障碍；另外有 Miller-Fisher 综合征（Miller-Fisher syndrome，MFS）、急性泛自主神经病和急性感觉神经病等。

二、诊断及康复评定

（一）诊断

基于美国国家神经疾病和卒中研究所（National Institute of Neurological Disorders and Stroke，NINDS）提出的 GBS 诊断标准及其修订版，2019 年国际上发布了全球适用的 GBS 诊断和管理指南——《吉兰 - 巴雷综合征诊治管理十步法》，其中诊断标准如下。该诊断标准不适用于部分 GBS 变异型。

1. 必需标准　①进展性双侧上、下肢肌肉无力（起病时可仅累及下肢）；②受累肢体腱反射减弱或消失（出现在病程中某个时间点）。

2. 支持标准　①病程进展时间持续数天至 4 周（通常<2 周）；②症状和体征相对对称；③相对轻微的感觉症状和体征（纯运动型无）；④可累及脑神经，尤其是双侧面瘫；⑤自主神经功能障碍；⑥肌肉或后背根性或肢体疼痛；⑦脑脊液蛋白 - 细胞分离；⑧运动性或感觉运动性神经病变的电生理表现（早期正常不能排除）。

3. 警示征象　脑脊液单核细胞或多核细胞数增加（$>50 \times 10^6/L$）；显著的、持续的不对称性肌肉无力；起病时即出现膀胱或肠道症状，或持续存在于整个病程；起病时即出现严重呼吸功能不全，而肌肉无力症状相对轻微；起病时有发热；24 小时内达高峰；明显的感觉平面提示脊髓损伤；腱反射增高或阵挛；巴宾斯基征阳性；腹痛；肌肉无力症状轻微而进展缓慢，不伴呼吸功能受累；起病后症状持续进展超过 4 周；意识障碍（Bickerstaff 脑干脑炎除外）。

（二）康复评定

1. 肌力评定　可用徒手肌力检查 MRC 量表评定。MRC 量表由英国医学研究理事会（Medical Research Council，MRC）制定（表 10-6-1）。

表 10-6-1　MRC 肌力评定量表

分级	特征
5	正常的主动活动
4	抗重力和抗部分阻力主动运动

续表

分级	特征
3	抗重力(但不能抗阻力)的主动运动
2	主动运动,但不抗重力
1	有肌肉的收缩,无肢体运动
0	没有肌肉收缩

注:肌力 MRC 总分包括以下肌肉 MRC 分数之和:双侧肩外展肌力、屈肘肌力、伸腕肌力、曲髋肌力、伸膝肌力和踝背屈肌力(0~5级)。最高分 60 分,正常(四肢,每肢最低 15 分),最低分 0 分(四肢瘫痪)。

2. 肢体运动功能评定　临床常应用 Hughes 评定量表(表 10-6-2)。

表 10-6-2　肢体运动功能(Hughes)评定量表

评分	肢体运动功能
0	正常
1	轻微的症状或体征,可以跑动,从事体力劳动
2	能独立行走 5m,不能从事体力劳动或跑动
3	借助拐杖或助行器支撑行走 5m
4	只能在床上或座椅上行动
5	需要辅助通气治疗
6	死亡

3. 预后运动功能恢复评定表　可应用该量表评定患儿的运动功能恢复情况(表 10-6-3)。

表 10-6-3　GBS 预后运动功能恢复评定表

恢复等级	评定标准
0 级(M0)	肌肉无收缩
1 级(M1)	近端肌肉可见收缩
2 级(M2)	近、远端肌肉可见收缩
3 级(M3)	所有重要肌肉功能抗阻力收缩
4 级(M4)	能进行所有运动,包括独立性的或协同运动
5 级(M5)	完全正常

4. 感觉功能恢复评定　见表 10-6-4。

表 10-6-4　感觉功能恢复评定表

恢复等级	评定标准
0 级(S0)	感觉无恢复
1 级(S1)	支配区皮肤深感觉恢复
2 级(S2)	支配区浅感觉和触觉部分恢复
3 级(S3)	皮肤痛觉和触觉恢复且感觉过敏消失
4 级(S4)	到 S_3 水平外,两点辨别觉部分恢复
5 级(S5)	完全恢复

5. 全身功能状态的评定、日常生活活动能力的评定　全身功能状态的评定包括对患儿的心肺功能状况、是否使用呼吸机、有无各种并发症、有无复发等进行评定。改良 Barthel 指数评分法进行日常生活活动能力的评定。

6. 预后的评定

(1)Erasmus GBS 呼吸功能不全评分量表(the Erasmus GBS respiratory insufficiency score,EGIRS):22% 左右的患者在发病 1 周内需要辅助呼吸支持,EGIRS 量表有助于评估患者需要人工呼吸的概率,但用于儿童是否合适还需要进一步验证(表 10-6-5)。

表 10-6-5　EGRIS 呼吸功能评分量表

测量内容	级别	分值
从发病到入院的时间间隔	>7 天	0
	4~7 天	1
	≤4 天	2
入院时面部和 / 或球部无力	无	0
	有	1
入院时的 MRC 总分	51~60	0
	41~50	1
	31~40	2
	21~30	3
	≤20	4

注:0~2 分为低危,3~4 分为中危,5~7 分为高危。

(2)Erasmus 吉兰 - 巴雷综合征预后评分(the Erasmus GBS outcome score,EGOS)、改良 Erasmus GBS 预后评分(modified Erasmus GBS outcome score,mEGOS):与 GBS 不良预后相关的特征包括高龄(≥40 岁)、前驱性腹泻(或在过去 4 周内有空肠弯曲菌感染)、病情高峰时的高度无力。基于这 3 个临床特点开发而成的 EGOS,可在患儿入院 2 周后,用以预测其发病 6 个月时的行走能力。改良 Erasmus GBS 预后评分(mEGOS)需使用医学研究理事会(MRC)肌力评分(而不是无力)来评定肌力,并可用以在患儿入院 1 周时就进行预后预测,而此时的治疗干预可能更为有效(表 10-6-6)。

表 10-6-6　修正的 Erasmus GBS 预后评分

预测因素	分类	分数
起病年龄	≤40	0
	41~60	1
	>60	2
前驱腹泻	无	0
	有	1
入院 7 天时 MRC 总分	60~51	0
	50~41	3
	40~31	6
	30~0	9

注:该评分总分在 0~12 分之间:0~6 分 = 低危(>90%),7~9 分 = 中危(70%~85%),9~12 分 = 高危(40%~70%)。该预测模型基于荷兰一项预测患者在 6 个月时行走能力的队列研究,未来需要在不同人群中进行验证。

三、康复治疗

(一)急性期治疗

1. 免疫治疗　对病情严重或有呼吸肌麻痹、肺部并发症者,可早期选用下述治疗。病情轻微、发病 2 周以上的患者以及 GBS 变异型在免疫治疗选择方面尚缺乏充分的循证证据支持,可根据患者具体情况,个体化选择治疗方案。对于免疫治疗后效果不佳或出现症状波动的患者,可在第 1 次 IVIG 结束后 2 周再次使用 IVIG,但目前尚缺乏充分的循证证据支持,建议根据具体临床情况个体化选择。IVIG 治疗后不建议再使用血浆交换,因后者会将近期输入的 IgG 清除。

(1)人体免疫球蛋白:GBS 免疫治疗的首选。每天剂量 0.4g/kg,连用 3~5 天。有些儿科中心选择 2 天完成 2g/kg 的方案,但有研究显示治疗相关症状的波动率高于 5 天的方案。治疗机制与调节免疫功能有关。

(2)血浆交换疗法:可清除血浆中的抗体和免疫复合物等有害物质,以减轻神经髓鞘的中毒性损伤,促进髓鞘的修复和再生。1 次交换血浆 30~50ml/kg,1~2 周内交换 3~5 次。血浆交换的禁忌证主要是严重感染、心律失常、心功能不全、凝血系统疾病等;其不良反应为血流动力学改变,可能造成血压变化、心律失常,使用中心导管可引发气胸和出血以及可能合并败血症。

2. 激素治疗　国外多项临床试验显示单独应用糖皮质激素治疗 GBS 无明确疗效,糖皮质激素和 IVIG 联合治疗与单独应用 IVIG 治疗的效果也无显著差异。

3. 神经营养代谢药　维生素 B_1、B_{12}、B_6 等。

4. 对症治疗　包括以下几个方面:

(1)呼吸道管理:对可能发展为呼吸肌瘫痪者,如患者已经出现呼吸表浅、频率增快或咳嗽无力、排痰不畅时,宜早行气管切开和机械通气。定期翻身、拍背,定期充分吸痰,并注意无菌操作,防止误吸,预防肺部感染,早期选用适量抗生素。

对患儿进行适当的呼吸功能训练,包括胸部叩击、呼吸练习、抗阻呼吸训练等以减少肺功能损害。呼吸训练内容包括:

1)腹式呼吸训练:根据患儿情况取仰卧位或半卧位、坐位,让患儿一只手放在上腹部(剑突下),感觉横膈和腹部的活动,另一只手放在胸部,感觉上胸及辅助呼吸肌的活动,经鼻腔做深呼吸,同时向上隆起腹部而使胸廓运动保持最轻。呼气时腹肌和手同时下压腹腔,以进一步增加腹内压,迫使膈肌上抬,每日 2 次,每次 10~25 分钟。

2)缩唇呼吸训练:患儿闭唇经鼻吸入气体后,缩唇吹口哨样缓慢呼气,吸气时间与呼气时间为 1 : 2~1 : 5,呼吸频率 <20 次 /min。

3)咳嗽呼吸训练:患儿在床上取坐位或半卧位,稍向前弯腰,手放在剑突下,深吸一口气,短暂闭气 1 秒,再用爆发力咳嗽,把痰液排出。

(2)应对重症或有自主神经功能障碍的患者进行心肺功能监护:对血压异常、心率异常、心律失常等情况及时处理,慎用降压、减慢心率药物。

(3)保证足够的营养、水分和休息:充分的休息对体力的保存和抗病能力的增强甚为重要,故对烦躁、休息不好者可适当选用苯二氮䓬类镇静药。并可定期输新鲜全血或血浆。对吞咽困难者可及早使用鼻饲,以保证充足的营养、水分及服药,防止电解质紊乱,并可减少吸入性肺炎的发生。

5. 自主神经功能障碍的早期的康复干

预 ①对患儿和家属进行教育和警示；②多学科参与的康复团队对患儿进行诊断、治疗、教育和鼓励；③避免疼痛、压疮、失眠等诱因。早期的预防策略是极其必要的，如弹力袜的使用以及生物反馈治疗和直立床的使用。此外，心理支持，包括生物行为策略和认知行为疗法也是至关重要的，通常可以用来缓解自主神经功能障碍的症状。

6. 早期介入康复与并发症的预防 早期介入康复治疗非常重要，GBS 症状高峰常出现在起病后 2 周内，在此期间进行康复治疗可预防肌肉萎缩、关节强直和畸形等并发症。主要包括局部神经的压迫（尺神经、腓总神经、股外侧皮神经麻痹最常发生）、压疮、血压的异常波动、异位骨化、深静脉血栓等。同时注意心理支持治疗，必要时给予抗抑郁药物治疗。

（1）早期运动康复：包括正确摆放患儿的体位，保持肢体功能位，穿弹力袜或皮下注射肝素预防深静脉血栓形成。病情稍稳定后即对受累的肢体关节进行全关节活动范围各轴向被动活动，以维持关节的活动度。操作手法宜轻柔，可配合针对肱二头肌、肱三头肌、腓肠肌、腘绳肌等关键肌进行推拿治疗，保持肌肉长度及肌张力、改善局部血液循环。

（2）物理因子疗法：在失神经支配早期，肌肉萎缩速度较快（年龄较小的患儿肢体脂肪含量较高，肌萎缩较难以发觉，故护理人员需密切关注此时期患儿肢体活动能力和肌张力的改变），可使用适量的电刺激以减轻肌肉的萎缩，同时采用温热疗法改善血液循环，促进感觉和随意运动的恢复。

（二）康复期治疗

高达 2/3 的 GBS 患者死亡发生于恢复期，多数是由心血管和呼吸异常导致。因此，在 GBS 恢复期仍应保持警惕，密切关注患者潜在的心律失常、血压变化和痰栓导致的呼吸窘迫。可继续使用 B 族维生素及促进神经功能恢复的药物，并酌情选用理疗、体疗、针灸和按摩等康复措施。

1. 运动疗法 增强瘫痪肌的肌力为目的，重点是根据受损肌肉设计，加强主动肌力训练。根据病损肌肉的肌力情况选取不同的训练模式：对患儿进行被动运动、助力运动、主动运动、抗阻运动等，可结合日常生活活动协同治疗。随着患儿病情的恢复，可以逐渐增加训练的强度和时间。

2. 物理因子治疗 包括温热疗法、生物反馈、激光疗法、水疗等。操作的原则应从轻刺激开始逐渐增强，并严格控制强度，切勿超出患儿的承受范围。急性期过后，对于肌无力、肌萎缩，可以用电针疗法选取手、足阳明经结合五脏背俞穴（肺俞、心俞、肝俞、脾俞、肾俞）通行经络气血、疏通局部阻滞、恢复神经肌肉功能。

3. 作业治疗 应用的器械包括沙袋、哑铃、滑轮、多用架、股四头肌训练器、平行棒、臂式腕关节屈伸器、旋前旋后器等。训练原则为：训练其所有残存肌力，训练强度应该根据患儿的实际情况安排，日常生活活动能力训练应与增强肌力的训练同时进行。

4. 增强呼吸肌肌力训练 呼吸肌群受累时主要以调节呼吸的深度及频率、增强呼吸肌肌力为主，如在不同体位下进行针对性腹式呼吸训练等。对于脑神经损伤出现真性延髓性麻痹相关症状可进行呼吸训练、促通技术治疗、吞咽器官运动训练。

5. 步态再训练和日常生活能力训练 对较大的儿童需进行这方面的训练。

6. 关节挛缩畸形的治疗 可应用夹板、矫形器等支具，维持关节功能位与稳定性。

7. 疼痛的康复 约 1/3 的 GBS 患者在起病 1 年内出现严重疼痛，持续时间可长达 10 年。可采取以下措施改善疼痛：①疼痛可能由于感染、压疮、痉挛、情绪波动等因素诱发，避免或治疗诱因可以有效地防治疼痛，同时放松技术、暗示疗法、生物反馈、教育等对轻度的疼痛均有效；②运动疗法有助于增加关节活动范围，提高肌肉力量，改善心理状态；③按摩、中高频电刺激、经皮神经电刺激（transcutaneous electric nerve stimulation，TENS）等理疗有助于减轻局部炎症，改善血液循环，缓解慢性疼痛；④药物治疗，包括一线的非甾体抗炎药，以及口服阿片类药物、静脉 / 连续硬膜外注射吗啡、三环类抗抑郁药、卡马西平、加巴喷丁、甲泼尼龙等。阿片类药物可以加剧消化道自主神经紊乱和膀胱扩张,因此应严密观察相关副作用。

8. 精神心理障碍的康复　在康复治疗时要体现关爱,同时对患儿进行心理疏导,增强战胜疾病的信心,避免因疾病导致抑郁、孤独等心理行为问题而影响今后生活质量。

四、预防及预后

(一) 预防

根据临床表现及实验室检查结果,早期发现,早期干预。

(二) 预后

大多数患者经积极治疗后预后良好,轻者多在1~3个月好转,数月至1年内完全恢复,部分患者可有不同程度的后遗症,如肢体无力、肌肉萎缩和足下垂等。重症患者常因呼吸肌麻痹、延髓麻痹或肺部并发症、严重心律失常、低血压等死亡,病死率在3%~10%。少数病例可复发(约2%~5%)或出现相关症状的波动。

(陈　翔　吴　德)

第七节　重症肌无力

一、概述

重症肌无力(myasthenia gravis,MG)是一种主要累及神经肌肉接头突触后膜上乙酰胆碱受体(ace-tylcholine receptor,AChR)的自身免疫性疾病,从新生儿到老年人任何年龄均可发病。主要病理改变发生在神经肌肉接头,可见神经肌肉接头的突触间隙加宽,突触后膜皱褶变浅并且数量减少,免疫电镜可见突触后膜崩解,其上 AChR 明显减少并且可见 IgG-C3-AChR 结合的免疫复合物沉积等。临床主要表现为部分或全身骨骼肌无力和易疲劳,活动后症状加重,经休息和胆碱酯酶抑制剂(cholinesterase inhibitors,ChEI)、糖皮质激素等治疗后症状减轻。我国 MG 发病率约为 0.68/10 万,女性发病率略高;重症肌无力患者常合并甲状腺功能亢进、甲状腺炎、系统性红斑狼疮、类风湿性关节炎和天疱疮等其他自身免疫性疾病。

二、诊断及评定

(一) 诊断

MG 临床诊断的主要依据是具有病态疲劳性和每天波动性的肌无力的临床表现,以及药理学检查、电生理学特征、血清抗 AChR 等抗体检测中任意一项即可确诊。

1. 临床表现　MG 起病隐匿,病程有波动,缓解与复发交替。晚期患者休息后不能完全恢复。多数病例迁延数年至数十年,靠药物维持。少数病例可自然缓解。

MG 患者肌无力的显著特点是波动性、易疲劳性,肌无力于下午或傍晚劳累后加重,晨起或休息后减轻,此种波动现象称之为“晨轻暮重”。全身骨骼肌均可受累,以眼外肌受累最为常见,80%以上的 MG 患者为首发症状,其次是面部及咽喉肌以及四肢近端肌肉受累。肌无力常从一组肌群开始,范围逐步扩大。首发症状常为一侧或双侧眼外肌麻痹,如上睑下垂、斜视和复视,重者眼球运动明显受限,甚至眼球固定,但瞳孔括约肌不受累。面部及咽喉肌受累时出现表情淡漠、苦笑面容、眼睑闭合无力、鼓腮漏气、鼻唇沟变浅;连续咀嚼无力、饮水呛咳、吞咽困难;说话带鼻音、发音障碍、声音嘶哑等。累及胸锁乳突肌和斜方肌时则表现为颈软、抬头困难,转颈、耸肩无力。四肢肌肉受累以近端无力为重,表现为抬臂、梳头、上楼梯困难,腱反射通常不受影响,感觉正常。呼吸肌受累往往会导致不良后果,出现严重的呼吸困难时称之为"危象"。诱发因素包括呼吸道感染、手术(包括胸腺切除术)、精神紧张、全身疾病等。心肌偶可受累,可引起突然死亡。

除了肌无力症状以外,MG 还可以合并胸腺瘤和胸腺增生以及其他与自身免疫有关的疾病如甲状腺功能亢进、甲状腺功能减退、视神经脊髓炎、多发性硬化、系统性红斑狼疮、多发性肌炎、类风湿性关节炎和类肌无力综合征。

2. 疲劳试验(Jolly test)

(1)腾喜龙(tensilon)试验:用腾喜龙 10mg,先静脉注射 2mg,观察 30 秒钟,若无不适反应,再将剩余的 8mg 静脉注射,1 分钟后症状减轻或消失。

(2)新斯的明试验(neostigmine test):肌内或皮下注射甲基硫酸新斯的明 0.02~0.04mg/kg,2 岁以下一般用 0.2mg,2 岁以上每岁增加 0.1mg,但最大剂量不超过 1mg。注射前可参照 MG 临床绝对评分标准,选取肌无力症状最明显的肌群,记录 1 次肌力,注射后每 10 分钟记录 1 次,持续记录 60 分钟。以改善最显著时的单项绝对分数,按照下列公式计算相对评分作为试验结果判定值。相对评分 =(试验前该项记录评分 - 注射后每次记录评分)/试验前该项记录评分 ×100%。相对评分 ≤25% 为阴性,25%~60% 为可疑阳性,≥60% 为阳性。为减少新斯的明的副作用,可同时肌内注射阿托品 0.5mg。有哮喘病史患者禁用。

3. 肌电图 包括以下两个方面:

(1)重复神经电刺激(repeating nerve stimulation,RNS):为常用的具有确诊价值的检查方法。以连续的低频(2~3Hz)或高频(10Hz 以上)刺激支配四肢的神经或面神经时,动作电位的波幅迅速递减,递减的波幅达 10% 以上为阳性,阳性率 80%。在检查前应停用新斯的明 12~18 小时后进行,否则可出现假阴性。

(2)单纤维肌电图(single fibre electromyography,SFEMG):是较 RNS 更为敏感的神经肌肉接头传导异常的检测手段,不受胆碱酯酶抑制剂的影响,但并不常规应用,主要用于眼肌型 MG 或临床怀疑 MG 但 RNS 未见异常的患者。MG 患者的颤抖(jitter)增宽,严重时出现阻滞,阳性率 85%~95%。肌无力患者如果 SFEMG 正常则可排除 MG。

4. 血清抗体检测 AChR 抗体滴度的检测对重症肌无力的诊断具有特征性意义。85%~90%的全身型和 50%~60% 的眼肌型 MG 可以检测到血清 AChR 抗体。另外有抗 MuSK 抗体、抗低密度脂蛋白受体相关蛋白 4(low-density lipoprotein receptor-related protein 4,LRP4)抗体、抗横纹肌抗体,但检测出的概率较低。

5. 其他检查 胸腺 CT 和 MRI 可以发现胸腺增生或胸腺瘤,必要时应行强化扫描进一步明确;诊断困难的患者可做免疫病理检查,可见突触后膜上皱褶减少,变平坦,其突触后膜缩短,其上 AChR 数目减少,有免疫复合物沉积。MG 患者可合并其他自身免疫病,最常见的是 Graves 病,因此,需常规筛查甲状腺功能及甲状腺自身抗体、甲状腺超声,以及其他自身免疫性疾病相关抗体检测。

(二)评定

1. 严重程度量表 用于定量评价病情严重程度,有利于细致进行临床观察和疗效评价。常用的评价量表为 MG 定量评分体系(quantitative MG scoring system,QMGS):QMGS 主要是客观测量患儿的肌力和耐力情况。其评价内容包括眼睛、延髓、呼吸、颈部、肢体五个方面。目前,它已被 MGFA 推荐作为评定患儿临床转归的定量指标(表 10-7-1)。

表 10-7-1 QMGS 项目及评分标准

检查项目	评分标准			
	正常 0 分	轻度 1 分	中度 2 分	重度 3 分
左右侧视出现复视(S)	≥61	11~60	1~10	自发
上视出现眼睑下垂(S)	≥61	11~60	1~10	自发
眼睑闭合	正常	闭合时可抵抗部分阻力	闭合时不能抵抗阻力	不能闭合

续表

检查项目	评分标准			
	正常 0 分	轻度 1 分	中度 2 分	重度 3 分
吞咽 100ml 水	正常	轻度呛咳	严重呛咳或鼻腔反流	不能完成
数数 1~50（观察构音障碍）	无构音障碍	30~49	10~29	0~9
坐位右上肢抬起 90° 时间 /s	240	90~239	10~89	0~9
坐位左上肢抬起 90° 时间 /s	240	90~239	10~89	0~9
肺活量占预计值 /%	≥80	65~79	50~64	<50
右手握力 /kg				
男	≥45	15~44	5~14	0~4
女	≥30	10~29	5~9	0~4
左手握力 /kg				
男	≥35	15~34	5~14	0~4
女	≥25	10~24	5~9	0~4
平卧位抬头 45°/s	120	30~119	1~29	0
平卧位右下肢抬起 45°/s	100	31~99	1~30	0
平卧位左下肢抬起 I5°/s	100	31~99	1~30	0

2. **肌无力肌力评分**（myasthenic muscle score，MMS）　MMS 考察了 9 个方面的肌力强度，其中包括 4 个躯体、四肢肌肉的肌力和 5 个颈部、脑神经肌肉的肌力。MMS 的总分是 0~100 分（正常），得分提高 20 分则表明肌力改善或治疗有效。在评定重症肌无力的病情时，呼吸功能的评价十分重要，但是 MMS 缺乏如肺活量等呼吸功能相关的评定项目，这是其不足之处。MMS 具有良好的信度和效度，在法国最常用，也用作临床试验的一级疗效评价指标。

3. **MG 绝对评分法和相对评分法**（absolute and relative score system-MG，ARS-MG）　ARS-MG 以临床绝对计分的高低反映重症肌无力患儿受累肌群肌无力和疲劳的严重程度，以临床相对计分来做病情的比较和疗效的判定。它赋予眼外肌的权重较高，有利于观察眼外肌为主要受累者，结合相对评分的处理，能更敏感地反映眼外肌受累。该量表已应用多年，是国内认可度较高的 MG 量表。

4. **心理障碍的评定量表**　临床上我们一般可以用以下量表对重症肌无力患儿的心理障碍进行评定：汉密尔顿焦虑量表（Hamilton anxiety scale，HAMA）、汉密尔顿抑郁量表（Hamilton depression scale，HAMD）、匹兹堡睡眠质量指数量表（Pittsburgh sleep quality index，PSQI）。

5. **其他测评量表**　MG 患者日常活动量表（myasthenia gravis activities of daily living profile，MG-ADL）主要用于测量重症肌无力患儿的日常生活能力，从侧面评价症状的严重性。MG 复合量表（MG composite，MGC）是一个相对较新的评分，目前已被 MGFA 推荐作为评定患儿临床转归的定量指标。

三、康复治疗

MG 的治疗可以分为两部分：一是对症治疗，不针对病因，仅用于暂时改善肌无力症状；二是针对 MG 病理生理机制中的不同环节进行干预治疗。

（一）对症治疗

胆碱酯酶抑制剂可以通过抑制胆碱酯酶的活性来增加突触间隙乙酰胆碱的含量，可暂时改善症状。只有明显的四肢无力、吞咽和呼吸困难时才考虑使用胆碱酯酶抑制剂。常用的有溴吡斯的明，每天最大剂量儿童不超过 7mg/kg,可根据肌无力症状的轻重而适当调整给药时间。对吞咽极度困难而无法口服者可给予硫酸新斯的明 0.02mg/kg 肌内注射,1~2 小时后当该药作用尚未消失时再继以溴吡斯的明口服。与免疫抑制剂联合应用时,取得明显治疗效果后,应首先逐渐减量或停用。

(二)病因治疗

1. 糖皮质激素 一线治疗药物。主要为口服醋酸泼尼松以及甲泼尼龙。治疗初期与其他非激素类口服免疫抑制剂联用,可更快达到治疗目标。醋酸泼尼松按体重 0.5~1.0mg/(kg·d)清晨顿服,最大剂量不超过 100mg/d,一般 2 周内起效,6~8 周效果最为显著。达到治疗目标后,维持 6~8 周后逐渐减量。激素疗法要注意足量、足疗程、缓慢减量和适当维持剂量的治疗原则。约 40%~50% 的患者在服药 2~3 周内出现一过性肌无力加重现象,可酌情增加溴吡斯的明的剂量和次数。对于晚发型、病情严重或球部症状明显的患者,可先使用静脉用丙种球蛋白(intravenous immunoglobulins,IVIG)或血浆置换(plasma exchange,PE)使病情稳定后再使用糖皮质激素,并做好开放气道的准备。

2. 免疫抑制剂 如环磷酰胺、硫唑嘌呤、他克莫司、环孢素 A 等,无药物选择标准,多依据医师临床经验。出现下列情况要考虑加用或改用免疫抑制剂:①肾上腺皮质激素疗法不能耐受者;②肾上腺皮质激素疗法无效或疗效缓慢者;③胸腺切除术疗效不佳者;④肾上腺皮质激素减量即复发者;⑤ MG 伴有胸腺瘤者。

3. 靶向生物制剂 如靶向补体的依库珠单抗(eculizumab)、靶向 B 细胞的利妥昔单抗(rituximab,RTX)。靶向 B 细胞激活因子(blymphocyte stimulating factor,BLyS)的 Belimumab 以及靶向 FcRn 的 Efgartigimod 等仍在临床研究阶段。

4. 胸腺切除 现今认为胸腺切除是治疗 MG 最根本的方法,微创手术已成为胸腺切除的主流术式。眼肌型对激素治疗的反应良好,一般不手术。5 岁以前的儿童因考虑到胸腺在生长发育中的生理作用,一般不采用手术治疗。胸腺切除术后容易发生危象,术前应先给予免疫抑制、PE 或 IVIG 治疗,肌无力症状得到明显改善后再做手术。术后应继续给予免疫抑制,以减少术后危象的发生,降低死亡率。胸腺切除的疗效多在术后几个月以后才能显现。

5. MG 危象的处理 一旦发生严重的呼吸困难,应立刻行气管插管或气管切开,机械辅助通气。加强呼吸管理是挽救 MG 危象患者生命的关键环节;肌无力危象时应即刻给肌内注射硫酸新斯的明;胆碱能危象已很少见,发生时应及时停用所有胆碱酯酶抑制剂,酌情使用阿托品。选用有效、足量和对神经 - 肌肉接头无阻滞作用的抗生素积极控制肺部感染;给予丙种球蛋白 400mg/(kg·d)静脉注射 5 天;必要时采用血浆置换,剂量为 1.0~1.5 倍总血浆容量,可用健康人血浆或白蛋白在 10~14 天内进行 3~6 次置换。需注意的是使用丙种球蛋白治疗后 4 周内不建议进行,这可能影响 IVIG 的效果。

(三)康复治疗

可根据需求和患儿本身疾病状态,采用包括物理治疗、作业治疗、语言治疗、呼吸治疗、心理干预等综合康复治疗方法进行康复治疗。

四、预防及预后

(一)预防

MG 常见诱因有感染、手术、精神创伤、全身性疾病、过度疲劳、妊娠、分娩等,有时甚至可以诱发重症肌无力危象。在临床实践中发现许多药物都能引起 MG 症状加重,甚至恶化而引起危象,应尽量避免使用。禁用或慎用的药物:肌肉松弛剂、氨基糖苷类抗生素、吗啡、镇静剂、奎宁、奎尼丁、普鲁卡因胺等。

(二)预后

MG 患者预后较好,小部分患者经治疗后可完全缓解,大部分患者可药物维持改善症状,绝大多数疗效良好的患者能进行正常的学习、工作和生活。一旦发生危象,死亡率较高。

(陈 翔 吴 德)

第八节　分娩性臂丛神经损伤

一、概述

分娩性臂丛神经损伤（obstetrical brachial plexus palsy，OBPP）即产瘫，指分娩过程中胎儿一侧或双侧臂丛神经因各种原因致头肩产生分离作用而引起的牵拉性损伤。临床表现为患肢不同程度的瘫痪，关节被动活动度大于主动活动度，涉及脊髓根 $C_5 \sim C_7$ 和 T_1 的部分或全部神经损伤。OBPP 最早由 Smellie 于 1779 年报道，近年发病率为 0.4‰~4‰。该病致残性极强，严重影响患儿生活自理能力。

（一）病因与发病机制

分娩性臂丛神经损伤是多因素共同作用的结果，其病因可分为：

1. **母系因素**　母孕期体重指数（body mass index，BMI）过高、体重过度增加、妊娠合并糖尿病、产龄>35 岁、骨盆解剖异常及初产等因素。

2. **分娩方式及产程因素**　缩宫素、胎头吸引术及产钳助产术使用不当；胎头位置高、胎头下降受阻或继发性宫缩乏力、胎儿相对大等引起产程延长。

3. **新生儿因素**　胎儿出生体重 ≥ 4 000g。

（二）临床特征

根据神经根受损的解剖位置及临床表现，分为 3 型：

1. **上臂型（又称 Erb 型）或杜 - 欧二氏麻痹（Duchenne-Erbpalsy）**　为最常见类型，发病率占全部比例 90%。因过度向一侧牵拉胎头，或臀位分娩胎头尚未娩出时，用力向下牵拉胎肩，致 $C_5 \sim C_7$ 臂丛神经根损伤，主要累及其支配的三角肌、肱二头肌及旋后肌，表现为患肢松弛，悬垂于体侧，肩外展及屈肘不能，肩关节内收、内旋、肘关节伸长、不能屈曲，前臂旋前，手腕及手指屈曲，肢体呈现"服务员指尖（waiter tip）"位。受累侧肱二头肌肌腱反射消失，拥抱反射消失，握持反射存在。可伴有膈神经损伤。

2. **前臂型（又称下臂型或 Klumpke 麻痹）**　较少见，占臂丛神经损伤的 1%。主要损伤 C_7、T_1 神经，致手内肌、手腕与手指长屈肌无力，表现为手瘫痪，患侧屈腕功能部分或完全丧失，大小鱼际肌萎缩。握持反射消失，肱二头肌肌腱反射可引出。伴胸 1 交感神经能纤维损伤时可出现同侧 Horner 综合征，兼见眼睑下垂、瞳孔缩小及半侧面部无汗。

3. **全臂型麻痹**　较为严重，占臂丛神经损伤的 10%，为所有臂丛神经根受损。表现为全上肢完全性弛缓性瘫痪及感觉障碍，反射消失。可同时存在胸锁乳突肌血肿，锁骨或肱骨骨折。如损伤接近椎间孔可出现 Horner 综合征。

臂丛神经损伤程度分为 4 型：①神经功能性麻痹（neuropraxia）伴暂时性传导阻滞；②轴突断伤（axonotmesis）伴重度轴突损伤，但周围神经元成分完整；③神经断伤（neurotmesis）伴完全性节后神经破坏；④撕脱（avulsion）伴伤及脊髓节前的连接。神经功能性麻痹与轴突断伤预后较好。

二、诊断与评定

（一）诊断

1. **诊断**　根据病史（出生时巨大儿体重>4 000g 或产钳助产史等）及出生后一侧上肢呈部分（或全部）软瘫的临床症状，结合神经电生理、放射影像学、MRI 检查和彩色多普勒超声等检查结果，可明确诊断。

2. 鉴别诊断

（1）脑性瘫痪：简称脑瘫，患儿出生时常有颅内缺氧及出血史，神经系统后遗症如单瘫、四肢瘫、偏瘫、截瘫等，其麻痹肌群常呈上运动神经元受损表现（肌张力增高、腱反射亢进），神经 - 肌电图大多正常；而产瘫常表现为单侧上肢受累，其瘫痪肌群呈下运动神经元受损表现（肌张力下降，腱反射减低），神经 - 肌电图检查除失神经电位及募集反应减少外，潜伏期及波幅亦有明显异常。

（2）骨关节损伤：分娩时胎位异常或助产技术不当造成肩关节脱位、锁骨骨折、肱骨上端骨骺分离等，表现为肩关节功能障碍。单一的肩关节活动障碍以骨关节损伤常见，合并屈肘障碍则以臂丛神经损伤多见。出生后 2 周在 X 线片上发现锁骨或肱骨上段骨痂，可明确诊断。

3. 辅助检查

（1）神经电生理检查：能够准确判断神经损伤的发生部位并作出定性诊断。不适用于急性神经源性损伤的检查，一般在臂丛神经损伤 10~14 天后肌电图方能检测到损伤的存在。常用的方法有强度 - 时间曲线检查、肌电图检查、神经传导速度的测定、体感诱发电位的检查、直流感应电检查法。

（2）影像学检查：主要包括 X 线、CT 脊髓造影检查、磁共振常规及神经成像。X 线片用于排除由于锁骨、肱骨骨折而导致的臂丛神经损伤症状。CT 脊髓造影可显示神经根及神经根袖的形态和连续性，是诊断臂丛神经节前损伤的可靠指标。MRI检查主要用于评估神经根情况、早期评估椎旁肌功能状态等，可清楚显示是否存在神经节前损伤，为早期诊断及手术治疗提供依据。冠状位可见椎动脉及其邻近的前 1~2 个层面，大致了解神经的损伤程度及连续性是否存在，是否合并有其他损伤（如肌肉损伤或者血肿）。

（3）彩色多普勒超声检查：能够精确辨认神经组织结构，良好地显示臂丛神经干的位置和形态，判断有无神经干水肿、卡压、断裂等征象，也可对外科修复过的神经损伤进行跟踪观察，为临床提供良好的定位指征。

（二）评定

通过详细的病史采集和体格检查，可初步判断神经受损部位和程度。为了进一步确定神经损伤的性质、作出预后判断、确定康复目标、制订康复计划、评价康复效果，需进行一系列的功能检查和评定。

1. 运动功能评定

（1）运动功能损伤评定：观察畸形、肌肉萎缩、肿胀的程度及范围，必要时用尺测量或容积仪测量对比。

（2）运动功能恢复评定：对于产瘫后的上肢功能评定，目前国际上趋于采用统一标准。

1）肩关节功能评定——Mallet 评分：该评分对肩外展、外旋、内旋等 5 个基本动作进行量化评价（表 10-8-1），根据患儿的完成情况给予 1~5 分，1 分无任何动作，5 分正常。

表 10-8-1　　Mallet 评分

	2分	3分	4分
肩外展	<30°	30°~90°	>90°
肩外旋	<0°	0°~20°	>20°
手到颈后	不能	困难	容易
手到脊柱	不能	S_1 水平	T_{12} 水平
手到嘴	喇叭征	部分喇叭征	外展<40°

Gilbert 分级：该分级将肩外展及外旋作为评定指标。0 级：无主动外展及外旋；1 级，外展 0°~45°，无外旋；2 级，外展 45°~90°，外旋到中立位；3 级，外展 90°~120°，外旋 0°~30°；4 级，外展 120°~160°，外旋 30°~60°；5 级，正常外展及外旋。

2）肘关节功能评定：Gilbert 评分：屈曲：无主动屈曲或伴挛缩为 1 分；不完全屈曲 2 分；完全屈曲 3 分。伸展：无主动伸肘 0 分；微弱伸肘 1 分；完全伸肘 2 分。欠伸：0°~30° 为 0 分；30°~50° 为 -1 分；>50° 为 -2 分。

3）手功能评定：Raimondi 分级：0 级：手瘫痪或有手指轻微屈曲，可有一些知觉。1 级：有限的主动屈指，可有拇指对捏。2 级：主动伸腕伴被动屈指（腱固定作用）。3 级：主动完全屈腕屈指并完成对掌,手内肌平衡。4 级:主动完全屈腕屈指及伸腕,但无伸指对掌功能佳(尺侧手内肌有力);有部分前臂旋转功能。5 级:上述 4 级 + 主动伸指及完全的前臂旋转功能。

2. 感觉功能评定 包括触觉、痛觉、温度觉、压觉、两点辨别觉、皮肤定位觉、皮肤图形辨别觉、实体觉、运动觉、位置觉、神经干叩击试验(Tinel征)等。

三、治疗

(一) 手术治疗

早期(3~6 个月)显微外科手术和晚期臂丛重建已被证实有效,目前大多数学者将患儿 3 个月底无肱二头肌收缩功能作为手术指征。对产瘫的手术原则为:有早期神经探查指征患者(术后 3 个月无屈肘)做神经瘤切除、神经移植及移位术;对神经根撕脱患者行丛外神经移位;对保守治疗无效的肩关节内旋挛缩应尽早松解;手功能重建术适用于 4 岁以后的垂腕、垂指畸形患儿。对于没有合适动力肌的患儿,则采用腱固定或腕关节融合将腕置于功能位。

(二) 康复治疗

目的在于减少永久性残疾,恢复或改善上肢功能。

1. 感觉丧失肢体的保护

(1)肢体保暖:臂丛神经损伤时失神经支配的肢体基础体温降低,可用热水袋保暖;必要时入暖箱保暖。

(2)保持皮肤正常湿度:患肢每天用温水浸泡 2 次,每次 5 分钟,擦凡士林霜剂保湿。

(3)预防损伤:加强基础护理,避免外伤,睡卧时将患肢吊于身前有利于局部血液循环。

2. 肿胀的防治

(1)避免加重水肿的姿势或动作,可用三角巾将患肢吊于胸前,抬高患肢。

(2)在保护神经不受损的前提下尽早进行手部运动,患肢做徒手轻柔的向心性按摩。

(3)温水热敷,每天 2 次,或用微波等方法改善局部血液循环。

3. 预防挛缩畸形 可采用夹板将关节固定于矫正位,逐渐调整固定角度,观察远端肢体皮肤颜色,防止血液循环障碍。在损伤早期,对相关肌肉进行挤压按摩,改善患肢失用状态;可进行肩、肘、腕、手的全范围被动活动,肌力达到 2 级时,从被动活动逐渐过渡到主动 - 辅助活动训练,以矫正畸形,增强肌力,建立协调运动模式,当肌力>3 级时进行主动活动训练。

4. 促进神经再生及感觉功能恢复 包括低频电疗法、经皮肌肉电刺激疗法、肌电生物反馈疗法。可以防止瘫痪肌肉萎缩,通过电刺激增强肌肉收缩,促进神经再生,提高肌力,促进功能恢复。

5. 中医康复

(1)针灸治疗:根据患者的具体临床症状辨证循经取穴,多取阳明经穴位,改善血液和淋巴循环,促进肢体功能恢复。

(2)推拿疗法:维持肌肉营养,预防或减轻肌萎缩和韧带缩短,常规将患肢抬高,用挤奶式方式向心按摩每天 2 次,每次 15 分钟。

(3)中药贴敷:辨证处方用药,使用中草药做成膏剂,糊状药团等按照中医辨证循经将药物附着到患者的皮肤、穴位上。一次 1 小时,一天 1 次。

6. 防止肌肉萎缩、增强肌力训练

(1)被动运动:从产瘫诊断后即对患儿做患肢各关节的被动活动,有助于预防各种关节挛缩的发生。操作者双手握住患儿肘部作肩关节内收位被动外旋及上举,可预防或减轻肩关节内旋挛缩:一手将患手上举,另一手将翘起的肩胛骨下角向下压,可预防或减轻大圆肌及背阔肌挛缩;一手将患手置于对侧肩部,另一手将翘起的肩胛骨脊柱缘向肋骨方向推压,可预防或减轻肩关节外旋挛缩。每天 3 次,每次 5~10 分钟。

(2)抗阻运动:神经再生现象出现,有较弱的主动运动时,应逐渐增强肌力训练,运动幅度加大,力量逐渐加强,使肌肉维持最大的做功量。

7. 矫形器佩戴　在常规康复治疗间期,对遗留有关节挛缩及畸形的患儿,给予矫形器保持关节活动范围,维持外观形态;同时,能对目标肌肉起到持续静力牵伸的作用,达到预防关节畸形,减轻疾病致残程度。

(三) 其他

1. 营养支持　及时添加含维生素 A、D、C 和矿物质、钙的辅助食物,必要时可静脉输入氨基酸、脂肪乳剂等营养液。

2. 心理指导　及时给予患儿家属心理疏导与鼓励安慰,与患儿家属及时沟通,使其树立战胜伤病的信心、坚持治疗。

四、预防及预后

预防的关键是控制新生儿出生体重。其次是做好应急处理,熟练掌握肩难产的紧急处理方法。疾病的自然病史有助于判断预后。研究表明,婴幼儿 3 月龄时肱二头肌还未恢复屈肘功能,则臂丛神经损伤不可能完全恢复。臂丛神经损伤部位和范围也是判断预后的重要因素,如果为神经根撕脱损伤,一般不能自然恢复,但是确定婴幼儿是否为神经根性撕脱伤非常困难,Horner 征阳性和 MRI 检查有可能作出初步诊断。

(吴　德　宋虎杰)

第九节　面神经麻痹

一、概述

面神经麻痹也称特发性面神经麻痹,或贝尔麻痹(Bell's palsy)。面神经麻痹为急性发作的、特发性的脑神经单神经病变,是周围性面瘫最常见的病因,其被定义为不明原因的、72 小时内发生的急性单侧面神经麻痹,需要排除其他导致面瘫的原因。国外报道发病率在(11.5~53.3)/10 万,任何年龄均可发病,左右侧别、男女性别分布均等,没有季节差异。该病确切病因未明,可能原因与寒冷刺激/神经血管缺血、病毒感染或炎症反应、面神经解剖结构异常等有关。临床特征为急性起病,多在 3 天左右达到高峰,表现为单侧周围性面瘫,无其他可识别的继发原因。该病具有自限性,早期合理的治疗可以加快面瘫的恢复,减少并发症,整体预后良好。

二、诊断及评定

(一) 诊断

1. 临床特点

(1)任何年龄、季节均可发病。

(2)急性起病,病情多在 3 天左右达到高峰。

(3)临床主要表现为单侧周围性面瘫,如受累侧闭目、皱眉、鼓腮、示齿和闭唇无力,以及口角向对侧歪斜;可伴有同侧耳后疼痛或乳突压痛。根据面神经受累部位的不同,可伴有同侧舌前 2/3 味觉消失、听觉过敏、泪液和唾液分泌障碍。个别患者可出现口唇和颊部的不适感。当出现眨眼减少、迟缓、闭目不拢时,可继发同侧角膜或结膜损伤。

2. 实验室检查

(1)对于特发性面神经麻痹的患者不建议常规进行化验、影像学和神经电生理检查。

(2)当临床需要判断预后时,在某些情况下,神经电生理检测可提供一定帮助。神经电生理检查包括面肌电图(electromyogram,EMG)、神经电图(electroneurography,ENoG)和眨眼反射(blink reflex,BR)。面肌电图检查主要反映面神经的连续性,判断面神经损伤类型、程度及预后。ENoG 是判断周围性面神经损伤程度的电生理学检查方法。BR 在面神经麻痹中异常率达 100%,是一种无创性、敏感性高的客观电生理检测指标。运动神经传导检查可以发现患侧面神经复合肌肉动作电位波幅降低,发病 1~2 周后针极肌电图可见异常自发电位。面肌瘫痪较轻的患者,一般不必进行电生理检查。对于面肌完全瘫痪者,可以根据需要选择是否行神经电生理测定,在发病后 1~2 周进行测定时,可能会对预后的判断有一定指导意义。

3. 诊断标准

(1)急性起病,通常 3 天左右达到高峰。

(2)单侧周围性面瘫,伴或不伴耳后疼痛、舌前味觉减退、听觉过敏、泪液或唾液分泌异常。

(3)排除继发原因。

4. 鉴别诊断 在所有面神经麻痹的患者中,70% 左右为特发性面神经麻痹,30% 左右为其他病因所致,如吉兰 - 巴雷综合征、多发性硬化、默比乌斯综合征(Mobius syndrome)、脑炎、中耳炎、带状疱疹病毒感染、梅毒、面神经肿瘤及面神经外伤等。

(二)评定

1. 一般情况评估 包括精神状态、生命体征、营养和体格发育、神经系统体格检查等。面神经是混合性神经,由运动、感觉和内脏感觉纤维组成,因此神经系统查体务求全面。检查患者是否一侧面部表情肌瘫痪、额纹消失、眼裂变大或闭合无力,有无病侧鼻唇沟变浅、口角下垂,有无笑时、露齿时口角歪向健侧,鼓腮或吹口哨时是否漏气等。病变在

鼓索参与面神经处以上时,可有同侧舌前 2/3 味觉丧失。如在发出镫骨肌分支以上处受损,可出现同侧舌前 2/3 味觉丧失与听觉过敏。病变累及膝状神经节时,除有上述表现外,尚有瘫痪侧乳突部疼痛,耳郭与外耳道感觉减退。

2. 康复治疗效果评估 针对面神经麻痹康复治疗的评估,目前国内外尚无统一标准。临床评价方法主要有 House-Brackmann 分级量表(House-Brackmann grading system,HBGS)、Burres-Fisch 面神经评分系统(Burres-Fischfacial nerve scoring system)、Nottingham 系统(Nottingham system)、Sunnybrook 面瘫分级系统(Sunnybrook facial grading system,SFGS)、面神经麻痹程度分级量表、面部残疾指数(facial disability index,FDI)及临床面神经麻痹评价(facial clinimetric evaluation,FaCE)量表等功能评价量表,面肌电图(EMG)、神经电图(ENoG)、眨眼反射(BR)、神经兴奋性试验(NET)等神经电生理检测。重点介绍以下两种评估方法:

(1)House-Brackmann 分级量表(HBGS):HBGS 是目前评价面瘫的最常用量表之一,分为总体评分和局部评分两部分。该量表通过对面瘫患者前额、眼、颊和口角静态、动态及联带运动的评估来评价患者的面神经运动功能,简单易操作(表 10-9-1)。

表 10-9-1 H-B 分级量表和 SFGS

级别	H-B 量表	SFGS
I	所有区域面肌功能正常	闭眼有力,两侧对称,鼓腮不漏气
II	总体:闭眼时有轻度减弱,可有轻度联带运动 静态:正常对称,张力好 运动: 　前额:中度以上的良好运动 　眼:轻微用力可完全闭合 　口:轻微不对称	自然闭眼:眼裂可完全闭合 尽力露齿:患侧口角偏向健侧,幅度少于 0.5 个牙齿
III	总体:两侧面部明显不对称但不毁容,没有严重的联动、挛缩或半面痉挛 静态:正常对称,张力好 运动: 　前额:轻~中度的运动 　眼:用力可完全闭合 　口:用力时轻微减弱	尽力闭眼:眼裂可完全闭合 尽力露齿:患侧口角偏向健侧,幅度在 0.5~1 个牙齿

续表

级别	H-B 量表	SFGS
IV	总体：两侧明显不对称，毁容，运动减弱 静态：正常对称，张力好 运动： 　前额：无 　眼：不能完全闭合 　口：用力时不对称	尽力闭眼：眼裂宽度小于自然睁眼时眼裂宽度的 1/3 尽力露齿：患侧口角偏向健侧幅度在 1~1.5 个牙齿
V	总体：只有轻微可觉察运动 静态：不对称 运动： 　前额：无 　眼：不能完全闭合 　口：仅存轻微运动	尽力闭眼：眼裂宽度<自然睁眼时眼裂宽度的 2/3 尽力露齿：患侧口角偏向健侧幅度在 1.5~2 个牙齿
VI	无运动	尽力闭眼：眼裂宽度大于正常眼裂宽度的 2/3 尽力露齿：患侧口角偏向健侧幅度>2 个牙齿

（2）Sunnybrook 面瘫分级系统（SFGS）：SFGS 是一种新的面神经功能综合性评分法，该量表从动静态两方面对面神经功能做了较综合细致的评价，尤其是在动态功能评分部分，对抬额、闭眼、微笑、耸鼻及唇吸吮五个动作及其联带运动做了较精细的评估（表 10-9-2、表 10-9-3）。

表 10-9-2　Sunnybrook 系统（一）

静态时与健侧比较		评分
眼（睑裂）	正常	0
	缩窄	1
	增宽	1
做过眼睑整形手术	是	1
	正常	0
颊（鼻唇沟）	消失	2
	不明显	1
	过于明显	1
口腔	正常	0
	口角下垂	1
	口角上提	1
总分（1）	静态分 = 总分（1）× 5	

表 10-9-3　Sunnybrook 系统（二）

标准表情	与健侧相比随意运动的对称性					联动分组			
	无运动（完全不对称）	轻度运动	有运动但有错乱的表情	运动接近对称	运动完全对称	没有联动	轻度联动	明显联动但无毁容	严重毁容性联动
抬额头	1	2	3	4	5	0	1	2	3
轻轻闭眼	1	2	3	4	5	0	1	2	3
张嘴微笑	1	2	3	4	5	0	1	2	3
耸鼻	1	2	3	4	5	0	1	2	3
唇吸吮	1	2	3	4	5	0	1	2	3
总分（2）	随意运动分 = 总分（2）× 4					总分（3）：		联动分 = 总分（3）	
最后得分：	（最后得分 = 随意运动分 - 静态分 - 联动分）								

3. 面瘫生活质量评价

(1)面部残疾指数(facial disability index,FDI):FDI 是评价面部神经肌肉系统疾病患者生活能力的主要量表之一。该量表从躯体功能和社会生活功能各 5 个方面评价。FDI 在评价面神经疾病患者的生理损伤、功能失用及心理损伤方面有一定的优势。不适于病情发展较快的急性期周围性面瘫的评价。

(2)临床面瘫评价量表(facial clinimetric evaluation,FaCE): FaCE 量表共计 15 个条目,包含面部运动、面部感觉、口腔功能、眼睛感觉、泪液分泌、社会功能 6 个维度,通过公式计算总体及各维度的分值(0~100 分),分值越低表明健康状况越差。

4. 预后评估　开始治疗的时机及电生理检测是面神经麻痹的预后评估的主要手段。尽早治疗可能对良好的预后有帮助。面肌电图早期出现异常静息自发电位纤颤正锐波,多提示轴索变性,往往预后不良。面神经传导测定复合肌肉动作电位波幅不足对侧 10%,或检测不到自主收缩的电信号时,近半数患者恢复不佳。

三、康复治疗

(一) 西医治疗

1. 药物治疗　药物治疗常应用糖皮质激素、抗病毒药物及营养神经药物等。

(1)糖皮质激素:急性期即可开始口服糖皮质激素,常选用泼尼松或泼尼松龙口服,有利于尽快恢复神经损伤,有效改善预后。

(2)抗病毒治疗:在急性期,需联合糖皮质激素使用,特别是对于面肌严重瘫痪者。不建议单独使用抗病毒药物,可选择阿昔洛韦、伐西洛韦等。

(3)神经营养剂:常选择维生素 B_1、B_6 及甲钴胺等。

2. 眼部保护　对于眼睑闭合不全的患儿,注重眼睛的保护,否则会增加眼部感染风险。需要根据病情选择合适的膏剂或滴眼液防止眼部干燥。

3. 外科手术治疗

(1)面神经减压术:适用于部分保守治疗无效的患儿,伴有面神经肌电图提示神经变性>90%。该手术治疗针对病程 2 周内效果较好,需要注意术中保护前庭听力功能及结构。

(2)面神经吻合术及移植术:适用于病程超过 2 年,同时伴有外伤所致面神经断裂或在术中被误伤的患儿。将膈神经或副神经与远端的面神经吻合,使近端神经蔓延至受损面肌,从而营养与支配神经,促进面肌肌力。

(二) 中医药治疗

中医药治疗在面神经麻痹方面优势独特,以辨证论治为原则,采用内治与外治相结合的方法,内治以口服中药为主,外治以针灸为主,涵盖毫针、电针、温针灸、穴位注射、推拿、火罐、艾灸、放血疗法等治疗。

根据面神经麻痹分期采用不同方法治疗:急性期(1~7 天)用缪刺温针法,配合中药牵正散、西药抗感染及营养神经等;加重期(8~14 天)治疗方法同急性期;恢复期(2 周~6 个月)采用透刺、电针、放血拔罐、推拿、中药相结合;后遗症期(6 个月后)用透刺、艾灸结合闪罐治疗。

(三) 康复训练

临床多采用运动疗法、生物反馈疗法、物理因子疗法等康复训练,指导患儿自行训练,诱发其主动运动,康复目标为恢复面部对称性、面部肌肉的自主控制,并抑制异常的联带运动(口眼联带运动)。

1. 运动疗法　面肌运动疗法包括:①面部按摩:用指腹在面部做螺旋式揉按,可沿下颌中部→口角外侧→眼裂外侧→额中部进行,在眼周及口周则按肌纤维走行做环形揉按;②指导患儿对有问题的肌肉进行拉伸;③运动训练:指导患儿对着镜子练习抬眉、耸鼻、示齿等面部活动动作;④在训练后指导患儿放松。对于面肌肌力较弱的患儿,应用手指辅助面部肌肉完成指令动作的训练为主,循序渐进;待肌力相对提升至能够抗重力时,可制订主动运动结合抗阻运动的训练方案。

2. 生物反馈疗法　目前较常用的有肌电生物反馈和镜像反馈,该治疗通过将患儿的肌肉运动情况以一定的方式反馈给患儿,让其根据接收到的信号进行主动调节,达到治疗目标。

(1)肌电生物反馈疗法:肌电生物反馈疗法是将生物反馈技术与电刺激方法相结合,患儿通过观察表面肌电图仪屏幕上的肌电图曲线了解面肌的肌力情况,主动调整面部肌力,促进面部对称性的恢复,可以帮助患儿发展选择性肌肉控制能力,抑制患儿的联带运动。国外研究表明此疗法可明显减少 Bell 麻痹患者面瘫侧的联带运动等后遗症的发生。

(2)镜像反馈疗法:镜像反馈疗法能够有效解决面神经麻痹患儿微笑不对称、口眼联带运动的问题,是一种运动表象训练。患儿可在镜前端坐位,依据镜面反馈努力完成微笑,或闭眼、耸鼻、示齿、努嘴和鼓腮等面肌运动训练,不断进行运动观察、模仿及再学习,重建对称的面部运动模式。

3. **物理因子疗法** 常用的物理因子疗法有红外线、超短波、电刺激、红光等,临床上仍需根据患儿的病程分期选择,急性期时采用红外线、超短波治疗可有效减轻其水肿症状;恢复期时采用电刺激以促进患儿面功能的恢复。Mirja I 等对 24 名受试者使用电刺激进行了面部肌肉激活治疗,所有受试者均出现可视的前额和下唇的运动,有 22 人治疗后能成功眨眼。

4. **心理治疗** 部分面神经麻痹的患儿会因面容改变难以适应而影响正常学习及社交,产生程度不同的焦虑、抑郁等,应及时对患儿进行心理疏导,解释病情,帮助患儿树立信心,提高治疗的依从性,更好更快地减轻其面部功能障碍和心理压力以减少不良心理反应对患儿的影响。

四、预防及预后

(一)预防

面神经麻痹目前无特效的预防措施,适当锻炼,增强体质,提高机体免疫力;合理使用开窗通风、空调、风扇等气温调节措施;注意饮食,少吃油腻、不易消化及辛辣等刺激食物;多吃蔬菜和水果,维持足量维生素的摄入。

(二)预后

大多数面神经麻痹预后良好。大部分患者在发病后 2~4 周开始恢复,3~4 个月后完全恢复。在面肌完全麻痹的患者,即使未接受任何治疗,仍有 70% 在发病 6 个月后也可以完全恢复。部分患者可遗留面肌无力、面肌联带运动、面肌痉挛或“鳄鱼泪”现象。

(宋虎杰 吴 德)

参考文献

[1] REGINALD F, GREGORY J, LISA E, et al. Clinical practice guideline: Bell's palsy executive summary [J]. Otolaryngology—head and neck surgery, 2013, 149 (5): 656–663.

[2] 刘明生. 中国特发性面神经麻痹诊治指南 [J]. 中华神经科杂志, 2016, 49 (02): 84-86.

[3] 王明海, 周柏玉. 面神经病变临床特征与研究现状 [J]. 神经解剖学杂志, 2014, 30 (5): 617-620.

[4] 邓永安, 郭家奎, 于金栋, 等. 面瘫临床评价方法的研究进展 [J]. 中国康复理论与实践, 2017, 23 (12): 1407-1410.

[5] 孔岩, 徐崀, 郝亚南, 等. 简易面神经功能评价量表在特发性面神经麻痹评估中的信度和效度 [J]. 中国康复理论与实践, 2015, 21 (2): 224-227.

[6] 张晓杰, 姜塱, 夏峰, 等. 中文版 Sunnybrook 面神经评分系统的验证 [J]. 中国神经精神疾病杂志, 2016, 42 (02): 85-90.

[7] 舒湘宁, 马跃文. 面神经功能评定方法 [J]. 中国康复理论与实践, 2015, 21 (8): 924-928.

[8] 李阳, 姜鸿, 王棵, 等. 中文版 FaCE 量表评价周围性面神经麻痹患者生活质量的初步研究 [J]. 中华耳鼻咽喉头颈外科杂志, 2013, 48 (1): 11-16.

[9] 李慧敏, 李纪奎. 周围性面瘫的综合治疗体会 [J]. 临床口腔医学杂志, 2020, 36 (01): 56-58.

[10] 李文瑶, 郑佩峰. 初探针灸为主分期治疗周围性面瘫的治疗方案 [J]. 中医临床研究, 2016, 8 (08): 29-30.

[11] 黄一琳, 侯晓桦. 面肌运动训练和面部按摩对特发性面神经麻痹功能恢复的影响 [J]. 陕西中医, 2014, 35 (03): 303-304.

[12] 邱艳婷. 热敏灸及面肌手法功能康复锻炼对周围

性面瘫的疗效观察 [J]. 光明中医, 2016, 31 (07): 984-985.

［13］POURMOMENY AA, ZADMEHRE H, MIRSHAMSI M, et al. Prevention of synkinesis by biofeedback Therapy: a randomized clinical trial [J]. Otol Neurotol, 2014, 35 (4): 739-742.

［14］林华俭, 刘鸿. 针灸联合康复功能训练对周围性面瘫恢复的影响 [J]. 中国现代医生, 2018, 56 (36): 110-113.

［15］MIRJA I, JANI L, VILLE R. Facial muscle activations by functional electrical stimulationBiomedical Signal Processing and Control [J]. Biomedical Signal Processing and Control, 2019, 48: 248-254.

［16］林枫, 洪卫民, 刘玮. Bell 麻痹预后因素分析 [J]. 黑龙江医学, 2015, 39 (10): 1157-1158.

［17］董延召, 刘福云, 郭永成. 分娩性臂丛神经损伤的早期手术治疗 [J]. 实用医学杂志, 2016, 32 (12): 2072-2073.

［18］王培信, 廖春来, 曾波. 分娩性臂丛神经损伤临床思考及风险防范 [J]. 中国误诊学杂志, 2005, 5 (11): 2166-2168.

［19］李逸清, 李凤岩, 李贺, 等. 分娩性臂丛神经损伤的综合康复治疗现状 [J]. 按摩与康复医学, 2021, 12 (07): 58-60+63.

［20］张咸中. 产瘫 4 型 4 度的分类 [J]. 实用手外科杂志, 2011, 25 (1): 6-7.

［21］SJÖBERG I, ERICHS K, BJERRE I. Cause and effect of obstetric (neonatal) brachial plexus palsy [J]. Acta Paediatr Scand, 1988, 77 (3): 357-364.

［22］常婷. 中国重症肌无力诊断和治疗指南 (2020 版) [J]. 中国神经免疫学和神经病学杂志, 2021, 28 (01): 1-12.

［23］宋虎杰. 脑积水 [M]. 西安: 世界图书出版社, 2001: 146-147.

［24］汪受传. 中医儿科学 [M]. 2 版. 北京: 人民卫生出版社, 2011: 1018-1026.

［25］中国医师协会神经外科医师分会. 中国脑积水规范化治疗专家共识 (2013 版)[J]. 中华神经外科杂志, 2013, 29 (6): 634-636.

［26］吴江, 贾建平, 崔丽英. 神经病学 [M]. 北京: 人民卫生出版社, 2005: 368-370.

［27］赵亮, 刘玉堂, 宋虎杰, 等. 中医儿科临床诊疗指南·解颅病 (小儿脑积水)[J]. 中华中医药杂志, 2020, 35 (12): 6215-6219.

［28］陈珊珊, 张金萍, 郑刚. 1987—2011 年我国围产儿先天畸形发病情况分析 [J]. 中国妇幼保健, 2015, 30: 4426-4428.

［29］林宝利, 韦巧珍, 黎会, 等. 儿童脑积水的诊断及外科治疗进展 [J]. 现代临床医学, 2016, 42 (01): 15-17.

［30］CHRISTIAN EA, JIN DL, ATTENELLO F. Trends in hospitalization of preterm infants with intraventricular hemorrhage and hydrocephalus in the United States, 2000-2010 [J]. Fluids and Barriers of the CNS, 2015, 12: 01.

［31］张惠云, 张宏科. 张学文教授辨治小儿脑积水用药方法介要 [J]. 陕西中医, 2005, 26 (10): 1070-1071.

［32］刘华, 雷春燕, 张玲. 脑积水证候要素与靶位的分析 [J]. 中华中医药杂志, 2011, 26 (4): 792-795.

［33］沈晓明, 桂永浩. 临床儿科学 [M]. 2 版. 北京: 人民卫生出版社, 2013: 929-932.

［34］毛萌, 朱军. 出生缺陷监测研究现状 [J]. 实用儿科临床杂志, 2009, 24 (11): 801-803.

［35］王天有, 申昆玲, 沈颖, 等. 诸福棠实用儿科学 [M]. 9 版. 北京: 人民卫生出版社, 2022.

［36］ANN MF, CATHERINE AM, PAUL K. Pediatric hydrocephalus: systematic literature review and evidence-based guidelines [J]. J Neurosurg Pediatrics (Suppl), 2014, 14: 1-2.

［37］李朝晖, 马可, 郭永川. 脑积水分类诊断及治疗的现状与挑战 [J]. 世界复合医学, 2015, 1 (4): 320-323.

［38］朱登纳, 杨永辉, 杨磊. 儿童脑积水及脑外伤术后康复 [J]. 中国实用儿科杂志, 2018, 33 (8): 589-592.

［39］刘云义, 赵敬璞, 倪莹莹. 先天性脑积水致皮质扁平样变对患者运动及认知功能的影响 [J]. 中华物理医学与康复杂志, 2017, 39 (10): 753-755.

［40］李曼. 早期康复护理对小儿脑积水患者术后神经功能的影响 [J]. 实用临床医药杂志, 2017, 21 (16): 206-208.

［41］LINDQUIST B, CARLSSON G, PERSSON EK. Learning disabilities in a population-based group of children with hydrocephalus [J]. Acta paediatrica, 2005, 94 (7): 878-883.

［42］左启华. 小儿神经系统疾病 [M]. 2 版. 北京: 人民卫生出版社, 2002.

［43］王天有, 申昆玲, 沈颖, 等. 诸福棠实用儿科学 [M]. 9 版. 北京: 人民卫生出版社, 2022.

［44］VILLAR J, PAPAGEORGHIOU AT, PANG R, et al. The likeness of fetal growth and newborn size across non-isolated populations in the INTERGROWTH-21st Project: the fetal growth longitudinal study and newborn cross-sectional study [J]. Lancet Diabetes Endocrinol, 2014, 2: 781-792.

［45］VILLAR J, GIULIANI F, FENTON TR, et al. INTER-GROWTH-21st very preterm size at birth reference charts [J]. Lancet, 2016, 387: 844-845.

［46］田亚楠, 徐鹏, 赵薇, 等. 寨卡病毒与小头畸形的研究进展 [J]. 中华全科医学, 2020, 18 (7): 1195-1199.

［47］ZHOU XK, ZHI YQ, YU JR, et al. The yin and yang

of autosomal recessive primary microcephaly genes: insights from neurogenesis and carcinogenesis [J]. Int J Mol Sci, 2020, 21: 1691.

［48］ASHWAL S, MICHELSON D, PLAWNER L, et al. Practice parameter: evaluation of the child with microcephaly (an evidence-based review): report of the Quality Standards Subcommittee of the American Academy of Neurology and the practice Committee of the child Neurology Society [J]. Neurology, 2009, 73: 887-897.

［49］梁娟, 王艳萍, 缪蕾, 等. 中国围产儿小头畸形的调查研究 [J]. 现代中西医结合杂志, 2002, 22 (6): 568-569.

［50］王芳芳, 罗蓉. 小头畸形的临床诊断与细胞和分子生物学诊断的研究进展 [J]. 中华妇幼临床医学杂志 (电子版), 2016, 12 (3): 369-372.

［51］CABRAL CM, NOBREGA MEBD, LEITE PLE, et al. Clinical-epidemiological description of live births with microcephaly in the state of Sergipe, Brazil, 2015 [J]. Epidemiol Serv Saude, 2017, 26 (2): 245-254.

［52］VON DER HAGEN M, PIVARCSI M, LIEBE J, et al. Diagnostic approach to microcephaly in childhood: a two-center study and review of the literature [J]. Dev Med Child Neuro, 2014, 56 (8): 732-741.

［53］STOLER-PORIA S, LEV D, SCHWEIGER A, et al. Developmental outcome of isolated fetal microcephaly [J]. Ultrasound Obstet Gynecol, 2010, 36 (2): 154-158.

［54］LEVITON A, HOLMES LB, ALLRED EN, et al. Methodologic issues in epidemiologic studies of congenital microcephaly [J]. Early Hum Dev, 2002, 69 (1-2): 91-105.

［55］WOODS CG, PARKER A. Investigating microcephaly [J]. Arch Dis Child, 2013, 98 (9): 707-713.

［56］李晓捷. 儿童康复学 [M]. 北京: 人民卫生出版社, 2018.

［57］王玉龙. 康复功能评定学 [M]. 3 版. 北京, 人民卫生出版社, 2018.

［58］NUMIS AL, FOX CK. Arterial ischemic stroke in children: risk factors and etiologies [J]. Current Neurology & Neuroscience Reports, 2014, 14 (1): 422.

［59］MARGHERITA, ROSA, SILVANA, et al. Paediatric arterial ischemic stroke: acute management, recent advances and remaining issues [J]. Italian Journal of Pediatrics, 2015, 12 (41): 95.

［60］RAMENGHI LA, GOVAERT P, FUMAGALLI M, et al. Neonatal cerebral sinovenous thrombosis [J].

Seminars in Fetal & Neonatal Medicine, 2009, 14 (5): 278-283.

［61］SAPOSNIK G, BARINAGARREMENTERIA F, BROWN RD, et al. Diagnosis and management of cerebral venous thrombosis: a statement for healthcare professionals from the American Heart Association/ American Stroke Association.[J]. Stroke: a Journal of Cerebral Circulation, 2011, 42 (4): 1158.

［62］CATHERINE, AMLIE-LEFOND. Evaluation and Acute Management of Ischemic Stroke in Infants and Children [J]. Continuum: lifelong learning in neurology, 2018, 24 (1): 150-170.

［63］GERSTL, LUCIA, WEIN B, et al. Arterial ischemic stroke in infants, children, and adolescents: results of a Germany-wide surveillance study 2015-2017 [J]. Journal of neurology vol. 266, 12 (2019): 2929-2941.

［64］DMYTRIW, ADAM A. Cerebral venous thrombosis: state of the art diagnosis and management [J]. Neuroradiology, 2018, 60 (7): 669-685.

［65］SILVIA, TENEMBAUM, TANUJA, et al. Neuromyelitis optica spectrum disorders in children and adolescents [J]. Neurology, 2016, 87 (9 Suppl 2): S59-66.

［66］ALMEIDA DL, FABIANO A, FIENI TF, et al. Autoimmune encephalitis: a review of diagnosis and treatment [J]. Arquivos de neuro-psiquiatria, 2018, 76 (1): 41.

［67］Ciccarelli O, Thompson A. Multiple sclerosis in 2015: Managing the complexity of multiple sclerosis [J]. Nat Rev Neurol. 2016; 12 (2): 70-72.

［68］KELLEY BP, PATEL SC, MARIN HL, et al. Autoimmune Encephalitis: Pathophysiology and Imaging Review of an Overlooked Diagnosis [J]. American Journal of Neuroradiology, 2017, 38 (6): 1070-1078.

［69］LEONHARD SE, MANDARAKAS MR, GONDIM FAA, et al. Diagnosis and management of Guillain-Barré syndrome in ten steps [J]. Nat Rev Neurol, 2019, 15 (11): 671-683.

［70］中华医学会神经病学分会, 中华医学会神经病学分会周围神经病协作组, 中华医学会神经病学分会肌电图与临床神经电生理学组, 等. 中国吉兰- 巴雷综合征诊治指南 2019 [J]. 中华神经科杂志, 2019, 52 (11): 877-882.

［71］ZHENG P, TIAN D, XIU Y, et al. Incidence of Guillain-Barré syndrome (GBS) in China: A national population-based study [J]. The Lancet Regional Health-Western Pacific, 2021: 100302.

第十一章

小脑与锥体外系疾病

第一节 概 述

一、小脑性疾病

小脑病变的主要临床表现是共济失调,是由于小脑及其传入传出纤维联络和投入结构损害造成的。小脑蚓部是躯干的代表区,而小脑半球是四肢(特别是远端部)的代表区,小脑蚓部病变可引起躯干性共济失调,小脑半球病变则出现同侧共济失调,即病变同侧的上下肢出现共济失调,下肢比上肢重,远端比近端重。精细动作比粗糙动作明显,小脑病变常出现肌张力降低和腱反射减弱或消失。小脑病变的病因有获得性与遗传性,获得性的包括环境因素、毒物和药物、感染、免疫、肿瘤等,获得性小脑病变呈急性或亚急性病程,少数呈慢性病程,在影像学 MRI 中多可发现小脑萎缩。遗传性小脑病变比较有代表性的是遗传性脊髓小脑性共济失调,家族史、以共济失调为主要临床表现及以脊髓、小脑、脑干损害为主的病理改变是本病的三大特征。

(一)小脑病变的临床表现

主动运动时出现共济失调,如站立不稳,摇晃欲倒;行走时双脚分开、步态蹒跚、左右摇摆(醉汉步态),睁眼不能改善此症状。因构音器官受累,患者会出现语音不清、言语缓慢、断断续续不连贯等言语障碍的表现。辨距不良,由于对运动的距离、速度及力量的预判不足而发生,导致"运动过度"。体检可发现指鼻试验、跟 - 膝 - 胫试验、轮替试验等呈现不正确、不灵活或笨拙,书写时往往字体过

大;动作性震颤,即动作时出现,静止时消失。

(二)共济失调的临床检查

1. **躯干性共济失调** 患者双足尖或双足跟并排站立能否保持直立姿势,共济失调阳性表现为躯干摇晃,甚至倾倒。

(1)双足并列站立时的推倾试验:检查者用手轻推患者,从右侧肩部推向左侧,再推向另一侧,或用两手扶持骨盆,先从一侧推向另一侧,然后做相反动作,观察患者能否保持直立姿势,共济失调时无法站稳,出现倾倒或倾斜。

(2)直线行走试验:双足前后站立成一直线,并沿着一条直线行走,共济失调时此动作不能完成。

(3)坐位稳定性观察:观察患者能否稳定坐好或有无摇晃情况,躯干共济失调严重者不能坐稳,并可能出现前后左右的摇晃。

2. **肢体性共济失调** 观察患者的穿衣、系扣、进食、取物等日常活动不正确协调。

(1)四肢的共济运动检查:上肢常用指鼻试验,下肢可用跟 - 膝 - 胫试验,患者仰卧。

(2)轮替运动试验:患者快速地交替重复做各种方向相反的动作,如前臂旋前和旋后,或用一侧手指的掌面和背面交替轻拍另一侧手背,或用同样方法用两手轻拍坐着的大腿前面,用足趾轻扣地板,动作缓慢笨拙则为阳性。

(3)误指试验:患者两上肢向前平举,示指伸直,其他各指屈曲,检查者面对患者以同样姿势的两手示指与患者示指相对接触,嘱患者闭眼,在观

察一段时间内,患者示指有偏离。

二、锥体外系疾病

锥体外系是运动系统的一个组成部分,包括锥体系以外的所有运动神经核和运动神经传导束。前庭、小脑系统属于锥体系以外的平衡运动系统,理论上应属锥体外系,但在习惯上,解剖学中把这两个系统独立分述。锥体外系的主要组成部分是基底神经节。基底神经节是从端脑衍生的一些皮质下核团的总称,包括以下成对的灰质核团:尾状核、壳核、苍白球、黑质、丘脑底核、伏隔核。尾状核和豆状核是基底神经节中与运动功能有关的主要核团。锥体外系的纤维联系广泛而复杂,锥体外系不直接影响脊髓前角的下运动神经元,其下行通路均主要经脑干的网状结构与红核,再由此发出网状脊髓束、红核脊髓束、前庭脊髓束、被盖脊髓束等下行到脊髓。

基底神经节环路存在两条通路,即直接通路和间接通路,黑质有病变时黑质纹状体纤维所传送的多巴胺量不足,导致直接通路的功能减弱或间接通路的功能加强,丘脑受到过分抑制,因而皮质的活动大为减弱,产生运动过少症;尾状核和壳核可能与维持机体姿势的固定不变有关,这两个核的破坏会产生不自主的舞蹈样动作。壳核的病变与不自主的手足徐动症、肝豆状核变性的运动障碍、扭转痉挛、舞蹈症等有关;苍白球与肢体的肌张力、肢体的姿势有关。红核可发出红核脊髓束经多突触联系兴奋屈肌运动神经元,网状结构的功能主要表现在对大脑皮质兴奋性的影响,对脊髓的牵张反射和肌紧张的调节作用,对内脏活动的调节作用及对内分泌腺活动的影响。

锥体外系病变所产生的临床症状有两大类,即肌张力的变化和不自主运动。肌张力的变化有增强、减低和游走性的增强或减弱。不自主运动有舞蹈样动作、手足徐动、肌张力障碍和震颤等。锥体外系的不自主运动均在清醒时出现,情绪激动、紧张时加重,安静时减轻,睡眠时消失。

(一)舞蹈症

属于不自主运动,且是在患儿意识清醒的情况下发生,患儿可以只有其中一种表现,也可同时包含舞蹈和手足徐动两种表现。这种不自主运动在清醒时出现,情绪激动时加重,安静时减轻,睡眠时消失。舞蹈症是颜面和四肢较短暂的、无意义的、无规则的、无节律的不自主运动,如耸肩转颈、伸臂、摆手和手指屈伸等动作,下肢比上肢重,远端比近端重,头面部可出现挤眉弄眼、噘嘴伸舌等动作。在儿童期以舞蹈症为主要表现的疾病有小舞蹈症。引起儿童舞蹈症的病因包括遗传。

(二)手足徐动症

手足徐动症又称易变性痉挛,病变表现主要是肢体远端,如手指、足趾、头、脸或舌等相对缓慢的、无目的、低幅的不自主运动。在儿童期手足徐动为主要表现的疾病:肝豆状核变性、手足徐动型脑瘫。引起儿童手足徐动的原因主要有:遗传性或家族性,脑结构异常,感染、免疫,围产期损伤,代谢紊乱,脑血管疾病,药物性中毒。

(三)肌张力障碍

由肌肉的不自主收缩所引起,常导致扭转和重复运动及异常姿势。原发性肌张力障碍不同于继发性肌张力障碍,可以仅仅或主要表现为肌张力障碍。单基因遗传者缺乏明显的神经病理变化,如多巴胺反应性肌张力障碍;肌张力障碍叠加综合征常同时伴有神经系统病变的其他症状,如肌阵挛和帕金森综合征;发作性肌张力障碍伴有阵发性肌张力障碍,亦无神经病理学变化。继发性肌张力障碍则常继发于多种病因,如肿瘤、代谢性疾病、中毒、外伤,如青少年帕金森综合征等。

(四)发作性运动诱发舞蹈手足徐动症

发作性运动诱发舞蹈手足徐动症是发作性运动障碍的三种临床类型之一,是以运动诱发非持续性的不自主姿势性手足舞蹈样动作为特征的综合征,发作间期正常。常于儿童及青少年期发病,发病年龄 1~40 岁,平均起病年龄 8.8 岁,男女比例约 4:1,常染色体显性遗传,外显率不完全。发作多由运动诱发,寒冷、饥饿、惊吓、过度换气也可诱发。发作时意识清醒,多表现为发作性不自主动作等锥体外系症状。发作大多累及一侧或两侧的手指、足趾徐动,可伴上下肢的舞动,每次发作持续数十秒或数分钟。发作间期正常,神经系统无异常体征,影像学检查大部分无明显异常。此疾病对抗癫痫发作药物敏感,小剂量即可有效。

(五)肌阵挛

一种复杂的运动增多型运动障碍症状,表现为一块或一组肌肉突然地、短暂地、不自主地抽动。它有两种形式,一种为正性肌阵挛,是由肌肉的收缩所致;另外一种是负性肌阵挛,偶尔出现,是由于肌张力短暂地消失或抑制引起,表现为肌肉快速松弛、上肢突然下垂、手中物品落地。根据肌阵挛发生的病因,首先考虑是否为生理性肌阵挛,如睡眠中出现的肌肉收缩,焦虑、紧张和运动所致的肌肉跳动,膈肌痉挛引起的呃逆等,这类情况一般不需特殊治疗,可自然缓解;其次是症状性肌阵挛,是脑部或神经病变时伴有肌阵挛的发生,包括代谢性脑部、中毒性脑病、感染性脑病等。对这类肌阵挛,以对因治疗为主,药物方面提倡联合用药,首选丙戊酸钠,其次氯硝西泮,避免应用加重肌阵挛发作的卡马西平、拉莫三嗪等。

三、康复评估

1. **运动评估** 包括运动发育的评估,平衡、协调、步态、肌张力等的综合评估。

2. **语言功能评估** 包括语言发育水平的评估和构音评估。

3. **吞咽功能评估** 包括吞咽筛查、临床吞咽评估和吞咽造影检查等,对于可疑吞咽障碍的患儿先行吞咽筛查,如筛查高危,则进一步完善临床吞咽功能评估,酌情完善仪器评估。

4. **日常生活能力评估** 常用的包括修订的Barthel 指数法(modified Barthel index,MBI)和功能独立能力评估量表(functional independence measure,Wee-FIM)。

四、治疗

(一)病因治疗

进行针对病因的治疗,如抗风湿药对小舞蹈症

的应用,左旋多巴在多巴胺反应性肌张力障碍中的应用,络合剂对肝豆状核变性的应用等。

(二)康复干预治疗

1. **运动康复训练** 包括姿位管理、姿势控制、运动能力的提升、平衡协调训练等,强调躯干核心控制训练和本体感觉训练,推荐任务导向式训练和运动再学习。

2. **作业疗法** 强调在维持基本姿势控制的前提下,引导患儿尽可能地完成符合其年龄与认知发育水平的上肢操作性活动,如推球、堆积木、拼图、手工等。强调在做好姿位管理的前提下,鼓励患儿自主进食、洗漱、移动和穿脱衣服等。强调稳定控制,不推荐需要快速体位转换或动作变化的训练项目。

3. **物理因子** 对于痉挛紧张明显的局部肌肉可以应用低频电刺激治疗;对于肌力不足的情况可以应用肌电生物反馈治疗。关节局部有挛缩趋势的可以应用蜡疗热敷。

4. **吞咽训练** 对于有吞咽肌群受累导致吞咽困难的患儿需要进行针对性吞咽训练治疗,包括食物调整、体位调整、口腔感觉刺激训练等,也可配合低频电刺激治疗促进吞咽动作的启动。

5. **构音训练** 对于合并有明显构音障碍的患儿可以进行针对性的构音训练,包括呼吸训练、发声训练等。

6. **辅助支具** 包括进食辅助用具、整理仪容用自助具、更衣用自助具、如厕入浴自助具、家务自助具、交流自助具帮助患儿完成日常生活活动;对于肢体关节稳定控制困难的可辅助矫形支具。

(三)其他治疗

1. **深部脑电刺激疗法** 在丘脑、苍白球、丘脑底核等处安放电极与体外发生器连接,以高频电刺激上述诸核,可起与苍白球、丘脑损毁术相似的疗效。

2. **肉毒毒素治疗** 肉毒毒素治疗局限性的肌张力痉挛有较好的效果,为改善功能或改善护理难度可选择目标肌群进行干预治疗。术前需进行充分评估,明确治疗目标,肉毒毒素仅能改善局部痉

挛,功能提升必须结合康复训练。

五、预防与预后

(一) 预防

引起小脑与锥体外系的疾病很多,所以预防主要针对病因进行预防,对于遗传性疾病,预防措施主要是避免近亲结婚、携带者基因检测及产前诊断和选择性人工流产等,尽早完善基因检测,确诊后进行病因治疗,及时跟进全面综合的康复训练治疗;对于继发于感染或其他各种原因所致小脑和锥体外系疾病,重在对原发病因的预防和疾病发生后尽早进行康复治疗管理。

(二) 预后

预后很大程度上取决于病因。遗传性疾病,若能尽早确诊,并能进行病因治疗,部分预后比较乐观,如多巴胺反应性肌张力障碍,有些遗传性疾病病程进行性进展,无特效用药,康复治疗可以延缓和改善生存质量,但最终预后不良,如遗传性脊髓小脑性共济失调。如为继发性病变,预后与原发疾病严重程度相关,差异性比较大。

(胡继红　刘　娟)

第二节　小脑性共济失调

一、概述

共济失调是指在肌力正常的情况下,人体姿势和运动发生的协调障碍。据估计,由于遗传和获得性病因,全世界的患病率为 26/10 万。遗传性共济失调的总体患病率为 10/10 万。小脑性共济失调是指由于小脑功能障碍,导致步态和平衡、眼球运动、语言和手的灵活性出现问题。累及小脑本身或其传入、传出通路的任何病变均可引起共济失调。一般分为以下几类:①先天性,如小脑发育异常、Chiari 畸形、Dandy-Walker 综合征、脑膨出、进行性脑积水、扁平颅底等;②遗传性,包括各种遗传代谢病所致的共济失调以及多种类型的遗传性共济失调综合征;③感染性或感染后,见于急性小脑性共济失调、Fisher 综合征、水痘病毒及其他多种病原所致的累及小脑的感染或感染后免疫性损伤;④肿瘤,包括小脑、脑干或额叶肿瘤及神经母细胞瘤;⑤血管病,如小脑出血或梗死、基底动脉型偏头痛、小脑血管母细胞瘤、von Hippel-Lindau 病等;⑥其他,包括内分泌疾病(先天性或获得性甲状腺功能减退)、外伤(急性小脑或额叶水肿)及中毒(酒精、重金属、抗癫痫发作药物等)。

二、诊断与评定

(一) 诊断

共济失调的诊断,需要依靠患者的病史、临床表现、体征以及辅助检查,才能作出综合性的诊断。在对共济失调患者进行问诊时应注意询问年龄、性别、发病模式(急性、亚急性、慢性、发作性、持续性、进行性),共济失调的分布情况(单侧或双侧),影响范围(视觉、眼球肢体、躯干),可使临床医生在诊断过程中缩小鉴别诊断范围。

小脑功能紊乱的形式表现包括:言语障碍、动作不协调、意向性震颤、步行困难、眼球震颤和其他复杂的眼球运动失调、肌张力减退、迟缓运动和认知情感小脑综合征等。

小脑性共济失调的临床检查有几个方面:姿势、坐、站时的静止平衡状态,步态,四肢的共济运动,言语,书写,肌张力,震颤和眼震。

相应的辅助检查,主要是根据患儿的病史和症状提供的线索,进行病因学检查。血清抗体水平可指示特异性免疫介导的共济失调[例如谷氨酸脱羧酶（glutamic acid decarboxylase，GAD）抗体]。当遇到亚急性小脑共济失调患者时，应检查副肿瘤抗体。急性或亚急性共济失调患者应进行腰椎穿刺。对细胞计数、葡萄糖和蛋白质水平、免疫球蛋白、细菌和病毒研究的 CSF 分析有助于确定共济失调的感染原因，脑脊液检查也有助于诊断克-雅病。脑脊液葡萄糖水平低可能提示共济失调伴葡萄糖转运蛋白 1 型缺乏。如果没有共济失调家族史，且患者疑有代谢病时，可先做代谢病筛查，必要时定期测血和尿中氨基酸、乳酸、丙酮酸及尿中有机酸和血氨。神经影像学检查，特别是后颅凹和脑干的检查，可协助诊断先天畸形、占位病变、脱髓鞘变性病或外伤、出血。如果排除了小脑共济失调的后天原因，或者患者有共济失调家族史，尤其是一级亲属，则应进行基因测试。

（二）康复评定

为对患者共济失调严重程度进行准确科学的评估，专家们一直在探讨和制定能准确评定患者整体生活质量和疾病严重程度的量表，常用的共济失调评定量表如下：

1. **国际合作共济失调评定量表**（international cooperative ataxia rating scale，ICARS） 为一套半定量化的神经功能评定量表，可以描述和定量评估典型小脑性共济失调症状，ICARS 由 4 个部分组成，总分 100，分别评估姿势（22 分）和步态（12 分）、肢体运动功能（52 分）、语言障碍（8 分）及眼球运动障碍（6 分）。检查患者按以下顺序：行走→站立→坐在检查床上→躺下进行下肢功能的评价→坐在椅子上检查上肢功能→语言→画画→眼球运动试验。此量表适用于包括脊髓小脑性共济失调、小脑性共济失调以及弗里德赖希共济失调等多种类型的共济失调疾病。

2. **弗里德赖希共济失调评定量表**（Friedreich's ataxia rating scale，FARS） FARS 包括 3 个子量表，分别为共济失调评分（6 分）、日常生活活动能力测定（ADL，36 分）、神经系统检查（117 分或 125 分）。量表总分为 159 分或 167 分，后者是在前者的基础上加了 2 个 4 分的神经系统检查而得。FARS 可分

为评估延髓、上肢、下肢、外周和直立稳定性的 5 个部分。试验显示上、下肢和直立稳定性对量表总分影响大，而延髓和外周对量表总分影响小。

3. **共济失调评定量表**（scale for the assessment and rating of ataxia，SARA） 量表包含步态评估（8 分）、姿势评估（6 分）、坐姿评估（4 分）、语言评估（6 分）、手指追踪试验（4 分）、指鼻试验（4 分）、快速轮替试验（4 分）及跟-膝-胫试验（4 分），共 8 个项目。肢体运动功能评估时，需分别评估单侧肢体功能，双侧肢体评分的平均值为最后评分。SARA 不仅适用于 SCA 患者，也适用于散发的退化性共济失调、获得性共济失调、早发性隐性共济失调、固定病灶的小脑病变、皮质小脑萎缩及多系统萎缩-小脑型的患者。

4. **简要的共济失调评定量表**（brief ataxia rating scale，BARS） 包括步态评估（8 分）、跟-膝-胫试验（8 分）、指鼻试验（8 分）、构音困难评估（4 分）和眼球异常运动评估（2 分）。总分为 30 分。与 SARA 相比，BARS 减少对姿势、坐姿、轮替动作及双手姿势性震颤的评估，增加对眼球运动的评估，评估迅速，适合临床试验应用。

5. **弗里德赖希共济失调影响量表**（Friedreich's ataxia impact scale，FAIS） 包含量化言语、躯体运动，上、下肢功能，复杂任务、心情、自我认知、孤独 8 个方面 126 个项目，它可以与以临床医生为基础的量表结合，来改善弗里德赖希共济失调的多维测量。

三、康复治疗

（一）药物治疗

目前临床缺乏治疗小脑性共济失调的确切有效药物，原因很多，如小脑性共济失调的病因繁多，同一种药物治疗不同原因的共济失调疗效差异很大，即使同一家族的不同患者对于药物的反应也可能不一致；金刚烷胺、多巴胺能和抗胆碱能药物已被提出可减少 2 型脊髓小脑共济失调（SCA2）和 SCA3 患者的震颤、运动迟缓或肌张力障碍。苯二氮䓬类药物、β 受体阻滞剂可能对运动性震颤有效。巴氯芬口服或鞘内注射可以控制痉挛。肉毒

毒素可用于 SCA3 患者的肌张力障碍和痉挛,但考虑到 SCA3 患者出现的肌肉萎缩,应小剂量使用。尿急可用抗胆碱能药物。神经性疼痛通常用加巴喷丁、普瑞巴林、抗抑郁药等。吡拉西坦用于肌阵挛和 / 或痴呆 / 认知能力下降。

（二）康复训练

康复训练的主要目的是:①改善患者运动的姿势基础:增强近端稳定性;改善平衡调节,使患者学会小范围的运动。②改善主动肌、协同肌、对抗肌的协同,使患者的运动变得平稳和流畅。③在抗重力的位置上,让患者体验有目的抗重力运动。④改善视固定和眼、手协调,使患者能利用视觉帮助稳定。⑤在患者的运动中,引入旋转的成分,减轻患者因害怕失调而不自主地或自主地对其运动的限制。⑥训练患者恢复正常的中线感和垂直感,以便他们在运动中有返回中线的参考点。具体治疗方法如下:

1. 平衡性训练 主要包括坐位姿势、站位姿势和行走时姿势的平衡稳定训练。

（1）改善坐位的姿势稳定:①患者坐在低的治疗床上,背部不支持,足平放地板上,手扶前方桌上,让他伸展脊柱、前倾骨盆,同时尝试用手辅助固定使头在空间定向。一旦能正确完成,治疗师通过对肩、骨盆、膝和踝(关键点)的适度挤压帮助患者了解身体部位和位置,增加本体感觉的输入。②在①的位置上,练习向各个方向转移体重,练习骨盆的运动,进而让患者抬起一手并探取物品。但仍要保持躯干稳定、骨盆前倾和脊柱伸直状态(坐位Ⅰ级平衡)。③一旦患者能不用支持地稳坐片刻,就轻轻地推或拉,使重心轻微地移位,以激发自动态平衡反应(坐位Ⅱ级平衡)。④一旦患者能使双上肢游离地进行其他活动,就要让上肢在空间不同的地方定位、控住和交替轻拍,促进对肩胛带的控制。⑤让患者坐在一个高度与椅子相近,并由治疗师稳定住的体操球上,双上肢支撑在前方小桌上,在保持骨盆前倾和脊柱伸直的情况下,利用球的灵活性练习向各个方向转移体重(坐位Ⅲ级平衡)。

（2）改善站立和行走时的稳定:小脑型共济失调患者站和走时的主要问题有骨盆在双下肢上不稳定;在适当地伸髋站时平衡有困难,原因是他们倾向于轻屈髋、屈膝、躯干前倾而使体重后倾站立;步行时由于骨盆侧向不稳定,为免跌倒而加宽步行的支撑面积。

对这类患者,整个站立期必须在适当的位置和排列上对髋伸肌和外展肌的控制,伸髋时必须感知骨盆在站直的双下肢上运动:①在站立中期,体重移向站立的下肢,在此情况下要练习对髋伸肌和外展肌的控制。②为发展在直立位重新获得和保持平衡的能力,治疗师可在各个方向上应用交替的轻拍。③为练习在窄基底上行走和使步距对称,患者可在地板上预先标好的脚印上行走练习。④为练习对称的步行,可用下面方式踏步: A. 与节拍器或音乐同步; B. 与治疗师的计数同步; C. 与患者自己的计数同步; D. 治疗师控制患者的肩,使肩活动与正常走路的姿势同步。⑤为训练步行和推进步态活动,可让患者: A. 走或跨越障碍物; B. 弯腰拾物或探取物品以改变重心的高度,加强重心转移的难度。

2. 协调性训练 主要采用 Frenkel 体操训练法,即:利用视觉、听觉、触觉的代偿强化反馈机制,反复训练使中枢神经系统再学习的训练技术。主要采取卧位、坐位、立位和步行 4 种姿势。其要点是在训练时使患者集中注意力,学会用视觉代替消失的本体感觉。方法如下:

（1）仰卧位:①屈伸一侧下肢:令其由屈膝位开始,足跟在治疗台上滑动,直至下肢伸直;②外展内收髋关节:屈膝,足跟放在治疗台上不动;③外展内收髋关节:髋、膝关节伸展,令其下肢在治疗台上滑动;④屈伸髋、膝关节:足跟从治疗台上抬起;⑤足跟放在对侧膝部,沿胫骨向足部滑动;⑥双下肢同时屈:令足跟在治疗台上滑动;⑦双下肢交替屈伸:令其足跟在治疗台上滑动;⑧一侧下肢屈伸,另一侧下肢外展、内收。

（2）坐位:①让患者用足接触物理治疗师的手:每次变动手的位置;②下肢抬起,再踏在预先画好的脚印上;③一动不动地静坐数分钟;④双膝并拢,交替站立、坐下。

(3)立位、步行:①让患者在一直线上前后移动其足;②沿弯曲的线步行;③在两条平行线间沿平行线步行;④尽量准确地踏着预先画好的脚印步行;⑤上下楼梯训练。

3. 肢体负荷训练　可以提高共济失调患者的康复疗效,缩短病程。负荷训练可以增加肢体运动量,提高患者在治疗中的注意力,从而增加压力感受系统对小脑的抑制,增强躯干及肢体的稳定性。

4. 作业疗法　主要改善患儿双手抓物等灵活性,可以采用以下训练:①粉笔画直线、十字、圆形、锯齿形线等;②单手指鼻;③拼图和木插板的训练;④双手协调性训练:拣物训练(从大到小)。

(三) 神经调控治疗

小脑的神经调节在治疗小脑性共济失调方面已显示出良好的结果。各种研究使用经颅磁刺激(TMS)、经颅直流电刺激(tDCS)和脑深部刺激(DBS)来测试对小脑共济失调的影响。DBS 需要手术植入电极,而 TMS 和 tDCS 都是非侵入性的,且副作用相对较少。TMS 可直接诱发动作电位,TMS 可直接诱发动作电位,而 tDCS 可调节局部膜电位和神经可塑性。

(四) 中医疗法

1. 针灸疗法　目前针对共济失调的针刺选穴,以头枕部腧穴为多,因枕区为小脑在头皮的解剖投影区,故认为针刺该区可激发小脑功能,促进小脑神经细胞的恢复,从而改善临床症状。针刺多以丛刺或排刺为主,旨在集中和增强局部能量的转化,增加单位面积刺激量,激发经气,发挥更好的疗效。针刺亦常联合艾灸、中药及康复训练等进行综合治疗。

2. 中药疗法　中药在小脑性共济失调患者的治疗中起着一定的作用。

(五) 辅助器具

主要根据人体肌肉结构及力学结构,用绷带和保护支具等,对肌肉、关节及软组织做程序化的贴扎支撑、保护和助力,以提高康复治疗效果。

四、预防与预后

(一) 预防

引起小脑性共济失调的疾病很多,所以主要是针对病因进行预防,对于急性小脑共济失调,预防各种感染性疾病,做好各种预防接种工作;防止药物过量(如苯妥英钠)引致本症;防止重金属中毒(如铅)。对于遗传相关的共济失调,应进行遗传咨询。预防措施包括避免近亲结婚、携带者基因检测及产前诊断和选择性人工流产等,防止患儿出生。

(二) 预后

预后很大程度上取决于共济失调的类型和原因。进行性共济失调的患者可能会出现症状恶化,需要对症治疗。遗传性共济失调的预期寿命较短;严重的可能导致儿童早年死亡。如果病因是获得性的,例如酒精或药物引起的共济失调,则需要治疗潜在病因,并去除触发因素以改善预后。

(张建奎)

第三节　小舞蹈症

一、概述

小舞蹈症又称 Sydenham 舞蹈症、风湿性舞蹈症,是儿童最常见的急性孤立性舞蹈症,是急性风湿热在中枢神经系统的常见表现。主要特征是不自主的舞蹈样动作、肌张力低下、运动减弱、自主运动障碍和情绪改变。发病年龄多为 5~15 岁,3 岁以前或 15 岁以后起病者少见。女性多于男性。本病与自身免疫反应及内分泌改变有关,小舞蹈症的病理基础是乙型溶血性链球菌(β-hemolytic streptococcus)感染诱导的自身免疫过程,其发病机制最有可能是抗链球菌的多反应性抗体,通过分子模拟的过程,识别神经元细胞外表面和/或细胞内抗原。这一过程被认为破坏了皮质-基底节-丘脑-皮质(cortical basal ganglia thalamic cortical,CBGTC)回路内的信号转导。舞蹈症通常与CBGTC通路中的几种神经递质有关,包括过量的多巴胺能神经递质传播,γ-氨基丁酸(γ-aminobutyric acid,GABA)缺乏或乙酰胆碱活性改变。

二、诊断与评定

(一)诊断

1. 临床特征　典型的舞蹈样动作通常被概括为无目的、无规律、快速而反复的不自主动作。可以是全身性,也可以是一侧较重,主要累及面部和肢体远端。表现为挤眉、弄眼、噘嘴、吐舌、扮鬼脸,上肢各关节交替伸屈、内收,下肢步态颠簸,精神紧张时加重,睡眠时消失。除了舞蹈症,急性期患儿还表现出肌张力降低和肌力降低,严重的卧床不起,缓解期患儿还可以表现出运动迟缓,除此之外,患儿还常伴某些精神症状,如焦虑、抑郁、情绪不稳、易激惹、注意力下降、偏执-强迫行为等,有时精神症状先于舞蹈症出现。除此之外,1/3患儿可伴其他急性风湿热表现,如低热、关节炎、心瓣膜炎、风湿结节等。

2. 实验室检查

(1)血清学检查:白细胞计数增多,血沉加快,C反应蛋白效价升高,抗链球菌溶血素"O"滴度增加。由于本病多发生在链球菌感染后2~3个月,甚至6~8个月,故不少患儿发生舞蹈样动作时链球菌检查常为阴性。免疫功能检查,IgG、IgM、IgA可增高。

(2)咽拭子培养:可检出A族溶血性链球菌。

3. 其他检查

(1)心电图:可有风湿性心脏病改变。

(2)脑电图:非特异性弥漫性慢波及轻度电压改变,少数患者有少量癫痫波。

(3)影像学检查:多数患儿的头颅CT显示尾状核区低密度灶及水肿,MRI显示尾状核、壳核、苍白球增大,T_2加权像信号增强,随临床好转而消退。PET-CT显示纹状体高代谢改变。

4. 诊断主要依据　儿童或青少年起病、有风湿热或链球菌感染史、亚急性或急性起病的舞蹈症,伴肌张力低下、肌无力和/或精神症状,结合患儿的辅助检查,应考虑本病。合并其他风湿热表现及自限性病程可进一步支持诊断。

(二)康复评定

小舞蹈症的康复评定主要采用米纳斯吉拉斯联邦大学西德纳姆舞蹈症评定量表(the universidade federal de Minas Gerais Sydenham's chorea rating scale,USCRS),该量表总分108分,由27个项目组成,每个项目的得分从0分(无症状或体征)到4分(严重残疾或发现)。主要针对小舞蹈症患儿日常生活活动表现、行为异常和运动功能的详细定量描述。行为异常主要包括易怒、注意力缺陷、多动、强迫和语言流利程度降低。日常生活功能部分评估患儿日常功能损害程度和日常生活活动的独立性,如书写、切食物、穿衣、行走和卫生。运动功能部分评估动眼肌功能、运动持续性、构音障碍、面部和四肢的舞蹈症、运动障碍、肌张力和步态。USCR有助于评估小舞蹈症的严重程度和后续治疗干预。

三、康复治疗

(一)药物治疗

目前针对小舞蹈症的药物治疗包括急性和预防性青霉素治疗、对症药物治疗和可能的免疫调节治疗。推荐的对症治疗清单很广泛,包括抗惊厥药(丙戊酸盐、卡马西平)和精神安定药(匹莫齐特、氟哌利多醇、利培酮、奥氮平)。一旦患者症状消失至少1个月,建议逐渐减量用药。对于治疗效果差或持续存在的舞蹈症,考虑到小舞蹈症自身免疫性病因,推荐使用类固醇、静脉注射免疫球蛋白(IVIG)或血浆置换。

（二）物理治疗

小舞蹈症大部分预后良好,康复治疗主要针对发病时间较长或有后遗症患儿,治疗目的:抑制异常姿势,缓解肌肉紧张性,减轻肌张力波动,控制肌张力障碍。

1. 抑制异常姿势 姿势的控制至关重要。保持稳定的支撑,在治疗过程中、日常生活中、各种体位时,都要避免异常姿势的产生。只有控制了异常姿势,才能产生正常的自主运动。抑制异常姿势主要采用Bobath法控制关键点手技,抑制头颈、四肢、肩胛带、躯干、骨盆的异常姿势。在抑制异常姿势的同时,也促进了头颈、躯干、四肢的控制能力,要注意保持身体的直线化和头的正常位置,使全身呈对称姿势,保持中间位活动。为了保持稳定的姿势,可应用压迫、体重负荷、压缩等手技。

(1)矫正骨盆及下肢的不对称姿势:进行下肢的强制性屈曲(仰卧),以矫正骨盆及下肢的不对称性姿势:患儿仰卧,两侧下肢屈膝屈髋,训练者一手扶住一侧膝部,一手扶住后臀部,对体干的短缩进行牵拉并对骨盆的旋转姿势进行矫正。注意让骨盆向后下方回旋,尽可能减少腰部的过伸展和腰部肌肉的痉挛。患儿仰卧,两侧下肢屈膝屈髋,训练者身体紧贴患儿双足底,双手分别扶住患儿的骨盆和双下肢,让患儿的下半身向侧方旋转,改善骨盆的活动度。

(2)矫正躯干的过伸展和上肢的异常姿势:患儿仰卧位抱球姿势,头下垫软枕,头控制于正中位;训练者在帮助患儿保持对称性姿势的情况下,训练患儿上抬头部,诱发出头部的翻正反应;训练者帮助患儿将双上肢交叉放在对侧肩上,采用这种姿势抑制伸肌的痉挛,逐渐让患儿学习自己控制该姿势,然后让患儿在放松的状态下保持训练姿势;训练者双手交叉握住患儿双手,使患儿一侧上肢在体前保持伸展,一侧上肢肘关节屈曲放在胸前。边保持该训练姿势边对患儿体干进行压迫,这样两侧姿势不断交替进行,以提高患儿体轴性旋转能力与头部的翻正反应能力;对患儿进行坐位对称性姿势保持训练、侧卧位对称性姿势训练及侧卧位睡眠。

2. 缓解肌肉紧张性,减轻肌张力波动,控制肌张力障碍 运动的不随意和不自主运动增多,主要是由于姿势张力波动、肌张力障碍造成,提高随意运动的正确性、有效性,减轻联带运动。必须控制肌张力障碍、降低神经兴奋性、缓解肌肉紧张性。只有在主动运动时不再出现明显的肌肉紧张、张力障碍,自主、随意运动才能完成,要特别注意使姿势肌紧张稳定化,抑制阵发的肌痉挛.将运动限制于几个功能模式上,缩窄其运动范围。治疗时要固定中枢部,使末梢部的运动得以控制。姿势肌紧张过度低下时,采用压迫、叩击来提高肌紧张,肌紧张增高时,用反射性抑制模式来抑制肌肉痉挛。肌张力波动幅度大、变化急剧时,可以考虑配合药物、按摩等治疗。

3. 改善运动功能 在控制异常姿势和肌张力障碍的基础上,易化和促进主动运动功能。对于有运动障碍患儿,在异常姿势控制减轻、张力波动初步缓解、肌力有一定提高时,就应该把治疗的重点放在运动功能的改善上。提高肌肉力量,提高自主控制能力,改善患儿的运动障碍。常用的治疗手法有Bobath疗法、PNF技术、Rood技术等,根据患儿的不同情况,采用不同的手法。

（三）作业疗法

以功能性作业活动为主,对患儿手功能、日常生活能力、精细动作的训练有较好的作用。

（四）传统中医疗法

1. 推拿按摩 在传统治疗方法中,推拿按摩对于缓解肌肉紧张、降低兴奋性、提高肌力有重要作用,配合应用可明显提高疗效。手法要求宜掌握轻、柔、缓原则。避免对肢体过强的刺激。对于提高腰部肌力可用重着手法。

2. 中药熏药治疗 中药熏蒸时产生的药气可以渗透到皮肤黏膜、汗腺、孔窍等部位直接吸收进入肢体,发挥活血化瘀、疏通经络之效;中药熏蒸时产生的温热效应可促进血液循环及淋巴循环,提高营养代谢速度,松解粘连韧带及周围组织,可以缓解肢体痉挛,改善肌力。

3. 针灸 为避免刺激患儿,一般不主张采用体针疗法。针灸治疗可选用头皮针灸,头皮针具有疏通经络、运行气血、调节阴阳的作用,使患儿肢体肌力和关节功能得以改善或恢复。

头针治疗形式多样,有头针标准化方案、靳三针、焦氏头针、汤氏头针等,多取百会、四神聪、神庭、风池、本神、脑空、脑户、风府及哑门等。此外,参照神经生理学原理,选择性刺激头部相对应运动区、感觉区、双侧足运感区、运动前区、附加运动区等。对于不平衡协调功能差者加平衡区或脑三针;精细动作差者加手指加强区;肌张力不全、舞蹈样动作、震颤明显者加舞蹈震颤控制区。

(五)矫形器、辅助具的应用

个别小舞蹈症患儿会遗留异常姿势、关节变形、肌肉或肌腱挛缩等,尽早给患儿一个稳定的支撑系统。如坐姿矫正椅等辅助支具,尽早佩戴矫形器,对于矫正姿势、预防畸形有着重要作用。

四、预防与预后

(一)预防

由于本病发病与链球菌感染后引发的自身免疫反应有关,因此积极锻炼身体,增强易患群体健康体质,提高免疫力,可减少或消除链球菌在中小学及高中学生等易患人群的感染,从而降低小舞蹈症的发病率,对出现咽喉部或皮肤链球菌感染者应积极给予抗感染治疗。

(二)预后

本病为自限性,预后良好,即使不经治疗,3~6个月后也可自行缓解,治疗可缩短病程。约50%的病例经3~10周的时间可恢复,但亦有持续数月或1年以上者。1/5~1/3的患者可在间隔不定的时间后再次复发,间歇期为数周、数月或数年不等。

伴发风湿性心脏病者预后较差,有的患者可遗有性格改变或神经症。在小舞蹈症的患者中,如不给予适当治疗有证据表明50%~75%最后表现为风湿热,另有25%~35%不论有无风湿热的其他表现,以后均出现心脏瓣膜的损害,故预后主要取决于心脏合并症的转归。

(张建奎)

第四节　肝豆状核变性

一、概述

肝豆状核变性又称 Wilson 病(Wilson's disease),是一种常染色体隐性遗传的铜代谢障碍疾病,其致病基因 *ATP7B* 编码一种铜转运 ATP 酶,该基因的致病变异导致 ATP 酶的功能缺陷或丧失,造成排铜障碍,大量铜蓄积于肝、脑、肾、骨关节、角膜等组织和脏器,患者出现肝脏损害、神经精神表现、肾脏损害、骨关节病及角膜色素环(Kayser Fleischer ring,K-F 环)等表现。本病在世界范围的患病率为 1/30 000~1/2 600,携带者频率约为 1/90。Wilson 病患者可以在任何年龄起病,但多见于5~35 岁。

二、诊断和评估

(一)诊断标准

对于原因不明的肝病表现、神经症状(尤其是锥体外系症状)或精神症状患者均应考虑 Wilson 病的可能性。诊断要点如下:①神经和/或精神症状(肌张力障碍、震颤、肢体僵硬和运动迟缓、多动冲动情绪异常等);②原因不明的肝脏损害;③血清铜蓝蛋白降低和/或24小时尿铜升高;④角膜 K-F 环阳性;⑤经家系共分离及基因变异致病性分析确定患者的2条染色体均携带 *ATP7B* 基因致病变异。

符合(1或2)+(3和4)或(1或2)+5时均可确

诊 Wilson 病;符合 3+4 或 5 但无明显临床症状时则诊断为 Wilson 病症状前个体;符合前 3 条中的任何 2 条,诊断为"可能 Wilson 病",需进一步追踪观察,建议进行 *ATP7B* 基因检测,以明确诊断。

(二) 康复评估

症状评估中肌张力障碍主要用改良 Ashworth 痉挛评定量表,运动功能评估主要用粗大运动功能测试量表(GMFM)和精细运动能力测试量表(FMFM)、构音障碍主要用 Frenchay 构音障碍评价法、有吞咽障碍者完善临床吞咽功能评估、心理评估主要用康氏行为评估量表和 Achenbach 儿童行为量表。

本病特有的评估主要有诊断评估和症状功能评估,诊断评估量表有莱比锡评分(the Leipzig score)和改良的莱比锡评分(modified Leipzig score)。莱比锡评分是在 Wilson 病第 8 届国际会议上开发的评分系统,共 8 个条目:①有 K-F 环 2 分;②神经症状或颅脑 MRI 典型异常表现程度严重 2 分、中度 1 分;③血清铜蓝蛋白含量<0.1g/L 时 2 分、0.1~0.2g/L 时 1 分;④有库姆斯(Coombs)试验阴性的溶血性贫血 1 分;⑤无胆汁淤积时的肝铜>4μmol/g 时 2 分、0.8~4μmol/g 时 1 分、<0.8μmol/g 时 −1 分);⑥罗丹宁阳性颗粒(无肝铜数据时的判断依据)1 分;⑦尿铜(无急性肝炎的情况下)>2 倍 ULN 时 2 分、1~2 倍 ULN 时 1 分、正常但青霉胺试验后>5 倍 ULN 时 2 分;⑧两条染色体都有突变 4 分、一条染色体有突变时 1 分。总分 ≥4 可诊断为 Wilson 病,3 分为可能诊断、需要更多试验,≤2 分无法诊断为 Wilson 病。

改良的莱比锡评分有 9 条评分:①有 K-F 环 2 分;②血清铜蓝蛋白含量 0~5mg/dl 时 3 分、6~11mg/dl 时 2 分、11~20mg/dl 时 1 分;③ 24 小时内尿铜含量(无急性肝炎的情况下)>100mcg 时 2 分、40~100mcg 时 1 分;④有 Coombs 试验阴性的溶血性贫血合并肝病时 1 分;⑤两条染色体都有突变 4 分、一条染色体有突变 1 分;⑥肝脏活检出现奥辛或罗丹宁颗粒阳性 1 分;⑦有神经行为症状 2 分;⑧ MRI 中有脑部典型特征 1 分;⑨曾有兄弟姐妹死于肝病或疑似 Wilson 病的神经系统疾病 1

分。总分 ≥4 可诊断为 Wilson 病,3 分可能诊断,需要更多试验,≤2 分无法诊断为 Wilson 病。

症状功能评估量表为全面评估量表(global assessment scale for Wilson's disease,GAS for WD),该表分为 2 个部分,第一部分为患者的整体情况,包括肝脏、认知行为、运动表现和骨骼肌肉 4 个方面,每个方面从轻到重有 6 个级别得分。这 4 个方面为独立表现,得分不用相加。第二部分为神经运动方面的功能表现,共 14 个分项,每个分项从轻到重有 5 个等级,相加后得出总分。评分越高,病情越严重。

(三) 临床检查

主要为角膜 K-F 环、铜代谢相关生化检查、血尿常规和肝脾检查。

(四) 影像学检查

Wilson 病患者的颅脑 MRI 病灶主要表现为壳核、尾状核头部、丘脑、中脑、脑桥及小脑 T_1 低信号、T_2 高信号,可有不同程度的脑沟增宽、脑室扩大及额叶皮质软化灶等。T_2 加权像时,壳核和丘脑容易出现混杂信号,苍白球容易出现低信号,尾状核等其他部位多为高信号,可反映 Wilson 病患者脑部的病理改变过程。MRI 病灶可随着治疗逐渐变浅、变小。

(五) 基因筛查

对于临床证据不足但又高度怀疑 Wilson 病的患者,筛查 *ATP7B* 基因致病变异对诊断具有指导意义。

三、康复和治疗

(一) 治疗原则

1. 早期治疗,终身治疗,终身监测。

2. 根据患者的临床表现选择合适的治疗方案,神经精神症状明显的 Wilson 病患者在治疗前应先做症状评估和颅脑 MRI 检查。

3. 症状前个体的治疗以及治疗有效患者的维持治疗,可单用锌剂或者联合应用小剂量络合剂。

4. 药物治疗的监测 开始药物治疗后应定期检查血尿常规、肝肾功能、凝血功能、24 小时尿铜,前 3 个月每月复查 1 次,病情稳定后每 6 个月复查 1 次。肝脾 B 超 3~6 个月检查 1 次,多次检查正常后 1 年复查 1 次即可。颅脑 MRI 表现可用来监测治疗效果,根据具体情况进行复查。对所有患者必须同时密切观察药物的不良反应。

（二）康复治疗

1. **饮食调整** 一旦怀疑罹患 Wilson 病,应立即开始低铜饮食。国内外多项研究表明,低铜饮食联合锌剂单药治疗 Wilson 病,症状前个体可以有效控制铜蓄积对靶器官的损害。

2. **药物治疗**

（1）病因治疗:Wilson 病药物治疗策略的核心是促进铜的排出和减少铜的吸收。主要药物有 D-青霉胺（D-penicillamine）、二巯丙磺酸钠（sodium dimercaptosulphonate,DMPS）、二巯基丁二酸（dimercaptosuccinic acid,DMSA）、曲恩汀（trientine）和锌制剂。

（2）肌张力障碍:肌张力障碍早期可以是局灶、节段性的,逐渐发展为全身性,呈扭转痉挛状态,晚期常并发肢体严重挛缩。轻者可单用金刚烷胺或苯海索,痉挛明显者可选用巴氯芬 5mg/ 次,每天 2 次开始,可逐渐加至 10~20mg/ 次,每天 3 次;或盐酸乙哌立松 50mg/ 次,每天 3 次,根据年龄酌减;必要时还可选用氯硝西泮等。经上述治疗无效的局限性肌张力障碍并造成肢体变形者可试用局部注射 A 型肉毒毒素,具体用量用法同其他肌肉痉挛者。

（3）运动迟缓、肢体僵硬:部分患者可出现肢体僵硬、运动迟缓或减少、书写困难、写字过小、行走缓慢。肢体僵硬和运动迟缓者可用复方多巴类制剂,从小剂量起,渐加至有效量。也可单用或合用多巴胺受体激动剂,如吡贝地尔 50mg/ 次,每天 1~2 次。

（4）精神行为异常:对兴奋躁狂者可选用喹硫平、奥氮平、利培酮和氯氮平等药物;对淡漠、抑郁的患者可用抗抑郁药物,如舍曲林、西酞普兰和氟西汀,儿童患者建议选用舍曲林;锥体外系症状严重者慎用利培酮和奥氮平,建议选用喹硫平,也可

选用氯氮平,但需监测外周血白细胞。

3. **物理治疗** 推拿按摩和助力引导下的肢体关节活动可缓解肢体僵硬,对于已经开始僵硬的可使用关节松动术,对于行走运动迟缓的给予音乐节拍下的行走训练,对于小年龄儿童,如果运动水平发生倒退,可以给予神经发育促进训练,对于书写困难和写字过小者可以给予有针对性的作业治疗,锻炼其精细运动功能训练。为防止肌肉萎缩和关节僵硬,可给予适当按摩和热敷,中药熏蒸也有一定效果。

4. **构音训练** 此类患儿的构音障碍多属于混合型运动性构音障碍,临床表现较为复杂多样。呼吸训练和构音器官功能训练对提高患者肺活量、发音的清晰度改善均有明显的效果。

5. **吞咽训练** 表现为进食缓慢或困难、呛咳,常发生吸入性肺炎、脱水、营养不良等并发症,严重者危及生命。常规吞咽困难训练包括口唇闭锁练习、下颌、舌运动训练、发声训练、咽下训练、冰冻棉棒刺激等。口腔感觉运动训练的原理是通过口部本体感觉和触觉的反馈,促进口腔器官感知正常化,抑制口腔异常运动模式,建立正常口部运动模式,强化口部运动能力,使患者吞咽功能得以恢复。

6. **精神行为异常干预治疗** 包括个别训练和团体心理治疗。首先进行心理评估了解患儿精神状态变化、个性特征及生活自理能力,继而实施个体化心理护理;具体的训练方法包括:①心理疏导:在日常护理中需主动与患儿沟通交流,询问其身体情况及症状改善情况,鼓励其积极面对疾病,增强治疗信心;若患儿出现对治疗效果不满的情况,应及时向其介绍影响治疗效果的因素,并注重开展系统性健康教育,促使其了解到心理因素对疾病发生、发展的影响,树立正确认知,改善心理状态。②角色干预:确保患儿能够理解不良情绪对治疗效果的不利影响,同时联合家属给予患儿精神鼓励,帮助其适应患病角色,以正确的姿态面对治疗和护理。③认知护理:加强对患儿的健康教育,并注重找出认知偏差进行矫正,详细解答患儿及家属存在的疑问;帮助患儿正确认识治疗疾病的方法及

效果,打断负性情绪的恶性延伸,促使其认识到自身能量对促进康复的价值,改善主观能动性;家属日常生活中需多关心和鼓励患儿,若患儿积极配合则需给予语言鼓励,利于提高其治疗积极性。

(三)其他治疗

1. 肝移植治疗 肝移植治疗的适应证为:①暴发性肝衰竭;②对络合剂无效的严重肝病者(肝硬化失代偿期),常采用原位肝移植或亲属活体肝移植。Wilson 病患者肝移植术后仍应坚持低铜饮食并建议口服小剂量锌制剂。

2. 中草药治疗 中医将本病归属于"肝风""颤病""积聚""水肿""痉病""狂病"等病范畴,风火痰湿是主要病理因素,常用有肝豆汤、肝豆片、肝豆排铜丸、肝豆扶木汤等。单用可改善临床症状,促进尿铜排泄,不良反应较少,和其他治疗合用有助于更好地改善临床症状,改善肝功能和肝硬化,减少不良反应。

四、预防及预后

(一)预防

Wilson 病的预防主要是遗传咨询。本病患者经过治疗症状稳定后可正常结婚和生育,但应告知患者其配偶应进行 ATP7B 基因致病变异筛查以除外携带者可能性。若配偶为携带者,则需进行产前基因诊断检测。生育了 Wilson 病患者的夫妇再次生育时,建议行产前基因诊断,以免再次生育 Wilson 病患儿。

(二)预后

Wilson 病经过长期规范的排铜治疗或肝移植治疗,生存时限可大幅延长,尤其是在疾病早期,神经症状出现之前进行干预,大部分患者可回归正常的工作和生活。其病死率在 5.0%~6.1%,主要死于严重的肝脏疾病或严重的神经症状。

(邱久军)

第五节　多巴反应性肌张力障碍

一、概述

多巴反应性肌张力障碍(dopa-responsive dystonia,DRD)是一组左旋多巴胺合成代谢通路上的酶活性缺陷引起的遗传性进行性肌张力障碍疾病,患病率约为(0.5~1)/100 万,女性约为男性 2~3 倍。根据临床表现分为经典型和非经典型(DRD-Plus),经典型 DRD 主要表现为常在 10 岁内发病,女性多于男性,首发症状多为双下肢姿势异常,有左侧优先受累倾向,可导致尖足行走或马蹄内翻足,症状具有明显昼夜波动性,晨轻暮重,疲劳或感染后加重,休息或睡眠后减轻或消失。症状呈进行性加重,40 岁后不再进展,早期诊断并给予左旋多巴治疗可明显改善症状和预后。现根据不同致病基因导致的 DRD 主要可以分为以下几种类型:

1. 显性遗传三磷酸鸟苷环化水解酶 1(GTP-CH-1)缺乏症 又称 Segawa 综合征,存在不完全外显,外显率约为 30%,多为经典型,可有家族史,其特征是进行性加重的肌张力障碍,症状呈昼夜波动,并对左旋多巴治疗反应好。该病多在儿童期起病,平均发病年龄为(6.9 ± 2.9)岁,女性多于男性,且女性较男性起病更早,症状更严重,更高的外显率,典型表现为双下肢肌扭转痉挛起病,有左侧优先受累倾向,可导致尖足行走或马蹄内翻足,症状呈波动性,晨轻暮重,20 岁前进行性加重,40 岁后不再进展,该类型一般无智力障碍。

2. 隐性遗传 GTP-CH-1 缺乏症 较显性遗传 GTP-CH-1 少见,多为经典型,多无家族史,起病年龄更早,症状更严重,多于婴幼儿期起病,常表现为非经典型 DRD,主要表现为四肢及躯干肌张力减低、僵硬、震颤、痉挛和动眼危象。

3. 酪氨酸羟化酶（tyrosinehydroxylase，TH）**缺乏症**　隐性遗传，可表现为经典型 DRD 和非经典型 DRD，以非经典 DRD 表现为主，多伴有运动发育迟缓和进行性脑病表现。目前已报道的 TH 基因突变 60 余种，将患者分为肌张力减低 - 僵硬综合征（A 型）和复杂脑病（B 型）。A 型 TH 缺乏症多在生后 2 个月 ~5 岁起病，智力发育正常或轻度延迟。B 型 TH 缺乏症在出生时或生后几周内起病，病情进展快，主要表现为运动发育落后或倒退、运动迟缓、肌张力减低，伴有局灶性或全身性肌张力障碍、震颤或肌阵挛。也可发生双侧眼睑下垂和动眼危象。昼夜波动常不明显。B 型 TH 缺乏症患者常伴有智力发育障碍和自主神经功能障碍。

4. 墨蝶呤还原酶（sepiapterin reductase，SR）**缺乏症**　隐性遗传，其较 GTP-CH-1 缺乏症和 TH 缺乏症罕见，SR 缺乏症平均起病年龄为 7 个月（生后至 6 岁），首发症状为运动语言发育迟缓和轴性肌张力减低，常伴有动眼危象、肌无力表现，易被误诊为脑性瘫痪或脊髓性肌萎缩等先天肌肉病。与 GTP-CH-1 缺乏症一样，患者的症状也会随着时间的变化而波动，晨轻暮重。给予左旋多巴治疗后症状可改善。动眼危象常发生在生后 10 个月内，表现为短暂或长期的眼球向上或外侧偏斜而无意识丧失，易被误解为癫痫发作。

5. 其他基因导致 DRD　多巴胺合成代谢途径中的 *PTS* 基因、*QDPR* 基因和 *PCBD* 基因突变亦可导致 DRD，均为常染色体隐性遗传，但罕见此类基因导致的 DRD 病例报道。

二、诊断及评定

（一）诊断

经典型 DRD 主要表现为在 10 岁内发病，女性多于男性，首发症状多为双下肢姿势异常，有左侧优先受累倾向，可导致尖足行走或马蹄内翻足，症状具有明显昼夜波动性，晨轻暮重，疲劳或感染后加重，休息或睡眠后减轻或消失。

根据典型的临床特征，头部磁共振影像检查正常，临床行多巴胺治疗试验或直接行基因检测，即可确诊。

L- 多巴治疗试验（至少每天 300mg，连续 3 个月）通常有决定性鉴别诊断意义。但在少见情况下，试验也可能表现为有限或不确定的多巴反应，以致难以确诊或排除患者的诊断。此时，发现生化缺陷或相关的基因突变，或能使诊断更加明确。对疑似 DRD 患者可以按照如图 11-5-1 流程进行诊断。但目前随着基因检测技术的发展，对于疑似 DRD 患者，很多家属及临床医生更愿意直接选择基因检测。

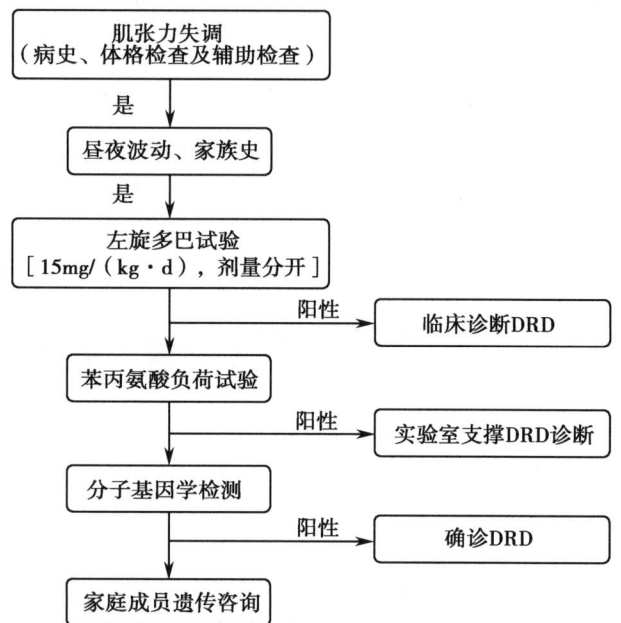

图 11-5-1　DRD 诊断流程图

1. 基因检测　为明确病因的首选检查，基因点突变或缺失插入突变可通过相关致病基因（*GCH1*、*TH*、*SPR*、*PTS*、*QDPR* 和 *PCBD*）的 Sanger 一代测序明确，二代测序较一代测序覆盖面更广、费用更低及更高效，点突变检测阴性的患者需进一步行 DRD 致病基因的 MLPA 检测来明确大片段缺失重复变异。基因检测结果的判读需要结合临床表现，当基因检测为新突变时可能需要进一步的功能研究证实其致病性。约 15% DRD 患者基因检测为阴性，可能与目前基因检测技术的局限性、深部内含子区域不能完全检测到以及存在尚未明确的基因突变有关。

2. CSF 和血代谢检测　DRD 患者 CSF 中神经递质浓度（高香草酸、新蝶呤、生物蝶呤和 5-羟吲哚乙酸）和外周血代谢产物浓度（苯丙氨酸）检测有助于明确病因。

3. 苯丙氨酸负荷试验　AR 遗传 GTP-CH-1 缺乏症和 SR 缺乏症患者给予 100mg/kg 苯丙氨酸，1~2 小时后血中苯丙氨酸和酪氨酸比值增加，实验结果可能会出现假阳性和假阴性，当不能进行腰椎穿刺和 CSF 分析时，可使用此方法协助诊断。

4. 酶活性检测　患者皮肤成纤维细胞中 GTP-CH-1 酶活性降低可协助诊断 GTP-CH-1 缺乏症，症状较轻患者酶活性可正常。临床诊断 DRD 患者基因检测为阴性时，可通过 CSF 高香草酸、新蝶呤、生物蝶呤和 5-羟吲哚乙酸浓度和血苯丙氨酸浓度、苯丙氨酸负荷试验，或皮肤成纤维细胞中 GTP-CH-1 酶活性检测协助诊断病因。

（二）鉴别诊断

DRD 常常被误诊，经常被当作其他疾病治疗数年后才被诊断，最常误诊的疾病如下：

1. 脑性瘫痪为静止性病程，症状无昼夜波动性。

2. 遗传性痉挛性截瘫为进展性病程，但以锥体系受累为主，症状无昼夜波动性，左旋多巴治疗无效。

3. 少年帕金森病以静止性震颤、肌强直和运动迟缓为主要表现，症状无昼夜波动性。

4. 遗传代谢病中线粒体病、脑组织铁沉积症等在感染后可出现肌张力障碍表现，但除肌张力异常外多伴有其他症状，如发育落后、抽搐、代谢性酸中毒及低血糖等。

5. 神经肌肉病中重症肌无力（全身型）或先天性肌无力综合征主要以眼睑下垂、肌无力为主要表现，晨轻暮重，婴幼儿起病患者可有肌张力减低表现。

（三）评定

1. 一般评估　包括身高、体重、体温、血压、心率、眼动、营养和体格发育等检查，不仅累及运动系统，还可累及自主神经系统，特别是 B 型 TH 缺乏症，我们需要进行自主神经功能检测。除此之外可以进行心肌酶、肌电图、脑电图检查，与其他疾病相鉴别。

2. 吞咽功能评估　可以先采用洼田饮水试验、反复唾液吞咽实验进行筛查，必要时通过吞咽功能障碍评估量表进行评估，根据评估情况可使用纤维光学内镜吞咽功能检查（flexible endoscopic evaluation swallowing，FEES）、电视透视下吞咽能力评估（video fluoroscopic swallowing study，VFSS）等进行进一步评估。

3. 肌张力评估　多采用改良 Ashworth 痉挛评定量表，注意两侧肢体及上下肢的差异。对于双下肢肌张力评估，可以使用髋内收肌群的特异性量表（adductor tone rating）、临床痉挛指数（clinic spasticity index，CSI），除此之外，还可以使用表面肌电图用表面电极测定肌电图积分值。

4. 步态分析常用的方法　包括观察法、足印法、三维步态分析、视觉步态分析等，注意可能出现的尖足行走或马蹄内翻足情况。

5. 发育及认知能力评估　DRD 部分合并认知障碍，因此我们进行运动评估同时还需进行发育及认知能力筛查或评估，非典型的 DRD 可能在新生儿期发病，可以使用新生儿 20 项行为神经测定（neonatal behavioral neurological assessment，NBNA）进行筛查，对于小婴儿可以使用丹佛发育筛查测验（Denver development screening，DDST）进行评估，诊断性的评估量表可采用：0~6 岁儿童神经心理发育量表（儿心量表）、格塞尔发育诊断量表（Gesell development diagnosis schedule，GDDS）、贝利婴儿发展量表（Bayley scales of infant development，BSID）。

6. 构音评估部分患者肌张力障碍累及构音器官，可以采用中国康复研究中心构音障碍检测法和改良的 Frenchay 构音障碍检测法进行评估。

7. 日常生活能力评估常用修订的 Barthel 指数法（modified Barthel index，MBI）和功能独立能力评估量表（functional independence measure，Wee-FIM）。

三、康复治疗

（一）一般治疗

DRD 最主要的治疗方法是药物治疗，通常用左旋多巴联合外周多巴胺脱羧酶抑制剂（常为左旋多巴＋苄西肼）治疗，但确切的剂量尚缺乏统一标准，个体化治疗总体原则是从小剂量起始，具体剂量主要根据年龄、病情严重程度、疗效及是否产生不良反应决定，不同表型和基因型治疗剂量稍有差异。

1. 显性遗传 GTP-CH-1 缺乏症 小剂量左旋多巴治疗 GCH1 突变的患者通常会产生显著的疗效，建议剂量 50~200mg/d，分 1~3 次口服，联合外周多巴胺脱羧酶抑制剂使用，多数患者运动功能可完全恢复正常，有报道伴喉部痉挛发声困难患者最大量用至 600mg/d，症状不完全改善。

2. 隐性遗传 GTP-CH-1 缺乏症 对左旋多巴治疗也有较好的疗效。在儿童早期，左旋多巴治疗隐性遗传可能较显性遗传 GTP-CH-I 缺乏症需要更高的剂量［6~10mg/(kg·d)，分 1~3 次口服］和更长的疗程。显性遗传 GCH1 基因突变患者需要添加 BH_4 和 5-羟色氨酸（5-羟色氨酸的前体）治疗。此外，左旋多巴、5-HT 会导致 CSF 中叶酸水平降低，需额外口服补充叶酸 15mg/d。

3. TH 缺乏症 A 型 TH 缺乏症对低剂量左旋多巴治疗反应好，建议剂量 3~10mg/(kg·d)，分 1~3 次口服，联合外周多巴胺脱羧酶抑制剂使用，多数患者治疗后症状消失，少数患者可残留轻微运动或认知障碍。B 型 TH 缺乏症对左旋多巴非常敏感，因此初始剂量必须<0.5mg/(kg·d)，分多次给药。B 型 TH 缺乏症对左旋多巴治疗反应较差，可能需要几个月的治疗才能观察到疗效。左旋多巴疗效与症状严重程度相关，症状越重治疗反应越差。

4. SR 缺乏症 大多数 SR 缺乏症对小剂量左旋多巴有显著治疗反应，建议剂量 0.1~16mg/(kg·d)［最有效剂量 3.9mg/(kg·d)］，分 1~3 次口服，并联合外周多巴胺脱羧酶抑制剂使用。

（二）康复训练

大部分患儿药物治疗后症状得到不同程度的改善，但是仍然可能存留有轻度认知功能障碍、集中力不足、构音障碍、协调性差、嗜睡、乏力、步态异常等症状，少数患儿甚至药物治疗无明显改善，此时需要进行医疗康复干预或者家庭康复训练。

1. 痉挛管理 痉挛的表现在不同患者之间差异很大，带来的问题也是多方面的，痉挛的处理必须是在综合评估的基础上，制订个性化的综合治疗方案，痉挛治疗应是综合性（图 11-5-2）的，包括预防伤害性刺激、早期的预防体位、运动疗法和其他物理治疗法、肉毒毒素注射、鞘内注射、手术治疗等。在 DRD 患儿中如不能完全改善的书写痉挛、喉肌痉挛等，可能需要肉毒杆菌毒素或脑深部电刺激治疗。

2. 运动训练 药物治疗后，部分患儿仍有轻微的运动障碍或严重的运动障碍。轻症患者，希望能无痕化地融入社会；重症患者，希望能减少其残障使其更好融入家庭、社区、社会。轻症患者可以家庭康复训练为主，小龄儿童可以使用神经发育疗法进行干预；大龄儿童可以进行更高技能运动训练，如游泳、打篮球、羽毛球、走平衡木等；年长者可以进行职业康复训练。对于重症患者可以通过多种感觉刺激，诱导正常运动模式的产生，抑制异常运动模式的出现，让患者在控制肢体痉挛状态下，适应日常生活的动作，如 Bobath 技术采用控制关键点和反射性抑制；Rood 技术的皮肤感觉刺激、关节负重、体位摆放等。

3. 吞咽训练 部分类型 DRD 可以导致吞咽困难，多采取口腔的感觉运动训练、针灸治疗、咽部电刺激，如因肌张力障碍导致的痉挛可使用肉毒毒素注射。

4. 构音训练 部分类型的 DRD 可累及发声器官，可以进行基础性的放松训练、呼吸训练、口部运动训练、类似构音运动训练、引导发音训练、泛化训练。

5. 认知训练 DRD 患者可以不合并或者合

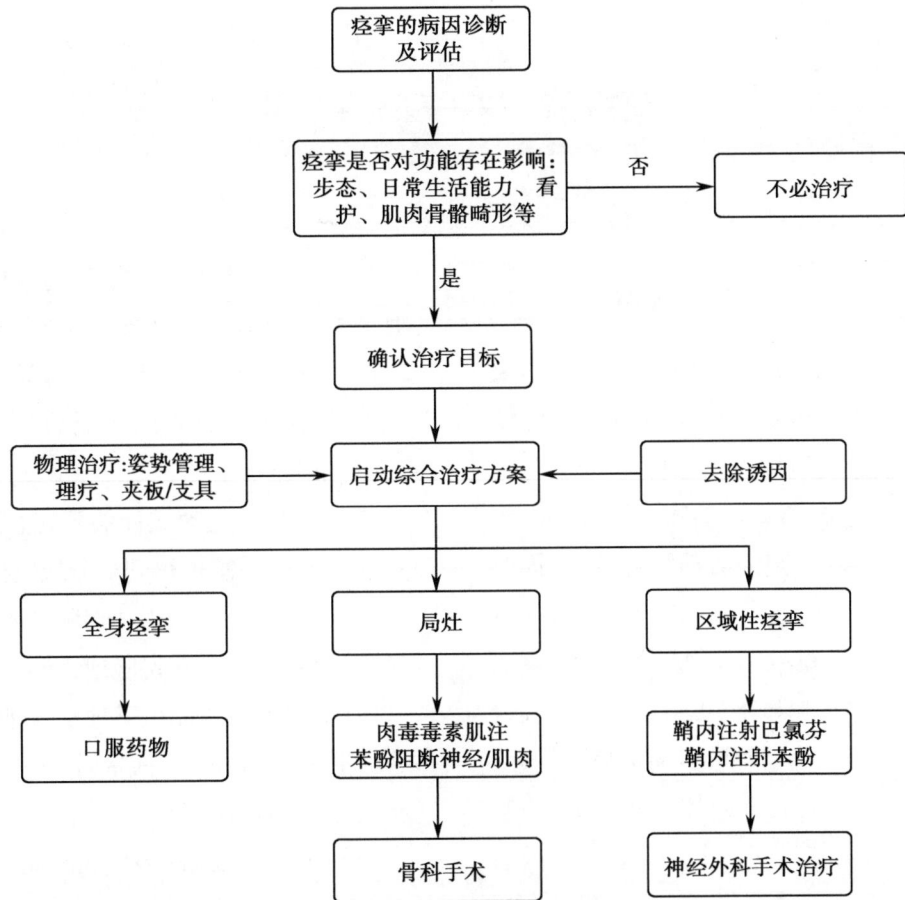

图 11-5-2 痉挛治疗流程图

并轻度的认知功能障碍,根据发育或者认知评估进行训练,注意 DRD 容易遗留注意力不集中等情况。

6. 其他 包括步态训练、协调性训练、耐力训练、日常生活能力训练、心理支持等。

四、预防及预后

(一)预防

DRD 的临床表现、遗传学特征具有明显的异质性,同一基因的不同遗传方式或突变位点可能引起酶活性下降的差异而导致不同程度临床表型,不同基因突变导致的临床表现也可存在差异。左旋多巴治疗剂量和方案具有明显的个体差异。尽早确诊和使用左旋多巴的药物是预防残疾和疾病不良预后的最佳选择。

(二)预后

DRD 是一种可治疗的疾病,尽早识别和治疗可明显改善预后,多数患者治疗后可恢复正常运动功能。病程 20 年以上的患者生活仍可自理或能做部分家务,病情不继续恶化,且小量复方左旋多巴治疗不会出现长期左旋多巴治疗综合征。DRD 患者由于四氢生物蝶吟缺乏,甲状腺激素早期减少,也影响结节漏斗 DA 神经元的 DA-D4 受体,并引起儿童身高增长的停滞。若青春期前应用左旋多巴,可增加身高。少数患者能经过治疗后完全治愈,大部分患儿治疗后症状得到不同程度的改善,但是仍然可能存留有注意力不集中、构音障碍、协调性差、嗜睡、乏力、步态异常等症状,少数患者可能治疗无效。

(胡继红 段雅琴)

第六节 不宁腿综合征

一、概述

不宁腿综合征（restless legs syndrome，RLS）又称 Willis-Ekbom 病（Willis-Ekbom disease，WED），是因下肢不适感而迫使肢体发生不自主运动，是一种临床常见的神经系统感觉运动障碍性疾病。主要表现为强烈的、难以抑制的活动腿的欲望，同时伴有下肢不适感，如蚁爬感、蠕动感、灼烧感、触电感、憋胀感、酸困感、牵拉感、紧箍感、撕裂感、疼痛等。这种不适感尤以小腿显著，也可累及大腿及身体其他部位，如上肢、头部、腹部，且通常呈对称性，大多发生在傍晚或夜间，安静或休息时加重，活动后好转。RLS 发病机制尚不清楚，可发生于任何年龄阶段，发病率随着年龄增长而升高。流行病学调查显示 RLS 在欧美发达国家较为常见，患病率为 5%~10%，亚洲人群患病率较低，为 0.1%~3.0%，女性发病率高于男性，男女患病率约为 1∶2。60%~90% 的 RLS 患者存在睡眠紊乱，包括入睡困难、睡眠维持困难、睡眠期或清醒期周期性肢体运动，常导致日间疲劳、困倦、抑郁及焦虑。约 25% 的 RLS 患者有注意缺陷多动障碍（attention deficit hyperactivity disorder，ADHD）症状，同时 12%~35% 的 ADHD 患者满足 RLS 的诊断标准。RLS 与神经 - 精神疾病、心脑血管疾病、肾脏疾病、营养代谢性疾病及妊娠等存在明显相关性。

二、诊断及评定

（一）诊断

1. 诊断标准 根据国际 RLA 研究小组（International Restless Legs Syndrome Study Group，IRLSSG）2014 年制定的诊断标准，诊断需同时满足以下 5 项：

（1）有迫切需要活动腿部的欲望，通常伴腿部不适感或认为是由于腿部不适感所致。

（2）强烈的活动欲望以及不适感，在休息或不活动状态下出现或加重，如卧位或坐位，或于休息或不活动时加重。

（3）活动（如走动或伸展腿）过程中，强烈的活动欲望以及不适感可得到部分或完全缓解。

（4）强烈的活动欲望和伴随的不适感于傍晚或夜间加重，或仅出现在傍晚或夜间。

（5）上述症状不能由其他疾病或行为问题解释（如腿抽筋、姿势不适、肌痛、静脉曲张、下肢水肿、关节炎或习惯性踮脚）。

支持诊断的证据：多导睡眠监测（polysomnography，PSG）发现监测显示周期性肢体运动指数（periodic limb movements of sleep index，PLMI）≥ 5 次 /h，多巴胺制剂有效，RLS 阳性家族史，缺少显著日间思睡。

2. 儿童及青少年诊断标准 儿童及青少年确定的（definite）RLS 诊断标准仅适用于 2~12 岁儿童，而 13 岁以上者仍须参照成人标准。针对 18 岁以下儿童和青少年还提出很可能的（probable）和可能的（possible）不宁腿综合征诊断标准。

（1）确定的不宁腿综合征：较成人诊断标准严格，需同时具备活动肢体的愿望和腿部不适感，满足成人 4 项诊断标准，并具备支持诊断证据中的 2 项。

（2）很可能的不宁腿综合征：除强烈的活动欲或不适感夜间比白天加重外，满足成人所有诊断标准，生物学父母或兄弟姐妹明确诊断为不宁腿综合征。或满足以下 2 项标准，即可观察到坐位或卧位时下肢不适行为，伴受累肢体运动，这种不适感满足成人第 2~4 项诊断标准。

（3）可能的不宁腿综合征：儿童期患周期性腿动；生物学父母或兄弟姐妹患不宁腿综合征，但不满足儿童及青少年确定的或很可能的诊断标准。

（4）儿童及青少年周期性腿动的诊断标准：PSG周期性肢体运动指数≥5次/h，腿部出现一系列（4次或更多）连续运动，每次持续0.5~5秒、间隔5~90秒，高度为趾背屈高度的1/4或更高；临床表现为睡眠障碍症状，如入睡困难、睡眠维持障碍或过度睡眠；腿部运动不能用睡眠呼吸障碍（如运动与异常呼吸无关）或药物效应（如抗抑郁药）解释。

（二）分类

1. 按病因分类　为原发性和继发性两种类型，原发性RLS通常有家族史。研究表明大部分家族性RLS呈常染色体显性遗传，少数家系则呈常染色体隐性遗传。RLS可能存在更为复杂的基因-环境模式。继发性RLS患者多数在40岁以后发病，与多种神经系统疾病（如帕金森病、脑卒中、多发性硬化、脊髓病变等）、铁缺乏、妊娠或慢性肾脏疾病有关。此外，部分药物或物质可能诱发或加重RLS症状，如尼古丁、酒精、咖啡、抗抑郁药、抗精神病药、抗组胺药等。

2. 按起病年龄分类　分为早发型（<45岁）和晚发型（≥45岁），早发型RLS极可能是家族性，同时外周铁缺乏更显著。我国的一项临床研究结果提示，早发型RLS患者中，有64.6%的患者伴有阳性家族史；而早发型RLS患者外周血清缺铁者达75.8%。不同临床过程的周期性缓解常见于早发型RLS，而在晚发型RLS中呈慢性进行性病程且症状更为严重。此外，晚发型RLS患者多存在恶化因素。

3. 按病程分类　分为间歇发作型和慢性持续型。

（1）间歇发作型：最近1年内，未经治疗的患者出现症状频率为平均每周少于2次，且一生中至少有5次RLS活动。

（2）慢性持续型：最近1年内，未经治疗的患者出现症状的频率平均每周2次或以上。

（三）辅助检查

1. 实验室检查　①血常规、血清铁蛋白、总铁结合度、转铁蛋白饱和度等贫血相关检查，有助于了解铁利用情况、排除缺铁性贫血继发的RLS；②血尿素氮、肌酐等肾功能检测排除慢性肾衰竭或尿毒症继发的RLS；③血糖、糖化血红蛋白检查，排除糖尿病继发的RLS；④对于阳性家族史患者可以进行相关基因学筛查。

2. PSG　PSG能客观显示RLS患者的睡眠紊乱，如睡眠潜伏期延长、觉醒指数升高等睡眠结构改变和辨别是否伴有睡眠中周期性肢体运动（periodic limb movement in sleep，PLMS）。70%~80%的成年RLS患者单夜PSG监测显示周期性肢体运动指数（periodic limb movements of sleep index，PLMI）≥5次/h，可作为支持RLS诊断的证据。多次夜间监测PLMI的阳性率可达90%以上。

3. 下肢肌电图及血管超声检查　排除脊髓、周围神经病变、下肢血管病变继发的RLS。

4. 影像学检查　弥散张量成像（DTI）、脑功能磁共振成像（fMRI）、脑部单光子发射计算机化断层显像（SPECT）、正电子发射计算机断层显像（PET）等在脑功能及结构评估上也具有一定的诊断参考价值。

（四）评估

1. 病情严重程度评估　常用的有国际不宁腿综合征严重程度评定量表，是测量RLS严重程度的金标准，包括5个有关RLS症状频率与严重程度的题目和5个有关RLS患者生活与睡眠方面问题。每个方面0~4分，总分最多40分。严重程度分为：1~10分为轻度，11~20分为中度，21~30分为重度，31~40分为极重度。

2. 睡眠质量评估　RLS具有显著的昼夜节律，主要临床表现为休息或夜间入睡时出现症状或症状加重的特点，尤其在晚上睡觉时，患者会感觉腿部难受，导致辗转反侧难以入睡，迫切想要活动肢体以缓解不适感，通过活动腿部可以暂时缓解不适感，但是几小时后这种不适感又会重新出现，严重影响患者的睡眠质量,是导致失眠的一种常见原因。睡眠相关量表评定由同一研究者对所有受试者进行量表评定,评定时使用相同的指导语。

(1)MOS 睡眠量表(medical outcome study sleep scale,MOS-SS):自我测试 MOS-SS,测试患者 4 周以来的睡眠情况,12 个项目组成 5 个领域:①睡眠障碍,包括入睡困难和保持睡眠;②睡眠充足,指恢复性睡眠;③睡眠量;④白天嗜睡、困倦度;⑤呼吸问题,包括打鼾、呼吸不足或头疼。量表还包含了 2 个睡眠问题指数。评分高低在不同领域的意义不同,如睡眠障碍、嗜睡和睡眠指数评分越高,表明睡眠问题越轻;如睡眠量、睡眠充足评分越低,表明睡眠问题越重。

(2)Chalder 疲惫量表(Chalder fatigue scale-14,FS-14):量表由 14 个条目组成,每项条目都是一个与疲劳相关的问题。根据其内容与受试者实际情况的符合与否,回答“是”或“否”。14 项条目分别从不同角度反映疲劳的轻重,总分值最高为 14,分值越高,反映疲劳程度越严重。

(3)匹兹堡睡眠质量指数量表(Pittsburgh sleep quality index,PSQI):由 19 项评条目和 5 项他评条目组成,用于评定受试者最近 1 个月的睡眠质量。参与计分的 18 项自评条目可以组合成 7 个因子(睡眠质量、入睡时间、睡眠时间、睡眠效率、睡眠障碍、催眠药物、日间功能),每个因子按 0~3 分等级计分,累计各因子成分得分为总分,≥8 分者为睡眠质量差。

(4)爱泼沃斯嗜睡量表(Epworth sleepiness scale,ESSI):自评量表,用于评定受试者嗜睡严重程度,≥10 分为过度嗜睡。

3. Beck 焦虑量表(Beck anxiety inventory,BAI)自评量表　用于评定受试者焦虑情况。总分乘以 1.19 取整数为标准分,一般将 BAI 总分 ≥45 分为焦虑阳性的判断标准。

4. Beck 抑郁量表(Beck depression inventou,BDI)自评量表　用于评定受试者抑郁情况。总分 ≥15 分为抑郁阳性的判断标准。

5. RLS 生活质量量表(RLS-quality of life,RLSQOL)量表　有 18 条目,用于评估 RLS 患者 4 周以来的日常活动、注意力、性活动及工作情况。分值越低患者生活质量越差。

三、康复治疗

RLS 主要采用综合治疗,其中非药物治疗主要包括重复经颅磁刺激、运动放松疗法、音乐治疗、理疗、针灸、冷冻疗法和瑜伽,继发性 RLS 则需要积极寻找并去除病因。

(一)药物治疗

目前,临床上治疗的主要药物有多巴胺类药物(如左旋多巴、普拉克索、罗匹尼罗和美多巴等)和非多巴胺类药物(如阿片类、苯二氮䓬类、铁剂和抗癫痫药等)。欧洲神经科学协会联盟指出,推荐治疗 RLS 的药物包括罗替他汀、罗匹尼罗、普拉克索、加巴喷丁、普瑞巴林等,均被认为短期治疗 RLS 有效。但是,对于 RLS 的长期治疗,罗替高汀有效,加巴喷丁缓释片、罗匹尼罗、普拉克索和加巴喷丁可能有效。

(二)康复治疗

1. 运动放松疗法　渐进性放松疗法鼓励患者在阻力下按一定的顺序主动运动肢体。阻力由大到小逐渐放松肌肉,通过运动的调整使患者平静,降低自律神经兴奋,从而改善 RLS 患者的睡眠质量。

2. 音乐疗法　音乐作为一种声波,通过共振原理产生一种类似细胞按摩的作用,使患者肌电兴奋性下降,通过降压和镇痛从而改善睡眠;另外,音乐刺激还可以导致交感神经活动相对减弱、副交感神经活动相对增强,从而调整自主神经平衡状态,使患者形成良好的睡眠周期。

3. 重复经颅磁刺激(repetitive transcranial magnetic stimulation,rTMS)疗法　有研究表明低频重复经颅磁刺激治疗(rTMS)可激活同侧背纹状体(壳核和尾状核),通过皮质纹状体的投射,增加内源性多巴胺的释放,多巴胺作用于多巴胺 D2 受体,在中枢神经系统的多个部位(包括背纹状体、下丘脑和脊髓)发挥下行抑制作用;同时 rTMS 增加了皮质内中间神经元的放电阈值,从而导致突触抑制,改善 RLS 症状。因此 rTMS 可调节皮质兴奋性和诱导突触的可塑性。

4. 超短波治疗 可使患者下肢软组织均匀受热,血管通透性增强,血液循环加快,改善机体代谢,从而达到抑菌消炎、止痛解痉、促进血液循环和修复、增强机体免疫力的治疗目的。

5. 针灸治疗 针灸取穴主要以下肢穴位为主,也有根据下病上治原则用上肢穴位治疗。研究证明针灸能增强血管的张力,促进局部血液循环和代谢产物的排泄,减轻或消除局部肌肉和软组织的压迫和阻滞。

6. 冷冻疗法 有研究证实全身或局部予以冷冻疗法可有效改善 RLS 临床症状,推测可能是因为冷冻疗法可降低体温、减慢新陈代谢、减少肌肉痉挛疼痛和局部炎症反应。

四、预防和预后

(一)预防

由于不宁腿综合征的发病原因及发病机制尚不十分清楚,可能与神经、心理或代谢物质的积蓄或与某些营养物质缺乏等多因素有关,因此平时保持心情愉快、合理饮食、良好的生活习惯、注意身体的锻炼能在一定程度上预防不宁腿综合征,对有家族史的患者需要定期到有经验的医生处随访,孕妇或产妇应适当补充铁剂以减少发病的可能。

(二)预后

部分患者症状可以减轻或消失数年,多数患者症状会持续终生,但可以通过治疗获得缓解,也有许多患者症状加重甚至病情恶化、反跳、药物耐受等并发症。

(胡继红 谭亚琼)

参考文献

[1] 吕传真,周良辅. 实用神经病学 [M]. 4 版. 上海: 上海科学技术出版社, 2014.

[2] ZEYNEP SK, ZEYNEP ÖZ, ALTAN G, et al. Sydenham Chorea: Putaminal Enlargement [J]. J Child Neurol, 2021, 36 (1): 48-53.

[3] JOSÉ FIDEL B-C, FRANCISCO C. Chorea in children: etiology, diagnostic approach and management [J]. J Neural Transm (Vienna), 2020, 127 (10): 1323-1342.

[4] TANAKA H, ISHIKAWA T, LEE J, et al. The cerebro-cerebellum as a locus of forward model: a review [J]. Front Syst Neurosci, 2020, 14: 19.

[5] KASHYAP B, PHAN D, PATHIRANA P, et al. Objective Assessment of Cerebellar Ataxia: A Comprehensive and Refined Approach [J]. Nat Sci Rep, 2020, 10: 9493.

[6] MOHAMMAD SS, NOSADINI M, GRATTAN-SMITH P, et al. Intravenous immunoglobulin in acute Sydenham's chorea: a systematic review [J]. J PaediatrChild Health, 2015, 51: 1235-1238.

[7] AABHA N, MOINAK SSZ, JOHN M. Wilson's Disease: Clinical Practice Guidelines of the Indian National Association for Study of the Liver, the Indian Society of Pediatric Gastroenterology, Hepatology and Nutrition, and the Movement Disorders Society of India [J]. Journal of Clinical and Experimental Hepatology, 2019, 9 (1): 74-98.

[8] 中华医学会神经病学分会神经遗传学组. 中国肝豆状核变性诊治指南 2021 [J]. 中华神经科杂志, 2021, 54 (4): 310-319.

[9] HARALD H, SARA S. Effective Treatment of Neurological Symptoms with Normal Doses of Botulinum Neurotoxin in Wilson's Disease: Six Cases and Literature Review [J]. Toxins, 2021, 13: 241.

[10] 陈慈玉, 洪铭范, 黄勤兰, 等. 口腔感觉运动训练对肝豆状核变性吞咽障碍的疗效研究 [J]. 广东药科大学学报, 2020, 36 (4): 570-573.

[11] YAN C, XINHUA B, YONGXIN W, et a1. Clinical and Genetic Heterogeneity in a Cohort of Chinese Children With Dopa-Responsive Dystonia [J]. Frontiers in Pediatrics, 2020, 8: 83.

[12] QUYEN NLC, JYES Q. Clinical Management of Dystonia in Childhood [J]. Paediatric drugs, 2017, 19 (5): 447-461.

[13] HANS R, CATHRIN LS, MARI O, et al. Dopa-responsive dystonia [J]. Tidsskrift for den Norske laegeforening: tidsskrift for praktisk medicin, ny raekke, 2018, 138 (19).

[14] 中国医师协会神经内科医师分会睡眠学组, 中华医学会神经病学分会睡眠障碍学组. 中国不宁腿综合征的诊断与治疗指南 (2021 版)[J]. 中华医学杂志,

2021, 101 (13): 908-925.

[15] DELROSSO LM, MOGAVERO MP, BARONI A, et al. Restless Legs Syndrome in Children and Adolescents [J]. Child Adolesc Psychiatr Clin N Am, 2021, 30 (1): 143-157.

[16] JAFARIMANESH H, VAKILIAN K, MOBASSERI S. Thermo-therapy and cryotherapy to decrease the symptoms of restless leg syndrome during the pregnancy: A randomized clinical trial [J]. Complement Ther Med, 2020, 50: 102409.

[17] GUAY A, HOULE M, O'SHAUGHNESSY J, et al. Current Evidence on Diagnostic Criteria, Relevant Outcome Measures, and Efficacy of Nonpharmacologic Therapy in the Management of Restless Legs Syndrome (RLS): A Scoping Review [J]. J Manipulative Physiol Ther, 2020, 43 (9): 930-941.

[18] CHEN J, LUO Q, LI G, et al. Genetic Association Study of Restless Legs Syndrome in Chinese Population [J]. Eur Neurol, 2019, 81 (1-2): 47-55.

第十二章

肌肉骨骼系统疾病与损伤

第一节 概 述

一、概要

骨骼肌肉系统是由骨、骨联结和骨骼肌组成的，负责人体的运动，维持人体正常的姿势。骨骼肌肉疾病是与骨和关节、肌肉相关的疾病情况的总称。儿童骨骼、肌肉结构或功能的问题会导致骨骼肌肉系统功能失调，表现出相应的功能障碍。这类疾病通常涵盖先天性、发育性、获得性、感染性、炎症性、机械性、创伤性、神经肌肉性疾病等，常引起儿童运动功能障碍，影响患儿的日常生活活动能力和生活质量，其中很多疾病可导致儿童残疾。由于儿童处于独特的发育阶段，其肌肉骨骼生长和发育尚未完成，肌肉骨骼在解剖结构、组织成分以及生物力学等多方面存在与成人不同的特性。加之儿童中枢神经系统尚未成熟，运动、情感、认知等多项功能也与成人有明显差异，因此，儿童骨骼肌肉疾病是需要单独进行研究、实践和总结的疾病门类。

二、临床特点

儿童肌肉骨骼系统疾病的特征与儿童这一群体的解剖、生理以及心理特征密切相关，从而形成了独特的临床特征。主要表现在：

（一）生理特征

1. 儿童骨骼的特点 ①儿童骨骼中软骨组织多，骨组织内水分和有机物较多，无机盐含量少，因此其骨骼弹性、韧性较大，硬度较低，不易骨折，但坚固性差，承受压力和张力的能力不如成人。这种特性决定了儿童骨骼在异常应力长时间作用下易发生变形，其损伤机制和类型往往与成人有差异。②骨骺是儿童骨骼中特有的结构，是儿童骨骼生长的"发源地"，骺软骨的不断增殖和骨化促成了儿童骨的生长。骨折、应力、感染、放射等理化因素以及内固定等医源性因素可能引起骨骺损伤，导致骨关节发育的畸形或异常。因此，保障骨骺的结构和功能正常是儿童骨骼疾病处理的重要原则之一。③骨关节发育不成熟，关节周围肌肉力量不足，关节囊及韧带松弛、薄弱，稳定性差，软骨易受到反复应力而损伤，导致运动性骨骼肌肉损伤成为较常见的儿童骨骼肌肉疾病之一。

2. 儿童肌肉的特点 儿童肌肉中水分多，蛋白质、脂肪和无机物较少，肌纤维之间的间质较多，故肌肉柔软、富有弹性，肌肉更容易被拉伸，延展性好。关节囊、韧带等骨关节软组织松弛，关节活动范围较大，相对成人更加灵活。但其肌肉横截面较小，能源物质储备较少，因此力量和耐力较差。同时，儿童肌肉神经调节尚不完善，运动控制和协调能力相对成人低，且运动时易产生疲劳。

（二）心理特征

从出生到青春期，儿童处在认知、情感、社交等心理活动的发育和形成的过程中，出生后其发育将经历新生儿期、婴儿期、幼儿期、学龄前期、学龄期以及青春期等不同阶段。每个阶段间的心理发育具有连续性和差异化,形成了各阶段的独特特征。情绪方面,幼儿期之前的特点主要为时间短暂、反应强烈、容易变化,随着年龄增长,儿童对不愉快因素的耐受性逐渐增加,能够有意识地控制自己,使情绪逐渐趋向稳定。随着学龄期社交的增加,心理适应能力逐渐增强,独立意识逐渐形成。

(三)临床特征

1. 先天性疾病较多 成人骨骼肌肉疾病多以后天获得性损伤或疾病为主,而儿童骨骼肌肉疾病则以先天性、遗传性的疾病则更为多见。儿童先天缺陷的1/3为骨骼肌肉疾病。先天性的骨骼畸形、肌肉病变如不及时治疗很容易导致后天功能障碍,甚至致残。同时,很多患遗传性疾病的儿童存在骨骼肌肉原发病变或继发的异常,如杜氏肌营养不良的患儿,由于肌肉病变继发脊柱侧弯的症状。

2. 生长发育的影响 骨骼肌肉从出生到青春期发育完全前处于不断地生长变化之中。发育是儿童的巨大生理优势,骨骼肌肉组织极具可塑性,受到损伤时恢复速度快,愈合良好。例如先天性马蹄内翻足的复杂畸形,使用系列石膏固定和支具佩戴即可获得良好的矫正。但另外一方面,发育过程中出现的异常的外力、感染、环境、理化因素也会导致骨骼或肌肉生长出现问题,形成不可逆的骨骼畸形或肌肉功能障碍。例如婴幼儿期使用特殊襁褓将髋关节长期置于伸直位会诱发髋关节发育不良。因此儿童骨骼肌肉疾病的治疗要充分考虑生长发育的影响因素。

三、常见疾病类型

(一)先天性畸形

先天性畸形是儿童肌肉骨骼疾病最常见的类型。儿童从头部、脊柱、四肢乃至手足末端均存在各类先天性畸形,大部分的畸形对外观和功能造成不同程度的影响,临床上需要干预和矫正。在儿童康复治疗领域最常见的畸形有:先天性肌性斜颈、马蹄内翻足、先天性多发性关节挛缩等。

(二)骨骺疾病与损伤

骨骺是儿童特有的结构,骨骺疾病与损伤是儿童与成人骨科疾病最大的区别。在儿童骨科疾病的干预中需要尽可能避免对骨骺的影响,保障儿童骨骼的良好生长。在儿童康复领域常见的骨骺疾病主要为股骨头缺血性坏死(Legg-Perthes病)、髌骨软骨病等。

(三)发育性异常与疾病

生长发育是儿童主要的生理特性,在此过程中各类因素导致的肌肉骨骼系统的发育性异常或疾病也非常常见。在儿童康复领域最常见的是发育性髋关节发育不良、成骨不全等疾病。

(四)儿童运动损伤

随着儿童和青少年运动参与日益增加,儿童运动损伤在临床中也越来越多见。其中最常见的是各种运动项目造成的儿童上下肢关节损伤,尤其是膝关节和足踝关节损伤在各类球类、田径运动中最多见。由于儿童肌肉骨骼系统尚未发育成熟,身体结构对运动强度耐受性较成人相对低,近年来过度使用性损伤的发生率在儿童群体中出现上升趋势。儿童康复领域最常见的运动损伤主要是骨折、软组织损伤。

四、康复的目的和意义

(一)康复目的

儿童骨骼肌肉康复的主要目的可分为针对手术治疗和非手术治疗。对进行手术治疗的康复目的主要是促进愈合,尽量减少手术以及术后的各类障碍,重塑关节和肌肉以及肢体功能。主要的目的包括:消肿止痛,促进愈合,减少并发症,以及术后的功能恢复。非手术治疗康复的目的主要是治疗骨关节和肌肉出现的异常,并改善功能,预防功能障碍和残疾的发生。主要的目的包括治疗畸形、辅助恢复,减少并发症和恢复功能。

(二)康复的意义

1. 早期干预,预防进展 许多儿童骨骼肌肉疾病通过康复干预可以达到完全恢复。例如先天性肌性斜颈,完全可以通过康复干预进行治疗,因此康复治疗可作为独立的干预措施对儿童骨科肌肉疾病进行治疗。

2. 减轻并发症,促进功能恢复 多数肌肉骨骼系统疾病的治疗需要儿童骨科参与,康复治疗可以有效预防骨科治疗引起的各类并发症,并帮助患儿功能恢复,更好地重返学习和生活。

3. 弥补或补偿功能缺陷,帮助患儿重返学习生活 对于无法彻底治愈的肌肉骨骼系统疾病,康复治疗可有效补偿疾病造成的功能限制,重建儿童各项功能,帮助其实现生活和学习的参与。例如为脊柱裂术后患儿佩戴矫形器,使其实现独立行走的能力。

五、康复评定

康复评定是康复治疗的基础和依据。其主要目的是判断功能残障状况,帮助制订康复计划以及评定康复治疗效果。康复评定包含了全面采集信息、开展临床推理(clinical reasoning),作出诊断和评价的过程。康复专业人员可根据评定结果,建立康复治疗的临床思维以及制订康复计划。儿童康复评定一般包括病史采集、身体状况评定、体格发育评定、运动功能评定、日常生活能力和社会功能评定等。同时还需要根据需求采用实验室或仪器设备的辅助检查。儿童肌肉骨骼疾病的康复评定不仅需要采用各类康复医学相关的评定方法和技术对患者进行评价,更重要的是能够通过临床推理明确障碍产生的原因、预判病情的发展、个性化地制订出合理、完善的康复方案。康复评定往往贯穿在疾病康复诊疗的全过程中,使治疗人员定期确认患者康复进展和疗效,从而能够及时对治疗计划进行调整。

六、康复治疗

(一)康复治疗的策略

1. 根据不同疾病特点和需求选择康复治疗策略 儿童肌肉骨骼疾病的种类和特点均各不相同,临床处理的方法和途径也存在明显的差别。康复

治疗在不同疾病治疗中的作用和功能也存在较大区别。例如,对特发性脊柱侧弯、先天性肌性斜颈等患儿进行治疗时,康复治疗是疾病主要的治疗手段。而对于骨折、运动损伤类疾病,康复治疗则主要配合骨科手术或其他骨科治疗手段,帮助恢复各项功能与能力,使患儿重返生活和学习。因此需要根据不同的疾病特点,以及患儿和家庭的需求个性化地制订相应治疗策略。

2. 根据不同年龄阶段选择康复治疗策略 发育是儿童最大的生理特点,儿童肌肉骨骼疾病的康复治疗需要充分考虑儿童这一特性。在儿童肌肉骨骼疾病领域,很多疾病的临床处理原则在不同年龄阶段是完全不同的。例如发育性髋关节发育不良,在早期干预时,骨科处理方法是佩戴吊带进行保守治疗;如果疾病发现时错过了吊带佩戴的年龄,则需要进行手法复位和石膏固定;年龄更大的患儿则需要进行复杂的手术来矫正。因此,该疾病康复治疗的策略也应相应地针对不同年龄段治疗特点,制订出不同的干预方案。另外,由于不同年龄段儿童生理、认知、情感等功能存在巨大差异,儿童不同年龄段康复治疗转归也不相同,康复治疗策略的选择还需要符合和满足儿童相应年龄的特点和康复需求。例如婴幼儿康复需要更多地采用被动运动、游戏的方案,而青春期儿童则主动活动更多,同时需要考虑回归学校的康复需求。

3. 儿童骨科医学特色的多样化康复治疗手段选择 儿童肌肉骨骼疾病的康复与儿童骨科医学紧密相关。随着现代医学发展,很多儿童肌肉骨骼疾病可以通过早期筛查、早期干预实现良好的治疗,从而避免手术等治疗方式带来的创伤和功能障碍。例如先天性马蹄内翻足的治疗,早期使用潘塞缇疗法进行石膏固定,大多数患者均可获得功能良好的足部,而很少再去进行手术矫正。这类疾病的康复治疗策略也从过去促进足部术后恢复,转移到在石膏固定过程中保障下肢功能和促进发育。同时,随着儿童康复治疗技术的发展,康复治疗技术也成了不少儿童骨科疾病主要或首选的治疗手段。

例如特发性脊柱侧弯的运动和支具治疗。大量的骨科和肌肉疾病需要矫形器、鞋垫等辅具类产品的配合,而关节活动度、力量、耐力、协调、平衡功能和能力的恢复是儿童骨骼肌肉疾病最常见的治疗目标。康复治疗人员应根据治疗需求多样化选择康复治疗手段和技术,达到综合康复的目标。

4. 多学科合作模式　儿童肌肉骨骼疾病的康复不仅需要进行骨骼和肌肉等身体功能和结构方面的治疗,也需要解决患儿活动和参与限制的问题。因此,康复治疗开展不仅需要医学领域内儿童骨科医师、护士、康复医师、康复治疗师、支具师的多学科合作,而且更加需要综合教育、社会等相关领域资源,制订出合理的康复治疗方案。

(二)康复治疗特点

1. 符合儿童生理和心理特征　儿童具有独特的生理和心理特征,儿童肌肉骨骼疾病康复治疗的开展应全面遵循其身心特性。康复训练强度、频率、方式和方法的选择与实施既要考虑儿童肌肉骨骼生理方面易疲劳、力量和耐力差等特点,也要充分适应各年龄段儿童认知、心理的特点,采用具有游戏性、趣味性的训练方式开展治疗,充分调动儿童积极性。

2. 以家庭为中心的治疗和共同决策模式　在儿科医学和康复医学领域,以家庭为中心的治疗策略已经被多个卫生组织所推荐,例如美国儿科学会提倡以家庭为中心的治疗作为治疗的标准。这种治疗模式是患者及其家庭与卫生保健体系之间的相互合作,是一种鼓励共同决策的治疗模式。其优势是可以有效解决风险、利益以及患者和家庭的偏好、价值观和环境的问题,体现医疗以患者为中心的目标。其中患者和家庭的参与被认为是临床决策的核心。儿童肌肉骨骼疾病康复中,康复医师、儿骨科医师、康复治疗师、护士等常见的专业人员团队需要向家长详细阐述儿童治疗和康复的整个过程以及其中可能出现的风险,家庭成员在获得信息后,根据成员自身能力、家庭环境、经济条件等因

素对治疗方案提出相关建议并讨论出最终康复方案。达成一致目标后家庭成员需要承担起家庭康复计划实施的各项任务,接受专业团队的宣教、培训,并保持良好沟通和反馈,这对儿童肌肉骨骼系统疾病的康复疗效非常重要。

3. 以循证医学为基础的临床决策　儿童肌肉骨骼疾病康复的临床决策非常复杂和具有挑战性。康复医师、儿骨科医师、康复治疗师、护士和家庭成员以及社会工作者都扮演着不同的角色共同参与决策。但共同决策应建立在最佳科学研究证据的基础上。大样本的随机对照临床试验(randomized controlled trial, RCT)、系统性回顾(systematic review)或荟萃分析(meta analysis)是最优的临床证据,是临床决策的主要参考依据。每个专业人员需要关注各自领域证据等级,并在团队会议时进行汇总,结合家庭情况,进行临床决策。儿童骨骼肌肉疾病种类较多,涉及的证据范围需要涵盖儿童骨科、护理、康复干预等多个领域。尤其是治疗手段选择,要充分考量儿童应用的禁忌证和适应证。部分在成人领域使用的常见康复治疗技术可能会引起儿童骨骺或其他组织的潜在损害,需要根据儿童情况作出相应调整。

4. ICF-CY 框架和理念指导　《国际功能、残疾和健康分类(儿童和青少年版)》[International Classification of Functioning, Disability and Health (Children and Youth Version), ICF-CY]是儿童康复遵循的重要框架和基本理念。康复治疗的目标不仅包括身体结构和功能的重建,还需要全面实现患者各项活动与参与。对于儿童,日常生活和学习的参与尤为重要。由于儿童往往受到心理年龄限制,个人主动性差,需要专业人员和家庭积极地帮助和引导。而儿童骨骼肌肉疾病治疗中,手术、制动等常见的治疗手段都可能导致长期的活动和参与受限以及潜在的心理创伤,因此需要康复团队遵循ICF-CY 倡导的生物 - 心理 - 社会学模式理念,为其制订全面的康复策略。

(杜　青　张树新)

第二节　青少年儿童运动损伤

一、概述

青少年儿童运动损伤是指参加运动引起各种肌肉骨骼损伤或脑震荡。参加运动可获得自尊、自信、健康、敏捷和力量，运动的同时也伴随着损伤的风险。每年约有 1/10 的儿童发生运动损伤，占儿科损伤的 19%~29%。青少年儿童较成人更易发生运动损伤，可能与以下因素有关：儿童的身体表面积与质量之比更大，头部比例大，低龄儿童无法使用防护装备，成长发育中的骨骺及软骨受到压力时更容易发生损伤。同时，某些项目的运动技能要求较高，而儿童可能无法完全掌握导致运动损伤率高。

运动损伤按发生时间及受伤机制分为急性运动损伤和慢性运动损伤。急性运动损伤是指突然发生的、特定的、可识别的损伤事件。最常见的是肌肉拉伤、骨折及脑震荡。慢性运动损伤常见于过度使用损伤和肌腱炎等。过度使用损伤是由重复性微创伤导致的损伤事件。运动损伤发生风险与性别、运动项目、训练时间等有关。男孩受伤的总体风险更高，女孩运动损伤性质较轻。其中下肢损伤占青少年儿童所有运动损伤的 70%；踝关节和膝关节的损伤发生率最高。青少年儿童在进行接触或跳跃运动受伤的概率更大，其次是美式橄榄球、摔跤、篮球、足球和棒球，滑雪及滑板类运动损伤也常见。

青少年儿童运动损伤不仅需花费昂贵的医疗费用，而且会对肌肉骨骼系统产生长期影响，导致身体活动水平降低。不仅如此，青少年儿童运动损伤还具有较高的复发率，其中儿童运动损伤的复发率为 42%，青少年为 32%。因此针对青少年儿童运动损伤的预防及康复治疗成为重点。

二、康复评定

1. **功能性动作筛查量表**（functional movement screen，FMS）　FMS 通过 7 个功能测试动作：深蹲（deep squat）、跨栏架步（hurdle step）、直线弓箭步（in-line lunge）、肩部灵活性（shoulder mobility）、主动直膝抬腿（active straight leg raise）、躯干稳定俯卧撑（trunk stability-push up）、躯干旋转稳定性（rotary stability-quadruped）以及 3 个排除性动作：肩部碰撞测试（impingement test）、伏地起身测试（prone press up test）、跪姿下腰测试（kneeling lumbar test），对人体基本动作模式的完成情况进行确认、分级和排序，进而对人们的运动风险及整体动作模式质量进行分级评价，适用于各年龄段儿童及青少年运动损伤的预测和身体动作的评估，通过测试身体灵活性与稳定性达到评估和预测运动员潜在运动损伤风险的目的。

2. **Y 平衡测试**（Y-balance test，YBT）　YBT 是通过对比左右肢体在各方向上伸得最远的距离的差值和综合值的大小，来评价躯体的动态平衡能力、功能对称性、姿势控制力及损伤风险的一种综合功能性测试。适用于 6 岁以上青少年儿童运动能力监测，具有简洁、省时、可靠性高等特点。

3. **体育运动脑震荡脑部损伤评估 -5**（sports concussion assessment tool-5th edition，SCAT5）　SCAT5 为受伤的运动员是否能重返赛场提供了很好的标准指南，可用于评估 5~12 岁个体的脑震荡，评估分四步：①辨别红旗现象（red flags）：当运动员出现意识丧失、严重的头痛、呕吐、抽搐、癫痫强直发作、警觉性降低、严重的颈部疼痛或虚弱时应立刻离开赛场并直接送至急诊室；②辨别其他可观察的症状包括：不能运动、脸部受伤、茫然地瞪视、失去方向感和平衡感等；③格拉斯哥昏迷指数检查是评估过程中唯一计分的部分；④颈椎疼痛检查。

4. 儿童生存质量评定量表(the pediatric quality of life inventory measurement models，PedsQL)　以 PedsQL4.0 为例，该量表包括 23 个条目，涵盖 4 个子量表：身体功能(8 个条目，如"我很难进行体育活动或锻炼")、情绪功能(5 个条目，如"我感到悲伤或忧郁")、社交功能(5 个项目，如"其他孩子不想成为我的朋友")和学校功能(5 个项目，如"我无法跟上我的功课")。分数越高表示生活质量越好。该量表适用于所有年龄组。主要用于评估身体、情绪、社交和学校功能。

5. 关节活动度评估　用于评估关节障碍程度及康复治疗后恢复情况。具体评估方案见前文。

6. 肌力评估　徒手肌力测定法进行下肢肌肉力量评定，也可使用等速肌力测定及等速肌力评定。具体评估方案见前文。

三、康复治疗

依据青少年儿童运动损伤的不同类型制订不同康复治疗方案。本节从运动相关性脑震荡、急性踝关节扭伤、髌股关节综合征三个具有代表性的疾病来描述运动损伤后康复治疗方案。

1. 脑震荡康复治疗方案　美国每年约有 30 万~380 万人发生运动相关性脑震荡，每年大约有 110 万~190 万青年发生脑震荡，其中高达 30% 的人群伴有头痛、疲劳和注意力难以集中等症状，这些症状可持续数周或数月(2~5 个月)。临床诊断运动相关性脑震荡至少需具有以下 3 种症状：头痛、头晕、疲劳、易怒、失眠、注意力不集中或记忆力困难。成人运动相关性脑震荡在 7~10 天恢复，然而青少年儿童需更多时间恢复。运动相关性脑震荡发生后不仅影响个人的认知功能、学业学习、体育比赛等，也可能伴随有难以处理的复杂的视觉刺激、较低的平均成绩、二次撞击综合征及脑震荡后综合征。因此，针对运动相关性脑震荡的及时处理及康复治疗显得尤为重要。

运动相关性脑震荡的治疗方案主要包括认知行为疗法、有氧训练及早期教育。

(1)认知行为疗法：脑震荡发生后的 24~48 小时内暂停运动，充分休息，暂停工作学习，减少思考。

(2)有氧训练：可改善脑血管自动调节，以低于加重症状的活动水平参加日常运动有助于神经系统对运动的适应，从而减少继发于全身压力传递到脑血管空间的运动相关症状。其次有氧训练也可减少"恐惧回避"，减轻疼痛，进而改善运动功能。研究显示，对于脑震荡恢复缓慢的青少年儿童，实施低强度有氧运动是有益的。在进行有氧训练前需先通过跑步机测试，评估青少年儿童的运动能力，通过测试后，可由低强度有氧活动(如步行或骑固定功率自行车)逐步发展为特定运动或工作。研究表明有氧训练强度设置在"亚症状阈值"水平上可有助于更快地恢复运动功能。

(3)早期教育：早期教育有助于改善脑震荡预后，早期教育指教育体育从业人员、教练、家长、学校管理人员、医疗保健人员早期识别运动相关性脑震荡；提高脑震荡的识别、管理及预防。

2. 急性踝关节扭伤康复治疗方案　急性软组织损伤中肌肉、韧带拉伤及扭伤最常见，常见发生部位为膝关节和踝关节，而踝关节扭伤又最为常见。青少年儿童踝关节周围肌肉力量相对薄弱，韧带及关节囊延展性大，踝关节稳定性相对欠佳，更易发生扭伤，但诊断及康复治疗踝关节扭伤前需明确排除踝关节骨折。下文以急性踝关节扭伤为例，介绍具体康复治疗方案。

踝关节损伤急性期遵循"POLICE"原则，即：保护(protest)、适当负重(optimal loading)、冰敷(ice)、加压包扎(compression)、抬高患肢(elevation)；POLICE 方案在受伤后 24 小时内启动能将疼痛和肿胀降至最低，并限制损伤的扩散。急性期后续阶段可使用"LOVE"原则，即：L 负荷(load)、O 乐观(optimism)、V 血管化(vascularisation)、E 活动(exercise)进行处理。负荷管理：受伤后 48~72 小时内开始力量练习及恢复运动练习，在不增加疼痛的情况下，最佳负荷可促进损伤修复、重塑；乐观：乐观的期望与预后相关，心理因素，如抑郁和恐惧可能会成为康复训练途中的障碍，而信任及乐观更能加速康复进展；血管化：心血管活动是肌肉骨骼损伤治疗的基础。无痛状态下进行有氧运动可改善机体功能，并减少肌肉骨骼疾病对止痛药的需求；活动：运动有助于早期恢复活动能力、本体感觉及力量。

（1）早期康复（48小时之内）：遵循 POLICE 原则，即保护、适当负重、冰敷、加压包扎及抬高患肢。踝关节扭伤早期强调适当负重，最佳负荷的训练模式。早期康复除了冰敷、传统中医疗法、佩戴踝关节支具或弹性绷带固定外，同时应进行下肢肌肉的等长收缩训练、踝关节被动活动度训练、踝关节支具保护下可耐受负重训练。具体康复计划为：①物理因子：冷疗。②力量训练：踝关节扭伤早期肌力训练以静力性收缩为主：股四头肌及腘绳肌等长收缩训练。③关节活动度训练：踝关节趾伸、背屈训练：主动屈伸踝关节，即缓慢、用力、最大限度的屈伸。关节活动度训练后需即刻冰敷10~20分钟，如踝关节内明显发热、肿胀，可适当增加冰敷频次。④康复辅具：佩戴踝关节支具如 Aircast 护踝、Step 支具，限制踝关节活动，促进外侧副韧带修复，稳定踝关节，降低后期踝关节不稳概率。⑤传统中医疗法：踝关节韧带损伤属于中医"筋伤"，筋脉破损，血溢脉外，气血凝滞，流通不畅，故见肿痛。故使用中药内服及外泡以活血化瘀，消肿止痛。

（2）中期康复（3天~2周）：传统中医疗法改善循环，踝关节支具预防再次扭伤发生，下肢肌力由等长收缩过渡至向心收缩、离心收缩；踝关节活动度训练由被动训练过渡至主动训练；负重及平衡训练时佩戴支具，扶拐由部分负重至完全负重，重心转移训练、平衡板或平衡垫进行平衡及本体感觉训练，提高踝关节稳定性，调整步态。

（3）后期康复（2周后）：传统中医手法结合现代关节松动术可增加关节活动度，强化下肢肌肉力量。平衡训练如：单腿站立训练、平衡板单腿站立、闭眼睁眼单腿站立等，提高平衡能力及本体感觉。

增加功能训练，如功率自行车等有氧运动，提高血压性心脏病肺耐力。专项运动训练如跑步、跳跃等项目因人而异实施。

（4）家庭康复：踝关节扭伤早期冷敷、休息、抬高下肢、弹性绷带或支具固定踝关节，适量活动下肢，促进侧副韧带的修复，减轻疼痛，预防肿胀。中期进行提踵、骑功率自行车等力量训练及功能训练。后期进行强化力量训练及专项体育活动训练。

3. 慢性损伤（过度使用性损伤）康复治疗 过度使用性损伤是指骨骼、肌肉、肌腱或韧带等部位受到长期重复外力，且没有得到充足的恢复或休息时间，而造成病理性反应的损伤称为过度使用性损伤。髌股关节疼痛综合征（patellofemoral pain syndrome，PFPS）是髌骨软骨因反复劳损或创伤引起的髌骨软骨面软化、脱落、变性等退行性改变为特征的膝前痛综合征，临床患病率 1.5%~7.3%，其中 12~19 岁年龄段发病率最高，是常见的膝关节过度使用性损伤疾病之一。青少年儿童 PFPS 发病率高与运动习惯及自身生理解剖特点有关。青少年儿童 PFPS 病因：过度使用；神经肌肉控制失衡；髌股关节错位；下肢生物力学异常如距下关节旋前等。临床表现：走路、上下楼梯、跑跳等膝关节屈伸过程中出现膝关节疼痛不适，偶尔出现打软腿、膝无力等症状，运动后疼痛等不适症状明显。体格检查：髌骨压痛试验、髌骨研磨试验、压髌股四头肌伸缩试验阳性；X 线早期很难发现异常表现，部分患者 X 线可测量 Q 角异常。功能障碍表现为膝关节膝前疼痛，膝关节无力，膝关节活动障碍。

具体康复计划为：①物理因子：肌内效贴、超声波、神经肌肉电刺激、蜡疗、冷疗等改善循环、减轻疼痛、改善神经肌肉调控等。②运动疗法：力量训练：股四头肌、髋外展肌群、髋外旋肌群强化力量训练；平衡训练及本体感觉训练；牵伸训练：股四头肌、腘绳肌、髂胫束、腓肠肌。其中强化股四头肌和髋部外展肌群肌肉训练是减轻 PFPS 患者膝关节疼痛症状和改善功能的最有效治疗方法。③康复辅具：膝关节矫形器佩戴可限制活动，减轻疼痛。④中医疗法：中药泡洗、中药离子导入、艾灸、隔物灸等均可活血化瘀，缓解疼痛；推拿等可放松肌肉，改善下肢神经肌肉功能。⑤家庭康复：股四头肌肌肉力量训练；髋关节外展外旋肌肉训练；膝周肌群自我牵伸训练。

四、预防及预后

1. 预防运动损伤措施

（1）加强教育或行为干预：普及运动损伤方面的知识、注意适当休息及运动时保持集中注意力可有助于降低运动损伤的发生和严重程度，加强人员教育，包括运动员、家长、教练、官员、学校管理人员和医疗保健提供者，提高运动损伤的识别、管理和预防。

（2）规则干预：通过修改体育项目竞技规则以及公平竞争，可以对某些伤害进行初级预防如足球比赛中用头部顶球等动作的修改。

（3）环境及外界干预：季前体检；体育赛事的医疗保险，适当的指导，充足的水分，适当的裁判，适当的设备和场地比赛条件，如在足球等运动项目中佩戴头盔可预防骨折、皮下出血、肌韧带损伤等发生。建议孩子们了解并遵守特定运动的规则，穿戴适当的防护装备，使用前检查设备，并教育自己正确使用设备。提倡在参加体育活动前进行适当的热身活动，以及在疲倦或疼痛时停止活动，以防止受伤。

2. 青少年儿童运动损伤预后

①运动相关性脑震荡的预后：持续的脑震荡症状会影响认知功能和学业成功。②急性踝关节扭伤预后：踝关节损伤后应及时康复，避免发展为慢性踝关节不稳。10%~30% 急性踝关节损伤后出现踝关节僵硬、疼痛及肿胀，反复扭伤，时间持续超过 1 年考虑进展为慢性踝关节不稳。慢性踝关节不稳分为机械性不稳和功能性不稳，机械性不稳指韧带结构异常松弛，功能不稳是结构正常而出现反复踝关节不稳症状。慢性踝关节不稳会出现踝关节疼痛、肿胀，反复扭伤，跛行或不敢着地，严重影响日常生活。③髌股关节疼痛综合征预后：膝关节疼痛，活动障碍，膝关节骨性关节炎发生风险明显增高。

（郜　莉　曹建国）

第三节　幼年儿童特发性关节炎

一、概述

幼年特发性关节炎（juvenile idiopathic arthritis，JIA）是儿童时期最常见的慢性炎症性疾病之一，其典型的关节炎表现是疼痛、肿胀和活动受限。2001 年国际风湿病学联盟（International League of Associations for Rheumatology，ILAR）的定义如下：幼年特发性关节炎是一组 16 周岁以前起病，原因不明，以慢性（持续 6 周或以上）关节炎为主要特征，可伴有其他组织、器官损害的慢性炎症性疾病，并除外其他疾病所致关节炎。JIA 全球发病率估计为（1.6~23.0）/10 万名儿童，美国该病的发病率约为 1/1 000，且其发病存在性别差异。不同亚型造成的功能障碍不同，药物治疗和干预措施亦不同，需风湿免疫科、骨科、矫形外科、康复医学科、眼科、心理科等多学科团队的协作。

二、诊断及评定

（一）诊断

由于 JIA 的遗传背景、临床特征、疾病进程及预后转归具有高度异质性，诊断时需排除感染、肿瘤和其他发热性疾病。ILAR 根据其临床特点和转归，分为 7 个亚型，各亚型有不同的临床特征，其临床特征和诊断排除标准见表 12-3-1。

表 12-3-1　JIA 的国际风湿病联盟分类标准

分类	定义	需要排除的情况
全身型 JIA	关节炎 ≥1 个关节,发热至少 2 周(弛张热),至少持续 3d,伴有以下 1 项或以上的症状: 1. 间断出现的(非固定性的)红斑皮疹 2. 全身淋巴结肿大 3. 肝和 / 或脾增大 4. 浆膜炎	A. 患儿有银屑病关节炎或患者一级亲属有银屑病病史 B. >6 岁、HLA-B27 阳性的男性关节炎患者 C. 患强直性脊柱炎、附着点炎症相关的关节炎、伴炎症性肠病的骶髂关节炎、瑞特综合征或急性前葡萄膜炎,或一级亲属中有上述疾病之一 D. 至少两次 RF IgM 阳性,两次间隔至少 3 个月
少关节型 JIA	发病最初 6 个月 1~4 个关节受累,分 2 个亚型: 1. 持续性少关节型　整个疾病过程中受累关节 ≤4 个 2. 扩张性少关节型　病程 6 个月后受累关节数 ≥5 个	上述 A、B、C、D+E E. 有全身型 JIA 的表现
多关节型 JIA（RF 阴性）	发病最初 6 个月,受累关节 ≥5 个,RF 阴性	上述 A、B、C、D、E
多关节型 JIA（RF 阳性）	发病最初 6 个月受累关节 ≥5 个,在疾病的前 6 个月 RF 阳性 ≥2 次 2 次间隔至少 3 个月	上述 A、B、C、E
银屑病性 JIA	关节炎合并银屑病,或关节炎合并以下至少 2 项: 1. 指 / 趾炎 2. 指甲凹陷或指甲脱离 3. 一级亲属患银屑病	上述 B、C、D、E
与附着点炎症相关的 JIA	关节炎合并附着点炎症,或关节炎或附着点炎症伴以下至少 2 项: 1. 骶髂关节压痛和 / 或炎症性腰骶部疼痛或既往有上述疾病 2. HLA-B27 阳性 3. 6 岁以后发病的男性关节炎患者 4. 急性(症状性)前葡萄膜炎 5. 一级亲属中有强直性脊柱炎、ERA、伴炎症性肠病的骶髂关节炎、瑞特综合征或急性前葡萄膜炎病史	上述 A、D、E
未分类的 JIA	不符合上述任何一项或符合上述两类以上的关节炎	

注:其中的关节炎定义为:关节肿胀和 / 或积液,或存在下列体征中的 2 项或 2 项以上:活动受限、关节触痛、关节活动时疼痛、关节表面皮肤温度增高。

（二）评定

对 JIA 患儿进行康复评定,其主要目的在于:明确患儿与 JIA 炎症有关的慢性疼痛及关节畸形;与疼痛和挛缩相关的关节活动范围受限程度;与疼痛、疲劳和晨僵有关的自我照料和日常生活活动能力的缺损。为制订、调整治疗目标和方案,评估治疗疗效提供依据。

1. **疼痛评估**　关节疼痛是 JIA 最典型的临床

表现之一,不同年龄患者有不同的疼痛评估方法,详情可参考本书康复评定章。

（1）婴儿和幼儿:患儿认知方面欠缺,疼痛评估较困难,但可通过观察其脸部表情、体位和活动、啼哭、血压、心率、皮肤颜色、氧饱和度、通气频率和睡眠情况来评估,动态观察检查过程中患儿的表现尤其重要。一般采取下述方法:

1）观察疼痛行为评分法:① FLACC(face,legs,

activity, crying, consolability) 评分法：即通过观察婴幼儿异常的行为，包括面部表情、腿部活动、体位、哭闹、可安慰度，评估疼痛程度；② CHEOPS (cry, facial, child verbal, torso, touch, legs) 评分法：通过观察 6 项疼痛行为，包括哭闹、面部表情、言语、腿部运动、躯体活动、伤口可触摸程度，评估疼痛程度。

2) 面部表情评分法 (faces pain rating scale)：从快乐到悲伤及哭泣的 6 个不同表现的面容脸谱中，选择一张最能表达其疼痛的脸谱来评估疼痛的方法。

(2) 学龄前儿童 (3~7 岁)：大部分 3 岁儿童能很好地说出其是否感觉疼痛，且能描述疼痛的严重程度，即无痛、轻痛、中等痛和严重痛 (剧痛)。稍大一点儿童能联系以前的疼痛情况说明现在的疼痛程度。一般通过视觉模拟评分法 (VAS 法)、数字评分法 (NRS 法) 或扑克牌评分法评估。

VAS 评分法的基本的方法是使用一条长约 10cm 的游动标尺，一面标有 10 个刻度，两端分别为 "0" 分端和 "10" 分端，0 分表示无痛，10 分代表难以忍受的最剧烈的疼痛。NRS 和扑克牌评分法类似 VAS 评分法，扑克牌评分法通过向患儿展示从 1~4，4 张扑克牌，表示疼痛的剧烈程度，更有利于小龄儿童理解和表达疼痛程度。但因为其评分基于以往疼痛经历，不同年龄儿童对同一程度疼痛会有不同理解。

2. **畸形评估** JIA 患儿致残率高，畸形多见。对畸形的分析和处理有助于防治或减少残疾的出现。

(1) 手：①手内在肌萎缩，引起手指活动障碍；②掌指、掌腕关节尺位偏；③天鹅颈畸形，近端指间关节过伸、远端指间关节屈曲；④纽扣花畸形，近端指间关节屈曲、远端指间关节过伸；⑤垂指，肌腱断裂所致；⑥关节不稳定，如 Z 形指；⑦掌指关节、近端指间关节、远端指间关节半脱位、角度畸形等。

(2) 腕关节：①桡尺关节半脱位；②垂腕或伸直位强直。

(3) 肘关节：①屈曲，前臂旋前；②伸直位强直。

(4) 肩关节：内旋、内收、前屈畸形。

(5) 足：①跖趾关节半脱位；②蹞趾外翻；③爪形趾、上翘趾；④足内外翻、足弓塌陷。

(6) 踝关节：外翻、马蹄足畸形。

(7) 膝关节：①伸位强直；②屈曲挛缩畸形；③膝内外翻；④膝半脱位。

(8) 髋关节：①屈曲挛缩；②内收、外展障碍；③伸位强直。

(9) 颈椎：①横韧带松弛、寰枢关节半脱位；②颈椎前屈短缩畸形；③痉挛性肌性斜颈。

3. **关节活动范围的评定** 关节炎症、肿胀、疼痛、积液、粘连、关节周围组织挛缩、肌痉挛、关节畸形和强直等可直接影响关节活动度 (range of motion, ROM)，进一步影响日常活动，故需对 JIA 患者行 ROM 评定。

4. **日常生活活动能力评定** JIA 患者的日常生活活动 (activities of daily living, ADL) 有时难以完成。常用的 ADL 能力评定方法为 Barthel 指数、Fenny 自理评定法等。关节活动障碍对日常生活影响可使用表 12-3-2 进行评定。

表 12-3-2 关节活动障碍对日常生活影响的评定

让患者进行的动作	所检查的肌、骨功能	预计 ADL 受累的部分
Ⅰ. 第一掌指关节接触头顶	肩外展、屈曲、外旋、屈肘	清洁面、额、头发、口腔和进食、穿衣
Ⅱ. 手触后腰	肩内旋	
Ⅲ. 手掌放在对侧股骨大粗隆上	屈腕	穿衣、料理会阴部
Ⅳ. 手指尖触掌横纹	指关节屈曲	抓握
Ⅴ. 示指指腹触拇指指腹	拇对掌、手指外展	抓握
Ⅵ. 坐位手触鞋前端	伸肘；腰、髋、膝屈曲	下肢穿衣
Ⅶ. 不用手从椅上站起	股四头肌和骨盆带肌力量	转移能力
Ⅷ. 不用帮助站起，迈上 15cm 高的木块或台阶，行走	髋、膝、踝、蹞下关节的屈和伸，足小关节，股四头肌力量	步行、上楼

5. JIA 功能状态分级标准　见表 12-3-3。

表 12-3-3　JIA 功能状态分级标准

分级	功能状态
Ⅰ级	能完全从事一般活动和日常生活(生活自理,职业的及非职业的活动)
Ⅱ级	生活能够自理并进行职业活动,但非职业活动受限
Ⅲ级	生活能自理,但不能进行职业或非职业活动
Ⅳ级	生活不能自理,不能从事职业或非职业活动

注:一般的生活自理包括穿衣、吃饭、洗澡、梳妆及上厕所。非职业(娱乐和/或休闲)和职业(工作、上学、做家务)活动应是患者愿意的、符合年龄及性别特点的。

6. 国际功能、残疾和健康分类（ICF）　ICF 从 JIA 患者融入社会的角度出发,将残疾作为一个社会问题,进行综合性干预。JIA 不仅需要医疗的手段,也要求有社会行动,包括改造家庭、社区和学校环境等以促使残疾儿童充分参与社会生活。

JIA 简要 ICF 核心组合由 20 个二级水平条目组成,其中 5 个身体功能、4 个身体结构、6 个活动和参与以及 5 个环境因素,可在此框架下对 JIA 患者进行评估和干预。

三、康复治疗

JIA 临床治疗与康复管理的目的是控制疾病发展,保护儿童或青少年的身心健康,并预防疾病导致的继发性损害。临床治疗的主要措施包括:药物治疗、系统科学的康复治疗,必要时外科手术治疗等。

（一）临床治疗

1. 药物治疗　JIA 病情的控制主要依赖药物治疗,尤其是免疫反应调节剂(生物制剂)的出现彻底改变了 JIA 的治疗和预期结果。药物治疗主要包括非甾体抗炎药(non-steroid anti-inflammatory drugs,NSAIDs)、化学合成类的改变病情抗风湿药(disease modifying antirheumatic drugs,DMARDs)、糖皮质激素(glucocorticoid,GC)、生物制剂(biologics)。生物制剂主要包括:肿瘤坏死因子(tumor necrosis factor,TNF)-α 拮抗剂、白细胞介素 1(in-terleukin 1,IL-1)受体阻断剂、白细胞介素 6(inter-leukin 6,IL-6)受体阻断剂、小分子靶向药物等。不同亚型的 JIA,药物治疗方案不同。

2. 外科手术治疗　经过积极规范的非手术治疗,病情仍不能控制,为防止关节的破坏,纠正畸形,改善生活质量,可考虑手术治疗。常用的手术主要有滑膜切除术、关节成形术、软组织松解或修复手术、关节融合术等。在早期阶段,使用保留关节的关节镜手术进行滑膜切除术。在晚期关节破坏中,可以通过全膝关节或髋关节置换术恢复关节功能。即使在某些 JIA 病例的病程明显不复杂的情况下,也建议尽早计划包括儿科风湿病学家和整形外科医生在内的跨学科会诊,如有必要早期行手术治疗。

3. 中医治疗　JIA 以祛风通络、散寒止痛、除湿蠲痹为治则。同时辅以针灸、推拿等方法以舒筋活血活络、活血化瘀、调整气血、平衡阴阳。植物药制剂有:雷公藤、青藤碱、白芍总苷等。

（二）康复治疗

JIA 康复治疗和管理的首要目标为降低疾病活动度,减轻或消除关节内外炎症和疼痛,使之达到临床缓解状态;其次为保护关节,减轻受累关节的负荷,尽可能恢复关节功能,改善关节活动范围、增强肌力;最终达到改善步态和步行能力,改善日常生活活动能力,提高生活质量的目的。主要措施如下:

1. 合理休息　无论疾病处于活动期或稳定期,患儿均需合理休息。

（1）全身休息:急性发作期宜卧床休息。卧床期间注意保持良好体位,以免发生畸形。枕头不宜过高,高枕易致颈椎屈曲畸形;床垫应质地较致密松软,避免被服下压使双足下垂。仰卧与侧卧交替,鼓励患儿俯卧(注意避免踝关节过伸)。长期卧床可能出现骨质疏松、高钙血症、高钙尿症、肌萎缩、关节挛缩等,卧床期间也应进行相应的运动疗法。坐位时宜用直角靠背椅。

（2）局部休息:急性炎症渗出期的关节可应用热塑板制作的夹板制动。固定期间,每日应适时除去夹板,做关节活动范围的训练。长期关节固定可导致关节强直,制动时应将关节置于功能位。

2. 运动疗法　运动疗法和体育锻炼是 JIA 治疗的重要组成部分,可减少活动期关节数量和疼痛程度,更可增加或保持肌力、耐力,维持关节活动范围,增加骨密度和对骨骼的应力刺激,改善 ADL 和健康,增加社会交往,提高 JIA 儿童和青少年的生活质量;患者亦对运动疗法有良好的耐受性。

运动疗法的原则为:尽早开始,轻柔无痛;根据患儿实际情况安排合理的运动;疼痛和肿胀减轻后逐步增加运动量。实施运动疗法的一般顺序为:如关节活动受限(软组织结构紧张所致),可先用辅助或牵张运动,继之以主动 ROM 训练;如无关节活动受限,从保持 ROM 训练开始;关节生物力学状态良好时,先用等长收缩增加肌力,继之用等张收缩加强肌力;关节活动度已恢复,肌力和耐力均已增加,可转入娱乐性训练。常用的运动疗法如下:

(1)推拿:推拿适用于身体衰弱无法运动者,也用于长期肢体制动者以预防肌萎缩,或用于改善肌力和肢体血液、淋巴循环。

(2)被动运动:适用于肌力 3 级以下、肢体不能抗重力主动活动者。被动运动可牵伸、压迫肌肉,增加静脉回流,减轻水肿,保持功能,避免关节挛缩,可作为主动锻炼前的准备。急性炎症期可 1~2 次 /d。注意评估关节腔是否有积液,关节腔积液时被动运动可使关节内压力增高,同时注意在患者疼痛耐受范围内进行运动,避免使用暴力。

(3)主动和主动助力运动:急性炎症期行等长收缩训练,可在较小的关节应力下保持或增强肌力和耐力,同时有利于保护炎症性关节。需做等长收缩的关键肌肉是肩外展肌、肘屈肌、腕伸肌、手内在肌、髋伸肌和外展肌、膝伸肌、踝背屈肌及足内在肌。关节炎缓解期或程度较轻者,可行等张收缩训练,每日至少一次完整的关节活动训练。关节活动度恢复后,可行抗阻训练和负重运动,以促进 JIA 患儿的骨强度,增强肌力。

(4)牵张运动:紧张的肌肉、肌腱和关节囊挛缩可使患者 ROM 受限,此时应作牵张运动训练。常先于其他训练,不宜用于急性炎症期。需要牵张的关键性肌肉为肘的伸肌、腕的屈肌、手内在肌、髋屈肌和伸肌、膝的屈肌和踝的跖屈肌。关节有严重破坏,ROM 有明显限制或关节间隙消失者,不能通过牵张使 ROM 有明显增加。关节不稳定或出现中至大量关节积液引起关节生物力学紊乱时应避免做强力牵张。

(5)娱乐性运动训练:娱乐性运动有助于保持关节活动,增加和保持肌力、耐力;还可以提高患儿的社会参与度和社交能力,减轻抑郁、减少孤独感。患儿可根据病情、兴趣、能力合理地选择游戏(如摆积木、玩魔方等)、水中运动、低冲击性有氧活动(如游泳、自行车等)、本体感觉运动、普拉提运动和有氧空手道等进行娱乐性运动。

(6)家庭康复及体能运动:建立健康身体活动的生活方式,制订家庭和团体锻炼计划,建议每周至少 3 天适合年龄的体育活动,可加强肌肉和骨骼的活动,比精确的运动处方更能促进 JIA 儿童的整体健康和福祉。需注意儿童急性发作期、发热、贫血、急性肾衰竭、心肌炎、浆膜炎、跑步机试验缺血反应、未控制的心律失常和动脉高血压、重度营养不良是体育锻炼的禁忌证。

3. 物理因子疗法

(1)冷疗法:具有镇痛、消炎、消肿作用,还可抑制滑膜胶原酶的活性(关节内温度<30℃时),使急性关节炎的破坏受到抑制,但对慢性滑膜炎无此作用。

(2)热疗法:急性炎症期不宜用。炎症缓解期可利用石蜡、超声波产生的温热效应,达到镇痛、消除肌痉挛、增加软组织伸展性及毛细血管通透性的作用。注意不能使用可能加重症状的透热疗法,多采用浅表热疗法。

(3)电疗:如直流电离子导入疗法、中低频电刺激疗法,具有镇痛、消炎、改善周围血液循环的作用。

(4)水疗:水中运动能缓解疼痛和肌肉痉挛,通过水中被动或主动活动还可保持或增加关节活动范围,改善关节功能。

4. 作业疗法

(1)手部关节康复:JIA 患者手部可产生肌肉痉挛和挛缩,抓握力下降。手部康复包括致密粘连组织的牵伸,使用功能性腕夹板和手指环形夹板帮助患者减少过伸或改善屈曲畸形,减轻组织炎症,缓解疼痛和水肿。佩戴夹板时需注意关节防护技巧和皮肤护理。

(2)ADL 训练:JIA 患者从事日常生活和家务劳动时常需要必要的帮助,必要时借助辅助器具,或对周围环境进行合理安排和布局。

(3)环境改造和社区支持:患儿在生活和工作中经常需要帮助,可选择省力的生活方式。家庭、社区和幼儿园环境经常需要改造,以适应儿童的生活、游戏和学习。JIA 患者成年后,为保护关节可选择利于关节保护的工种,弹性的工作场所和工作时间。

5. 辅助器具及矫形器

JIA 以手、足畸形多见,辅助器具和矫形器具有稳定和支持、助动、矫正、保护等功能。如夹板可保护及固定急性炎性组织,消肿止痛,对紧张肌腱和韧带提供牵引,使肢体处于最佳功能位。关节矫形器和关节挛缩牵伸装置可控制关节畸形的发展。辅助器具如手杖、助行器等可减少病变关节的负重,最大限度提高关节的生物力学效率。轮椅适用于髋、膝关节负重时疼痛剧烈,不能行走的患儿。

6. 心理治疗

JIA 患儿在患病初期易出现情绪焦虑,以后则随着病情和病程的变迁,对病情变化趋向适应,部分患儿出现以负性情绪为主的心理变化。主要表现为敏感、多疑、易激动、性格幼稚化、自我中心、焦虑、抑郁、偏执及性格的变化,自尊心和自信心降低。并常继发人际关系的变化,产生孤独甚至敌对情绪。医务人员应了解患儿心理和社会生活方面的变化,与患儿建立良好的关系,获得其对医生的信任,必要时给予心理方面的引导、支持,帮助患儿摆脱精神和社会生活困扰,协助患儿及家长建立战胜疾病的信心,使之精神愉快,配合治疗。

7. 健康教育

健康教育的主要目的是对患儿进行 JIA 的病因、预防与治疗相关知识的教育,调整和改变生活方式,了解预防功能障碍的措施,保护关节等。减少加重关节负担不合理的运动,避免长时间爬楼梯、爬山。进行适量有氧锻炼(如游泳、骑自行车等),肥胖者应减肥。在文体活动及日常生活、工作中注意保护关节,预防关节损伤。严重者行走时应使用拐杖或手杖,以减轻关节的负担。

四、预防及预后

(一)预防

1. 一级预防　JIA 病因与发病机制不明,故目前无特效的病因预防措施。注意饮食结构合理,不要偏食,经常参加体育运动,提高体质,注意个人清洁和卫生,避免感染,减少环境污染等可从一定程度上预防 JIA。

2. 二级预防　加强对 JIA 疾病的研究和认识,争取做到早期发现、早期诊断、早期治疗。使用安全有效的药物和治疗来控制或延缓疾病发展,促使病变逆转,缩短病程,及时将 JIA 从急性发作期控制为缓解期。

3. 三级预防　针对已明确诊断 JIA 的患者,采取适时、有效的处置,预防关节炎的活动,促使功能恢复、预防并发症和伤残;对已丧失劳动能力者则通过康复措施,尽量恢复或保留功能,使之能参加社会活动并提高生活质量。

(二)预后

JIA 的预后取决于其类型、临床表现、严重程度及是否及时恰当地治疗。多数病例预后良好,约 70%~90% 的患儿没有严重的残疾;约 5% 的患儿在成人时复发,10%~20% 发展为慢性关节炎,其症状和功能残疾常持续至成年,导致长期、严重的健康障碍。ACR 于 2011 年在 JIA 诊治建议中提出预后不良因素归纳如下:①具有髋关节或颈椎关节炎;②其他关节炎伴长期炎症指标升高;③影像学骨、关节侵蚀或关节间隙狭窄;④ RF(++);⑤持续6 个月以上明显的全身症状(发热、炎症指标、糖皮质激素全身性给药指征)。

(刘青　曹建国)

第四节　先天性马蹄内翻足

一、概述

先天性马蹄内翻足（congenital clubfoot，CCF）是一种常见的、严重影响足部形态和功能的先天畸形，是由复杂的肌肉、骨骼、神经系统病变等引起的，临床表现为马蹄畸形、后足内翻、前足内收和高弓畸形。主要特征为患足呈跖屈位，足跟细小和内翻，前足内收以及胫骨明显内旋。外踝突出并后移，内侧皮肤褶皱，足部外侧因距骨头外移而发生隆起，舟骨与内踝的前内侧缘相邻，将患足背伸和外翻时，可发现小腿三头肌和胫后肌腱被拉紧，足内侧和后侧的关节囊和韧带也可发生挛缩。腓骨肌肉及胫骨后部的肌腱鞘增厚，跟腓韧带、胫距后韧带短缩，同时跟腱的附着点偏向跟骨内侧，加重跟骨的内翻，足底筋膜挛缩导致高弓足形成。

先天性马蹄内翻足畸形是多种因素共同作用的结果，并非单个因素造成，其与遗传基因、神经肌肉、血管骨骼、宫内压力异常等密切相关。其发生率因种族而异，如高加索人的发生率约为1.2%，波利尼亚人约为6.8%，中国人约为0.6%。流行病学分析显示我国先天性马蹄内翻足发生率低于国外报道，并且存在城乡、地区和性别差异，新生儿发病率较高，约为1%，约占先天性足部畸形的70%~90%，男性约为女性的2倍，单侧稍多于双侧，30%~50%的儿童有双侧马蹄内翻足。表现形式从轻微的姿势形式到严重的僵硬畸形。

根据先天性马蹄内翻足不同阶段临床表现和畸形严重程度的不同，治疗方法也有所不同，根据患儿年龄、畸形的类型和程度而定。保守治疗以前以 Kite 石膏固定为主。近年来 Ponseti 方法已经被公认为是保守治疗马蹄内翻足的最佳方法。手术适应证应为经过系列手法和石膏矫形治疗后，畸形仍未得到矫正或畸形复发者。马蹄内翻足的手术须结合患儿年龄和畸形程度，分为三大类：软组织松解术、肌腱转移术、骨性手术。

二、诊断及评定

（一）诊断

1. 诊断标准

（1）婴儿出生后即有一侧或双侧足部跖屈内翻畸形。

（2）临床表现为：高弓 C（cavus），前足相对于后足固定的跖屈畸形；内收 A（adductus），前足相对于后足固定的内偏畸形；内翻 V（varus），后足固定的内偏畸形；马蹄 E（equinus），踝关节固定的跖屈畸形。

（3）站立行走时跖外缘负重，严重时足背外缘负重，负重区产生滑囊炎。

（4）单侧畸形，走路跛行；双侧畸形，走路摇摆。

一般根据病史、既往治疗史、一般查体、专科查体，结合影像学检查可明确诊断。

2. 辅助检查

（1）X 线检查：常采用负重下测量距跖角（TFM，为距骨轴线与第一跖骨轴线的夹角，正常为 0°~15°），马蹄足患儿此角会增加；观察患儿足的 X 线前后位片跟距角（距骨长轴的延长线达第一跖骨，跟骨长轴的延长线达第四跖骨）正常为 30°~55°，马蹄足患儿此角会减小；观察足的侧位摄片上跟距角（距骨轴心线与跟骨轴心线相交），正常为 25°~50°，马蹄足患儿此角会减小。

（2）CT 平扫和三维重建：CT 平扫和三维重建对进一步了解畸形有帮助，特别复杂的畸形术前可打印出三维模型。

(3)产前超声诊断:产前超声诊断是先天性马蹄内翻足的主要筛查方式,但受子宫限制、羊水及孕龄等因素影响,产前诊断可能存在假阳性,而通过产前超声测量胎儿足长及足宽,可以提高其临床诊断率。

(4)多序列 MRI 诊断:具有无创、无电离辐射、图像分辨率高、全方位、多参数成像等优势,可清晰显示胎儿肢体形态,补充超声检查的不足,可用于诊断胎儿马蹄内翻足,尤其适用于孕晚期排查胎儿肢体畸形。

(二) 鉴别诊断

1. 新生儿足内翻 与先天性马蹄足外观相似,多数为一侧,足呈马蹄内翻但足内侧不紧,足可以背伸触及胫骨前面,经手法治疗 1~2 个月可完全正常。

2. 神经源性马蹄足 随儿童发育畸形逐渐变得明显,应注意肠道和膀胱功能有无改变,足外侧有无麻木区,特别注意腰骶部小凹或窦道及皮肤的色素改变,必要时应行 MRI 检查确定是否存在脊髓栓系。肌电图及神经传导功能检查对了解神经损伤有帮助。

3. 脊髓灰质炎后遗马蹄足 出生时足部外观无畸形,发病年龄多在 6 个月以上,有发热史,单侧多见,伴有腓骨长短肌瘫痪,早期无固定畸形,大小便正常,可以有其他肌肉瘫痪。

4. 先天性多发关节挛缩症 马蹄内翻足呈双侧性,足畸形为全身多个关节畸形的一部分,全身大多数肌肉挛缩、变硬,脂肪相对增加,马蹄足僵硬,不易矫正,髋膝关节常受累。

5. 脑瘫后马蹄足 围产期或出生后有缺氧史,大多数出生后就发现异常,马蹄足畸形随生长逐渐明显。马蹄为主,内翻少,无内收,畸形多为双侧性或同侧上下肢,双下肢交叉步态下肢肌痉挛明显,常伴有智力减退。

(三) 评定

1. 足印评价 Jain 等曾对正常新生儿及年龄<1 岁的先天性马蹄内翻足患儿分别在纸上留足印,并进行了足双踝角(FBM 角)的测定,即在足印的内外踝平面作水平线与足的纵轴第 2 趾和足后跟最凸出点作一纵行线,此两线交叉点形成 FBM 角。正常新生儿的 FBM 角为 82.5°。根据足印,将马蹄内翻足畸形进行 Ⅰ、Ⅱ、Ⅲ 型等级分类,畸形越重,FBM 角越小。

2. Dimeglio 分型 Dimeglio 依据畸形的程度及软组织情况,采用评分的方法,对马蹄内翻足畸形进行分类。Ⅰ 型为畸形呈良性柔软(<6 分),Ⅱ 型为中等度畸形(6~10 分),Ⅲ 型为重度畸形(11~15 分),Ⅳ 型为极严重畸形(>15 分)。评分主要包括 4 个方面:矢状面上的马蹄、额状面上的内翻、围绕距骨的跟骨及前足的扭转、水平面上前足的内收。根据内侧及后侧的皮肤皱褶、高弓、小腿的肌肉状况及软组织的柔软程度进行打分,总分 20 分。

3. 国际马蹄足畸形研究学组评分 共 60 分,0 分正常,1~5 分为优,6~15 分为良,16~30 分为可,>30 分为差。评估内容包括形态学、功能状况、影像学表现。

4. 肌力评定 先行主动肌力检查,然后给予抗阻力检查。了解肌力大小、运动幅度、速度和耐力。检查时要注意正确体位,充分暴露,手法要轻,双侧对比检查。

5. 关节活动度评定 测量主动运动与被动活动,注意髋、膝、踝关节的活动范围。

6. 肢体长度评定 下肢的长度为髂前上棘至内踝尖,双下肢全长站立正位 X 线片能准确判定下肢的真性长度。

7. Pirani 分类 根据 3 个中足特征和 3 个后足特征进行分类,中足评估标准包括足外侧边缘情况、内侧皮肤皱褶和距骨头的覆盖情况。后足评估标准包括后侧皮肤皱褶、马蹄僵硬程度和足跟形状。每个特征包括正常、中度异常和重度异常。

8. 疼痛评估 利用新生儿疼痛评估量表(NIPS)、FLACC 评分、Wong-Baker 评分、NRS(数字评价量表)、VAS(视觉模拟评分)等。

9. 步态评分　爱丁堡视觉步态评分(Edinburgh visual gait score,EVGS),由英国爱丁堡大学和爱丁堡皇家儿童医院的 Read 和 Robb 等人于 2002 年发表,是一种基于视频的二维步态的分析方法,专门为步态异常的儿童设计,是目前在国际上使用最广的一个观察性步态分析工具之一。EVGS 包含 17 个条目,每个观察条目代表病理步态的主要特征。评分前需预先录制视频,然后通过视频回放对相关步态事件进行定量测量,从矢状面和冠状面观察分析一侧的 6 个解剖部位(足、踝、膝、髋、骨盆、躯干)在支撑相和摆动相的运动学参数。根据各个关节的运动学参数设定三级评分:0 分为正常;1 分为中度偏离正常;2 分为明显偏离正常。17 个项目的最高总分为 34 分,分数>0 即提示存在步态异常,分数越高,异常程度越严重。

三、康复治疗

根据先天性马蹄内翻足不同阶段临床表现和畸形严重程度的不同,治疗方法也有所不同,应根据患儿年龄、畸形的类型和程度而定。强调早期行手法矫正、石膏矫正和康复治疗非常重要,对不同程度的先天性马蹄内翻足畸形早期康复可以获得满意的疗效。

(一)Ponseti 治疗方法

马蹄内翻足的初期治疗应采取非手术方法,特别是新生儿的先天性马蹄内翻足。对于松弛型的先天性马蹄内翻足,畸形程度较轻,患足较柔软,手法容易矫治,治疗应首选保守治疗,包括手法矫正、经皮跟腱切断、石膏固定,大多数患儿的畸形可以得到很好的矫正。

保守治疗以前是以 Kite 石膏固定为主。近年来 Ponseti 方法已经被公认为是保守治疗马蹄内翻足的最佳方法,有研究显示出生后 7~10 天至 9 个月的马蹄内翻足婴儿应用该方法可取得良好的效果。Ponseti 方法其科学的理论基础是恢复足部的生物力学和足部的功能解剖学,婴幼儿期足部的胶原纤维容易被牵拉及再生,通过手法矫正将旋后位的足外展,同时给距骨的外侧面施

加一个相反的力以避免距骨旋转而达到跗骨的完全复位,再用管型石膏将患足保持在良好的矫正位置。

1. 基本原则

(1)石膏更换次数:通常每周更换 1 次石膏,根据患儿年龄、足部畸形轻重以及是否僵硬来定,一般需要 4~6 次石膏治疗即可达到跗骨移位的复位,进而进行跟腱切断术,这是矫正马蹄内翻足畸形重要的一步。少数可能不进行跟腱切断,但多数均应进行这一步骤,术后膝关节屈曲,矫正位固定 3 周。

(2)支持使用矫正支具:去掉石膏后应坚持使用 Dennis-Brown 外展支具,若为单侧马蹄内翻足,患侧外展 60°~70°,健侧外展 30°~40°,全天穿戴 3 个月后改夜间穿戴,至 3~4 岁,这是防止复发的重要措施,如果按要求穿戴复发率仅为 6%,否则复发率可达 80%。

(3)定期随访:定期随访可及时发现畸形复发,并及时给予处理。持续穿戴支具可 2~3 周复查 1 次。改夜间穿戴时可每 3~6 个月来复查 1 次,直至骨骼发育成熟。

(4)如何处理复发畸形:当足不能外展或背伸,或跗骨关节出现内收时即为复发的征象,应开始石膏疗法,经 1~3 次后考虑行胫前肌外移术,术前所有固定畸形都应已矫正。最佳手术年龄为 3~5 岁,严重者尚可再次行跟腱切断术。

2. 基本步骤

(1)手法矫正:手法矫正是患足每一次石膏固定前获得最大的矫正幅度,因此,手法矫正非常重要。简而言之,通过抬高第一跖骨矫正高弓(切勿过度地做足旋后),并通过在距骨头外施加对抗力(避免距骨在踝穴内旋转),轻柔地使其外展,让畸形得到同步矫正。以左侧足为例。术者右手拇指放在距骨外侧面推压固定,示指和中指分别放在内踝的后方稳定踝关节,左手握住脚趾和脚掌,将前足旋后外展,持续 3~5 分钟,休息片刻后重复 1 遍。对 1 周岁以上患儿先给患足做蜡疗 20 分钟,再对内收的前足进行 3~5 分钟的被动外展牵拉,再行上

述手法矫正,使患足的前足获得最大旋后外展位的矫正幅度。

(2) 管型石膏固定:管型石膏固定技术是 Ponseti 方法成功的关键。马蹄内翻足存在高弓足畸形,这与前足处于旋前位置有关,新生儿足很柔嫩,只要将前足旋后,足弓即能达到正常的弧度。手法复位,当前足旋后位,固定好距骨头将足外展,马蹄足畸形除踝关节跖屈外都会逐步获得矫正,这是基本原则。因此关键一步是确定距骨头的位置,通常一手拇指和示指放在踝上逐渐下滑,在踝关节凹陷处触及距骨头,另一手握住足趾缓慢外展。适当用力进行多次矫正。打过膝关节屈曲位石膏固定。经过几次石膏治疗,前足从内收位逐渐变成外展位,最大能外展 60° 即达到要求。一旦前足外展,舟骨即应位于距骨前面。除马蹄畸形外其他全部畸形均可获得矫正,然后考虑行跟腱切断术。打石膏的内衬不要过厚,先打膝下部分,当膝下石膏完成后,使膝关节屈曲,再打膝上部分,以防止石膏滑脱。

(3) 矫形支具:经过多次管型石膏矫正或者手法矫正后 3~6 个月,患足踝关节达到背屈 20°,并保持外展 60°,在拆除管型石膏后立即穿戴 Dennis-Brown 具,Dennis-Brown 支具是一条横杆连接到两侧前开口的皮鞋上。支具一般需量身定做,目的是将足部固定在中立位或略背伸外翻位,能站立和行走睡眠时穿戴,最初 3 个月要求全天佩戴支具,之后于睡觉时佩戴至 4 周岁,促使功能的尽快恢复,以防止畸形的再复发,而对于矫正有效但不完全者在 6 个月左右行手术治疗。

3. Ponseti 治疗效果　有研究报道 Ponseti 技术治疗先天性马蹄内翻足的初始矫正率为 95%,复发率为 29%。随访调查显示,采用 Ponseti 方法治疗的足部结果良好者为 72%,一般为 12%,差为 16%。

(二) 先天性马蹄内翻足的康复训练

1. 早期康复治疗　主要是利用其年龄越小病理改变越轻、软组织挛缩越轻这一点,通过多次轻柔手法逐渐改善软组织挛缩状态,达到矫正畸形的目的。年龄越小矫正效果越好,而且没有石膏固定滑脱所致的皮肤坏死和压疮发生。研究表明新生儿期是最佳康复治疗期,康复治疗策略包括康复控制性训练、支具辅助治疗。康复控制性训练包括:早期持续手法矫形,通过被动关节活动逐渐矫正外观畸形。

2. 中期康复治疗　肌肉力量是保持关节稳定性的基础。踝关节的稳定性不仅与踝周肌群有关,还受邻近关节髋膝关节周围肌群及核心肌群力量的影响。应加强髋膝关节稳定性训练及核心肌群训练、重视踝关节弱势肌群的力量训练,踝关节的内外翻主要由小腿前后群肌肉控制,包括胫骨前后肌、拇长屈伸肌、趾长屈伸肌及小腿三头肌。研究显示腓骨肌群的力量对踝关节的动力稳定性具有重要意义,保持步行中摆动相和支撑相的后足力线。通过反复有序刺激弱势肌群收缩,促进弱势肌群肌纤维的发育,配合支具辅助维持足部正常外观。

3. 后期康复治疗　后期应当控制性引导负重抗阻,从等长收缩训练,过渡到等张收缩训练,逐渐附加弹力带进行抗阻训练。踝关节的背屈肌群包括胫骨前肌、拇长伸肌、趾长伸肌和第三腓骨肌,主动肌为胫前肌。胫前肌力量的训练有助于踝关节跖屈畸形的矫正维持。足内肌等可通过足趾抓握毛巾卷等活动来增强肌力。力量训练应遵循超负荷和适应性原则,有效的力量训练应联合功能性活动及负重训练,按照等长→等张→离心抗阻→向心抗阻的顺序依次进行,逐步在成人协助下进行步态训练,引导患儿形成正常的步行功能。

(三) French 功能物理疗法

French 功能性物理治疗方法包括由经验丰富的物理治疗师每天手法刺激和拉伸患儿的足部,刺激足部周围的肌肉,用胶带或夹板暂时固定足部,以保持被动操作所实现的复位矫正。大部分矫正在治疗的前 3 个月内完成,预计在 5 个月内完全矫正。应教授家长们这项技术,家庭治疗一直持续到步行年龄。膝下 Aquaplast 夹板一直使用到 2 岁或

3 岁,以防止畸形复发。French 法旨在尽可能避免手术,如果需要,可通过进行小切口和保留韧带、肌腱和鞘,以避免纤维化(手术)。

French 功能性物理治疗方案初始矫正率为94.4%,复发率为 34%。在最近一次随访时,采用 French 功能性方法治疗的足部结果良好者为 67%,一般者为 17%,差者为 16%。经验丰富且专业的物理治疗师以及良好依从性的家长是 French 功能性物理治疗马蹄内翻足的关键因素。

(四)注意事项

在畸形矫正的过程中一定要注意手法轻柔,用力适度,不得损伤患儿的皮肤和肌肉,在矫正踝关节内翻时,不能损伤骨骺和周围组织,对于僵硬型一次不能矫正到位的畸形要分步、循序渐进地进行矫正,逐渐使骨关节畸形得以纠正,软组织变异得以恢复,较好地消除肌腱的挛缩,恢复肌群的平衡力,避免一次用力过大导致过度损伤。

四、预防及预后

(一)预防

已有临床研究表明遗传因素在马蹄内翻足的发病过程中起到至关重要的作用,遗传方式均不清楚,易感基因尚未确定。所以预防干预措施是在了解马蹄内翻足发生率及其变化趋势的情况下,开展遗传咨询,有效地推广产前筛查诊断及预防出生缺陷的干预措施。

1. 遗传咨询首先进行风险评估

(1)如果是散发性单纯性先天性马蹄内翻足,再发风险为 1%~5%。

(2)先证者是男性时,兄弟姐妹或子女的再发风险都为 3%,先证者是女性时,兄弟姐妹再发风险都为 5%,子女为 3%,男性风险比女性高。

(3)30%~40% 病例有明显的病因,如先天性脊柱、神经肌肉疾病等。

2. 产前超声检查诊断 由于胎儿跗骨的骨化中心在 7 个月时才出现,加上难以确定投照体位,因而放射学检查对产前诊断意义不大;仅超声学检查具有实际应用价值,孕 12 周$^{+3}$ 可检查出马蹄内翻足。通过产前超声准确显示跟骨与其他跗骨的相互关系并判断它们之间有无异常是非常困难的,但可以根据本病特殊的前足内收内翻姿势与小腿骨骼的相互关系作出诊断。内翻严重程度不同,超声图像表现亦有差异,三维超声可较好地显示小腿、足跟与前足的空间位置关系,直观、逼真,可以弥补二维成像的不足,进一步提高诊断准确率。

3. 孕前咨询 出生缺陷的发生主要是在胚胎发育早期的第 3~8 周,此期对大部分致畸因子高度敏感,因此,孕前咨询是非常重要的环节,是预防出生缺陷、提高出生人口素质的关键。如何进行有效的干预,是许多领域和部门都在研究的热点问题。从影响出生人口质量的已知因素和可能条件来看,引起出生人口质量问题的因素是多源的,而且是错综复杂的。通过婚前和孕前咨询,可提高育龄夫妇预防出生缺陷意识,指导他们避免环境中存在影响健康和生育的风险因素,合理营养,以身心健康地进入怀孕阶段,这对降低出生缺陷发生率有重要意义。

(二)预后

先天性马蹄内翻足要早期筛查、早期发现、早期诊断和早期有效治疗。经过及时有效的矫正能够改善足部的灵活性及肌力情况,实现矫形纠正的总体目标,长期生存质量良好。在所有治疗中,复发都很常见,复发的原因包括不遵守治疗方案、胫骨前肌腱相对过度活动和进行性神经肌肉疾病。对于复发性马蹄内翻足的儿童,需要进行干预和坚持康复训练以防止进一步的进行性畸形。

(梁红红 曹建国)

第五节　肱骨外髁骨折

一、概述

肱骨外髁骨折是儿童肘关节损伤中最常见的骨折之一，据统计，该类型骨折约占所有儿童肘关节损伤的 16.9%，发病年龄通常在 3~14 岁，男孩与女孩比例约为 (3~4):1。由于儿童肘关节解剖复杂，同时患儿常处于骨骺生长和形成的阶段，肱骨外髁骨折为累及骨骺的关节内骨折。因此损伤后并发症较多，容易出现各种功能障碍。临床治疗中不仅需要儿童骨科医师的及时诊断和处理，也需要个性化合理的康复干预。

肱骨外髁骨折常由间接暴力引起，多为摔倒时手掌着地，前臂外展，肘关节伸直位受力，从桡骨向上传导而发生骨折。也可因肘关节突然内翻使外侧副韧带产生牵引力而发生骨折。骨拆线从肱骨远端干骺端外侧斜向内下，横穿骺板，在滑车外侧部分进入关节，骨折远端包括：肱骨小头骨骺、部分滑车、外上髁骨骺、部分干骺端、桡侧副韧带及附着此处的前臂伸肌总腱。

二、诊断及评定

(一) 诊断

1. 临床特征　明显疼痛，迅速肿胀，出现瘀斑和肘关节外侧局限性压痛，若软组织肿胀不明显时，可摸到分离的骨块，一般情况下前臂旋转不受限。

2. 影像学诊断　正侧位和斜位 X 线检查即可作出诊断，有时只在斜位片上发现骨拆线及移位，无移位者容易漏诊。幼儿损伤中，因肱骨外髁骨化中心太小容易漏诊，当临床可疑时，应在肘关节内翻位进行关节造影以明确诊断。Milch 分型按骨拆线位置可分为 2 型：Ⅰ型为骨拆线经过肱骨小头骨

骺进入关节，骨折有成角而无移位；Ⅱ型为骨拆线通过滑车顶部，是不稳定骨折，不但有成角，而且有内收，尺桡骨近端也向外移位。

此外，根据骨块移位程度分为 3 级：1 级，无移位或极少移位，关节软骨完全无损，骨折是稳定的；2 级，中等移位，骨拆线完全贯穿关节软骨，骨折不稳定，尺骨鹰嘴和桡骨小头发生侧移；3 级，严重移位，外髁骨折块向外向上移位，并有旋转移位，当旋转 90° 时骨折块的关节面朝内，而骨折面朝外，若旋转达到 180° 时，骨折块关节面与肱骨骨折面相对。

(二) 评定

1. 关节活动度评定　肱骨外髁骨折损伤后或固定后存在不同程度的关节活动受限，所以关节活动是术后最重要的评定内容。评估的范围应包括肩关节、肘关节、前臂和腕关节的主动和被动活动范围。

(1) 肘关节活动度测量：

1) 体位：坐位或卧位，上肢紧靠躯干。

2) 测量平面：矢状面。

3) 关节角度尺摆放：①固定臂：与肱骨长轴平行，指向尺骨鹰嘴；②移动臂：与桡骨纵轴平行，指向桡骨茎突；③轴心：肱骨外上髁。

4) 参考值范围：屈曲 0°~150°；伸展 0°。

(2) 前臂关节活动度测量：

1) 体位：坐位，上肢紧靠躯干，肘关节屈曲 90°。

2) 测量平面：额状面。

3) 关节角度尺摆放：①固定臂：与地面垂直 (与肱骨长轴平行)；②移动臂：桡骨茎突与尺骨茎突的连线；③轴心：尺骨茎突的外侧。

4) 参考值范围：旋前 0°~90°；旋后 0°~90°。

2. 肌肉力量评定 由于损伤和长期固定,患肢肌力可能受到不同程度的影响。推荐使用徒手肌力测试评估肩、肘、腕等关节的主要肌肉肌力,并采用握力器评估手掌的握力。

3. 神经和血管检查 肘关节构造复杂,周围有丰富的神经和血管,手术和内固定的使用具有一定神经血管损伤风险。临床中需要仔细检查患侧上肢和手指末端感觉、深反射、浅反射以及血液回流情况。

4. Mayo 肘关节评分 Mayo 肘关节评分法是目前国际最通用的肘关节评分法(表 12-5-1),评分中疼痛和日常生活功能占的比重大,这点与我们在临床上特别重视肘关节运动角度不同。这种特点说明 Mayo 重视的是改善肘关节的整体功能和提高孩子日常生活能力。因此使用 Mayo 肘关节评分法能全面反映孩子肱骨髁上骨折后肘关节整体功能,是骨科康复评估中肘关节评分的通用评分法。

表 12-5-1 Mayo 肘关节功能评分标准

功能	评分	功能	评分
疼痛(45 分)	( )	稳定性(10 分)	( )
无疼痛	45	稳定(无明显内外翻松弛)	10
轻度疼痛:偶尔疼痛	30	中度稳定(≤10° 内外翻松弛)	5
中度疼痛:偶尔疼痛,需要止痛药,活动受限	15	不稳定(>10° 内外翻松弛)	0
严重疼痛:丧失活动能力	0		
运动(20 分)	( )	日常生活功能(25 分)	( )
>100°	20	梳头	5
50°~100°	15	自己吃饭	5
<50°	5	清洁会阴	5
		自己穿衣	5
		自己穿鞋	5

总分:100 分
注:优,90 分以上;良,75~89 分;中,60~74 分;差,60 分以下。

三、康复治疗

肱骨外髁骨折的治疗原则是复位、固定、功能锻炼。骨折有移位,间隙>2mm 者均需切开复位克氏针内固定,术后屈肘 90° 石膏托固定 4 周;间隙≤2mm 者可行石膏托固定或经皮克氏针固定;无移位者单纯屈肘 90°,前臂中立位石膏托外固定。伤后 1、2、4 周复查拍片,伤后 4~6 周去除石膏托。

无论是手法复位外固定,还是手术切开内固定加外固定,解除外固定后,功能锻炼是上肢功能恢复不可缺少的重要环节。早期康复治疗有利于关节血液循环,促进成骨细胞形成,预防上肢关节僵硬、粘连和肌肉失用性萎缩,减少合并症的发生。如康复治疗不及时可能遗留不同程度的肘关节屈伸活动受限,不仅影响孩子的日常生活和学习,还会因患肢使用减少而影响患肢的正常发育。因此应尽早开始康复治疗,以达到最佳康复效果,减少并发症的发生,最大程度地恢复肘关节的功能。

(一)常用康复治疗方法

1. 物理因子治疗 很多物理因子均有改善循环、促进骨愈合、松解粘连、改善关节活动度等作用。肱骨外髁骨折后常用物理因子治疗主要包括:远红外线治疗、蜡疗等。

2. 上肢持续被动运动训练(continuous passive motion,CPM) CPM 可使关节囊等组织在一定的张力下愈合,且关节活动所产生的泵效应促进了关节滑液的循环,增加了关节内组织的营养,并可加快对关节内血肿的清除,减少关节粘连的发生。CPM 原则上宜尽早进行,条件是骨折端必须有足够的内固定。使用肘关节 CPM 机进行持续被动运动训练,推荐 1~2 次 / 天,每次 1~2 小时。训练的起始角度应小于测量时屈的度数、大于测量时伸的度数,操作过程遵守循序渐进原则,以孩子不感明显疼痛为标准,每日开始运动由慢至快,开始循环周期时间为 3~5 分钟,可逐渐缩短至 0.5 分钟,渐渐增大肘关节活动范围。

3. 牵伸与推拿　患肢可因较长时间的制动而发生肌萎缩、关节周围软组织粘连而致关节僵硬,据报道,创伤后肘关节僵直发生率约为 5%。愈合组织的挛缩和粘连、制动引起肌腱及关节韧带的失用性挛缩及肌肉缩短,导致关节活动障碍及肢体柔韧性障碍。早期缓慢柔和的牵伸可有效防止粘连,并预防关节囊及韧带、肌腱及关节周围软组织挛缩,并能促进关节内滑液的分泌与循环,可防止或减轻关节内的粘连。轻柔的推拿可放松肘关节周围软组织,促进新陈代谢,有利于滑液在关节腔内浸透、扩散,缓解或消除疼痛。肌肉、肌腱等软组织在关节制动后 3 天就可以出现粘连,所以牵伸和推拿应在相对安全的情况下尽早介入康复。但是值得注意的是牵伸和推拿的目的是逐步牵伸挛缩粘连组织,而不是加以暴力牵拉,应避免再次损伤或并发骨化性肌炎。

4. 肌力训练　固定早期可进行肌肉等长收缩训练,防止肌肉萎缩。后期肌力练习以肱二头肌和肱三头肌的抗阻练习为主,根据年龄段的不同分别选用拉力器、不同重量的沙袋进行锻炼。

5. 关节活动度训练　在牵伸和推拿后,可以实施主动关节活动训练,重点训练肘关节屈曲、伸展,前臂旋前、旋后以及腕关节和手的关节活动。活动幅度由小到大,逐渐增加次数,延长活动时间。

6. 肘外翻训练　在康复锻炼过程中,除常规地进行以恢复肘关节伸屈功能为目的的活动外,同时进行肘外翻练习。肘外翻性练习能有效地纠正尺侧骨皮质塌陷带来的影响,对抗骨折远端的尺倾趋势,同时能有效间歇性地加大外翻角矫枉过正,可中和骨折远端的尺倾,缓解尺侧长期受压应力作用的状态,达到辅助预防肘内翻的目的。训练要点主要为:

(1)保持在肘关节的外翻性应力状态下伸屈肘关节。

(2)在肘关节呈伸直位时间歇性的外翻肘关节,每次使肘关节在过度外翻位保持 3~5 秒,间断 1~2 秒后继续下一次练习,保持 5~10 次 / 天。

7. 支具　支具的类型包括静态渐进式支具、持续静态支具、动态支具。骨折充分愈合和关节稳定之前使用支具,可恢复关节活动度以避免疼痛、炎症、韧带的伸展不充分和异位骨化,支具在损伤后的前 3 个月内使用最有效,损伤后 3~6 个月使用中度有效,损伤后的 6~12 个月使用的有效性不确定。若因使用支具后出现感觉和运动变化,则应停止使用。应与转诊医生密切联系,以确保支具和石膏的安全使用。

(二) 不同阶段康复治疗目标与方法

1. 炎症 / 急性阶段(伤后 0~2 周)

(1)治疗目标:控制疼痛,预防水肿或最小化水肿程度,保护正在愈合的结构,维持关节稳定性,维持和增大关节活动范围。

(2)治疗方法:石膏固定术后 1~7 天,此期骨折部位疼痛、肘部肿胀较严重,骨折断端较不稳定,不宜进行肘关节功能活动,康复锻炼的主要形式以手指伸屈和肌肉伸缩锻炼为主,指导孩子做握拳-松开、屈伸手指的动作促进消肿,握紧拳头后保持 3~5 秒再伸直手指保持 3~5 秒为一次,每天早中晚锻炼,每次做 20~30 分钟。7 天后局部疼痛明显减轻或消失,肘部肿胀逐渐消退,骨折断端初步稳定,可在原活动的基础上增加活动幅度和活动量,并练习肩关节前屈、后伸、外展、内收以及小范围的旋转运动,以及腕关节的掌屈和背伸功能。可应用局部冷敷减轻急性炎症。在肘关节稳定的情况下即可开始主动关节运动和辅助的主动关节运动,以促进骨骼和关节软骨的愈合,并提高软组织的牵拉强度,使关节内粘连最小化,注意训练时应避免施加过大的压力,还要避免出现过度的疼痛。

2. 纤维化 / 亚急性阶段(伤后 3~8 周)

(1)治疗目标:继续减少水肿,增大关节活动范围,增强肌肉力量,提高功能。

(2)治疗方法:进行主动关节运动和辅助的主动关节运动,以及配合增强力量的肌肉收缩训练;可在术后/外伤后6周开始进行轻柔的被动关节活动;每次的被动活动要缓慢持续地伸展,每次活动时间至少30秒,重复4~5次;继续进行肌肉的等张收缩训练;负重训练有助于提高正在愈合中的骨骼的骨密度;可在牵伸前应用局部热敷以提高软组织的伸展性。

3. 重塑/恢复活动阶段(损伤后3~6个月)

(1)治疗目标:获得良好关节活动范围、肌肉力量和上肢运动功能。

(2)治疗方法:持续的关节牵伸重获关节良好的被动活动范围;增加主动运动强度,使用哑铃或弹力带进行抗阻肌力训练;逐渐进行上肢各项运动和体育活动,全面恢复上肢功能。

四、预防与预后

(一)预防

肱骨外髁骨折是常见的儿童肘部骨折之一,但由于本病多因外伤性因素引起,避免肘部外伤是关键,要加强儿童及其家长的教育,防止儿童跌倒、外伤、车祸等发生。

(二)预后

肱骨外髁骨折有延迟愈合或不愈合、肘外翻畸形和迟发性尺神经麻痹、骨骺早闭等并发症,严重影响预后。

1. 延迟愈合或不愈合 造成延迟愈合的原因包括:①肱骨外髁的伸肌牵拉;②骨折处浸泡在关节液内,抑制纤维蛋白和骨痂形成;③影响血运和肱骨外髁缺血性坏死;④切开复位内固定不牢固,克氏针退出及骨折错位。未愈合的无移位骨折在X线摄片可见骨折线,可观察待其愈合;有轻度移位但位置尚可的,约2/3患儿在3个月内愈合,只有1/3不愈合者移位或加重。骨折6个月不愈合即称为不愈合。不愈合多发生于早期误诊或轻度移位治疗不当发生更大的移位者。

2. 肘外翻畸形和迟发性尺神经麻痹 肘外翻畸形和晚发性尺神经麻痹是肱骨外髁骨折最常见的并发症,常见原因有畸形愈合、不愈合和外髁骨骺早闭。若不愈合的骨折块继续往上移位,则肘伸直活动受限,但多数生理功能不受影响。外髁生长停滞而内髁继续生长,则会造成进行性肘外翻,尺神经在肘关节屈伸活动时由于长期反复在畸形处摩擦牵拉,发生迟发性尺神经麻痹。

3. 骨骺早闭 骨骺早闭分为两种:肱骨外髁骨骺与干骺端融合、肱骨外髁骨骺与滑车融合,又与干骺端融合在一起;两种骨骺早闭均会引起肘外翻。

(张树新)

第六节 先天性肌性斜颈

一、概述

先天性肌性斜颈(congenital muscular torticollis,CMT)是指一侧胸锁乳突肌纤维化挛缩,导致头颈部偏斜,同时伴有面部不对称的一类疾病,发病率为0.3%~3.92%,是儿童常见的先天性骨骼肌肉系统疾病。本病病因尚不明确,目前认为可能与子宫内挤压、胸锁乳突肌胚胎发育异常、遗传因素等有关。

患儿临床表现为头偏向患侧,下颌转向健侧,两侧颜面部发育不对称,下颌向患侧旋转的主动或被动活动均有不同程度受限。患侧胸锁乳突肌内可触及肿块,常见于中下段,可在出生或生后2周内触摸到,表现为局部突起硬结、质地硬、椭圆形或梭形,多见于右侧,肿块随胸锁乳突肌移动,肿块表面不红、皮肤正常、无压痛,肿块在一定时期内会逐渐增长,生后 1 个月或 2 个月内达到最大,后多数肿块可逐渐消失,逐渐出现胸锁乳突肌的增粗、增厚,最后形成纤维性挛缩的条索。也有少数患儿婴儿期并未出现颈部肿块,以后直接发生胸锁乳突肌挛缩。部分患儿合并斜头畸形、发育性髋关节发育不良、运动发育迟缓等。若早期未合理治疗,随年龄增长,患儿可能出现头面部畸形加重,继发斜视、脊柱侧弯等疾病。

二、诊断及评定

(一)诊断

根据临床表现,胸锁乳突肌呈条索状挛缩,头面部偏斜即可明确诊断。当症状不典型时要排除眼源性疾病、骨性疾病、神经肌肉性疾病。

(二)评定

1. **临床评定** 对于怀疑或确诊存在先天性肌性斜颈的患儿,医生需记录家长对患儿的照顾情况,包括喂养偏好、患儿睡姿、日常俯卧位时间。根据患儿年龄,检查其相应体位下身体的对称性;观察皮肤完整性、颈部和臀部皮肤褶皱的对称性、头骨形状和颅面对称性,以排除颅骨畸形、髋关节发育不良等合并症或并发症。

2. **关节活动范围(range of motion,ROM)评定** 评估颈部主动、被动侧屈、旋转的关节活动度,可用量角器进行测量,通常取仰卧位进行检查。3 岁以下儿童的正常颈部侧屈角度为 65°~75°,正常颈部旋转角度为 50°~55°(图 12-6-1)。

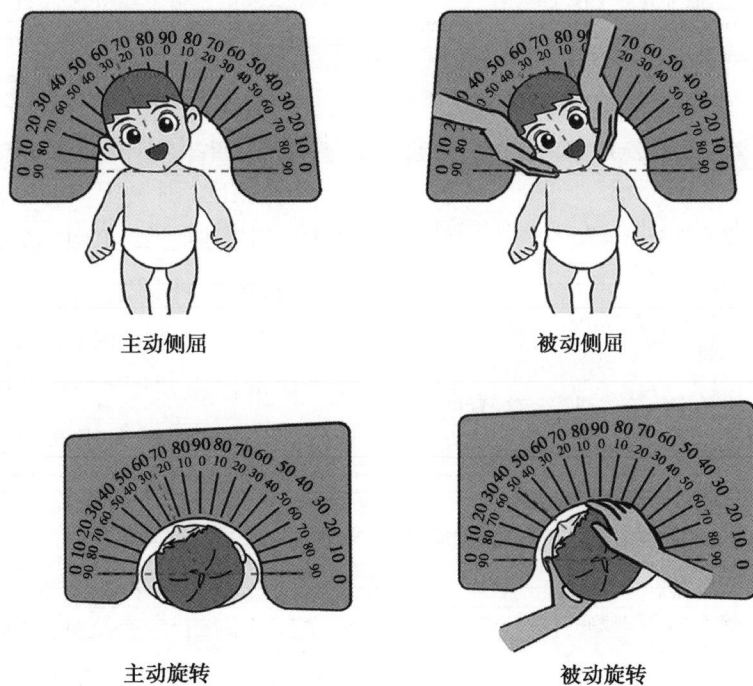

主动侧屈   被动侧屈

主动旋转   被动旋转

图 12-6-1 量角器测量颈椎被动旋转、侧屈活动度

3. **运动发育评定** 早期 CMT 患儿大运动发育迟缓的比例显著高于同龄健康婴儿。临床可选用多种发育评估量表对 CMT 患儿的整体运动发育情况进行检测,如婴儿运动能力测试(test of infant motor performance,TIMP)、Alberta 婴儿运动量表(Alberta infant motor scale,AIMS)、Peabody 运动发育量表 2(Peabody developmental motor scale,PDMS-2)等。TIMP 适用于矫正月龄 0~4 月龄的婴儿,AIMS 量表适用于矫正月龄 0~18 月龄的患儿,PDMS-2 适用于 0~72 月龄的患儿。

4.《**国际功能、残疾和健康分类**》(International Classification of Functioning, Disability and

Health,ICF)《国际功能、残疾和健康分类(儿童和青少年版)》(ICF-CY)是评估儿童和青少年健康和功能的工具,可从身体结构和功能、活动参与、环境因素等方面标准化评估患儿身体情况(表 12-6-1)。基于 ICF-CY 的康复干预可提高先天性肌性斜颈患儿的疗效。

表 12-6-1　CMT 患儿 ICF 评定的类目与临床表现

	ICF 类目	CMT 临床表现
身体结构与功能	B7108 其他特指的关节活动功能	颈部主动、被动活动度
	B7300 独立肌肉和肌群的肌力	颈部侧屈、旋转的肌力;俯卧位颈部和背部伸肌肌力;拉坐中胸锁乳突肌肌力的对称
	B7350 独立肌肉和肌群的张力	增高、降低
	B7600 简单随意运动的控制	转向患侧的追视;躯干的对称运动;上下肢功能的发育
	S7103 头颈部关节	颈部主动和被动活动度
	S7104 头颈部肌肉	胸锁乳突肌形态与肿块
	S7108 其他特指的头颈部结构	面部与颅骨的对称性
	S7401/S75001 骨盆部关节/髋关节	发育性髋关节发育不良
活动	D110 看	AIMS,主动关节活动度,眼性斜颈
	D440 手的精细运动	手的中线位运动,偏侧综合征
	D445 手和手臂的使用	手的中线位运动,偏侧综合征,AIMS,AROM
参与	D7600 父母-子女关系	家长掌握相关的知识与家庭康复方法
	D7601 子女-父母关系	孩子参与到喂养、玩耍中
	D920 娱乐和休闲	AIMS,对玩具的注意

5. 影像学评定　超声检查在本病的诊断、预后评估及病情动态观察等方面有重要作用。主要检查内容为左右两侧胸锁乳突肌的形态、结构、长度、厚度,肌肉内部回声有无异常,测量肿块大小,并与健侧胸锁乳突肌比较。正常胸锁乳突肌声像图表现为纵切面显示呈带状,中间略突出,内部由许多肌肉条纹组成,条纹排列自然有序;横切面

呈透镜状,中间见网状、线状分隔及点状高回声。CMT 患儿超声图像表现为患侧胸锁乳突肌中下段呈梭形增粗,内部探及肿块回声和/或肌肉条纹增粗、变短、扭曲,甚至中断。肌性斜颈患儿可 3 个月复查一次颈部超声,以评估疗效。除此之外,6 月龄以下还需进行髋关节超声检查,用于髋关节发育不良的筛查。

6. 斜颈严重程度分级　根据颈部不对称发现的时间、就诊时间以及颈部倾斜角度、是否存在胸锁乳突肌肿块,对斜颈进行分类,由轻到重分为 Grade 1~7 这 7 个等级。

(1)出生至 3 月龄内发现颈部不对称:

1)如在 3 月龄内就诊:①被诊断为姿势性斜颈或颈部倾斜角度<15°,则属于 Grade 1,即早期轻度;②颈部倾斜角度在 15°~30° 之间,则属于 Grade 2,即早期中度;③存在胸锁乳突肌肿块或颈部倾斜角度在>30°,则属于 Grade 3,即早期重度。

2)如 4~6 月龄内就诊:①颈部倾斜角度<15°,则属于 Grade 1,即早期轻度;②颈部倾斜角度在 15°~30° 之间,则属于 Grade 2,即早期中度;③存在胸锁乳突肌肿块或颈部倾斜角度>30°,则属于 Grade 3,即早期重度。

3)如 7~9 月龄内就诊:①诊断为姿势性斜颈或颈部倾斜角度<15°,则属于 Grade 4,即后期轻度;②如颈部倾斜角度 ≥15°,则属于 Grade 6,即晚期重度;③如存在胸锁乳突肌肿块,则属于 Grade 7,即晚期极重度。

4)如 10~12 月龄内就诊:①诊断为姿势性斜颈或颈部倾斜角度<15°,则属于 Grade 5,即晚期中度;②如颈部倾斜角度 ≥15°,则属于 Grade 6,即晚期重度;③如存在胸锁乳突肌肿块,则属于 Grade 7,即晚期极重度。

5)如 1 岁后就诊:颈部倾斜角度>30°,或存在胸锁乳突肌肿块,则均属于 Grade 7,即晚期极重度。

(2)3~6 月龄内发现颈部不对称:

1)如 7~9 月龄内就诊:①诊断为姿势性斜颈或颈部倾斜角度<15°,则属于 Grade 4,即晚期轻

度；②颈部倾斜角度 ≥15°，则属于 Grade 6，即晚期重度；③存在胸锁乳突肌肿块，则属于 Grade 7，即晚期极重度。

2）如 10~12 月龄内就诊：①诊断为姿势性斜颈或颈部倾斜角度 <15°，则属于 Grade 5，即晚期中度；②如颈部倾斜角度 ≥15°，则属于 Grade 6，即晚期重度；③如存在胸锁乳突肌肿块，则属于 Grade 7，即晚期极重度。

3）如 1 岁后就诊：如颈部倾斜角度 >30°，或存在胸锁乳突肌肿块，则均属于 Grade 7，即晚期极重度。

三、康复治疗

（一）康复治疗的原则

康复治疗应遵循早期诊断、早期治疗的原则，早期治疗是预防继发的头、颅面畸形的关键。治疗方法包括非手术治疗和手术治疗。按照斜颈严重程度度分级，除晚期极重度的患儿外，其他六类相对较轻的患儿均推荐先采取非手术治疗方法。1 岁以内开始接受正规康复治疗，且连续治疗 6 个月无明显效果的患儿可进行手术治疗。

（二）康复治疗方法

常用的 CMT 康复治疗方式有牵伸、主动活动训练、对称性运动训练、家庭康复等。

1. 牵伸训练

（1）被动牵伸：是缓解胸锁乳突肌挛缩的有效方法，但考虑到 CMT 患儿年龄小，难以对被动牵伸的范围做出及时的反应，故推荐采用低强度、无痛性的被动牵伸训练。单人牵伸适用于小月龄患儿，治疗师单手固定患儿患侧肩部，另一手缓慢用力将头部往健侧侧屈，以使患侧胸锁乳突肌充分牵伸。双人牵伸适用于较大月龄患儿，由一人负责固定患儿双肩，另一人按上述方法对患侧胸锁乳突肌进行牵伸。宜每天进行牵伸训练，每次牵伸维持 30~60 秒，每组 5~10 分钟。

注意事项：①胸锁乳突肌被动牵伸时，需保持患儿颈部在冠状面和矢状面均处于中立位；②治疗过程中出现患儿哭闹、不配合等情况时应暂缓治

疗；③治疗师应在治疗前和治疗中与患儿构建信任关系，选择适当的玩具和舒缓的音乐帮助缓解患儿紧张情绪。

（2）主动牵伸：可通过患儿取患侧卧位哺乳，用玩具吸引患儿注意力等方式引导其向患侧旋转头颈，家庭康复治疗中通过体位调整、姿势维持等方式持续进行低强度的主动牵伸训练。

2. 主动活动训练 CMT 患儿不仅存在患侧胸锁乳突肌挛缩，长期的颈部不对称会强化患儿双侧颈部肌力不均衡和运动方式异常，这种不良运动方式会进一步弱化患儿中线方位感，对爬行、站立、行走等发展不利。因此，应强化患侧颈部肌力和姿势控制训练，维持双侧颈部肌肉的平衡，改善患儿姿势，促进对称性运动发育。利用直立反射增强患儿头部控制能力，配合玩具、儿歌等视听觉刺激，促使患儿主动旋转颈部训练颈部肌肉。还可进行颈部抗重力训练、中线处头部主动控制训练等。

3. 对称性运动训练 部分 CMT 患儿合并有肢体、躯干活动不对称，影响患儿运动发育。可对患儿进行和其年龄匹配的运动技能促进训练，尤其注重抗重力条件下的对称性运动，预防坐、爬、站立、行走时的运动不对称。

4. 传统康复治疗 在牵伸训练前，可以用传统推拿手法对患侧胸锁乳突肌进行放松。以胸锁乳突肌和肿块作为重点操作部位，以包括按揉、推揉、拿捏、弹拨、捻转及牵拉旋转拔伸为主的手法，要求均匀柔和、平稳着实及深透肌层。由于婴儿皮肤娇嫩，在手法治疗时，可在患儿颈部涂抹天然婴儿滑石粉，减少摩擦，避免对其皮肤造成损伤，在治疗完成后需将滑石粉清除干净。

5. 运动肌能贴技术 可达到改善头颈部歪斜和巩固治疗效果等目的，适用于年龄较大的儿童。在贴扎前先清洁患儿颈部皮肤，剔除多余毛发。I 形贴布的锚点为患侧胸锁乳突肌的胸骨柄起点处，沿着胸锁乳突肌进行贴敷，使其近端固定于乳突。Y 形贴布的锚点位于健侧肩峰处，将贴布一端沿着胸锁乳突肌贴敷，止于乳突，另一端沿着斜方肌贴敷，止于脊柱旁。使用期间应严密观察皮肤状况，

如存在过敏现象,需立即停止使用。

(三) 手术治疗及术后康复

1. 手术治疗 晚期极重度的患儿非手术治疗效果不明显,一般建议直接手术治疗。1~3岁进行手术的疗效较好,一般不宜超过5岁,以免影响视力或造成面部畸形。

2. 术后康复 根据具体情况,从术后即刻或术后2周开始康复治疗。

(1)关节活动度训练:包括牵伸、主动与被动颈部活动度训练。早期牵伸训练时应注意保护手术切口,强度不宜太大。

(2)运动控制训练:包括头部中线位维持训练、颈部肌肉力量训练,以保持颈部两侧肌力的平衡,使颈部维持正确姿势。姿势矫正镜可利用视觉反馈用于姿势控制训练,加强头部中线位的自主控制能力。

(3)矫形器佩戴:斜颈矫正托在术后早期应常规佩戴,通过被动牵伸患侧肌肉以维持肌肉长度,有助于维持颈部稳定。应根据患儿年龄和体型特点个体化定制矫形器。矫形器佩戴停止后,应立即开始手法牵伸训练,避免已松解的颈部软组织再度粘连挛缩,训练时间应至少持续1年。

(四) 共患病的治疗

1. 颅面部畸形与斜头畸形 患儿长期处于头颈歪斜的不良姿势,可能引起或加重颅骨、颅面部发育畸形。此类畸形应以预防为主,强调早发现、早诊断、早干预,在干预过程中注意患儿的体位,诱导对称性姿势、促进对称性运动发育,减少继发性颅面部畸形、斜头畸形的发生。

2. 发育性髋关节发育不良(developmental dysplasia of hip,DDH) 2.5%~17%的患儿可能存在DDH,且DDH发生风险随斜颈严重程度增加而增加。6月龄内的患儿可通过髋关节超声进行筛查,存在异常则根据严重程度选择支具穿戴或闭合复位、石膏固定等矫正股骨头和髋臼的发育异常,降低髋关节功能障碍的风险。

3. 运动发育迟缓 使用Alberta婴儿运动量表(Alberta infant motor scale,AIMS)对0~18月龄患儿的运动发育状况进行监测,早期识别可疑异常

的运动模式,并根据需要进行运动发育促进训练。

(五) 家庭康复

1. 家庭康复指导 指导家长在日常养育中注意患儿姿势的对称性,引导患儿进行头颈部旋转、侧屈运动和抗重力活动,如怀抱时用手臂扶持患儿头部,尽量保持其位于中线。定期调整床的朝向和玩具位置,以避免患儿头部长时间朝向同一侧;在玩耍和游戏中,通过玩具、儿歌等视听觉刺激,诱导患儿向患侧转头,以纠正其姿势。

2. CMT家庭体位管理 3~6个月CMT患儿的抱姿建议采用患侧倾斜抱姿势(图12-6-2),这种抱姿可训练健侧颈部肌力,促进迷路性立直反射的发育以及纠正异常姿势。患儿背侧靠家长,家长一手穿过患儿双腿中间至腰部,另一手从腋下穿过环抱于胸前,缓慢将其躯干向患侧倾斜,引导患儿颈部主动向健侧侧屈。哺乳时首选引导患儿头部转向患侧进行母乳亲喂,从而增进亲子关系,训练患侧颈部活动。在俯卧位睡眠姿势管理中,家长可适时调整患儿的睡眠姿势,将其头部旋转至患侧,下颌位置对准患侧肩峰,此过程中家长需要密切关注患儿的呼吸状态。

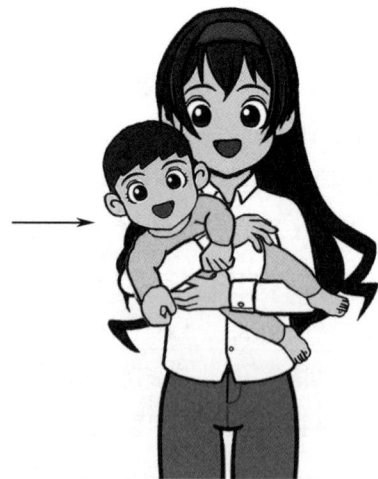

图12-6-2 患侧倾斜抱

四、预防及预后

(一) 预防

先天性肌性斜颈的病因较为复杂且尚未完全明确,目前尚不能对病因进行有针对性的预防,该

疾病的防治关键是早诊断、早治疗,早期治疗可有效减少患儿颅面部畸形与斜头畸形的发生,并促进运动发育。

(二) 预后

先天性肌性斜颈应早期诊断、早期干预。1 岁以内、颈部活动度活动受限<30°、面部无明显不对称的患儿,早期康复治疗疗效更佳,如从 1 月龄前开始康复治疗治愈率可达 98%。6 月龄及以上患儿多需 9~10 个月的康复治疗干预;1 岁以上患儿如康复治疗效果不佳,根据颈部畸形情况可考虑进行手术治疗。

(杜　青)

第七节　特发性脊柱侧弯

一、概述

脊柱侧弯(scoliosis)是指脊柱的一个或数个节段在冠状面上向侧方弯曲,通常合并有横断面上椎体的旋转畸形和矢状面上脊柱生理弯曲的变化,是一种脊柱的三维畸形。国际脊柱侧弯研究学会(Scoliosis Research Society,SRS)对脊柱侧弯定义为:应用 Cobb 法测量站立位全脊柱冠状面 X 线片上脊柱的侧方弯曲,如 Cobb 角 ≥ 10°,且伴有椎体的轴向旋转则诊断为脊柱侧弯。特发性脊柱侧弯(idiopathic scoliosis,IS)是指病因不明的脊柱侧弯,好发于青少年,女性患者多于男性,在各类脊柱侧弯中最多见。特发性脊柱侧弯的病因及发病机制仍不明确,目前多数观点支持多种致病因素综合引起该疾病,如遗传学因素、神经系统异常、激素与代谢因素、生物力学因素等,但尚无一种机制能完整地解释特发性脊柱侧弯的发病机制。

二、诊断及评定

(一) 诊断

应用 Cobb 法测量站立位全脊柱冠状面 X 线片上脊柱的侧方弯曲角度,Cobb 角 ≥ 10°,并伴有轴向旋转则确诊为脊柱侧弯。特发性脊柱侧弯在诊断时需要排除引起侧弯的其他原因,如先天性、神经肌肉性(发育性或后天获得性)、功能性、炎症性或感染性、病理性以及椎管内畸形等。

脊柱侧弯多种分型方法,按发病年龄可为婴儿型、少年型、青少年型和成人型。①婴儿型:0~3 岁发病,多见于男孩,侧弯多位于胸段和胸腰段,且常为左侧弯;②少年型:3~10 岁发病,多见于女孩,男女比例为 1:(2~4),常以右侧胸弯和双主弯为主;③青少年型:10~18 岁发病,最为常见;④成人型:是指 18 岁以后发现的特发性脊柱侧弯,通常由青少年型特发性脊柱侧弯患者在成年期进一步发展,以及脊柱逐渐退变(磨损和撕裂)在成年期以后出现的脊柱侧弯畸形。

根据侧弯角度的大小分为轻度、中度、重度、极重度。①轻度:Cobb 角 11°~20°;②中度:Cobb 角 21°~35°;③中至重度:Cobb 角 36°~40°;④重度:Cobb 角 41°~50°;⑤重至极重度:Cobb 角 51°~55°;⑥极重度:Cobb 角 56° 以上。

根据顶椎位置分型(表 12-7-1),可分为颈弯、颈胸弯、胸弯、胸腰弯、腰弯、腰骶弯。

表 12-7-1　按顶椎位置分型

类型	顶椎位置
颈弯	位于 C_1 至 C_{6-7} 椎间盘之间
颈胸弯	位于 C_7 至 T_1 之间
胸弯	位于 T_{1-2} 椎间盘至 T_{11-12} 椎间盘之间
胸腰弯	位于 T_{12} 至 L_1 之间
腰弯	位于 L_{1-2} 椎间盘至 L_{4-5} 椎间盘之间
腰骶弯	位于 L_5 至 S_1 之间

另外还有 Ponseti 分型、King 分型、Lenke 分型、Rigo 分型、PUMC(协和)分型等,其中 Ponseti 分型是特发性脊柱侧弯临床上最传统的分型,能够判断是否适用于保守治疗或手术治疗。

(二)评定

1. 临床评定 特发性脊柱侧弯患者临床评定应包括完整的病史、全面的体格检查。初诊患者的病史询问需包括其家族史、既往史、手术史、生长发育史、月经史(女性),包括青春期第二性征出现情况等,以及是否存在继发性脊柱侧弯的相关因素。体格检查除神经系统检查外,还应进行皮肤、姿势对称性、躯干旋转、脊柱偏离正中线检查等专科检查。

(1)皮肤外观检查:检查时,首先嘱患者将躯干充分暴露,检查者从患者正面、侧面和背面仔细观察患者皮肤,主要关注有无色素改变、咖啡斑、凹陷、异常毛发及囊性物等,若发现皮肤情况异常,则应进一步检查以明确中枢神经系统疾病可能。

(2)姿势对称性检查:患者取站立位,充分暴露脊柱后,检查者观察患者的站姿,并检查双肩和肩胛骨是否等高、双侧胸廓发育、腰部两侧皱褶皮纹以及骨盆是否对称等。

(3)躯干旋转角度检查:采用 Adam 向前弯腰试验检查患者椎体是否旋转,可以联合应用脊柱旋转测量尺(scoliometer)来评价躯干旋转角度:嘱患者充分裸露背部,并拢双足,保持膝关节伸直,两臂自然下垂,掌心相对,缓慢低头并向前弯腰,使手臂逐渐向足靠拢,初步观察脊柱形态,将脊柱旋转测量尺轻轻放置于脊柱畸形最明显处,零标度正对脊柱中点,读取脊柱旋转度数。脊柱旋转测量尺读数 ≥5° 提示存在椎体及肋骨旋转,需进一步行全脊柱 X 线片检查明确诊断。

(4)脊柱偏离正中线检查:临床评定脊柱偏离中线程度主要采用铅垂线法,检查者在患者颅骨底部或 C_2 棘突位置自然垂直向下放铅垂线。按此法测定的脊柱偏离中线数值不应超过 1~2cm。

2. 影像学评定

(1)X 线摄片:站立位全脊柱 X 线摄片是脊柱侧弯诊断的关键,可以分辨脊柱序列、椎体形态、评定脊柱侧弯进展、脊柱柔韧性、骨龄、侧弯曲度、部位及其旋转程度,并确定顶椎、上下端椎等重要椎体。

1)侧弯角度的测量:测量 Cobb 角第一步应确定上下端椎,端椎是指侧弯弯曲中最上端和下端的椎体。明确端椎后作出上端椎的上缘和下端椎的下缘的延长线,再分别作此两线的垂线,所成夹角即为 Cobb 角。一般将出现最早、角度最大的结构性弯曲称为主侧弯(原发侧弯),其柔韧性较差;次侧弯(代偿性侧弯或继发性侧弯)是较小的弯曲。当患者脊柱同时存在 3 个弯曲时,称中间弯曲为主侧弯;同时存在 4 个弯曲时,称中间 2 个为双主侧弯。

2)椎体旋转角度的测量:椎体旋转角度常影响脊柱侧弯进展、继发畸形以及预后。临床常用 Nash-Moe 法评定椎体旋转角度,根据正位片椎弓根的位置,将椎体旋转分为 0~4 共 5 级:0 级(无旋转),椎弓根卵圆形,两侧对称,并位于外侧段;1 级,弯侧椎弓根两侧缘稍变平且轻度内移,但仍在外侧段,凹侧椎弓根向外移位且外侧缘影像渐消失;2 级,弯侧椎弓根影像移至第 2 段,凹侧椎弓根基本消失;3 级,弯侧椎弓根影像移至椎体中线或在第 3 段;4 级,弯侧椎弓根越过中线至第 4 段,位于椎体凹侧。

3)骨骼成熟度测量:临床常用髂嵴骨化进展的程度反映骨骼成熟度,评估时采用 Risser 征。将髂嵴均分四部分,髂嵴骨化由髂前上棘开始向髂后上棘进展,未出现骨骺为 0 度,髂嵴前 25% 以内出现骨骺 1 度,髂嵴前 50% 以内出现骨骺为 2 度,髂嵴前 75% 以内出现骨骺为 3 度,骨骺移到髂后上棘为 4 度,骨骺与髂骨完全融合为 5 度,4 度和 5 度表示患者骨骼发育成熟。

4)进展风险评定:根据国际脊柱侧弯矫形与康复治疗协会(Society on Scoliosis Orthopedic and Rehabilitation Treatment,SOSORT)指南,特发性脊柱侧弯进展风险由患者实足年龄、Cobb 角和 Risser 征决定。风险计算方法:进展风险(百分比)=

（Cobb 角 −3 × Risser 征）/ 实足年龄。

（2）磁共振成像：磁共振成像（magnetic resonance imaging，MRI）主要用于明确患者是否存在椎管内病变，如脊髓空洞症、Chiari 畸形、脊髓栓系综合征和脊髓纵裂等。MRI 检查适用于非典型脊柱侧弯患者，如胸椎左侧弯、伴有局部感觉或运动缺失、腹壁反射异常、病理反射阳性、异常的皮肤表现等。婴儿型脊柱侧弯存在并发潜在的神经轴畸形的可能，因此建议所有的婴儿型脊柱侧弯应进行 MRI 检查。

3. 肺功能评定 特发性脊柱侧弯引起的胸廓畸形可影响患者的心血管系统和呼吸系统，表现为肺总量、肺活量下降和最大自主通气量降低，支具治疗也不利于以胸弯为主的特发性脊柱侧弯患者的肺功能评定，表现为肺活量和第一秒用力呼气量降低。一般用正常预测值的百分比评价患者肺活量，80%~100% 为肺活量正常，60%~80% 为轻度限制，40%~60% 为中度限制，<40% 为严重限制，第一秒用力呼气量与肺活量的比值正常不小于 80%。

4. 心肺运动功能评定 特发性脊柱侧弯患者可出现心肺运动耐力的降低，这一情况更容易发生在 Cobb 角 20°~45° 的患者中，佩戴支具也可能引起暂时性的心肺运动耐力下降。临床上常进行心肺运动试验，结合最大摄氧量和无氧阈来综合评定患者心肺运动耐力。心肺运动试验可测定强化运动中患者的呼吸、循环、神经、骨、肌肉等系统的整体功能和储备能力，对运动耐力评价较为全面、客观。

5. 平衡功能评定 平衡功能评定包括静态平衡、自我动态平衡和他人动态平衡，静态平衡主要观察睁眼、闭眼时是否能保持站立平衡，动态平衡主要观察患儿主动或被动移动身体时能否保持平衡。也可使用观察法和客观评定法（量表法和平衡仪测试法）。常用信效度较好的平衡评定量表有 Berg 平衡量表测试、MAS 平衡测试和 Semans 平衡障碍分级等。

6. 心理评定 脊柱侧弯导致的身体外观不美观往往会降低患者的自我评价，打击患者自尊心，不利于患者心理健康。通常采用自评量表、临床访谈等进行临床心理评定。胸弯超过 40° 的女性患者是心理障碍倾向的高危人群。

7. 生活质量评定 临床可采用脊柱侧凸研究学会 22 项问卷量表（scoliosis research society outcomes instrument，SRS-22）、36 项短期健康调查量表（the MOS item short from health survey，SF-36）等问卷评定患者健康相关的生存质量。SRS-22 用于评定脊柱侧弯患者功能活动、疼痛、自我形象、心理状况以及对治疗的满意度，简单实用，是国际重点推荐的脊柱侧弯患者健康相关的生活质量专用评价量表，其信效度良好。

三、康复治疗

（一）康复治疗的目标与原则

1. 康复治疗的目标 2011 年 SOSORT 发表的脊柱侧弯康复治疗共识提出脊柱侧弯保守治疗主要针对多个问题，涵盖美观、生活质量、残疾、背部疼痛、心理健康、成年侧弯进展、呼吸功能、侧弯角度、成年后对进一步治疗的需求九大方面。脊柱侧弯康复治疗目标主要为形态学和功能学两方面的目标，包括在青春期尽可能阻止或减少侧弯进展、预防或治疗呼吸功能障碍、预防或治疗脊柱疼痛、通过纠正姿势改善外观和形体；对于 45° 以上的青少年特发性脊柱侧弯，保守治疗的特定目标还包括避免手术、改善外观和生活质量、减少残疾和疼痛。

2. 康复治疗的原则 不同程度的脊柱侧弯康复治疗的原则也不同。

（1）Cobb 角 <20°、Risser<5 的患儿，每 6~12 个月检查一次，同时予以相应的康复治疗。

（2）Cobb 角 <20°、Risser=5 的患儿，通常不再需要进一步检查和治疗。

（3）Cobb 角 ≥20°、Risser<5 的患儿，每 4~6 个月检查一次，同时予以相应的康复治疗。如果发现每 6 个月进展 5° 以上且 Cobb 角 >25°，应行支具治疗。

（4）胸椎侧弯 Cobb 角在 25°~40° 之间、Risser<5

的患儿，初诊时考虑支具治疗，同时予以相应的其他康复治疗。

（5）胸椎侧弯 Cobb 角在 25°~40° 之间、Risser=5 的患儿，通常不需要治疗，但成年后仍有进展可能，应每年复查，至骨骼成熟 3 年后，改为每 5 年复查一次。

（6）胸段 Cobb 角 >40°、支具治疗每年 Cobb 角加重 >6° 的患儿，应行手术治疗。

（7）胸腰段、腰段侧弯 Cobb 角 >35°，支具治疗每年 Cobb 角加重 >6° 的患儿，应行手术治疗。

（二）康复治疗方法

特发性脊柱侧弯的康复治疗方法主要分为物理治疗和支具治疗。物理治疗包括运动疗法、手法治疗等。

1. 运动疗法　运动疗法分为常规运动疗法和针对脊柱侧弯的特定运动疗法。根据侧弯位置、严重程度、治疗阶段为每个患者制订个性化运动疗法方案，通常每周进行 2~7 次脊柱侧弯特定运动疗法治疗为宜。若患者选择长期门诊治疗，依从性好，治疗频率可为 2~4 次 / 周。对处在生长发育高峰期的患者，要求其治疗期间每 3 个月门诊随访一次，依据其生长发育情况逐渐延长随访间隔为 6 个月。依从性较低的患者需增加随访次数，以便进行治疗管理。

（1）常规运动疗法：包括以热身、肌力训练等为基础的低强度的牵伸和身体运动。

（2）脊柱侧弯特定运动疗法（physiotherapeutic scoliosis-specific exercises，PSSE）：PSSE 是专门针对脊柱侧弯患者的运动治疗，根据患者的侧弯部位和严重程度进行治疗，是一种结合三维主动矫正、稳定矫正姿势、神经运动控制、本体感觉训练、平衡训练以及日常生活活动训练、家庭康复等的保守治疗方法。国际上有多个 PSSE 的学派，包括脊柱侧弯科学训练方法（scientific exercises approach to scoliosis，SEAS）、脊柱侧弯三维矫正疗法（Schroth 疗法）、DoboMed 疗法、Side shift 疗法、Lyon 疗法、脊柱侧弯功能性个体化治疗（functional individual therapy of scoliosis，FITS）。

1）SEAS 疗法：将自我矫正作为理论基础和核心理念，主要强调三维方向的自我矫正，一方面进行生物力学矫正，另一方面从神经生物学的角度出发，反复进行正确的姿势训练，强化大脑皮质记忆，引导患者保持正确的姿势，从而达到矫正的目的，实现真正的自我矫正。

2）Schroth 疗法：该疗法结合了镜面监督、呼吸矫正和姿势认知，它将身体自下而上分为 3 个虚构的模块：腰 - 骨盆模块、胸椎模块和颈肩模块，3 个模块功能和姿势在三维方向上相互影响和代偿。该疗法利用身体模块之间的相互运动，重建躯干平衡，对平衡的趋势和力量进行矫正，最后将身体姿势改变传导至脊柱，同时借助"镜面反馈""治疗师引导"等方法将矫正运动整合到患者的"姿势记忆"中，反复强化训练，达到改善脊柱畸形的目标。

3）Dobomed 疗法：Dobomed 疗法强调在三维方向上进行脊柱和姿势的自我矫正，患者通过维持骨盆和肩带于对称姿势位置，可自我矫正侧弯主弧。对胸椎矢状面后弯的闭链训练应同步进行，并强化对矫正后的正确姿势的保持，通过正确姿势习惯的形成，来完成脊柱侧弯矫正目标。

4）Side shift 疗法：Side shift 疗法指导患者向侧弯凹侧移动躯干，可对脊柱侧弯进行积极自动校正，对任何脊柱节段的单弯和双弯均适用。

5）Lyon 疗法：Lyon 疗法具有配套使用的 Lyon 支具。该疗法首先进行患者的身体评定（包括年龄、姿势、Cobb 角），采用镜子或拍摄视频让患者认识自己的躯干畸形，然后指导患者在佩戴 Lyon 支具情况下的脊柱伸展体操以及日常训练内容，同时纠正患者不良姿势习惯。Lyon 疗法包括呼吸训练、脊柱三维矫正、髂骨 - 腰椎角度松动（腰椎脊柱侧弯）、患者教育（饮食控制、避免石膏综合征、皮肤护理等）、坐姿控制等。

6）FTTS 疗法：FTTS 疗法主要内容包括患者教育，缓解肌筋膜紧张，改善矢状面生理度；提高腰和骨盆的稳定性，改善足部和骨盆负重线，促进三维方向自我矫正；纠正脊柱畸形的正向呼吸训练；平衡功能训练，步态和日常姿势矫正训练。FTTS疗法可单独治疗脊柱侧弯，或作为辅助支具治疗手段、术前治疗和术后矫正骨盆和肩带的方法。

（3）手法治疗：脊柱侧弯手法治疗主要包括关节松动、软组织松动技术等，对缓解侧弯引起的肌肉、韧带、筋膜等软组织的异常与疼痛有明显作用，可帮助患者进行姿势矫正，一般作为运动疗法的补充，但尚不明确手法治疗单独对脊柱侧弯进行治疗的机制和疗效。

2. 支具治疗 支具治疗在脊柱侧弯保守治疗方法中最为常用，一般推荐Cobb角25°~40°、进展风险>40%的患者接受支具治疗。支具类型应在评估患者侧弯部位和类型后确定。支具可分为颈胸腰骶支具和胸腰骶支具，用于矫正不同部位的侧弯。颈胸腰骶支具具有颈托或上部金属结构，胸腰骶支具则不带颈托、高度只达患者腋下，也可称为腋下型支具，例如Boston支具、Charleston支具等。仅顶椎在T_7以下的脊柱侧弯患者可选用胸腰骶支具。

相较于运动疗法，年龄较小、康复治疗依从性或配合性差的患者更适合支具治疗。支具治疗效果受佩戴时间直接决定，每天佩戴支具时长是根据畸形严重程度、年龄、生长发育阶段、治疗目标、治疗整体疗效、依从性来决定。一般而言，除夜间支具外，支具治疗初期佩戴时间应≥18小时，以更好地保持躯干外观。每日佩戴支具时间越长，畸形改善效果越好，进展风险高、脊柱柔韧性较低的患者，每日应佩戴≥20小时；符合手术指征但希望推迟手术时间或希望避免手术的严重侧弯患者，需每日佩戴≥22小时（除了洗澡时间、运动训练时间）。长时间佩戴支具不利于肌肉、呼吸等功能的发育，需配合PSSE减轻支具治疗的副作用。支具治疗患者应每3~6个月至门诊随访，进展风险越大，随访频率越高。

（三）家庭康复治疗方法

特发性脊柱侧弯患儿的家庭康复方案需要专业机构的医生诊断和进行系统评定，再根据患儿的具体情况进行个性化家庭康复方案制订，其治疗目标：①控制脊柱畸形的进展；②纠正患儿先前的不良姿势；③建立正确的呼吸模式；④增强维持脊柱正确姿势的肌肉力量，调整两侧脊柱椎旁肌肌力的平衡；⑤预防患儿因脊柱侧弯引起的继发性畸形。特发性脊柱侧弯的家庭康复方案主要包括家庭康复体操、不同体位的脊柱纵轴伸展、呼吸训练三大方面，以帮助纠正患儿的不良坐姿、站姿，改善患儿的形体；增加脊柱周围肌群的核心稳定性；提高患儿的心肺功能。特发性脊柱侧弯的家庭康复的训练需循序渐进。此外，为确保治疗效果，要做好定期复查和随访，配合医生和治疗师及时调整患儿家庭康复治疗方案；进行家庭康复治疗期间，需严格按照医生和治疗师的要求实施，家长协助做好督促。

四、预防及预后

（一）预防

特发性脊柱侧弯的预防目标是实现早发现、早诊断、早干预、早康复，降低脊柱侧弯对儿童青少年的影响。故应定期在中小学开展脊柱健康筛查，同时也可通过科普等方式将脊柱健康知识、理念向全社会宣传，提升儿童青少年脊柱健康的社会关注度，促进广大儿童青少年自觉形成保持良好姿势的习惯。

（二）预后

总体来说，高进展风险的患者特点为小年龄、大侧弯角度、不成熟的骨骼发育，若干预不及时则预后不良。约85%的婴儿型特发性脊柱侧弯为自限性，但是双胸弯型侧弯进展并发展为严重畸形的风险较大，右侧胸弯的女婴通常预后不良。对于儿童型特发性脊柱侧弯，大约2/3的患儿可进展为严重畸形，出现肺功能与心肺耐力的损害。青少年特发性脊柱侧弯的预后取决于侧弯进展风险和是否合理干预。

（杜 青）

第八节　发育性髋关节脱位

一、概述

发育性髋关节脱位(developmental dysplasia of the hip,DDH)又称发育性髋关节发育不良,主要指出生前和出生后股骨头及髋臼在发育和/或解剖关系中出现异常的一系列髋关节病症。1992年北美小儿矫形外科学会正式将先天性髋关节脱位(congenital dislocation of the hip,CDH)更名为DDH,其原因是DDH是在髋关节发育过程中逐渐出现及加重的一系列病症,不一定在出生时即出现髋关节异常。该病是儿童常见的骨关节畸形,可表现为股骨头和髋臼的构造异常或两者对应关系异常,同时还包括骨性、软骨性以及软组织结构和形态的异常。

(一)流行病学

在全球范围内DDH的发病率具有明显的种族差异和地区差异,其报道的发病率在1.5‰~20.0‰之间。据统计我国的发病率为0.91‰~3.90‰。该病女性患者比例显著高于男性,国外报道女性与男性比例为(2.4:1)~(9.2:1);国内报道为4.75:1。同时该病与先天性肌性斜颈、先天性马蹄内翻足等先天畸形共患率较高,据国外报道,先天性肌性斜颈的患儿同时患DDH的概率高达11.6%~17.0%。此外,脑瘫儿童尤其是痉挛型脑瘫由于肌肉和姿势控制异常以及在发育过程中缺乏站立和行走等原因,DDH的发生率显著增高,国外报道脑瘫人群DDH患病率约为30%,且其患病风险与粗大运动功能分级(GMFCS)呈线性关系,有研究显示GMFCS V级的脑瘫患儿DDH发生率达64%。

(二)病因

目前为止尚未全面确定DDH的致病因素,广泛受到认可的危险因素有:性别、臀位产、家族史、生活习惯(如襁褓使用)、种族等。女性发生率高的原因尚未确定,可能与女性雌激素如松弛素导致的韧带松弛有关。臀位产经过产道的过程可能会加重畸形。同卵双生同患DDH的概率高于异卵双生,同时具有家族史的DDH患病率也高于普通人群。而使用襁褓的生活习惯导致婴幼儿早期髋关节处于伸展或内收的位置,不利于髋关节早期发育,可能导致髋关节异常问题。不同种族中患病率由高到低依次为白种人、黄种人、黑种人,但造成种族差异的原因尚未明确。

(三)临床分型

DDH可分为两大类型:单纯型和畸形型。其中单纯型最为常见,又可分为髋臼发育不良、髋关节半脱位、髋关节脱位三种类型。

1. 髋臼发育不良　又称为髋关节不稳定,早期常无症状,出生后有很高的比例呈现髋关节不稳定,X线常以髋臼指数增加为特征,有的随生长发育而逐渐稳定,有的采用适当的髋关节外展位摆放而自愈,但也有少数病例持续存在髋臼发育不良的改变。如年长后出现症状,则需进行手术治疗。

2. 髋关节半脱位　该型股骨头及髋臼发育差,股骨头向外轻度移位,未完全脱出髋臼,髋臼指数也增大。此型既不是髋关节发育不良导致的结果,也不是髋关节脱位的过渡阶段,而是一个独立的类型,可以长期存在下去。

3. 髋关节脱位　该型患儿髋关节全脱位,为最常见的一型。股骨头已完全脱出髋臼,向外上、后方移位,盂唇嵌于髋臼与股骨头之间(图12-8-1)。该型根据股骨头脱位的高低分为三度:Ⅰ度,股骨头向外方移位,位于髋臼同水平;Ⅱ度,股骨头向外、上方移位,相当于髋臼外上缘部位;Ⅲ度,股骨头位于髂骨翼部位。脱位的分度标志着脱位的高低,对术前牵引方法的选择,与治疗后合并症的发生及预后均有直接关系。

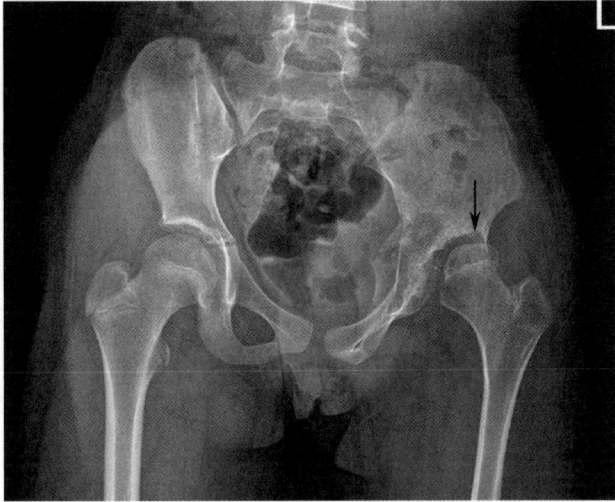

图 12-8-1 髋关节脱位 DR 片

4. 畸形型 除单纯型外的类型;均为双侧髋关节脱位。双膝关节处于伸直位僵硬,不能屈曲,手足呈极度外旋位,有的合并其他畸形。该类型较严重,疗效常常不佳。

（四）病理变化及特点

主要包括骨骼和软组织变化,并随年龄增长而加重。

1. 骨骼改变 主要包括髋臼、股骨头、股骨颈、骨盆及脊柱变化。

（1）髋臼:出生时髋臼常为正常,随着生长发育逐渐变浅、变窄;方向由正常的向外、向下变为向上、向前;髋臼前缘内上方常见缺损;髋臼与股骨头空间大,摩擦减少,充满脂肪组织。

（2）股骨头:正常股骨头为球形,而 DDH 股骨头骨骺出现迟缓,发育较小,随着发育股骨头逐渐变得不规则。

（3）股骨颈:股骨颈变短变粗,肌肉收缩使股骨头向前旋转,前倾角增大。

（4）骨盆:一侧脱位往往伴有髂骨翼倾斜,坐骨结节分开,耻骨联合增宽,髋臼基底增厚。

（5）脊柱:单侧脱位由于骨盆倾斜,常会出现脊柱代偿性侧弯;而双侧脱位则常使骨盆变垂直,从而加重腰椎前凸和臀部的后凸。

2. 软组织改变 髋关节周围软组织都有变化,主要是盂唇、关节囊和肌腱,部分软组织变化很早就会出现,部分后出现。

（1）盂唇:DDH 的盂唇常与关节囊和圆韧带连成一片,有时甚至翻入髋臼,部分或大部分遮住盂缘。

（2）关节囊:脱位可使关节囊拉长,髂腰肌经过前方出现压迹,严重者引起关节囊狭窄,形成葫芦状,阻碍股骨头复位。随着年龄和负重的增加,关节囊顶部持重部位显著增厚。

（3）圆韧带:各类病例变化各不同,部分病例可见拉长、增宽、增厚,部分病例与关节囊连成一片,可部分或完全消失。其改变还会引起为股骨头中心供血的中心动脉栓塞。

（4）肌肉和筋膜:随着股骨向上移位,髋周围肌肉及筋膜易发生挛缩,如臀肌、阔筋膜张肌、内收肌群、髂腰肌等。

二、诊断及评定

由于 DDH 的临床表现和病理变化较复杂,随着年龄、脱位程度的不同而改变,诊断方法不尽相同。

（一）诊断

依据影像学检查结果进行 DDH 的诊断。

1. 超声检查 月龄<6 月龄的新生儿因髋臼和股骨头主要为软骨,X 线摄片不能显示,因此髋关节的超声检查是最有价值的。多在 4~6 周进行初次超声检查。我国最常用的髋关节超声方法为 Graf 法和 Harcke 法。

2. X 线摄片 对 7 月龄以上,股骨近端的二次骨化中心出现以后的可疑的孩子,可拍摄 X 线片明确是否存在髋关节脱位,并确定脱位程度以及髋臼和股骨头发育情况。在 X 线片上,可以划定直线以帮助读片和诊断（图 12-8-2）。其中 H 线（Hilgenreiner line）为通过髋臼最深处的 Y 形软骨中点即髂骨最低处的水平线,又名 Y 线;P 线（Ombredanne-Perkins line）为通过髋臼骨化边缘外上界的垂直线；C 线为从髋臼外上缘向 Y 形软骨中点连线。

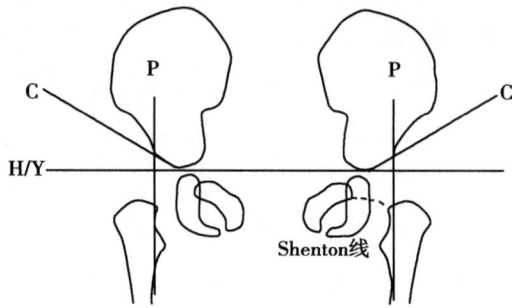

图 12-8-2　儿童髋关节有关 X 线测量示意图

（1）h-f 测量法：h 为股骨颈部上端外侧与 Y 线的垂直距离，股骨颈上端内侧处（A 点）向 H 线引一平行线，此线向内侧坐骨支的交点为 B 点，A 点与 B 点之间距离为 f。正常均值上方间隙 h 为 9.5mm，内侧间隙 f 为 4.3mm。若 h<8.5mm，f>5.1mm，应怀疑髋关节脱位；若 h<7.5mm，f>6.1mm，可诊断为髋关节脱位。此法简便易行，较为可靠。

（2）关节四分区法：P 线与 H 线（Y 线）交叉形成 4 个象限。正常股骨头骨化中心位于内下象限内，若在外下象限为半脱位，在外上象限内为全脱位。

（3）髋臼指数（acetabular index，AI）：为 C 线与 H 线的交角，用来测量髋臼顶倾斜度和髋臼生长的指数。Harris 等认为：1 岁以下，AI<30°；1~3 岁，AI<25°；4 岁至成年，AI<21°；AI ≤21° 为正常；AI 在 22°~24° 为轻度发育不良；AI ≥27°，为重度发育不良。

（4）Shenton 线测量法：Shenton 线即股骨颈内缘与闭孔上缘（即耻骨下缘）的连续线。正常时此线为平滑的弧形抛物线，脱位时此线中断。

（5）股骨头偏移百分比（migration percentage，MP）：对于髋臼发育不良合并髋关节半脱位、脱位的孩子，通常采用拍摄骨盆 X 线片，测量髋臼指数和 MP，对髋关节发育异常情况进行综合评定。

（二）评定

1. 临床检查　不同年龄段患儿临床检查方法不同。

（1）新生儿期检查：包括外观与皮纹、Allis 征、Ortolani 试验、Barlow 试验、髋关节屈曲外展试验。

1）外观与皮纹：髋脱位发生后，患侧大腿、小腿外观与健侧不对称，臀部宽，腹股沟褶皱不对称，患侧可能短或消失，臀部褶纹亦可能不相同。

2）Allis 征：患儿仰卧，双侧髋、膝关节屈曲，两足平放于床面上，正常两侧膝顶点等高，若一侧较另一侧低，则为阳性，表明股骨或胫腓骨短缩或髋关节脱位（图 12-8-3）。

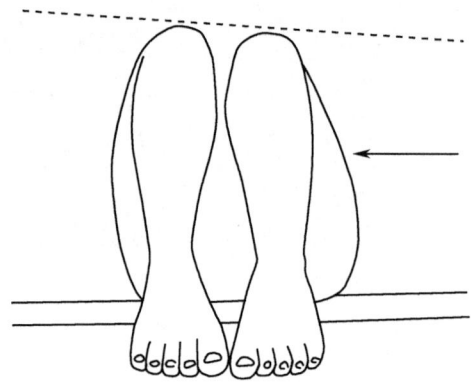

图 12-8-3　Allis 征

3）Ortolani 试验：是早期检查 DDH 的可靠方法。通过触诊的脱位感、复位感及脆响等，判断髋关节有无松弛或半脱位引起的异常活动。检查时患儿取仰卧位，屈髋屈膝 90°，检查者手掌扶一侧下肢的膝和大腿，拇指向外推，并用掌心由膝部沿股骨纵轴加压，同时轻度内收大腿，如有髋脱位则股骨头向后脱出并伴有弹响，此时外展大腿并用中指向前顶压大粗隆，股骨头则复位，当股骨头滑过髋臼后缘时，可听到脆响，则为试验阳性（图 12-8-4）。

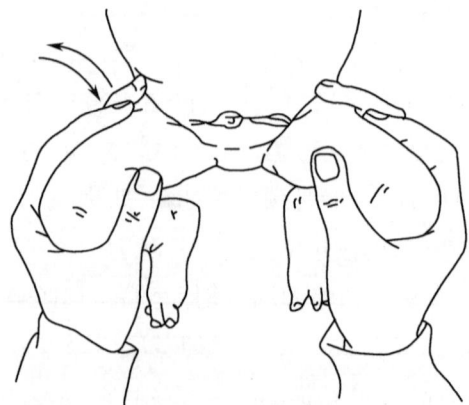

图 12-8-4　Ortolani 试验

4）Barlow 试验：又称弹出试验，是 Ortolani 试验的改良方法。检查时患儿双髋、双膝屈曲 90°，检查者握住股骨大小粗隆外展髋关节，拇指向外上方推压股骨头，股骨头向后脱出，去除压力后股骨头自然复位，则为 Barlow 试验阳性（图 12-8-5）。

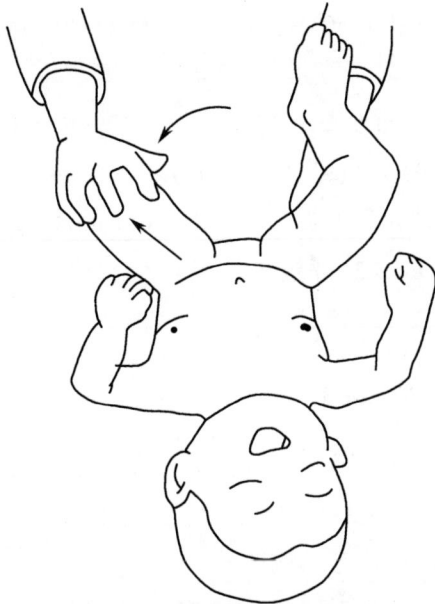

图 12-8-5 Barlow 试验

5）髋关节屈曲外展试验：又称蛙式试验。双髋关节和膝关节各屈曲 90° 时，正常新生儿及婴儿髋关节可外展 80° 左右。若外展受限在 70° 以内时应怀疑髋关节脱位（图 12-8-6）。

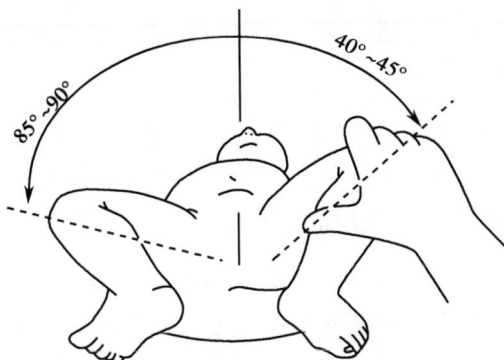

图 12-8-6 髋关节屈曲外展试验

（2）年龄较大儿童检查：较大儿童的髋可由不稳定变成脱位，并由可复位变为不可复位，因此除上述 Allis 征及外展试验外，需增加 Trendelenburg 征、望远镜试验、跛行步态检查。

1）Trendelenburg 征：先让患儿健侧下肢单腿独立，患侧腿抬起，患侧臀皱襞（骨盆）上升则为阴性；再让患侧下肢单腿独立，健侧腿抬高，则可见健侧臀皱襞下降，为阳性征，表明检查时持重侧的髋关节不稳或臀中、小肌无力（图 12-8-7）。

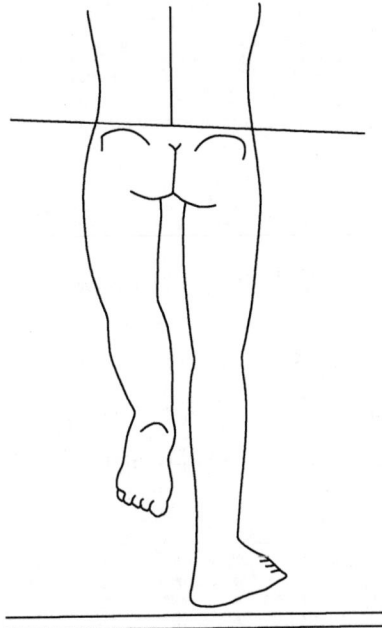

图 12-8-7A Trendelenburg 征阴性

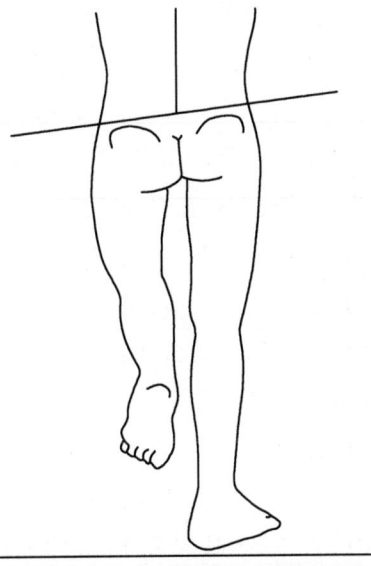

图 12-8-7B Trendelenburg 征阳性

2）望远镜试验：又称 Dupuytren 试验。检查时患儿仰卧，检查者一手握膝部抬高大腿 30°，手固定骨盆，上下推拉股骨干，若觉察有抽动和弹响则为阳性,提示存在髋关节脱位(图 12-8-8)。

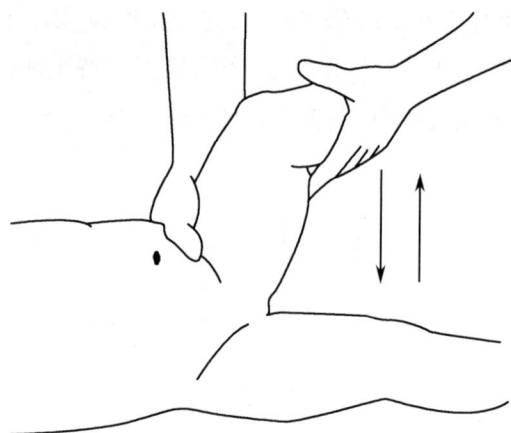

图 12-8-8 望远镜试验

3)跛行步态:发育性髋关节脱位患儿一般开始行走的时间较正常儿童晚。单侧脱位者有跛行步态。双侧脱位者站立时腰部明显前凸,易出现典型"鸭步"。

2. 康复评定 无论是保守还是手术疗法,均可对患儿的生理、发育、功能造成不同程度的影响,良好的康复评定有助于早期发现问题,制订合理的康复方案,帮助 DDH 患儿取得全面的恢复。康复评定的内容主要为:疼痛、关节活动度、肌力、生理指标、运动发育和功能等。

(1)疼痛评定:因疼痛感受的高度主观性,而 DDH 患儿治疗介入年龄常常很小,缺乏语言表达及联系既往痛苦经历的能力的特点,因此疼痛评定方法与成人有区别。对于新生儿或小月龄婴儿可采用面部表情评分,对于具备一定沟通能力的儿童,则可以选择颜色选择法、Hester 扑克牌法、口头描述法、目测类比评分法等。

(2)关节活动度评定:需要详细评估下肢的被动和主动关节活动度,包括髋关节屈曲、后伸、外展、内收、内旋、外旋;膝关节屈曲、伸展;以及踝关节的背屈、跖屈;内外翻和内收外展。

(3)肌力评定:详细评估下肢的主要肌力或肌群力量,尤其注意对髋外展肌群肌力测试。可采用徒手肌力测试,注意选择安全和适当的体位。需要重点检查的肌肉或肌群主要为:股四头肌、臀中肌、臀大肌、腘绳肌、小腿三头肌、胫骨前肌、腓骨长短肌等。同时也需要对上肢以及躯干的重要肌肉进行肌力评定。

(4)生理指标评定:由于 DDH 患儿治疗过程正处于生长发育的重要阶段,长期制动可能对患儿的生长带来负面影响。因此,对患儿相关生理指标需要进行检查,主要为下肢的长度和围度的测量。

(5)运动发育和功能评定:需要使用相关的量表对 DDH 儿童运动发育和功能情况进行评定,确保其良好的发育促进。可使用 Peabody 运动发育量表(PDMS-2)评定患儿的粗大和精细运动发育情况。

三、康复治疗

根据患者年龄大小选择不同的治疗方法,年龄越小疗效越好,一般分为保守疗法和手术疗法。

(一)治疗方法的选择

1. 保守治疗 保守治疗的理论基础是头臼取得同心圆关系是髋关节发育的基本条件,即 Harris 定律。年龄越小,发育速度越快的时候,如果头臼关系合理,则会相互刺激,使之按照生理和生物力学规律良好发育。保守疗法开始的年龄越小越好,使用根据年龄和固定需求,选择使用吊带、夹板、支具或石膏等不同的方式对复位姿势下的髋关节进行 3~6 个月的长期良好固定,并保证髋关节适当活动。

2. 手法复位和制动 对于无法通过吊带自然复位的患者采用手法复位。复位后年龄在 1 岁以下者,可使用夹板或支具固定;1 岁以上者,需先采用石膏固定 2~3 个月后,再改用夹板或支具固定。为了防止复位固定时出现股骨头缺血性坏死等并发症,一般进行复位前的牵引,缓解髋周围挛缩的软组织,松弛肌肉,减轻复位后头臼间压力。严重者可进行内收肌切断,并全麻下手法复位。手法复位一般适用于 6~18 月龄患儿。

3. 手术疗法 18 月龄以上随年龄增长及负重增加,患儿软组织挛缩逐渐加重,前倾角加大,髋臼外形畸形明显。2 岁以后保守治疗对骨性改变的塑型能力有限，故需切开复位及各类矫正手术。常见的有 Salter 骨盆截骨术、Pemberton 髋臼成形术以及股骨粗隆间旋转截骨术等。术后需进行石膏或支具固定。

（二）康复治疗方法

临床中，保守治疗或手术治疗都将是一个长期的过程，康复治疗为患儿及其家庭提供个性化和有效的服务，是保障治疗顺利进行的有力手段，同时也能合理避免并发症以及其他功能障碍的发生。康复治疗主要包括：家庭指导教育、保守治疗的康复以及术后各个恢复阶段的康复。

1. 家庭指导教育

（1）保守治疗前指导：需告知家长，新生儿期患儿进行自动复位治疗时，可能出现功能受限、肌肉萎缩、姿势异常、运动发育落后等情况，让家长认识到康复的重要性，同时建议进行相应康复治疗。教授家长掌握各种吊带的松紧度调节，佩戴期间患儿日常护理知识，并进行家庭康复训练指导，从而保证患儿日常治疗效果。

（2）复位固定治疗前指导：需告知家长石膏和支架固定的重要性，不能因为患儿哭吵等原因擅自去除，教授家长观察足趾活动和血运的方法，防止出现肢端缺血坏死，注意皮肤和大小便的护理，并对可能出现的功能受限、肌肉萎缩、姿势异常、运动发育落后等情况进行解释和告知，让家长认识到康复的重要性。

（3）手术治疗前指导：DDH 手术前，需告知家长手术相关注意事项，手术后可能出现的情况，如术后疼痛、出血、肿胀等，并告知术后的康复程序，让家长认识到康复的重要性。

（4）术前、术后转移指导：在手术前后均需指导家长术后患儿可采用的转移体位方式，转移时注意一定要保持髋关节外展位放置，注意石膏支架的妥善佩戴，避免患儿在起床、起坐等过程中过度屈曲、内收髋关节，以防股骨头从髋臼中滑脱。

2. Pavlik 吊带　适用于 Ortolani 征阳性的新生儿，以及 6 个月以下 DDH 患儿，成功率约为 90%~95%；>6 个月的患儿疗效不佳。使用吊带将髋关节稳定固定于蛙式体位（髋屈曲约 100°），防止伸髋及内收，保持髋关节的对位关系。吊带使用 3 周后，超声检查显示髋关节并没有复位，则应该终止使用吊带，进行闭合复位关节造影和人字形石膏固定。如 3 周以后髋关节复位，则可以继续使用吊带，直到体格检查超声提示髋关节在正常的范围内。

在患儿佩戴吊带、支具或石膏固定期间，要在保证良好制动的情况下，利用各种康复手段降低其对患儿带来的负面影响。

（1）保证髋关节正确固定姿势，防止并发性损伤：①固定期间，要特别注意不能使髋关节超过中立位内收、过度内旋；②监测下肢血液循环情况，预防皮肤损伤；③合理体位转移、大小便护理，防止石膏受潮变形。

（2）预防肌肉萎缩，促进血液循环：①固定期间进行下肢肌肉等长收缩练习或诱导儿童进行下肢活动。石膏固定期间需进行踝泵训练。②身体其他部位主动活动，如上肢、腰背肌、足趾等主动训练。

（3）促进患儿各项功能正常发育：①对 1 岁以下小年龄患儿进行针对性发育促进和训练，如作业治疗、粗大运动功能训练等；②必要时进行认知、言语康复训练。

3. 术后康复治疗

（1）术后制动阶段：康复主要是减轻疼痛、促进血液循环和伤口愈合，以及预防肌肉萎缩。训练方法与保守治疗制动阶段相同。

（2）牵引阶段：下肢皮牵引是 DDH 治疗中常使用的治疗方法，一般在切开复位术后石膏固定拆除后进行，起到相对制动和牵拉股骨头复位的作用，此阶段康复治疗主要为：

1）患儿家长教育：①正确的下肢皮牵引方法；②避免髋关节内收超过中立位、过度内旋；③体位转移过程中保护髋关节。

2）下肢关节活动度训练：①进行髋关节小范围关节被动训练；②踝、膝关节逐渐从主动辅助训练过渡到主动训练。

3）下肢肌力训练：①下肢肌肉抗阻练习；②髋部肌群等长收缩；③功能性电刺激等。

4）促进伤口愈合：各种物理治疗手段，如红外线、超声、低频电等。

5）保持上肢功能性水平：①以功能性活动的模式进行主动抗阻练习；②上身功能性训练，如坐起等。

（3）髋关节保护性练习阶段：在牵引等治疗结束后，早期治疗效果良好患儿即进入髋关节保护性练习阶段。在此阶段，需对髋关节进行保护，防止脱位发生。

1）恢复下肢正常关节活动度：①纠正髋外展位习惯性姿势；②渐进性髋关节活动度训练；③膝关节活动度训练。

2）下肢主动活动和控制能力训练：①卧位时在保护范围内做髋关节的主动助力练习；②在坐位下进行主动屈伸膝练习，强调终末端的伸展；③由助力进展到主动屈髋、膝（足跟滑行），去除重力的髋外展练习，根据手术入路进行由外旋至内旋中立位的练习，这些练习均在卧位下进行；④站立时手扶台面以维持平衡，屈或伸膝时进行髋关节的主动练习；⑤在术腿上施加许可的重量，进行髋屈、伸和外展的闭链练习。

（4）中期保护性练习阶段：DDH 手法方法较多，根据创伤大小等不同，其恢复时间有很大不同，此阶段主要为术后 3~6 个月。

1）恢复下肢及任何受牵连部位的肌力和肌耐力：①在许可的范围内继续进行主动开放链和闭合链的关节活动度训练；②可以在无支撑站立时进行双侧的闭合链练习，如利用轻级别弹力带或是双手持轻重物的抗阻半蹲；③术腿可在全负重时进行单侧的闭合链练习，如前后踏步；④强调增加锻炼的重复次数而非阻力，以改善肌肉耐力。

2）下肢功能性训练：①平衡功能训练；②下肢本体感觉恢复训练；③渐进性步行训练：可先行辅助下肢跨步练习，逐渐过渡到站立跨步，步

行，逐渐转换为各种方向步行练习等；④核心稳定性训练。

3）髋关节功能性活动训练：①渐进式增加阻力训练髋关节稳定性；②合理增加髋屈伸、内收外展、内外旋等动作训练；③各种生活活动行为训练。

（5）恢复后期：DDH 手术内固定拆除后，依旧需根据患儿情况进行康复训练，达到全面恢复，回归生活、学习。

1）下肢加强肌力训练：全面进行下肢抗阻训练，并与下肢功能相结合。

2）步态纠正训练：对于步态存在问题进行纠正。

3）功能性水平恢复：练习走、跑、跳，以及各种安全性高的体育运动。

四、预防及预后

（一）预防

重视对高危婴儿的筛查是早期发现发育性髋关节脱位的重要措施，重点筛查对象包括：女孩、具有发育性髋关节脱位家族史、一些高发的地区和民族、存在大腿皮纹不对称的婴儿、存在关节松弛的婴儿臀位产或剖宫产分娩者，有先天性马蹄内翻足、先天肌性斜颈和其他四肢畸形者。

（二）预后

由于婴儿期是髋关节发育最快的时期，也是髋关节脱位干预治疗的"黄金期"，故发育性髋关节脱位干预越早，预后越好。一般认为，新生儿期及时发现问题并进行干预治疗，可望获得完全正常的关节再发育；1 岁以内的患儿经长期治疗 90% 以上可获得正常的关节功能；1~2 岁在保守治疗的最后时间段可获得正常的关节功能；2~8 岁的患儿经髋关节重建性手术，大多数关节活动正常；8 岁以上患儿积极治疗，在进行关节补救性手术的基础上，相当比例的患儿关节活动受限。如果错过时机则髋关节脱位不能被纠正，就有可能造成永久性跛行或髋关节炎，甚至致残。

（张树新）

参考文献

[1] SWEENEY E, RODENBERG R, MACDONALD JM. Overuse Knee Pain in the Pediatric and Adolescent Athlete [J]. Curr Sports Med Rep, 2020, 19 (11): 479-485.

[2] DELAHUNT E, BLEAKLEY CM, BOSSARD DS, et al. Clinical assessment of acute lateral ankle sprain injuries (ROAST): 2019 consensus statement and recommendations of the International Ankle Consortium [J]. Br J Sports Med, 2018, 52 (20): 1304-1310.

[3] HARMON KG, DREZNER JA, GAMMONS M, et al. American Medical Society for Sports Medicine position statement: concussion in sport [J]. Br J Sports Med, 2013, 47 (1): 15-26.

[4] MCCRORY P, MEEUWISSE WH, AUBRY M, et al. Consensus statement on concussion in sport—the 4th International Conference on Concussion in Sport held in Zurich, November 2012 [J]. PMR, 2013, 5 (4): 255-279.

[5] 李彩凤, 李士朋. 幼年特发性关节炎精准诊断及精准治疗述评 [J]. 中国实用儿科杂志, 2021, 36 (1): 1-5.

[6] PETTY RE, SOUTHWOOD TR, MANNERS P, et al. International League of Associations for Rheumatology Classification of Juvenile Idiopathic Arthritis: Second Revision, Edmonton, 2001 [J]. J Rheumatol, 2004, 31 (2): 390-392.

[7] CATANIA H, FORTINI V, CIMAZ R. Physical Exercise and Physical Activity for Children and Adolescents With Juvenile Idiopathic Arthritis: A Literature Review [J]. Pediatr Phys Ther, 2017, 29 (3): 256-260.

[8] GREGOR K, COLLEEN N. Exercise Therapy in Juvenile Idiopathic Arthritis: A Systematic Review and Meta-Analysis [J]. Archives of Physical Medicine and Rehabilitation, 2018, 99 (1): 178-193.

[9] SABRINA C, LUCIE B. Ottawa Panel Evidence-Based Clinical Practice Guidelines for Structured Physical Activity in the Management of Juvenile Idiopathic Arthritis [J]. Arch Phys Med Rehabil, 2017, 98 (5): 1018-1041.

[10] BACINO CA, HECHT JT. Etiopathogenesis of Equinovarus Foot Malformations [J]. European Journal of Medical Genetics, 2014, 57 (8): 473-479.

[11] ALVARADOl DM, MCCALL K, HECHT JT, et al. Deletions of 5'HOXC genes are associated with lower extremity malformations, including clubfoot and vertical talus [J]. Journal of Medical Genetics, 2016, 53 (4): 250-255.

[12] DOBBS MB, GURNETT CA. The 2017 ABJS Nicolas Andry Award: Advancing Personalized Medicine for Clubfoot Through Translational Research [J]. Clinical Orthopaedics and Related Research, 2017, 475 (6): 1716-1725.

[13] MURTAZA, KADHUM, MUHUAN, et al. An Analysis of the Mechanical Properties of the Ponseti Method in Clubfoot Treatment [J]. Applied bionics and biomechanics, 2019, 2019: 1-11.

[14] MUNAJAT I, YOYSEFI M, MAHDI N. Deficient dorsalis pedis flow in severe idiopathic clubfeet: Does Ponseti casting affect the outcome？[J]. Foot, 2017: 30.

[15] SHAHEEN, BAHAR, MEH, et al. Arterial tree anomalies in patients with clubfoot: an investigation carried out at Soba University Hospital [J]. J Pediatr Orthop B, 2018, 27 (1): 67-72.

[16] LANG PJ, AVOIAN T, SANGIORGIO SN, et al. Quantification of the ossification of the lateral cuneiform in the feet of young children with unilateral congenital talipes equinovarus [J]. Bone and Joint Journal, 2017, 99-B (8): 1109-1114.

[17] BRAZELL C, CARRY PM, JONES A, et al. Dimeglio Score Predicts Treatment Difficulty During Ponseti Casting for Isolated Clubfoot [J]. Journal of Pediatric Orthopaedics, 2019, Publish Ahead of Print: 1.

[18] GRAF AN, KUO KN, KURAPATI NT, et al. A Long-term Follow-up of Young Adults With Idiopathic Clubfoot: Does Foot Morphology Relate to Pain？[J]. J Pediatr Orthop, 2017: 1.

[19] KHAN MA, CHINOY MA, MOOSA R, et al. Significance Of Pirani Score at Bracing-Implications for Recognizing A Corrected Clubfoot [J]. The Iowa Orthopaedic Journal, 2017, 37: 151-156.

[20] GANESAN B, LUXIMON A, A lJUMAILY, et al. Ponseti method in the management of clubfoot under 2 years of age: A systematic review [J]. Plos One, 2017, 12 (6): e0178299.

[21] PARK SS, LEE HS, HAN SH, et al. Gastrocsoleus Fascial Release for Correction of Equinus Deformity in Residual or Relapsed Clubfoot [J]. Foot and Ankle International/American Orthopaedic Foot and Ankle Society and Swiss Foot and Ankle Society, 2012, 33 (12): 1075-1078.

［22］CHOTIGAVANICHAYA C, EAMSOBHANA P, ARIYAWATKUL T, et al. Complications Associated with Ponseti Serial Casting and Surgical Correction via Soft Tissue Release in Congenital Idiopathic Clubfoot [J]. Journal of the Medical Association of Thailand Chotmaihet Thangphaet, 2016, 99 (11): 1192-1197.

［23］HOLT JB, DEO JI, YACK HJ, et al. Long-term results of tibialis anterior tendon transfer for relapsed idiopathic clubfoot treated with the Ponseti method: a follow-up of thirty-seven to fifty-five years [J]. Journal of Bone & Joint Surgery American Volume, 2015, 97 (1): 47.

［24］ZHUANG T, ElBANNA G, FRICK S. Arthrodesis of the Foot or Ankle in Adult Patients with Congenital Clubfoot [J]. Cureus, 2019, 11 (12): e6505.

［25］ESHAK LM, SHERIF NB, MAGDY E, et al. Double column osteotomy for correction of residual adduction deformity in idiopathic clubfoot [J]. Annals of the Royal College of Surgeons of England, 2010, 92 (8): 673-679.

［26］GANGER R, RADLER C, HANDLBAUER A, et al. External fixation in clubfoot treatment—a review of the literature [J]. Journal of Pediatric Orthopedics Part B, 2012, 21 (1): 52.

［27］曹琴英. 胎儿马蹄内翻足的产前诊断及预防措施的探讨 [J]. 中国妇幼保健, 26 (12): 1813-1816.

［28］DIMEGLIO A, F CANAVESE. The French functional physical therapy method for the treatment of congenital clubfoot [J]. Journal of Pediatric Orthopaedics-part B, 2012, 21 (1): 28-39.

［29］潘少川. 实用小儿骨科学 [M]. 北京: 人民卫生出版社, 2005.

［30］吉士俊, 潘少川, 王继孟. 小儿骨科学 [M]. 济南: 科学技术出版社, 1997.

［31］何曼, 王瑜, 赵景新. 加速康复外科及术后早期康复在大龄儿童肱骨髁上骨折治疗中的应用 [J]. 中国临床研究, 2020, 33 (10): 1349-1353.

［32］ABZUG JM, DUA K, KOZIN SH, et al. Current concepts in the treatment of lateral condyle fractures in children [J]. J Am Acad Orthop Surg, 2020, 28 (1): 9-19.

［33］ROY MK, ALAM MT, RAHMAN MW, et al. Comparative study of stabilization of humerus supracondylarfracture in children by percutaneous pinning from lateral side and both sides [J]. Mymensingh Med J, 2019, 28 (1): 15-22.

［34］HUSSAIN A, SIDDIQUE T, GILLANI S. Functional and radiological outcome in delayed presenting closed displaced lateral condyle fracture of humerus in children [J]. J Coll Physicians Surg Pak, 2021, 31 (1): 107-109.

［35］SARGENT B, KAPLAN SL, COULTER C, et al. Congenital Muscular Torticollis: Bridging the Gap Between Research and Clinical Practice [J]. Pediatrics, 2019, 144 (2): e20190582.

［36］KAPLAN SL, COULTER C, SARGENT B. Physical Therapy Management of Congenital Muscular Torticollis: A 2018 Evidence-Based Clinical Practice Guideline From the APTA Academy of Pediatric Physical Therapy [J]. Pediatr Phys Ther, 2018, 30 (4): 240-290.

［37］KIM HJ, AHN HS, YIM SY. Effectiveness of Surgical Treatment for Neglected Congenital Muscular Torticollis: A Systematic Review and Meta-Analysis [J]. Plast Reconstr Surg, 2015, 136 (1): 67e-77e.

［38］KIM SN, SHIN YB, KIM W, et al. Screening for the coexistence of congenital muscular torticollis and developmental dysplasia of hip [J]. Ann Rehabil Med, 2011, 35 (4): 485-490.

［39］赵娜, 骆雄飞, 苏志超, 等. 美国物理治疗协会 2018 年《先天性肌性斜颈的循证医学指南》解读——早期识别、分级与治疗 [J]. 中国康复医学杂志, 2020, 35 (2): 221-223.

［40］NEGRINI S, DONZELLI S, AULISA AG, et al. 2016 SOSORT guidelines: Orthopaedic and rehabilitation treatment of idiopathic scoliosis during growth [J]. Scoliosis and Spinal Disorders, 2018, 13: 3.

［41］F BALAGUÉ, F PELLISÉ. Adolescent idiopathic scoliosis and back pain [J]. Scoliosis and Spinal Disorders, 2016, 11 (1): 27.

［42］LONSTEIN JE, CARLSON JM. The prediction of curve progression in untreated idiopathic scoliosis during growth.[J]. Journal of Bone & Joint Surgery-American, 1984, 66 (7): 1061-1071.

［43］BERDISHEVSKY H, LEBEL VA, BETTANY-SALTIKOV J, et al. Physiotherapy scoliosis-specific exercises—a comprehensive review of seven major schools [J]. Scoliosis & Spinal Disorders, 2016, 11 (1): 20.

［44］DU Q, ZHOU X, NEGRINI S, et al. Scoliosis epidemiology is not similar all over the world: a study from a scoliosis school screening on Chongming Island (China) [J]. BMC Musculoskeletal Disorders, 2016, 17 (1): 303.

［45］周璇, 杜青. 脊柱侧弯特定运动疗法研究进展 [J]. 中国康复医学杂志, 2016, 31 (004): 478-481.

［46］周璇, 杜青, 梁菊萍, 等. 脊柱侧弯特定运动疗法治疗轻度青少年特发性脊柱侧弯患者的疗效观察 [J]. 中华物理医学与康复杂志, 2016, 38 (12): 927-932.

［47］ALSIDDIKY A, ALATASSI R, ALQARNI MM, et al. Simultaneous bilateral single-stage combined open reduction and pelvic osteotomy for the treatment of developmental dysplasia of the hip [J]. J Pediatr Orthop B, 2020, 29 (3): 248-255.

［48］IBRAHIM MM, EL-LAKKANY MR, WAHBA MM, et al. Combined open reduction and dega transiliac osteotomy for developmental dysplasia of the hip in walking children [J]. Acta Orthop Belg, 2019, 85 (4): 545-553.

［49］LYU X, FU G, FENG C, et al. Clinical and radiological outcomes of combined acetabuloplasty with acetabular redirectional osteotomy and femoral shortening for children older than 9 years of age with developmental dysplasia of the hip: a retrospective case series [J]. J Pediatr Orthop B, 2020, 29 (5): 417-423.

［50］王树辉, 王建真, 张远鉴, 等. 骨盆 Salter 截骨治疗发育性髋关节脱位术后渐发脱位的原因分析 [J]. 临床骨科杂志, 2021, 24 (2): 220-223.

［51］赵伟, 邓华军, 韦敏荣, 等. 髋关节造影在发育性髋关节脱位中的应用进展 [J]. 广西医学, 2020, 42 (23): 3107-3109.

第一节　概　　述

遗传性疾病又被称为基因病（genetic disease），是指因生殖细胞或受精卵的遗传物质（染色体，DNA）在数量、结构或功能上发生改变所引起的人类疾病，具有发病年龄早、临床表型和遗传型复杂、缺乏根治办法、致死或致残率高等特点，严重危害人类健康。

一、遗传病的分类

按照遗传方式不同，临床上通常将遗传病分为五大种类：①单基因病（monogenetic disease）：是指由于染色体上单一基因的一个或两个等位基因突变引起的遗传病，又称孟德尔疾病。遗传方式包括常染色体显性或隐性遗传、X 连锁显性或隐性遗传、Y 连锁遗传，少数为特殊遗传方式，如与性别相关的遗传、基因组印记以及嵌合突变等。②多基因病（polygenetic disease）：是指由多对微效基因和环境因素双重影响而引起的疾病，由遗传因素决定个体对环境因素的易感性。多基因病没有严格的孟德尔传递规律，有家族聚体发病风险。③染色体病：是指染色体数目或结构畸变引起的疾病，包括各种微小染色体缺失或重复引起的综合征。④线粒体病：是指由于线粒体 DNA（mtDNA）或核基因突变导致线粒体功能下降、能量代谢障碍的一类疾病，最常累及中枢神经和肌肉系统。⑤体细胞遗传病。

二、遗传病的症状学

遗传病的起病年龄从胎儿期直至老年期，起病方式可以是慢性隐匿性、亚急性或急性发作性，病程可以呈静止性、进展性或倒退性。临床症状和体征复杂多样，可累及一个及多个器官系统，其中，神经系统受累最多见。其临床表现可以分为 3 大症状群：①普遍性表现，即遗传病的共有症状，如特殊体貌、器官结构畸形、全面性发育迟缓（global developmental delay，DD）、智力障碍（intellectual disability，ID）、癫痫发作等。②特征性表现：具有某种疾病的提示和诊断价值的症状和 / 或体征，如角膜 K-F 环提示肝豆状核变性；对称性近端肢体无力伴腱反射消失而感觉不受累提示脊髓性肌萎缩症（spinal muscular atrophy，SMA）、男童腓肠肌肥大伴 Gower 征提示假肥大型肌营养不良等。③非特异性表现，如进食和营养障碍、体格生长发育迟缓、肌张力低下、肌肉无力、精神行为异常等。

三、遗传病的诊断

遗传病的诊断主要依据详细的病史和体格检查、一般性实验室和影像学检查、家系分析、生化指标分析和遗传学检查等，最终确诊必须基于临床表型和基因检测结果的综合分析，必要时需要进一步进行实验室研究寻找致病性方面的支持证据。

（一）症状和体征分析

根据病史和体格检查特点，结合阳性实验室和影像学检查结果，做出初步临床印象。

（二）家系分析

调查家族成员患病情况，绘制成系谱进行系谱分析,有助于单基因病的诊断。

(三) 染色体分析

采用染色体核型高分辨分析和荧光原位杂交(fluorescence in site hybridization,FISH)检测数目异常和结构畸变;微阵列比较基因组杂交(array comparative genomic hybridization,array CGH)技术检测染色体微重复/缺失。

(四) 生化分析

以蛋白质分子的结构和功能缺陷为病理基础的单基因病,可以对蛋白质分子本身和酶促反应过程中的底物或产物进行定量或定性分析协助诊断,送检样本包括血液、活检组织、尿、粪、阴道分泌物、脱落细胞和培养细胞等。

(五) 基因诊断

基因诊断(gene diagnosis)是利用一代测序法(Sanger 法)或二代测序技术,直接在 DNA 水平来检测单个碱基置换、缺失和插入等基因缺陷,从而作出判断。需要专科医生仔细掌握病情特点,可以根据临床表型选择适当性检测方法,如疾病特异性单基因检测、基因 panel、动态突变检测或大片段检测、家系三人全外显子测序、全基因组测序等。

四、遗传病的预防和治疗

1. 遗传病的预防　主要包括以下措施:①避免近亲婚配,适龄结婚和生育;②婚前检查和孕期保健;③遗传咨询、携带者筛查和产前诊断;④环境保护、新生儿疾病筛查和早期发育监测。

2. 遗传病的治疗　主要包括:一般性治疗、基因疗法和康复治疗。①一般性治疗:针对危及生命的代谢和内分泌紊乱,提供对症和支持治疗,以纠正代谢紊乱、维持生命体征、保护脏器功能;针对疾病特点给予特定饮食或酶学疗法;共患癫痫或精神疾病的药物治疗;器官结构异常和畸形的手术治疗等。②基因治疗:是指利用分子生物学方法将外源目的基因(DNA 或 RNA)导入患者体内使之表达,以纠正或补偿因基因缺陷或异常引起的疾病(即基因修正和基因置换疗法);或通过向细胞内导入核酸达到沉默或激活目的基因,以达到治疗目的(即基因增强和基因失活疗法)。例如:反义寡核苷酸分子诺西那生钠(spinraza)可修饰 *SMN2* 基因的剪接以增加正常完整长度 SMN 蛋白的生成,用于治疗 SMA。③康复治疗:根据功能评定情况,围绕 ICF-CY 理论框架,多学科协作以小组工作的方式,为患儿提供目标导向性治疗,包括康复护理、物理治疗、作业治疗、言语治疗、教育心理治疗、中医康复等,旨在促进患儿的功能发育、延缓或改善萎缩与挛缩、管理好姿势对线和神经病学并发症,帮助患儿建立生活自信心、提高生活独立性和社会功能。

(候 梅)

第二节　染色体病

一、概述

由于遗传、物理、化学、生物等各种原因引起的染色体数目和/或结构异常所导致的疾病被称为染色体病。由于染色体上基因众多,加上基因的多效性,因此染色体病会引发机体多系统、多器官的形态、结构和功能异常,呈综合征表现。怀疑染色体病时可以通过染色体核型分析、微阵列分析等遗传学检测方法明确诊断。染色体病尚无根治方法,主要是对症及各种康复治疗。

二、诊断及评定

(一) 诊断

染色体病的诊断依据典型临床特点和遗传学

检测结果。除疾病诊断外,应重视多器官系统受累核心症状、伴随障碍和共患病的诊断。

1. 临床特点　染色体病既有共性特征,又有各自的特异性表现。本文展示了几种临床相对常见的染色体病的发病率、遗传学异常、核心症状及其他异常表现(表13-2-1)。

表13-2-1　常见染色体病的遗传学异常及临床特征

病名	发病率	遗传性异常	核心症状	其他伴随障碍	共患病
21-三体综合征,又称先天愚型、唐氏综合征(Down syndrome, DS)	约为1/800活产儿	存在额外的21号染色体	①特殊面容:表情呆滞,喜张口伸舌,易流涎;头颅小而圆、头发稀、脸扁平、口颌小、舌胖、颈短;眼距宽、眼裂小而上斜、内眦赘皮;耳小、上耳轮折叠过度、耳垂小或缺如。②特殊皮纹:通贯掌、atd角增大,第4、5指桡箕增多,第1、2趾间隙宽而深呈草鞋履征。③发育迟缓:中至重度GDD/ID;肌张力低下;95%有发音缺陷、声音低哑、发音不清。④体格发育落后:骨龄延迟,前囟闭合晚,矮身材,出牙迟且常错位,四肢短,骨盆发育不良,髋臼浅	大多性情温和,常傻笑,少数易激惹、任性、多动,攻击行为;约50%合并室间隔缺损、房间隔缺损等先天性心脏病;可有消化道畸形,白内障、屈光不正等视觉障碍,免疫功能低下等	阻塞性睡眠呼吸暂停,中耳炎,甲状腺疾病,白血病,阿尔茨海默病等
5p部分单体综合征,又称猫叫综合征(cri du chat syndrome, CDCS)	1/50 000~1/15 000活产儿	5号染色体短臂部分或全部缺失(MARCH6、CTNND2及SEMA5A是关键基因)	①哭声异常:猫叫样哭声,多于1岁后消失。②特殊面容:头围小伴额缝突出、脸圆、短颈,眼距宽、内眦赘皮、睑裂下斜、斜视,小下颌、宽鼻、高腭弓,低耳位、耳郭形状异常、外耳道狭窄、耳前赘肉等。③发育迟缓:出生时低体重,婴儿期喂养困难、肌张力低下和生长迟缓;早期各种发育里程碑获得延迟;语言落后但言语理解好于表达;不同程度的GDD/ID	先天性心脏病,唇腭裂,消化、泌尿系统畸形,骨骼畸形(脊柱侧弯、肋骨畸形、并指/趾、多指/趾等),视神经萎缩等	癫痫,孤独症谱系障碍,睡眠障碍等
脆性X综合征(fragile X syndrome, FXS)	男性约1/4 000,女性约1/8 000活产儿	X染色体上的FMR-1基因内(CGG)n重复序列不稳定性扩增及CpG岛异常甲基化	①特殊面容:头围大、前额突出、窄长脸、大下颌、宽鼻梁,上门齿长、嘴大唇厚、耳大、招风耳,可有内眦赘皮、眼睑下垂、眼球震颤。②青春期后男性患者的睾丸比常人要大。③发育迟缓:早期肌张力低、关节韧带松弛;不同程度GDD/ID,女性患者严重程度较轻。④语言障碍:常有重复性或刻板性语言,语速较快而含混不清,听力和记忆力较差。⑤行为异常:主要表现为注意力不集中、多动、易兴奋或孤僻、逆反心理强	近视、远视、斜视等视觉障碍,眩晕、嗅觉低下、听力障碍	注意缺陷多动障碍,孤独症谱系障碍,焦虑-抑郁,慢性疼痛综合征,甲状腺功能减退,高血压,睡眠呼吸暂停综合征

病名	发病率	遗传性异常	核心症状	其他伴随障碍	共患病
先天性睾丸发育不全症,又称克兰费尔特综合征(Klinefelter syndrome,KS)	新生男婴1/660~1/600	男性存在一条或多条额外X染色体	①体格发育异常:身材一般较高,四肢较长,与身体不成比例;②性腺功能减退:高促性腺激素性腺功能减退症,睾丸常小而硬(双侧体积<4ml),小阴茎,不育症(大多为无精子症),阴毛呈女性三角形分布,腋毛少,无喉结和胡须,皮下脂肪丰满,皮肤细嫩,约30%男性患者会出现乳房肿大;③行为和认知障碍:大多数患者在智力、行为、注意力、社交技能和适应功能方面属于平均范围,随着X染色体数目的增多,行为和认知障碍逐渐加重,尤其是语言表达能力	易发生肥胖、糖尿病、骨质疏松、肌少症及肌力下降代谢综合征等代谢异常,乳腺癌和纵隔生殖细胞肿瘤风险增加	精神疾病(焦虑、抑郁、行为障碍和精神分裂症)
先天性卵巢发育不全综合征,又称特纳综合征(Turner syndrome,TS)	新生女婴1/4 000~1/2 500	一条X染色体完全或者部分缺失所致	①原发性性腺发育不全:卵巢发育不良,生殖器官呈幼女型,青春期无第二性征出现,无乳房发育,无月经;青春期促性腺激素增高,雌激素极低;大多无生育能力。②身材矮小:出生即可见身材矮小,终身高一般低于150cm,易发胖。③特殊面容:腭弓高尖,小下颌,内眦赘皮,宽眼距,塌鼻梁,耳上部凸出,鲨鱼口样;常见颈蹼、颈粗短和后发际低。④智力障碍:程度轻,平均智商约95	骨关节异常,心脏畸形,听力障碍,外耳畸形,牙齿发育异常,近视、斜视、上睑下垂,泌尿系统畸形,特发性高血压,糖尿病、甲状腺疾病	注意缺陷多动障碍,所有自身免疫性疾病风险增加,心理及行为问题
天使综合征(Angelman syndrome,AS),又称快乐木偶综合征	1/40 000~1/10 000活产儿	母源染色体15q11-13上编码泛素蛋白连接酶E3(ubiquitin protein ligase E3A,UBE3A)的基因缺失或表达异常	①特殊面容:表情愉快、皮肤白皙,小头畸形、枕部扁平,眼窝深、嘴大、牙间隙宽。②语言障碍:表达性语言严重受损,无或仅有少量词汇。③运动障碍:肌张力低下、姿势不稳,平衡和协调障碍、共济失调步态等。④GDD/ID,各能区普遍性落后,通常发展为重度ID。⑤独特的行为特征:过度频繁的微笑,通常为不恰当地笑,缺乏注意力,多动,易激惹,舞动样动作,拍手等。⑥癫痫和脑电图特征:通常3岁前起病且多为药物难治性癫痫;脑电图表现为游走性慢波,额区2~3Hz δ节律、广泛性或后头部4~6Hz θ节律或后头部2~6Hz混合慢波活动,夹杂或不夹杂多灶棘波、棘慢复合波	超过50%的患者存在脊柱侧弯,常伴有眼科异常(如斜视、眼球震颤、屈光不正等)	睡眠障碍,注意缺陷多动障碍

续表

病名	发病率	遗传性异常	核心症状	其他伴随障碍	共患病
肌张力低下-智能障碍-性腺发育滞后-肥胖综合征,又称普拉德-威利综合征(Prader-Willi syndrome,PWS)	1/30 000~1/10 000 活产儿	父源染色体 15q11-13 区域印记基因的功能缺陷	①特殊面容:额头小、额径窄、杏仁眼、斜视、薄上唇、口角下斜,手足小。②生长发育异常:矮身材,男性平均身高为 155cm,女性为 148cm;婴儿早期肌张力低、喂养困难,幼儿期食欲过强、贪睡、渐出现肥胖。③GDD/ID:程度差异较大,5岁后的智商范围为 20~80。④行为异常:70%~90%的患者在儿童早期明显表现出脾气暴躁、固执、操纵别人和强迫行为。⑤性腺功能减退:在两性中都存在,表现为生殖器发育不全,青春期延迟,大多数不育	甲状腺功能减退,糖耐量受损和糖尿病,斜视,髋关节发育不良,脊柱侧弯等	睡眠异常,阻塞性呼吸暂停,孤独症,注意缺陷多动障碍,精神心理问题
先天性主动脉瓣上狭窄综合征,又称威廉姆斯综合征(Williams syndrome,WS)	1/20 000~1/10 000 活产儿	7q11.23 邻近多个基因的缺失所致,涉及弹性蛋白基因 ELN、GTF2I 及 LIMK1 等多个关键基因	①心血管病变(75%~80%):以主动脉瓣狭窄和肺动脉瓣狭窄、高血压为主。②精灵脸面容:前额宽、脸颊丰满、眼距宽或伴内眦赘皮、眼裂小、眼睑松肿、斜视;鼻梁低平、鼻孔朝前、人中长、牙缝大、阔嘴、唇厚、前突且张口、小下颌、耳朵突出、耳垂较大等。③智力障碍(75%):多为轻度至中度智力障碍,平均智商 50~60。④独特的性格特征:活泼、过度友好、听觉敏锐,对音乐感兴趣,语言表达能力强。⑤生长异常:体重及身高增长不良,平均成人身高低于正常第 3 百分位	结缔组织异常:腹股沟疝、脐疝、皮肤和关节韧带松弛等;内分泌异常:特发性高钙血症、高钙尿症、甲状腺功能减退、性早熟等;远斜视、感音神经性聋、漏斗胸、小阴茎等	癫痫、孤独症谱系障碍、注意缺陷多动障碍、焦虑等精神疾病

2. **遗传学检查**　需根据表型特点选择适宜的遗传学检查方法:①染色体核型分析和 FISH 技术可用于诊断 DS、KS、TS、5p 部分单体综合征等;②array CGH 技术用来检测拷贝数变异、确诊染色体微缺失 / 重复综合征,可用于诊断 AS、PWS、WS 等;③MLPA 技术用来检测大片段重复 / 缺失变异;④TP-PCR 技术可以检测动态突变,用于脆性 X 综合征的诊断;⑤一代或二代测序技术可以检测点突变,用于 AS 点突变患儿和其他单基因病的诊断。

3. **其他检查**　需根据临床核心表型、伴随障碍和共患病情况选择相关检查,如颅脑磁共振、CT、脑电图、骨骼 X 线片、多导睡眠监测、激素等内分泌指标测定等。

（二）康复评定

1. **一般情况评估**　通过观察患儿的面容、皮肤、身材、姿势、玩耍情况、言语水平等,可对患儿形成总体直观印象。

（1）病史:应重点关注家族史、孕产史、新生儿疾病史、生长发育史等;是否合并癫痫或其他疾病,有无发育倒退;既往诊断和治疗情况,以及目前存在的主要问题;通过患儿及家长访谈了解患儿的精神状况、性格特点、情绪、行为、兴趣爱好、心理状况、家庭环境和社会环境，以利于制订康复方案。

(2)体格检查：需特别关注神经系统和肌肉骨骼系统受累情况，及时发现 GDD/ID、脊柱侧弯、四肢骨关节畸形等。

2. 功能评定

(1)发育评定：需选择适于年龄的测评方法。筛查性测试包括丹佛发育筛查(DDST)第 2 版、0~6 岁儿心量表，诊断性测试常用格塞尔发育量表(Gesell developmental schedule，GDS)、贝利婴幼儿发展量表(Bayley scales of infant development，BSID)等。

(2)运动功能评定：染色体病常表现为全面性发育迟缓，且存在肌张力低下、韧带松弛、抗重力姿势发育不足和关节对线不良等，影响早期运动发育、限制运动功能和肌肉骨骼健康。需进行以下评定：①运动发育评定：可根据病情选择运动评估量表。18 月龄以下者采用 Alberta 婴儿运动量表评估运动发育情况；72 月龄以下者采用 Peabody 运动发育量表评估粗大及精细运动能力。②肌力、耐力和肌张力评定：通过徒手肌力检查、器械肌力评定、等速肌力评定等评定肌力和耐力；通过观察、触摸肌肉的软硬程度、被动运动肢体、关节活动度检查等评定肌张力。③步态分析：通过观察法、足印法、三维步态分析、视觉步态分析等评定步态。④平衡功能评定：常用平衡测定仪和儿童平衡量表(pediatric balance scale，PBS)测试儿童的平衡能力。

(3)语言 - 言语功能评定：染色体病患儿合并听力障碍时会影响语音感知和辨别，头面部异常累及口腔器官结构和 / 或功能时会影响构音和言语清晰度，智力障碍者影响思维语言和构音计划执行等，可根据语言 - 言语行为特点选择语言专项评定，并结合神经心理测验作出语言学诊断、制订语言 - 言语治疗计划和重点内容。常用语言专项评定方法包括儿童汉语语音识别词表、口部运动功能评定、中国康复研究中心汉语版构音障碍评定法、S-S 语言发育迟缓检查法、语言交流能力测评等。

(4)日常生活活动能力评定：可采用 Barthel 指数(BI)评定基本日常生活活动能力，采用儿童功能独立性评定量表(Wee-FIM)、儿童能力评定量表(PEDI)等评估复杂性日常生活活动能力。

(5)神经心理学评定：可根据相应症状选择以下方法进行筛查或评定：斯坦福 - 比奈智力量表(Stanford-Binet intelligence scale，SBIS/BIS)、韦氏儿童智力量表第 4 版(WISC- Ⅳ)、韦氏幼儿智力量表第 4 版(WPPSI- Ⅳ)进行智力测验；儿童社会适应能力量表评定社会适应和生活自理技能；可疑 ASD 患儿行改良版婴幼儿孤独症筛查量表(M-CHAT)、孤独症行为量表(ABC)、儿童孤独症评定量表(CARS)等评定；多动等异常行为者进行 Conner 行为评定量表、Achenbach 儿童行为量表(CBCL)等评定。

3. 其他伴随或共患障碍的评定 可酌情选择相应检查与评定，如心脏彩超、心电图、脑电图、视觉诱发电位或脑干听觉诱发电位检查、脊柱 X 线片、髋关节彩超或正位片、血常规和生化检查、骨代谢指标与骨龄测定、甲状腺功能、性激素、生长激素或其他内分泌功能评定。

三、康复治疗

染色体病尚无根治办法，早期启动对症和支持治疗，不仅可以挽救生命、维护器官功能，而且可以帮助促进生长发育、降低致残程度、提升社会功能和生活质量。

(一)一般性治疗

1. 喂养和营养干预 部分染色体病患儿存在胎儿生长受限、生后进食困难、吞咽障碍、体重增加不良等，影响体格生长、营养状态和整体发育状况。需要常规进行喂养指导和营养干预，保证充分的液体、能量和各种营养素摄入，严重病例不能经口喂养者给予鼻饲或肠道营养。

2. 手术治疗 合并先天性心脏病、食管闭锁等消化道畸形者需及早进行外科评估并手术治疗，降低死亡率。合并骨关节畸形、固定性挛缩者需行骨科手术矫治。

(二)康复治疗

染色体病患儿一旦确诊,就应尽快启动功能监测和康复性管理。康复治疗的目标是围绕 0~3 岁神经系统发育成熟关键期,基于经验依赖性大脑可塑性、神经发育学和重复学习等原理,全面促进各项里程碑的早期获得、避免或减轻智力障碍、维持正常姿势对线、防止继发性肌肉骨关节变形、促进早期社会融合等。

1. 物理治疗 以运动疗法为主,根据疾病和运动功能特点制订康复目标、计划和方案。

(1)神经发育学治疗:通过中枢性反射、周围皮肤感觉和本体感觉易化等不同途径,遵循人体神经发育的自然规律,帮助建立正确的姿势和功能活动模式、促进正常运动和姿势发育,使用中需要以动态系统理论、学习和重复练习为原则,实施活动/任务导向性训练,摒弃或减少被动成分和限制性治疗。

(2)目标-活动-运动集成法(goals-activity-motor enrichment,GAME)疗法:该疗法基于神经发育学和运动学习原则、以家庭为中心的、符合自然生态学框架的治疗方法,遵循目标导向性强化运动训练、父母教育与家庭项目、丰富婴儿的运动学习环境三大核心要素,兼顾其他功能障碍,由医生和治疗师指导家长实施,不仅可以有效提高脑瘫和脑瘫高危儿的运动功能,也有利于改善各种婴幼儿发育迟缓的运动、吞咽、语言和认知功能发展轨迹。

(3)运动疗法:可以采用本体感觉促通技术、悬吊治疗技术、平衡策略训练、跑步机和自行车训练等,增强肌力、核心稳定性和运动耐力,从静态到动态、从宽基底支撑到窄基底支撑、从踝策略到髋策略和跨步反应,逐渐提升平衡技巧,学习控制身体重心、维持良好姿势对线、参与协调性运动的能力。

2. 作业治疗

(1)改善上肢肌力和肌张力训练:可进行抬臂、举肩等抗重力姿势保持,沙袋负重等训练,以克服上肢低张力和关节韧带松弛。

(2)促进精细运动发育训练:进行手的抓放物体、手眼协调、手指分离运动、双手协调操作能力的训练。如搭积木、捡豆、推球、写字、画图、打字等。

(3)感知觉训练:训练中增加各感官刺激,如把玩不同大小、形状、质地和颜色的玩具,跟着节拍训练、找出声源,袋中寻宝(找出冷、温、热物品)等。

(4)日常生活活动能力训练:通过对环境-家庭半结构式安排,尽早进行移动动作、饮食、衣着盥洗、如厕、用具命名、操作能力等训练,培养日常生活自理能力。

(5)感觉统合训练:染色体病患儿往往存在感觉信息处理障碍、感觉过敏或不敏感。可通过球池训练、泥土游戏、吹风机游戏、圆木吊缆、身体跷跷板等强化对各种感觉的识别能力,增加感觉信息整合能力以及身体协调与平衡技巧。

3. 言语-语言治疗

(1)提升语言前技能的训练:通过设计多元化和富有趣味性的游戏和活动,学习和发展包括共同注意、轮流技巧、模仿、游戏技巧、沟通意愿等语前技巧。儿童必须具备这些能力,才有可能发展出更高层次的语言能力。

(2)促进语言理解及表达能力的训练:根据语言发展阶段及儿童所处周边环境的需要,从日常生活中物品和用语入手,先建立起对事物的基本概念,匹配物品、大小和颜色,由对名词和动词的理解、仿说,逐渐过渡至对词组、短句、复杂句子的理解和仿说,继而主动表达和自由会话,通过实际生活中的语言使用提高语言理解与表达水平。

(3)提升儿童的社交沟通能力:通过小组训练或模拟生活场景,激发和鼓励儿童运用语言技巧,进行不同的社交沟通活动,如打招呼、讨论游戏规则等方式,提升儿童的社交沟通能力。

(4)构音和语音训练:适用于存在言语清晰度和音韵学障碍的患儿,包括:①呼吸训练:引导气流法、呼吸节律、呼吸控制、最长呼气保持等;②口肌训练:舌-下颌-唇的肌力和运动控制训练,腭咽闭合训练,口周穴位按摩和针刺治疗等;③构音类似运动和构音训练:应遵循由易到难的原则,先元音后辅音,先双唇音后软腭音、齿音、舌齿音等方向进展,按照单音节、单词、句子、短文的顺序进行;

④音韵学训练：声调和韵律训练、反馈和自我认识等。

（5）进食吞咽治疗：针对存在进食和吞咽障碍患儿应及早提供口腔感觉运动治疗、间接吞咽训练、直接进食吞咽训练等，促进口部感觉和运动、增加进食体验、提高吞咽技能和效率，保证进食和营养。

4. 认知能力训练

（1）感知觉训练：主要是给予患儿反复多次的特定感觉刺激，增加大脑感觉输入和信息整合，从而提高感知能力。

（2）认知训练：包括记忆力、注意力、思维能力、计算力、判断能力、组织能力、执行任务能力、解决问题能力等，可以根据发育水平和配合程度以个别化治疗、小组活动或角色扮演等方式进行。

5. 教育疗法 根据智力发育水平尽早融合教育、因材施教。可采用集体教学与个别化教学相结合、学校教育和家庭教育相结合的形式，通过一些有目的活动，利用形式多样的教学资源和现代化的教具设备，最大限度地发挥患儿的潜能。

6. 矫形辅助具 肌张力低下、韧带松弛的患儿常存在膝关节过伸、扁平足、脊柱侧弯等身体姿势对线异常，需及时配戴矫形器增加关节稳定性、提供良好支持和身体对线、预防和纠正继发性变形。

7. 精神心理治疗 加强医疗和教育管理方面的知识宣教，为患儿和家长提供心理咨询和心理支持，帮助克服自卑感及抑郁情绪，营造健康向上的生活氛围和信心，避免社会歧视；行为干预帮助增强注意力和行为控制能力、改善情绪障碍，共患ADHD、焦虑、抑郁等酌情使用精神类药物辅助治疗等。

（三）其他伴随障碍和共患病的治疗

染色体病患儿常常多系统受累，且不同年龄阶段将会面临不同的并发症，因此需要进行系统监测、随访和多学科管理。合并肥胖、消瘦、矮小、甲状腺功能减退、生殖内分泌异常者应转介给相应专业医师处理；伴发癫痫和癫痫高风险者应避免使用

兴奋类神经营养药物，谨慎使用脑循环、经颅磁刺激、高压氧之类的治疗，避免强烈情绪刺激，实时进行抗癫痫治疗并长期规范管理；合并先天性心脏病者康复治疗中应个体化处理，把握好训练强度，避免过度疲劳。

四、预防及预后

（一）预防

一级预防：主要有对生育过染色体病患儿的经产妇及反复发生自然流产和死产的孕妇施行宫内诊断；注意环境保护，加强职业性防护监测；开展遗传咨询、积极推行优生法，做好婚姻和生育的医药遗传指导，提倡适龄生育和计划生育。

二级预防：包括普查（筛选）、定期体检、高危人群重点监护等。做到早期发现、早期干预、减少疾病造成的损伤。

三级预防：对已经确诊的遗传病患儿不应歧视或放弃，而应尽早开始早期发育监测、早期干预和康复治疗，促进发育，改善功能水平和未来结局。

（二）预后

不同染色体病的临床表现、严重程度及预后不同，一般来说，累及的基因数目越多，临床表现就越复杂，畸形及功能障碍累及的脏器和系统就会越多，预后也会越差。DS患儿25%~32%生后1年内死亡，8%可存活至40岁以上；5p部分单体综合征患儿6.4%于儿童期死亡。存活者均呈现不同程度的生长落后、智力障碍、生活自理障碍。WS患儿预期寿命低于一般人群，但大部分可长至成年，从事简单工作，生活可自理，但可能伴随多种身体方面的疾病，需定期复查并治疗。AS患者中，缺失型最重，早期出现难治性癫痫、严重智力障碍及语言损害，需终生照看。PWS患儿呼吸道和其他发热性疾病是儿童死亡的最常见原因，成年后存在轻至中度智力障碍以及矮小、肥胖和性功能低下等内分泌问题，肥胖相关的心血管问题、胃病或睡眠呼吸暂停是成人死亡的最常见原因。脆性X综合征患者寿命正常，但因其不同程度智力障碍影响独立生活性。克兰费尔特综合征、特纳综合征等虽不会

危及生命,但可能的认知、性格、生育、代谢异常会严重干扰健康状态,如果合并症可良好控制,疾病可平稳控制长期生存。

(候 梅)

第三节 脊髓性肌萎缩症

一、概述

脊髓性肌萎缩症(spinal muscular atrophy, SMA)是一组由脊髓前角运动神经元变性导致进行性肌肉无力和萎缩的遗传性疾病,是儿童期常见的罕见病,新生儿发病率约为 1/11 000~1/6 000,是最常见的导致婴儿死亡的单基因疾病。

5q 型 SMA(5q spinal muscular atrophy,简称 5q-SMA)约占所有 SMA 患者 95%,由位于 5q13 的运动神经元存活基因(survival motor neuron gene 1,SMN1)缺失或突变导致功能性 SMN 蛋白不足而引起的一种常染色体隐性遗传病。全球不同人群平均携带率为 1/54。5q-SMA 临床症状严重程度与发病年龄、SMN2 基因拷贝数相关,肌肉萎缩呈对称性、下肢重于上肢、近端重于远端,深腱反射减弱甚至消失,严重者影响吞咽和呼吸功能。

非 5q 型 SMA 与 SMN1 基因无关,病因和临床症状差异大,如 X 连锁遗传的 SMA(X-SMA)、呼吸窘迫性 SMA(spinal muscular atrophy with respiratory distress,SMARD)、Kennedy 病(Kennedy disease)以及远端型 SMA。

二、诊断及评定

(一) 诊断

SMA 是一个连续的疾病谱,表型从轻到重,根据发病时间、最大运动功能及 SMN2 拷贝数分为 0~Ⅳ型,Ⅰ~Ⅲ型又有不同亚型(表 13-3-1)。临床上表现为进行性、对称性近端肌无力,肌萎缩,肌束纤颤,腱反射减弱或消失,智力正常的患者,应高度怀疑 SMA,应进行 SMN1 基因检测,具体诊断流程详见图 13-3-1。

表 13-3-1 SMA 临床分型及特点

SMA 分型	发病年龄	最大运动功能	亚型	自然史	临床特点	SMN2 拷贝数	患者比例
0 型	出生前	无	—	不治疗,存活<1 个月	关节挛缩、面瘫、心脏异常、无吸吮、反射消失、生后立即需要机械通气	1 个拷贝	<1%
Ⅰ 型	0~6 个月	不能独坐,部分获得头控	ⅠA:发病时间 2 周~1 个月,头控不能 ⅠB:发病时间 1~3 个月,头控差或不能 ⅠC:发病时间 3~6 个月,可头控	ⅠA:不治疗<6 个月死亡 ⅠB、ⅠC:若不治疗,存活<2 年	ⅠA:类似于 0 型 ⅠB 和 ⅠC:舌肌纤颤,吞咽困难,胃食管反流、早期呼吸衰竭、钟形胸	>80% 患者 1~2 个拷贝	>60%

SMA 分型	发病年龄	最大运动功能	亚型	自然史	临床特点	SMN2 拷贝数	患者比例
Ⅱ型	7~18 个月	能独坐,部分可扶站、扶走,不能独走	ⅡA:可独坐,可能很快会失去独坐的能力 ⅡB:可独坐,甚至扶站扶走	通常生存>2 岁;>70% 可达 25 岁甚至更长	近端肌无力(下肢重于上肢)、手指姿势性震颤、脊柱后凸或侧弯、髋关节半脱位或脱位、关节挛缩、反射减弱或消失,部分需要呼吸支持	>70% 患者 3 个拷贝	>27%
Ⅲ型	>18 个月	独站行走	ⅢA:发病时间 18~36 个月 ⅢB:发病时间>3 岁	寿命正常	反射减弱或消失、手指姿势性震颤、蹲起困难、部分蹒跚步态,多在青春期前后丧失行走能力	>95% 患者 3~4 个拷贝	约 12%
					ⅢA:脊柱侧弯,通常早期失去行走能力		
Ⅳ型	10~30 岁,大多>21 岁	正常,直至成年早期	—	寿命正常	轻度运动障碍	>90% 患者≥4 个拷贝	约 1%

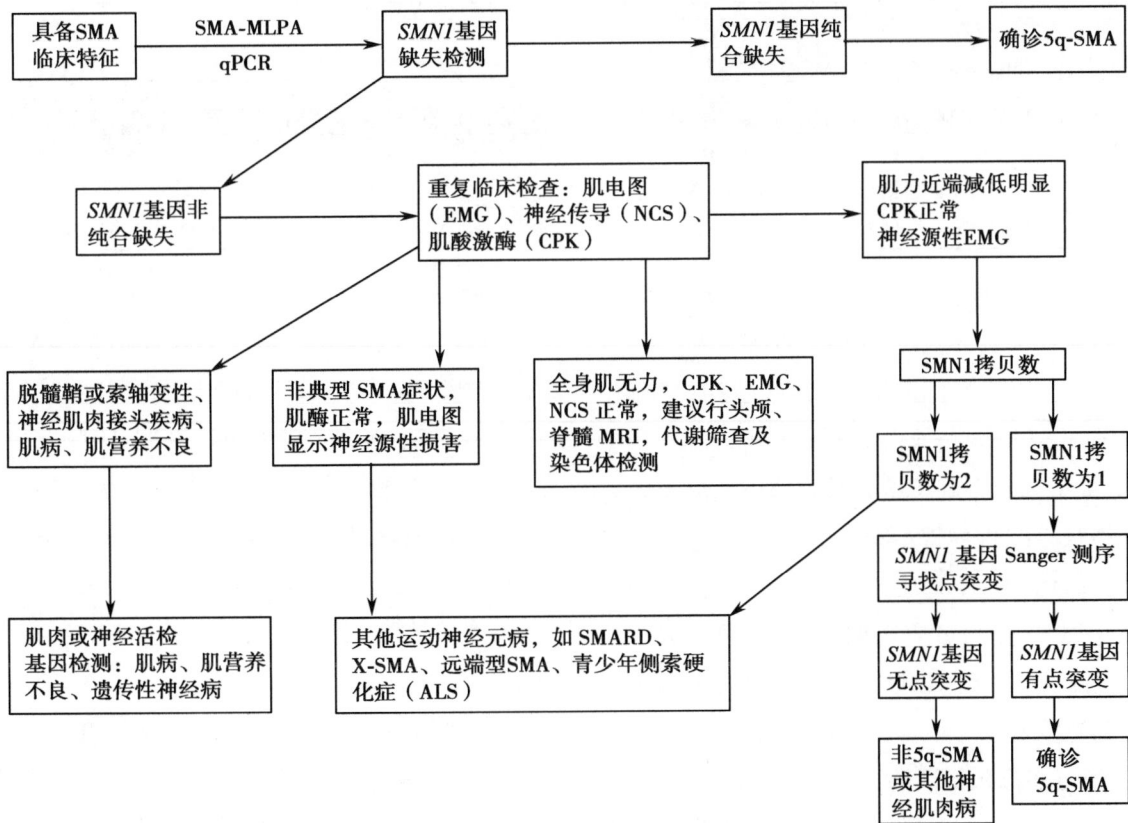

图 13-3-1　脊髓性肌萎缩症诊断流程

（二）评定

SMA 患者评估管理应根据其当前功能水平，通常分为不能独坐、可以独坐但不能独立步行和独立步行三种模式。评估内容包括呼吸吞咽功能、营养状况、肌肉功能、脊柱及关节状况、运动功能、生活质量及患者自我报告结局（表 13-3-2）。建议 SMA 患者每 3~6 个月评估一次，能独走者可减少评估次数，不能独坐者评估周期为 2~3 个月。

表 13-3-2　不同功能状态 SMA 患者的评估要点

功能状态	评估要点
不能独坐者	姿势控制情况、脊柱有无侧弯、髋关节有无脱位、坐位持续时间、胸廓有无变形、关节活动度、运动功能评估（CHOP INTEND）、肌力测定、是否吞咽困难、是否存在食管反流、是否通气不足
能独坐者	姿势控制情况、胸廓有无变形、踝足有无畸形、脊柱有无侧弯、骨盆倾斜度、髋关节有无脱位、关节活动度、运动功能评估（HFMSE、RULM、MFM）、肌力测定、是否吞咽困难、是否通气不足
能独走者	姿势控制情况、移动能力、耐力疲劳情况（6MWT）、运动功能评估（HFMSE、RULM、MFM）、肌力测定、关节活动度、脊柱有无侧弯、髋关节有无脱位

1. 一般情况评估　包括精神状态、生命体征、营养和体格发育、神经系统体格检查等。

定期监测体重，防止体重过轻或肥胖；进行血糖及骨密度监测，防止低血糖及骨质疏松。Ⅰ型患者，建议每年进行心脏及泌尿系统超声检测了解有无心脏和肾脏结构异常；部分Ⅰ型 SMA 患者继发性肾髓质钙化和肾小管功能障碍，导致急性或慢性肾衰竭，因此Ⅰ型患者应定期进行血、尿电解质及尿常规检测，这对于药物修正治疗后患者生活质量及预后尤为重要。

2. 康复治疗效果评估

（1）运动功能评估：维持运动功能和获得新的运动里程碑是 SMA 治疗的关键目标之一。常用于 SMA 患者运动功能评估的量表包括：费城儿童医院神经肌肉疾病评估量表（Children's Hospital of Philadelphia infant test of neuromuscular disorders,

CHOP INTEND）针对功能差、年龄小的Ⅰ型 SMA，汉默史密斯功能运动 - 扩展量表（Hammersmith functional motor scale expanded, HFMSE）适用于功能较好的Ⅱ、Ⅲ型患者，修订汉默史密斯量表（revised Hammersmith scale, RHS）评估范围包括Ⅱ型和Ⅲ型患者，上肢模块测试修订版（revised upper limb module, RULM）是评估 SMA 患者上肢功能量表，可用于不同年龄的能行走者和不能行走者，可以独走的 SMA 患者采用 6 分钟步行试验（6 min walk test, 6MWT）评估步行耐力。运动功能评估量表（motor function measure 32, MFM32）与日常活动能力密切相关，能够评估 2 岁以上Ⅱ型或Ⅲ型 SMA 患者日常生活中各个方面。对不同年龄、不同疾病类型 SMA 患者推荐的运动功能评估量表如表 13-3-3 所示。随着疾病修正治疗药物应用，SMA 患者功能改善、生命周期延长，运动功能评估量表会面临新的挑战。

表 13-3-3　不同状态 SMA 患者常用运动功能评估量表

患者最大运动状态	量表
不能独坐者	CHOP-INTEND、HINE
能独坐者	HFMSE、RULM、MFM32
能独走者	6-MWT、RULM、HFMSE、MFM32

（2）呼吸、吞咽功能及营养评估：SMA 患者躯干及胸廓肌无力，易发生脊柱侧弯和肋骨扭曲，影响呼吸系统，导致"钟形胸"和"凹陷胸"。呼吸功能不全是Ⅰ型和Ⅱ型 SMA 患者最常见的并发症。呼吸评估包括：咳嗽力度、呼吸次数及力度、是否存在反常呼吸、胸廓形状和皮肤颜色（发绀或苍白）、经皮血氧监测、多导睡眠监测以及超声下膈肌活动度等。

不能独走的 SMA 患者普遍存在吞咽问题，可引起营养不良、误吸、吸入性肺炎及窒息等。最常见的三种吞咽功能障碍分别为噎食、将食物送入口困难、咀嚼困难。运动功能状态和喂养、吞咽困难程度呈负相关。神经肌肉病吞咽功能量表（neuromuscular disease swallowing status scale, NdSSS）是一种用于评估进行性神经肌肉病吞咽状态的通用量表,可以检测到吞咽功能的微小变化,是评估 SMA 患者吞咽障碍的合适工具。

不能独坐的 SMA 患者容易出现营养不良,独坐和能行走患者容易过胖。当患者全身肌肉萎缩时只使用 BMI 作为营养评估指标,会低估孩子体内脂肪含量,做出不恰当的饮食建议,加剧肥胖问题。建议定期对 SMA 患者进行全面营养评估,监测体重、身高、头围、BMI、骨密度、血清钙、磷、维生素 D_3、血红蛋白以及饮食摄入情况。年龄较小者建议每 3~6 个月评估一次,之后每年评估一次。

(3)肌力评估:SMA 患者肌力会随着年龄增加而下降,建议使用徒手肌力测定法或英国医学研究理事会(Medical Research Council,MRC)提出的百分比肌力评估患者肌力。上肢 MRC 评分相比全身总的 MRC 评分更能准确地评估 SMA 个体。定量肌力测定法(quantitative muscle testing,QMT)可以量化肌肉力量的微小变化,但肌力较弱的患者可能无法克服测力计的激活阈值,导致 QMT 在肌力较弱的患者中变异性较大。

(4)骨关节评估:①关节活动度:SMA 患者肌肉挛缩、关节活动范围受限,下肢受累以膝关节最重,其次是髋和踝关节,上肢受累以肘关节为主,常随着年龄增长逐渐进展,每年至少评估 2 次;②脊柱检查:脊柱侧弯是能独坐但不能行走的 SMA 患者常见并发症,发病率为 60%~92%,通常在儿童早期出现,儿童期加重,需常规监测脊柱和下肢生物力学对线情况,每年至少进行 1 次脊柱正侧位及髋关节 X 线检查,脊柱侧弯>20° 时,应每 6 个月监测 1 次,骨骼成熟后每年监测 1 次。

3. 日常生活能力评估　SMA 患儿可进行儿童生存质量评定量表(pediatric quality of life inventory,PedsQL)测评,得分越高,生活质量越好。SMA 独立性量表(SMA independence scale,SMAIS)及上肢评分的 SMAIS 上肢模块(SMAIS-upper limb module,SMAIS-ULM)是用于评估 II 型和不能行走的 III 型 SMA 患者日常生活活动中所需帮助程度,总分越高表示独立性越强。欧洲五维度健康量表(EuroQol-5 dimensions,EQ-5D)是常用的一种多维健康相关生存质量测量工具,其中 EQ-5D 健康描述系统包括 5 个维度:行动能力、自我照顾能力、日常活动能力、疼痛/不舒服、焦虑/抑郁。其他如 MFM32/20、RULM 对日常生活能力也有一定的反应。

4. 预后评估　运动功能的改善是 SMA 患者功能改善的主要目标之一,可采用上述运动评估量表评估预后。年龄大、运动功能差者,可采用患者报告结局(patient-reported outcomes,PROs)进行评估,相比其他运动功能评估量表,PROs 在检测 SMA 小的(亚临床)变化上更为敏感。

三、康复治疗

(一)一般治疗

主要是预防或治疗 SMA 的各种并发症,包括:肺部感染、尿路感染、压疮、营养不良、骨骼畸形、行动障碍和精神心理问题。

(二)药物治疗

迄今为止,仍然没有任何 SMA 治愈性药物。随着 2017 年初出现的疾病修正治疗应用于临床,改变了 5q-SMA 的自然病程,让部分患者突破了自然病史的临床表型,延长了生存期、改善功能状态,提高了生存质量。

SMA 的药物治疗策略分为两类,一类为 SMN 靶向治疗药物,通过增加运动神经元中功能性 SMN 蛋白合成,包括:①增加外显子 7 的 SMN2 mRNA 转录物来增加 SMN 蛋白水平,有鞘内注射反义寡核苷酸(antisense oligonucleotides,ASOs)诺西那生注射液(spinraza)以及用于 2 月龄以上患者的口服小分子化合物利司扑兰(risdiplam);②基于重组腺相关病毒载体 AAV9 的 SMN1 基因替代药物 Zolgensma(onasemnogene abeparvovec),在单次静脉给药后,Zolgensma 将 SMN1 基因的一个功能拷贝导入患者细胞,持续表达功能性 SMN 蛋白,用于 2 岁以下所有亚型 SMA 患者。第二类药物为非 SMN 依赖治疗,包括神经保护剂、肌生长抑制素抑制剂、骨骼肌肌钙蛋白激活剂和干细胞治疗等,目前尚缺乏循证医学有效性证据。

（三）康复治疗

SMA 患者的核心症状是肌肉无力、姿势维持困难和运动功能受限，康复治疗是疾病综合管理的重要手段。应根据患者当前功能状态和疾病严重程度进行康复评估并制订个体化治疗方案，实施由神经内科、康复科、呼吸科、骨科、遗传科、护理等共同参与的多学科团队协作管理，让患者能更好地融入学校、工作、家庭以及社会生活，从而提高生活质量。

不同运动功能 SMA 患者康复干预措施见表 13-3-4。

1. 肌肉骨骼康复 预防性肌肉骨骼康复在于保持肌肉的延展性、关节活动度和对称性，以预防和减少挛缩畸形。

（1）姿势支持和辅具：正确辅具可以预防、治疗 SMA 患者脊柱侧弯和骨盆倾斜，维持稳定坐姿、支撑头部、改善功能。不能行走的患者利用站立架支撑站立可促进下肢伸展，改善身体功能和骨骼健康；脊柱侧弯>15°~20° 患者，建议佩戴脊柱矫形器。

表 13-3-4 不同运动功能 SMA 患者康复干预措施

运功功能	干预措施	注意事项
不能独坐者	• 足够的营养供给 • 坐姿管理：按照孩子的需要设计坐姿矫正椅，提供适当的坐姿支持，并确保座位舒适 • 挛缩的护理：使用脚托或肘托以保持关节的活动幅度和避免引起疼痛，关节的牵伸预防和纠正挛缩 • 疼痛管理：需要姿势管理、矫形干预、理疗、康复辅具、辅助技术和药物的辅助 • 自理能力（ADL）训练及辅助器材的使用：轻巧的玩具及辅助技术，可协助沟通和日常活动的独立性 • 轮椅的使用：尽量能自主控制并确保坐姿舒适 • 矫形器的使用：上肢矫形器包括移动的手臂支撑和弹性吊带，帮助增强手臂活动能力和范围 • 使用辅助环境控制系统与家庭环境改造以增加安全性，可加强患者在家中的独立性及自主性 • 如吞咽能力较弱，或因颌关节挛缩而影响说话或声音响度小，需要进行言语治疗	• 矫形器每天佩戴>60 分钟甚至过夜 • 关节牵伸和关节活动度治疗疗程取决于患者需求、关节挛缩状况和康复目的 • 推荐有开关的玩具，轻质的拨浪鼓，洗浴辅助设备，护理床，上肢辅助设备，升降机，可以平躺的婴儿车，电动轮椅（有体位调整系统，可以平躺/倾斜） • 智能环境控制系统，对于不能活动患者用于交流和互动的眼动跟踪设备
独坐者	• 轮椅使用：确保孩子能自行坐稳及坐姿舒适 • 改良环境及家居设施：孩子可独立安全使用家中设备 • 挛缩的处理：规则的牵伸运动和支撑设备使用，可预防挛缩及保持关节活动度 • 足踝挛缩可渐进使用石膏夹改善关节挛缩及站立姿势 • 足踝矫形器（AFOs）可减缓踝关节挛缩的形成 • 上肢矫形器配合运动及弹性吊带支撑，可提升上肢的活动范围和运动能力 • 鼓励规律运动以保持身体健康及耐力，如游泳和适应性运动 • 鼓励站立 • 肌力 ≥3 级，可使用轻巧的以坐骨为支撑的足踝膝矫形器（knee ankle foot orthosis，KAFO），或交替式步态矫形器（reciprocal gait orthosis）站立或辅助步行 • 若肌力不足，可使用站立架或移动支架与 AFOs 辅助站立 • 使用胸廓及脊柱矫正器：以改善姿势和促进功能，为了安全，颈椎支撑常用于头部支撑 • 外科手术（脊柱侧弯 Cobb 角 ≥40° 时可采取外科脊柱矫形手术治疗）	• 矫形器每天穿戴>60 分钟甚至过夜 • 支撑的最小频率：5~7 次/周 • 最小牵伸频率和 ROM：5~7 次/周 • 当牵伸或关节活动时，确保关节在整个治疗过程中对齐 • 支撑站立时间逐步延长，最长每次 60 分钟，每周至少 3~5 次，最佳为 5~7 次 • 运动可以影响功能、力量、ROM、耐力、ADLs，推荐游泳、马术和轮椅运动等 • 为能坐位患者配备电动轮椅和定制的姿势支持和座位系统。倾斜和/或斜躺和坐位电动轮椅对较弱的患者是必要的 • 可以独坐的患者推荐使用轻便手动轮椅或动力辅助轮椅，促进自我移动 • 使用脊柱矫形器时，应在腹部切开，允许一定的横膈位移，并为胃造瘘管护理预留位置

续表

运功功能	干预措施	注意事项
独走者	• 患者超过 20 分钟的步行建议使用轮椅,避免疲劳 • 挛缩的处理:规则的牵伸运动和支撑使用,可预防挛缩及保持关节活动度 • 物理治疗和作业治疗帮助加强活动能力和安全性,及延长自行走路的时间 • 使用合适的康复辅助设备(assistive device)和矫形器鼓励步行 • 定期运动以维持体力及耐力:合适的运动包括游泳、水疗、骑马等 • 骑行或驾驶训练,为患者量身定制的驾驶装备 • 改良家庭环境及家居设施,让患者独立安全地使用家居设施 • 脊椎侧弯和挛缩可采用脊椎及肢体矫形器 • 脊椎外科手术(脊柱侧弯 Cobb 角≥40° 时可采取外科脊柱矫形手术治疗)	• 推荐对 SMA 步行者进行有氧运动,包括:游泳、散步、骑自行车、瑜伽、马术、划船机、椭圆机等 • 运动计划由熟悉 SMA 的专业康复医生和治疗师设计督导 • 有氧运动的最佳持续时间:至少 30 分钟,最小次数 2~3 次/周;最佳次数 3~5 次/周 • 主动辅助伸展保持关节柔韧性,并根据具体需要使用矫形器 • 推荐平衡运动 • 下肢矫形器用于踝关节和膝关节的姿势和功能,胸廓支具可用于维持纠正坐姿

(2)牵伸治疗:SMA 患者关节挛缩普遍存在,可对髂腰肌、腘绳肌、小腿三头肌、肱二头肌等每日进行主动和被动牵伸运动,以预防和减少挛缩。

(3)肌力及耐力训练:应遵循分级训练原则,0~2 级时采用被动运动、神经肌肉电刺激、生物反馈治疗等方法,≥3 级时采用抗阻训练。训练过程中避免代偿运动和过度疲劳,在评估基础上进行康复训练。

2. 呼吸管理

(1)通气支持:Ⅰ型和Ⅱ型 SMA 常因呼吸肌无力导致呼吸衰竭。无创正压通气(non-invasive positive pressure ventilation,NIV)可改善患者的睡眠呼吸参数和胸腹呼吸运动的协调性,长期使用可改善睡眠持续时间和睡眠质量,延长生存期。推荐呼吸功能障碍的 SMA 患者以及出现呼吸衰竭症状之前不能独坐的婴儿使用双水平气道正压(bilevel positive airway pressure,BiPAP)无创正压通气,出现呼吸衰竭后采用有创通气。

(2)咳嗽和排痰训练:对于咳嗽无力的 SMA 患者,建议给予辅助咳嗽,包括手动胸腔物理治疗(叩拍、振动、体位引流)以及使用咳痰机,以促进气道分泌物清除。胸壁畸形时不宜使用手动排痰辅助咳嗽。推荐所有Ⅰ型患者在确诊后即准备咳痰机(MI-E),MI-E 结束治疗时建议以吸气过程结束,以保证功能残气量。

3. 吞咽功能训练 Ⅰ型和Ⅱ型 SMA 患者大多存在吞咽功能障碍,建议进行吞咽功能训练,包括唇 - 舌 - 下颌和颊肌的肌力和运动控制训练;改变食物稠度、减少一口量和进食速度;采用半流质食物以缩短进食时间,减少食物误吸风险;同时调整坐姿或应用辅助器具(如肘托、弯勺、带阀吸管),提升患者自我进食能力,增加吞咽安全和效率。

4. 日常生活活动 SMA Ⅰ~Ⅲ型患者因肌无力和萎缩,导致日常生活活动障碍。矫形辅具可以改善日常生活能力,从而减轻照料者负担,如使用口腔内拉伸装置可以保持 SMA 患者颞下颌关节活动度,改善喂养、口腔卫生和生活质量。2 岁前使用电动轮椅可提高 SMA 患者独立活动能力。

5. 教育和心理干预 SMA 为慢性进展性疾病,目前仍无治愈方法,因此为患者及家属提供心理支持很有必要。

四、预防及预后

(一)预防

SMA 无法治愈且预后差,建议有 SMA 家族史的人群生育前应进行产前诊断,早期筛查、早期发现,及时干预。越来越多的国家和地区将 SMA 纳入新生儿疾病筛查。

(二)预后

本病大多预后不良。SMA 的自然史显示,

85% 的 Ⅰ 型患者 2 岁内因呼吸衰竭死亡,70% 的 Ⅱ 型患者可存活至 25 岁,Ⅲ 型预后良好,但男性表现较重,生存期通常达到成年;Ⅳ 型预后相对良好,行走能力常保持终生。无论哪种分型,症状出现后,运动功能都呈倒退状态。随着疾病修正治疗药物应用,患者运动功能得到维持或改善,生命周期延长。

(许晓燕)

第四节 腓骨肌萎缩症

一、概述

腓骨肌萎缩症(peronial myoatrophy)由 Charcot、Marie 和 Tooth 于 1886 年首先报道,故又称 Charcot-Marie-Tooth 病(CMT),是一组最常见的遗传性周围神经病,发病率约为 1/2 500,约占全部遗传性神经病的 90%,可累及运动神经和感觉神经,又称为遗传性运动感觉性神经病(hereditary motor and sensory neuropathy,HMSN)。本组疾病的共同特点为儿童或青少年发病,慢性进行性对称性腓骨肌萎缩,多数呈常染色体显性遗传,也可呈常染色体隐性或 X 连锁遗传。常染色体隐性遗传的 CMT 虽发病率低但较其他两种遗传方式表型严重,且发病年龄较早。现已确定了 80 余个与 CMT 相关的基因,其中 PMP22、MPZ、GJB1 和 MFN2 超过 90% CMT 基因确诊病例。

本病尚无根治方法,主要是对症支持治疗,改善患者生活质量。

二、诊断与评定

(一)诊断

CMT 的诊断依靠临床表现和体格检查、电生理检查及基因检测。

1. **临床特点** 本病常于儿童或青春期隐袭起病,男性多于女性,进展缓慢。临床表现为进行性、对称性远端肌无力和肌萎缩,足部、小腿远端肌肉和大腿下 1/3 肌肉无力和萎缩,形成倒置的啤酒瓶畸形(称"鹤腿"),逐渐向上进展,常出现足内翻畸形和杵状趾,行走时跨阈步态;上肢肌萎缩多从手部小肌肉开始,但通常不超过前臂下 1/3 部位,手骨间肌和大、小鱼际肌萎缩,呈现爪形或猿手畸形;四肢呈手套 - 袜子型分布痛觉、温觉和振动觉减退,腱反射减弱或消失,踝反射通常消失。可伴自主神经功能障碍和营养障碍体征,常伴高弓足、马蹄内翻足和脊柱侧弯等骨骼畸形。

根据神经电生理,将 CMT 分为 Ⅰ 型及 Ⅱ 型,CMT Ⅰ 型称脱髓鞘型(demyelinating type),CMT Ⅱ 型称轴索型(neuronal type)。根据临床表现、遗传方式和病理特点将 CMT 分为 4 型,前 3 型为周围神经髓鞘蛋白异常所致。

CMT1 型:最常见亚型,约占 50%,常染色体显性遗传(AD),多于儿童晚期或青春期发病;呈对称性、进行性的周围神经损害表现,常伴有弓形足和脊柱侧弯;电生理检查,CMT1 型患者正中神经(median nerve)传导速度(nerve conduction velocity,NCV)通常 <28m/s;神经病理可见节段性脱髓鞘和施万细胞增生,呈"洋葱头"样改变。

CMT2 型:占 20%~40%,常染色体显性遗传(AD),20~30 岁发病多见,临床表现与 CMT1 相似,但症状较轻,进展缓慢,多限于下肢;电生理检查,CMT2 型患者正中神经运动 NCV 接近正常;病理可见轴索变性和有髓纤维减少,无脱髓鞘和纤维增生。

CMT3 型:又称 Dejerine-Sottas 病(DSS),约占 CMT 的 1%,多呈常染色体隐性遗传(AR),多于婴儿期起病。临床表现为发育迟缓,2~4 岁才会走路,不能跑跳,腱反射消失,肢体远端感觉缺失,可伴弓形足,脊柱后凸。神经病理可见节段性脱髓鞘和施万细胞增生,出现"洋葱头"样改变,研究表明DSS 可由 *PMP22*、*EGR2*、*PRX*、*GJBI* 基因突变所致,故认为是 CMT1 型的变异型。

CMT4 型:约占 8%~10%,常染色体隐性遗传(AR)。多于婴儿期起病,临床症状重,可伴有声带麻痹、锥体束征等其他神经系统体征。CMT4 型为植烷酸贮积病,又称 Refsum 病,是过氧小体病的一种。

CMT5 型:占 CMT 10%~20%,呈 X 连锁遗传,多数显性(XD),少数隐性(XR)。临床表现与CMT1 型相似,显性遗传时,男性患者症状较女性重;隐性遗传患者均为男性,常伴有耳聋和智力障碍。

此外还有 CMT6、CMT7 和 CMT-X 临床变异型。CMT6 为 CMT 伴视神经萎缩;CMT7 为 CMT伴视网膜色素变性。CMT-X 是指 X 连锁遗传的CMT。

2. 实验室检查

(1)神经电生理检查:运动和感觉神经传导速度减慢,是本病重要电生理特征,下肢较上肢重,运动神经传导速度较感觉神经传导速度改变明显。CMT Ⅰ型周围神经 NCV 低于正常值 60% 以上,>3 岁患儿 NCV 低于 38m/s。CMT Ⅱ型周围神经 CMAP<正常低限的 80%,NCV 正常或轻度减慢。

(2)神经、肌肉活检检查:肌活检呈神经源性肌萎缩。神经活检 CMT Ⅰ型的周围神经改变主要是脱髓鞘和施万细胞增生形成"洋葱头"样改变;CMT Ⅱ型主要是轴突变性。

(3)遗传学检测:CMT 致病基因多,遗传异质性大。传统 Sanger 技术价格高且不能满足同时检测所有已知致病基因。二代测序技术(NGS)经济、高效,并且同时检测所有已知 CMT 致病基因,但目前 NGS 技术并不能直接检测基因重复或缺失,通常采用多重连接探针扩增技术(MLPA)检测*PMP22* 基因重复或缺失。

(4)其他检查:脑脊液检查多数正常,少数蛋白含量增高。CMT4 型可有血清植烷酸水平升高,脂肪酸轻度升高,血胆固醇、高密度脂蛋白和低密度脂蛋白减少。

(二)评定

1. 一般情况评估 包括精神状态、生命体征、营养和体格发育、神经系统功能评估等。CMT 可同时累及运动神经和感觉神经,因此要进行全面系统的神经系统查体,常用 CMT 神经症状评分 2(CMT neuropathy score,CMTNS2)。

本病可因心脏损害引起急性心力衰竭导致猝死,因此定期进行心电图及心脏彩超检查也是必要的。

2. 运动功能评估 运动功能障碍是 CMT 的核心症状,目前国际上尚未形成统一的评估标准。国内常用评定方法和内容包括:肌力、关节活动度、6 分钟步行试验(6-minute walk test,6MWT)、从仰卧位站起计时测试、四阶梯试验、10m 步行/跑步测试、MFM、北极星移动评估量表、CHOP INTEND、上肢功能测试(performance of upper limb,PUL)和上肢模块测试(upper limb module,ULM)。应根据 CMT 分型、严重程度、患者年龄、评估目的等,选择合适的测量工具,为临床决策、疗效评估及定期随访提供客观可靠的数据。

3. 平衡功能和步态评估 可采用 Berg 平衡量表和简易体能状况量表(short physical performance battery,SPPB),前者包含 14 个项目,用于评估 CMT 患者的平衡障碍和跌倒风险,灵敏度较高;后者广泛应用于量化老年人和许多不同疾病的平衡障碍及步态损伤。

4. 日常生活能力评估 可采用功能独立性评定量表(functional independence measure,FIM)和修订的 Barthel 指数法(modified barthel index,MBI)进行评定。

三、康复治疗

CMT 预后一般较好,病程进展缓慢,发病后仍能存活数十年。尽管目前没有针对 CMT 的有效治疗方法,但康复治疗可以改善功能、提高运动能力、延缓疾病进展。需根据患儿年龄、受累部位和运动功能状况选择训练内容;适当的辅具(矫形器);肢体和脊柱畸形可根据情况进行矫形手术;缓解疼痛的药物、体重管理、心理咨询等可以帮助患者提高生活质量。

1. **物理治疗**　以运动康复为主,包括耐力训练、力量训练和拉伸训练,以维持肌力、提高有氧运动能力、改进体能、保持运动幅度和关节活动度、避免关节挛缩。①耐力训练和力量训练:应以近端未受累肌肉为主,如膝关节伸曲、髋关节伸展和外展等,以增加行走过程中对远端肌无力的代偿,有助于延迟髋屈肌的疲劳并因此延长步行持续时间,改善运动功能;有氧运动训练如骑行可以改善患者心肺功能、肌力、耐力和日常生活活动能力;肌力 ≥ 3 级患者可进行渐进性有氧抗阻训练。②拉伸训练:主动和被动拉伸髋膝踝关节及双手小关节,可以维持关节活动度、预防关节挛缩。③平衡功能训练:根据评定情况,从静态到动态,循序渐进地提升平衡和防跌倒能力。④本体感受性训练:包括让患者睁眼、闭眼或遮住部分视野后,在不同纹理质地和密度的材料上行走以及在不稳定的表面上行走(如蹦床),锻炼损害的本体感觉,练习视力补偿能力。

2. **作业治疗**　爪形手是 CMT 患者手受累的常见特征之一。手肌萎缩影响手的柔韧性、力量和耐力,限制精细抓握和书写能力。可进行上肢肌肉放松训练、肩关节活动范围训练、肩胛带周围肌肉的稳定性训练。手指肌力训练器、橡皮泥、握力器、拧螺丝、插板拼图、钓鱼游戏等进行手指的伸展、屈曲、拇指的屈伸和外展对抗运动,改善腕指肌力、耐力及精细动作协调性,训练强度以不引起疲劳为限。

3. **辅助具的使用**　踝足矫形器(AFOs):可以提高患者的姿势控制能力、维持体位稳定、降低运动耗能、减少疲劳。需根据患者肌力、功能状态和需求进行个体化定制,以达到最佳舒适度和治疗目标。如:连枷足踝关节无力者可适配固踝 AFO 或地板反应式矫形器(FRO);足内翻及踝关节不稳定者可适配固踝 AFOs;仅在摆动相呈现明显马蹄足者可适配后叶式弹性 AFO(posterior leaf spring AFO,PLS)。其他矫形辅具包括膝踝足矫形器(KAFO)、脊柱侧弯矫形器、髋外展 - 膝伸展 - 踝背屈夜间固定支具、站立架、助行器、轮椅或代步小车等,可酌情使用,以帮助维持关节活动度、延缓挛缩,避免长时间步行造成疲劳和频繁跌倒等;伴有感音性耳聋患者,可植入人工耳蜗改善听力。

4. **疼痛管理**　疼痛是 CMT 的常见症状,主要是神经性疼痛,包括痉挛和感觉异常;部分为骨关节疼痛,表现为背部、膝关节、踝关节、足部和手部疼痛。常用的神经性疼痛加用如三环类抗抑郁药和抗惊厥药可能缓解疼痛,运动训练和物理治疗可使疼痛减轻。

5. **日常生活活动能力训练**　给予适当的家庭环境及工作场所改造以保证患者安全,尽可能在真实的生活情景中进行训练,由易到难,避免过度疲劳,强调生活参与,部分患者存在感觉障碍,要避免烫伤。

6. **外科矫形手术**　CMT 患者随着年龄增长和病情进展,逐渐显现骨关节变形,一旦形成固定畸形或畸形严重患者应采取积极的外科手术治疗。手术治疗原则是纠正足部畸形,重建和平衡足踝肌力。强调术后适时的康复介入,防止再次畸形的出现。

7. **尽量避免使用可能加重 CMT 的药物**　应避免使用导致外周神经毒性作用的药物如一氧化二氮、甲硝唑、他克莫司、他汀类降脂药、核苷类似物、呋喃妥因,以及化疗药物如顺铂、奥沙利铂、沙利度胺、长春新碱和紫杉醇衍生物等。

8. **心理干预**　CMT 病程长、病情进展缓慢,需要长期持续性治疗,患者认知功能基本正常,因此心理负担沉重,在康复过程中容易出现抵触情绪,要对患者进行积极的疾病知识宣教和心理疏导,提供关爱和支持,消除疑虑和恐惧,积极配合治疗,建立信心、保持乐观积极的心态。

四、预防及预后

(一)预防

CMT 目前无药物治疗,所以有 CMT 家族史的人群,生育前应进行产前诊断,早期筛查,利用胎儿绒毛、羊水或脐带血分析胎儿的基因型,确定产前诊断并终止妊娠。

(二)预后

病程进展缓慢,多数可存活数十年,对症支持治疗,康复训练、骨关节的外科矫形手术等可提高生活质量。

(许晓燕)

第五节　肌营养不良

一、概述

肌营养不良(muscular dystrophy,MD)是一组遗传性非炎症性进展性肌肉病,常表现为以近端受累为主的骨骼肌进行性无力、肌肉萎缩、假性肌肉肥大,可最终完全丧失运动功能。

(一)病因

本病可有不同遗传方式,包括 X 连锁隐性遗传、常染色体显性或隐性遗传等。根据遗传方式、起病年龄、受累肌群、病程进展及预后等因素,分为以下主要亚型:Duchenne 肌营养不良(Duchenne muscular dystrophy,DMD)、贝克肌营养不良(Becker muscular dystrophy,BMD)、面肩肱型肌营养不良(facioscapulohumeral muscular dystrophy,FSHD)、埃默里-德赖弗斯肌营养不良(Emery-Dreifuss muscular dystrophy,EDMD)、肢带型肌营养不良(limb-girdle muscular dystrophy,LGMD)、远端型肌营养不良、眼肌型肌营养不良等,其中以 DMD 最多见,发病率为 1/3 500 活产男婴,1/3 为新生突变导致的散发病例。BMD 是次常见类型,发病率为 1/30 000 活产男婴,其他类型 MD 少见。

(二)临床表现

1. Duchenne 肌营养不良(Duchenne muscular dystrophy,DMD)　又称进行性假肥大性 MD,是最多见 MD 类型,X 连锁隐性遗传,男性发病,学龄前或学龄期起病。早期运动里程碑正常或轻度延迟,18 个月或更晚独走。大多数患儿在 4 岁时表现出症状,下肢无力,易跌倒,摇摆步态(鸭步),上楼梯以及蹲起困难,Gower 征阳性。随着病情进展,逐渐出现骨盆前倾、代偿性腰椎过度前凸、行走困难。随后出现跟腱挛缩、双足下垂,7~13 岁逐渐丧失行走能力。通常 20~30 岁死亡,主要死亡原因是心肺衰竭,特别是潜在夜间通气不足、低氧或急性心力衰竭的患儿。

肌萎缩主要累及四肢近端肌群,也可累及盆带肌和肩带肌。假性肌肉肥大可见于腓肠肌、冈上肌、三角肌、肱三头肌等,但以腓肠肌最为常见。若前锯肌、斜方肌与菱形肌虚弱无力,则举臂时肩胛骨内侧远离胸壁,宛若鸟翼,称翼状肩胛;若波及背阔肌,自其两腋下抬起患儿时,则患儿的两臂向上脱滑,使肩峰接近耳垂。疾病晚期,下肢、躯干、髋、肩肌肉均萎缩,膝及肘关节屈曲挛缩畸形。

其他临床表现包括上肢和膝腱反射消失,而踝反射在疾病后期仍然相对保留。腓肠肌假性肥大见于 60% 的患儿,活动时腓肠肌疼痛见于不足 30% 的患者,巨舌症见于 30%。不伴肌纤维性颤动,感知觉及括约肌功能正常。此外,部分患儿伴有智力障碍。

DMD 女性携带者往往没有症状,少数有轻微症状,个别症状严重。约 60%~70% 无症状的 DMD 携带者肌酸磷酸激酶(CK)轻度升高。女孩发病者应警惕 X 染色体少了一条或染色体核型为

XO/XX 的嵌合体、X 和常染色体异位者。

2. BMD 遗传方式及临床表现均与 DMD 相似，但 BMD 起病晚、病情程度轻，丧失行走能力时间晚，13 岁以后还可以独走。寿命可达 30~40 岁以上。

3. Emery-Dreifuss 型 MD X 连锁遗传病，基因位于 Xq28，突变基因编码 Emerin 蛋白。少数为常染色体显性和隐性遗传，突变基因编码核膜蛋白 Lamin A 和 Lamin C。2~15 岁起病，临床特征为下肢肌无力，关节挛缩和心脏传导功能障碍，未及时诊治的患者猝死率高达 40%。初期双上肢举物不能，继之出现膝、踝关节挛缩，数年后出现尖足和双下肢远端无力的特殊步态，腱反射消失。常累及肱二、肱三头肌和腓骨肌群，但不伴腓肠肌假性肥大。由于脊柱强直导致弯腰低头，转身困难。30 岁以后丧失行走能力。CK 仅升高 2~10 倍，肌肉病理显示萎缩性肌肉病的非特异性改变，Ⅰ型纤维占优势。确诊还要依靠基因学检查。

4. **面肩肱型肌营养不良** 常染色体显性遗传病，基因位于 4q35，男女均受累。任何年龄均可发病，以青春期后期起病为主，儿童少见。临床以进行性面、肩带、上肢肌无力为特征，肩带肌无力最为明显。首发症状为面肌受累，呈特殊的肌病面容，鼓腮和闭目无力。随后肩带肌受累，举臂或更衣困难，肩胸关节运动下降和翼状肩。最终可波及躯干肌、髋带肌，双下肢腱反射消失。偶有腓肠肌肥大。一般心脏不受累，智力正常，病情缓慢进展，部分患儿临床经过呈顿挫型。

5. **肢带型肌营养不良** 常染色体显性或隐性遗传病，属多基因遗传病，迄今已有 19 个致病基因被发现。男女均可患病，常在 10~30 岁间隐匿起病，最早发病是 7 岁。多数以盆带肌无力和萎缩为首发症状，表现为鸭步、上阶梯及蹲起困难、Gower 征阳性。约 1/3 患儿有腓肠肌肥大。病情缓慢进展波及肩带肌时举臂不能过肩，腱反射减弱或消失，智力正常。

6. **远端型肌营养不良** 常染色体显性遗传病，临床罕见，30~40 岁发病，男女均可受累。患儿首发症状为肢体远端受累，可见对称性足下垂，双手无力及大小鱼际肌萎缩，18 岁后病情不再进展。

7. **眼咽型肌营养不良** 常染色体显性遗传病，临床罕见。起病年龄 20~30 岁。咽肌受累引起构音障碍和吞咽障碍，随后出现眼睑下垂，缓慢进展，数年后累及全部眼外肌，出现眼球固定。亦有患者累及眼轮匝肌、额肌、颈肌及肩胛带肌等。病情缓慢进展或停止进展，不伴肢体肌萎缩，腱反射正常。

8. **其他少见类型** 先天性肌营养不良(congenital muscular dystrophy，CMD) 系常染色体隐性遗传病，多基因致病。生后或生后几个月内即起病，肌活检提示肌肉组织呈萎缩性改变，CK 轻度升高或正常，小婴儿常表现为四肢软弱无力甚至关节挛缩，病情相对稳定或缓慢进展，患儿可有心脏、呼吸肌和球肌的受累。CMD 可以分为两大类：中枢神经受累或中枢神经不受累。中枢神经受累者可表现为智力正常或轻度智力障碍，头颅 MRI 提示广泛性脑白质受累。

（三）实验室检查

1. **血清酶检查** 血清 CK 水平在出生后、病程早期、症状出现以前即可增高数十倍甚至数百倍，有助于早期诊断。CK 水平与疾病严重程度无关，不作为判断治疗效果的标志。病情晚期，几乎所有肌纤维已经变性时，CK 反而逐渐降低，甚至正常。此外，血清心肌酶、乳酸脱氢酶、谷草转氨酶、谷丙转氨酶水平也可能出现升高，但并非肌病的特异性改变。

2. **肌电图检查** 呈典型肌源性受损的肌电图表现。

3. **基因检测** 是目前确诊的主要依据。MLPA 方法可以检测 MD 外显子缺失/重复；Sanger 测序、二代测序、靶向捕获测序的方法可以检测点突变。值得注意的是，即使综合应用 MLPA 和基因测序，仍有约 6.9% 的患者找不到致病变异。

4. **肌肉磁共振、肌肉活组织检查和肌营养不良蛋白(dystrophy)检测** 用于基因检测不能确诊者，评估病变严重程度以及进行疾病鉴别诊断。

5. 其他辅助检查 胸部 X 线、心电图、超声心动图等检查以便早期发现心脏受累的程度。智力评估应列为常规检查项目,肺功能和多导睡眠检测可以评估患儿呼吸功能。

二、诊断及评定

(一)诊断

MD 的诊断主要依据以上症状和体征,结合实验室检查。诊断依据:①对称性四肢无力,近端肌群受累为主;②伴或不伴有假性肌肥大;③腱反射减弱,无肌纤维性颤动,无感觉异常;④病情缓慢持续发展;⑤阳性有家族史。心肌酶谱和肌电图检查可以进一步提供诊断线索,基因检测可以明确诊断和分型。

(二)评定

1. 一般状况评定 营养状态、身高、体重和体重指数(body mass index,BMI),学龄前儿童 BMI 正常范围是 15~22kg/m², <15kg/m² 为消瘦,<13kg/m² 为营养不良。

2. 心肺功能评定

(1)心脏功能评定:6 岁以上的 DMD 患者应进行心脏基线评价,至少应进行心电图和超声心动图检查;10 岁前每 2 年评估一次、10 岁后或出现心脏损害后每年一次。如果非侵入性心脏检查显示异常,至少每 6 个月一次。

(2)肺功能评定:呼吸肌力量减弱和脊柱侧弯可引起胸廓畸形,导致限制性呼吸困难。自 5 岁起应开始监测呼吸功能,至少每年一次。监测项目包括肺活量(vital capacity,VC)及其占预计值百分率(VC%)、用力肺活量(forced vital capacity,FVC)及其占预计值百分率(FVC%)、第 1 秒用力呼气容积(forced expiratory volume in 1 second,FEV_1)及其占预计值百分率(FEV_1%)。

3. 神经肌肉功能评定 肌力、肌容积大小、肌张力和神经反射评定,主动和被动 ROM 评定,步态分析和生物力学测定,继发性脊柱和四肢骨关节变形者应进行 X 线检查。

4. 运动功能评定 针对丧失步行能力的 DMD 患儿,采用运动功能评估量表(motor function measure,MFM)进行评定。针对可步行的 DMD 患儿,采用 6 分钟步行试验(6MWT)评定有氧运动耐力和步行能力;采用北极星移动评价量表(north star ambulatory assessment,NSAA)专项评定评估运动功能。<7 岁的患儿,其年龄与 NSAA 量表评分呈正相关,即年龄越大运动能力越强,而>7 岁的患儿其年龄与 NSAA 量表评分呈高度负相关,即年龄越大运动能力越低,NSAA 量表对于>7 岁且可步行患儿具有更好的敏感性。

5. 日常生活功能评定 可采用 Barthel 指数、儿童版功能性独立测评 Wee-FIM(6 个月 ~7 岁)、中国康复研究中心儿童 ADL 评定量表、PEDI 等进行。

6. 生活质量评定 可采用 PedsQL 和神经肌肉病专用儿科生活质量问卷(the neuromuscular module of the PedsQL)进行评定。

三、康复治疗

MD 患者的自然病史呈进行性,起病年龄从儿童期至成人期,寿命差异大。管理目标依据起病年龄而不同。儿童期起病者,特别是生长期,治疗目标是延长独立行走时间,维持和改善心肺功能,积极预防挛缩,提高生活质量。

(一)体重管理

营养应均衡,蛋白质、钙、维生素 D、矿物质及水果等应合理搭配,防止肥胖。

(二)呼吸治疗

DMD 患者呼吸肌受累可出现咳嗽减弱,易导致肺部感染、睡眠呼吸暂停综合征,最终进展至呼吸衰竭。应进行适当的呼吸训练,若患者呼吸肌不能维持通气功能,应及早使用夜间无创性正压通气(non-invasive positive pressure ventilation,NIPPV)维持正常通气和换气功能,对于咳嗽无力者,应通过机械方法帮助排痰。

(三)心脏治疗

MD 患者特别是 DMD 出现心功能受累时,应及时转心脏专科会诊,当左心室射血分数(left

ventricular ejection fraction,LVEF)<55% 或 LVEF 显著下降(>10%)时,适当给予血管紧张素转化酶抑制剂(angiotensin-converting enzyme inhibitor,ACEI)或血管紧张素 Ⅱ 受体阻滞剂(angiotensin Ⅱ receptor blockers,ARB)、β 受体阻滞剂等治疗,可显著提升患者心脏收缩功能,有效阻止 DMD 患者左心功能不全的发生,降低患者的死亡率。利尿剂和正性肌力药物可以减轻患者的心脏后负荷,改善患者的心力衰竭症状。

(四)运动治疗

1. 抗阻训练　根据缓慢进展的病程特点,应该给予主动的 - 辅助性抗阻运动(active-assistive and resistive movements),保持和维持骨盆和肩胛带肌群的肌力,从而预防脊柱过度前屈、骨盆旋前和屈曲 / 外展挛缩等矫形学变形的快速发生。锻炼治疗过程中,应注意监测肌红蛋白尿、肌酸尿、CK 等。主动的 - 辅助性抗阻运动也可以提供血流动力学稳定性,避免因不运动和心肌病引起的血流动力学失代偿。

2. 有氧训练　严重 BMD 或 LGMD 者接受肌力训练配合中等强度的有氧抗重力训练(上楼梯训练、固定自行车训练)有利于改善心肺功能调节和下肢肌力而不引起负面影响。呼吸锻炼、最大吸气和呼气压力阈值下的肌肉训练,可以改善能走的肌营养不良患者的呼吸肌肌力。

3. 牵伸治疗　早期牵伸治疗可以延缓 MD 患儿的挛缩的进程,特别是腓肠肌、比目鱼肌、腘绳肌和髂胫束牵伸每天至少 2~3 小时并配合站立和行走训练。

(五)轮椅处方

轮椅处方的目的是延长患者的功能性迁移;提供运动和姿势稳定性,延迟肌力丧失并防止畸形;改善患者的生活方式、提供舒适度和安全性。发病初期在没有丧失行走能力之前,也应该使用轻量的手动轮椅,应根据操作环境、患者的能力、疾病进展仔细选择座位宽度和高度。适当调整上臂高度(height-of-the-arm)支持,肘部放在扶手上使用盂肱压低以延长自行减压(俯卧撑)。后期,随着疾病进展,应使用带有空间倾斜功能的电动轮椅,以克服上肢控制不良和独站能力丧失,实现生活独立性。可以使用成品的模块化组件、轮椅座和背部插件,必要时可以使用头部和颈部支持。

(六)关节变形的处理

1. 辅助器具的使用　进行性骨盆变形、屈曲挛缩、马蹄足以及脊柱畸形者可以适当使用绑带、踝足矫形器、膝 - 踝 - 足矫形器、脊柱支具等,使用前应告知患儿和家长器具的益处与风险。步行能力丧失和脊柱侧弯代表疾病的严重程度和进展程度,脊柱支具不能改变脊柱侧弯的自然病程。

2. 外科干预　脊柱侧弯预防和矫形手术的主要目的是使患者改善坐位平衡,以利于保持轮椅的使用,便于护理并提高生活质量。手术指征和最佳时机取决于脊柱侧弯程度和心肺功能状态。普遍认为的手术指征为 Cobb 角 30°~50° 之间、FVC 不低于 30% 预测值。如果 FVC 低于 30% 预测值,术后并发症增加。术前应严格评估心肺功能。术后处理包括早期介入治疗、临床病情稳定时下床活动、控制疼痛、必要时辅助通气和适当的肺部清洗。

(七)药物治疗

皮质类固醇治疗能够改善 DMD 患者的肌肉力量和肺功能,减少脊柱侧弯手术的需要,延缓心肌病发病。应在早期独走期(4~5 岁之间)开始泼尼松或地夫可特的治疗。泼尼松 0.75mg/(kg·d) 是一个有效且相对安全性较高的剂量,目前是国际上一致认可的治疗 DMD 的糖皮质激素剂量。不良反应包括肥胖、多毛症、痤疮、矮身材、青春期延迟、行为异常、免疫抑制、高血压、糖耐量异常、胃肠道症状、白内障、骨质疏松、椎体压缩性骨折与长骨骨折。根据患者是否可以耐受其不良反应,调整药物剂量,以获得最大益处,但不应低于泼尼松 0.3mg/kg 的每日最低有效剂量。如果使用泼尼松治疗的患者体重在 12 个月内增加 20% 或出现行为异常,可改用地夫可特。患者不能独走后,剂量降低至每日 0.3~0.6mg/kg。此外,维生素 E、辅酶 Q10 等药物可能有一定的帮助。

（八）反义寡核苷酸治疗

反义寡核苷酸疗法原理是通过 mRNA 转录水平调控使得细胞产生截短但保存部分功能的抗肌萎缩蛋白,使患者症状由较重的 Duchenne 型肌营养不良症临床表型转变为症状较轻的 Becker 型肌营养不良症临床表型。EXONDYS 51、VYONDYS 53、AMONDYS 45 分别是针对靶向外显子 51、53、45 跳跃突变的反义寡核苷酸疗法。关于 EXONDYS 51、VYONDYS 53、AMONDYS 45 的临床研究显示,该疗法可提高抗肌萎缩蛋白阳性肌纤维的比例,同时患者 6 分钟步行试验(6MWT)距离延长,治疗期间未见严重不良反应。

（九）细胞治疗

以往多采用局部肌内注射干细胞的方法来实施,但由于受到移植后低存活率、低转移率以及免疫排斥反应的影响均未取得理想的临床疗效。近期动物实验表明,中胚层成血管细胞(Mesoangioblasts cell)(存在于血管内壁的肌源性干细胞),可将携带基因移植到血管下游的肌细胞内,在基因引导下促进肌肉再生,目前此项目实验使用的中胚层成血管细胞均取自动物胚胎,而国外胎儿干细胞研究受到严格限制,所以目前临床上并未广泛开展。

（十）基因治疗

基因治疗主要采用重组腺相关病毒(rAAV)携带治疗基因至相关骨骼肌及心肌,以达到修复抗肌萎缩蛋白的作用。当前 rAAV2/rAAV8、rAAV6、rAAV9 显示出较为优秀的载体特性,其中 rAAV6 和 rAAV9 携带的治疗基因能够在动物实验中诱导抗肌萎缩蛋白的表达,与此同时宿主体内也发生着严重的免疫排斥反应。

四、预防及预后

（一）预防

1. 基因携带者检出 首先根据患者家系的调查,区分肯定携带者、拟诊携带者及可疑携带者。当前血清 CK 增高是诊断携带者的主要手段,此外,基因的筛选是最重要的手段,基因阴性的患者尚可结合肌电图和 / 或肌活检进行分析。

2. 产前诊断 对假性肥大性肌营养不良者,首先区别胎儿性别。目前的做法是在妊娠 10~12 周时取绒毛膜绒毛或 15~18 周时取羊水做基因突变分析,发现突变基因则终止妊娠。

（二）预后

不同类型,预后不同。上述诊断及评定中已描述,在此不再赘述。

（郑 宏）

第六节 遗传性痉挛性截瘫

一、概述

遗传性痉挛性截瘫(hereditary spastic paraplegia, HSP),又名 Strümpell-Lorrain 病,是一组具有明显临床及遗传异质性的神经系统退行性疾病,基因变异导致双侧皮质脊髓束轴索变性和脱髓鞘。HSP 的遗传方式主要为常染色体隐性遗传、常染色体显性遗传、X 连锁隐性遗传及线粒体母系遗传。其中最常见的致病基因是 *SPAST*,其次是 *ATL1*。HSP 的致病基因位点超过 80 个,25 个致病基因被克隆。患病率为(1.27~12.10)/10 万,从新生儿到老年人均可发病,发病时间早的一般在 35 岁之前,发病时间晚的在 35 岁之后。

HSP 的临床症状复杂多样,可以分成两类:单纯型 HSP 与复杂型 HSP。单纯型 HSP 患者主要表现为双下肢(痉挛性截瘫部位)的肌肉力量缓慢下降,引起步态异常或行走困难,可合并尿频、尿急,很少引起双上肢运动障碍;伴有典型的痉挛性步态,深感觉异常,弓形足、马蹄内翻足及脊柱侧弯等骨骼畸形。复杂型 HSP 患者不仅表现出单纯型 HSP 的痉挛性步态,还伴有共济失调、智力损害(甚至痴呆)、轻度脑白质营养不良、脑白质脱髓鞘化、胼胝体发育不良、外周神经病变、眼科疾病(视网膜色素变性、白内障等)、锥体外系损害、癫痫发作、肌肉萎缩、小脑和脊髓萎缩等。

HSP 一般不会缩短患者的生存寿命,但随着病情进展将严重影响患者的日常生活能力和参与社会能力。目前,尚无有效的治疗方法来预防、终止或逆转 HSP 患者的病程,药物、康复治疗或矫形手术可以缓解患者症状,改善功能障碍。

二、诊断及评估

(一)诊断

HSP 的诊断依据主要是典型临床症状、阳性家族史、起病年龄、首发症状、病情进展等,结合神经系统查体。通常参照 HARDING 的诊断标准:①临床表现为双下肢无力、肌张力增高等上运动神经元受累症状,逐渐出现步态异常,进展为双下肢痉挛性截瘫,部分患者可伴有尿频、尿急、认知障碍、癫痫发作、视力下降、锥体外系症状等;②神经系统检查主要为锥体束征,下肢较明显;③脑和脊髓 CT 或 MRI 检查多正常,但有部分患者可出现脊髓和/或小脑萎缩、胼胝体萎缩;④多有家族史,符合常染色体显性或隐性遗传、X 连锁隐性遗传或线粒体母系遗传,偶有散发病例;⑤排除其他疾病所致的痉挛性截瘫,如脑性瘫痪、多发性硬化症、肾上腺脑白质营养不良、运动神经元病等。HSP 的确诊必须依靠基因检测,通常用 Sanger 测序和全外显子测序。

鉴别诊断:本病须与 Arnold-Chiari 畸形、多发性硬化、脑性瘫痪、遗传性运动神经元病、多系统萎缩、小脑性共济失调、肌萎缩侧索硬化症、亚急性联合变性、脊髓压迫症等鉴别。

(二)评定

HSP 的康复评估可参考脑性瘫痪痉挛型双瘫的相关评估内容。包括:运动功能评估、关节活动范围评定、肌张力和痉挛程度评定、耐力评定、协调和平衡功能评定,重点关注步态功能、脊柱和下肢骨关节变形与挛缩的评定。通过被动屈伸及在不同体位下进行关节活动度的检测,通常可以较好地辨别关节是否存在挛缩。

三、康复治疗

与大多数神经变性疾病一样,目前还没有根治 HSP 的治疗。对症治疗旨在改善活动度、增加活动范围以及减轻痉挛相关的不适。

1. **运动疗法** 采用主动和被动运动,通过改善、代偿和替代的途径,旨在改善运动组织(肌肉、骨骼、关节、韧带等)的血液循环和代谢,促通神经肌肉功能,提高肌力、耐力、心肺功能和平衡功能,减轻异常压力或施加必要的治疗压力,纠正躯体畸形和功能障碍。

(1)神经发育疗法:主要针对各种运动障碍及姿势异常,进行一系列的运动训练,目的在于改善残存的运动功能,抑制不正常的姿势反射,诱导正常的运动发育。

(2)抗阻训练:可以完成或维持全范围的关节活动范围练习,有效地促进和恢复患儿的耐力和肌力,增强其关节的稳定性。

(3)悬吊运动疗法:通过悬吊辅助装置,在不稳定状态下使受试者进行开链、闭链动作,以提高人体核心肌群的稳定性,改善本体感觉、平衡、神经肌肉控制能力以及步行能力,延缓疾病的进展。

(4)减重步态训练:减重步态训练对 HSP 患儿双下肢肌力训练有明显效果。减重平板步行训练可明显改善患儿步行能力,提高患儿行走功能,在运动疗法基础上结合佩戴矫形鞋进行减重训练,能有效改善和提高患儿步态及运动能力。

(5)平衡功能训练:可以配合平衡训练仪进行训练,以改善大脑的平衡调节能力,提高患者平衡功能和步行能力。

2. 抗痉挛药物

（1）A型肉毒毒素：可选择性作用于外周胆碱能性神经末梢，抑制突触前膜释放乙酰胆碱，抑制肌梭神经元传递，改变反射亢进状态，从而引起肌肉松弛性麻痹，起到缓解痉挛和强直的治疗作用。适用于局灶性痉挛，注射剂量和方法可以参照脑性瘫痪章节，但需要权衡注射后肌力破坏对步态和抗重力姿势的负面影响，适当降低剂量、延长注射间隔时间。

（2）巴氯芬：是突触前抑制性媒介物 γ- 氨基丁酸的衍生物，主要与 GABA β 受体结合，干扰兴奋性氨基酸，如天冬氨酸、谷氨酸的释放，抑制脊髓单突触和多突触性反射的传导，或通过神经元内的 K^+ 外流而产生超极化作用，使锥体束受损后而引起的骨骼肌痉挛状态得以缓解，从而促进运动功能的恢复。口服巴氯芬需从小剂量开始逐渐加量，以减少副作用、增加耐受性，鞘内注射巴氯芬可用于更严重的病例。

3. 物理因子治疗

（1）重复经颅磁刺激：可通过一系列的重复磁脉冲使靶神经元除极，引起受刺激皮质区的神经活动性和兴奋性改变，诱导对应的特异性皮质区域的可塑性；高频的磁脉冲产生兴奋作用，而低频产生抑制作用。高频刺激双下肢肌肉初级运动区可改善患儿的步行、肌肉力量，并缓解痉挛。

（2）水疗：利用水的浮力、水波的冲击、水温的刺激、机械刺激、化学刺激，使肌肉松弛、缓解痉挛、改善关节活动度，使患儿能够在水中比较容易地自我控制，在抗重力状态下调整姿势以及完成各种正常姿势和运动，从而增强肌力、改善协调和平衡能力、纠正步态等。水的压力还可以促进血液循环、改善呼吸功能。

4. 传统医学康复疗法
中药治疗，头针、体针、手针、耳针、电针等针刺疗法，各种手法的推拿按摩疗法，中药药浴、中药熏蒸等，可选择使用，辨证施治，辅助改善肌痉挛、肌萎缩等症状。

5. 辅助器具的使用
可以根据功能状态选择保持坐位姿势辅助器具、立位姿势辅助器具、移动用辅助器具、日常生活辅助器具等。可根据不同类型、年龄、瘫痪部位以及不同目的适配矫形器，特别是下肢矫形器，包括：AFO、KAFO、髋外展矫形器、下肢旋转矫形器、膝矫形器（knee orthosis，KO）等。

6. 手术治疗
针对肢体严重畸形的 HSP 患者可以进行矫形手术治疗，以纠正长期痉挛造成的固定畸形、延长生存期、提高生活质量。手术方式包括内收肌松解、跟腱和腘绳肌延长。单纯型 HSP 患者可选择性切断 $L_2 \sim S_1$ 脊神经后根，术后患者的下肢痉挛症状明显缓解，步行距离延长，生活质量明显改善。选择性周围神经缩窄术（selective peripheral neurotomy，SPN）是通过缩窄支配痉挛肌肉的运动神经末梢来减少神经纤维数量，达到降低神经冲动传导和减低牵张反射环路的兴奋性的目的，从而缓解肌肉痉挛程度，并改善肢体的运动功能。

四、预防及预后

（一）预防

HSP 遗传模式涉及常染色体隐性遗传、常染色体显性遗传、X 连锁隐性遗传。预防措施有以下几方面：①避免近亲结婚；②产前诊断：在先证者及其父母致病基因突变明确的前提下，签署知情同意书，通过对胎盘绒毛（孕 10~13 周）或羊水细胞（孕 16~22 周）进行疾病相关基因突变分析，到具有产前诊断资质的机构进行胎儿诊断以及后续的遗传咨询。病程中应加强体育锻炼，防止过早卧床而致残废。

（二）预后

单纯型 HSP 通常不影响寿命，但生存质量会受到显著有害影响。不同类型 HSP 的进展速率和严重程度在不同基因型间甚至在同一特定基因型中都有很大的变异。已描述了数种进展类型：①相对非进展性病程；②随时间而稳定的进展性恶化；③不可逆转性下降。

（郑　宏）

第七节　雷特综合征

一、概述

雷特综合征(Rett syndrome,RTT),是一种以女性发病为主的神经系统发育障碍性疾病。临床特征包括智力障碍、语言功能丧失、手部刻板动作、步态异常等。RTT 是一种罕见的遗传性脑部疾病,见于所有的种族中。主要累及女性,男性 RTT 患者少见,在女性中的发病率为 1/15 000~1/10 000。美国得克萨斯州一项大型的人口登记报告提示,典型 RTT 的患病率在 2~18 岁的女性中为 1/22 800,或 0.44/10 000;法国女性的患病率为 0.56/10 000;瑞典和苏格兰女性为 0.65/10 000;澳大利亚女性为 0.72/10 000;国内尚无报道。RTT 呈 X 连锁显性遗传,其主要致病基因是甲基化 CpG 结合蛋白 2(methyl-CpG binding protein 2,*MeCP2*)基因,定位于染色体 Xq28 区,编码 MeCP2 蛋白,在哺乳动物的大脑中高度表达。而 *CDKL5* 和 *FOXG1* 基因的变异常见于非典型 RTT。目前该病临床尚无治愈手段,以改善症状为主。

二、诊断与评定

(一)诊断

1. 临床特点

(1)分型:RTT 的临床表现广泛,又可分为典型(经典型)RTT(typical or classic RTT)以及非典型(变异型)RTT(atypical or variant RTT)。

1)典型 RTT:患者围产期无异常,生后 6 个月内发育正常(部分患儿可在 2~3 个月时出现头部生长减速),6~18 个月出现发育停滞,随后出现倒退、智力和交往能力减弱,逐渐丧失语言与精细运动功能。手部刻板动作表现为搓手、绞手、拍手、舔手,或用手抓头发、衣服等,失去有目的使用手的能力,

且具有步态异常。其他表现包括头围增长减缓、无意识尖叫、脊柱侧弯、喂养障碍、癫痫发作、孤独症特征、间歇性呼吸节律异常、自主神经系统功能障碍、Q-T 间期延长、睡眠障碍、骨矿物质缺乏和骨折等。发育倒退期后,非语言交流功能会有一定的恢复,眼神交流有所改善,之后将出现缓慢的运动功能倒退。

2)非典型 RTT:患者具有部分典型 RTT 的临床特征(表 13-7-1),又可细分为:①保留语言型非典型 RTT(或 Zappella 型):病情较轻,患者保留有一定的语言功能,主要携带 *MeCP2* 突变;②早发癫痫型非典型 RTT(或 Hanefeld 型):多由 *CDKL5* 基因突变所致,其特征为生后 1 周~5 个月出现癫痫发作,同时具有手刻板动作、手功能异常以及严重的智力运动发育落后;③先天性非典型 RTT(或 Rolando 型):由 *FOXG1* 基因突变所致,患者在出生后 6 个月内发病。

(2)分期:RTT 的临床表现具有阶段性且与年龄相关,经典型 RTT 分为 4 期:

Ⅰ期:发病早期停滞期(early-onset stagnation)通常出现在生后 6~18 个月,可持续数周至数月,甚至 1 年以上。患儿目光接触减少,对玩具失去兴趣,有孤独症样表现,学习能力降低,获得坐或爬行等运动技能延迟,头围增长缓慢。部分患儿可能存在喂养困难、睡眠节律紊乱。此阶段由于发育减缓刚刚出现,容易被家长忽视。

Ⅱ期:发育快速倒退期(rapid developmental regression)通常从 1~4 岁开始,可持续数周到 1 年。多为渐进性,也可能快速进展。出现手刻板动作,包括搓手、绞手、拍手、洗手样动作、吸吮手指、单手的手指搓动等,入睡后消失;手功能逐渐丧失;呼吸节律异常,如阵发性过度通气、屏气、呼吸

表 13-7-1 3 种常见非典型 RTT 的特点

类型	保留语言型	早发癫痫型	先天性
临床特点	1~3 岁才出现发育倒退,有较长的平台稳定期 手技能倒退较轻 手使用功能保留较好 语言功能倒退后再获得 平均恢复年龄在 5 岁 恢复单个词或短语的语言功能 轻度智力障碍(IQ 可达 50) 孤独症样行为常见 典型 RTT 表现出现率下降 癫痫少见 自主神经功能紊乱少见 脊柱侧 / 后凸轻 头围正常 大多数身高和体重正常	早期出现惊厥发作 5 月龄之前出现婴儿痉挛 顽固性肌阵挛癫痫 惊厥在发育倒退出现之前出现 典型 RTT 表现出现率下降	出生后即显著发育异常 严重精神运动发育迟滞 不能走 4 月龄内出现严重小头畸形 出生后 5 个月内出现发育倒退 缺乏 RTT 样典型的强烈的眼睛对视 典型 RTT 样自主功能紊乱 手足厥冷、细小 周围血管舒缩障碍 清醒时呼吸异常 特征性运动异常 刻板的舌部动作 肢体快速抖动
遗传检测特点	多数病例有 *MeCP2* 突变	*MeCP2* 突变极少 需要检测 *CDKL5*	*MeCP2* 突变极少 需要检测 *FOXG1*

频率增快等;逐渐出现步态不稳、睡眠紊乱、情绪异常、易怒。头围的增长更加缓慢。约 50% 的患者将出现癫痫发作。

Ⅲ期:假性稳定期(pseudo-stationary period)通常从 2~10 岁开始,可持续数年至 10 年。此阶段手的失用、运动障碍和癫痫发作更加突出,而孤独症样行为、情绪异常得到改善。患儿对周围环境表现出一定的兴趣,反应力、注意力也有一定程度的恢复,尤其是强烈的眼神交流。

Ⅳ期:晚期运动恶化期(late motor deterioration)通常在 10 岁后开始至成年,可持续数年或数十年。肌张力异常、脊柱侧弯、凝视是此阶段的特征。患者活动能力下降,出现肌张力异常、肌无力和运动迟缓,部分患者失去行走能力,但交流能力、认知功能及手的技能不再倒退,手的刻板动作较之前减少,可出现四肢萎缩、畸形、双足、手变小、关节挛缩等,骨折也常有发生,最终需依靠轮椅生活。

(3)诊断标准:RTT 的最新诊断标准于 2010 年被修订。当观察到患儿头围增长缓慢时,应考虑 RTT 的可能,并根据临床诊断标准加以明确。由于 *MeCP2* 突变也见于其他疾病,因此单纯的 *MeCP2* 突变并不足以确诊 RTT。典型 RTT 的诊断需要存在发育倒退期,随后有一定的恢复或稳定,同时具备所有的主要标准。对于非典型(或变异型)RTT 的诊断,必须满足 4 个主要标准中的至少 2 个,以及 11 个支持标准中的 5 个(表 13-7-2)。

表 13-7-2 2010 年修订的 RTT 诊断标准

项目	诊断标准	备注
典型(经典型)RTT 的必需标准	1. 一段时间的发育倒退,随后恢复或稳定 [a] 2. 满足所有主要标准和所有的排除标准 3. 支持标准尽管在典型 RTT 中很常见,但并非必需	[a] 鉴于部分患者在出现发育倒退证据之前已检出 *MeCP2* 突变,对于年龄<3 岁、无任何功能丧失,但存在其他提示特征的个体,应将其诊断为"可能"RTT。这些个体需要每 6~12 个月重新进行评估。若出现发育倒退的证据,则确诊为 RTT。然而,如果到 5 岁仍未出现任何发育倒退的证据,则 RTT 的诊断值得怀疑

续表

项目	诊断标准	备注
非典型(或变异型)RTT 的必需标准	1. 一段时间的发育倒退,随后恢复或稳定 [a]	
	2. 具备 4 个主要标准中的至少 2 个	
	3. 具备 11 个支持标准中的 5 个	
主要标准	1. 已获得的有目的手的技能部分或完全丧失	[b] 语言习得的缺失是建立在最好的语言功能基础之上的,而不是严格局限于某些单词或高级语言功能。因此,如果患儿学会了咿呀学语,但又丧失了这项功能,则认为其丧失了已获得的语言能力
	2. 已获得的语言能力部分或完全丧失 [b]	
	3. 步态异常:运动功能受损(运动功能障碍)或完全丧失	
	4. 手的刻板动作,如绞手、挤手、拍手、敲击、咬手、洗手以及搓手等自动症表现	
典型 RTT 的排除标准	1. 创伤(围产期或产后)继发的脑损伤、神经代谢性疾病、导致神经系统病变的严重感染 [c]	[c] 有明确的证据(神经科或眼科检查,以及 MRI 和 CT 检查结果)表明这些病损直接导致神经系统功能障碍
	2. 出生后 6 个月内精神运动发育严重异常 [d]	[d] 发育严重异常指未达到正常的发育里程碑(头部控制、吞咽、社交微笑等)。轻度肌张力下降或其他轻微发育异常在 RTT 中很常见,并不能作为排除标准
非典型 RTT 的支持标准 [e]	1. 清醒时呼吸节律紊乱	[e] 若患者曾有 1 个所列的临床表现,则计为 1 个支持标准。这些临床表现很多均呈现年龄依赖性,即在某些特定年龄出现或表现得更为典型。因此,相对于年幼的 RTT 个体,大龄的个体更容易诊断。对于年龄<5 岁的个体,若出现发育倒退现象并存在 2 条主要标准,但不符合 5/11 条支持标准,应诊断为"可能非典型 RTT"。这类个体需随年龄的增长重新评估,并相应地修正诊断
	2. 清醒时磨牙	
	3. 睡眠模式受损	
	4. 肌张力异常	
	5. 外周血管舒缩障碍	
	6. 脊柱侧 / 后凸	
	7. 生长发育迟缓	
	8. 手脚小而凉	
	9. 不适宜的笑或尖叫	
	10. 疼痛反应降低	
	11. 强烈的眼神交流,"眼睛对视"	

2. 基因检测 现行的分子诊断主要检测 *MeCP2*、*CDKL5* 及 *FOXG1* 基因的突变。对患有严重脑病的男性也应进行检测。

若发现致病性突变且满足临床诊断标准,则可确诊 RTT。对于未携带 *MeCP2* 突变的患者,应进一步对 *FOXG1* 和 *CDKL5* 基因进行突变检测。对于病因未明、有部分 RTT 特征的发育迟滞的女孩,可考虑对其 *MeCP2* 基因进行检测。对有怀孕计划的家庭,应对患者的母亲及患有神经系统疾病的同胞进行基因检测。常用的技术包括 PCR 与直接测序、多重连接探针扩增(multiplex ligation-dependent probe amplification,MLPA)以及二代测序等。

Sanger 测序可检测目标区域的点突变和小片段的缺失、重复。MLPA 可检测大片的缺失与重复,通过 PCR 可对其进行验证并明确缺失的区域。二代测序可对 *MeCP2* 基因进行一次性的快速检测。在未发现 *MeCP2*、*CDKL5*、*FOXG1* 基因致病突变的情况下,应排除其他代谢性和神经退行性疾病。

3. 脑电图 尽管不能用于诊断,但有助于 RTT 的评估。大部分 RTT 患者存在脑电图异常。癫痫样放电通常在 2 岁左右出现,并逐渐恶化,由局灶性逐渐发展为多灶性和全面性放电,伴脑电背景慢化。患者外周听觉和视觉通路完整,诱发电位通常显示皮质过度兴奋。

4. 其他　必要时进行心电图检查、睡眠监测及骨矿物质测定等。

（二）康复评定

1. 一般情况评定　应包括营养状况、头围、身长、体重、呼吸节律、心律、自主神经系统、四肢骨骼和脊柱等方面，特别是 RTT 的特征性改变，如智力障碍或语言发育迟缓等情况、有无沟通技巧丧失或缺乏，以及刻板性的手部运动。

2. 发育性评定

（1）精细运动及粗大运动功能评定：手功能障碍及存在刻板动作者需要对精细动作的协调性和灵巧性进行评定，运动功能障碍和步态异常者对粗大运动进行评定。包括 Albert 婴儿运动量表（AIMS）、Peabody 运动发育量表 2（PDMS-2）、精细运动功能评定量表（FMFM）、Carroll 上肢功能评定（UEFT）。

（2）智能评定：筛查性评定可采用丹佛发育筛查测验（DDST）、瑞文渐进模型测验（RPM）等，诊断性评定可采用贝利婴幼儿发展量表（BSID）、格塞尔发育诊断量表（GDDS）、韦氏幼儿智力量表第 4 版（WPPSI-Ⅳ）和韦氏儿童智力量表第 4 版（WISC-Ⅳ）。

（3）语言功能评定：目前国内公认、使用频率最高的儿童语言功能评定方法是儿童语言发育迟缓评定（S-S 法），原则上适用于 1.5~6.5 岁，但对于语言发展现状不超出此年龄段水平的儿童依然适用，包括符号与指示内容的关系、基础性过程和交流态度三个方面。其他包括 Illinois 心理语言能力测验（ITPA）等。

（4）日常生活活动能力评定：可采用改良 Barthel 指数评定、儿童功能独立性评定量表（Wee-FIM）、儿童能力评定量表（PEDI）等。

（5）社会交往技能评定：文兰适应行为量表（Vineland adaptive behavior scale，VABS）、婴儿 - 初中生社会生活能力评定（S-M）、儿童适应性行为评定等。

（6）孤独症谱系障碍评定：存在手的刻板动作的儿童，需要检查是否具有孤独症症状，主要有孤独症筛查量表和孤独症诊断量表。美国儿科学会（AAP）早期筛查提出三级筛查程序，包括初级保健筛查、一级筛查和二级筛查。在使用量表时需要充分考虑到可能出现的假阳性和假阴性结果。一级筛查量表包括：简易婴幼儿孤独症筛查量表（checklist for autism in toddler，CHAT）、改良版简易婴幼儿孤独症筛查量表（the modified checklist for autism in toddlers，M-CHAT）、孤独症特征早期筛查问卷（early screening of autistic traits questionnaire，ESAT）、孤独症行为量表（ABC）等；二级筛查量表包括儿童孤独症评定量表（childhood autism rating scale，CARS）等；诊断量表包括孤独症诊断观察量表（ADOS-G）、孤独症诊断访谈量表修订版（ADI-R）。ADOS-G 和 ADI-R 联合应用被公认为孤独症诊断的金标准，但未普及使用，不能代替临床观察。

3. 其他　包括肌张力评定、关节活动度评定、肌力和肌耐力评定、步态分析等。

三、康复治疗

RTT 的临床表现多样，在不同分型或分期中，要根据患儿的障碍进行针对性的康复治疗。治疗原则为早期发现、早期诊断和早期治疗。在干预过程中，要制定适当的康复目标，按照发育规律，进行认知、言语和作业等方面的训练，循序渐进，促进儿童的发育，改善临床症状，预防并发症。

（一）康复治疗的目标

改善交流能力、认知功能、手的技能及粗大运动等方面，最大限度地提高生活自理能力，维持良好的姿势和功能水平，改善社会功能和提高生活质量。

（二）康复治疗的内容

1. 作业治疗　目的是通过改善儿童对感觉刺激的异常反应、运动协调能力及认知能力，提高认知水平；培养儿童兴趣，促进社会交往；提高日常生活活动能力。①增加感觉刺激以利于感知觉发展：包括视觉训练、听觉训练、触觉训练、整体知觉和部分知觉训练、空间知觉训练等；②感觉统合训练（sensory integration training，SIT）；③精细运动训练：可采用穿珠、剪纸、折纸、填图、画线、补线、粘贴、画图和手指操等；④日常生活活动能力的训练：

如饮食训练、更衣训练、洗漱训练、如厕训练、环境-家庭半结构式安排训练等,提高精细动作、操作的灵巧性以及生活自理能力,从而提高适应能力。

2. **言语治疗** 在系统的语言能力评估基础上,选择适合的康复内容和康复手段进行干预,并及时监控康复训练的效果。采用日常生活交流能力的训练,帮助患儿参与家庭和社会活动,鼓励和其他小孩一起玩,提升社会交往能力,注意不要把表达的手段仅限于言语上,要充分利用手势语、表情等。也可采用手势符号训练、扩大词汇量训练、词句训练、语法训练、交流板或交流手册、小组语言训练等改善语言功能。

3. **教育干预** 主要是针对孤独症谱系障碍核心症状进行教育及训练,包括应用行为分析法(applied behavioral analysis,ABA)、结构化教学法(treatment and education of autistic and related communication handicapped children,TEACCH)、图片交换沟通系统(picture exchange communiciation system,PECS)、人际关系发展干预(relationship development intervention,RDI)、社交能力训练(social skill training,SST)等。

4. **物理治疗** 评估大运动发育水平及运动障碍,进行针对性的物理治疗,对于运动功能受损或步态异常的儿童是必要的,尤其是在发育早期。包括物理因子疗法和运动疗法。运动疗法包括抗阻训练、核心肌力训练和有氧训练等。通过训练,增强运动能力,减缓关节、肌肉的变形、挛缩,协调平衡。

5. **辅助器具和姿势管理** 步态异常的患儿可采用手杖、轮椅、矫形器等,脊柱侧/后凸的患儿可采用脊柱支具等。

6. **心理支持及音乐疗法** 可增强患儿的注意力及交往能力,改善情绪障碍、行为异常,帮助儿童克服自卑感及抑郁情绪。同时应加强医疗和教育管理方面的知识宣教,提高自信心。家庭支持和辅导对 RTT 患者至关重要。

7. **抗癫痫治疗** 共患癫痫的患儿应根据癫痫发作的类型合理选择抗癫痫药物,尽量单药治疗,单药无效时再考虑联合治疗,规律服药,定期随诊。

8. **其他** 对于严重的脊柱侧弯可进行手术治疗,使躯体重新获得平衡,阻止脊柱的继续变形。除改善症状外,目前正在研究的还包括基因调控和药物治疗。基因调控主要以 *MeCP2* 基因、RNA 或蛋白质为目标,药物治疗则包括氯胺酮、脑源性神经营养因子调节剂、抗抑郁药等,研究者正在开展相关的临床试验。

四、预防及预后

(一)预防

RTT 病例多为散发,约 1% 有明确的家族史,呈 X 连锁遗传。在散发病例中,*MeCP2* 基因突变也可能遗传自携带生殖细胞嵌合突变的父亲或母亲。携带体细胞嵌合突变的母亲可能缺乏或仅有轻微的症状,导致患儿被误认为是散发病例。若患儿检测出 *MeCP2* 突变,其父母在再次怀孕前,应对其进行相应的突变检测。即使两者均未携带相应突变,鉴于生殖细胞嵌合现象的存在,仍无法完全排除下一代携带突变的可能,故建议进行产前诊断。

(二)预后

尚无有效治愈 RTT 的方法,但在不同的临床阶段应进行相应的干预以改善症状,许多患者可以活到中年。

(朱登纳)

参考文献

[1] 王天有,申昆玲,沈颖,等. 诸福棠实用儿科学[M]. 9版. 北京: 人民卫生出版社, 2022.

[2] BULL MJ. Down Syndrome[J]. N Engl J Med, 2020, 382(24): 2344-2352.

[3] NEVADO J, BEL-FENELLÓS C, SANDOVAL-TALA-MANTES AK, et al. Deep Phenotyping and Genetic Characterization of a Cohort of 70 Individuals With 5p Minus Syndrome[J]. Front Genet, 2021, 12: 645595.

[4] HAGERMAN PJ, HAGERMAN R. Fragile X syndrome[J]. Curr Biol, 2021, 31(6): R273-R275.

［5］中华医学会内分泌学分会性腺学组. 克莱恩费尔特综合征诊断治疗的专家共识 [J]. 中华内分泌代谢杂志, 2021, 37 (2): 94-99.

［6］中华医学会内分泌学分会性腺学组. 特纳综合征诊治专家共识 [J]. 中华内分泌代谢杂志, 2018, 34 (3): 181-186.

［7］MARKATI T, DUIS J, SERVAIS L. Therapies in preclinical and clinical development for Angelman syndrome [J]. Expert Opin Investig Drugs, 2021, 30 (7): 709-720.

［8］BUTLER MG, MILLER JL, FORSTER JL. Prader-Willi syndrome-clinical genetics, diagnosis and treatment approaches: an update [J]. Curr Pediatr Rev, 2019, 15 (4): 207-244.

［9］KOZEL BA, BARAK B, KIM CA, et al. Williams syndrome [J]. Nat Rev Dis Primers, 2021, 7 (1): 42.

［10］关荣伟, 李秋炎, 傅松滨. 中华医学会医学遗传学分会遗传病临床实践指南撰写组. Rett 综合征的临床实践指南 [J]. 中华医学遗传学杂志, 2020, 37 (3): 308-312.

［11］KYLE SM, VASHI N, JUSTICE MJ. Rett syndrome: a neurological disorder with metabolic components [J]. Open Biol, 2018, 8 (2): 170216.

［12］POKORNY FB, BARTL-POKORNY KD, EINSPIELER C, et al. Typical *vs.* atypical: Combining auditory Gestalt perception and acoustic analysis of early vocalisations in Rettsyndrome [J]. Res Dev Disabil, 2018, 82: 109-119.

［13］SRIVASTAVA S, DESAI S, COHEN J, et al. Monogenic disorders that mimic the phenotype of Rett syndrome [J]. Neurogenetics, 2018, 19 (1): 41-47.

［14］O'LEARY HM, KAUFMANN WE, BARNES KV, et al. Placebo-controlled crossover assessment of mecasermin for the treatment of Rett syndrome [J]. Ann ClinTransl Neurol, 2018, 5 (3): 323-332.

［15］NEUL JL, KAUFMANN WE, GLAZE DG, et al. Rett syndrome: revised diagnostic criteria and nomenclature [J]. Ann Neurol, 2010, 68 (6): 944-950.

［16］DU J. Hereditary spastic paraplegia type 11: Clinico-genetic lessons from 339 patients [J]. J Clin Neurosci, 2021, 85: 67-71.

［17］CHOJDAK-ŁUKASIEWICZ J, SULIMA K, ZIMNY A, et al. Hereditary Spastic Paraplegia Type 11-Clinical, Genetic and Neuroimaging Characteristics [J]. Int J Mol Sci, 2023, 24 (24): 17530.

［18］杨迪, 高正玉, 王强, 等. 遗传性痉挛性截瘫的综合性认识与治疗现状 [J]. 青岛大学学报 (医学版), 2020, 56 (04): 500-504.

［19］MEYYAZHAGAN A, KUCHI BHOTLA H, PAPPUS-WAMY M, et al. The Puzzle of Hereditary Spastic Paraplegia: From Epidemiology to Treatment [J]. Int J Mol Sci, 2022, 23 (14): 7665.

［20］曹丽荣, 赵澎, 蔡春泉. 遗传性痉挛性截瘫的研究进展 [J]. 国际神经病学神经外科学杂志, 2018, 45 (05): 524-528.

［21］MERCURI E, FINKEL RS, MUNTONI F et al. Diagnosis and management of spinal muscular atrophy: Part 1: Recommendations for diagnosis, rehabilitation, orthopedic and nutritional care [J]. Neuromuscul Disord, 2018, 28 (2): 103-115.

［22］LI C, GENG Y, ZHU X, et al. The prevalence of spinal muscular atrophy carrier in China: Evidences from epidemiological surveys [J]. Medicine (Baltimore), 2020, 99 (5): e18975.

［23］BESSE A, ASTORD S, MARAIS T, et al. AAV9-Mediated Expression of SMN Restricted to Neurons Does Not Rescue the Spinal Muscular Atrophy Phenotype in Mice [J]. Mol Ther, 2020, 28 (8): 1887-901.

［24］北京医学会罕见病分会, 北京医学会医学遗传学分会, 北京医学会神经病学分会神经肌肉病学组. 脊髓性肌萎缩症多学科管理专家共识 [J]. 中华医学杂志, 2019, 99: 1460-1467.

［25］中华医学会医学遗传学分会遗传病临床实践指南撰写组. 脊髓性肌萎缩症的临床实践指南 [J]. 中华医学遗传学杂志, 2020, 37: 263-268.

［26］CHABANON A, SEFERIAN AM, DARON A, et al. Prospective and longitudinal natural history study of patients with Type 2 and 3 spinal muscular atrophy: Baseline data NatHis-SMA study [J]. PLoS One, 2018, 13 (7): e0201004.

［27］DUONG T, BRAID J, STAUNTON H, et al. Understanding the relationship between the 32-item motor function measure and daily activities from an individual with spinal muscular atrophy and their caregivers' perspective: a two-part study [J]. BMC Neurol, 2021, 21) 1): 143.

［28］YEO CJJ, DARRAS BT. Overturning the paradigm of spinal muscular atrophy as just a motor neuron disease [J]. Pediatr Neurol, 2020, 109: 12-19.

［29］SCHORLING DC, PECHMANN A, KIRSCHNER J. Advances in treatment of spinal muscular atrophy new phenotypes, new challenges, new implications for care [J]. J Neuromuscul Dis, 2020, 7 (1): 1-13.

［30］FUJAK A, HAAKER G. Proximal spinal muscular atrophy: current orthopedic perspective [J]. Appl Clin Genet, 2013, 6 (11): 113-120.

［31］PIERZCHLEWICZ K, KĘPA I, PODOGRODZKI

J, et al. Spinal Muscular Atrophy: The Use of Functional Motor Scales in the Era of Disease-Modifying Treatment [J]. Child Neurol Open, 2021, 8: 2329048X211008725.

［32］中华医学会儿科学分会康复学组, 中国康复医学会物理治疗专委会. 脊髓性肌萎缩症康复管理专家共识 [J]. 中华儿科杂志, 2022, 60 (09): 883-887.

［33］MENDELL JR, SAHENK Z, LEHMAN K, et al. Assessment of Systemic Delivery of rAAVrh74. MHCK7. micro-dystrophin in Children With Duchenne Muscular Dystrophy: A Nonrandomized Controlled Trial [J]. JAMA Neurol, 2020, 77 (9): 1122-1131.

［34］MUNTONI F, DOMINGOS J, MANZUR AY, et al. Categorising trajectories and individual item changes of the North Star Ambulatory Assessment in patients with Duchenne muscular dystrophy [J]. PLoS One, 2019, 14 (9): e0221097.

［35］BIRNKRANT DJ, BUSHBY K, BANN CM, et al. DMD Care Considerations Working Group. Diagnosis and management of Duchenne muscular dystrophy, part 2: respiratory, cardiac, bone health, and orthopaedic management [J]. Lancet Neurol, 2018, 17 (4): 347-361.

［36］ALLEN DG, WHITEHEAD NP, FROEHNER SC. Absence of Dystrophin Disrupts Skeletal Muscle Signaling: Roles of Ca^{2+}, Reactive Oxygen Species, and Nitric Oxide in the Development of Muscular Dystrophy [J]. Physiol Rev, 2016, 96 (1): 253-305.

［37］LI J, WANG K, ZHANG Y, et al. Therapeutic Exon Skipping Through a CRISPR-Guided Cytidine Deaminase Rescues Dystrophic Cardiomyopathy in Vivo [J]. Circulation, 2021, 144 (22): 1760-1776.

［38］LAURÁ M, SINGH D, RAMDHARRY G, et al. Inherited Neuropathies Consortium. Prevalence and orthopedic management of foot and ankle deformities in Charcot-Marie-Tooth disease [J]. Muscle Nerve, 2018, 57 (2): 255-259.

［39］ZUCCARINO R, ANDERSON KM, SHY ME, et al. Satisfaction with ankle foot orthoses in individuals with Charcot-Marie-Tooth disease [J]. Muscle Nerve, 2021, 63 (1): 40-45.

［40］PISCIOTTA C, SAVERI P, PAREYSON D. Challenges in Treating Charcot-Marie-Tooth Disease and Related Neuropathies: Current Management and Future Perspectives [J]. Brain Sci, 2021, 11 (11): 1447.

［41］MORENA J, GUPTA A, HOYLE JC. Charcot-Marie-Tooth: From Molecules to Therapy [J]. Int J Mol Sci, 2019, 20 (14): 3419.

［42］MORI L, SIGNORI A, PRADA V, et al. TreSPE study group. Treadmill training in patients affected by Charcot-Marie-Tooth neuropathy: results of a multicenter, prospective, randomized, single-blind, controlled study [J]. Eur J Neurol, 2020, 27 (2): 280-287.

［43］PAZZAGLIA C, PADUA L, STANCANELLI C, et al. Role of Sport Activity on Quality of Life in Charcot-Marie-Tooth 1A Patients [J]. J Clin Med, 2022, 11 (23): 7032.

第十四章

内分泌及代谢性疾病

第一节 概　述

近年来,随着经济发展和社会的进步,儿科疾病谱发生了明显变化。感染性疾病的比例逐渐降低,而非感染性疾病的比例逐渐升高。儿童内分泌及遗传代谢性疾病越来越受到社会的重视。随着医疗技术的进步,尤其是基因诊断技术及气相色谱-质谱联用、液相串联质谱等技术在临床的应用和发展,儿童内分泌及代谢性疾病的预防、诊断及治疗技术取得了巨大的进步。早期发现、早期治疗、早期干预这类疾病,可改善患儿的预后,提高生活质量,对减轻家庭与社会的负担有重要的意义。

内分泌系统是人体重要的调节系统,与神经系统、免疫系统等相互作用,维持人体生理功能和内环境的完整与稳定。内分泌器官主要包括垂体、甲状腺、甲状旁腺、肾上腺、胰腺、性腺等。儿童的生长发育是连续的,内分泌系统在儿童时期也是处于不断发育和成熟的过程中。一旦在儿童时期内分泌系统激素的产生、分泌、结构与功能发生异常,均可导致内分泌疾病。儿童内分泌疾病常见的有先天性甲状腺功能减退症、儿童肥胖症、儿童糖尿病、儿童身材矮小症等。这些疾病可能对患儿的生长发育及心理发育造成严重的影响。如甲状腺功能减退的患儿可能会有智力低下与生长发育迟缓;肥胖症及糖尿病患儿可能存在运动功能受限与心理问题;身材矮小症患儿可存在身高增长受限与心理问题等。这类疾病一旦确诊,常常需要长期治疗甚至终生治疗。内分泌疾病常见的治疗方法是激素补充治疗,但是对于已经存在生长发育迟缓及心理问题的患儿,尽早进行康复治疗是有益的和必要的。

遗传代谢病是指由于基因突变引起酶缺陷或细胞通路受体缺陷,从而导致机体生化代谢紊乱,引起旁路代谢产物或终末产物蓄积,引起一系列临床症状的一组遗传病。遗传代谢病可以是常染色体遗传,也可能是性染色体或线粒体遗传。遗传代谢病按代谢底物异常分为氨基酸病、有机酸血症、脂肪酸氧化缺陷、过氧化物酶体病、糖代谢病、核酸代谢异常症、溶酶体病、金属代谢异常等;按代谢产物分子的大小分为小分子病和细胞器病。遗传代谢病临床多缺乏特异性症状与体征,诊断多依据病史、家族史、临床表现,结合生化与分子生物学检测或基因检测。迄今为止,多数遗传代谢病仍无有效治疗方法,但通过相应的对症支持治疗及康复治疗可暂时改善症状。因此,对于遗传代谢性疾病早期发现、早期诊断至关重要。

儿童内分泌系统疾病与遗传代谢病严重危害儿童的健康,这类疾病的治疗除内科常规治疗外,康复治疗是不可或缺的重要治疗方法。通过康复治疗,可改善患儿的运动能力,提高智能发育水平,对于改善患儿生活质量、促进患儿回归社会具有重要的意义。在这类疾病诊治过程中,儿内科医师应与康复科医师紧密合作,共同制订个性化治疗方案,解决患儿在病程中及生活中可能遇到的各种问题,为患儿保驾护航,减轻患儿家庭负担与社会负担。

（朱登纳）

第二节 先天性甲状腺功能减退症

一、概述

先天性甲状腺功能减退症(congenital hypothyroidism,CH),简称先天性甲减,是由先天性甲状腺发育障碍或其他原因引起甲状腺激素合成不足所造成的一种疾病;按病变位置分为原发性(甲状腺本身疾病所致)和继发性(病变位于垂体或下丘脑);按病因分为散发性(甲状腺发育不良、异位或甲状腺激素合成途径中酶缺陷所造成)和地方性(由于碘缺乏所致)。先天性甲减的根本原因是甲状腺素激素合成不足或其受体缺陷。甲状腺激素(thyroid hormone,TH)是人体最为重要的激素之一,对于机体代谢和生长发育具有重要作用。甲状腺激素对于神经系统的发育、分化和成熟十分重要,特别是在胎儿期和婴儿期,甲状腺激素不足会严重影响脑的发育、分化和成熟。先天性甲减症状出现的早晚与轻重程度与甲状腺功能减退的程度有关。多数先天性甲减患儿常在生后6个月出现特殊面容、神经系统症状、发育迟缓等典型症状,但新生儿期先天性甲减多无或仅为非特异性症状和体征,容易漏诊、误诊,造成严重后果,因此新生儿先天性甲减的筛查是保证患儿在新生儿期能够得到早期诊治并预防严重智力落后的重要筛查项目。

先天性甲减一旦诊断明确,应尽早进行甲状腺激素补充治疗,避免因甲状腺激素分泌不足造成患儿生长发育迟缓及中枢神经系统发育障碍。在激素补充治疗的同时,对于康复评估显示发育迟缓的患儿尽早进行康复治疗是有益的与必要的。康复治疗可以促进患儿运动能力及智能的发育,减轻因甲状腺激素分泌不足导致的发育迟缓症状,提高患儿生活质量,减轻家庭与社会的负担。

二、诊断及评定

(一)临床表现

患儿临床症状出现的时间及病情的严重程度与甲状腺功能减退的程度有关。先天性无甲状腺或甲状腺素合成途径中酶缺陷患儿在婴儿早期即可出现症状,甲状腺发育不良者常在生后3~6个月时出现症状。患儿的主要临床表现包括智能发育落后、生长发育迟缓和生理功能低下。

1. **新生儿期症状** 多数先天性甲减患儿在出生时并无症状,因为母体甲状腺素(T_4)可通过胎盘,维持胎儿出生时正常 T_4 浓度中的 25%~75%。新生儿期患儿的症状可概括为"三超":即过期产、出生体重常>第 90 百分位、生理性黄疸期延长;"三少":少吃、少哭、少动;"五低":体温低、哭声低、血压低、反应低、肌张力低。

2. **先天性甲减的典型症状**

(1)特殊面容:头大,颈短,面部臃肿,眼睑水肿,眼距宽,鼻根低平,舌厚大常伸出口外,表情呆滞,面容水肿,皮肤粗糙、干燥,贫血貌,头发稀疏、干脆,眉毛脱落。患儿身材矮小,躯干长而四肢短小,上部量/下部量>1.5,呈不匀称性身材矮小。

(2)神经系统功能障碍:智能低下,注意力、记忆力均下降。运动发育障碍,行走延迟,听力下降,感觉迟钝,嗜睡,严重者可产生黏液性水肿、昏迷。

(3)生理功能低下:精神差,安静少动,对事物反应少,嗜睡,食欲缺乏,声音低哑,体温低,脉搏弱,肠蠕动慢,腹胀,便秘,心音低钝,心脏扩大,可伴心包积液、胸腔积液,心电图呈低电压、P-R 延长、传导阻滞等。

(二)诊断

1. **新生儿筛查** 先天性甲减发病率高,在新生儿期多无特异性临床症状,如在临床发病后开始治疗,将影响患儿的智力和体格发育。因此,对新生儿进行群体筛查是早期发现、早期诊断的必要手段。原卫生部规定新生儿先天性甲减筛查方法为足月新生儿生后 72 小时~7 天,并充分哺乳,足跟采血,滴于专用滤纸片上测定干血滤纸片促甲状腺激素(thyroid stimulating hormone,TSH)值。该方法只能检出原发性甲减和高 TSH 血症,无法检出中枢性甲减、TSH 延迟升高的患儿等。国际上有些国家采用 T_4+TSH 同时筛查的方法,但是筛查成本相对较高。由于技术及个体差异,约 5% 的先天性甲减患儿无法通过新生儿筛查系统检出。因此,对甲减筛查阴性病例,如有可疑症状,临床医生仍然应该采血再次检查甲状腺功能。危重新生儿或接受过输血治疗的新生儿可能出现筛查假阴性结果,必要时应再次采血复查。低或极低出生体重儿由于下丘脑 - 垂体 - 甲状腺轴反馈建立延迟,可能出现 TSH 延迟升高,为防止新生儿筛查假阴性,可在生后 2~4 周或体重超过 2 500g 时重新采血复查测定 TSH、FT_4。

2. **血清 T_4、T_3、TSH 测定**　因 FT_4 浓度不受甲状腺结合球蛋白(thyroid-binding globulin,TBG)水平影响,故目前主要根据血清 FT_4 和 TSH 浓度作为诊断先天性甲减标准。任何新生儿筛查结果可疑或临床可疑的儿童均应检测血清 T_4、TSH 浓度,如果 T_4 降低、TSH 明显升高可确诊,血清 T_3 浓度可正常或降低。如果血 TSH 增高、FT_4 正常,诊断为高 TSH 血症。

3. **促甲状腺激素释放激素刺激试验**　如果 TSH 降低、FT_4 降低,则疑促甲状腺激素释放激素(thyrotropin-releasing hormone,TRH)、TSH 分泌不足,可进一步行 TRH 刺激试验:静脉注射 TRH 7μg/kg,正常反应是在注射 20~30 分钟内出现 TSH 峰值,90 分钟后回至基础值。如果未见峰值,应考虑垂体病变,峰值高于正常或出现时间延长则提示下丘脑病变。

4. **辅助检查**

(1)甲状腺 B 超:简便易行,患者接受度高,可评估甲状腺发育情况。

(2)甲状腺放射性核素摄取和显像:^{123} 碘(^{123}I)或 ^{99m} 锝(^{99m}Tc)由于放射性低常用于新生儿甲状腺核素显像。甲状腺放射性核素显像可判断甲状腺的位置、大小、发育情况及摄取功能。

(3)左手及腕部 X 线检查:甲状腺功能减退患儿骨龄常落后于正常儿童。

(4)甲状腺球蛋白测定:甲状腺球蛋白(Tg)可反映甲状腺组织功能和活性,甲状腺发育不良患儿 Tg 水平明显低于正常对照。

(5)基因检测:如果有家族史或高度怀疑基因缺陷时应及时进行基因检测。

(6)其他检查:继发性甲减应进行下丘脑 - 垂体部位磁共振(MRI)及其他垂体激素检查。

(三)评定

1. **体格发育评估**　采用 2006 年 WHO 的 0~5 岁儿童生长标准评估身高、体重发育情况。身长测量:不具备站立能力的应用卧式儿童体格发育测量计,将儿童头顶紧贴测量台一侧的固定板,固定好儿童的膝关节、髋关节,另一测量人员将儿童双足底平贴于活动板,活动板对应的刻度即为身长;3 岁以上具备独站的儿童则采用立式测量身高,采取站立位,枕部、臀部、脚跟紧贴测量尺,通过测量尺刻度准确测量身高。体重测量:将儿童置于专门电子秤,测量人员用测量重量减去衣物重量(根据标准化体重测量参照表上的不同衣物及纸尿裤参考重量来评估)即为儿童的重量;头围测量:以软尺紧贴皮肤,自头部右侧齐眉弓上缘从头部绕经枕骨粗隆最高处回至零位,左右对称,以 cm 为单位,读数记录至小数点后 1 位。

2. **神经运动发育评估**

(1)Alberta 婴儿运动量表:Alberta 婴儿运动量表(AIMS)适用于评估 0~18 月龄或从出生到独立行走这一时期患儿的运动发育水平,具有很好的信度和效度,在国际上应用广泛,可以早期发现运动发育异常。

(2)新生儿行为神经测查:新生儿行为神经测查(NBNA)可以了解新生儿行为能力,并能及早发现异常,以便早期干预,防治伤残,是检测新生儿神经系统发育完整性的一种行之有效的方法。通过检测可以早期发现先天性甲减患儿出现的神经发育异常。

(3)格塞尔发育诊断量表:用于判断先天性甲减合并发育迟缓患儿的神经发育水平。

(4)韦氏智力测验:韦氏儿童智力量表(WISC)、韦氏幼儿智力量表(WPPSI)可以评价先天性甲减患儿的智能发育水平。WPPSI 适用于 4~6.5 岁儿童;WISC 适用于 6~16 岁儿童。

(5)语言功能评定:语言评估的最终目的是确定儿童的言语技能的基础水平,并且与同龄普通发育的孩子进行比较,可评价先天性甲减合并语言发育落后患儿的语言发育水平,为制订康复计划提供参考。目前国内公认的、使用频率最高的儿童语言评估方法是 S-S 语言发育迟缓检查法。

(6)心理评估:对于先天性甲减疑似合并心理疾病的患儿应进行心理评估,如合并孤独症患儿的 ABC 量表、儿童孤独症评定量表(CARS);多动症评估量表:儿童持续性操作任务(CPT)、Conners 行为量表;抽动症患儿的评估量表:耶鲁综合抽动严重程度量表(YGTSS)等。

3. 生活能力评估 采用婴儿至初中生社会生活能力量表是"日本 S-M 社会生活能力检查修订版",适用于 6 个月~14 岁的婴儿至初中生年龄段的低智力和正常儿童;既可作为临床筛选使用,也可对儿童适应行为发展作全面评估,通过父母或老师的观察,了解孩子的各种生活能力,这些能力与孩子的学校成绩无关。通过评估可以了解先天性甲减患儿的社会生活适应能力。

三、康复治疗

(一) 药物治疗

本病应早期确诊,尽早治疗,避免对脑发育的损害。一旦确定诊断,应终生服用甲状腺制剂,不能中断。对于新生儿筛查初次结果显示干血滤纸片 TSH 值超过 40mU/L,同时 B 超显示甲状腺缺如或发育不良者,或伴有先天性甲减临床症状与体

征者,可不必等静脉血检查结果立即开始左旋甲状腺素钠(L-thyroxine,$L\text{-}T_4$)治疗。不满足上述条件的筛查阳性新生儿应等待静脉血检查结果后再决定是否给予治疗。治疗首选 $L\text{-}T_4$,新生儿期先天性甲减初始治疗剂量 10~15μg/(kg·d),每日 1 次口服,尽早使 FT_4、TSH 恢复正常,FT_4 最好在治疗 1~2 周内,TSH 在治疗后 2~4 周内达到正常。对于伴有严重先天性心脏病患儿,初始治疗剂量应减少。治疗后 2 周抽血复查,根据血 FT_4、TSH 浓度调整治疗剂量。

在随后的随访中,甲状腺激素维持剂量需个体化。血 FT_4 应维持在平均值至正常上限范围之内,TSH 应维持在正常范围内。$L\text{-}T_4$ 治疗剂量应随静脉血 FT_4、TSH 值调整,婴儿期一般在 5~10μg/(kg·d),1~5 岁 5~6μg/(kg·d),5~12 岁 2~5μg/(kg·d)。药物过量患儿可有颅缝早闭和甲状腺功能亢进临床表现,如烦躁、多汗等,需及时减量,4 周后再次复查。

对小婴儿,$L\text{-}T_4$ 片剂应压碎后在勺内加入少许水或奶服用,不宜置于奶瓶内喂药,避免与豆奶、铁剂、钙剂、考来烯胺、纤维素和硫糖铝等可能减少甲状腺素吸收的食物或药物同时服用。

对于生长发育落后的患儿,在应用甲状腺激素治疗的同时应在内分泌科医师指导下合理加用生长激素治疗身材矮小,同时注意患儿的营养支持。

(二) 康复治疗

先天性甲减患儿在内科激素疗法治疗的同时应尽早进行康复治疗,改善患儿运动及智能发育落后的临床表现。

1. 营养干预 合理的营养素供应可促进患儿的生长发育。在合理应用甲状腺激素及生长激素补充疗法的基础上,患儿应在营养师的指导下进行营养干预,摄入足量合理的蛋白质、碳水化合物、脂肪、微量元素以供生长发育,改善患儿生长落后、身材矮小。

2. 游戏疗法 游戏疗法是精神分析学派幼儿游戏理论在临床上的应用,据此可发现儿童的发育问题,了解其欲望、焦虑和问题。儿童期主要表现

为基础代谢率低、生长发育迟缓和发展性落后。根据儿童发育特点，选择性地应用游戏疗法，可以增进孩子参与活动的兴趣和对本体觉的发展，治疗各种行为障碍的儿童，如情绪障碍、运动功能障碍、孤僻倾向、人际关系障碍、思维迟钝等。

3. 运动疗法　运动疗法主要采用"运动"这一机械性的物理因子对患者进行治疗，着重进行躯干、四肢的运动、感觉、平衡等功能的训练。运动可以促进身体血液循环，加速新陈代谢，使骨骼组织供血增加，促使骺软骨组织营养增殖，加速骨骼发育生长，同时运动也是促进生长激素分泌的一种方式，适当运动有利于身高的增长。可按照正常小儿神经发育规律，运用 Bobath 法、运动再学习、神经肌肉本体促进术（PNF）等运动疗法进行训练，以促进主动运动，提高肌力。

4. 作业疗法　作业疗法着眼于帮助患儿尽可能恢复正常的生活和工作能力，是患者实现回归家庭和社会的重要途径。先天性甲减患儿往往合并有发育障碍、肢体障碍以及其他方面的疾病，通过有目的、有针对性地从日常生活活动、职业劳动、认知活动中选择一些作业，对患儿进行训练，可促进患儿身心发育，促进运动功能发育。

5. 引导式教育　根据先天性甲减患儿的情况，引导员通过创造丰富多彩的环境，采用引导、诱发和节律性意向等引导式方法，调动患儿的兴趣，激发他们的主动学习热情，让他们在整个学习过程中保持轻松愉快的情绪，学习的内容贯穿于患儿的日常生活与活动中。通过节律性意向口令、音乐和游戏等，使患儿对人体形象、空间、时间、目标等有所认识，还可以训练患儿的专注力、思考力、方位辨认、表达及理解能力。

6. 语言训练　对于语言落后的患儿，1 岁以

内者可进行进食训练及呼吸功能训练，还可通过刺激和游戏对其进行语言理解能力的训练；1~2 岁的患儿根据其语言发育情况制订相应的语言训练计划，重点是促进其语言的表达；2~3 岁患儿重点是发声 - 构音训练，导入声音语言以外的记号（如文字等）体系；4~6 岁患儿要强化上述训练治疗；7~10 岁应根据情况制订重点治疗方案，强化缺陷训练。

7. 感觉统合训练　对部分先天性甲减合并感觉统合失调的患儿，可采用感觉统合训练中的前庭平衡能力训练和本体感觉训练，如旋转木马、秋千、吊床、平衡木、儿童踏板车、滑梯等改善患儿运动能力。

四、预防及预后

（一）预防

孕母应注意围产期体检，检测甲状腺功能，如出现孕期甲状腺功能减退应及时治疗。新生儿筛查为阳性的患儿，一旦确诊应立即开始治疗，及时纠正甲减状态，以避免出现中枢神经系统损害。

（二）预后

开始治疗的时间早晚、L-T$_4$ 初始剂量和 3 岁以内的维持治疗依从性等因素与患儿最终智力水平密切相关。新生儿筛查阳性者确诊后立即治疗效果最好，如能在出生 2 周内开始足量治疗，大部分患儿的神经系统发育和智力水平可接近正常。生后 3 个月内开始治疗者预后尚可，智能绝大多数可达到正常。如未能及早诊断而在 6 月龄后才开始治疗，虽然甲状腺激素补充治疗可改善生长状况，但智能仍会受到严重损害。经过积极的康复治疗，患儿的发育迟缓可有所改善，生活质量会有所提高。

（朱登纳）

第三节 儿童肥胖症

一、概述

肥胖症（obesity）是一种由多种因素引起的慢性代谢性疾病。根据有无明确病因分为单纯性肥胖症和继发性肥胖症。儿童单纯性肥胖症是指由于长期能量摄入超过人体的消耗，使体内脂肪过度积聚，体重超过正常参考值范围的一种营养障碍性疾病。儿童肥胖症中，95% 是单纯性肥胖症，少部分为继发性肥胖症。儿童肥胖症可发生于任何年龄，但常见于婴儿期、5~6 岁和青春期，且男童多于女童，是一种与生活方式密切相关，以过度营养、运动不足、行为偏差为特征，全身脂肪组织普遍过度增生、堆积的慢性病。儿童肥胖症不仅影响儿童的生理心理健康，也是高血压、高血脂、2 型糖尿病、脂肪肝、代谢综合征等慢性疾病发生的重要危险因素，且增加成年期慢性疾病的患病风险。

流行病学资料显示，目前全球已有 15 亿超重患者，儿童及青少年超重者占 31%，肥胖患者达 5 亿人，肥胖患儿占 6%~8%。儿童及青少年肥胖作为一个全球性的公共问题，2002 年被 WHO 列为造成人类疾病负担的全球十大一级危险因素之一，严重影响儿童青少年身心健康，同时随着肥胖并发症的出现，逐步加重了社会医疗负担，这已成为不容忽视的公共卫生问题。

二、诊断及评定

（一）诊断

详细询问病史，包括个人饮食、生活习惯、体力活动量、肥胖病程、肥胖家族史等。引起肥胖的药物应用史，有无心理障碍等，引起继发性肥胖症病史如皮质醇增多症、甲状腺功能减退症等。

对肥胖症的并发症及伴随病也须进行相应检查，如糖尿病或糖耐量异常、血脂异常、高血压、冠心病、痛风、胆石症、睡眠中呼吸暂停及代谢综合征等应予以诊断以便给予相应治疗。

1. 诊断标准

（1）体重指数法：体重指数（body mass index，BMI）= 体重（kg）/ 身高的平方（m²）。采用 WHO 推荐的美国国家卫生统计中心（National Center for Health Satistics，NCHS）标准，当儿童的 BMI 值在同性别、同年龄段儿童的参考值的 P85~P95 为超重；BMI 值在同性别、同年龄 P95 以上为肥胖。

（2）身高 - 体重法：又称"身高标准体重"，当身高（长）别体重在同性别、同年龄段的 P85~P97 为超重，P97 以上为肥胖。

（3）腰围 - 臀围比（WHR）：WHR= 腰围 / 臀围，正常比值：男性 ≤ 0.9，女性 ≤ 0.8。

2. 鉴别诊断

（1）伴有肥胖的遗传性疾病：如 Prader-Willi 综合征、WAGR 综合征（WAGR syndrome）、Albright 遗传性骨营养不良症（AHO）等遗传病，该类疾病除了有肥胖的临床表现外，通常还会有多系统的损害，包括智力发育障碍等，部分存在家族史，基因检测可进一步明确诊断。

（2）伴有肥胖的内分泌疾病：如多囊卵巢综合征、高胰岛素血症、皮质醇增多症及药物性肥胖等，该类疾病所导致的肥胖通常会伴随体内激素、胰岛素等水平的异常，特殊的生化检验及影像学检查有助于鉴别。

（3）其他：如发作性睡病患儿临床大多可见伴有全身匀称性肥胖。通过多次小睡潜伏时间试验、夜间多导睡眠监测、脑脊液下丘脑泌素等检查可以鉴别。

3. 辅助检查

（1）实验室检查：血尿常规、肝肾功能、糖耐量、血糖、血脂、血压、甲状腺功能、性激素及维生素 D_3 水平等。

(2) 骨龄：左手腕关节 X 线摄片。

(3) 超声检查：肥胖儿童应常规查肝胆脾胰彩超。女孩应查子宫、卵巢、乳腺 B 超，男孩应查睾丸 B 超，可判断乳腺、子宫、卵巢、睾丸的发育程度以及排除器质性病变。

(二) 评定

肥胖的康复评价主要包括对身体结构、身体功能的评定；根据评定情况制订相应的治疗方案，其目的是既要保证训练的有效性，又要保证安全性。

1. 身体结构的评定

(1) 以 BMI 为标准的肥胖程度评定：WHO 推荐以身高标准体重法对儿童肥胖进行判定，同等身高、营养良好的儿童体重为标准体重（100%），±10% 标准体重的范围为正常，>15% 为超重，>20% 为轻度肥胖，>30% 为中度肥胖，>50% 为重度肥胖。

(2) 心血管、肺、肝脏、骨骼系统功能的评定。

(3) 性腺发育评定：部分肥胖男童会合并小阴茎，故测量男童的阴茎长度及直径是不可忽略的。确诊小阴茎的患儿需进一步做染色体核型分析、SRY 基因检测，必要时进行 DNA 检测。

2. 身体功能的评定

(1) 肺功能评定：

1) 呼吸功能评定：评定患者呼吸是否吃力。通常观察患者表情，是否有鼻翼扩张、辅助呼吸肌参与、呼吸方式改变、呼吸声异常等。

2) 肺功能检查：包括肺容积、肺通气、弥散功能测定、气道激发试验、气道舒张试验。

3) 严重肥胖所造成的呼吸困难评定：目前对呼吸困难的评定推荐用 mMRC，呼吸重症康复的呼吸困难评定也推荐用 mMRC 问卷。

(2) 心功能评定：肥胖患儿心血管并发症多见高血压及动脉粥样硬化，故其评定内容主要包括高血压分级、血管及心脏功能的评定。

1) 高血压分级：目前我国尚无精准的、统一的各年龄肥胖儿童高血压分级标准，暂以欧洲青少年高血压分级标准作为参考。

2) 血管功能异常检测：目前临床上可用的无创性检测手段包括血流介导的血管扩张反应、大小动脉弹性指数（C1、C2）及桡动脉反射波增强指数（AI）测定等。

3) 心脏功能评定：采用 320 排 CT 测定患者左心舒张与收缩期末容积（EDV、ESV）、射血分数（EF）和每搏输出量（SV）等指标，并与超声心动图测定的相关指标进行比较。

(3) 运动功能评定：

1) 肌力评定。

2) 6 分钟步行距离（6MWT）评定。

(4) 睡眠功能评定：

1) 睡眠呼吸监测：多导睡眠监测系统（PSG）是临床必需的和重要的检测手段。

2) 睡眠评定量表：①主观评定工具：睡眠日记；量表评定包括常用量表包括匹兹堡睡眠质量指数（PSQI）、睡眠障碍评定量表（SDRS）等。②客观评定工具：多导睡眠图（PSG）；多次睡眠潜伏期试验（MSLT）；体动记录仪（actigraphy）。

(5) 疼痛评定：

1) 单维度评定：视觉模拟评分（visual analogue scale，VAS）、数字评定量表（number rating scale，NRS）、面部表情疼痛量表（faces pain scale，FPS）。

2) 多维度评定：McGill 疼痛调查表（McGill pain questionnaire，MPQ）、疼痛行为评分（behavior pain scale，BPS）。

(6) 心理评定：包括韦氏儿童智力量表、阿肯巴克儿童行为量表（CBCL）、抑郁自评量表（SDS）、焦虑自评量表（SAS）、汉密尔顿抑郁量表（HAMD）、90 项症状清单（SCL-90）和婴儿至初中生社会适应能力量表。

三、康复治疗

肥胖症是一种多病因、多系统受累的临床综合征，预防和干预治疗涉及肥胖人群的个体差异、社会因素和生活环境等多个方面。在保障、促进儿童正常生长发育（特别是线性发育）的前提下，需合理控制体重，提高有氧运动能力，增强体质健康；保证心肺等脏器功能正常,降低各种合并症、并发症的发生。

(一)生活方式干预

肥胖症的治疗原则是减少产热能性食物的摄入和增加机体对热能的消耗,使体脂减少并接近其理想状态,同时又不影响儿童身体健康及生长发育。生活方式的干预是预防和治疗肥胖的基础疗法,包括饮食干预、运动干预、日常行为的干预。其中,饮食干预和运动干预是两项最主要的措施。

1. 饮食干预

(1)保证正常的生长发育:在保证儿童生长发育所需营养的前提下,逐渐减少总热量的摄入,选取低热量、低碳水化合物、低脂肪、高蛋白、高微量营养素、适量纤维素的饮食。

(2)营养均衡:饮食要多元化,保证维生素、矿物质及微量元素的摄入,保证营养均衡,同时要避免高热量、低营养物质的摄入,注意清淡饮食。

(3)规律饮食:儿童要保证一日三餐的规律进食,不能暴饮暴食,要严格控制患儿进食量,即控制摄入的热量,大致计算出患儿每天摄入的总能量,在满足生长发育需要的前提下,减肥初期减少总能量的1/5 或 1/4,循序渐进,直至其达到年龄所需维持热量。肥胖儿童各年龄每日的摄入能量见表 14-3-1。

表 14-3-1 肥胖儿童各年龄每日的摄入能量

年龄/岁	维持期热量/(cal·d⁻¹)	
	男	女
5	1 350	1 300
6	1 400	1 370
7	1 600	1 450
8	1 650	1 500
9	1 750	1 600
10	1 800	1 700
11	1 900	1 800
15	2 400	2 100
18	2 500	2 200

(4)控制食欲的方法:①饭前 15 分钟左右喝1~2 杯水,增加饱腹感;②就餐时细嚼慢咽,控制进食速度,更容易获得饱腹感,一次就餐时间 20 分钟为宜;③适量多吃含纤维较多的蔬菜和粗粮,如萝卜、胡萝卜、青菜、黄瓜、番茄、竹笋、辣椒、豆类等,不仅容易产生饱腹感、热量低,其纤维还可减少碳水化合物吸收和胰岛素的分泌,并能阻止胆盐的肠肝循环,促进胆固醇排泄,且具有通便的作用。

2. 运动干预 制定合理的运动处方,在保证安全的前提下严格执行。

(1)运动目的:减肥或健身,改善心肺功能和代谢,预防疾病,增强肌肉力量,放松精神压力。

(2)运动强度:运动强度是确保减肥效果与安全的关键所在,是决定运动时脂肪氧化分解程度的主要因素。运动强度一般逐步增加,运动时心率维持在各年龄最大心率的 50%~70% [估算法:(220–年龄)×(50%~70%)]。

(3)运动频率:每周最低不少于 3 次,建议每周5 次,循序渐进。

(4)运动时间:以晚餐前 2 小时或晚餐后 1 小时为宜,每次持续运动时间达到 50~70 分钟。20分钟是取得健康效应的最短运动时间,多于 30 分钟是利于热量和脂肪消耗的较为理想的运动时间。

(5)运动方式:多以全身性中低强度有氧运动为主,如快走、跑步、游泳、骑车、爬楼梯等。

各种运动形式所消耗的热量见表 14-3-2。

表 14-3-2 各种运动形式所消耗的热量

运动项目	热能消耗/cal	运动项目	热能消耗/cal
缓慢步行(4km/h)	260	快走(8km/h)	640
缓慢上山(4km/h)	350	快步上山(8km/h)	700
步行上楼梯(1h)	1 050	骑自行车(1h)	500
步行下楼梯(1h)	420	打乒乓球(1h)	260
穿衣、淋浴(1 次)	120	游泳(1h)	650
读书、写字(1h)	114	打网球(1h)	500

3. 行为矫正 行为矫正的目的是改变肥胖儿童及青少年不健康的行为与习惯,需要家长以身作则,并与医务人员一起对孩子进行心理疏导、拒绝诱惑、进行监督、给予鼓励、抵制和反对伪科学和虚假的商业性"减肥"宣传等,帮助其建立健康的生活方式来达到控制体重的目的。典型的行为矫正干预疗法包括以下主要内容:①制定目标;②监控和评定;③自我强化和反馈;④抵制诱惑和解决问题。

(二) 药物及手术治疗

1. 药物治疗 一般不主张用药。目前我国尚未批准任何用于未成年人(18岁以下)的减重药物,美国FDA批准奥利司他(orlistat)可用于治疗年龄≥12岁的青少年肥胖症。其早期使用有轻度消化系统副作用如胃肠胀气、大便次数增多和脂肪便等,需关注脂溶性维生素的吸收等情况,已有引起严重肝损伤的报道。

2. 手术治疗 只有满足以下条件时才建议使用外科手术治疗:①患儿青春发育已经达到Tanner 4/5期,身高已经达到或接近成人身高,且BMI>40kg/m² 伴轻度并发症(高血压、血脂异常、中度骨科并发症、轻度睡眠呼吸暂停、非酒精性脂肪性肝炎、继发于肥胖的重度心理困扰);或BMI>35kg/m² 伴显著的并发症(2型糖尿病、中重度睡眠呼吸暂停、假性脑瘤、骨科并发症、非酒精性脂肪性肝炎伴晚期纤维化);②经过正规方案改变生活方式,使用或未使用药物治疗,极度肥胖和并发症仍持续存在;③心理评定确认家庭单元的稳定性和能力(可能存在肥胖致生活质量受损而造成的心理压力,但患儿并没有潜在的未经治疗的精神疾病);④患儿有坚持健康饮食和活动习惯的能力;⑤应在能提供必要护理基础设施的儿童减肥手术中心,由经验丰富的外科医生进行手术,手术中心还应包括一个能够长期随访患者及其家庭环境和心理社会需求的团队。

(三) 康复训练

1. 肺功能康复 应进行呼吸训练的教育,加深患儿对正确呼吸技巧的认识,以帮助患儿调节呼吸频率,减少呼吸窘迫感。包括提高耐力的运动训练和呼吸肌训练。

(1) 运动训练:包括上肢运动训练和下肢运动训练,是提高运动耐力的一种重要训练方法。应该强调患儿运动的益处,制订个人运动计划,鼓励患儿养成良好的运动习惯。

1) 上肢运动训练:①手摇车训练:手摇车训练以无阻力开始,5W增量,运动时间为20~30分钟,速度为50转/min,以运动时出现轻度气急、气促为宜;②提重物训练:手持重物,开始0.5kg,以后渐增至2~3kg,做高于肩部的各个方向活动,每次活动1~2分钟,休息2~3分钟,每天2次,监测以出现轻微的呼吸急促及上臂疲劳为度。

2) 下肢运动训练:①包括有氧训练和抗阻训练;②每天1次至每周2次不等,达到靶强度的时间10~45分钟;训练安排包括准备活动、训练活动、结束活动三部分。

(2) 呼吸肌训练:

1) 增强吸气肌练习:用一抗阻呼吸器(为一具有不同粗细直径的内管)使在吸气时产生阻力开始练习3~5分钟,每天3~5次,以后练习时间可增加至20~30分钟,以增加吸气肌耐力。

2) 增强腹肌练习:患儿取仰卧位,腹部放置沙袋作挺腹练习,开始为1.5~2.5kg,以后可以逐步增加至5~10kg,每次腹肌练习5分钟,也可仰卧位做两下肢屈髋屈膝,两膝尽量贴近胸壁的练习,以增强腹肌。

2. 心功能康复 以运动为基础的康复训练可以提高血压性心脏病功能不全患者的运动能力、骨骼肌和呼吸肌功能、生活质量,并减少抑郁症状与心血管危险因素。

(1) 耐力有氧运动训练:耐力有氧运动训练可以是连续的,也可以是间歇性的。连续性的耐力有氧训练要求至少有20分钟的轻度或中度疲劳感,通常在轻度至中度或高强度下进行能量产量稳定的有氧运动时,允许患者进行长时间的训练,最理想的是30~60分钟。间歇性的有氧训练要求患者进行0~4分钟的中度至高强度(50%~100%峰值运动能力）训练，然后 0~3 分钟的低强度运动或者休息，两阶段交替进行。

（2）肌肉阻力 / 力量的运动训练（resistance strength training,RST）：是一种针对特定的反对力量进行肌肉的收缩训练，只是有氧耐力运动训练的补充不能替代。

（3）其他运动训练：如散步、骑自行车、跑步、游泳，有效改善心力衰竭患者的心功能和提高生活质量，还包括传统运动治疗，如太极、气功和瑜伽。

3. 骨骼并发症康复 康复遵守早发现、早治疗的原则，对患处进行按摩、复位，可以适当使用绑带、踝足矫形器、膝 - 踝 - 足矫形器、脊柱或胫骨支具等，需要根据病情与患儿和家长沟通。对于胫骨内翻一般需要通过 4~8 次的连续矫形，最后使用支具治疗，前 3 个月全天穿戴，以后只在睡眠时使用，持续 2~3 年。严重者可行外科手术干预。

4. 中医康复治疗 可辨证选用中药、针灸、推拿、中药熏蒸、埋线、耳穴等中医特色疗法，发挥中医药特色。

5. 心理治疗 包括认知 - 行为疗法、家庭疗法以及精神分析疗法。

四、预防及预后

（一）预防

肥胖发生的环境因素包括社会、家庭、饮食、运动、睡眠、心理压力等多个方面，因此儿童肥胖预防计划应是以学校为基础、有社区和整个家庭参与的整体计划。

1. 一级预防 目的在于消除或尽可能减少引起肥胖的病因，预防合并症及并发症的发生，主要包括以下几个方面：①卫生教育和营养指导；②产前和围产期保健（劝阻孕妇饮酒吸烟、避免或停用对胎儿生长发育有不利影响的药物）；③肥胖家族史筛查；④加强学前教育和早期训练。

2. 二级预防 目的在于早期发现肥胖患儿合并症及并发症，尽可能在症状未出现之前，作出诊断，进行早期干预，主要包括以下几个方面：①对有肥胖家族史的新生儿进行随访，定期评定，监测身高、体重，早期发现，及时干预；②对学龄前儿童定期进行健康检查（体格、营养、精神心理发育、心肺功能、性器官及运动、睡眠等）。二级预防主要在于早期发现并给予特殊处理。

3. 三级预防 目的在于出现并发症及合并症之后，应采取综合治疗措施，正确诊治疾病，防止其进一步影响生活及学习、工作。

（二）预后

儿童肥胖病的预后与肥胖的程度、是否伴有并发症密切相关。由于儿童青少年肥胖有 41%~80% 会发展为成人肥胖，65% 的肥胖儿童到成年期后会发展成 Ⅲ 度肥胖（BMI ≥ 40kg/m²），并会引起与肥胖有关的成人疾病早期发生，造成成人非传染性疾病患病率和死亡率的增加，严重威胁人类健康。单纯性肥胖儿童如能及时纠正不良生活习惯和饮食习惯、增加活动量、使体重下降、早期的并发症得到及时控制，预后良好。反之，并发症逐渐形成，随年龄增长而并发症增多，则严重影响其生存预后和生活质量。

（郑 宏）

第四节 儿童糖尿病

一、概述

糖尿病（diabetes mellitus,DM）是一种儿童常见的内分泌代谢性疾病，主要是由于胰岛素分泌绝对或相对不足，或外周组织对胰岛素不敏感，导致的以糖代谢紊乱，继而脂肪、蛋白质代谢紊乱的一种全身性疾病。典型儿童糖尿病具有多饮、多食、多尿和体重减轻等"三多一少"的临床表现。慢性高血糖可导致儿童眼、肾、神经和心血管功能等多组织器官的不全和衰竭。其中,1型糖尿病(type 1 diabetes mellitus,T1DM)约占儿童期各型糖尿病总数的90%,我国T1DM近年发病率为(2~5)/100 000,发病呈现低龄化趋势;2型糖尿病(type 2 diabetes mellitus,T2DM)的发病率也由于儿童与青少年肥胖发生率的增加而急剧上升。

影响患儿长期生存的主要因素是糖尿病慢性并发症,常见有糖尿病肾病、糖尿病眼病变、糖尿病神经病变、大血管并发症。糖尿病肾病发生率约为25%~40%,约占终末期肾脏疾病的50%。儿童期即可出现眼部并发症,如美国青少年T1DM平均发病3.2年后20%存在不同程度糖尿病眼病;20岁以上病程>20年者眼病高达86.22%。周围神经病变发病率从<10%到高达27%不等,新诊断患儿中超过25%存在神经传导速度异常。因此,康复的重点除了原发病外,同样需要关注并发症的预防和治疗。

二、诊断及评定

(一)诊断

目前国内外通用的糖尿病诊断依据与标准是据美国糖尿病协会(American Diabetes Association,ADA)和国际儿童青少年糖尿病协会(International Society for Pediatric and Adolescent Diabetes,ISPAD)共同制定的诊断标准,与世界卫生组织(World Health Organization,WHO)2019年发布的糖尿病诊断分型标准基本一致,符合下述4条中之一可诊断糖尿病:①空腹血糖≥7.0mmol/L;②口服糖耐量负荷后2小时血糖≥11.1mmol/L(葡萄糖1.75g/kg,葡萄糖最大量75g);③HbA1c≥6.5%;④随机血糖≥11.1mmol/L且伴糖尿病症状体征;符合上述标准但对于无症状者建议在随后的1天重复检测以确认诊断。此外,血糖5.6~6.9mmol/L为空腹血糖受损,口服糖耐量试验2小时血糖7.8~11.0mmol/L为糖耐量受损。

同时,2019年WHO新分型标准将糖尿病分为6个亚型,儿童密切相关的主要为T1DM、T2DM、混合型糖尿病和其他、特殊类型糖尿病共4个亚型。T1DM与T2DM的鉴别要点见表14-4-1。

表14-4-1　T1DM与T2DM的鉴别

鉴别要点	T1DM	T2DM
发病年龄	任何年龄	多见于较大儿童
家族史	通常无家族史	常有阳性家族史
起病方式	起病急	多缓慢
临床表现	多尿、多饮、烦渴、体重减轻、疲乏明显	较轻或缺如
营养状态	体重正常或消瘦	肥胖或超重
胰岛病理改变	有胰岛炎、β细胞破坏	无
免疫学指标	有自身免疫性胰岛炎,可检测到自身抗体	大部分无自身抗体阳性
遗传学	孪生子患病率为32%~50%	孪生子患病一致性为95%~100%
体内胰岛素与C肽水平	低分泌	稍低、正常或升高,高峰延迟
胰岛素抵抗	无或少见	常见
酮症酸中毒	常见	少见,感染、手术等应激时出现
胰岛素治疗	依赖	代谢不稳定时或多年病史后胰岛素分泌减少时需要

(二)实验室检查

1. 糖尿病监测

(1)指尖血糖监测:诊断初期患儿建议每天3餐前、餐后2~3小时、睡前和夜间2:00~3:00、加餐前后,共测血糖6~10次,剧烈运动前、中、后需加测,以确定是否需要加餐。

(2)HbA1c及糖化血清蛋白监测:HbA1c建议每3个月随访1次;糖化血清蛋白反映2~3周前平均血糖浓度,用于短期血糖控制水平评价。

(3)动态血糖系统:动态血糖系统(continuous glucose nonitoringsystems,CGMS)可较全面反映全天血糖波动全貌。2019年糖尿病先进技术与治疗(Advanced Technologies and Treatments for Diabetes,ATTD)

大会共识建议 CGMS 监测下血糖控制目标为平均葡萄糖水平<6.6mmol/L，目标范围 3.9~10.0mmol/L 内时间 ≥70%；目标范围外血糖<3.9mmol/L 时间低于 4%，血糖<3.0mmol/L 时间低于 1%，血糖>10.0mmol/L 时间低于 25%，血糖>13.9mmol/L 时间低于 10%。

2. 血糖控制的标准 血糖控制目标需差异化、个体化，对使用 CSII、有能力进行规律血糖监测或使用 CGMS 的患儿以及具有部分残存 β 细胞功能的新发 T1DM 患儿，建议 HbA1c 控制目标值<7%；对于不能准确识别低血糖及较频繁低血糖、既往有严重低血糖或医疗资源落后地区的 T1DM 患儿，建议 HbA1c 控制目标值<7.5%。

T2DM 自身血糖监测频次对血糖控制的影响虽弱于 T1DM，但是仍不可缺少。糖化血红蛋白一般每 3 个月测 1 次，如未达标则需要强化治疗，表 14-4-2 展示的是 ISPAD 以及 ADA 建议的血糖及 HbA1c 控制标准。

表 14-4-2　ISPAD 和 ADA 建议 HbA1c 及血糖控制目标值

	HbA1c/%	血糖 /(mmol·L⁻¹)			
		餐前	餐后	睡前	夜间
ISPAD	<7.0	4.0~7.0	5.0~10.0	4.4~7.8	4.5~9.0
ADA	<7.5	5.0~7.2	—	5.0~8.3	—

3. 急性并发症的监测

(1) 低血糖：糖尿病患儿血糖<3.9mmol/L 即为需临床干预的阈值，血糖<3.0mmol/L 可出现中枢神经系统及认知功能障碍。

(2) 糖尿病酮症酸中毒：T1DM 初发患儿糖尿病酮症酸中毒 (diabetic ketoacidosis, DKA) 的发病率为 15%~75%，5 岁以下较易发生。血酮体和尿酮体测定均有助于 DKA 的监测，对不同血酮和血糖水平的糖尿病患儿建议做如下处理：①血酮 0~0.6mmol/L 时，常规测血糖；若血糖>15mmol/L，需测血酮体；②血酮 0.6~1.5mmol/L 且血糖>15mmol/L 时，每 2 小时复查血糖和血酮，若血酮无下降，需考虑调整胰岛素剂量；③血酮 1.6~3.0mmol/L 且血糖>15mmol/L 时，需评估是否为 DKA，每 2 小时复查血糖和血酮；④血酮 ≥3mmol/L 且血糖>15mmol/L 时，需评估是否为 DKA，每 1 小时复查血糖和血酮。

(三) 康复评定

1. 日常生活活动能力评定、社会参与能力的评定 参见相关章节。

2. 基于儿童常见并发症的康复评定

(1) 糖尿病周围神经病变：神经病变主要为周围神经病变，中枢神经病变少见。检查主要为包括痛觉、温度觉、压力觉和振动觉的主观检查，以及徒手肌力测试进行肌肉力量测试，此外可通过一些量表来评定糖尿病周围神经病变患儿的综合神经功能，如密歇根神经病变筛查量表 (Michigan neuropathy screening instruments, MNSI)、糖尿病神经病变评分 (diabetic neuropathy score, DNE)、多伦多评分 (Toronto clinical scoring system, TCSS) 等，方法简单易行，但需要注意的是评分主要依赖患儿主观感受，故信度不高，且会遗漏无症状性神经病变。客观的评定方法，如肌电图、超声、影像、激光多普勒等方法可评定糖尿病周围神经病变的程度。表 14-4-3 为门诊筛查常用的 DNE 量表。

表 14-4-3　糖尿病神经病变评分

肌肉力量	左	右
1. 股四头肌：膝关节伸展		
2. 胫前肌：足部背屈		
3. 小腿三头肌		
感觉：示指		
4. 针刺觉		
感觉：大踇趾		
5. 针刺觉		
6. 精细触摸		
7. 振动觉		
8. 关节位置觉		

（2）糖尿病眼病变评估：眼科检查包括最佳矫正视力、眼压，直接和间接检眼镜检查、荧光血管造影、立体数字和彩色胶片眼底摄影。荧光血管造影可发现血管功能异常（血管通透性）和结构异常，目前较为常用的为 2002 年糖尿病性视网膜病变新的国际临床分级标准。

三、康复治疗

糖尿病的康复治疗目标是保持血糖在目标范围、保证患儿正常生长发育、预防及控制各种合并症，治疗是饮食、运动、教育、心理、药物几方面相互配合，综合治疗的过程。

（一）一般治疗

1. 饮食疗法 饮食治疗的目标是控制体重在正常范围，控制血糖在理想范围，有效防止糖尿病急慢性并发症的发生。①饮食合理、定时、定量，早、中、晚各占 1/3，对于注射胰岛素或口服降糖药且病情有波动的患儿，可少食多餐，保证血糖不会产生太大波动；②营养平衡，对于糖尿病前期及糖尿病患儿，在保证正常生长发育的前提下，可接受个体化的医学营养治疗（medical nutrition therapy，MNT）以达到治疗目标。据美国儿科学会 2 型糖尿病的指南建议，6~12 岁儿童每日热量需控制在 3 765.6~5 020.8kJ（900~1 200kcal）为宜，13~18 岁则需要每日在 5 020.8kJ（1 200kcal）以上。

目前糖尿病患儿并没有一个完全相同、理想的碳水化合物、蛋白质和脂肪的热量比例；肾功能正常的糖尿病患儿，推荐蛋白质摄入量占总能量的 15%~20%。植物来源蛋白质，尤其是大豆蛋白更有助于降低血脂水平。膳食纤维可改善餐后血糖代谢和长期糖尿病控制，谷物膳食纤维还可增强胰岛素敏感性。糖尿病患儿如无维生素缺乏，常规大量补充维生素并无益处，因此不作推荐。

2. 药物治疗

（1）T1DM：明确诊断 T1DM 的患儿需尽快进行胰岛素治疗，尿酮体阳性患儿需在 6 小时内接受胰岛素治疗；当糖尿病分型不清时，如患有 DKA、随机血糖浓度为 13.9mmol/L 和 / 或 HbA1c 为 8.5% 以上患儿，初始也应进行胰岛素治疗。

目前胰岛素主流的治疗方案为每日多次注射或者持续皮下注射，合理的胰岛素剂量是指在不引起明显低血糖的情况下，使血糖控制达到最佳水平以确保儿童的正常生长和发育。新发 T1DM 每日胰岛素总量一般 0.5~1.0U/（kg·d），但 3 岁以下建议 0.5U/（kg·d）起始；蜜月期通常 <0.5U/（kg·d），青春期前（部分缓解期外）为 0.7~1.0U/（kg·d）；青春期为 1.0~1.5U/（kg·d），个别可达 2U/（kg·d）。

（2）T2DM：尽管成人 T2DM 有多种药物可供选择，但对于儿童青少年，多应用二甲双胍和胰岛素。①二甲双胍使用指征：如果患儿代谢尚稳定（HbA1c<9%Hb 及随机血糖 <13.9mmol/L 且无症状），应以二甲双胍开始治疗。②胰岛素：胰岛素可快速改善代谢异常并能保护胰岛 β 细胞功能。用于随机血糖 >13.9mmol/L 和 / 或 HbA1c>9%，糖尿病酮症酸中毒或代谢不稳定的患儿。

（二）生活方式干预

生活方式干预是 T2DM 的首要治疗手段，有效的自我管理教育可以延缓和预防糖尿病并发症的发生，要注重家长的参与。同时还应包括营养师、心理医生、社会工作者和运动生理学家等参与，进行多学科教育和管理。

（三）运动疗法

儿童运动疗法注意调动儿童的兴趣和积极性，循序渐进，长期坚持。若存在心肺功能异常或严重高血糖代谢不稳定，需根据病情在专家指导下运动。运动方式多采用有氧运动项目，也可将力量和柔韧性训练相互结合。

（四）手术治疗

儿童糖尿病患儿代谢手术的研究相对有限。根据国际儿科内分泌手术协会指南建议（IPEG guidelines for surgical treatment of extremely obese adolescents），对于接近成人身高的青少年，体重指数（BMI）>40kg/m² 或 BMI>35kg/m² 并有严重并发症者方考虑手术干预。针对严重肥胖青少年的代谢手术指南指出，代谢手术应在发育阶段 Tanner 分期的 4~5 期，接近成人身高，男孩 >15 岁，女孩>13 岁方可进行。

（五）并发症的康复治疗

1. 周围神经病变 糖尿病周围神经病变的康复治疗主要包括控制原发病、改善微血管功能、促进周围神经再生修复、减轻感觉异常和疼痛、增强肌肉力量及防范溃疡发生、促进溃疡愈合等。

（1）早期物理因子治疗：①脉冲电磁场疗法：电磁场可有效改善滋养神经血管，促使神经肌肉兴奋性和生物电活性升高，进而刺激患儿神经再生。每次治疗 15~25 分钟，每天治疗 1~2 次。②高频电疗法：包括微波疗法、超短波疗法等，高频电疗法对神经损伤后的修复有确切疗效。③单频红外光线照射疗法：在红外光照射下，神经内皮细胞和血细胞中的血红蛋白释放出一氧化氮，促使血管扩张，促进微循环。每次治疗 20~30 分钟，每天治疗 1 次，10~20 天为 1 个疗程。④温热疗法：包括热敷、蜡疗，热效应和机械效应可以促进外周微循环，治疗时间 30~40 分钟，10~20 次为 1 个疗程。⑤高压氧治疗：能使组织及血氧含量增加，改善氧微循环，尤其对合并有动脉硬化引起的组织缺氧及供血不足有良好的治疗作用。高压氧治疗时压力通常为 200~250kPa，间歇吸入纯氧 60 分钟，每天治疗 1 次，连续治疗 20~30 次。除此之外，还可以应用激光、低频电、电针灸等疗法。

（2）后期康复治疗：①经皮神经电刺激疗法：较高频率、较短波宽的脉冲电流作用于皮肤后，神经冲动传到脊髓，通过闸门控制机制产生镇痛效应。该疗法采用频率为 1~160Hz、波宽 2~500μs、单相或双相不对称方波脉冲电流，每次治疗 20~60 分钟，每天治疗 1~2 次。②高频电疗法：其热效应可导致温度觉冲动，进而干扰痛觉冲动的传导，加强局部血液循环，改善局部的氧供给。③低强度激光疗法：可对组织产生刺激、激活、光化作用，改善组织的血液循环，加快代谢产物和致痛物质的排除，抑制痛觉，有镇痛效应。④脊髓电刺激疗法：是将电极植入脊柱椎管内，以脉冲电流刺激脊髓神经达到治疗目的，为有创性操作，主要用于其他保守治疗无效的顽固性疼痛。此外，电磁场、运动治疗、针灸、生物反馈和行为疗法、低强度激光治疗疼痛也有一定的镇痛效果。

2. 糖尿病视网膜病变（diabetic retinopathy, DR）

（1）手术治疗：激光治疗和玻璃体切割术是治疗糖尿病视网膜病变的两大手术方式。眼底激光治疗是治疗单纯性 DR 和预防新生血管形成最主要的治疗方法。

（2）物理治疗：①直流电离子导入疗法：该方法可用于 DR 变引起的玻璃体积血，有利于促进积血的吸收，恢复视力；②光动力疗法：是一种利用光化学反应特异性地阻塞新生血管而达到治疗目的的新技术。

（3）视力训练：对于视力降低的 DR 患儿，可给予佩戴助视器，可加强注视、视觉追踪训练，视觉辨认训练，以及视觉记忆训练等，达到改善眼肌、睫状肌功能等，改善眼睛营养吸收功能、激发心 - 眼 - 脑 - 视觉系统的效果。

3. 糖尿病高血压与肾病

（1）高血压治疗：起始治疗包括减轻体重、低盐饮食、加强锻炼。结合患儿具体情况使用 ACEI 等药物治疗，有不良反应而不能耐受者，可使用钙通道阻滞剂及利尿剂等，或联合用药。

（2）糖尿病肾病：治疗首选强化血糖控制、限制过多蛋白摄入，通过生活方式干预及药物控制血压。肾病运动效果的循证医学证据尚不充分，但如果没有限制运动的心血管疾病、视网膜病等肾病以外的禁忌证，推荐进行中等强度的运动以维持身体活动度、改善日常生活能力和生活质量。肾功能处于第 3 期以后应在对心血管系统进行相关检查和评估后，从低强度少量运动开始，第 5 期（eGFR<15）时从透析开始前到透析开始后全身状况达到稳定时，应避免剧烈运动；透析治疗中全身状况稳定时，可积极进行运动治疗。

4. 其他合并症康复训练 其他脑血管合并症（脑卒中等）等参见相关章节。

四、预防及预后

（一）预防

1. 控制肥胖 肥胖是儿童 T2DM 的高危因素。超重并有 2 项或 2 项以上其他糖尿病危险因素，一级或二级亲属中有 T2DM 病史，胰岛素抵抗相关临床状态，母亲妊娠糖尿病史的儿童和青少年，需考虑筛查 T2DM 和糖尿病前期。可使用空腹血糖、糖耐量试验 2 小时血糖或 HbA1c 筛查糖尿病前期，并通过饮食控制和运动降低糖尿病前期的糖尿病发生风险，同时筛查并治疗可改变的心血管疾病危险因素，如血脂、血压的监测和控制。

2. 并发症预防 我国儿童糖尿病患儿血糖控制总体欠佳，并发症发生早，并发症的筛查应比国际青少年糖尿病联盟推荐的标准更为严格。罹患糖尿病需要同时加强预防感染等，以免诱发糖尿病患儿发生糖尿病酮症酸中毒，在接受治疗同时，需要防止低血糖的发生。

（二）预后

儿童糖尿病的发病率总体处于上升期，低龄化的倾向愈加明显，儿童糖尿病为终身性疾病，规范化、系统化的诊疗有助于长期预后的改善。

（杨 李）

第五节 儿童身材矮小症

一、概述

儿童身材矮小症（short stature）是指在正常的生活水平条件下，地区、种族、性别及年龄相同的个体间，身高低于正常群体平均身高 2 个标准差（-2SD），或低于第 3 个百分位数者。小儿生长发育具有连续性和不均衡特征，一般 <2 岁时生长速率 <7cm/ 年，4.5 岁至青春期开始生长速率 <5cm/ 年，青春期生长速率 <6cm/ 年均提示存在生长障碍，应及时查找原因。

身材矮小症的病因主要有以下几个方面：

1. 生长激素缺乏 生长激素缺乏症（GHD）是身材矮小症患儿最常见的原因之一，是由于各种因素导致的垂体前叶合成和分泌的生长激素（GH）部分或完全缺失，或 GH 结构异常、受体缺陷等造成的生长发育障碍性疾病。根据是否合并有其他垂体激素的缺乏，又分为孤立性生长激素缺乏症与多垂体激素缺乏症。

2. 甲状腺功能减退 先天性甲状腺功能减退是儿童时期常见的内分泌疾病，由于患儿甲状腺先天性缺陷或者在胚胎期和出生前后由于母孕期饮食中缺碘所引起，甲状腺激素分泌不足可引起患儿发育缓慢，造成身高增长低于正常水平。

3. 胎儿生长受限 是指胎儿出生体重和身高比胎龄相同、性别相同的正常胎儿平均值低 10 个百分位或 2 个标准差的新生儿，也称为胎儿生长受限。大多数胎儿生长受限胎儿在出生后第 2 个月出现追赶生长，但是仍有 10%~15% 不能追赶上正常儿童，成人后身高将低于年龄相同、性别相同的正常儿童 2 个标准差。

4. 胰岛素样生长因子缺乏症 GH-IGF-1 轴包括 GH、胰岛素样生长因子（IGF-1）、GH 受体、IGF 结合蛋白（IGFBP）、IGF1 受体，在儿童的生长发育中起重要的调控作用。体内如果出现 GH 分泌不足，或者胰岛素样生长因子产生减少，或者外周组织对胰岛素样生长因子（IGFs）产生抵抗，其中的任何一个发生突变或功能紊乱，都会导致儿童生长发育障碍。

5. 特发性矮小症 特发性矮小症（idiopathic short stature，ISS）是指不伴有潜在病理状态的身材矮小,GH 水平正常。其身高比年龄相同、性别相同儿童的平均值低 2 个标准差,生长缓慢,但分娩时及婴儿期正常,GH 激发试验在正常范围内,无遗传代谢性疾病、无各类慢性疾病等的生长迟缓。ISS 发病原因多种多样,临床上暂时没有有效的病因诊断方法,故至今没有统一有效的治疗方案。

身材矮小症的内科治疗主要以生长激素补充疗法为主,在应用生长激素改善身高增长的同时应合理地进行康复治疗,康复治疗可以改善患儿运动能力与社会适应能力。康复治疗对于身材矮小症患儿的生长发育具有重要作用。

二、诊断及评定

根据在正常的生活水平条件下,地区、种族、性别及年龄相同的个体间,身高低于正常群体平均身高 2 个标准差,或低于第 3 个百分位,结合实验室检查,排除其他影响生长的疾病,可诊断为儿童身材矮小症。

（一）病史询问

应询问患儿母亲的妊娠情况、患儿出生史、出生身长和体重、生长发育史、父母亲的青春发育和家族史中矮身材情况等。

（二）临床表现及体格检查

1. **临床表现**　身材矮小症患儿出生时身长、体重可在正常范围内,患儿出生后因病因不同出现年生长速率低于正常或在正常低限。

当合并有甲状腺激素缺乏的患儿可能造成智力低下、记忆力、注意力下降,运动发育障碍,行走延迟等症状。胎儿生长受限的患儿易合并适应性、大运动、精细动作、语言、社交能力落后的全面性发育迟缓症状。

2. **体格检查**　除常规体格检查外,应正确测量和记录以下指标:①当前身高和体重的测定值和百分位数;②身高年增长速率,应观察 3 个月以上;③根据其父母身高测算的靶身高;④ BMI 值;⑤性发育分期。

（三）实验室检查

1. **常规检查**　常规进行血、尿、粪三大常规检查和肝、肾、心功能检测;疑诊肾小管中毒者宜作血气及电解质分析;女孩应行染色体核型分析以排除 Turner 综合征等染色体疾病。

2. **生长激素刺激试验**　生长激素缺乏的诊断依靠 GH 水平的测定。对于疑诊 GH 缺乏的患儿需行 GH 刺激试验,儿童主要采用药物刺激试验判断垂体分泌 GH 的功能。一般认为 GH 峰值<10μg/L 即为分泌功能不正常;GH 峰值<5μg/L 为生长激素完全缺乏;GH 峰值 5~10μg/L 为生长激素部分性缺乏。需要说明的是,生理状态下 GH 分泌呈脉冲式,与下丘脑、垂体、神经递质及大脑结构和功能的完整性有关,并受睡眠、运动、饮食和应激的影响,单次的 GH 测定不能真正反映机体的 GH 分泌功能,必须在两种以上药物刺激实验结果都不正常时,方可确诊为生长激素缺乏。

3. **胰岛素样生长因子（IGF-1）和胰岛素样生长因子结合蛋白（IGFBP）的测定**　IGF-1 和 IGFBP-3 的分泌模式与 GH 不同,呈非脉冲式分泌,较少日夜波动,血液循环中的水平较稳定。IGF-1 主要以蛋白结合的形式（IGFBPs）存在于血液循环中,其中以 IGGBP-3 为主（95% 以上）。IGF-1 和 IGFBP-3 是检测 GH-IGF 轴功能的指标。目前认为 IGF-1 和 IGFBP-3 可作为 5 岁至青春发育期前儿童生长激素缺乏症的筛查指标,且 IGF-1 测定还可监测 GH 治疗后的反应。

4. **其他内分泌检查**　对于怀疑合并甲状腺功能减退的患儿可检测甲状腺激素（TRH、TSH、T_3、T_4）;促性腺激素释放激素（GnRH）试验可判断下丘脑 - 垂体 - 甲状腺轴和性腺轴的功能。

5. **染色体检查**　对于有特殊面容和其他疑似染色体异常的患儿应行染色体检查,排除常见的染色体疾病,如女性患儿的特纳综合征等。

6. **基因检测**　随着基因检测技术的发展,基因检测可检测出很多与生长发育异常相关的基因。

7. **X 线检查**　可用左手腕、掌、指骨正位片评定骨龄。生长激素缺乏症患儿骨龄常落后于实际年龄 2 岁以上。

8. **MRI 检查**　头颅 MRI 检查可明确下丘脑 -

垂体病变,尤其对于检查肿瘤有重要意义。

(四)康复评定

1. 营养评估　应测量和记录患儿当前身高和体重的测定值和百分位数、身高别体重的测定值与百分位数。身高年增长率、根据父母身高测算的靶身高、BMI 值、性发育分期等。

2. 生活质量和社会适应能力的评定

(1)生活能力评估:采用婴儿-初中生社会生活能力量表是"日本 S-M 社会生活能力检查修订版"。通过评估可以了解儿童身材矮小症患儿的社会生活适应能力。

(2)少儿主观生活质量问卷:评价受试儿童对生活的主观满意度。

(3)儿童适应行为评定量表:评定受试儿童的社会适应能力,共 8 个分量表,可对患儿的社会适应能力进行评估。

(4)儿童生存质量测定量表:可测评儿童和青少年健康相关的生活质量。通用量表分为生理功能、情感功能、社交功能、学校功能 4 个维度,共 23 个条目,后 3 个维度称为社会心理健康。

3. 神经及心理发育评定　身材矮小症患儿可能存在运动及智能发育落后症状,临床上常用的量表有以下几种:

(1)格塞尔发育诊断量表:可以判断矮小症患儿是否存在发育迟缓。

(2)韦氏智力测验:是目前世界上应用最广泛的智力测验量表,韦氏智力测验可以评价身材矮小症患儿的智能发育水平,评价患儿是否合并智力发育落后。韦氏学前儿童智力量表适用于 4~6.5 岁儿童;韦氏儿童智力量表适用于 6~16 岁儿童。

(3)心理评估:对于甲状腺功能减退疑似合并心理疾病的患儿应进行心理评估,如合并孤独症患儿的 ABC 量表、儿童孤独症评定量表(CARS);合并注意缺陷多动障碍的评估量表:儿童应用持续性操作任务(CPT 量表)、Conners 行为量表;抽动障碍评估量表:耶鲁综合抽动严重程度量表(YGTSS)等。

三、康复治疗

身材矮小症是儿童内分泌系统常见疾病之一,不但身高受到影响,合并的运动及智能发育落后对于患儿亦造成严重影响。内科治疗可解决身高生长的问题,但患儿的运动及智能发育落后可能需要进行长期科学的康复治疗。身材矮小症还可能导致患儿自卑、性格孤僻等心理障碍,心理干预也非常必要。

(一)病因治疗

生长激素的替代疗法是目前治疗身材矮小症的最重要手段。总体遵循个体化原则,采用早治疗、足剂量、长疗程的治疗方案。

但当患儿存在原发病时,应首先治疗原发病,如桥本甲状腺炎伴甲减时,应用甲状腺素长期替代治疗并增加蛋白质和维生素摄入,定时补给钙等矿物质;先天性心脏病患儿先治疗先天性心脏病,然后再应用生长激素替代治疗;特纳综合征患儿应用甲状腺素片加生长激素补充疗法,当骨龄达 12 岁时加雌激素和甲羟孕酮。

(二)营养干预

合理的营养素供应可促进患儿的生长发育。患儿应在营养师的指导下进行饮食干预,摄入足量合理的蛋白质、碳水化合物、脂肪以供生长发育。

(三)运动治疗

运动可以促进身体血液循环,加速新陈代谢,使骨骼组织供血增加,促使骺软骨组织营养增殖,加速骨骼发育生长,同时运动也是促进生长激素分泌的一种方式,适当运动有利于身高的增长。早期应进行科学合理的运动治疗可以改善患儿运动能力,促进骨骼、肌肉、韧带的发育。身材矮小症患儿早期应进行科学合理的运动治疗以提高患儿四肢肌力,改善运动能力,促进骨骼、肌肉、韧带的发育。研究证明最有利于身高增长的运动是有氧运动。对于身材矮小症患儿来说,目前推荐的有氧运动的方式有慢跑、游泳、乒乓球等,在进行此类运动时一定要科学合理地规划运动。

（四）心理干预

身材矮小症可能导致患儿自卑、性格孤僻等心理障碍，对于有心理问题的儿童应及时进行心理干预，为患儿营造一个良好的心理、社会、情感氛围，促进患儿身心健康发展。

（五）引导式教育训练

根据身材矮小症患儿的情况，引导员通过患儿的兴趣和参与活动的主动性，让患儿重复某些活动，使他们有更多练习的机会。如：手部活动、体位转移、认知、言语训练、社交技巧训练结合在一起。患儿通过节律性意向活动使其对人体形象、空间、时间、目标等有认识，还可以训练患儿的专注力、思考力、方位辨认、表达及理解能力。

（六）中医药治疗

中医认为矮小症与脾、肝、肾三脏关系密切，肾精亏虚、脾运乏力、肝血不足、筋骨失养是身材矮小症的主要病因机制，脾肾亏虚是疾病之本，肝血不足是疾病之标，传统中医的促生长推拿治疗、健脾开胃中药对于矮小症患儿的生长发育有促进与改善作用。

四、预防与预后

儿童身材矮小症病因复杂多样，与遗传、精神心理、营养、全身性慢性疾病、宫内发育水平、内分泌激素等因素密切相关。现实生活中，多数患者因早期未得到发现与治疗，从而影响最终身高。对于生长发育缓慢的儿童，均应及时发现并到医院进行相关检查与治疗。身材矮小症预防的要点有以下几方面：

（一）预防

1. 围产期应定期做好围产保健，避免围产期及孕母高危因素。

2. 对儿童应进行有效的动态监测，及时记录生长发育中的身高，并对其进行分析。

3. 要加强和改善儿童的营养状况，尤其提供足够的蛋白质与能量供给，使生长发育处在一个良好的营养基础上。

4. 积极防治慢性病，多种慢性疾病的治疗可避免和减轻身材矮小症的发生，如先天性心脏病、肾小管酸中毒等。

5. 家庭应给患儿提供一个健康的生活方式，鼓励多参加户外活动，合理膳食。

6. 纠正内分泌激素异常。生长激素和甲状腺激素低下是产生矮小的常见原因，当发现存在多种激素缺乏时应积极治疗合并症。

（二）预后

通过积极的综合治疗，尤其是生长激素补充治疗，儿童身材矮小症患儿身高一般会有不同程度的增加。通过康复治疗，患儿可能合并的运动及智能发育落后均可获得一定改善，患儿心理逐渐恢复正常，自信心逐渐增加，自卑心理也可逐渐消除。

（朱登纳）

第六节　苯丙酮尿症

一、概述

苯丙酮尿症（phenylketonuria，PKU）是一种由于肝脏中的苯丙氨酸羟化酶（phenylalanine hydroxylase，PAH）或其辅酶四氢生物蝶呤（tetra-hydrobiopterin，BH$_4$）缺陷导致的常染色体隐性遗传病，会引起苯丙氨酸在体内聚集，如不治疗将导致不可逆的神经系统损害及其他临床症状。PKU作为可治疗的遗传代谢病，已被列为中国新生儿筛查疾病之一。通过及时控制苯丙氨酸的摄入量，可达到较好的治疗效果。

（一）流行病学

在我国高苯丙氨酸血症（hyperphenylalaninemia，HPA）的发病率约为1/11 000，其中大部分为PKU，少部分为BH_4缺乏症。其分布特征为南方地区低，北方地区高，西北地区尤其是甘肃省为高发地区。男女患病率均等。

（二）病因

苯丙氨酸是人体必需氨基酸之一，日常摄入的氨基酸约1/3供机体合成组织蛋白。正常情况下PAH可催化苯丙氨酸转化为酪氨酸，这是苯丙氨酸的主要代谢途径。大多数PKU病例由PAH缺乏引起。编码PAH的基因位于染色体12q23.2区上。目前已发现1 000多种基因突变，包括缺失、插入、剪接缺陷及错义和无义突变。突变导致了PAH蛋白空间构象改变，显著降低了酶的活性，苯丙氨酸的正常代谢受阻，无法正常转化为酪氨酸、多巴胺和黑色素等正常代谢产物，而血和尿中苯丙氨酸及其旁路代谢产物（苯丙酮酸、苯乙酸和苯乙酰谷氨酰胺）的浓度升高。

除分子氧和亚铁离子外，BH_4也是PAH活性所需的辅因子。约1%~5%的高苯丙氨酸血症是由BH_4代谢缺陷所致。

经典型PKU患者酶活性<20%，血液苯丙氨酸浓度持续超过1 200μmol/L，症状较为严重，需要低苯丙氨酸饮食治疗。Non-PKU HPA是较轻亚型，患者肝脏中的PAH酶活性>20%，血苯丙氨酸浓度<360μmol/L，无需治疗也往往可获得正常的智力和行为发育结局。

二、诊断及评定

（一）临床表现

1. 神经系统表现 出生时无症状，随着蛋白饮食的介入和增加，逐渐出现临床症状，3个月后可出现认知障碍，随年龄增大而逐渐加重。多数研究表明，血苯丙氨酸浓度与智商水平呈负相关关系，可伴发癫痫及精神行为异常。PKU会损害患者的感知觉、视空间能力、精细运动控制能力、语言流畅性，还会导致长期记忆、执行功能障碍。由于新生儿筛查的普及，PKU的显性临床表现较罕见。在开始含有苯丙氨酸的喂食（如母乳或标准的婴儿配方食品）之前，新生儿是无症状的。如果新生儿筛查未能检出PKU，则可能直到婴儿早期才会引起症状。在未经治疗的患者中，疾病的特征表现是不可逆的智力障碍，随着儿童早期膳食中的苯丙氨酸暴露不断增加，髓鞘形成期间认知损害会加重，在脑完全成熟时稳定下来。接受饮食限制治疗的患儿的智力水平往往在平均范围内或稍低水平。认知结局可能与血液中苯丙氨酸浓度控制有关（尤其在儿童期早期）。在儿童期早期和中期，将血苯丙氨酸浓度控制在低于400μmol/L（6.7mg/dl）时，患儿的认知结局接近于正常。

2. 其他系统表现

（1）皮肤、毛发、体味：①低酪氨酸水平导致黑色素合成不足，会出现毛发、皮肤、虹膜颜色变浅，患儿皮肤白皙油腻，毛发浅黄干燥；②因过多的苯丙氨酸及其旁路代谢产物苯乙酸等的排泄，患儿尿液和汗液有特殊的鼠臭味；③易有皮肤湿疹。

（2）情绪行为问题：部分患者存在学习障碍和行为问题，包括抑郁、恐惧、焦虑、易激惹、多动或孤独症、注意力缺陷、偶有攻击性行为和自残行为、社交和情感障碍。神经系统损伤与限制性饮食带来的压力均可能促成行为障碍。

（3）其他：①癫痫较常发生；②小头畸形；③步态、坐姿和站姿异常；④生长发育落后，随年龄增大而逐渐突出；⑤可引起亚临床视觉障碍。

另有3种特殊类型：

（1）新生儿暂时性PKU：见于极少数新生儿或早产儿，是由于PAH成熟延迟所致。生后血苯丙氨酸浓度超出正常范围，随后逐渐恢复正常。不影响患儿的智力发育和生长发育。

（2）BH_4缺乏症：大多数是常染色体隐性遗传，为PAH辅酶BH_4缺乏所致。患儿的临床表现较重，除典型PKU表现外，神经系统表现较为突出，常见四肢肌张力增高、不自主运动、震颤、顽固性惊厥发作等。该类型患儿若单独用低苯丙氨酸饮食疗法治疗,血苯丙氨酸浓度下降不明显,且神经系统症状持续性进展。由于神经递质(多巴胺、肾上腺素、去甲肾上腺素和 5-羟色胺)的产生减少,受累患者通常在婴儿期出现 HPA 和 / 或进行性神经功能恶化。未治疗的患者常在 1 岁前死亡。

(3) 母源 PKU:PKU 或 HPA 女性妊娠时,杂合子或正常胎儿暴露于母体高浓度苯丙氨酸的环境内,可致胎儿患母源 PKU。母源 PKU 可导致胎儿生长受限、智力障碍、小头畸形、先天性心脏病和其他畸形。在妊娠前和妊娠期间,有 PKU 或 HPA 的女性可通过饮食限制苯丙氨酸的摄入,来降低胎儿发生母源 PKU 的风险。

(二) 辅助检查

1. 血苯丙氨酸浓度测定 PKU 的诊断基于血液中苯丙氨酸浓度升高,可用 Guthrie 枯草杆菌抑制法及荧光定量法进行测定。对于新生儿,应在喂奶 2~3 天后采集标本。正常新生儿血苯丙氨酸浓度 $<120\mu mol/L$,初筛阳性 $\geq 120\mu mol/L$。PKU 患儿血苯丙氨酸浓度 $>1\,200\mu mol/L$,苯丙氨酸 / 酪氨酸比值 >2(正常为 <1)。需排除发热、感染、肠道外营养、输血、早产儿肝功能不成熟等造成的暂时性 HPA。

2. 尿定性测定 PKU 患者尿中的 O-羟基苯乙酸、苯丙酮酸、苯乙酸和苯乙酰谷氨酰胺增加。三氯化铁试验和 2,4-二硝基苯肼试验,两者都是检测尿中苯丙酮酸的化学显色法。如果尿液中苯丙酮酸增多,加入三氯化铁后呈绿色,加入 2,4-二硝基苯肼呈黄色。

3. 苯丙氨酸负荷试验 用于鉴别经典型 PKU 和高苯丙氨酸血症。

4. BH$_4$ 缺乏的诊断 ①通过蝶呤谱分析,测得血、尿或脑脊液中生物蝶呤或新蝶呤的浓度升高即可诊断 BH$_4$ 缺乏;②测得红细胞中二氢生物蝶呤还原酶活性降低可诊断;③还可进行 BH$_4$ 负荷试验。

5. 基因诊断 PAH 基因全长 90kb,包含 13 个外显子,常见基因突变的类型有缺失和单碱基置换。其中点突变可用的技术包括 Sanger 测序、等位基因特异性 PCR、多色熔解曲线分析等。缺失 / 重复突变可通过 MLPA、GAP-PCR、MMCA 等技术明确诊断。另外,还可用于产前诊断,确定高风险夫妇胎儿的基因型,如联合应用基因突变的直接检测和 PAH 基因内及上下游的短串联重复位点多态性连锁分析。

6. 神经影像学检查 大多数 PKU 患儿,包括经新生儿筛查检出 PKU 并接受了早期膳食治疗的患儿,MRI 均能发现较明显的脑白质损害。常见脑室周围白质对称的 T_2 信号增强。

7. 其他 应定期对 PKU 患儿进行定期评估,包括:血常规、血浆氨基酸谱、甲状腺素转运蛋白、白蛋白、铁蛋白、25-OH 维生素 D、维生素 B$_{12}$、必需脂肪酸、微量元素(锌、铜、硒)、维生素 A、叶酸、骨密度等。

(三) 康复评定

1. 一般情况评定 需对患儿的一般情况进行评定,明确患儿的整体状况。通过与患儿或家长交谈,可了解患儿的日常饮食习惯、性格、行为、学习状况、生活质量等,根据具体情况进行康复指导。需要定期评价患者的饮食状况,可通过 3 天饮食日记或 24 小时饮食回顾进行评估,详细询问患儿的饮食状况和服药情况,尤其是对出现病情倒退的患儿。定期监测患者的身高、体重、BMI 等,明确患儿的营养状况。PKU 患儿的生活质量下降,可通过生活质量评分(quality of life,QOL)定期评估。另外,应特别注意检查患儿的皮肤及毛发颜色、面容、体味等,还需详细采集病史,明确有无癫痫等并发症。

2. 精神心理学评定 PKU 患者精神心理问题风险增加,其功能障碍与血苯丙氨酸浓度相关,应定期进行精神心理学评定,评估患者的智力、执行功能、行为、适应能力等,对合理制订康复计划、评估训练前后的改善情况具有指导意义。可根据不同的年龄选择相应的量表进行评定。①智力发育:包括贝利婴幼儿发展量表(Bayley scales of infant development,BSID)、韦氏幼儿智力量表(Wechsler preschool and primary scale of intelligence, WPPSI)、韦氏儿童智力量表（Wechsler intelligence scale for children, WISC）等；②执行功能：执行功能行为评定量表（behavior rating inventory of executive functioning, BRIEF）；③行为/情绪：儿童行为评估量表（behavioral assessment scale for children, BASC）、贝克抑郁量表（Beck depression inventory, BDI）、贝克焦虑量表（Beck anxiety inventory, BAI）；④适应能力：适应行为评估体系（adaptive behavior assessment system, ABAS）。

3. 运动功能评定

（1）肌张力：部分 PKU 患者的腓肠肌肌张力增高，肌肉的硬度增加。常用改良 Ashworth 痉挛量表分级评估患者的肌张力。快速牵拉关节，感受阻力大小及出现阻力的位置。

（2）肌力：肌力的测定常采用徒手肌力检查法，但部分 PKU 患儿存在智力障碍，对于有智力损伤或因年龄太小不能听懂指令主动配合的患儿而言，可通过观察日常运动和运动姿势对肌力进行粗略评估。

（3）关节活动度：可通过被动活动关节，测量快角和慢角进行评估。

（4）反射：包括原始反射、肌腱反射、病理反射、姿势反射等。

（5）精细运动能力：PKU 患儿精细运动控制能力受损，需要对患儿的抓握、捏取动作发育、双手协调能力、日常生活自理能力、手眼协调能力、手的感知觉、绘画能力等进行评定。

4. 标准化发育量表　可进行标准化发育量表测试，如格塞尔发育量表、Peabody 运动评定量表等，评估患儿的活动、交流功能，明确目前的发育水平和未来的发育前景，对于 PKU 后期控制差的儿童不适合进行量表测试，可分别对患儿功能位发育和保持水平、变换体位和转移能力进行评估。

5. 语言能力评定　PKU 患儿常存在语言发育迟缓，常用的评定方法包括 S-S 语言发育迟缓检查法、Denver 发育筛查测验、儿童汉语语音识别词表、构音障碍评定等。

6. 社交和沟通能力评定　可采用早期孤独症筛查量表（ABC 量表、Chat-23 项、M-Chat-23）、儿童孤独症评定量表（CARS）、Conners 行为评定量表、Achenbach 儿童行为量表（Achenbach child behavior checklist, CBCL）等。

7. 日常生活活动能力　可采用改良 Barthel 指数评定、功能独立性评定量表儿童版、儿童生活功能量表等。

三、治疗及康复

PKU 治疗的有效性可以通过血苯丙氨酸浓度的降低、天然蛋白耐受性的增加、精神心理测试的改善、营养状况的改善和生活质量的提高等任何一项指标来证明。

（一）饮食治疗

1. 苯丙氨酸的限制　PKU 的主要治疗方法仍是饮食限制苯丙氨酸，在明确诊断后应尽快给予低苯丙氨酸饮食，在营养师的指导下根据患儿年龄制定食谱，时间持续到成人甚至终生。鼓励在经验丰富的代谢营养师监督指导下，对 PKU 婴儿实行母乳搭配低苯丙氨酸配方奶粉喂养。母乳喂养的占比通常限制在 25% 左右，具体取决于疾病的严重程度。开始饮食限制治疗之前，需排除 BH_4 缺乏。应定期监测血苯丙氨酸和酪氨酸的浓度，随着年龄的增长，监测间隔可延长。推荐自治疗开始后 3 天测定血苯丙氨酸浓度，1 岁内每周 1 次，1~12 岁每 2 周至每月 1 次，12 岁以上 1~3 个月监测 1 次。由于苯丙氨酸为人体生长发育所必需的氨基酸，其血浆浓度不可降得过低。推荐控制患者的血苯丙氨酸浓度：1 岁以下控制在 120~240μmol/L（2~4mg/dl），1~12 岁应维持在 120~360μmol/L（2~6mg/dl），12 岁以上应维持在 120~600μmol/L（2~10mg/dl）。

各年龄段 PKU 氨基酸及蛋白质摄入量推荐见表 14-6-1。

表 14-6-1 各年龄段 PKU 氨基酸及蛋白质摄入量推荐

年龄	苯丙氨酸 /(mg·d⁻¹)	酪氨酸 /(mg·d⁻¹)	蛋白质 / [g·(kg·d)⁻¹]
0~3 月龄	130~430	1 100~1 300	2.5~3.0
3~6 月龄	135~400	1 400~2 100	2.0~3.0
6~9 月龄	145~370	2 500~3 000	2.0~2.5
9~12 月龄	135~330	2 500~3 000	2.0~2.5
1~4 岁	200~320	2 800~3 500	1.5~2.1
4 岁至成年	200~1 100	4 000~6 000	120%~140% DRI
妊娠期 / 哺乳期			
孕早期	265~770	6 000~7 600	≥ 70
孕中期	400~1 650	6 000~7 600	≥ 70
孕晚期	700~2 275	6 000~7 600	≥ 70
哺乳期	700~2 275	6 000~7 600	≥ 70

注：DRI, dietary reference intakes, 膳食营养参考摄入量。推荐的蛋白质摄入量>参考摄入量是 PKU 患者正常生长所必需的。

2. 酪氨酸 因为患儿不能将苯丙氨酸转化为酪氨酸，患儿血酪氨酸浓度可能较低，这会影响甲状腺素、儿茶酚胺和黑色素的合成，酪氨酸是 PKU 患者必须补充的一种氨基酸。

3. 大分子中性氨基酸 精氨酸、组氨酸、异亮氨酸、亮氨酸、赖氨酸、甲硫氨酸、苏氨酸、色氨酸、酪氨酸和缬氨酸等大分子中性氨基酸与苯丙氨酸竞争血脑屏障处的相同氨基转运体。因此，补充大分子中性氨基酸可能会显著地减少苯丙氨酸进入 PKU 患儿的脑中。补充至 250~500mg/(kg·d) 时，可通过竞争性抑制小肠对苯丙氨酸的吸收来降低其血浆浓度。不推荐对幼儿或妊娠女性使用补充大分子中性氨基酸疗法，因为此疗法不能充分降低血苯丙氨酸浓度至安全范围。对于 PAH 缺乏、代谢控制不佳且不依从其他治疗方式的成人可以选用。

4. 其他 低苯丙氨酸饮食可导致长链多不饱和脂肪酸摄入不足，可能会损害神经发育。适量补充长链多不饱和脂肪酸或可改善患儿的运动功能及视功能。同时需注意补充维生素和微量元素等。

（二）药物治疗

1. BH₄/ 沙丙蝶呤

（1）BH₄：对于 HPA 或轻至中度 PKU 患者，药理学剂量的 BH₄ 可代替或辅助苯丙氨酸饮食限制治疗。有研究表明，BH₄ 有效率在 HPA 患者（苯丙氨酸浓度<10mg/dl，即 600μmol/L）中为 79%~83%，在轻度 PKU（苯丙氨酸浓度为 10~20mg/dl，即 600~1 200μmol/L）患者中为 49%~60%，而在经典型 PKU（苯丙氨酸浓度>20mg/dl，即 1 200μmol/L）患者中为 7%~10%。

（2）沙丙蝶呤：沙丙蝶呤是一种合成的具有 BH₄ 生物活性的药物，可改善突变蛋白的折叠，增加其稳定性。沙丙蝶呤治疗的主要好处是增加了患者对饮食中蛋白质和苯丙氨酸的耐受性，允许在饮食治疗中添加更多的天然蛋白质，可改善 PKU 患者的生活质量。要确定沙丙蝶呤治疗的有效性，应采用沙丙蝶呤负荷方案并观察至少 24 小时（48 小时更佳），然后进行 1~4 周的沙丙蝶呤试验治疗，通常在 24 小时、1 周、2 周，有时还在 3 或 4 周测定 1 次血苯丙氨酸浓度，并调整沙丙蝶呤剂量及苯丙氨酸摄入量，以优化患者的血苯丙氨酸水平。通常以降低 30% 作为有效降低苯丙氨酸的证据。大多数沙丙嗪无反应的患者血液中苯丙氨酸水平迅速下降，偶尔会出现 2~4 周的延迟。最常用的起始和维持剂量为 20mg/kg。对于儿童，起始剂量建议为 10mg/kg、一天 1 次，持续不超过 1 个月。根据血苯丙氨酸水平调整剂量，儿童和成人的最终剂量可调整为 5~20mg/(kg·d)。

2. 左旋多巴和 5- 羟色胺　由于 BH_4 酪氨酸和色氨酸羟化酶的辅酶，其缺乏也可导致神经递质多巴胺和 5- 羟色胺的缺乏，治疗时应补充左旋多巴和 5- 羟色胺。

3. 苯丙氨酸辅氨基裂合酶　是一种来源于原核生物鱼腥藻的酶，苯丙氨酸辅氨基裂合酶无需辅助因子，可将苯丙氨酸转化为苯丙烯酸，成为无害代谢物。

（三）基因治疗

基因治疗和干细胞移植，已经在动物实验或有限的人体试验中显示出一些疗效，但需要进一步开发和验证才能应用于常规临床应用。

（四）其他治疗

1. BH_4 缺乏的治疗　BH_4 缺乏可通过低苯丙氨酸饮食和补充 BH_4 2~10mg/（kg·d）治疗。虽然可以降低苯丙氨酸浓度，但不会改善神经系统结局。还应补充神经递质前体（左旋多巴、卡比多巴和 5- 羟色胺）。尽可能在病程早期开始治疗至关重要。

2. 母源 PKU　在备孕前 3 个月，女性 PKU 患者就应限制苯丙氨酸的摄入量，将浓度维持在 <360μmol/L（6mg/dl 以下）。若意外妊娠则立即开始低苯丙氨酸饮食。孕期应遵循营养指南摄入营养物质，还可补充沙丙蝶呤。每 1~2 周监测血苯丙氨酸浓度。

（五）康复治疗

本疾病的关键在于早期发现和尽早治疗，一旦确诊应立即开始饮食和药物治疗，尤其是需要尽早行低苯丙氨酸饮食疗法，且需要终生坚持，否则易出现神经系统损害。治疗年龄越早，预后越好，越不容易出现神经系统损害。如出现神经系统损伤，则应进行康复治疗。本病的突出表现为智力发育落后，少数患儿存在肌张力增高和腱反射亢进。可采用教育康复、作业治疗、引导式教育、神经促通技术、精神行为治疗、心理学治疗等对 PKU 患儿进行康复治疗。

1. 教育康复　患儿在出现智力发育落后，同时可能会出现行为问题，如兴奋不安、多动、忧郁、孤僻等，对此类患儿应该早期发现、早期教育和早期干预。早期教育的目的是促进患儿的认知水平、生活能力、社会适应力、学习能力、情绪控制能力等全面发展，促进全面康复，回归学习和社会生活。具体形式可采用集体教学与个别化教学相结合，从实际学习和生活出发，根据患儿的具体情况制订相应的教学计划和目标，充分发挥患儿的潜能，激发患儿的学习积极性，提高日常生活自理能力，最大限度地发展其身心功能。

2. 作业治疗　针对患儿精细运动控制能力差、智能落后、心理行为问题等，可通过有目的、选择性的作业活动，提高患儿智力水平，建立自信心，改善情绪，发展患儿的兴趣爱好，提高生活自理能力。包括拼图、认知游戏、绘画、饮食训练、洗漱与修饰训练、洗涤训练、穿脱衣服训练等。

3. 引导式教育　根据患儿情况，引导员可把运动、语言、智力、感觉、生活技能和社会交往等结合起来，从简单到复杂的原则设计引导教育方案，确定目标，安排课程和组织实施。

4. 神经促通技术　对肌张力增高的患儿可选择一些神经促通技术，如 Bobath、Rood、PNF 等方法，在降低肌张力的同时，促进其运动功能的发育。

5. 精神行为治疗　患儿可能存在孤独症谱系障碍、注意缺陷多动障碍等共患病，可根据患儿实际情况，选择应用行为分析疗法、结构化教学法、行为矫正疗法、认知行为训练、感觉统合训练等，改善社交互动，提高注意力。

6. 心理学治疗　为患儿和家长提供心理咨询，调节患儿的情绪和行为，正确地认识疾病，减少焦虑、抑郁情绪，以积极的态度和方式面对疾病和适应社会生活。

四、预防及预后

在我国，PKU 作为法定新生儿筛查项目，在婴儿出生 72 小时后进行筛查。在充分哺乳 6~8 次后，采集足跟血进行新生儿 HPA 筛查。对于高风险夫妇，可进行产前诊断和遗传咨询，明确胎儿是否携带 *PAH* 基因突变。PKU 女性患者在备孕期应尽早接受饮食指导,避免胎儿患母源 PKU。PKU患儿的预后与血苯丙氨酸控制情况、病情状况、治疗干预的早晚、治疗的依从性、胎儿的脑发育等多种因素相关。早期的诊断和治疗可以预防严重并发症,在新生儿期即开始饮食控制的患者,其智力和发育大多数能够达到正常水平,能够正常学习、工作、结婚、生育,但个别患儿即使坚持治疗也存在

认知障碍等问题。饮食疗法对 PKU 患儿的功能结局至关重要,若中断仍会影响患儿的情绪、认知功能,出现智力水平下降、执行功能降低和焦虑、抑郁等情绪行为问题,会导致患者的社会功能下降,受教育水平和社会经济地位的水平下降。因此,PKU患者应坚持终身饮食治疗和维持代谢控制。

(候 梅)

第七节 甲基丙二酸尿症

一、概述

甲基丙二酸尿症(methylmalonic aciduria,MMA)又称为甲基丙二酸血症,是我国最常见的有机酸尿症。MMA 患病率在不同国家及地区有较大差异,根据国外近年来的新生儿筛查结果显示约为 1/61 000~1/48 000,我国内地儿童的发病率约为1/26 000,但部分地方发病率甚至高达 1/4 673。本病临床表现以神经系统损害为主,常伴多系统损害,早期诊断及治疗,可改善患儿长期预后。

MMA 是由于甲基丙二酰辅酶 A 变位酶活性部分或完全缺乏(MUT⁻/MUT⁰)或辅酶腺苷钴胺素转运或合成缺陷所致,甲基丙二酰辅酶 A 不能转化为琥珀酰辅酶 A,中间代谢产物甲基丙二酸、3-羟基丙酸、甲基枸橼酸等在体内异常蓄积,导致有机酸代谢紊乱,引起神经、心血管、肾脏、肝脏、血液等多系统与器官损伤。MMA 发病机制复杂,按照病因分类,可分为遗传性与继发性 MMA 两大类。母源性维生素 B₁₂ 缺乏、慢性消化系统疾病、维生素 B₁₂ 摄入与吸收障碍等因素可引起继发性 MMA。迄今已经发现 MUT、MMAA、MMAB、MMADHC、MMACHC、LMBRD1、ABCD4、HCFC1等基因突变可引起经典的遗传性甲基丙二酸尿症,SUCLG1、SUCLA2、MCEE、ACSF3、ALDH6A1 等基因突变也可引起尿中甲基丙二酸轻度升高。其中,

绝大多数为常染色体隐性遗传病,仅 HCFC1 基因缺陷为 X 连锁遗传病。在经典的遗传性 MMA中,MUT、MMAA、MMAB、MMADHC 基因突变分别导致 mut、cblA、cblB、cblD 变异型 2 蛋白功能缺陷,引起单纯型甲基丙二酸尿症;MMACHC、MMADHC、LMBRD1、ABCD4、HCFC1 基因突变分别导致 cblC、cblD、cblF、cblJ、cblX 蛋白缺陷,生化表型为甲基丙二酸尿症合并高同型半胱氨酸血症。甲基丙二酸尿症合并同型半胱氨酸增高是我国 MMA 患者的主要生化表型,占 70% 以上,其中又以 cblC 型最为常见,占合并型甲基丙二酸尿症的 90% 以上。

二、诊断及评定

(一)诊断

1. **临床表现** MMA 临床表现多种多样,程度轻重不同,其主要表现为神经系统损害。早发型病情严重,起病时间最早,多数患儿于生后数小时至 1 周内出现脑病样症状,喂养困难,呕吐,惊厥,昏迷,病死率、致残率高,易误诊为新生儿败血症、缺血缺氧性脑病等。存活者多有中、重度神经系统后遗症,部分患儿出现精神运动发育迟缓、肌张力低下、共济失调、视神经萎缩、癫痫等。

晚发型多于幼儿期起病,常因高蛋白饮食、感染、发热等应激因素诱发代谢性酸中毒,急性期昏

睡、昏迷、惊厥,常伴贫血、黄疸、低血糖等异常,慢性期常见癫痫、智力运动发育迟缓、共济失调等,一些患者合并视神经萎缩、小头畸形、脑积水等。一些患者于学龄期到成年起病,认知功能下降,精神异常,行为及人格改变,少数患者合并代谢综合征、糖尿病。此外,MMA 患者还可出现肾脏损伤、消化系统损伤、心肌病、肺动脉高压、血栓性疾病、巨幼细胞贫血、免疫功能低下、皮肤损害、骨质疏松、代谢综合征等。

2. **常规生化检查** 包括血常规、尿常规、血气分析、肝肾功能、电解质、心肌酶、头颅影像学等一般检查及血糖、氨、乳酸、总同型半胱氨酸等代谢检查,常见贫血、肝肾功能损伤、蛋白尿、代谢性酸中毒、高氨血症、高乳酸血症等异常。

3. **血氨基酸、游离肉碱及酰基肉碱谱分析** 典型患者丙酰肉碱、丙酰肉碱 / 乙酰肉碱比值增高,合并型 MMA 患者血液总同型半胱氨酸增高,部分患者甲硫氨酸降低。

4. **尿有机酸分析** 甲基丙二酸及甲基枸橼酸增高,急性期可伴 3- 羟基丙酸、丙酮酸及 3- 羟基丁酸增高。

5. **基因检测** 基因 panel 或全外显子测序进行分析以明确诊断,发现 MMA 相关致病基因突变是确诊的关键(表 14-7-1)。

表 14-7-1 不同基因型 MMA 相对应的蛋白类型及代谢缺陷、生化表型

基因类型	蛋白类型	遗传方式	代谢缺陷	生化表型
MUT	mut0/mut-	AR	甲基丙二酰辅酶 A 变位酶	单纯型
MMAA	cblA	AR	线粒体钴胺素还原酶	单纯型
MMAB	cblB	AR	线粒体钴胺素腺苷转移酶	单纯型
MMACHC	cblC	AR	胞质钴胺素转运	合并型
MMADHC	cblD	AR	胞质钴胺素转运	合并型
	cblD-variant 2	AR	胞质钴胺素转运	单纯型
LMBRD1	cblF	AR	溶酶体钴胺素的释放	合并型
ABCD4	cblJ	AR	溶酶体钴胺素的释放	合并型
HCFC1	cblX	XR	*MMACHC* 转录共调节因子	合并型

6. **头颅影像学检查** 为评估患儿神经系统损伤重要手段,单纯型患者以基底节区病变、脑外间隙增宽或合并脑室增大多见,一些患者脑白质脱髓鞘病变、蛛网膜出血、脑梗死等;合并型患者常见脑萎缩、脑室周围白质异常,少数患者合并脑积水。

(二)康复评定

1. **一般状况评定** 评估患儿精神和营养状态;身高、体重等体格发育指标测量;运动能力和步态观察;有无肌肉挛缩和骨关节变形等。

2. **神经发育评估** 可采用 Griffiths 发育评估量表中文版(GDS-C),整体评估患儿的各个功能区的发展情况,其中包括运动、言语、视空间等一系列评估内容,通过各个测试可早期发现患儿是否存在神经发育落后。还可采用格塞尔发育量表,从适应行为、大运动、精细运动、语言、个人社交行为五个方面进行检查,得出实际发育年龄,测得结果以发育商数(DQ)表示患儿的神经发育水平。

3. **语言发育评估** 采用中国康复研究中心制定的 S-S 法进行言语发育迟缓检查,测查内容包括交流态度、符合 - 指示内容的关系(口语理解和表达)及基础性操作三部分。

4. **神经肌肉功能及骨骼评定** 肌力、肌容积、肌张力和神经反射评定,主动和被动关节活动度评定,步态分析和生物力学测定;继发性脊柱和骨关节变形者应进行 X 线检查。

5. **日常生活功能评定** 可采用 Barthel 指数、儿童版功能性独立性评定量表 Wee-FIM(6 个月 ~7 岁)、中国康复研究中心儿童 ADL 评定量表、

PEDI 等进行。

6. 其他评估 一些患者合并癫痫、听力障碍、视觉障碍及周围神经系统损伤,需通过脑电图、神经传导速度、肌电图、诱发电位检查进行评估。此外,肝胆脾胰肾彩超、心脏彩超、心电图、胸部 X 线片等评估患儿重要脏器形态及功能情况。

三、康复治疗

MMA 的治疗原则为减少有毒代谢产物生成并加速其清除,主要通过特殊饮食、药物治疗等控制病情,最大限度地减轻重要脏器损伤。对于伴神经系统后遗症患儿,早期的康复治疗可显著提高患者生存质量,改善运动能力、认知能力及行为障碍。

(一) 药物治疗

1. 急性期治疗 以纠正酸中毒、补液为主,同时对症处理各种危急情况。①静脉补液:以保证足够的热能及液体供给,小剂量胰岛素 [0.01~0.02U/ (kg·h)] 可促进合成代谢,同时维持血糖正常;②纠正代谢性酸中毒;③静脉滴注或口服左卡尼汀 [100~500mg/(kg·d)];④钴胺素(维生素 B$_{12}$,甲钴胺,腺苷钴胺,羟钴胺,0.5~1.0mg/d,肌内注射或静脉注射),对于合并高同型半胱氨酸血症的患者,同时给予甜菜碱 [250~500mg/(kg·d)];⑤对于维生素 B$_{12}$ 无效或部分有效的单纯型甲基丙二酸尿症患者,应限制天然蛋白质,补充去除蛋氨酸、缬氨酸、苏氨酸的特殊配方奶粉;⑥血液透析或血浆置换,对于严重高氨血症、代谢性酸中毒和电解质紊乱患者是有效的解毒措施。

2. 长期治疗 主要通过特殊饮食、药物治疗等控制代谢状况,保证生长发育,预防代谢紊乱的发作。①特殊饮食:维生素 B$_{12}$ 无效型或部分有效的单纯型患者以饮食治疗为主,天然蛋白质控制在 0.5~1.5g/(kg·d),补充无蛋氨酸、缬氨酸、苏氨酸的特殊配方奶粉,保证总蛋白摄入量维持在 2~4g/(kg·d),并根据年龄、营养状况、生长发育等个体情况,给予其他维生素、营养素,保证热量。对于合并型患者无需限制天然蛋白饮食,以免导致医源性低蛋氨酸血症。②常规药物治疗:

对于维生素 B$_{12}$ 反应型的单纯型患者,给予大剂量维生素 B$_{12}$(1mg/ 次,每周 2~3 次,肌内注射)及左卡尼汀 [30~200mg/(kg·d),口服] 治疗。对于维生素 B$_{12}$ 无反应型,给予左卡尼汀口服同时进行饮食治疗。合并型患者钴胺素 0.5~1.0mg/ 次,每天至每周肌内注射,长期维持,甜菜碱 [250~500mg/ (kg·d)]。③对症治疗:对于合并癫痫的患者,选择适当的抗癫痫药物,丙戊酸可增加高氨血症风险,需谨慎使用。对于合并锥体外系症状(运动障碍,肌阵挛,舞蹈症)和锥体束受累(痉挛状态)的患儿,可使用左旋多巴、苯海索、氯硝西泮、巴氯芬等药物,改善运动功能。小剂量生长激素有助于改善喂养困难、生长发育落后、营养不良患儿的全身营养状况。

3. 其他治疗 针对维生素 B$_{12}$ 无效型的单纯型 MMA 患者,可考虑肝移植或者肝肾联合移植治疗。脑室 - 腹腔分流术是重度脑积水患儿的有效治疗方式。目前基因治疗仅处于动物实验阶段。

(二) 康复治疗

对于 MMA 患者,目前还没有统一的康复治疗标准。主要通过对 MMA 患者出现的特定临床表现给予相应的康复措施。康复目标是以患者为中心,致力于患者功能、能力和生活质量的提高,使患者最终能回归家庭和社会。MMA 的康复治疗强调以功能训练、全面康复、重返社会和改善生活质量为基本原则。康复治疗主要针对智力障碍、运动发育落后、言语障碍及不随意运动的患儿。

1. 认知训练 包括注意力、记忆力、计算能力、综合能力、推理能力、抄写技能、社会技能、交流技巧的作业活动训练。通过视觉、听觉、触觉刺激及感觉输入提高患儿对周围环境的感知能力,通过对身体部位的认识训练、空间知觉、时间知觉、形状、颜色、注意力等训练促进患儿智能进步。

2. 运动治疗 以促进主动运动发育为主要目的。对于肌张力减低患儿当以轻柔手法,如抑制性、压迫性、扫刷型等叩击手法,在患儿躯干、四肢特定部位给予轻轻的叩击,通过对深部固有感受器及浅表感受器的叩击刺激提高患儿肌张力;对于存在肌肉痉挛的患儿则应以降低肌张力、提高主动肌的收缩、扩大关节活动度、抑制异常姿势反射、主动运动、提高平衡能力为主要原则,可选用神经肌肉电刺激、牵张(伸展)训练、减重支持训练等方法,鼓励进行自发的活动,诱发随意性的、分离性的运动。姿势对线不良者需注意姿势纠正或适配辅助器具预防患儿关节畸形的发生。

3. 作业治疗　以改善患儿上肢运动功能,提高双手精细动作,提高日常生活活动能力为主要目的。保持正常的姿势、促进上肢功能发育、促进认知功能的发育,促进深感觉和浅感觉的发育,提高感觉和认知功能,进行更衣、如厕、沐浴训练可提高患儿生存质量,提高日常生活能力。训练强度需根据患儿个人病情及耐受度进行调整,避免劳累。

4. 语言治疗　以改善构音障碍,提高交流能力为目标。通过吞咽障碍训练、增强口腔周围肌的张力及协调能力;按照先元音后辅音,然后是单词、句子、短文顺序训练,帮助习得正常语音、改善言语清晰度,提高日常生活交流能力。

5. 物理因子疗法　根据患者的不同功能障碍来制订科学的康复训练计划。对于患者主要表现为不随意性运动、肢体震颤等,根据患者具体情况,提高各关节、躯干的控制力,给予神经肌肉电刺激、肌兴奋、电子生物反馈、等速肌力训练等提高肌肉力量和耐力。

(三) 中医治疗

中医药学是中华文明的瑰宝,凝聚着中华民族的博大智慧,在治疗儿科疑难病方面有其独特的优势及疗效。结合神经发育障碍等 MMA 临床表现

可将其归属于"五迟""五软""胎怯""痿症"等范畴。中医学认为先天不足、脏腑虚损、心脾两虚是 MMA 患儿神经发育障碍发生的内在病因,气血不足、心神失养为其核心病机。中医药治疗在改善 MMA 脑损伤患儿神经系统后遗症如发育迟缓、认知落后等症状,减少副作用方面起到一定作用,临床选用归脾汤治疗以益气补血、健脾养心,使心神得养、智慧乃生,已取得确切的疗效。中医康复疗法可选择穴位推拿、针灸治疗等促进脑细胞的功能代谢、改善局部微循环以及促进肌肉和神经末梢的功能活动,改善患者的综合功能。基于中医辨证论治理论指导下采用疏通矫正手法治疗可以改善患儿的神经心理发育及体格发育。

四、预后与预防

通过新生儿筛查,早期发现早期治疗,可显著减少 MMA 的致残率和死亡率。在先证者明确基因诊断的前提下,患儿父母再次生育时可进行胎儿产前诊断。MMA 大部分为常染色体隐性遗传病,患者父母再次生育再发风险为 25%。应对所有患者及其家庭成员提供必要的遗传咨询,对高风险胎儿进行产前诊断。

MMA 患者的预后与起病年龄、疾病类型及治疗依从性有关。新生儿及婴儿期起病的患者致死、致残率高,多存在神经系统后遗症。晚发型患儿临床进展较缓慢,且程度相对较轻。早发型单纯型 MMA 预后较差。

(郑　宏)

参考文献

[1] 王卫平, 孙坤, 常立文. 儿科学 [M]. 9 版. 北京: 人民卫生出版社, 2018.

[2] TANGIRALA S, AMBOIRAM P, BALAKRISHNAN U, et al. Hypothyroxinaemia in refractory shock: a clue to diagnose hypopituitarism [J]. BMJ case reports, 2021, 148.

[3] DAS G, NANDA PM, KAUR A, et al. Bartter syndrome and hypothyroidism masquerading cystinosis in a 3-year-old girl: rare manifestation of a rare disease.[J]. BMJ case reports, 2021, 147.

[4] D'ARCY R, HUNTER S, SPENCE K, et al. A Case of macro-TSH masquerading as subclinical hypothyroidism [J]. BMJ case reports, 2021, 147.

[5] GBD 2015 Obesity Collaborators. Health effects of

overweight and obesity in 195 countries over 25 years [J]. New England Journal of Medicine, 2017, 377 (1): 13-27.

［6］张娜, 马冠生.《中国儿童肥胖报告》解读 [J]. 营养学报, 2017, 39 (06): 530-534.

［7］李晓南. 关注儿童青少年肥胖相关并发症的监测和指导 [J]. 中国儿童保健杂志, 2018, 26 (12): 7-9.

［8］胡珂, 陆志强. 肥胖的药物、手术和介入治疗 [J]. 世界临床药物, 2018, 39 (03): 199-203.

［9］王莉, 尹春燕, 肖延风, 等. 肥胖儿童膳食结构及营养素摄入情况分析 [J]. 中国儿童保健杂志, 2018, 26 (10): 1130-1133.

［10］武亮, 郭琪, 胡菱, 等. 中国呼吸重症康复治疗技术专家共识 [J]. 中国老年保健医学, 2018, 16 (05): 3-11.

［11］林健男. 肥胖者减脂运动处方的制订与实施 [J]. 运动, 2017 (01): 153-154.

［12］梁黎, 傅君芬. 中国儿童青少年代谢综合征定义和防治建议 [J]. 中华儿科杂志, 2012, (06): 420-422.

［13］LIU D, WEN HS, HE JIE, et al. Society for Translational Medicine Expert Consensus on the preoperative assessment of circulatory and cardiac functions and criteria for the assessment of risk factors in patients with lung cancer [J]. Journal of Thoracic Disease, 2018, 10: 5545-5549.

［14］PRATT JSA, BROWNE A, BROWNE NT, et al. ASMBS Pediatric Metabolic and Bari-atric Surgery Guidelines, 2018 [J]. Surgery for Obesity & Related Diseases, 2018, 14 (7): S155072891830145X.

［15］VALERIO G, MAFFEIS C, SAGGESE G, et al. Diagnosis, treatmetand prevention of pediatric obesity: consensus position statement of the Italian Society for Pediatric Endocrinology and Diabetology and the Italian Society of Pediatrics [J]. Ital J Pediatr, 2018, 44: 88.

［16］STYNE DM, ARSLANIAN SA, CONNOR EL, et al. Pediatric Obesity, Assessment, Treatment, and Prevention: An Endocrine Society Clinical Practice Guideline [J]. J Clin Endocrinol Metab, 2017, 102: 709-757.

［17］HALES CM, FRYAR CD, CARROLL MD, et al. Trends in Obesity and SeverObesity Prevalence in US Youth and Adults by Sex and Age, 2007-2008 to 2015-2016 [J]. JAMA, 2018, 319 (16): 1723-1725.

［18］支涤静, 沈水仙. 肥胖的危害及预后 [J]. 中国全科医学, 2003, 6 (04): 282-283.

［19］国家卫生计生委疾病预防控制局. 中国居民营养与慢性病状况报告 (2015)[R]. 北京: 人民卫生出版社, 2015: 1.

［20］SHEHADEH N, DAICH E, ZUCKERMAN-LEVIN N. Can GLP-1 Preparations Be Used in Children and Adolescents With Diabetes Mellitus？[J]. Pediatr Endocrinol Rev, 2014, 11 (3): 324-327.

［21］Tamborlane WV, Barrientos-Pérez M, Fainberg U, et al. Liraglutide in Children and Adolescents With Type 2 Diabetes [J]. N Engl J Med, 2019, 381 (7): 637-646.

［22］中华医学会儿科学分会内分泌遗传代谢学组,《中华儿科杂志》编辑委员会. 中国儿童 1 型糖尿病标准化诊断与治疗专家共识 (2020 版)[J]. 中华儿科杂志, 2020, 58 (6): 447-454.

［23］中华医学会儿科学分会内分泌遗传代谢学组. 儿童青少年 2 型糖尿病诊治中国专家共识 [J]. 中华儿科杂志, 2017, 55 (6): 404-410.

［24］《儿童青少年糖尿病营养治疗专家共识 (2018 版)》编写委员会. 儿童青少年糖尿病营养治疗专家共识 (2018 版)[J]. 中华糖尿病杂志, 2018, 10 (9): 569-577.

［25］中华医学会儿科学分会内分泌遗传代谢学组. 儿童单基因糖尿病临床诊断与治疗专家共识 [J]. 中华儿科杂志, 2019, 57 (7): 508-514.

［26］江钟立. 糖尿病康复 [M]. 北京: 人民卫生出版社, 2021.

［27］庞兴甫, 谭华清, 李峥, 等. 重组人生长激素治疗特发性矮小症对骨代谢的疗效及安全性 [J]. 中国妇幼保健, 2021, 10: 2269-2271.

［28］FANG J, ZHANG D, CAO JW, et al. Pathways involved in pony body size development [J]. BMC Genomics, 2021, 22: 58.

［29］BAMBA V, LEVINE MA. Long-acting Growth Hormone Therapy: A REAL3 Alternative to Daily Growth Hormone Treatment [J]. The Journal of Clinical Endocrinology and Metabolism, 2020, 1054.

［30］JAHJA R, HUIJBREGTS SCJ, DE SONNEVILLE LMJ, et al. Neurocognitive Evidence for Revision of Treatment Targets and Guidelines for Phenylketonuria [J]. The Journal of Pediatrics, 2014, 164 (4): 895-899.

［31］The American College of Medical Genetics and Genomics Therapeutic Committee. Phenylalanine hydroxylase deficiency: diagnosis and management guideline [J]. Genetics in Medicine, 2014, 16 (2): 188-200.

［32］中华医学会医学遗传学分会遗传病临床实践指南撰写组. 苯丙酮尿症的临床实践指南 [J]. 中华医学遗传学杂志, 2020, 37 (3): 226-234.

［33］VAN SPRONSEN FJ, BLAU N, HARDING C, et al. Phenylketonuria [J]. Nature Reviews Disease Primers, 2021, 7 (1): 1-19.

［34］LICHTER-KONECKI U, VOCKLEY J. Phenylketonuria: Current Treatments and Future

Developments [J]. Drugs, 2019, 79 (5): 495-500.

［35］ ASHE K, KELSO W, FARRAND S, et al. Psychiatric and Cognitive Aspects of Phenylketonuria: The Limitations of Diet and Promise of New Treatments [J]. Frontiers in Psychiatry, 2019, 10: 561.

［36］ VAN WEGBERG AMJ, MACDONALD A, AHRING K, et al. The complete European guidelines on phenylketonuria: diagnosis and treatment [J]. Orphanet Journal of Rare Diseases, 2017, 12 (1): 162.

［37］ 韩连书. 甲基丙二酸尿症生化基因诊断及产前诊断 [J]. 中国实用儿科杂志, 2018, 33 (07): 498-501.

［38］ 赵德华, 朱昕赟, 李晓乐, 等. 河南省 349858 例新生儿甲基丙二酸血症 (MMA) 的筛查结果分析 [J]. 中国优生与遗传杂志, 2016, 24 (08): 86-87, 90.

［39］ 马胜举, 赵德华, 马坤, 等. 河南省 2013—2019 年新生儿遗传代谢病筛查回顾性分析 [J]. 检验医学与临床, 2020, 17 (14): 1965-1968.

［40］ ADAM MP, ARDINGER HH, PAGON RA, et al. Gene reviews [M]. Seattle (WA): University of Washington, Seattle, 2016: 1993-2017.

［41］ 杨艳玲, 莫若, 陈哲晖. 甲基丙二酸血症的多学科综合治疗与防控 [J]. 中华实用儿科临床杂志, 2020, 35 (09): 647-652.

［42］ WANG F, HAN L, YANG Y, Clinical, biochemical, and molecular analysis of combined methylmalonic acidemia and hyperhomocysteinemia (cblC type) in China [J]. J Inherit Metab Dis, 2010, 33 (3): S435-S442.

［43］ 郑宏, 陆相朋. 甲基丙二酸尿症脑损伤及诊疗对策 [J]. 中国实用儿科杂志, 2018, 33 (07): 516-520.

［44］ 贺蓓萱, 董慧, 张宏武, 等. 甲基丙二酸血症合并同型半胱氨酸尿症导致脑积水 76 例诊断和治疗分析 [J]. 中华儿科杂志, 2021, 59 (06): 459-465.

［45］ 丁昌红, 金洪, 徐曼婷. 甲基丙二酸尿症急性代谢危象管理 [J]. 中国实用儿科杂志, 2018, 33 (07): 509-513.

［46］ 刘怡, 刘玉鹏, 张尧, 等. 中国 1003 例甲基丙二酸血症的复杂临床表型、基因型及防治情况分析 [J]. 中华儿科杂志, 2018, 56 (06): 414-420.

［47］ 杨艳玲, 韩连书. 单纯型甲基丙二酸尿症饮食治疗与营养管理专家共识 [J]. 中国实用儿科杂志, 2018, 33 (07): 481-486.

第十五章

颅脑损伤及脊髓损伤

第一节 颅脑损伤

一、概述

小儿颅脑损伤是指由各种围产期高危因素、感染、创伤、意外窒息、中毒、脑血管病等所致的中枢神经损伤,临床表现为中枢性运动功能障碍、认知障碍、语言障碍、癫痫样发作、视听觉障碍、心理行为和社会交往障碍等,是造成全球患儿伤残及死亡的一个重要原因。轻者表现为易惊、无原因哭闹、情绪不稳、注意力不集中、记忆力差、烦躁等症状。重者为不同程度的运动功能障碍、感知觉功能障碍、心理行为障碍等,给患儿家庭和社会带来极大的心理压力和经济压力。最大限度地改善颅脑损伤患儿心身障碍,使其健康地生长发育,回归家庭和社会,已成为康复医学的重要目标。

二、诊断及评定

(一)诊断

小儿颅脑损伤常有明确的致病因素,如围产期高危因素、感染、创伤、中毒、心脑血管畸形史,头颅影像学表现为颅骨或脑组织等损伤性改变,临床可表现为意识和瞳孔改变、哭闹、呕吐、记忆认知障碍、肢体功能活动障碍等。结合患儿明确的病因、临床表现、头颅影像学,小儿颅脑损伤不难诊断。

(二)康复功能评定

1. **一般情况评估** 包括精神状态、生命体征、营养和神经系统体格检查等。颅脑损伤可影响到患儿意识、认知、情感、运动、吞咽、言语等多方面,因此神经系统查体务必全面。同时需注意监测患儿呼吸、心率、血压等生命体征,颅脑损伤患儿常常伴有进食障碍,营养状态的评估也非常重要。

2. **意识障碍的康复评定** 颅脑损伤后会发生各种异常的意识状态,患儿意识障碍的康复评定,直接影响治疗策略的选择,判断患儿的意识状态至关重要。

(1)昏迷状态:患儿可表现不同程度的昏迷,重者昏迷可持续,表现为无意识运动、无睁眼及自主行为反应,部分患儿随着治疗的进行,2~4 周可逐渐清醒。如昏迷患儿脑电图表现为等电位或爆发抑制,常提示预后不良。

(2)植物状态:植物状态(vegetative state,VS)主要表现为:①认知功能丧失,无意识活动,不能执行命令;②保持自主呼吸和血压;③有睡眠-觉醒周期;④不能理解或表达语言;⑤能自动睁眼或在刺激下睁眼;⑥可有无目的性眼球跟踪运动;⑦下丘脑及脑干功能基本保存。植物状态又分持续性植物状态和永久性植物状态,持续性植物状态(persistent vegetative state,PVS)指植物状态持续 1 个月以上;永久性植物状态(permanent vegetative state)指创伤性损伤后植物状态持续 12 个月、非创伤性损伤后持续 3 个月以上。常采用植物状态评分标准进行评定(表 15-1-1)。

表 15-1-1 植物状态评分标准

项目	患儿反应	评分	项目	患儿反应	评分
肢体运动	无	0	情感反应	无	0
	刺激后运动	1		偶流泪	1
	无目的随意运动	2		能哭笑	2
	有目的随意运动	3		正常情感反应	3
执行指令	无	0	眼球运动	无	0
	微弱动作	1		偶有眼球追踪	1
	能执行简单指令	2		经常有眼球追踪	2
	能执行各种指令	3		有意注视	3
语言	无	0	吞咽	无	0
	能哼哼出声	1		能吞咽液体	1
	能说单词	2		能吞咽稠食	2
	能说整句	3		能咀嚼	3

疗效判断:	
18 分为正常	12~18 分: 基本恢复
≥12 分为基本痊愈	10~11 分: 脱离植物状态
提高 6~11 分, 但<12 分为显效	8~9 分: 过渡性植物状态
提高 1~5 分, 但<12 分为有效	3~7 分: 不完全性植物状态
其余为无变化、恶化、死亡	<3 分: 完全性植物状态

(3) 微意识状态: 微意识状态 (minimally conscious state, MCS) 的患儿可表现出情感和定向行为反应, 如遵嘱活动、使用物件、痛觉定位、视物追踪或凝视目标等。然而, 在不同的时间段这些行为会出现波动。出现功能性交流和/或正确使用物品后, 即定义为脱离 MCS。MCS 预后好于 VS, 但有部分患儿会长期停滞于此状态而无法完全地恢复意识。

3. 颅脑损伤严重程度评定 颅脑损伤的严重程度主要通过意识障碍的程度和持续时间来评估, 同时颅内压、低氧血症和低血压、运动反应等也是判断颅脑损伤严重程度的指标。

(1) 格拉斯哥昏迷量表: 格拉斯哥昏迷量表 (Glasgow coma scale, GCS) 评定是一种标准方法, 不同观察者用此法对病情判定能获得高度的一致。该标准将神经系统反应分为三类计分评定, 分别为睁眼反应、运动反应和言语反应, 满分为 15 分 (表 15-1-2)。GCS 分数 ≤8 分为昏迷状态, 重度颅脑损伤, 死亡率为 33%~51%, 重残和植物状态率为 6%~19%, 恢复良好和中度致残率为 31%~56%; 9~12 分为中度颅脑损伤; 13~15 分为轻度颅脑损伤。

表 15-1-2 格拉斯哥昏迷量表

项目	患儿反应	评分
睁眼反应 (E)	无反应	1
	刺痛睁眼	2
	呼唤睁眼	3
	自然睁眼	4
言语反应 (V)	不能发音	1
	能发出声音, 但不能被理解	2
	语无伦次	3
	谈话有错	4
	回答正确	5
运动反应 (M)	无反应	1
	刺痛异常过伸反应	2
	刺痛异常屈曲反应	3
	刺痛能躲避	4
	刺痛能定位	5
	遵嘱动作	6

(2) 伤后遗忘时间: 伤后遗忘时间 (posttraumatic amnesia, PTA)<10 分钟为极轻度颅脑损伤; 10 分钟 ~1 小时为轻度颅脑损伤; 1 小时 ~1 天

为中度颅脑损伤；1 天~1 周为重度颅脑损伤；1 周以上为极重度颅脑损伤。

（3）PVS 疗效临床评分量表（2011 年修订版）：行为学观察是发现颅脑损伤患儿意识迹象的主要手段，该量表应用 5 项临床评分（肢体运动、眼球运动、听觉功能、进食、情感）量化 PVS 患儿疗效（表 15-1-3）。

表 15-1-3　PVS 疗效临床评分量表（2011 年修订版）

评分	肢体运动	眼球运动	听觉功能	进食	情感	备注
0	无	无	无	无	无	
1	刺激可有屈伸反应	眼前飞物,有警觉或有追踪	声音刺激能睁眼	能吞咽	时有兴奋表现(呼吸、心率增快)	
2	刺激可定位躲避	眼球持续追踪	对声音刺激能定位,偶尔能执行简单指令	能咀嚼,可执行简单指令	对情感语言(亲人),出现流泪、兴奋、痛苦等表现	MCS
3	可简单摆弄物体	固定注视物体或伸手欲拿	可重复执行简单指令	能进普食	对情感语言(亲人)有较复杂的反应	
4	有随意运动,能完成较复杂的自主运动	列举物体能够辨认	可完成较复杂指令	自动进食	正常情感反应	

注：MCS，微小意识状态，表示初步脱离植物状态。

总的疗效评分：Ⅰ 植物状态疗效，提高 0~2 分，无效；≥3 分，好转；≥5 分，显效；≥6 分，MCS。Ⅱ 初步脱离植物状态，微小意识状态（MCS）。Ⅲ 脱离植物状态。

（4）昏迷恢复量表（修订版）：昏迷恢复量表（JFK coma recovery scale-revised，CRS-R）为颅脑损伤后意识障碍的鉴别诊断、预后评估及制订合理治疗计划提供依据。量表由 6 个分量表、共 23 个条目组成，包括听觉、视觉、运动、言语、交流和觉醒水平（表 15-1-4）。昏迷恢复量表的评分具有规范化和标准化的判断标准，效度分析表明 CRS-R 能够在患儿中鉴别出 MCS 和 VS，这对预后判断和制订恰当的干预策略至关重要。

表 15-1-4　昏迷恢复量表

项目	患儿反应	评分
听觉	对指令有反应	4
	可重复执行指令	3
	声源定位	2
	对声音有眨眼反应	1
	无	0
视觉	识别物体	5
	物体定位:够向物体	4
	眼球追踪性移动	3
	视觉对象定位(>2 秒)	2
	对威胁有眨眼反应(惊吓反应)	1
	无	0

续表

项目	患儿反应	评分
运动	会使用物体	6
	自主性运动反应	5
	能摆弄物体	4
	对伤害性刺激定位	3
	回撤屈曲	2
	异常姿势	1
	无	0
言语	表达可理解	3
	发声、发声动作	2
	反射性发声动作	1
	无	0
交流	功能性(准确的)	2
	非功能性(意向性的)	1
	无	0
唤醒度	能注意	3
	能睁眼	2
	刺痛下睁眼	1
	无	0

4. 语言功能评定 患儿语言障碍可表现为：①言语错乱：错乱性言语，对人物、时间、地点等不能辨认，答非所问，但没有明显的词汇和语法错误，不配合检查，且意识不到自己回答的问题是否正确；②构音障碍；③失语：除非直接伤及言语中枢，真正的失语较少见，不少患儿表现为命名性失语。存在或可疑存在失语症和构音障碍者，需进行失语症和构音障碍检查，颅脑损伤患儿语言功能评定常用汉语体系标准化的S-S语言发育迟缓检查法，包括理解能力、表达能力、基本操作能力、交流态度等四项能力。构音障碍常采用Frenchay构音障碍评定法评定，分为8个部分，包括反射、呼吸、唇、颌、软腭、喉、舌、言语。每一细项按损伤严重程度分为a~e级，a级为正常，e级为严重损伤。

5. 吞咽功能评定 吞咽障碍的评定方法包括触摸吞咽动作、反复唾液吞咽试验、饮水试验、吞咽造影检查等。饮水试验常用洼田饮水试验，患儿端坐位，将30ml温开水尽量一次性咽下，观察全部饮完时有无呛咳、饮水次数和时间。结果分为5级：Ⅰ级，可一次喝完，无呛咳；Ⅱ级，需要超过2次吞咽将水饮完，但不伴随声音嘶哑或呛咳；Ⅲ级，只需一次吞咽动作即可将水全部咽下，但伴有声音嘶哑或呛咳；Ⅳ级，需要超过2次吞咽将水饮完，同时伴有声音嘶哑或呛咳；Ⅴ级，吞咽过程中不断咳嗽，很难将30ml水完全饮完。饮水试验适合大龄能配合的儿童。

6. 认知功能评定 颅脑损伤患儿认知功能障碍主要包括注意力障碍、记忆障碍、听力理解异常、空间辨别障碍、失用症、失认证、忽略症、体象障碍、皮质盲、智能和思维障碍等。认知功能评定可对临床诊断、制订治疗和康复计划、评估疗效、评估脑功能状况等提供帮助。目前儿童认知功能评定量表有格塞尔婴幼儿发展量表、韦氏学龄前儿童智力量表(WPPSI)及韦氏学龄儿童智力检查修订版(WISC-R)等。

7. 运动功能评定 颅脑损伤患儿可存在肌

力肌张力障碍、平衡与协调障碍、步态姿势异常、关节功能障碍等。常用的运动障碍评定方法有改良 Ashworth 痉挛评定量表、徒手肌力测试(manual muscle test,MMT)、Berg 平衡量表、指鼻试验、对指试验等。

8. 日常生活能力评定 主要包括功能独立性评定量表(functional independence measure,FIM)和修订的 Barthel 指数法(modified Barthel index, MBI)。FIM 包含运动功能和认知功能 2 个维度,其中运动功能包括自理能力、括约肌控制、转移、行走 4 项内容,认知功能包括交流、社会认知 2 项内容。自理能力又包括进食、修饰、洗澡、穿上衣、穿下衣、去厕所 6 个条目;括约肌控制能力包括膀胱管理、直肠管理 2 个条目;转移能力包括床/椅/轮椅、厕所、澡盆/淋浴 3 个条目;行走能力涉及步行/轮椅、上下楼梯 2 个条目;交流能力包括理解力、表达力 2 个条目;社会认知包括社会交往、解决问题和记忆 3 个条目,共计 18 个条目。Barthel 指数测定主要包括洗澡、吃饭、穿衣、修饰、如厕、大小便控制、厕所使用、床椅转移、步行及上下台阶等方面进行评定,总分为 100 分,得分越高,独立性越强,依赖性越小。

9. 预后评估 格拉斯哥预后评分量表(Glasgow outcome scale,GOS)及扩展版(GOS-E)是目前预后的主要评定工具。磁共振弥散张量成像(DTI)检测关键区域(脑干、丘脑、皮质下等)的各项异性分数(FA)、脑电活动分析、诱发电位分析也对预后评估有重要意义。颅脑损伤的预后与诸多因素有关,尤其与颅脑损伤的严重程度相关,具体可采用颅脑损伤康复预后的神经学预测量表进行预测分析(表 15-1-5)。

表 15-1-5 颅脑损伤康复预后的神经学预测

康复潜力和预后良好的因素	康复潜力和预后均差的因素
昏迷<6 小时	昏迷>30 天
PTA<24 小时	PTA>30 天
GCS>7	GCS<5
颅内压正常	颅内压增高
局部脑损伤,无颅内出血	弥漫脑损伤,有颅内出血
脑室正常	脑室扩大
无脑水肿	有脑水肿
无伤后癫痫	有伤后癫痫
无颅内感染	颅内感染
无需使用抗惊厥药物	离不开抗惊厥药物
功能恢复快	功能恢复慢
诱发电位正常	诱发电位异常
脑电正常	脑电异常

三、治疗

(一)一般治疗

主要包括营养支持治疗和药物治疗。颅脑损伤患儿应予以高蛋白、高热量饮食,避免低蛋白血症,提高机体免疫力,促进创伤及神经组织修复和功能重建。所提供热量应根据功能状态和消化功能进行调整,同时保持水和电解质平衡。药物治疗可适当选用改善脑细胞代谢及营养神经的药物,伴有颅内压增高的患儿应用甘露醇、呋塞米等脱水药物。根据患儿情况预防、治疗并发症。

（二）手术治疗

脑出血、脑水肿引起颅内压明显增高，继发脑疝或重要脑组织区域受压，出现生命体征不稳时，及时行手术减压或血肿、坏死脑组织清除手术。

（三）康复治疗

颅脑损伤的康复治疗强调多学科综合治疗的原则，康复治疗可以分为急性期、恢复期和恢复后期三个阶段，不同时期康复的目标及侧重点有所不同。目前比较一致的观点是康复干预时间越早，功能恢复越好。

1. **急性期康复治疗** 在患儿病情平稳 48~72 小时后，颅内压持续 24 小时稳定在 20mmHg 以内，就可考虑早期康复介入。目的是预防并发症、防止继发性感染、肌肉萎缩、关节僵直、畸形等合并症的发生。治疗包括按摩和神经促通技术、合理体位摆放、并发症的预防等。

（1）良肢位摆放：头的位置不宜过低，以利于颅内静脉回流。早期保持卧床的正确体位能防止或减轻痉挛姿势的出现或加重。常用的良肢位保持有三种体位：①患侧卧位：患侧在下，患侧上肢前伸，肘关节伸展，前臂旋后，手指伸开，掌心向上。健侧上肢置于体上或稍后，不能放在身前。患侧下肢在后，髋膝关节均微屈，足底蹬支撑物或用足托板。健侧下肢在前，屈髋、屈膝。利用紧张性腰反射促进患儿患侧肢体伸展，改善患侧肢体肌张力。同时可增加患侧本体感觉信息输入和皮肤触压觉感觉信息输入，尽量减少单侧忽略。②健侧卧位：健侧在下，患侧上肢下垫自制软枕，肩关节屈曲 90°~130°，肘、腕伸展，前臂旋前，腕微背伸，手指自然伸展。患侧下肢在前，髋、膝关节呈自然屈曲位，下面也用软枕垫好。③仰卧位：面略朝向患侧，患侧上肢置于比躯干略高的软枕上，防止肩胛后缩，前臂旋后，手心向上，手指自然伸展。患侧臀部及大腿下垫软枕，防止骨盆后缩，注意防止髋关节外展外旋。由于这种体位易使骶尾部、足跟和外踝等处产生压疮，以及容易引起紧张性迷路反射和紧张性颈反射，故临床使用这种体位时，应注意患儿的

原始反射，定期对患儿肢体进行被动运动，以促进患肢血液循环。

（2）预防并发症：患儿神志清醒，应尽早帮助患儿进行呼吸训练、肢体主动或被动运动、关节挤压和活动、变化体位、坐位训练。可使用气垫床、充气垫圈，预防压疮、肺部感染、营养不良、深部静脉血栓形成、尿路感染等并发症。

（3）神经促通技术：应用神经促通技术对患肢被动运动，其主要作用是保持和增加关节活动度，防止肌肉萎缩、挛缩变形，保持肌肉长度和肌张力，改善局部血液循环，促进神经修复。同时，运用手法按摩，按摩的手法要轻柔，主要对手、脚、腿等关节进行按摩。

（4）运动疗法：患儿一旦生命体征稳定，应尽早帮助患儿进行深呼吸、肢体主动运动、床上活动和坐位、站立练习，循序渐进。大年龄段患儿可应用起立床对患儿进行训练，逐渐递增起立床的角度，使患儿逐渐适应，预防直立性低血压。起立床可牵拉易于缩短的软组织，使身体负重，防止骨质疏松及尿路感染。

（5）高压氧治疗：在颅脑损伤早期，高压氧能够升高血氧浓度，在一定程度上可改善脑细胞的代谢功能，促进受损脑细胞逆转，但需严格掌握适应证和禁忌证，并注意控制相关风险。高压氧治疗时间窗不超过急性期后 3 个月，在纠正胎龄满 37 周，生命体征稳定，呼吸道保持通畅，眼底检查无异常，无活动性出血及高压氧禁忌证的情况下，可尽早进行高压氧治疗。

2. **恢复期康复治疗** 此期颅脑损伤患儿病情已稳定，需针对患儿运动功能障碍、认知障碍、语言及吞咽障碍等进行针对性康复治疗。

（1）运动功能的康复：颅脑损伤后，常并发肢体运动功能障碍，表现为单瘫、偏瘫或双瘫等，此期患儿疾病发展已得到控制，继续早期康复治疗、积极进行运动功能训练。颅脑损伤患儿运动功能的康复训练，需注意遵循抬头→翻身→坐起→坐位平衡→坐站转移→站立平衡→步行的正常运动发育规律。根据患儿功能状况，选择合适的神经促通技术、姿

势控制、平衡训练、步态训练等。

1）床上训练：肢体的活动、肢体的手法按摩，根据患儿肌力肌张力的情况，选择合适的神经促通技术。双手叉握上举运动和上肢上举运动：早期双手叉握，偏瘫手拇指置于健手拇指掌指关节之上（Bobath 握手），在健侧上肢的帮助下，做双上肢伸肘、肩关节前屈的上举运动。翻身：向偏瘫侧翻身呈患侧卧位和向健侧翻身呈健侧卧位。床上靠坐：逐渐抬高床头，以患儿不出现头晕不适为宜。桥式运动（仰卧位屈髋、屈膝、挺腹运动），维持该姿势并酌情持续 5~10 秒，随着功能恢复，可酌情延长伸髋挺腹的时间，也可患侧下肢单独完成增加难度。以上康复训练，在患儿病情允许的情况下，鼓励患儿主动积极参与。

2）床边训练：卧坐转移训练：在健侧卧位的基础上，康复治疗师从旁辅助，逐步转为床边坐（双脚不能悬空）。床边坐位平衡训练：在康复治疗师监护帮助下，逐渐脱离双手支撑床面，改为挺直腰腹直坐，后期注意可进行重心（左、右、前、后）转移进行坐位躯干控制能力的训练。床边坐站转移训练：治疗师应站在患儿的偏瘫侧，并给予其偏瘫侧膝部一定帮助，防止膝软或膝过伸，要求在坐→站转移过程中双侧下肢应同时负重，防止重心偏向一侧。

3）离床后的康复训练：主要分为坐位和站立位训练。坐位训练：坐位重心转移平衡训练，坐位上肢和下肢功能活动训练，增强肌力改善功能，包括肩关节和肩胛带的活动，加强肘关节活动训练，加强手的灵活性、协调性和精细动作训练，如拍球、投环、写字和梳头等，双侧下肢髋、膝关节功能活动，双足交替背伸运动等。站立训练：通过重心转移进行站立位下肢和躯干运动控制能力训练，增强站立平衡功能，通过上下台阶运动增加下肢肌肉力量，为后期步行训练作准备。步行训练：包括步行前准备活动，下肢的前后摆动，踏步、屈膝、伸髋训练，在支撑期，要避免膝过伸的出现。行走的方式有扶持步行、平衡杠内行走、徒手行走。在步行训练的同时要加强肌力、肌耐力、稳定性及协调性的综合训练。

4）起立床训练：对于瘫痪的患儿，病情稳定后，可逐渐进行起立床训练，起立床倾斜度逐渐增加到直立位，需注意患儿有无不适，尤其注意有无直立性低血压。起立床训练既可以建立血管运动调节功能，又防止压疮的发生，还能给患儿站立的感觉，形成巨大的心理支持。

（2）认知障碍的康复：颅脑损伤患儿经常伴有记忆困难、注意力不集中、思维理解困难和判断力降低等认知障碍。认知功能训练是提高智能的训练，应贯穿于治疗的全过程。主要包括记忆力训练、注意力训练、思维训练。

1）记忆力训练：进度要慢、训练从简单到复杂。将记忆作业化整为零，然后逐步串接、反复强化。逐渐增加记忆难度和时间。患儿成功时要及时强化，给予鼓励，增强信心。如此反复刺激，反复训练，提高记忆能力。

2）注意力训练：常用的训练注意的方法有猜球游戏、猜字母游戏等。

3）思维能力训练：可采用物品分类法和数字排序法。如给患儿一些书、衣物和食品，让其分类摆放；给患儿一些数字卡片，让其按要求排列顺序等。

（3）语言障碍的康复：部分颅脑损伤患儿会出现失语和构音障碍，需早期全面地进行言语功能评定，了解言语障碍的程度和类型，制订出有针对性的训练方案，早期介入言语训练，以便达到最佳康复效果。原则上以一对一训练为主，颅脑损伤病情稳定后即可进行，尽量避开视听干扰，确保患儿在言语训练时注意力集中，提高训练效果。训练时要先练发声，后学构音。构音障碍的训练主要侧重于发音器官的肌肉收缩和协调性训练；失语症的患儿主要侧重于语言的应用功能的训练，这主要包括听、说、读、写等方面，而且都涉及语言记忆的练习。鼓励患儿唱熟悉的儿歌，要视、听、学、说并重进行，反复训练，要由简到繁循序渐进。

（4）吞咽障碍的康复：对于颅脑损伤所致吞咽功能障碍的患儿，进食时多主张坐位，颈稍前屈易引起咽反射，一般先用糊状或胶状食物进行训练，少量多次,逐步过渡到普通食物。同时需注意加强以下康复训练:①唇、舌、颜面肌和颈部屈肌的主动运动和肌力训练;②软腭冰刺激有助于咽反射的恢复;③咽下食物练习呼气或咳嗽有助于预防误咽;④构音器官的运动训练有助于改善吞咽功能。

(5)日常活动能力训练:包括吃饭、穿衣、大小便能力的训练。患儿的手功能与日常生活能力密切相关,因此手功能训练是非常重要的,训练方法多种多样,凡是能够改善手的协调、控制和精细活动能力的训练方法都可用,如搭积木、捡豆、推球、写字、画图、打字等。在患儿手功能康复训练和日常生活能力训练的基础上,有些患儿还需要配合一些辅助器具,才能使患儿尽早地获得日常生活活动能力,患儿获得日常生活活动能力后,才能逐渐减轻对辅助支具的依赖。

(6)心理康复:颅脑损伤患儿大多会出现各种心理及情绪问题,医务人员应及时发现患儿及家长的心理情绪反应,并针对性地予以心理干预指导。指导患儿家庭构建健康的家庭环境,增加与同龄儿交往,以预防患儿心理行为疾病的发生。

(7)物理因子治疗:物理因子治疗主要作用可增强肌力、降低肌张力,常用的有蜡疗、水疗、低中频电刺激、肌电生物反馈、经颅磁等。

(8)中医疗法:指中医的针灸疗法和推拿疗法,主要通过重塑神经通路,对缓解肌肉痉挛及提升肌张力、肌力有一定的效果。

(9)矫形器与辅助器具:矫形器可以纠正颅脑损伤患儿的异常姿势,辅助器具在颅脑损伤患儿康复治疗或生活、学习中都不可缺少,两者合理联合应用可以提高康复疗效,改善患儿运动功能和提高生活质量。常用的矫形器有上肢矫形器、分指板、踝足矫形器、膝踝足矫形器和髋膝踝足矫形器等。常用的辅具包括日常生活类辅具、坐位姿势保持辅具(坐位椅)、立位姿势保持辅具(站立架)、移动类辅具(助行器、轮椅)等。

(10)其他康复治疗:本期可继续进行高压氧治疗、引导式教育、感觉统合训练、多感官刺激、作业手功能训练等,对改善患儿认知、运动、感知觉等方面也有重要应用。

3.恢复后期康复治疗 患儿经过早期及中期的康复治疗,功能障碍恢复情况日趋缓慢,此期为恢复期康复治疗的延续,但有别于恢复期康复治疗,此期康复的重点为积极引导患儿融入正常生活,重点如下:以家庭、社区为主,重点在实用性、技能职业专长等方面,帮助其重返社会。

(1)日常生活能力训练:利用家庭或社区环境继续加强日常生活活动能力的训练,强化患儿的自我照料生活能力,逐步与外界社会直接接触,学习乘坐交通工具、购物、参加社交活动等。

(2)辅助器具的使用:对于可通过辅助器具改善患儿姿势及功能的,需积极进行辅助器具适配,并训练患儿正确使用辅助器具,根据患儿情况适时调整辅助器具,最大限度地提高患儿的生活活动能力。

(3)继续强化运动功能训练:继续加强肌力、姿势控制、平衡、站立及步行能力训练,以上训练需注意与日常生活活动相结合。

(4)继续强化认知、心理等功能训练:在恢复期康复治疗基础上继续加强患儿认知、心理等功能训练,使患儿及家长增强信心,尽快重返家庭和社会。

4.意识障碍的康复 意识障碍是指各种严重脑损伤导致的意识丧失状态,如昏迷、植物状态和微意识状态。意识障碍的患儿没有认知的体征,但有可能回到清醒状态,语言刺激时眼睛可睁开,尽管有睡眠-觉醒周期、正常的血压和正常的呼吸,但患儿不能进行功能性的语言交流及产生功能性的运动反应。鉴于很多意识障碍患儿有回到清醒状态的可能,尤其早期微小意识状态患儿预后相对较好,意识障碍的患儿促醒意义重大。常用的康复措施如下:

(1)药物应用:根据患儿的病情选择合适的药物治疗。

(2)多感官刺激:视觉、听觉、嗅觉、触觉、温度觉、本体觉和平衡觉刺激等丰富适宜的多感官或环境刺激可帮助植物状态患儿觉醒、恢复意识。具体方法有:①听觉刺激:选择播放患儿病前熟悉的和喜欢听的音乐曲目及儿歌,家属可挑选1~2个患儿喜欢和关心的话题讲给患儿听,也可以讲故事、读报纸给患儿听的形式唤起患儿的记忆,播放大自然的各种声响(流水声、狗叫声、鸟鸣声、闪电声等);②视觉刺激:经常播放患儿病前喜欢看的视频或动画,变换不同颜色和强度的光线刺激;③嗅觉刺激:用患儿颅脑损伤前喜欢吃的食物或水果刺激患儿的嗅觉;④肢体运动和皮肤感觉刺激:肢体的被动活动和关节挤压,用柔软的毛刷轻轻地刷动患儿的皮肤,用针灸或脉冲电对患儿一些特定的穴位进行刺激等,对大脑有一定的刺激作用。多重感官刺激是基于脑的可塑性及感觉剥夺原理,通常是给患儿呈现各类环境刺激,以期增强意识水平,让患儿跟随程序化的刺激,进而优化他们对环境的反应,还可以构建丰富的外部环境,潜在地影响患儿脑的结构和功能的重塑。

(3)高压氧治疗:高压氧能抑制脑损伤后氧自由基的生成及其所引起的脂质过氧化反应和使"休眠"的脑细胞功能得以恢复。高压氧应用于婴幼儿,要注意高压氧治疗的安全性。

(4)传统康复治疗:主要包括针刺疗法、推拿疗法和中药治疗。

(5)神经调控技术:神经调控治疗是通过特定的设备,有针对性地将电磁刺激或化学刺激物输送到神经系统特定部位,来改变神经活动的治疗方法,包括无创与植入方式。由于直接参与了神经环路的功能调制,又具有可逆可控的优点,近年来逐渐应用于意识障碍的康复。

1)无创神经调控技术:重复经颅磁刺激(repetitive transcranial magnetic stimulation,rTMS)、经颅直流电刺激(transcranial direct current stimulation,tDCS)通过脉冲磁场或电流刺激大脑皮质,改善局部血液循环,调节神经递质传递,促进大脑皮质可塑性和功能重组,改善脑损伤患儿的语言、认知和运动功能,但效果和安全性有待高质量的临床研究进一步验证。外周神经电刺激:正中神经电刺激(MNS)增加脑血流量,增强脑电活动,影响神经递质的分泌,提高觉醒及觉知水平,可早期使用。经皮迷走神经电刺激(transcutaneous vagus nerve stimulation,tVNS)通过迷走神经耳支进入脑干孤束核,加入上行网状激活系统,参与意识环路的调制。

2)有创神经调控技术:有创神经调控作为常规治疗的补充手段,应推荐患儿优先接受常规康复促醒治疗。有创神经调控技术需严格把控适应证。常用的有脑深部电刺激(deep brain stimulation,DBS)和脊髓电刺激(spinal cord stimulation,SCS),DBS基于意识的中央环路机制,通过刺激环路关键节点双侧中央丘脑,提高脑损伤后低下的神经活动水平,丘脑DBS对丘脑-皮质神经网络保存相对完整的患儿疗效更好。SCS通过在脑干网状激活系统增强刺激输入、增加脑血流量等,提高意识环路的兴奋性。

(6)康复护理:营养的支持、防压疮的护理、胃肠道及膀胱功能的恢复、对家属的宣教及心理支持都应贯穿在整个康复过程中。

四、预后

神经细胞属于永久性细胞,颅脑损伤会导致神经系统损伤,损伤后患儿只能利用残存的神经细胞完成日常生活活动。颅脑损伤的预后与患儿损伤部位、损伤程度密切相关,也与早期规范的康复介入、家庭的支持、患儿的个体体质及家属配合密切相关。

GOS和PVS疗效临床评分量表可预测颅脑损伤的结局,通常评分越低,预后越差。另外头颅影像学检查、脑电分析对预后也有重要评价意义。尽管神经细胞属于永久细胞,颅脑损伤的患儿经过规范的康复干预,仍可得到较好的康复效果。部分重度损伤的患儿可能会丧失大部分功能,即使经过康复治疗也无法独立完成日常生活活动。

(吴建贤　张金牛)

一、概述

脊髓损伤(spinal cord injury,SCI)是指由于各种原因引起的脊髓结构、功能的损害,造成损伤水平以下运动、感觉、自主神经功能障碍。患病男女比例约 4:1,常见于 16~30 岁人群。儿童脊髓损伤患儿在整个疾病群体中占 2%~5%,平均寿命一般低于正常人群。颈段脊髓损伤造成累及躯干、上肢、下肢的四肢瘫痪时称四肢瘫,胸段以下脊髓损伤造成躯干及下肢瘫痪而未累及上肢时称截瘫。

脊髓炎(myelitis)是指由于生物源性感染,如病毒、细菌、螺旋体、真菌、寄生虫等所致,或感染后、疫苗接种后诱发的脊髓灰质和/或白质的炎性病变。临床表现为运动、感觉障碍及括约肌功能障碍。病理表现为脑与脊髓病变区域神经元坏死、变性、缺失,白质中血管周围髓鞘脱失、炎性渗出、胶质细胞增生等。以下介绍两种临床较为常见的脊髓炎:急性播散性脑脊髓炎、急性横贯性脊髓炎。

急性播散性脑脊髓炎(acute disseminated encephalomyelitis,ADEM)是一种免疫介导的广泛累及中枢神经系统白质的急性炎症性脱髓鞘疾病,通常发生在感染后、出疹后或疫苗接种后。其病理特征为多灶性、弥散性髓鞘脱失。本病名称虽为"脑脊髓炎",但脊髓受累并非必需,只占所有患者的 20% 左右,多数患儿可出现以脑白质受累为主的相关症状。本病神经系统症状多样且在病程中可发生变化,某些症状持续数日可自行好转,但也可能出现新的症状。

急性横贯性脊髓炎(acute transverse myelitis,ATM)是指各种感染后引起自身免疫反应所致的急性横贯性脊髓炎性病变,又称急性脊髓炎。本病以病变平面以下肢体瘫痪、传导束性感觉障碍和尿便障碍为特征,通常急性起病、进展快速,病前常有前驱感染史。

(一) 脊髓损伤

1. 完全性脊髓损伤 在脊髓损伤平面以下的最低位骶段(S_4~S_5)的感觉、运动功能完全丧失。存在部分保留区,即损伤平面以下一些皮节及肌节保留部分神经支配。

2. 不完全性脊髓损伤 脊髓损伤后,损伤平面以下的最低位骶段(S_4~S_5)仍有运动和/或感觉功能保留,提示脊髓神经束保留部分结构连续性。不完全性脊髓损伤有不同程度的恢复可能,相比完全性脊髓损伤预后较好。

(1)中央束综合征:多由于跌倒导致颈部过伸致病。血管损伤时,脊髓中央先开始发生损害,再向外周扩散。颈及上肢的皮质脊髓束靠近脊髓中间,而下肢及骶部靠近外侧,造成上肢神经受累重于下肢,因此上肢障碍比下肢明显。

(2)前束综合征:脊髓前部损伤,造成损伤平面以下运动和痛温觉丧失,而本体感觉、轻触觉、深压觉存在。可由屈曲损伤、椎间盘后突、骨折碎片或脊髓前部的直接损伤导致,也可由脊髓前动脉病变造成。

(3)后束综合征:发病率较低,临床表现为损伤平面以下本体感觉丧失,运动和痛温觉存在。

(4)半切综合征:表现为脊髓病变平面以下同侧肢体瘫痪和深感觉障碍,对侧痛温觉障碍,又称为布朗-塞卡尔综合征(Brown-Sequard syndrome)。可见于锐器伤、车祸或脊髓肿瘤早期。

(5)脊髓圆锥综合征:主要为脊骶段圆锥(脊髓 L_1~L_2 下部)损伤,可引起大小便障碍及病变平面以下肢体运动障碍。高位圆锥病变可出现球海绵体反射及排尿反射受到影响。

（6）马尾综合征：L_1~L_2以下骨折或脱位可导致腰骶神经根损伤，引起膀胱、肠道及下肢反射消失。马尾为周围神经，其支配区域可出现迟缓性瘫痪、感觉减弱或消失。马尾损伤后神经功能的恢复时间为 2 年左右。

（7）脊髓震荡：指暂时性和可逆性脊髓或马尾神经生理功能丧失，可见于只有单纯性压缩性骨折，甚至影像学检查阴性的患儿。脊髓遭受强烈震荡后立即发生迟缓性瘫痪，损伤平面以下感觉、运动、反射及括约肌功能全部丧失，可出现肢体瘫痪、大小便失禁等临床症状，但只是暂时性功能抑制，在数分钟或数小时内即可完全恢复。

（二）脊髓炎

1. ADEM　多发于儿童及青少年，儿童病例常发生在 3 岁以后，以 3~5 岁居多。患病男女无明显差异或男性稍多，冬春季发病多见。本病临床特征以脑病、多灶性神经系统症状为主，包括意识障碍、颅内高压、脑神经受累、运动障碍、惊厥、小脑共济失调及脊髓症状（如括约肌功能障碍）等。

2. ATM　各年龄段皆可发病，儿童病例多数>5 岁，男女比例为（0.5~0.9）：1。本病约 2/3 患儿发病前有感染史。前驱感染与神经系统症状出现时间间隔通常为 5~10 天。出现脊髓功能的急性丧失之前常先有一些非特异性症状，如恶心、肌痛、发热等。通常典型的临床表现有：后背及下肢痛、

截瘫及感觉障碍、括约肌功能障碍等，其他表现还可有颈强直、呼吸功能障碍等。

二、康复评定

（一）神经损伤评定

1. 损伤水平的评定　神经损伤水平是指保留身体双侧正常运动和感觉功能的最尾端的脊髓节段水平。确定损伤平面时应注意：

（1）脊髓损伤水平主要以运动损伤平面为依据，有些平面无法通过关键肌肌力来判断（如 C_4 节段及以上，T_2~L_1，S_2 以下），若其上节段关键肌肌力检查均正常，则用感觉平面代替运动损伤平面。

（2）运动损伤平面和感觉损伤平面是通过检查关键肌的徒手肌力和关键感觉点的痛觉（针刺）和轻触觉来确定。在此过程中，除确定感觉平面外，还应注意患儿损伤平面相邻节段的空间感和距离感。

（3）确定损伤平面时，该平面关键肌的肌力必须≥3 级，平面以上关键肌肌力必须≥4 级。3 级肌力即意味着患儿肌肉能够完成抗重力收缩。

（4）超过 50% 的完全性损伤患儿两侧运动和感觉平面不同。由于身体两侧的损伤水平可能不一致，评定时需同时检查身体两侧的运动损伤平面和感觉损伤平面，并分别记录，损伤平面评定见表 15-2-1。

表 15-2-1　损伤平面评定

运动平面	感觉平面
C_2	枕骨粗隆
C_3	锁骨上窝
C_4	肩锁关节顶部
C_5 屈肘肌（肱二头肌、肱肌）	肘前窝外侧面
C_6 伸腕肌（桡侧腕长和短伸肌）	拇指
C_7 伸肘肌（肱三头肌）	中指
C_8 中指屈指肌（指深屈肌）	小指
T_1 小指外展肌（小指展肌）	肘前窝尺侧面
T_2	腋窝
T_3	锁骨中线第 3 肋间

续表

运动平面	感觉平面
T_4	锁骨中线第 4 肋间（乳线）
T_5	锁骨中线第 5 肋间
T_6	锁骨中线第 6 肋间（剑突水平）
T_7	锁骨中线第 7 肋间
T_8	锁骨中线第 8 肋间
T_9	锁骨中线第 9 肋间
T_{10}	锁骨中线第 10 肋间（脐）
T_{11}	锁骨中线第 11 肋间（$T_{10}\sim T_{12}$ 的中点）
T_{12}	腹股沟韧带中部
L_1	T_{12} 与 L_2 间上 1/2 处
L_2 屈髋肌（髂腰肌）	大腿前部
L_3 伸膝肌（股四头肌）	股骨内髁
L_4 踝背伸肌（胫前肌）	内踝
L_5 趾长伸肌（踇长伸肌）	足背第三跖趾关节
S_1 踝跖屈肌（腓肠肌和比目鱼肌）	足跟外侧
S_2	腘窝中点
S_3	坐骨结节
$S_{4\sim5}$	肛门周围

2. 损伤程度评定 根据美国脊髓损伤学会（American Spinal Injury Association，ASIA）的损伤分级，分级标准（表 15-2-2）。损伤是否完全性的评定以最低骶节（$S_4\sim S_5$）有无残留功能为准。残留感觉功能时，刺激肛门皮肤与黏膜交界处有反应或刺激肛门深部时有反应，肛门指检时肛门外括约肌有自主收缩。此外，脊髓炎症、血管畸形、脊髓肿瘤、退行性病变等，不建议采用此分级。以上疾病造成对脊髓的压迫和损伤或脊髓内累及病变的节段可长可短且不对称，故不适用于本分级方法。

表 15-2-2 损伤程度评定

级别	临床表现
A. 完全性损伤	骶段（$S_4\sim S_5$）无任何感觉或运动功能
B. 不完全损伤	损伤平面以下包括骶段有感觉但无运动功能
C. 不完全损伤	损伤平面以下存在运动功能，大部分关键肌肌力 3 级以下
D. 不完全损伤	损伤平面以下存在运动功能，大部分关键肌肌力 3 级或以上
E. 正常	感觉和运动功能正常

3. 脊髓休克的评定 病变节段以下脊髓反射暂时性减弱或消失，部分患儿有此表现。脊髓休克表现为运动与感觉功能障碍、自主神经功能受损，伴有肠道和膀胱迟缓性瘫痪。脊髓休克期是否结束可通过球海绵体反射、肛门括约肌反射的恢复情况进行判断。临床最常用判断脊髓休克是否结束的指征是球海绵体反射，此反射的消失为休克期，反射的再出现表示脊髓休克结束。但需注意的是正常人有 15%~30% 不出现该反射，圆锥损伤时也不出现该反射。

（二）运动功能评定

1. 肌力评定 运动功能评定需患儿保持仰卧位进行，只可应用于四肢肌肉，躯干肌肉不适用。脊髓损伤的肌力评定不同于单块肌肉，需要综合进行。临床多应用 MMT 法测定肌力，每一组肌肉所得分与测得的肌力级别相同，1~5 分不等。评分越高表示肌肉功能越好，据此可评定运动功能。

2. 肌张力评定 目前临床上多采用改良的 Ashworth 量表。评定时检查者徒手牵伸痉挛肌进行全关节活动范围内的被动运动，通过检查者感受到的阻力及阻力变化情况把痉挛分成 0~4 级。

3. 步行能力评定 脊髓损伤步行指数 II（WISCI-II）根据步行能力受损的程度，以患儿步行 10m 时所需要的设备、辅助器具以及身体帮助为基础，将其步行能力分为 21 级（0~20 级）。研究表明 WISCI-II 应用于成人脊髓损伤患儿有较好的效度和信度，对于未成年患儿，更适合 2~17 岁慢性脊髓损伤患儿（2 岁以内的婴幼儿由于成长差异性及配合程度，评估效果较差）。WISCI-II 用于评估患儿时，需根据患儿情况对评估项目及内容进行相应修改。

（三）感觉功能评定

脊髓病变后左右侧感觉水平可能不同，感觉平面以下的皮肤感觉可减退或消失，也可有感觉异常。采用 ASIA 的感觉指数评分（sensory index score, SIS）来评定感觉功能，选择 C_2~S_5 共 28 个节段的关键感觉点，分别检查身体两侧各点的痛觉和轻触觉，感觉正常得 2 分，异常（减退或过敏）得 1 分，消失得 0 分。分数越高表示感觉越接近正常。

（四）日常生活能力评定

截瘫患儿可用改良的 Barthel 指数，对于四肢瘫患儿用四肢瘫功能指数（quadriplegic index of function, QIF）来评定。另外可应用功能独立性测评（FIM）标准评估脊髓损伤对患儿个人生活和社会活动能力的影响并评价各种康复治疗措施的实际效果。

（五）专项检查

1. MRI 脊髓 MRI 可提示病变部位及病损程度，并排除其他病因如脊髓占位性病变。

（1）ADEM：以脑白质受累为主联合脊髓病变仅占总数 20%，临床多应用头颅 MRI 辅助诊断。异常信号表现为 T_1 低信号，T_2 及 Flair 高信号，后者更明显。增强扫描病灶可有边缘或斑块状强化。病灶分布可为双侧或单侧，多无占位效应，偶伴出血、坏死改变。

（2）ATM：常见的脊髓 MRI 表现为脊髓肿胀，纵行梭形 T_2 信号，可有结节状、弥散性或周边的强化。80% 病例病灶为孤立性，常延伸数个脊髓节段。随疾病恢复，可有局部脊髓萎缩。

2. 电生理检查

（1）ADEM：患儿 90% 存在脑电图异常，多为背景慢波增多，少数有痫样放电。诱发电位依受累部位可出现异常，阳性率约 50%。累及外周神经可出现传导速度减慢。

（2）ATM：常有 SEP 异常。外周神经传导速度多正常，如有 VEP 异常应注意多发性硬化可能性。

3. 脑脊液检测 脊髓损伤患儿腰椎穿刺压力一般正常，个别急性期脊髓水肿严重可有升高。单纯脊髓挫裂伤患儿脑脊液可呈血性。脊髓炎患儿脑脊液多异常，可有淋巴细胞轻度增多及蛋白含量升高。ADEM 寡克隆区带多为阴性。ATM 患儿可有髓鞘碱性蛋白升高、鞘内 IgG 合成率升高。

三、康复治疗

脊髓损伤后根据病情稳定程度分为急性期和恢复期，尚无明确的时间界限。急性期康复目标为防止二次损伤和预防并发症。恢复期康复则侧重功能改善和提高及对并发症的处理。脊髓炎急性期患儿多伴有感染症状，康复训练应视患儿病情给予适当强度，防止疲劳过度，影响病情。

（一）急性期康复治疗

1. 临床治疗

（1）SCI：本病病理变化复杂，无明确特效药物，多数尚处于动物实验阶段。临床治疗以对症治疗为主，如糖皮质激素、神经营养因子、神经节苷脂、促红细胞生成素等。近年来，研究发现细胞移植治疗 SCI 应用前景较好。我国已开展了关于细胞移植治疗脊髓损伤的相关试验,但仍处于临床转化早期。美国已有相关临床试验报道,并暴露出临床试验转化中的一些问题,如关于干细胞移植的了解并不全面、研究缺乏统一的国际化标准等。目前细胞治疗技术正不断规范,有待应用于临床。

(2)ADEM 与 ATM:临床治疗脊髓炎目前暂无大规模随机对照研究,多数文献报道急性期以糖皮质激素、大剂量丙种球蛋白或联合应用为主,并可减少复发。除此之外还可应用血浆置换及免疫抑制剂治疗。对于以脑损伤症状为主的 ADEM 患儿还需进行对症支持治疗,包括支持生命体征、维持电解质平衡、止痉、降颅内压等。

2. 良肢位摆放 急性期卧床阶段正常的姿势摆放,有助于脊髓病变部位的恢复,同时有利于预防压疮、髋关节周围韧带组织松弛而被动内旋、失用性肌萎缩、肌痉挛、跟腱挛缩致踝关节病理性跖屈的发生。脊髓高位节段病变患儿会出现不同程度的呼吸肌和腹肌瘫痪,因而呼吸变浅、咳嗽无力、痰液不能及时排出。

患儿卧床时应注意保持肢体处于良好的功能位置,防止肺部感染、关节挛缩和肌肉萎缩,同时给予患儿最佳的本体感觉和触压觉信息输入。应用各种间断充气的减压床垫,不能替代体位变化。急性期应每 2 小时更换体位一次,并予以适度吸痰,恢复期可以每 3~4 小时变更体位一次。每次体位变换时,应注意检查患儿骨突处的皮肤情况,保持床单平整清洁。

3. 关节保护和被动活动训练 患儿生命体征稳定后即需对瘫痪的肢体进行关节被动运动训练,每天 1~2 次,每一关节在全范围活动若干次即可,以防止关节挛缩和畸形的发生。在被动运动过程中,速度应缓慢,力量应由小到大,避免关节被动运动引起肌肉拉伤、肌腱拉伤、关节脱位和半脱位、骨折等并发症。高位脊髓损伤患儿需防范肩关节脱位,注重肩胛骨和肩带肌的被动训练。下胸段或腰椎损伤,进行屈髋屈膝运动时要注意控制在无痛范围内,不可造成腰椎活动。

4. 运动功能训练 对脊髓损伤后脊柱稳定性良好者应早期(伤后/术后1周左右)开始坐位练习,每天 2 次,每次 30 分钟~2 小时。开始时将床头抬高或摇起 30°,如无不良反应,则每天将床头增高 15°,直至 90°,并持续训练。一般情况下,从平卧位到直立位需 1 周的适应时间,适应时间长短与损伤平面相关,操作时避免引起患儿直立性低血压。

患儿经过坐起训练后无直立性低血压等不良反应即可考虑进行站立训练。训练时应保持脊柱的稳定性,佩戴腰围训练起立和站立活动。患儿站起立床,从倾斜 20° 开始角度渐增,8 周后达到 90°,如有不良反应发生,应及时降低起立床高度。

5. 呼吸功能训练 呼吸肌主要由膈肌、肋间肌和腹肌组成,膈肌的支配神经主要为 C_4,肋间肌神经支配为 T_1~T_7,腹肌支配神经为 T_6~T_{12}。脊髓病变后,损伤平面以下的相关呼吸肌麻痹,造成胸廓活动能力降低。急性期患儿呼吸道分泌物增多但无法正常排出,易致肺部感染。呼吸训练应从缓慢的、放松的腹式呼吸开始,逐渐过渡到手法以一定阻力施加于患儿膈肌上的呼吸方式。对于高位损伤的患儿,每日需进行 2~3 次的呼吸训练及排痰训练。

6. 大小便功能训练 脊髓损伤后早期常有尿潴留,大量输液的情况下可采用留置导尿。对于留置导尿的患儿要注意导尿管留置时间、导尿管和集尿袋更换时间,避免出现尿路感染。脊髓损伤多见便秘,可采用润滑剂、缓泻剂与灌肠等方法处理。腹泻较为少见,多半合并肠道感染,可采用抗菌药物及肠道收敛剂治疗。康复护理应尽早介入,对患儿及家长进行正确的健康教育尽早建立起排尿、排便节律。定时按摩腹部,增加腹压,改变呼吸方式,促进尿、便排出。

7. 高压氧治疗 在脊髓病变早期,高压氧能够提高血氧浓度,在一定程度上改善神经元代谢功能,促进受损神经细胞活化。但需注意临床应用高压氧治疗要严格遵循操作规范,避免氧中毒。

8. 心理治疗 年龄较大的脊髓损伤患儿伤后

多会出现心理障碍,包括极度压抑、抑郁或烦躁,甚至出现精神分裂症。因此康复治疗时需向患儿做细致耐心的心理工作,帮助其建立信心,积极参加康复训练。

(二)恢复期康复治疗

患儿生命体征稳定、神经损害或压迫症状稳定、呼吸平稳后即可进入恢复期治疗。脊髓炎恢复期感染症状基本消失,遗留运动、感觉功能障碍,康复训练与 SCI 相似。

1. 肌力训练 完全性脊髓损伤患儿肌力训练的重点是上肢肌肉,如三角肌及肩胛带肌群。不完全性脊髓损伤,存在残留功能肌肉一并训练。肌力3级的肌肉,可以采用主动运动;肌力训练的目标是使肌力达到3级以上。脊髓损伤患儿为了应用轮椅、拐杖或其他助行器,在卧床、坐位时均要重视训练上肢带肌,包括上肢支撑力训练、肱三头肌和肱二头肌训练和握力训练。

2. 垫上训练 包括以下几方面:

(1)翻身训练:适用于早期未完全掌握翻身动作技巧的患儿继续练习。早期利用损伤平面以上肢体肌群的肌力,带动损伤平面以下的肢体完成翻身运动。建立翻身能力后,逐渐减少损伤平面以上肢体肌群的主动运动力量,增强损伤平面以下肌群的主动运动力量。在此过程中,椎体间会出现关节活动,因此翻身训练必须保证在脊柱稳定性较好的情况下进行,否则会引起继发性脊髓损伤。根据脊柱稳定性,定期制订康复目标和治疗计划,避免由椎体活动引起继发性脊髓损伤。

(2)牵伸训练:以训练下肢的腘绳肌、内收肌和跟腱为主。牵伸腘绳肌可增大腘窝角,以实现独坐。牵伸内收肌可增大股内收角,避免患儿因内收肌痉挛而造成会阴部清洁困难。牵伸跟腱可提高踝关节活动度,利于步行训练。牵伸训练可以帮助降低肌肉张力,从而对痉挛有一定作用。

(3)垫上移动训练:训练患儿完成俯卧位翻身、仰卧位翻身、俯卧位爬行和坐位抗重力移动。从助动运动开始,让患儿逐渐建立起主动运动模式,并进一步训练患儿独立移动能力。

(4)手膝位负重及移动训练:训练患儿进行室内移动,在训练过程中应尽量选取日常生活活动环境,使患儿适应环境的变化。

3. 坐位(平衡)训练 可在垫上及床上进行。为避免直立性低血压的发生,患儿可从平卧位转为30°斜卧位,根据患儿适应情况,逐渐增加体位的倾斜度,直至最后90°坐位。坐位可分为长坐位(膝关节伸直)和端坐位(膝关节屈曲90°)。进行坐位训练前患儿的躯干需要有一定的控制能力或肌力,双侧髋关节及下肢各关节活动度接近正常。坐位训练可分别在长坐位和端坐位两种姿势下进行。坐位训练还包括坐位静态平衡训练(躯干向前、后、左、右)以及旋转活动时的动态平衡训练。在此过程中,除注意增加患儿姿势稳定性训练和抗重力能力训练外,还需增加患儿本体感觉输入,进而增强患儿躯干控制能力和运动控制能力。

4. 转移训练 转移是脊髓损伤患儿必须掌握的技能,包括帮助转移和独立转移。帮助转移为患儿借外力辅助完成转移,独立转移则由患儿独立完成转移动作。转移训练包括轮椅与床、马桶、汽车等之间的转移等。康复训练早期应用辅助器具和矫形器,提高患儿主动移动能力,使残存的功能发挥出最大作用,促进患儿早日回归社会。

5. 轮椅训练 在患儿伤后2~3个月脊柱稳定性良好、坐位训练已完成、可以独立坐15分钟以上时,开始进行轮椅训练。为良好操纵轮椅,患儿需提前训练上肢肌群力量及耐力。轮椅训练包括:不同方向的驱动训练,上斜坡训练和跨越障碍训练,越过马路镶石的训练,通过狭窄门廊的训练及安全跌倒和重新坐直的训练。注意每30分钟嘱患儿用上肢支撑躯干使臀部离开椅面以减轻压力,避免坐骨结节处皮肤出现压疮。

6. 步行训练 主要包括治疗性步行和功能性步行。

(1)治疗性步行:佩戴骨盆托矫形器或膝踝足矫形器,借助双腋杖进行短暂步行。目前下肢外骨骼康复训练辅助装置逐渐在临床应用,机器人控制外骨骼或脚板可辅助患儿髋、膝、踝运动,同时检测和记录步态参数,实现训练方案及康复评估参数化,有利于提高康复训练效率。以上治疗一般适用于 T_6~T_{12} 平面损伤患儿。

(2)功能性步行:与治疗性步行相较更具有实用功能价值,可通过训练使患儿完成部分生活动作。此类步行又分为以下两种:①家庭功能性步行:可在室内行走,但步行距离不能达到 900m,可完成如厕、入浴等动作。一般见于 L_1~L_3 平面损伤步行能力较弱患儿。②社区功能性行走:L_4 以下平面损伤步行能力较好患儿,穿戴踝足矫形器或拐杖能上下楼梯、连续行走 900m,可走出家门参与社会活动。

针对脊髓出现不同程度损伤的患儿,需要根据残存功能的情况确定步行训练目标。步行训练分为平行杠内步行训练和拐杖步行训练。先在平行杠内练习站立及行走,包括摆至步、摆过步和四点步,逐渐过渡到平衡训练和持双拐行走训练。耐力增加之后可以练习跨越障碍、上下台阶、摔倒及摔倒后起立等训练。目前,减重步行训练及康复机器人的应用使患儿步行训练变得更加容易,同时可增强患儿的感知能力,如视觉、触觉、本体觉等。

7. 辅助器具和矫形器的使用

(1)辅助器具:根据患儿病损平面及残存功能,训练其使用拐杖、轮椅等辅助器具,维持姿势、移动、进食、清洁等日常生活活动能力。

(2)矫形器:使用矫形器可抑制患儿异常姿势,防止关节变形及肌肉萎缩。通常腰髓平面损伤有踝关节不稳,尚能控制骨盆者可用膝踝足矫形器(KAFO);下胸髓水平损伤,腰腹肌受损时须用带骨盆托的髋膝踝矫形器(HKAFO)。以上矫形器应用时,踝关节宜固定在背屈 10° 的位置,使站立时下肢稍前倾,以便利用髋过伸体位保持髋部稳定及平衡。矫形器的各节段应牢固固定于各节段肢体,使应力分散,防止压疮形成。

8. 物理因子治疗 恢复期可促进脊神经功能恢复、刺激肢体肌肉收缩及预防深静脉血栓等。功能性电刺激踏车是近年来兴起的一种物理因子疗法,它在传统功能性电刺激的基础上通过驱动下肢肌群收缩完成踏车这一功能性运动,可克服肢体长期制动的危害,使肢体产生功能性活动,促进下肢血液回流,进而减少血栓发生。功能性电刺激踏车可使下肢进行循环踏车活动,除了使肌肉收缩,防止肌肉萎缩的作用外,还可以提高患儿心肺耐力,增加骨密度,加强关节稳定性,降低患儿成年后的骨折风险,避免关节脱位、半脱位。

9. 虚拟现实技术(virtual reality,VR) 患儿通过视觉、触觉、运动觉等反馈系统与虚拟世界进行实时交互作用。可根据患儿的兴趣和心理状态,选择相应的虚拟场景和任务导向式作业,激发和维持患儿训练的积极性,多项研究已证明 VR 在改善儿童生活技能、运动功能、认知功能、兴趣和动机等方面的潜力。传统训练方式单一、枯燥乏味,患儿参与度较低,是脊髓疾病患儿康复治疗的难点之一。VR 可作为一种提高康复疗效的措施,增加治疗趣味性,提高患儿训练的积极性。

10. 环境改造 应针对脊髓损伤患儿损伤平面、残存功能以及患儿需参加的社会活动进行环境改造,为患儿参与各种社会活动创造有利条件。针对家庭环境,应进行家庭环境改造,使家庭环境达到无障碍化。在力所能及的条件下,在康复医学工作者的指导下,通过对患儿自身的康复评定和对所在家庭的环境评定,找出需进行环境改造之处,如起居室、床、盥洗室、地面等,根据具体情况进行改造。

(三)合并症处理

脊髓病变后最常见的合并症包括深静脉血栓、异位骨化、压疮等,因此对合并症的正确认识与有效处理十分重要。

1. 深静脉血栓 据报道脊髓损伤患儿中,深静脉血栓的发生率为 40%~100%,但出现大腿或小腿肿胀、体温升高、肢体局部温度升高等临床表现的只占 15%。未发现和未处理的深静脉血栓可导致肺栓塞和突然死亡,因此,需要早期诊断采取治疗措施,排除抗凝禁忌证后,可予阿司匹林或低分子量肝素进行抗凝治疗,也可溶栓或手术取栓。

2. 异位骨化 异位骨化通常指在软组织

中形成骨组织,多在损伤平面以下,发生率为16%~58%,发病机制尚不明确。脊髓损伤后的运动治疗与此病的发生无明显关系,因此休息不动并不能减少异位骨化的发生,此症好发于髋关节,其次为膝、肩、肘关节及脊柱,一般发生于伤后 1~4 个月,发病初患儿可有低热,局部微红肿胀,数日后局部形成较硬团块,关节活动受限。任何脊髓病变患儿如有不明原因的低热需考虑到此症。治疗措施:在发病 1 周后采用轻柔手法对患儿进行关节被动活动训练,必要时应用消炎止痛药或防软组织骨化药物。若骨化限制活动则需手术摘除。

3. 压疮(压力性损伤)　脊髓病变患儿人群中压疮发生率为 80% 左右。患儿出现压疮常见部位为:枕骨、骶骨、坐骨结节、股骨大转子及足跟等区域。持续的压力、剪切力是形成压疮的最大危险因素,除此之外还包括长期制动、营养不良、贫血及可能出现的心理问题等。临床以预防为主,减少外因即压力、潮湿、摩擦等。压疮一旦形成需立即针对相应外因进行处理,防止病变进展。一般而言,保持压疮部位清洁、干燥可促进愈合,必要时进行清创术清除感染及坏死组织。

4. 泌尿系统感染　脊髓病变引起的膀胱储存和排空功能障碍、长期留置导尿均可导致患儿泌尿系统感染,主要症状包括发热、菌尿、血尿等。反复泌尿系统感染损伤患儿肾功能、降低生活质量,必须积极排查病因并进行有效处理。临床对患儿予定期尿常规、泌尿系统超声检查或尿动力学评估等方法进行综合评定。

本症的应对策略一般以清洁间歇导尿、定期膀胱冲洗、电针等中医康复疗法为主。除此之外,膀胱康复训练也同样重要,训练需在患儿进入脊髓恢复期后进行,包括 Valsalva 屏气法、Crede 压迫法排尿、盆底肌肉训练、扳机点排尿法等。上述方法需视患儿年龄及配合程度进行选择应用,通过训练使逼尿肌收缩同时使尿道括约肌舒张,逐渐形成条件反射,达到恢复膀胱功能的目的。

四、预防及预后

脊髓损伤的预防应分三级进行。第一级预防应对小儿进行健康安全教育,告知小儿判断并躲避危险环境,减少事故发生率;第二级预防应对损伤后的患儿开展正确的、及时的康复治疗,在恰当的康复时机教会患儿使用矫形器和辅助器具,最大限度地恢复患儿的功能;第三级预防应使患儿适应家庭、学校和社会,防止残损导致残障,达到残而不废。

儿童处于生长发育时期,脊髓受损时可能尚未发育完全,与成人相比,患儿神经可塑性更强,具有较大的恢复潜力,因此脊髓损伤年龄是影响患儿功能恢复的重要因素。除此之外其预后与患儿损伤部位、损伤程度及是否接受康复相关。轻度的损害会对患儿的各项功能产生较小的影响,不会影响患儿的日常生活。中度的损伤会使儿丧失某些功能,产生一定异常姿势与异常运动模式,但大部分日常生活活动可通过康复训练及使用辅助器具、环境改造获得。重度损伤的患儿会丧失大部分功能,即使经过康复治疗也无法独立完成日常生活活动。

积极适当的健康教育可有效预防脊髓炎性疾病。对已经患病儿童,早诊断、早治疗,并积极进行康复治疗,避免并发症的出现,可对患儿的预后有积极影响。儿童 ADEM 预后良好,研究表明,50% 以上患儿可完全康复,部分遗留神经功能缺损症状,主要遗留症状包括运动障碍、认知及言语功能减退、癫痫发作等。

ATM 病程中经达峰期及平台期后,神经系统的症状恢复多开始于病后 1 个月内,恢复过程可持续 6 个月。其中约 44% 预后较好,可完全无后遗症或仅有轻度感觉异常或锥体束征。本病发病年龄小、病程进展快、病变水平较高患儿预后较差,可遗留痉挛步态(或不能独立行走)、感觉障碍、括约肌功能异常,甚至呼吸功能障碍等。

(高　晶　谷昱奇)

第三节　脊髓先天性发育异常

一、概述

中枢神经系统源于神经管,主要过程可分为神经管的形成、神经管细胞的增殖和迁移、神经管的分化。此过程往往相互关联、交叉重叠,构成神经系统发育分化的复杂性。随着胚胎的发育,神经管腔逐步变细,演变成为中央管,神经管的尾端分化成脊髓,神经管周围的间充质分化成脊膜。在胚胎1~3个月时,脊髓和脊柱的长度一致,在以后的发育过程中脊柱的长度迅速超过了脊髓,在出生时其末端位于第3腰椎水平,至成人末端在第1腰椎下缘。

先天性神经管闭合不全是胚胎发育早期神经板发育异常导致的脊髓和脊柱合并畸形,常引起病变脊髓或神经所累及的内脏和外周神经的功能障碍,发病率为1‰~3‰。最常见的致病原因为妊娠期母体叶酸缺乏,也与环境、基因突变、药物等因素有关。

根据脊髓神经组织是否外露,分为开放性和隐性神经管闭合不全两种。开放性神经管闭合不全,也叫开放性脊椎裂,一般发生于腰骶部,局部椎管开裂,椎管内容物从裂开处向后方膨出。根据膨出的内容物分为脊髓膨出和脊髓脊膜膨出两种,多累及脊柱背部正中区,但是也有极少数发生于骶前或者椎旁的区域,这种类型多在出生后即可发现。

隐性神经管闭合不全虽然也是腰骶部背面神经管闭合不全,但是有皮肤覆盖,神经组织不暴露于空气中,隐形脊柱裂常累及第五腰椎、第一骶椎部位,病变区皮肤可以是正常的,亦可出现色素沉着、皮肤凹陷,多伴毛发改变。表现形式有多种:脊膜膨出、脊髓囊肿膨出、腰背部皮肤窦道、脊髓脂肪瘤、脊髓栓系综合征、脊髓纵裂等。隐性脊柱裂的临床表现可从良性无症状到严重的神经、胃肠道、泌尿生殖、骨骼肌肉症状。

二、诊断及评定

(一)诊断

脊髓发育性异常,通过基本临床体格检查,并全面、详细收集病史,绝大多数病例可以明确诊断。

影像学检查是诊断脊髓发育异常的重要方法,可以直观地发现脊髓病变。MRI多参数成像,具有优良的软组织分辨率、多方位成像等特点,对脂肪、不同性质液体信号具有特征性,可以显示脊髓形态、信号的改变,对伴发病变观察清楚,在影像诊断方面优于X线片、椎管造影CT,不易漏诊,对脊髓先天性发育畸形合并畸胎瘤、脂肪瘤、皮样囊肿诊断准确。

(二)评定

1. 一般情况评估　视诊:观察患儿的全身或局部,简单易行,常能提供重要的诊断资料和线索,脊髓发育性畸形相关疾病除了脊柱外科常规的视诊内容之外,需要特别注意是否合并脊柱侧弯、前、后凸,脊椎走行处隆起、异常毛发或色素沉着、窦道,以及存在的脊柱体表肿块等。触诊:有无痉挛、触痛(或压痛)及敏感区,双侧是否对称,从而有助于发育异常的性质、程度及位置进行推断。

正常人脊柱存在一定的活动度,但是各部位活动范围不同,具体脊柱活动范围检查、脊柱参数的测量如脊柱旋转度的测量、脊柱侧弯弯度测量,参见脊柱侧弯章节。

2. 神经学评定与功能分级　先天性脊髓畸形可导致受累水平以下脊髓的运动、感觉、反射及括约肌和自主神经功能受到不同程度的损害。对脊髓发育异常患儿,需要在患儿就诊明确诊断后以及手术治疗前后，根据 ASIA 评分进行全面深入的神经系统评定，不仅可指导治疗，还可预测恢复情况。

在评定脊髓发育畸形对患儿生活质量的影响时，功能评定量表如：功能性独立性评估量表（FIM）、脊髓损伤独立能力评估量表（SCIM）、四肢瘫患儿功能指数量表（QIF）、脊髓损伤步行指数（WISCI）以及改良 Barthel 指数（MBI）可提供有价值的信息。

（1）神经损伤分级评定：目前用于脊髓损伤神经功能评定的标准侧重于评定脊髓神经功能状况，即神经学检查分级标准。使用较多的标准有 Frankel 脊髓损伤分级法和 AIS 分级法。Frankel 脊髓损伤分级法是 AIS 分级法的前身，Frankel 法将损伤平面以下感觉和运动存留情况分为 5 个级别（表 15-3-1），Frankel 法的优点是强调实际运动功能，因此在一些欧洲国家以及国内骨科医师仍在广泛使用。

表 15-3-1　Frankel 脊髓损伤分级法

等级	运动功能
A	损伤平面以下深浅感觉完全消失，肌肉运动功能完全消失
B	损伤平面以下运动功能完全消失，仅存骶区感觉
C	损伤平面以下仅有某些肌肉运动功能，无有用功能存在
D	损伤平面以下肌肉功能不完全，可扶拐行走
E	深浅感觉、肌肉运动及大小便功能良好，可有病理反射

1982 年首次提出脊髓损伤神经功能分类标准，并被美国脊柱损伤协会（American Spinal Injury Association，ASIA）和国际脊髓学会（International Spinal Cord Society，ISCoS）共同推荐为国际标准。为了便于检查结果的记录，该标准在第 6 版（2006 年修订）增加了检查表，2019 年 4 月 15 日 ASIA 发表该检查表的最新修订版本脊髓功能损害分级，参见脊髓损伤章节。

（2）神经平面评估：

1）运动平面：ASIA 分级法根据患儿特定平面支配的 10 对关键肌群的肌力来评估脊髓损伤的运动平面，10 对关键肌群分布在上肢和下肢，参见脊髓损伤章节。

关键肌群的运动功能评估参考徒手肌力测试法（表 15-3-2）。

表 15-3-2　徒手肌力测试法

分级	运动功能
0 级	没有肌肉收缩
1 级	肌肉有轻微收缩或者一过性收缩
2 级	不抗重力可以完成关节全范围活动
3 级	抗重力可以完成关节全范围活动
4 级	对抗阻力可以完成关节全范围活动
5 级	正常肌力

ASI 运动功能评估标准和徒手肌力测试法之间的最大差别是 AIS 分级法要求在关键肌力检查时患儿应处于仰卧位姿势，采用这种姿势，一是因为姿势标准化非常重要；二是很多情况下患儿自身情况不允许采用其他姿势。

躯体每侧的 AIS 运动平面的确定取决于最低水平的关键肌，该肌肌力最小为 3 级，但是之上的各关键肌肌力均需正常。左右两侧的运动平面可以不一致，胸段脊髓损伤没有特定的肌肉用以评估其确切的平面，因此，胸髓损伤主要用感觉平面进行确定。

2）感觉平面：感觉功能评估，用以评估身体左右两侧的感觉平面，参见脊髓损伤章节。

（3）运动功能评估：本病的运动功能障碍的评估主要包括肌张力、肌力、关节活动度、反射、步态分析、平衡功能等，参见第二章。对先天性脊髓发育异常的患儿，在多采用脊髓损伤独立能力评估量表（SCIM）及四肢瘫患儿功能指数量表（QIF）。

SCIM 最大的特点是增加了对步行能力及呼吸的评价，SCIM 主要包含自理、呼吸及括约肌控制、转移等内容。自理部分包括进食、洗澡、穿衣、梳洗；呼吸及括约肌控制部分包括呼吸、膀胱的管理、直肠的管理、厕所使用；转移部分分为卧室和厕所内的转移，以及室内和室外活动两部分。

QIF 由转移、梳洗、洗澡、进食、穿脱衣服、轮椅活动、床上活动、膀胱功能、直肠功能及对护理知识的掌握等 10 大类内容组成。每类内容均再细分为数项,如进食包含用杯子 / 玻璃杯喝水、使用勺子、使用叉子、倒出饮料 / 水、打开瓶盖 / 罐头、涂抹面包、准备简单食物、使用适宜的设备等。

采用 5 级计分制,每项最高 4 分,最低 0 分。分类得分为其中各项得分之和,并依据在日常生活中的重要性赋予不同的权重系数,按权重校正后的得分之和,即为患儿的 QIF 总分。

3. 神经电生理检查　脊髓损伤后治疗的最终目的是实现神经支配功能的重建。脊髓中的各种神经束完整性是实现神经支配功能的基础,主要可分为与感觉相关的上行传导束及与运动有关的下行传导束。因此,需要了解脊髓中各种神经束的功能状态,明确损伤的性质、程度,常用的检查技术有体感诱发电位、运动诱发电位、H 反射等。

4. 手术后脊柱稳定性的评价　临床康复治疗中,普遍重视通过训练达到提高功能的目的,往往忽视康复治疗带来的一些不良反应,甚至不可逆转的严重后果。先天性脊髓发育异常后虽经手术获得改善,但是脊柱稳定性重建时间过短,尚不完全稳定或刚刚稳定,因此在康复治疗前,必须对脊柱稳定性进行详细的评价,包括手术类型、患儿病情状况、病程长短等内容,应定期进行影像学检查和评估。

1970 年,White 和 Punjabi 提出一个评估脊柱不稳的检查系统。每个节段的脊柱都通过几个参数进行评估,包括解剖、生物力学和临床方面。表 15-3-3 和表 15-3-4 描述了评估胸椎和腰椎脊柱稳定性的具体方法,这个评分系统基于影像学检查结果、神经学检查和预期患儿的生物力学要求,总得分在 5 分或 5 分以上提示脊柱不稳。该系统已在临床上长期应用。对临床诊断最有意义的部分是针对每个节段的影像学评估标准。如下颌姿势位颈椎 X 线片矢状面移位超过 3.5mm,矢状面成角超过 11° 和出现神经损伤均定义为脊柱不稳。

表 15-3-3　胸椎和胸腰椎不稳临床检查

因素	分值
前柱损伤或功能丧失	2
后柱损伤或功能丧失	2
肋椎关节断裂	1
X 标准:	
矢状面移位>2.5mm	2
相对矢状面成角>5°	2
脊髓或者马尾神经损伤	3
预期危险负荷	1

表 15-3-4　腰椎不稳临床检查

因素	分值
前柱损伤或功能丧失	2
后柱损伤或功能丧失	2
X 标准:过伸屈位片	
矢状面移位>5mm 或 15%	2
L_{1-2},L_{2-3},L_{3-4} 矢状面成角>15°	2
L_{4-5} 矢状面成角>15°	2
$L_5{\sim}S_1$ 矢状面成角>15°	2
X 标准:下颌姿势位片	
矢状面移位>5mm 或 15%	2
相对矢状面成角>22°	2
脊髓或者马尾神经损伤	3
预期危险负荷	1

三、康复治疗

脊髓发育性畸形相关疾病一旦明确诊断,依据患儿临床症状及预期发展,采取不同的治疗方法。

(一) 手术治疗

脊髓先天性发育异常无论是何种类型,原则上应早期手术,越早越好,手术目的是修复脊膜膨出,脊髓复位,切断终丝,以预防或阻止神经功能障碍的发生,脊髓栓系综合征一旦发现即应手术。隐性神经管闭合不全若无神经功能障碍不需手术治疗。

神经管闭合不全的手术治疗原则:①有脑、脑膜、脊膜、脊髓、神经根膨出而不太严重的病例,应尽早手术治疗,如能在 1 周岁前手术对患儿的发育有利。手术原则是分离脑或脊髓和神经根的粘连,使神经细胞回纳;截除膨出的囊并加固颅骨或椎板缺损处。②病变范围过大或膨出物根部过宽手术难以进行,或有严重神经组织损害、严重脑积水者均不宜手术治疗。③不伴有神经症状的隐性神经管闭合不全不需手术。④伴发脑积水且在手术后加重者,应另做脑脊液分流手术。⑤推迟手术或不能手术者,对膨出囊块需慎加保护,防止破溃,积极防治感染。⑥隐性脊柱裂如伴有上皮窦道者必须手术切除,以防脑膜感染。⑦对症治疗如处理小便及/或大便障碍,瘫痪康复治疗等。近年来,随着显微手术以及介入技术的进步,显微技术特别用在对复杂病例尤其是在进行脊髓和马尾神经处理时效果明显,故手术禁忌证已越来越少,患儿的预后较以往有所改善。

(二) 药物治疗

1. 维生素 B 族　可选用维生素 B_1 及 B_{12} 口服或者肌内注射治疗。

2. 对症处理　如自发性中枢性疼痛,给予镇痛剂;如伴有溃疡者,可局部用药,并可给予抗生素;痛觉消失者应警惕烫伤尤其是低温烫伤或冻伤的发生。

(三) 康复治疗

康复治疗目前主要是针对先天性脊髓发育异常手术后的康复治疗,脊柱不稳定或病程 2 周内的脊髓损伤患儿,应在床边进行评定和康复治疗,并完成脊柱稳定评价。所有康复治疗都必须防止可能因手术后的二次损伤,产生的脊髓的再损伤。

1. 早期康复治疗　脊髓先天性发育异常手术恢复早期的治疗、护理与康复,儿童与成年人基本相同,但要考虑儿童的生长发育、年龄和身高等情况,康复目标要随儿童的动态变化而变化,基本目标是维持健康,恢复功能和提高生活质量。常规康复治疗应包括:运动疗法,日常生活能力训练,肠道、膀胱和皮肤处理,社会服务、心理和职业咨询。除常规的康复外,还需加入移动能力、教育、社会服务、娱乐治疗,以改善功能,提高生活质量。

早期康复治疗应与临床治疗同时进行,训练频率每天 1~2 次,但须注意不能影响临床治疗及脊柱稳定性,治疗强度也不宜过量。早期康复训练主要包括:进行正确体位摆放及体位变换,肢体各关节主/被动活动训练、呼吸训练、肌肉长度保持训练,主动运动有神经支配的肌肉。

(1)手术后正确体位保持:稳定患儿脊髓以避免进一步损伤,对预防压疮、关节挛缩及痉挛的发生都是非常重要的,应在手术后按照正确体位摆放患儿。

1)仰卧位:仰卧位时髋关节伸展并保持轻度外展、膝伸展但不能过伸,踝关节背屈,两腿间可放软枕相隔。双肩下可垫软枕使两肩不致后缩,肩外展 90°,肘伸展,前臂保持旋后位,腕背伸,拇指外展背伸,手指应处于微屈位,手心可抓握一圆形实心球。

2)侧卧位:上侧髋关节屈曲 20°,膝关节屈曲 60° 左右,放在枕头上与下侧腿隔开,踝关节自然背伸。双肩均应向前,呈屈曲位(肩前屈 90°),下侧上肢放于垫在头下与胸背部的两个软枕之间,肘关节屈曲 90°,上侧上肢的肘关节伸直位,手与前臂保持中立位,腕关节自然伸展,手指自然屈曲,上肢与胸壁间也应加以软枕相隔。

(2)呼吸功能训练:为增加肺活量,清除呼吸道分泌物以保证呼吸道通畅,降低肺部感染发生率,脊髓手术后患儿应每天进行 2 次以上的呼吸和排痰训练。虽然胸腰段脊髓损伤患儿的肺功能一般是正常的,但坚持呼吸功能训练和鼓励咳嗽、改善排痰是重要和必需的,呼吸功能训练包括胸式呼吸训练、腹式呼吸以及体位排痰训练等。

1)呼吸肌肌力训练:指导患儿运用腹式呼吸,先从放松缓慢开始,逐渐用手法或使用沙袋将一定阻力施予患儿腹部等方式,锻炼呼吸肌的负荷能力。阻力施加时应循序渐进,开始训练时最好进行血氧饱和度的监测,以患儿感到稍许呼吸困难但血氧饱和度仍维持在 90% 以上为宜。为提高患儿肺活量,延长呼气时间及提高呼吸肌肌力,结合患儿自身特点,还可设计多种多样的主动呼吸训练的方法,如吹球等。对高位、依赖呼吸机的患儿进行吞咽式呼吸和颈肌辅助呼吸肌呼吸训练,增加患儿的用力肺活量,减少对呼吸机的依赖,并能锻炼患儿的功能性咳嗽能力。

2)排痰训练:治疗师及患儿家属坚持每天按照由外向正中线、由下向上有规律地叩击、拍打患儿胸背部,同时鼓励患儿主动进行咳嗽、咳痰训练,防止分泌物堵塞气道。

(3)关节活动度训练:活动度训练应在入院后当天开始进行。训练有助于保持关节活动度,防止肌肉萎缩及关节挛缩畸形,同时还可以预防压疮、肢体疼痛等。对损伤平面以下肢体被动运动时需避免过度过猛的运动,以防过度牵张造成关节周围软组织损伤。对容易影响脊柱稳定的肩、髋关节应注意活动范围,训练方案可参见脊髓损伤内容。

(4)残留肌肌力加强:在保持脊柱稳定性原则基础上,所有能主动运动的肌肉均应强化训练,防止发生肌肉萎缩或肌力下降,也为后期代偿动作的进行作好准备。根据损伤平面的不同,针对性地进行肌力训练。采用助力运动、抗阻训练、渐进性抗阻训练等肌力训练方式可加强下肢支撑力和维持坐、立姿势的能力,为日后手控制轮椅或用拐杖步行作为基础。

(5)失用综合征预防:早期康复就应重视关节挛缩的预防,患儿要经常进行体位转换,尽早使用康复支具保持肢体功能位。在不影响脊柱稳定性的基础上,进行被动的关节活动,活动时动作应轻柔,避免引起躯体移动,四肢关节均需活动,且每一关节重复活动 5~6 次;对于残存肌力的部位,治疗师指导或协助患儿运动。在评价脊柱稳定性基础上,可以根据病情在不影响脊柱稳定的情况下进行起床站立训练。注意对日常活动意义重要的一些关节活动范围的保存,例如肩关节的屈、伸、水平外展及外旋;肘关节的屈、伸;腕关节的掌屈、背伸;指间关节的屈曲与拇指外展;踝、膝、足趾等下肢关节的屈、伸活动。

(6)自主神经反射紊乱处理:第 6 胸髓节段平面以上的脊髓受累患儿往往会发生自主神经反射

紊乱,这种现象也被称作自主神经反射异常,其特点是突然出现的血压升高、面部潮红、头痛、心动过缓和过度出汗,常伴有焦虑等。这些伤害性刺激常见的有膀胱和 / 或直肠胀满、泌尿系统感染和大便填塞等。康复处理方案如下:①尽快找出和消除诱因:检查膀胱是否充盈,导尿管是否通畅,直肠内有无过量粪便充填,有无压疮、痉挛,局部有无感染等,同时需要检查衣着、鞋袜、矫形器有无压迫或不适,并立即予以解决;②取直坐位,使静脉血集中于下肢,降低心排血量;③血压高于年龄相关高值时,需要对症处理。

(7)高压氧治疗:参考颅脑损伤相关内容。

(8)物理因子治疗:物理因子治疗的目的在于缓解症状,有利于功能的恢复。如石蜡疗法、超声波疗法、中频 - 直流电离子电疗法等,参见相关章节。

(9)心理康复:参考颅脑损伤相关内容。

2. 后期康复治疗 儿童脊髓学习获得运动能力的耗时较长,但是其效果比成年人好,要教会患儿在垫上翻身、由仰卧位变成俯卧位,以及移动躯干和下肢体的动作技巧。脊髓损伤患儿容易出现脊柱侧弯,因此要重视加强患儿背部肌肉的训练。脊髓损伤患儿的步行训练要尽早开始,患儿 1.5 岁时就可开始,步行能力取决于年龄、体型、神经受累水平等,第 3 腰椎节段或第 3 腰椎节段以下水平损伤、ASIA 分级为 D 的儿童最有可能获得步行能力。转移、下肢功能训练、步行能力训练、相关的肌力训练及相关环境改造等可参见脊髓损伤相关内容。

根据患儿病损平面及残存功能,训练其使用拐杖、轮椅等辅助器具,维持姿势、移动、进食、清洁等日常生活活动能力,使用矫形器可抑制患儿异常姿势,防止关节变形及肌肉萎缩,可参见脊髓损伤相关内容。

四、预防及预后

(一)预防

1. 加强孕期保健 孕早、中期是神经发育的关键阶段,需要防止有害因素,如感染、有毒物质对孕母的侵袭。

2. 孕母及早增补叶酸　孕妇及早增补叶酸可有效地预防胎儿先天性脊髓畸形,方法是从孕前1个月至怀孕3个月每天服用叶酸增补剂,可减少70%的神经管畸形。

3. 产前筛查　产前筛查,如排畸超声等,诊断不明,必要时行孕母磁共振检查,明确有无先天性脊髓发育异常。

（二）预后

先天性脊髓发育异常的预后与病情轻重、进展速度以及治疗早晚有关。对轻症患儿手术治疗效果良好,重症患儿如呈全身性瘫痪伴大小便失禁、进行性脑积水和脊髓功能严重障碍者,术后多不能完全恢复。因此,在疾病早期开始有计划地综合康复治疗,是减少神经发育缺陷、减轻功能损害、降低致残率的重要手段。

（杨　李　吴建贤）

参考文献

［1］中国医师协会神经修复学分会儿童神经修复学专业委员会. 婴幼儿脑损伤神经修复治疗专家共识 [J]. 中国当代儿科杂志, 2018, 20 (10): 785-793.

［2］李晓捷. 儿童康复学 [M]. 北京: 人民卫生出版社, 2018: 297-307.

［3］中国医师协会神经修复专业委员会意识障碍与促醒学组. 慢性意识障碍诊断与治疗中国专家共识 [J]. 中华神经医学杂志, 2020, 19 (10): 977-982.

［4］ZHAO M, LI XY, XU CY, et al. Efficacy and safety of nerve growth factor for the treatment of neurological diseases: a meta-analysis of 64 randomized controlled trials involving 6 297 patients [J]. Neural Regen Res, 2015, 10 (5): 819-828.

［5］FIGUEROA XA, WRIGHT JK. Hyperbaric oxygen: B-level evidence in mild traumatic brain injury clinical trials [J]. Neurology, 2016, 87 (13): 1400-1406.

［6］李晓捷, 庞伟, 孙奇峰, 等. 中国脑性瘫痪康复指南(2015): 第六部分 [J]. 中国康复医学杂志, 2015,(12): 1322-1330.

［7］陈光福. 实用儿童脑病学 [M]. 北京: 人民卫生出版社, 2016: 593-600.

［8］李晓捷, 庞伟, 孙奇峰, 等. 中国脑性瘫痪康复指南(2015): 第七部分 [J]. 中国康复医学杂志, 2016, 31 (01): 118-128.

［9］GISEL E. Interventions and outcomes for children with dysphagia [J]. Dev Disabil Res Rev, 2008, 14: 165-173.

［10］WRIGHT PA, DURHAM S, EWINS DJ, et al. Neuromuscular electrical stimulation for children with cerebral palsy: a review [J]. Arch Dis Child, 2012, 97 (4): 364-371.

［11］田伟, 王征美, 孙岚. 中西医结合康复治疗持续性植物状态的分析与探讨 [J]. 辽宁中医杂志, 2012, 39 (05): 892-894.

［12］PISTOIA, FRANCESCA, MURA, et al. Awakenings and Awareness Recovery in Disorders of Consciousness Is There a Role for Drugs？ [J]. Cns Drugs, 2010, 24 (8): 625-638.

［13］邵肖梅, 桂永浩. 胎儿和新生儿脑损伤 [M]. 上海: 上海科技教育出版社, 2008: 429-441, 491-498.

［14］CORTI M, PATTEN C, TRIGGS W. Repetitive transcranial magnetic stimulalion of motor cortex after stroke: a focused review [J]. Am J Phys Med Rehabil, 2012, 91 (3): 254-270.

［15］CHUDY D, DELETIS V, ALMAHARIQ F, et al. Deep brain stimulation for the early treatment of the minimally conscious state and vegetative state: experience in 14 patients [J]. J Neurosurg, 2018, 128 (4): 1189-1198.

［16］YU YT, YANG Y, WANG LB, et al. Transcutaneous auricular vagus nerve stimulation in disorders of consciousness monitored by fMRI: The first case report [J]. Brain Stimulation, 2017, 10 (2): 328-330.

［17］VANHOECKE J, HARIZ M. Deep brain stimulation for disorders of consciousness: Systematic review of cases and ethics [J]. Brain Stimulation, 2017, 10 (6): 1013-1023.

［18］吴希如, 林庆. 儿童神经系统疾病基础与临床 [M]. 2版. 北京: 人民卫生出版社, 2009.

［19］孙文秀, 王学禹. 实用小儿神经系统疾病诊断与治疗 [M]. 济南: 山东科学技术出版社, 2010.

［20］李放. 康复科医师进阶精要- 美国物理医学与康复教育委员会认证考核综述 [M]. 3版. 北京: 人民军医出版社, 2016.

［21］古剑雄, 燕铁斌. 临床康复医学 (案例版). 北京: 科学出版社, 2015.

［22］倪朝民. 神经康复学 [M]. 3版. 北京: 人民卫生出版

社, 2018.

［23］CALHOUN TC, SADOWSKY C, VOGEL LC, et al. Evaluation of the Walking Index for Spinal Cord Injury Ⅱ(WISCI-Ⅱ) in children with Spinal Cord Injury (SCI) [J]. Spinal Cord, 2017, 55 (5): 478-482.

［24］BRYCE TN. Opioids should not be prescribed for chronic pain after spinal cord injury [J]. Spinal Cord, 2018, 4: 66.

［25］BANERJEE-GUÉNETTE P, BIGFORD S, GLEGG SMN. Facilitating the Implementation of Virtual Reality-Based Therapies in Pediatric Rehabilitation [J]. Physical & Occupational Therapy in Pediatrics, 2020, 40 (2): 201-216.

［26］DEUTSCH JE, WESTCOTT MCCOY S. Virtual reality and serious games in neurorehabilitation of children and adults: prevention, plasticity, and participation [J]. Pediatr Phys Ther, 2017, 29: Suppl 3: S23-S36.

［27］励建安, 许光旭. 实用脊髓损伤康复学 [M]. 北京: 人民军医出版社, 2013.

［28］史建刚. 脊柱脊髓发育性疾病诊断与治疗 [M]. 北京: 科学出版社, 2017.

［29］刘楠, 周谋旺, 陈仲强, 等. 脊髓损伤精要-从基础研究到临床实践 [M]. 济南: 山东科学技术出版社, 2019.

［30］吉士俊. 先天性脊髓发育异常的临床表现与治疗原则 [J]. 中国实用儿科杂志, 2006, 21 (8): 567-568.

第十六章
儿童重症

第一节　概　述

现代康复医学是一门新型医学学科,与预防医学、临床医学并列,称为第三医学。康复医学主要针对功能障碍的患者,通过早期康复干预,功能训练,减少并发症和减轻功能障碍,缩短病程,提高生存质量,促进早日回归家庭和社会。儿童疾病病情越重,并发症和后遗症发生越多,发生功能障碍更多见且更严重,因此,儿童重症康复更显重要。儿童重症康复是针对儿童疾病重症的早期、及时、合理地康复干预,对预防并发症和继发性功能残疾,改善预后及缩短病程具有重要意义。

2012年国家卫生部(现称为国家卫生健康委员会)"十二五"时期康复医疗工作的指导意见出台,对重症和一些病程由急性期向恢复期过渡的病情尚不完全稳定的患者,实施"加强的临床和康复管理"势在必行。因此,大型综合医院或三级医院开展早期康复和重症康复具有现实意义。

目前,国内外康复专科医院或康复医学科已尝试建立或开展重症康复处理单元(intensive rehabilitation care unit,IRCU),甚至建立重症康复科。

近年来,国家卫生健康委推行国内公立医院绩效改革,正在全面实施疾病诊断相关分组系统(Diagnosis Related Group System,DRGS)制度改革,重症康复医学的开展已迫在眉睫,势在必行。

但是,儿童重症康复医学的开展尚处在初期发展阶段,国内外尚无现成的模式和经验,需要国内的同行们积极开展并进行临床实践,积极探索,摸索经验,宣传推广。

(陈　翔)

第二节　意　识　障　碍

一、概述

意识(consciousness)在医学中指大脑的觉醒程度,是中枢神经系统(central nervous system,CNS)对内、外环境刺激作出应答反应的能力,或机体对自身及周围环境的感知和理解能力。意识内容包括认知功能:定向力、感知力、注意力、记忆力、思维、情感和行为等,是人类的高级神经活动,可通过语言、躯体运动和行为等表达出来。

意识障碍(disturbance of consciousness function)指人对周围环境及自身状态的识别和觉察能力出现障碍。多由于高级神经中枢功能活动(意识、感觉和运动)受损所引起,严重的意识障碍表现为昏迷。影响意识最重要的结构是上行性脑干网状结构,只要它受损,患者就不能维持觉醒状态,必然出现意识障碍,其次是中枢整合机构广泛的、弥漫的大脑皮质损害也会引起意识水平低下,条件反射难以建立。而感受器、传出神经和效应器的损害都不会导致意识障碍。

影响儿童意识障碍的原因包括创伤性和非创伤性,年发病率约为3/1万。在婴儿期和儿童早期,非创伤性病因更常见。

二、诊断与评定

(一) 诊断

意识障碍的诊断包括意识障碍的分类、分级及鉴别(表16-2-1)。

1. 意识功能水平障碍

(1)嗜睡(somnolence):是最轻的意识障碍,是一种病理性倦睡,患者陷入持续的睡眠状态,可被(语言)唤醒,并能回答问题和做出各种反应,但当刺激除去后很快又再次入睡。

(2)昏睡(stupor):接近于不省人事的意识状态。患者处于熟睡状态,不易唤醒。虽在强烈疼痛刺激下(如压迫眶上神经、摇动患者身体等)可被唤醒,但很快又入睡。醒时答话含混或答非所问。

(3)昏迷(coma):一种最严重的意识障碍,其觉醒状态与意识内容及躯体随意运动均丧失,对强烈的疼痛刺激也不能觉醒。昏迷的特征是:①意识持续的中断或完全丧失;②对内外环境不能够认识;③随意运动消失,并对刺激反应异常或反射活动异常的一种病理状态。

1)浅昏迷:意识大部分丧失,无自主运动,对声、光刺激无反应,对疼痛刺激可出现痛苦的表情及肢体退缩等防御反应。角膜反射、瞳孔对光反射、眼球运动、吞咽反射可存在。抑制达到皮质水平。

2)中昏迷:对周围事物及各种刺激均无反应,对剧烈刺激可出现防御反射。角膜反射减弱、瞳孔对光反射迟钝、眼球无转动。抑制达到皮质下水平。

3)深昏迷:全身肌肉松弛、对各种刺激均无反应。深、浅反射均消失。抑制达到脑干水平。

2. 意识功能内容障碍

(1)意识模糊(confusion):意识水平轻度下降,较嗜睡深的一种意识障碍。患者保持简单的精神活动,但对时间、地点、人物的定向能力发生障碍(错觉)。

(2)谵妄状态(delirium state):重于意识模糊,定向力和自知力均障碍,不能与外界正常接触;临床表现为意识模糊、定向力丧失、感觉错乱(幻觉、错觉)、躁动不安、言语杂乱。是一种以兴奋性增高为主的高级神经中枢急性活动失调状态。急性谵妄状态常见于高热或药物中毒,慢性谵妄状态见于慢性酒精中毒。

3. 特殊类型的意识障碍

(1)去皮质综合征(decorticate syndrome):患儿无意识地睁眼闭眼,光反射、角膜反射存在,对外界刺激无意识反应,无自发言语及有目的动作,呈上肢屈曲、下肢伸直的去皮质强直姿势,常有病理征。因脑干网状激活系统未受损,故保持觉醒-睡眠周期,可无意识地咀嚼和吞咽。见于缺氧性脑病、脑血管疾病及外伤等导致的大脑皮质广泛损害。

(2)去大脑强直:全身肌紧张加强、四肢强直、脊柱反张后挺;提示中脑功能严重受损。

(3)无动性缄默(akinetic mutism):患儿对外界刺激无意识反应,四肢不能动,出现不典型的脑强直姿势,肌肉松弛,无锥体束征,无目的睁眼或眼球运动,睡眠-醒觉周期保留或呈过度睡眠,伴自主神经功能紊乱(如体温高、心率和呼吸节律不规则、多汗、尿便潴留或失禁等)。为脑干上部或丘脑网状激活系统及前额叶-边缘系统损害所致。

(4)植物状态(vegetative state,VS):由于大脑半球严重损害,处于皮质下生存的一种临床综合征。主要特征:对自身和外界环境的认知功能完全丧失,能睁眼、有睡眠-觉醒周期,下丘脑与脑干功能基本保存。可为暂时性,也可以持续存在[持续性植物状态(persistent vegetative state,PVS)];如果植物状态已属不可恢复,则称为永久性植物状态。

植物状态诊断标准:①认知功能丧失,无意

识活动,不能执行指令;②保持自主呼吸和血压;③有睡眠-觉醒周期;④不能理解或表达语言;⑤能自动睁眼或在刺激下睁眼;⑥可有无目的性眼球跟踪运动;⑦下丘脑及脑干功能基本保存。以上症状必须持续1个月以上方可诊断为PVS。

1)植物状态与昏迷鉴别:昏迷是一种持续的、深度的病理性意识障碍,不能被唤醒,更不能认知;植物状态则是能觉醒但无认知;能睁眼的患者不是昏迷。

2)植物状态与脑死亡的鉴别:植物状态患儿可自发睁眼,转动眼球,瞳孔对光反射和角膜反射存在,并且有咀嚼、吞咽、喷嚏等反射;在脑死亡时,这些脑干功能全部消失。

3)植物状态与闭锁综合征(locked-in syndrome)鉴别:闭锁综合征的脑干受到部分损害(脑桥基底部病变),导致其运动功能几乎全部丧失,表现为患儿肢体不能活动,不能言语,易被误认为昏迷或植物状态,但由于患儿的大脑皮质和脑干被盖部的网状结构上行激活系统无损害,故其意识完全清楚,能通过睁、闭眼或眨眼表示"是"或"不是"来进行交流。

(5)微意识状态(minimally conscious state, MCS):患儿有波动的意识征象,可出现情感和定向行为反应,如视跟踪反应、听跟踪反应、痛觉定位等。预后好于VS,但也可能长期停滞于此状态。

4. **意识障碍的临床分级** 根据临床检查和Glasgow昏迷评分法可将意识障碍分为:①≥13分为轻度损伤;②9~12分为中度损伤;③≤8分为严重损伤;④3~5分为特重型,潜在死亡危险。

(1)轻度意识障碍:包括嗜睡状态,这组意识障碍往往起病较急、持续时间较短、思维内容变化不太大、情感色彩较突出,如果给予及时处理,有望在较短时间内恢复正常。

(2)中度意识障碍:如谵妄状态。这组意识障碍程度较深、持续时间较长、思维内容有明显变化,但症状的波动性较明显,不同患儿表现固然不相同,同一患儿在不同时间内表现也可以明显不同。病情的转归可移行为轻度功能意识障碍,也可加重陷入昏迷状态。采用合适的处理措施是意识障碍不再进一步恶化的重要步骤。

(3)重度意识障碍:如昏睡状态或浅昏迷状态、昏迷状态、深昏迷状态。这是严重的意识障碍,往往由于中毒过重或迁延时间过长未得到合适的处理所致。积极抢救以争取良好的预后是当务之急。

表16-2-1 意识障碍的分级及鉴别要点

	嗜睡	昏睡	浅昏迷	中昏迷	重昏迷
痛刺激反应	明显	迟钝	有	重刺激有	无
唤醒反应	呼唤	有	无	无	无
无意识自发动作	有	有	可有	很少	无
对光反射	有	有	有	迟钝	无
角膜反射	有	有	有	迟钝	无
腱反射	有	有	有	减低	无

(二)评定

目前主要采用神经行为学方法、神经电生理学方法和神经影像学方法等进行临床评估。

1. **格拉斯哥昏迷量表**(Glasgow coma scale, GCS) 为最常用的神经行为学评估方法(表16-2-2)。

1974年英国的Glasgow首创的昏迷程度评定表,针对年龄<5岁幼儿的修订版即儿童昏迷量表(pediatric coma scale, PCS),根据睁眼、运动和言语反应对昏迷的严重程度进行评级。

表 16-2-2　格拉斯哥昏迷量表

功能测定	<1 岁		≥1 岁	评分
睁眼反应	自发		自发	4
	声音刺激时		语言刺激时	3
	疼痛刺激时		疼痛刺激时	2
	刺激后无反应		刺激后无反应	1
运动反应	自发		服从命令动作	6
	因局部疼痛而动		因局部疼痛而动	5
	因痛而屈曲回缩		因痛而屈曲回缩	4
	因痛而呈屈曲反应(似去皮质强直)		因痛而呈屈曲反应(似去皮质强直)	3
	因痛而呈伸展反应(似去大脑强直)		因痛而呈伸展反应(似去大脑强直)	2
	无运动反应		无运动反应	1

功能测定	0~23 个月	2~5 岁	5 岁	评分
语言反应	微笑,发声	适当的单词,短语	能定向说话	5
	哭闹,可安慰	词语不当	不能定向	4
	持续哭闹,尖叫	持续哭闹,尖叫	语言不当	3
	呻吟,不安	呻吟	语言难以理解	2
	无反应	无反应	无反应	1

注:总分 15 分。正常 15 分,轻度昏迷 13~15 分,中度昏迷 9~12 分,重度昏迷 3~8 分。

2. 脑电图(EEG)　为临床最常用的神经电生理检查方法。EEG 监测对大脑皮质及皮质脑功能作出迅速的判断。EEG 呈现多样性,多呈非特异性的改变,其中弥漫性 δ 活动、θ 活动增多的昏迷形式多见。动态 EEG(AEEG)对评估儿童颅脑外伤的预后、判断脑死亡、预防外伤性癫痫及指导临床用药治疗均有重要意义。EEG 连续监测可用于预测颅脑外伤后意识障碍儿童的转归,如持续表现为静息电位或爆发抑制波形,提示远期预后不良。但 EEG 难以明确病因。类似的检测还有诱发电位(EP)、脑电非线性分析。

3. 磁共振成像(MRI)　头颅 MRI 检查对患儿无辐射,安全性较好,为首选的神经影像学检查。头颅功能磁共振(fMRI)中皮质含氧血红蛋白浓度的检测,可用于皮质水平的认知及意识活动观察。其他多模态脑成像技术,如弥散张量成像(DTI)等,单独或与 fMRI 配合有助于提高诊断准确率。磁共振波谱(MRS)是目前能够无创检测活体组织器官能量代谢、生化改变和特定化合物定量分析的唯一方法。fMRI 则能更好地评估认知障碍等。

三、康复治疗

(一)临床治疗

1. 呼吸功能支持　开放气道,必要时予机械通气,保持呼吸通畅,监测血氧饱和度、经皮血氧及二氧化碳分压。

2. 循环功能支持　快速液体复苏,给予血管活性药物,纠正心律失常,必要时予电复律和除颤。

3. 脑功能支持　积极纠正脑积水,降低颅内高压,必要时予亚低温治疗。

4. 营养支持　保留胃肠功能时尽早给予肠内营养;胃肠功能丧失后,待血流动力学稳定及严重代谢电解质紊乱纠正后,进行肠外营养。

5. 肝肾功能支持　积极血液净化,必要时进行器官移植。

6. 药物治疗　包括促醒药物、神经营养制剂以及改善脑循环的药物。

（二）康复训练

对于意识障碍患者康复目标是促进脑神经细胞功能的恢复，加速患者清醒和康复，改善生存质量。康复原则为改善和恢复神经功能、重返社会和改善生活质量。康复治疗方法为综合康复治疗。

1. **高压氧治疗**（hyperbaric oxygen，HBO） 在生命体征相对稳定的情况下，应尽早进行高压氧治疗，高压氧治疗的禁忌证包括未经处理的气胸和纵隔气肿、活动性内出血及出血性疾病以及有氧中毒史。一般于创伤后7~14天开始治疗；在没有活动性出血的情况下，可于创伤后48~72小时后即开始治疗。每天1次，10天为1个疗程，一般1~3个疗程，每个疗程间休息3~5天。

2. **正中神经电刺激治疗** 对意识障碍患儿的促醒起到一定治疗作用。对于无癫痫症状的患儿，一般于创伤后2周内即可开始治疗。

3. **经颅磁刺激治疗**（transcranial magnetic stimulation，TMS） 通过高频或者低频的TMS治疗可改变大脑皮质的兴奋性。处于癫痫发作状态的患儿，TMS治疗频率应<1Hz，仍可起到同时控制癫痫发作和改善意识水平的作用。

4. **肢体电针和脑电仿生电刺激治疗** 采用体表局部肌肉电刺激，通过神经负反馈的原理，影响小脑顶核区到大脑皮质的固有神经通路，进而影响大脑血管舒张中枢，扩张脑血管，增加脑血流，改善脑循环。

5. **多感官刺激**（视觉、听觉、触觉、嗅觉、味觉和本体感觉） 多感官刺激可提高意识障碍儿童的GCS评分，缩短促醒时间，改善儿童的意识水平和认知功能。

6. **运动疗法** 在不影响抢救工作的前提下，可进行康复体位摆放和适量的关节活动，良肢位的维持贯穿在早期康复的全过程，保持各关节的正常活动度，按各关节的正常生理功能做屈、伸、内收、外展、旋转等运动。活动度由小到大，由弱到强，先大关节后小关节，原则是上肢多锻炼伸肌，下肢多锻炼屈肌，对于肌张力较高或已发生痉挛的患者，进行与痉挛相反的方向活动，以充分牵伸肌肉，并随着肌肉松弛而增加活动度。

7. **针刺疗法** 采用醒脑开窍针法：头穴选神庭、百会、脑部、脑空及损伤组织的体表投影处等，体穴取人中、风府、内关、神门、劳宫、十宣、三阴交、涌泉等穴。常规消毒后，取1.5~2.0寸毫针，采用提插捻转手法。必要时可加用电针。研究表明，醒脑开窍针法能提高神经细胞的应激能力和对脑损伤产生适应性变化，增强脑组织修复能力，改善脑循环。

8. **矫形器** 可起到保护、代偿、稳定等作用，选择合适的矫形器可起到保护、稳定肢体的作用，预防、矫正肢体畸形，代偿已瘫痪的肌肉作用，可使关节置于功能位，维持正常功能运动。

9. **其他** 包括被动关节活动度训练、肌肉牵伸训练和深感觉刺激、推拿按摩等有一定的促醒治疗作用。

四、预防及预后

（一）预防

1. **一级预防** 主要包括母孕期保健、积极防治小儿各系统感染、预防婴幼儿的意外伤害、儿童所处环境的安全筛查、防跌倒措施、交通法规及其执行力度、路面防滑、儿童安全教育等。

2. **二级预防** 主要指减少创伤或非创伤导致的意识障碍发生的不良因素，包括院前抢救、转运和院内抢救、新生儿产伤急救，以及全社会的综合救治意识和能力等。

3. **三级预防** 主要是指预防和减少并发症、后遗症的发生。主要包括预防深静脉血栓的产生、减轻肌肉痉挛、警惕肢体骨折及外周神经损伤的漏诊、减少异位骨化的产生、控制外伤后癫痫的发作、减少因为抗癫痫药物的使用或脑垂体损伤引起的性发育异常等。

（二）预后

1. **病因与预后的关系** 不同的病因预后不同，感染性休克与心肺复苏术后原发病危重，累及神经系统时会导致意识障碍，多会出现多系统功能衰竭,即使昏迷程度不重,预后亦不良。颅内出血多因脑缺氧、脑水肿导致意识障碍,这种损害在病因去除之后,往往可以完全恢复。脑炎和中毒性脑病所致的脑损害往往继发脑缺氧缺血,形成血管源性或细胞毒性脑水肿,继而导致颅内高压等,而后者又加重脑缺血、脑水肿,形成恶性循环,使病情进一步加重,不良预后率增高。惊厥持续状态多见于癫痫患儿或代谢性疾病患儿,如果能得到及时的抗惊厥处理,惊厥停止后脑水肿恢复快,预后较好,难治性惊厥持续状态预后较差。

2. 昏迷与预后的关系 Glasgow 昏迷评分<5 分预后较差,5~8 分以上预后一般较好;昏迷持续时间越长预后越差,昏迷时间越短预后较好

3. 眼与预后的关系 眼睛是心灵的窗户。瞳孔的异常变化可作为脑损害判断预后的重要标志,除了瞳孔本身的病变外,交感神经功能亢进或副交感神经功能降低均可引起扩瞳,相反情况时则引起缩瞳。只要瞳孔对光有轻微的反应,就说明反射途径特别是中脑尚存有功能。此外,眼球运动包括睁眼反应、视觉跟踪运动亦是临床判断意识障碍程度的重要依据。

(陈 翔 程佩锋)

第三节 呼 吸 衰 竭

一、概述

呼吸衰竭是指由于呼吸系统原发病或继发病变引起通气或换气功能障碍,导致正常大气压下呼吸不能满足机体代谢需要,发生缺氧和 CO_2 潴留的一种病理生理过程或临床综合征。

呼吸衰竭是儿科 ICU 最常见急重症。由于婴幼儿呼吸驱动力弱、上气道窄、排除呼吸道分泌物能力弱,易发生气道梗阻,因此婴幼儿急性呼吸衰竭发生率远高于成人和年长儿。急性呼吸衰竭可即刻导致心肺衰竭、心脏停搏,慢性呼吸衰竭则易因忽略监护而病情突然恶化。一旦确诊急性呼吸功能障碍,首先要保持气道通畅、给氧和呼吸支持,根据基础疾病分析呼吸衰竭发生机制和并发症。对于慢性呼吸功能不全,预防基础疾病恶化,及时监护和适宜气道管理,将起到事半功倍的效果。

二、诊断及评定

(一)诊断

根据呼吸系统表现,结合神经系统、心血管、内脏功能变化的表现,以及血气分析,可以作出呼吸衰竭的临床诊断。

一般认为在海平面大气压水平,吸入空气时,$PaCO_2 > 8kPa$,$PaO_2 < 6.67kPa$,提示呼吸衰竭。

1. 呼吸性酸中毒 动脉血 pH<7.35,$PaCO_2 > 7kPa$,$PaO_2 > 8kPa$,BE>−5mmol/L,$HCO_3^- > 20mmol/L$。多见于急性梗阻性通气障碍、通气-灌流失调。

2. 混合性酸中毒 动脉血 pH<7.25,$PaCO_2 > 7kPa$,$PaO_2 < 8kPa$,BE<−5mmol/L,$HCO_3^- < 20mmol/L$。多见于持续低氧血症伴通气、换气障碍,严重通气-灌流失调。

3. 呼吸性碱中毒 动脉血 pH>7.45,$PaCO_2 < 4kPa$,$PaO_2 > 8kPa$,BE>5mmol/L,$HCO_3^- < 20mmol/L$。多见于机械通气过度时。

4. 代谢性酸中毒合并呼吸性碱中毒 动脉血 pH<7.45,$PaCO_2 < 4kPa$,$PaO_2 > 8kPa$,BE<−5mmol/L,$HCO_3^- < 20mmol/L$。可见于呼吸衰竭应用利尿剂后,以及机械通气纠正呼吸性酸中毒后。

5. 代谢性碱中毒合并呼吸性酸中毒 发生代谢性碱中毒的原因与长时间应用碱液、呋塞米、甘露醇、肾上腺皮质激素等药物,吐泻引起的低钾,机械通气掌握不当,以及肾脏调节慢等有关。

（二）评定

1. **病史** 包括：呼吸系统的病史，家族性呼吸系统病史，目前的身体状况，其他疾病和手术病史，接受医疗的情况（如住院、急诊、物理治疗），目前用药及一般情况（包括非处方药物，过敏药物，吸烟史，职业性和环境的影响，休闲活动），骨质疏松症，胃酸相关的疾病（如胃食管反流），酒精及其他药物滥用的情况，周围血管疾病，语言障碍，糖尿病，鼻窦炎，鼻炎，睡眠障碍（睡眠呼吸暂停），神经肌肉或整形外科相关的残疾。

2. **症状的评估**

（1）呼吸困难评估：需要评估的一个主要症状是呼吸困难。要了解其是否在劳累时发作，是否呈发作性，在休息时或夜间是否发作。其他情况包括：咳嗽、咳痰（痰量、颜色、气味、黏度）、疲劳、喘鸣、胸痛、鼻后引流、反流、胃灼热感、水肿及吞咽困难。

（2）呼吸衰竭严重程度的评估：首先评估孩子是否是自发呼吸，并能够保持"通畅的上呼吸道"；如果孩子是自发呼吸，进一步评估呼吸速率、呼吸工作、呼吸效率和呼吸衰竭对其他器官系统的影响。

3. **体力的评估** 包括：生命体征的检查（身高、体重、血压、心率、呼吸频率、体温），呼吸类型，主要呼吸肌的使用情况，胸部检查，充血性心力衰竭的表现，休息和活动时的动脉血氧饱和度。必要时，在夜间使用血氧定量法以监测血饱和程度。

4. **呼吸功能评估** 包括：支气管扩张剂使用前及使用后进行呼吸量测定，肺容量，扩散能力，休息时动脉血气分析，动脉氧饱和度，胸部X线片，休息时的心电图，运动时血氧定量法或动脉血气分析（简易或改良运动测试，如6分钟或12分钟步行距离，踏车测力计，动力跑车），全血细胞计数，基本的血化学分析。

对于某些患者而言，应该进一步作相关检查，如最大呼吸量和呼吸压，茶碱浓度，连续心电图监测下的心肺运动测试（代谢情况的检查），运动后呼吸量测定法，心脏运动负荷试验，多功能睡眠记录仪，X线片，上消化道、皮肤检查，以及摔倒相关危险因素是否存在（焦虑和抑郁）。

5. **营养状况的评估** 包括：身高、体重改变，饮食情况，购物和食物准备方面，液体摄入量，营养状况的实验室检查（血清蛋白等），体重指数，药物／营养素的相互作用，需要补充营养时净体重的测定。

6. **日常生活活动能力评估** 应对患儿进行独立日常生活活动和休闲活动时需要的基本能力进行评估，同时还应该对能量储存方法、上肢肌力、进行日常活动时正确的呼吸技巧及相关设备进行评估。

7. **对教育的评估** 包括疾病相关知识、治疗方法、参与学习和交流时所需能力。

8. **运动能力的评估** 包括肌力、关节活动度、体位、功能能力和活动、转移能力、运动耐受性、运动低氧血症、运动时给氧、心脏功能，以了解体力的极限。

9. **心理能力的评估** 为了开展康复训练，应评价训练积极性、情绪障碍、药物滥用、认知障碍、人际间的冲突、精神障碍（如焦虑和抑郁、记忆障碍、注意力障碍）、日常活动中解决问题的能力、应对方式等。

三、康复治疗

（一）治疗原则

呼吸衰竭治疗首先要明确呼吸衰竭类型，对症进行呼吸支持，尽早改善通气及氧合功能，维持内环境稳定，对各脏器功能支持，保证营养和能量供给，积极治疗原发病。治疗上除针对不同病因给予相应的处理、预防和控制感染外，重点在于纠正缺氧和二氧化碳潴留。

（二）改善呼吸功能的治疗

1. **呼吸支持** 首先要建立和通畅气道。小婴儿气道解剖生理特点：头大、舌体相对大、腺样体大、颈短、下颌骨小，上气道窄易梗阻；气管短而软，过分伸展易被压塌陷。对于没有颈椎外伤的患者应头后仰位，伸展头颈部，适度抬高上半身体位，做好气道管理。对于急性喉炎、喉气管支气管炎等急性上气道梗阻患者,如呼吸困难进行性加重应及早进行气管插管,避免可能出现的严重心肺功能衰竭。如有张力性气胸时应及早引流胸腔内气体。

2. 呼吸支持方式 包括普通氧疗,如鼻导管、面罩吸氧等。如果病情危重,应积极应用无创或有创机械通气。机械通气治疗目前主要有肺保护性机械通气和非传统辅助机械通气治疗两种方法。非传统辅助机械通气目前包括:表面活性剂替代疗法(SRT)、全碳氟化合物液体呼吸(LV)、体外氧合生命支持(ECLS)、高频通气(HFV)、一氧化氮吸入法(iNO)、气管内肺通气(ITPV)、序贯机械通气治疗

3. 体外膜氧合器(ECMO) 由人工膜肺和血泵组成,可以进行肺和心脏短期替代治疗。

(三)其他

包括呼吸兴奋剂的应用、维持水及电解质平衡、利尿剂及脱水剂、肾上腺皮质激素、强心剂及血管活性药物的应用。

(四)康复训练

1. 呼吸再训练的教育 应进行呼吸再训练的教育,以帮助患者调节呼吸频率,减少呼吸窘迫感。利用脉搏氧饱和度仪监测血氧饱和度的增高情况,以加深患者对正确呼吸技巧的认识。应教育患儿运用咳嗽技巧、拍打及振动、气道廓清技术、排痰技术和体位引流来清除过多的痰量。

2. 运动训练 包括上肢运动训练和下肢运动训练,是提高运动耐力的一种重要训练方法。应该强调患儿运动的益处,制订个人运动计划,鼓励患儿养成良好的运动习惯。

(1)上肢运动训练:①手摇车训练:以无阻力开始,5W 增量,运动时间为 20~30 分钟,速度为 50 转/min,以运动时出现轻度气急、气促为宜。②提重物训练:手持重物。开始 0.5kg,以后渐增至 2~3kg,做高于肩部的各个方向活动,每活动 1~2 分钟,休息 2~3 分钟,每天 2 次,监测以出现轻微的呼吸急促及上臂疲劳为度。

(2)下肢运动训练:①包括有氧训练和抗阻训练;②每天 1 次至每周 2 次不等,达到靶强度的时

间 10~45 分钟;③训练安排包括准备活动、训练活动、结束活动三部分。

3. 呼吸肌训练

(1)增强吸气肌练习:用一抗阻呼吸器(为一具有不同粗细直径的内管)使在吸气时产生阻力,开始练习 3~5 分钟,每天 3~5 次,以后练习时间可增加至 20~30 分钟,以增加吸气肌耐力。

(2)增强腹肌练习:患儿取仰卧位,腹部放置沙袋做挺腹练习,开始为 1.5~2.5kg,以后可以逐步增加至 5~10kg,每次腹肌练习 5 分钟,也可仰卧位做两下肢屈髋屈膝,两膝尽量贴近胸壁的练习,以增强腹肌。

4. 理疗 膈肌体外反搏呼吸法:刺激电极位于颈胸锁乳突肌外侧,锁骨上 2~3cm 处(即膈神经处);先用短时间低强度刺激,当确定刺激部位正确时,即可用脉冲波进行刺激治疗;一天 1~2 次,每次 30~60 分钟。

5. 日常生活活动能力训练 规范化的日常生活活动能力训练和节省能量技术,包括自理能力、括约肌控制、转移、步行、交流和社会认知等,有利于调适患儿的心理状态,帮助患儿克服康复训练中的不良情绪,以积极的心态主动参与规范化训练,减少因制动引起的肺炎、压疮、神经肌肉功能障碍等相关并发症,有利于患儿生活质量的提高。

6. 呼吸设备的使用 针对长期使用呼吸设备的患儿和家属,需要进行呼吸设备的教育和训练,包括设定剂量的吸入器、最大呼吸流量、氧输送系统和存储系统、呼吸机训练设备、非侵袭性和侵袭性通气辅助装置、气管造口术后护理等。

7. 其他 包括减少危险因素、避免环境或职业性刺激、呼吸系统感染的早期自我监测、饮食及营养方面的指导、心理治疗等。

四、预防及预后

1. 预防 可通过以下方式:①减少能量消耗;②改善机体的营养状况;③坚持每天做呼吸操,增强呼吸肌的活动功能。

2. 预后 基础情况差、低月龄、体重轻以及

就诊时间延误等预后不良。早期康复活动保持患者呼吸肌功能，促进其更好地咳嗽、排痰，明显改善了机体循环功能和肺功能，降低了机械时间，提高了治疗效率，缩短了患者 ICU 治疗和住院时间。通过早期康复活动，帮助患者提前撤掉呼吸机，利于呼吸功能尽快恢复，在一定程度上降低了呼吸机相关并发症发生率。早期康复活动在呼吸衰竭患者中应用，可以改善患者血氧分压和肺功能，缩短治疗时间，降低并发症，改善预后。

（陈　翔　程佩锋）

第四节　心 力 衰 竭

一、概述

小儿心力衰竭是最常见的危重急症之一，也是儿科疾病的重要死亡原因。各种心脏结构或功能性疾病导致心室充盈和 / 或射血分数受损，心排血量不能满足机体组织代谢需要，以肺循环和 / 或体循环淤血，器官、组织血液灌注不足为临床表现的临床综合征，主要表现为呼吸困难、体力活动受限和体液潴留。

小儿心力衰竭的原因通常是由先天性心脏病和心肌病引起。新生儿不同时期心力衰竭病因：①胎儿期：严重贫血、溶血，胎儿母、胎 - 胎输血，再生障碍性贫血、室上性心动过速、室性心动过速和完全性房室传导阻滞；②早产儿：液体超负荷、动脉导管未闭、室间隔缺损、慢性肺疾病；③足月儿：窒息性心肌病、动静脉畸形、左心结构异常（主动脉缩窄）、左心发育不良。大的混合性心脏缺失（单心室、永存动脉干）、病毒性心肌炎、细菌性心内膜炎、胎粪吸入、肺动脉高压。婴儿期引起心力衰竭的主要病因为先天性心血管畸形，常见有大型室间隔缺损、完全性大血管转位、主动脉缩窄、动脉导管未闭及心内膜垫缺损。出生后即发生心力衰竭者以左室发育不良综合征、完全型大动脉转位最常见。而心肌炎、重症肺炎、心内膜弹力纤维增生症及阵发性室上性心动过速为婴儿期发生心力衰竭的主要病因。近年川崎病发病数增多，为婴幼儿心力衰竭病因之一。4 岁以上儿童发生充血性心力衰竭的原因主要为风湿热、病毒性心肌炎、心内膜炎、心肌病、肺源性心脏病、高血压及心包炎。

心力衰竭发生的常见诱因是贫血、营养不良、电解质紊乱、严重感染、心律失常和心脏负荷过重等病理情况；活动过度、剧烈哭闹、大量快速静脉输液或输血可导致小儿心脏负荷过重而诱发心力衰竭。

心力衰竭的分类：

1. 根据心衰的部位　分为左心衰竭（即肺循环充血，表现为肺水肿）和右心衰竭（即体循环充血，表现为肝大、水肿）。

2. 根据心排血量的多少　分为高排性心衰（即排心血量增多，如左向右分流先天性心脏病、甲亢等）和抵排性心衰（即排心血量减少如心肌炎、心肌病等）。

3. 根据心肌功能　分为收缩性心衰（如心肌炎）和舒张性心衰（如肥厚型心肌病、限制型心肌病等）。

4. 根据病程　可分为急性心衰和慢性心衰。

5. 根据心衰发生机制　可分为前向性心衰（即后负荷加重性心衰，如主动脉瓣狭窄）和后向性心衰（即前负荷加重性心衰，如左向右分流性先天性心脏病并心衰）。

二、诊断及评定

（一）诊断

由于心衰的症状和体征缺乏特异性，目前国内外心衰诊断标准均采用综合分析的方法。

1. 具备以下4项考虑心衰

(1)呼吸急促：婴儿>60次/min，幼儿>50次/min，儿童>40次/min。

(2)心动过速：婴儿>160次/min，幼儿>140次/min，儿童>120次/min。

(3)心脏扩大（体检、X线或心脏超声）。

(4)烦躁、哺喂困难、体重增加、尿少、水肿、多汗、青紫、呛咳、阵发性呼吸困难（2项以上）。

2. 具备以上4项加以下1项或以上2项加以下2项即可确诊心衰

(1)肝大，婴幼儿在肋下>3cm，儿童>1cm。进行性肝大或伴触痛者更有意义。

(2)肺水肿。

(3)奔马律或心音明显低钝。

(4)严重心衰可出现周围循环衰竭。

（二）评估

1. 心力衰竭的分级与评估 被广泛认可的纽约心脏协会（New York Heart Assocation，NYHA）心衰分级不适用于大多数的儿童（表16-4-1）。Ross心衰分类用于评估婴幼儿的严重程度，改良Ross心力衰竭分级计分方法适用于所有不同年龄儿童（表16-4-2）。2001年，Connolly等提出了纽约大学儿科心力衰竭指数，可供小儿心力衰竭临床状况严重程度的评估（表16-4-3）。虽然NYHA心功能分级可反映心力衰竭的严重程度，但其主观性强，干扰因素多，尤其是对活动障碍的患者，无法进行心功能评估。

表16-4-1　小儿心力衰竭纽约心脏协会（NYHA）心功能分级

分级	说明
Ⅰ级	体力活动不受限制，学龄期儿童能够参加体育课并且能和同龄儿童一样参加活动
Ⅱ级	体力活动轻度受限，休息时无任何不适，但一般活动可引起疲乏、心悸或呼吸困难。学龄期儿童能够参加体育课，但是能参加的活动量比同龄儿童小。可能存在继发性生长障碍
Ⅲ级	体力活动明显受限，少于平时一般活动即可引起症状，例如步行15分钟就可感到疲乏、心悸或者呼吸困难。学龄期儿童不能参加体育，存在继发性生长障碍
Ⅳ级	不能从事任何体力活动，休息时亦有心力衰竭症状，并在活动后加重。存在继发性生长障碍

表16-4-2　改良Ross心力衰竭分级计分方法

症状和体征计分		
0	1	2
病史		
出汗		
仅在头部及躯干部（活动时）	头部及躯干部（安静时）	
呼吸过快		
偶尔	较多	常有
体格检查		
呼吸		
正常	吸气凹陷	呼吸困难
呼吸次数/（次·min^{-1}）		
0~1岁		
<50	50~60	>60
1~6岁		
<35	35~45	>45
7~10岁		
<25	25~35	>35
11~14岁		
<18	18~28	>28

续表

症状和体征计分			
	0	1	2
心率/(次·min^{-1})			
0~1 岁	<160	160~170	>170
1~6 岁	<105	105~115	>115
7~10 岁	<90	90~100	>100
11~14 岁	<80	80~90	>90
肝大（肋缘下）	<2cm	2~3cm	>3cm

注：0~2 分，无心力衰竭；3~6 分，轻度心力衰竭；7~9 分，中度心力衰竭；10~12 分，重度心力衰竭。

表 16-4-3　纽约大学儿科心力衰竭指数（2001 年）

评分	症状和体征
+2	超声心动图显示心功能异常或出现奔马律
+2	水肿或胸腔积液、腹腔积液
+2	生长障碍
+1	通过体格检查或胸部 X 线片发现心脏明显增大
+1	活动受限或喂养时间延长
+2	体格检查发现外周灌注不良
+1	通过听诊或胸部 X 线片发现肺水肿
+2	安静休息时窦性心动过速
+2	呼吸吸入凹陷
	肝脏大
+1	肋缘下<4cm
+2	肋缘下>4cm
	呼吸过速或呼吸困难
+1	轻至中度
+2	中至重度
	应用药物情况
+1	地高辛
	利尿剂
+1	低～中等剂量
+2	大剂量或一种以上的利尿剂

续表

评分	症状和体征
+2	ACEI 或其他血管扩张剂或血管紧张素受体拮抗剂
+1	β-AR 阻滞剂
+2	抗凝药（不是因为人工瓣膜应用）
+2	抗心律失常药物或应用 ICD
	病理生理因素
+2	单心室

注：评分 0~6 分为无心力衰竭、7~10 分为轻度心力衰竭、11~13 分为中度心力衰竭、14~30 分为重度心力衰竭。

2. 实验室评估

（1）心脏 X 线片：心脏 X 线检查操作简单便捷，故首先推荐。通常心胸比例 >55%，提示心脏增大，新生儿则应 >60%。X 线上的心影增大还可以提示儿童扩张型心肌病的预后不良。新生儿和婴幼儿中胸腺比较大，可被误认为心脏增大。左向右分流的心脏病通常表现为心影增大，肺血管的主干和分支扩大，肺血增多。在某些发绀型先天性心脏病的 X 线上常表现为典型的影像学特征，比如大动脉转位上的"鸡蛋挂线征"，梗阻性肺静脉异位引流的"雪人征"，非梗阻性肺静脉引流的"8 字征"等。

（2）心电图：所有心衰患儿都必须行心电图检查。大部分心衰患儿在心电图上常表现为窦性心动过速、心室肥大、ST-T 改变、心肌梗死模式和传导阻滞。虽然心衰并没有特征性的心电图改变，但是心电图对病因可以有所提示。例如高侧壁导联（Ⅰ、aVL）异常 Q 波提示左侧冠状动脉起源于肺动脉，双房肥大提示限制型心肌病。心电图对诊断心动过速性心肌病和其他导致心衰的心律失常性疾病如房室传导阻滞也很有用。动态心电图监测有利于诊断心动过速性心肌病，同时还有利于原发性心肌病心衰猝死的危险分层。在特发性扩张型心肌病中，心电图上有左束支传导阻滞和左心房扩大表现提示死亡率较高。

（3）心脏超声检查：心脏超声可以检测心脏和大血管的解剖结构、血流动力学改变、心功能及心搏情况，有助于病因诊断及对收缩和舒张功能的评估。对考虑心衰的患儿应尽早完善心脏超声检查。在首次检查时应重点关注有无先天性心脏病（包括冠状动脉异常），注意左室舒张末径、射血分数、短轴缩短率及舒张功能的评价，注意瓣膜反流的评价，注意有无心内血栓形成。儿童中射血分数（EF）<55%，提示左心室收缩不全。心脏超声检查还可以排除心衰患儿中可能的结构性疾病。除此之外，为了早期发现心衰患儿，可以对没有心衰症状，但有心衰风险的患儿进行心脏超声的筛查，如应用蒽环类化疗药物的肿瘤患儿、部分遗传代谢病及神经肌肉病的患儿等。同时也要对患有各种类型心肌病患儿的一级亲属进行周期性的超声心动图评估。对心衰患儿还可以进行周期性心脏超声随访，有利于监测疾病进展和评估治疗的反应。

（4）利钠肽（BNP）：心力衰竭时，患儿血液内利钠肽水平升高，可作为辅助诊断心力衰竭客观的生化标志物。其中 BNP 和 NT-proBNP 作为诊断标志物更为敏感和可靠，血浆 BNP 水平与心力衰竭的严重程度（NYHA）分级呈平行关系。BNP 作为一项客观指标在心力衰竭的严重程度评估及危险分层中具有重要作用。

（5）心功能检查和血流动力学检测：心功能检查是评估心力衰竭的重要依据。在心脏收缩功能参数中射血分数最为常用。左心室射血分数（LVEF）是反映左心室泵血功能敏感的指标。心力衰竭患儿临床状况出现明显变化时，再次测量 LVEF 非常有意义。EF 改善可反映疾病的恢复，也可反映慢性心力衰竭治疗的效果。LVEF 恶化可反映疾病逐渐发展。在处理心力衰竭中定期有创或无创血流动力学检测的价值尚不清楚。有创性（Swan-Ganz气囊漂浮导管和温度稀释法）检查测量心排血量、肺动脉楔压并计算出体循环血管阻力和肺血管阻力，有助于难治性心力衰竭患者的处理，以及确定是否适合心脏移植。

三、康复治疗

（一）治疗原则

心力衰竭的治疗应在明确病因的前提下，根据患儿不同的临床表现和严重程度制订详细的个体化治疗方案，救治的原则是减轻心脏负荷、改善心肌收缩力、恢复心功能。先抢救生命、维持心功能，再寻找病因，去除病因和诱因。

（二）一般治疗

小儿心衰的一般治疗项目主要包括：采取适宜的体位、镇静、吸氧、维持水电解质平衡及营养的支持。年长心衰患儿适宜取半卧位，小婴儿可抱起，使下肢下垂，减少静脉回流；有烦躁不安症状的患儿可给予镇静剂，如地西泮、苯巴比妥等；严重心衰有肺水肿的患儿应吸氧，但是对于一些依赖开放的动脉导管供血的复杂先天性心脏病患儿，如主动脉弓离断、大动脉转位等，血氧升高可导致动脉导管的关闭，危及生命；心衰患儿宜食用高维生素、易消化的低盐饮食，严重心衰时应限制液体入量，保证大便通畅；维持电解质平衡，及时纠正低钾血症、低钠血症。

（三）药物治疗

急性失代偿心衰的生理过程以循环淤血和/或灌注不足为主，治疗原则上以限制入量、利尿、正性肌力及扩容量血管为主。急性期心衰症状稳定之后，需要对慢性心衰患儿进行管理，目前的治疗原则是倡导以神经内分泌调节为主，包括ACEI或血管紧张素Ⅱ受体拮抗剂、β受体阻断剂及醛固酮受体拮抗剂，同时妥善控制容量及应用利尿剂以调整合适的容量负荷。

包括利尿剂、正性肌力药物、血管扩张剂、血管紧张素转换酶抑制剂（ACEI）或血管紧张素Ⅱ受体拮抗剂（ARB）类药物、改善心肌能量代谢药等。

（四）运动训练

正确地进行康复治疗，可以有效改善心功能，提高患儿的生活质量。以运动为基础的康复训练可以提高心衰患者的运动能力、骨骼肌和呼吸肌功能、生活质量，并减轻抑郁症状与心血管危险因素。

1. 运动治疗适应证　①症状稳定在纽约心脏协会Ⅰ~Ⅲ级的所有患者；②在过去的6周里NYHA心功能分级无变化，没有心衰住院和主要心血管事件发生的稳定患者；③心功能Ⅳ级或近期失代偿性心衰的患者，在有经验的专业团队监督下，可以逐步参与训练和/或小肌肉群力量/灵活性锻炼。

2. 主要运动训练方法

（1）耐力有氧运动训练：耐力有氧运动训练可以是连续的，也可以是间歇性的。连续性的耐力有氧训练要求至少有20分钟的轻度或中度疲劳感，通常在轻度至中度或高强度下进行能量产量稳定的有氧运动时，允许患者进行长时间的训练，最理想的是30~60分钟。间歇性的有氧训练要求患者进行0~4分钟的中度至高强度（50%~100%峰值运动能力）训练，然后0~3分钟的低强度运动量或者休息，两阶段交替进行。

（2）肌肉阻力/力量的运动训练：电阻/力量训练（RST）是一种针对特定的反对力量进行肌肉的收缩训练，只是有氧耐力运动训练的补充，不能替代。

（3）呼吸运动训练：在晚期心衰患者中，常常会出现呼吸肌功能障碍，呼吸肌纤维萎缩、线粒体氧化功能受损。这些变化减少了吸气肌和呼气肌的肌肉力量，建议常规筛查呼吸肌功能障碍，除了有氧耐力运动训练和肌肉阻力/力量的运动训练外，专门的吸气肌训练是有益处的。

（4）其他康复治疗：许多活动，如散步、骑自行车、跑步、游泳，有效改善心衰患者的心功能和提高生活质量，还包括传统康复治疗，如太极、气功和瑜伽。

3. 定期评估和运动训练的坚持　运动训练需要定期评估和长期坚持，如果不坚持训练，心脏康复的效果将很差。心衰患者的心脏康复训练通常在监护下进行。训练的指导为患者提供了安全保障和增强了康复训练的信心。对于病情稳定的患者,可以采用家庭康复训练。而对于有多种并发症或病情不稳定的患者,应采用监护下的训练。

(五) 其他治疗

应根据条件适时对诱因及基本病因进行治疗。心衰的设备治疗主要包括起搏器治疗、心脏再同步治疗(CRT)和机械循环支持。当心脏病心力衰竭恢复无望时,机械支持也可用作心脏移植前的过渡治疗。机械循环支持包括体外膜氧合器(ECMO)、心室辅助装置及主动脉内气囊泵;心脏移植仍然是外科和内科治疗难治性儿童终末期心衰的首选治疗方法。

四、预防及预后

1. 预防 对于儿童,特别是新生儿及婴儿期,要加强对心功能的评估。对所有可能导致心脏功能受损的常见疾病,在尚未造成心脏器质性改变前即应早期进行有效治疗。对于少数病因未明的疾病如原发性扩张型心肌病等亦应早期积极干预,延缓疾病进展。并且要对呼吸系统疾病、贫血、感染等心力衰竭常见诱因加以预防和控制。

2. 预后 心衰是各种心脏病的严重阶段,死亡率高。心衰患儿的预后在很大程度上取决于其病因。非心血管疾病引起的心衰若能有效控制原发病,心衰随之好转,一般预后较好。许多心脏畸形的疾病,手术可以治愈,而少数先天性心脏病手术只能减轻疾病。扩张型心肌病通常采用心脏移植治疗。无症状性心力衰竭给予早期干预,可以延缓心衰的进展,改善预后。

（陈 翔 程佩锋）

第五节 痉 挛

一、概述

痉挛(spasticity)是一种因牵张反射兴奋性增高所致的,以速度依赖性肌肉张力增高为特征的运动障碍,且伴随有腱反射亢进。临床上痉挛多见于脑卒中、脊髓损伤、脊髓病变、脑性瘫痪等。是上运动神经元综合征的组成部分之一。根据国内外研究显示,约65%的脊髓损伤患者会出现痉挛状态,脑卒中患者后遗症中有19%~38%的可能发生肢体痉挛。由于运动神经元失去大脑皮质控制,肌肉表现出牵张反射亢进、随意运动障碍等,严重影响患儿的肢体功能康复。

二、诊断与评定

(一) 诊断

临床上对痉挛的诊断并不困难,但更为重要的是根据痉挛产生的原因,仔细确定不同部位、不同性质的痉挛。痉挛与其他肌张力过高疾病的鉴别见表16-5-1。

表 16-5-1 痉挛与其他肌张力过高疾病的鉴别

类别	机制	对牵张速度的敏感性	解剖学分布	ROM(关节活动度)受累	伴随疼痛	肌电图	其他特点
痉挛	相位性牵张反射亢进	敏感	上肢屈肌,下肢伸肌	ROM 初期,折刀状	无	活跃	阵挛,伸肌痉挛 Hoffman 征

续表

类别	机制	对牵张速度的敏感性	解剖学分布	ROM（关节活动度）受累	伴随疼痛	肌电图	其他特点
痉挛	紧张性牵张反射亢进	不敏感	屈肌	ROM 后半部	无	活跃	不完全性脊髓损伤
	皮肌反射亢进	不敏感	屈肌	整个 ROM	无痛，但持续发生时例外	活跃	自发的屈肌痉挛、巴宾斯基征、三联屈曲
其他肌张力过高	肌腱挛缩	不敏感	任一块肌肉，常为双关节肌肉	ROM 之末	无	静息	运动过慢、捻丸状，静止震颤、姿势反射消失、慌张步态
	去大脑强直	敏感/不敏感	所有肢体的伸肌，角弓反张	ROM 全范围，折刀状	无	活跃	
	去皮质强直	敏感/不敏感	上肢屈肌，下肢伸肌	同上	无	活跃	
	帕金森病性僵直	不敏感	轴性肌肉及近端肌肉齿轮状	ROM 全范围	无	活跃	
	痛性痉挛	不敏感	局部性	ROM 全范围	有	活跃，频率高	
	僵人综合征	不敏感	轴性及近端肢体肌肉	ROM 全范围	有	活跃	
	糖原贮积病V型	不敏感	近端肌肉	ROM 全范围	有	静息	可由训练/局部缺血引起

（二）评定

1. **评定量表** 临床上很难找出一个比较理想的评定痉挛的量表，其主要原因是评定痉挛不仅包括受累肢体部位，还应该考虑到痉挛对功能及其结局的影响。同时，评定痉挛的环境也会引起痉挛强度的变化。痉挛的程度受发病时间、功能训练情况、患者情绪状况或伴发病的影响。在结局评定过程中，有些因素是可以控制的，而另外一些因素是不能控制的。因此，结局评定必须综合考虑多方面的影响因素。现介绍一些常用的评定量表。

（1）改良 Ashworth 量表：Ashworth 量表（Ashworth scale for spasticity, ASS）与改良 Ashworth 痉挛量表（modified Ashworth scale, MAS）（表 16-5-2）是目前临床上常用的痉挛评定量表，该表将肌张力分为 0~4 级，使痉挛评定由定性转为定量。根据文献报道，此两种量表用于上肢痉挛评定的信度优于下肢的评定。

表 16-5-2 改良 Ashworth 痉挛量表

等级	标准
0	肌张力不增加，被动活动患侧肢体在整个范围内均无阻力
1	肌张力稍增加，被动活动患侧肢体到终末端时有轻微的阻力
1+	肌张力稍增加，被动活动患侧肢体时在前 1/2ROM 中有轻微的"卡住"感觉，后 1/2ROM 中有轻微的阻力
2	肌张力轻度增加，被动活动患侧肢体在大部分 ROM 内均有阻力，但仍可以活动
3	肌张力中度增加，被动活动患侧肢体在整个 ROM 内均有阻力，活动比较困难
4	肌张力高度增加，患侧肢体僵硬，阻力很大，被动活动十分困难

（2）股内收肌张力量表：股内收肌张力量表（addutor tone rating）是评定髋内收肌群的特异性量表，主要用于内收肌张力高的患者治疗前后肌张力

改变的评定,包括 0~4 个等级(表 16-5-3)。

表 16-5-3　髋内收肌群肌张力分级评定表

等级	标准
0	肌张力不增加
1	肌张力增加,髋关节在一个人的帮助下很容易外展到 45°
2	髋关节在一个人的帮助下稍许用力可以外展到 45°
3	髋关节在一个人的帮助下中度用力可以外展到 45°
4	需要 2 个人才能将髋关节外展到 45°

(3)踝阵挛评分:见表 16-5-4。

表 16-5-4　踝阵挛评分量表

等级	标准
0 级	无踝阵挛
1 级	踝阵挛持续 1~4 秒
2 级	踝阵挛持续 5~9 秒
3 级	踝阵挛持续 10~14 秒
4 级	踝阵挛持续 15 秒以上

(4)阵挛 Penn 评分:Penn 痉挛频率量表用于评定脊髓损伤患者每小时双下肢痉挛出现的频率,了解患者痉挛的程度,有利于治疗前后的对比(表 16-5-5)。

表 16-5-5　Penn 痉挛频率量表

等级	标准
0 分	无痉挛
1 级	轻度阵挛,可由刺激引起
2 级	每小时痉挛出现 1 次
3 级	每小时痉挛出现 >1 次
4 级	每小时痉挛出现 >10 次

2. 钟摆试验与屈曲维持试验

(1)钟摆试验(pendulum test):用于下肢肌痉挛的测定。方法:患儿取仰卧位,放松肌肉,患侧小腿在床外下垂,当小腿自伸直位自由落下时,通过电子量角器记录摆动情况。

(2)屈曲维持试验(ramp and hold):用于上肢肌痉挛的测定。方法是:患者取坐位,肩屈曲 20°~

30°,外展 60°~70°,肘关节置于支架上,前臂旋前固定,用一被动活动装置使肘关节在水平面上活动,用电位计、转速计记录肘关节位置角度和速度,用力矩计记录力矩。

3. 神经电生理学检查

(1)肌电图分析:在痉挛患者踏功率车或平板行走时用多导肌电仪记录各相关肌肉的收缩情况,以反映拮抗肌和协同肌的收缩时相和强度,并依此分析患者的痉挛和功能障碍情况。

对上运动神经元受损患者的 EMG 分析表明,痉挛肌肉放电频率低于下运动神经元受损的患者。在表面 EMG 检查中,常可见患者进行原动肌激活时有拮抗肌的突发性活动。

(2)H 反射:有学者将 H 反射的最大波幅与 M 反射的最大波幅进行比较而评估痉挛。在运动神经元池兴奋性上升时,如痉挛状态下,H 反射与 M 波波幅之比(Hmax/Mmax)是增高的。也就是说,由于运动神经元池的兴奋性增高而致 H 反射波幅增大。

(3)诱发电位:腰骶部诱发电位通过刺激胫神经而引发,于 T_{12} 脊突处记录。该诱发电位有 3 个成分,即正波 1(P1)、正波 2(P2)和一个负波(S)。P2 可能反映了突触前抑制,对脊髓损伤患者的研究显示,使用巴氯芬的患者,其 P2 波波幅降低。

(4)计算机步态分析:通过对多关节电子计算机角度摄像、测量系统和多导动态肌电图取得的各组肌肉的收缩情况的综合分析,明确步行运动过程中,步态不同周期的关节活动度、肌力、肌张力和下肢各肌群(拮抗肌和协同肌)的收缩时相、强度和协调性。

4. 快速肌张力测定仪测定　快速肌张力测定仪是一种能够客观测定肌张力的装置,测定时通过探头向一块肌肉施加垂直方向的力,使这块肌肉产生位移,由于肌肉的硬度升高跟肌肉运动和力矩成正比,通过收集的压力和位移之间的关系数据,经电脑处理,能够客观地反映一块肌肉的张力情况。

5. 超声弹性成像　是通过检测外力或超声波作用下组织应变、应变率或剪切波速度等参数来判断组织硬度,对目标进行组织机械特性定量及可视化定性研究。

6. 磁共振弹性成像(magnetic resonnance elastography,MRE) 又被称为"影像触诊",通过剪切波作用于人体计算出组织的力学特性,定量地测量出组织弹性特征,与超声弹性成像相比,MRE 则是各向同性、全方位的成像,分辨率更高。

三、康复治疗

（一）治疗目标

1. 扩大关节活动范围。

2. 增加矫形器佩戴的合适程度,改善矫形位置,提高耐力。

3. 改变强迫体位、改善在床或椅上体位摆放,让患者自觉舒适。

4. 预防或减轻与肌张力异常有关的并发症如挛缩,延迟或避免外科手术。

5. 消除有害的刺激因素,预防压疮发生或促进更快愈合,使护理更容易。

6. 改善面部痉挛应达到改善形象、美容效果;最终提高患者及其照顾者生存质量。

（二）治疗方法

1. 痉挛的药物治疗

（1）全身性抗痉挛药物治疗:全身性抗痉挛药物适用于全身多部位的肌肉活动亢进,在受累肌群较多、局部治疗效果不佳的情况下,可以作为首选方法。使用全身性抗痉挛药物可以不同程度地改善痉挛患者的被动或主动功能,还可以改善患者的舒适度。相对于局部注射或外科干预而言,对身体侵害性较小。

目前临床使用的抗痉挛药物,其药理机制及作用位点尚未完全清楚。尽管有些药物也作用于外周的神经肌肉位点,但大多数的药物还是通过改变中枢神经系统的神经递质或神经调质的功能而发挥作用。对中枢神经系统的作用包括兴奋的抑制(如谷氨酸盐)、抑制的增强(如 GABA、甘氨酸)或两者皆可应用。

临床上常用的全身性抗痉挛药物主要可以分为以下几类:①神经递质抑制剂,如巴氯芬(氯苯氨丁酸)、甘氨酸及其前体物质等;②苯二氮䓬类,如地西泮(安定)、氯硝西泮、氯氮䓬等;③影响离子外流的药物,如丹曲林、拉莫三嗪等;④单胺类药物,如替扎尼定、可乐定等。

（2）局部药物治疗:①肉毒毒素注射治疗;②酚与乙醇神经阻滞术。

2. 痉挛的外科处理 ①选择性脊神经后根切断术;②周围神经切断术;③矫形外科手术。

3. 物理治疗 物理治疗的目的是缓解痉挛所引起的疼痛,防止肌肉萎缩、关节挛缩变形,提高患者的运动能力,尽可能地改善其生活质量。临床上主要采用的物理治疗方法包括经颅直流电刺激、磁疗法、体外冲击波疗法、电刺激疗法、运动疗法等一般性物理方法缓解痉挛。

（1）经颅直流电刺激(transcranial direct current stimulation,tDCS):tDCS 是通过调节大脑皮质神经细胞兴奋性调控大脑功能。国外近 10 余年的研究已经证实 tDCS 应用于人类大脑皮质的良好效果,并基本确立刺激模式。目前认为,tDCS 作用于人体的刺激电流应<2mA,持续刺激时间为 20 分钟。

（2）磁疗法:重复经颅磁刺激(repetitive transcranial magnetic stimulation,rTMS)是近 10 年来在康复医学治疗上得到应用并被广泛推广的一种较新的神经调控技术,是一种无痛、非侵入性的作用于大脑的电生理疗法的干预措施。它可在刺激的局部调节大脑皮质兴奋性,并可产生突触间作用使其在远端同样产生治疗作用。其对肢体痉挛改善的作用机制可能是通过改变大脑运动皮质和脊髓的运动神经元兴奋性来降低痉挛。

（3）体外冲击波疗法(extracorporeal shock wave therapy,ESWT):ESWT 是利用能量转换和传递原理,造成不同密度组织之间产生能量梯度差和扭拉力,并形成空化效应,产生生物学作用。

（4）电刺激疗法:在神经系统任何水平上的电刺激都有一定的缓解痉挛的作用。①神经肌肉电刺激疗法常用于治疗肌痉挛,它能够促使痉挛肌群产生 H 反射峰,由此缓解痉挛症状;②功能性电刺激疗法是通过对电脉冲序列的调整,利用神经肌肉的交互性抑制,达到缓解痉挛的治疗作用;③交替电刺激疗法是用波宽和频率相同但出现时间有先后的两组方波,分别刺激痉挛肌及其拮抗肌,使两者交替收缩,利用交互抑制对抗痉挛。

(5)运动疗法:主要通过抗痉挛体位疗法、牵张训练、利用联合反应治疗、神经肌肉促进技术和辅助技术等有效抑制和缓解肢体痉挛、改善关节活动度,增强肌力和运动协调性。

(6)手法治疗:包括推拿按摩和振动疗法。推拿按摩可起到活血化瘀、松弛肌肉和疏通筋骨的作用,有利于解除痉挛。对肌腹或肌腱的挤压、关节负重等手法均可缓解痉挛。深部按摩能产生中枢抑制,皮肤刺激可用于缓解疼痛,降低某些肌肉紧张,提高交感神经兴奋性。局部肌肉振动对于减少节段性痉挛非常有用,会对运动功能产生积极影响。

四、预防与预后

(一)预防

因痉挛是多种疾病导致的一种特殊运动障碍,因此对于痉挛的预防,关键在于预防原发病。如提倡通过科学的孕期保健、均衡饮食、定期产检、科学分娩、新生儿监护以及科普知识的普及等工作,提高脑性瘫痪的预防能力和水平,从而减少由脑瘫导致的痉挛。可通过加强对孩子的安全教育工作、增强安全意识,预防交通事故、跌倒或高处坠落等,避免颅脑损伤或脊髓损伤而导致的痉挛。

(二)预后

脑瘫导致的痉挛与下列因素有关:脑损伤的程度及是否存在并发损害或继发损害;早期发现异常及早期干预的时间;是否采取正确的康复治疗策略;是否实施正确的康复护理、管理及康复预防措施等。

颅脑损伤导致的痉挛的预后与损伤程度密切相关,也与早期康复的介入、家庭的支持、患儿的体质及对康复治疗的配合等因素有关。

不同程度的脊髓损伤所导致的痉挛预后也是不同的:轻度的损伤对患儿的运动功能和生活产生较小的影响,一般不影响患儿的日常生活;中度的损伤可能会使患儿丧失某些功能,但通过康复训练及使用辅助器具可得到部分改善;重度的损伤会使患儿丧失大部分功能,同时也有增加泌尿系统感染、呼吸系统感染、压疮等的风险。

(李恩耀)

第六节 吞 咽 障 碍

一、概述

吞咽(swallowing)是指人体从外界经口摄入食物并经食管传输到达胃的过程,是人类最复杂的行为之一。根据食物通过的部位一般可分为口腔期、咽期、食管期,口腔期又分为口腔准备期和口腔推送期。也有学者将吞咽分为 4 期,增加口腔前期。

吞咽障碍(dysphagia)是由于下颌、双唇、舌、软腭、咽喉、食管等器官结构和 / 或功能受损,不能安全有效地把食物由口送到胃内的一种临床表现。吞咽障碍病因复杂,包括中枢神经系统疾病、神经肌肉接头疾病、肌肉疾病、口咽部器质性病变、消化系统疾病、呼吸系统疾病等。文献资料显示神经系统疾病吞咽障碍发生率高于 50%;脑瘫患儿吞咽障碍发生率高达 50.4%;机械通气患者拔管后吞咽障碍的发生率为 55.1%;重型颅脑损伤后吞咽障碍发生率为 61%。

吞咽障碍并发症：①误吸：吞咽障碍最常见且需要优先处理的并发症；食物残渣、口腔分泌物等误吸至气管和肺从而引起反复肺部感染，甚至出现窒息危及生命。②营养不良：因进食困难，机体所需营养和液体得不到满足，出现水电解质紊乱、消瘦和体重下降，婴幼儿可出现生长发育障碍，甚至因营养不良导致死亡。③心理与社会交往障碍：因不能经口进食、需佩戴鼻饲管，容易产生抑郁、社交隔离等精神心理症状；对于儿童来说，甚至可出现语言、交流技巧发育迟滞或障碍。

二、诊断及评定

(一)诊断

吞咽障碍为症状诊断，而非疾病诊断。多种疾病状态下都可出现吞咽障碍。根据吞咽障碍的临床表现、体征和并发症，结合 VFSS 吞咽造影检查可明确诊断。吞咽障碍的临床表现有：①口水或食物从口中流出，或长时间含于口中不吞咽；②咀嚼困难或疼痛；③进食过程需频繁清理口腔，或进食后食物粘在口腔或喉部；④进食或喝水时出现呛咳；⑤食物或水从鼻腔流出；⑥需要额外液体将食物湿化或帮助吞咽；⑦声音喑哑；⑧不能进食某些食物，或进食习惯改变；⑨反复发作的肺炎或是不明原因的发热。

(二)评定

对于神经系统重症患儿，机械通气时间＞24 小时、神经肌肉病变、气道或食管损伤等，无论有无意识障碍，都建议进行吞咽功能评估。

1. 评定目的 确定吞咽障碍是否存在；提供吞咽障碍的解剖和生理学依据；确定患儿有关误吸的危险因素，预防误吸的发生；明确是否需要改变营养方式，以改善营养状态；为制订进一步检查、治疗方案、评定康复治疗效果、指导安全喂食和健康宣教，提供客观依据。

2. 评定步骤 建议由筛查开始，初步判断是否存在吞咽障碍及其风险程度，如果有或高度怀疑，则做进一步的临床功能评估和／或仪器检查。

3. 筛查 筛查可以初步了解患儿是否存在吞咽障碍以及障碍的程度，如咳嗽、食物是否从气管套管溢出等表现。筛查方法包括检查法和量表法。

(1)反复唾液吞咽试验：患儿取坐位，检查者将手指放在患儿的喉结及舌骨处，观察在 30 秒内患儿吞咽的次数和活动度。

(2)饮水试验：患儿取端坐位，先让患儿单次喝下 2~3 茶匙水，如无问题，再让患儿一次性喝下 30ml 水，然后观察和记录饮水时间、有无呛咳、饮水状况等，进行分级与判断。意识水平下降，不能听从指令的重症患儿饮水测试不适用。

(3)染料测试：可以利用果绿、亚甲蓝等测试，是筛查有无误吸的一种方法。主要用于意识障碍有气管切开患儿的误吸风险评定。

(4)进食评估调查工具 -10(eating assessment tool, EAT-10)：EAT-10 有助于识别误吸的征兆和隐性误吸以及异常吞咽的体征。

4. 临床吞咽评估(clinical swallow evaluation, CSE) 称为非仪器评估。CSE 包括临床病史检查、口颜面功能和喉部功能评估和进食评估三个部分。意识障碍患儿可以通过吞咽器官或咽反射等检查间接了解吞咽功能状态。

5. 摄食 - 吞咽过程评定 容积 - 黏度吞咽测试(volume-viscosity swallow test, V-VST)主要帮助患儿选择摄取液体最合适的容积和稠度。一般测试时选择的容积分为少量(5ml)、中量(10ml)、多量(20ml)3 种；稠度分为低稠度(水样)、中稠度(浓糊状)、高稠度(布丁状)。按照不同组合，完整测试共需 9 口进食，观察患儿吞咽的情况，根据安全性、有效性的指标判断进食有无风险。

(1)安全性方面临床特征：①咳嗽：吞咽相关的咳嗽提示部分食团已经进入呼吸道；②音质变化：吞咽后声音变得湿润或沙哑；③血氧饱和度水平下降：基础血氧饱和度下降 5%。

(2)有效性方面临床特征：①唇部闭合：闭合不全导致部分食团漏出；②口腔残留：提示舌的运送能力受损，导致吞咽效率低；③咽部残留：提示咽部食团清除能力受限；④分次吞咽：无法通过单次吞咽动作吞下食团，降低摄取有效性。

6. **特殊检查** 包括吞咽造影检查、软管喉内镜吞咽功能评估、超声检查、测压检查以及表面肌电图检查等。

(1)吞咽造影检查（videofluoroscopic swallowing study，VFSS）：目前公认吞咽障碍检查的"理想方法"和诊断的"金标准"。在X线透视下，针对口、咽、喉、食管的吞咽运动所进行的特殊造影。此检查可明确患儿是否存在吞咽障碍，发现吞咽障碍的结构性或功能性异常的病因、部位、程度、所属分期和代偿情况，判断有无误吸。并且评价代偿的影响，如能否通过特殊吞咽方法或调整食物黏稠度来减轻吞咽障碍，为治疗措施的选择和疗效评估提供依据。

(2)软管喉内镜吞咽功能评估（flexible endoscopic evaluation of swallowing，FEES）：使用喉镜经过咽腔或鼻腔直观观察会厌、杓状软骨、声带等的解剖结构和功能状态。还可让患儿吞咽不同黏稠度食物，更好地观察吞咽启动的速度、吞咽后咽腔残留，以及有无食物进入气道等情况，由此评估吞咽功能及误吸风险。国外也推荐采用标准化FEES吞咽功能检查流程，有助于判断重症患儿是否可以拔除气管套管。

(3)测压检查：目前唯一能定量分析咽部和食管力量的检查手段。

(4)超声检查：一种无创无放射性检查。

(5)表面肌电图检查（surface electromyography，sEMG）：用于检测吞咽肌群活动的生物电信号。

三、康复治疗

重症患儿早期常存在中重度口腔运动功能障碍、吞咽障碍以及对鼻胃饲管的依赖。考虑到患儿认知状态和误吸风险，在此期间应进行保守的吞咽障碍管理，每天需监测患儿在增稠流体或泥状食物试验期间口服喂食的安全性。

（一）治疗目的

恢复或提高患儿的吞咽功能；改善身体的营养状况；改善因不能经口进食所产生的心理恐惧与抑郁；增加进食的安全，减少食物误咽、误吸入肺的机会，减少吸入性肺炎等并发症发生。

（二）治疗方法

1. **营养方式改变** 营养是吞咽障碍患儿需要首先解决的问题。对于因昏迷、认知功能障碍或吞咽障碍不能经口摄食的患儿，应予以鼻饲喂养。对预计4周内不能自主进食的患儿经皮内镜下胃造瘘术比长期鼻饲更好。

2. **摄食训练** 进食应以安全为主，以下情况须暂缓治疗，如收缩压<90mmHg（1mmHg=0.133kPa）或>200mmHg，平均动脉压<65mmHg，以及患儿治疗时唇周发绀，出现胸痛、眩晕、出汗、疲乏及严重呼吸困难，血氧饱和度<90%等；以下情况则不宜经口进食：①昏迷状态或意识尚未清醒；②对外界的刺激迟钝，认知重障碍；③吞咽反射、咳嗽反射消失或明显减弱；④处理口水的能力低，不断流涎，口部功能严重受损。对于气管切开患儿，多数建议先拔除气管套管，再考虑经口进食，并结合以下要求进行摄食训练：

(1)进食体位：一般患儿取躯干30°仰卧位，头部前屈，辅助者位于患儿健侧。此时进行训练，食物不易从口中漏出，有利于食团向舌根运送，还可以降低向鼻腔反流及误咽的危险。严禁在水平仰卧及侧卧位下进食。

(2)进食姿势：选择合适的进食姿势可改善或消除吞咽误吸症状，主要推荐的进食姿势有转头吞咽、侧头吞咽、低头吞咽及仰头吞咽。

(3)食物的性状和质地：应根据吞咽障碍的程度及阶段，本着先易后难的原则来选择，容易吞咽的食物其特征为密度均一，有适当的黏性，松散且爽滑，通过咽及食管时容易变形、不易在黏膜上残留。

(4)一口量和进食速度：即最适于吞咽的每次摄食入口量，正常人液体为1~20ml，浓稠泥状食物3~5ml，布丁或糊状5~7ml，固体2ml。对患儿进行摄食训练时，如果一口量过多，会从口中漏出或引起咽部残留导致误咽；过少则会因刺激强度不够，难以诱发吞咽反射。如患儿出现呛咳，应停止进食。

(5)气道保护手法:进食过程根据患儿的吞咽情况选择性应用气道保护手法。

(6)注意事项:要培养良好的进食习惯,最好定时、定量,能坐起来不要躺着,能在餐桌上不要在床边进食。

3. 吞咽器官运动训练 旨在加强唇、舌、下颌的运动及面部肌群的力量及协调,从而提高吞咽的生理功能。训练过程可根据患儿的能力借助一些小工具,如舌肌康复器、压舌板、舌压抗阻反馈训练仪等进行被动或抗阻训练。

4. 吞咽器官感觉训练 旨在帮助改善口腔器官的感觉及口周、舌的运动功能。感觉训练技术包括:①触觉刺激:用手指、棉签、压舌板、电动牙刷等刺激面颊部内外、唇周、舌部等,以增加这些器官的敏感度;②舌根及咽后壁冷刺激与空吞咽:咽部冷刺激是使用棉棒蘸少许冷冻的水,轻轻刺激腭、舌根及咽后壁,然后嘱患儿做空吞咽动作;③味觉刺激:用棉棒蘸不同味道果汁或菜汁(酸、甜、苦、辣等),刺激舌部味觉,增强味觉敏感性及食欲。嗅觉刺激、K点刺激、振动训练、气脉冲感觉刺激训练等也是常用的感觉训练方法。

吞咽器官运动训练及感觉训练的适应证包括唇闭合障碍、张口障碍、舌无力无法伸出唇外、软腭上抬幅度不足等运动障碍,以及口腔感觉障碍,流涎、食物在口腔弥散不能形成食团、食物无法被运送到咽部等口腔期吞咽障碍。

5. 气道保护手法 是一组旨在增加患儿口、舌、咽等结构本身运动范围,增强运动力度,增强患儿对感觉和运动协调性的自主控制,避免误吸、保护气道的徒手操作训练方法。气道保护手法主要包括:保护气管的声门上吞咽法及超声门上吞咽法;增加吞咽通道压力的用力吞咽法;延长吞咽时间的门德尔松吞咽法等。

6. 低频电刺激治疗 神经肌肉电刺激疗法是其中最常用的电刺激方法,包括刺激完整的外周运动神经来激活所支配肌肉的低频电刺激(如经皮神经电刺激疗法)以及直接激活去神经支配的肌肉纤维的电刺激(如手持式感应电刺激)两种。主要治疗目标是强化无力肌肉及进行感觉刺激,帮助恢复喉上抬运动控制、延缓肌肉萎缩、改善局部血流。

7. 表面肌电生物反馈训练 可通过表面电极监测肌肉活动,为患儿提供肌肉收缩力量大小和时序的视觉提示,并通过肌电声音、波形反馈,语言提示,训练患儿提高吞咽肌群的力量和协调性。

8. 球囊扩张术 此项技术主要是通过脑干神经反射弧和大脑皮质及皮质下中枢的神经调控发挥作用。常用于神经源性吞咽障碍如脑干损伤所致环咽肌功能障碍。此项技术相当安全可靠,成本低廉,操作简单,患儿依从性高,大量临床循证实践表明疗效肯定。

9. 通气吞咽说话瓣膜 在气管切开患儿中,在气管套管口安放一个单向通气阀,吸气时瓣膜开放,吸气末瓣膜关闭,呼气时气流经声带、口鼻而出,改善吞咽和说话功能。它有助于恢复语言交流能力,改善咳嗽反射,减少误吸,提高嗅觉、味觉功能,提高呼吸功能。

10. 辅助器具口内矫治 口腔辅助具适用于舌、下颌、软腭等器质性病变手术治疗,口腔器官有缺损或双侧舌下神经麻痹导致软腭上抬无力,影响进食吞咽功能的患儿。可应用腭托等代偿。

11. 手术治疗 对于环咽肌不能松弛保守治疗无效的患儿,采用环咽肌切断术等。

四、预防及预后

(一)预防

神经重症患儿吞咽障碍所致的误吸中10%~20%为隐性误吸或微量误吸。除食物外更为常见的是口咽部分泌物的误吸。建议存在口咽部分泌物增多、持续留置鼻饲管、胃食管反流、不明原因发热、反复支气管炎或肺炎、嗓音改变等情况的患儿均应进行进一步的吞咽功能评估。保持良好的口腔卫生、半卧位、人工气道导管气囊的有效管理等是神经重症患儿预防隐性误吸的关键。住院期间,护士结合患儿和家属具体情况进行个体化的健康教育。指导患儿代偿进食方法和如何判断及处理误吸,教育患儿保持口腔卫生并讲解吞咽障碍的基本知识,如何配合吞咽障碍的筛查和评定、吞咽及摄食训练、误吸急救等相关知识培训及出院指导。

(二) 预后

吞咽障碍的出现会进一步导致误吸、吸入性肺炎、营养不良等并发症的发生,严重影响了患儿功能恢复及预后情况,甚至可能危及生命。需要患儿、康复医师、物理治疗师、作业治疗师及护士密切合作。其次家属参与早期康复护理对吞咽障碍患儿来说,具有改善吞咽功能、减少并发症发生率和缩短住院时间的重要意义,有助于吞咽障碍患儿最大限度地提高生存质量,为改进吞咽障碍患儿护理质量提供参考依据,减轻社会负担,减少公共资源和医疗资源的浪费。

(胡继红 郭春光)

第七节 疼 痛

一、概述

疼痛是具有感觉、情绪、认知和社会层面的实际或潜在组织损伤所引起的痛苦体验。在胎儿期,外周痛觉感受器官在孕 7 周时即已产生,其后不断发育、完善直至成熟。疼痛不但能对儿童呼吸、循环、代谢、免疫及神经等系统产生近期影响,还会对儿童心理、生长、发育和行为等方面产生远期不良影响。反复发作的疼痛对儿童日常生活有重大影响,包括睡眠、参与社会生活等,并引发儿童和家庭成员的焦虑、失眠、疲劳以及消极的应对行为。因此,必须提高对儿童疼痛的认识,改变传统的漠视儿童疼痛的观念,将疼痛作为除体温、脉搏、呼吸及血压以外的第 5 个生命体征来对待,做到及早预见准确评估,制订方案和积极干预。

二、诊断及特点

疼痛诊断主要依赖病史和疼痛强度评估的结果来判断。但儿童疼痛的诊断比较复杂,具有以下几个特点:

1. 病史陈述不清,查体定位不准确。这与小儿表达能力有限,合作困难有关。

2. 疼痛敏感性高,年龄越小越易感受疼痛。

3. 有时因惧怕治疗而隐瞒病情,不敢述说。

4. 疼痛的持续时间明显短于成人,常表现为阵发性疼痛,疼痛发生后,强度迅速减弱,表现为高起点、短过程。

5. 疼痛引起儿童类成人或超成人的反应,包括呼吸循环、激素代谢、免疫等影响儿童的健康生长发育。此外,疼痛对儿童心理和精神也有很大影响。

三、婴儿和儿童的疼痛评估

良好的疼痛评估是发现和处理疼痛的第一步。疼痛是主观的感知,有赖于患者自我的表述。疼痛表达方式与儿童的年龄、认知发育以及社会文化背景有关。目前还没有一种理想的疼痛量表能适用于所有种类疼痛或所有年龄阶段的儿童。在儿童疼痛评估时,应当注意下列问题:①不同年龄阶段和认知水平,使用不同的评估方法是准确进行疼痛评估的保证;②多种评估方法的联合使用有助于提高疼痛评估的准确性。儿童常用的疼痛评估方法包括自我评估、行为观察和生理学评估。

(一) 行为观察

主要观测疼痛相关的行为学表现或者对儿童父母或监护人提供的疼痛叙述进行评估。急性疼痛的行为表现:面部表情,肢体运动和身体姿势,不可安慰,哭吵,呻吟;慢性疼痛的行为表现:异常的姿态、体位固定、拒绝移动、面部表情缺乏、冷漠、过分安静、易怒、情绪低落、睡眠中断、愤怒和食欲改变。对预测儿童是否有镇痛需求指征较可靠、特异和敏感。以下推荐几种常用于脑瘫儿童的疼痛行为观察量表：

1. 面部表情评估　脸谱疼痛评分法（Wong-Baker pain rating scale）：适用于3~18岁儿童，婴幼儿或者有交流困难的患儿也适用，分值为0~10分（图16-7-1）。但需注意的是患儿可能因为恐惧、饥饿或其他压力失去"笑脸"，疼痛评估时应排除这些因素的影响。

2. 行为评分　改良儿童疼痛行为量表r-FLACC（the revised face, legs, activity, cry and consolability scale）：该量表适用于2个月~7岁的脑瘫儿童，但使用镇静药物、肌松药物或者重症患者如机械通气患儿不宜使用该评估量表。它包括5个行为指标：脸、腿、活动、哭泣和可安慰性（表16-7-1）。每个指标得分从0到2分，总分从0到10分不等。评估分值越高，疼痛越严重。

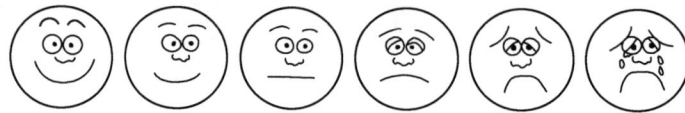

图16-7-1　Wong-Baker脸谱疼痛评分法

表16-7-1　改良儿童疼痛行为量表（r-FLACC）

项目	0分	1分	2分
脸	无特殊表情或微笑	偶尔做鬼脸/皱眉；退缩/不感兴趣；显得悲伤或忧虑	经常做鬼脸或皱眉；频繁/持续颤抖下颌，紧闭下颌；愁眉苦脸；恐惧或惊慌的表情
腿	保持平常的姿势或放松，平常的语调或肢体动作	不安、不满、紧张、偶尔有震颤	踢腿或腿部拖动，痉挛显著增高，持续的震颤或抽搐
活动度	安静躺着，正常体位或轻松活动，呼吸平稳	扭动、翻来覆去，紧张或防卫动作，轻微不安（例如，来回转头，攻击性）；呼吸轻微受限，间歇性叹息	身体弓起、僵硬、剧烈抖动，剧烈摇动身体、撞头、颤抖（不是僵硬）、屏气、喘气或呼吸急促，呼吸严重受限
哭闹	不哭/语言表达	呻吟或呜咽，偶尔抱怨，偶尔的言语激动或咕哝	一直哭闹、尖叫、抽噎，频繁抱怨，频繁地愤怒的言语或咕哝
可安慰	满足、放松	偶尔抚摸、拥抱和言语可安慰、转移注意力	难于安抚或安慰、推开照顾者、拒绝照顾或安抚

注：程度分级：轻度0~3分，中度4~6分，重度7~10分。

（二）自我评估

儿童对自己主观感受的描述，它包括疼痛相关感觉描述，陈述疼痛的性质、强度、时间、空间方面的信息。它是评估疼痛程度的金标准，但要求儿童有一定的认知和语言水平，需排除特定情况下的倾向性。根据儿童认知能力发育水平推荐使用如下量表：

1. 视觉模拟评分法（visual analogue scales, VAS）　用于认知能力8岁以上儿童。一条10cm长的标尺，一端标示"无痛"，另一端标示"最剧烈的疼痛"，儿童根据疼痛的强度标定相应的位置。

2. 数字等级评分法（numerical rating scales, NRS）　适用于认知能力8岁以上儿童。用0~10数字的刻度标示出不同程度的疼痛强度，"0"为无痛，"10"为最剧烈疼痛，4以下为轻度痛，4~7为中度痛，7以上为重度（图16-7-2）。

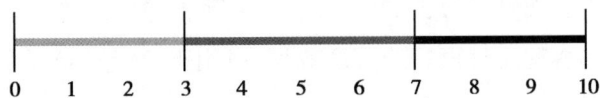

图16-7-2 数字等级评定量表（NRS）

3. **语言等级评定量表**（verbal rating scale, VRS） 适用于认知发育水平在3岁以上、能较好描述疼痛的儿童。临床常用6级评分法，分为无痛、轻痛、中痛、重痛、剧痛和最痛。但对于3~5岁的儿童，因为自我评估的信度和效度不高，需结合一种观察性的评估方法进行疼痛程度评估。当儿童有能力自述疼痛程度时，其口头的描述应作为药物治疗的首要参考依据。

（三）生理指标评估

根据疼痛引起的生理学变化进行评估。疼痛评估的生理学的参数包括心率、呼吸、血压，心率变异度，皮质醇变化，皮层诱发活动等，但这些参数受行为学的影响较大。功能磁共振可以测量疼痛位置与对应的大脑功能区疼痛相关变化；红外热成像图可以在屏幕上用色彩梯度差显示出疼痛范围与程度，可用来评估治疗效果；体感诱发电位可测量出神经通路传导情况与疼痛的关系。在疼痛评估时，生理学指标必须与其他评估手段联合使用。

四、儿童疼痛发作的特点

各个年龄阶段的儿童对疼痛的感受不同，任何一种能够引起成年人疼痛的现象，都可能出现在婴儿和儿童身上。日常疼痛（daily pain）：儿童在每日的玩耍和运动过程中都会出现微小的磕碰外伤，他们或表现为夸大的痛反应或不以为然。短期痛（short-term pain）：通常持续数分钟、数小时或数日，多由疾病、外伤或治疗引起，例如注射、抽血或手术。复发痛（recurrent pain）：复发痛在儿童及青少年中普遍会发生，女孩比男孩症状重。复发痛可引起儿童对疼痛的夸大反应，甚至影响儿童正常的入学和家庭生活。疾病相关疼痛和慢性痛：许多疾病如疟疾、艾滋病、镰状细胞贫血病以及一些地方性流行病会并发疼痛。关节炎、偏头痛、胃肠炎等是儿童常见的慢性疼痛病因，早期疼痛没有有效控制，会逐步发展为慢性痛。

五、儿童疼痛的康复治疗

（一）药物止痛

临床上镇痛药、局麻药等均可适用于小儿镇痛。药物选择的原则是轻度疼痛使用非阿片类镇痛药，中度至重度疼痛使用阿片类镇痛药，必要时根据情况选择其他种类止痛药物联合用药。慢性疼痛药物治疗，应在固定的时间间隔内给予，从低剂量起始逐渐增加，直到患儿舒适。下一个剂量应在前一剂量的效果减弱之前给予。最佳剂量是将疼痛缓解到患儿可接受的水平。药物应通过侵入性最小的途径给予，如口服、鼻吸、透皮或直肠等，但在严重疼痛时可通过静脉输注来快速缓解，尽量避免肌内注射给药。同时针对患儿的需要和对治疗的反应量身定制，阿片类药物的使用建议在疼痛专家或药理专家指导下谨慎实施。

1. **轻度疼痛** 首选对乙酰氨基酚或非甾体抗炎药，如布洛芬、萘普生等。虽然儿童短期使用此类药物引起胃炎和胃肠道出血在内的不良反应较少见，但长期应用时仍应注意。阿司匹林在儿童期有引发瑞氏综合征的风险，因而不推荐使用。

2. **中度疼痛** 可使用对乙酰氨基酚和氢可酮合用、氧可酮、吗啡或氢吗啡酮口服。疼痛急性发作可使用芬太尼鼻喷剂。曲马多作为通过5-羟色胺和去甲肾上腺素系统产生作用的镇痛药，可以通过口服或直肠给药，且呼吸抑制作用较阿片类药物少见，依赖性小，推荐应用于较大年龄儿童的中度疼痛治疗。但仍应注意其过度镇静、尿潴留和便秘等副作用。

3. **重度疼痛** 使用强效阿片类镇痛药物静脉用药。强阿片药包括吗啡、芬太尼、舒芬太尼和瑞芬太尼等。阿片类止痛药的疗效及安全性存在较大个体差异，需要逐渐调整剂量，以获得最佳用药剂量。

在应用止痛药特别是阿片类药物时，应注意药物副作用，特别是呼吸抑制问题，应严格按照用药指南逐渐加量，用药期间做好呼吸管理及监测，以保证安全。镇痛药需缓慢减量,以避免因突然停止或减少药物剂量而出现的戒断症状。另要意识到新发疼痛会有其新的疼痛特点,注意观察,避免使用药物掩盖新发疼痛而漏诊。

(二)非药物疗法

非药物止痛应作为儿童轻度及慢性疼痛治疗的首选,也可作为止痛药物的辅助治疗手段。非药物止痛通过高级中枢的活动来下调疼痛感知,包括分散注意力、情绪情感调控等。研究表明,当注意力被吸引到别处时,高级中枢对传入的疼痛信号的反应会减慢。非药物干预大体可归纳为使身心舒适的方法和分散注意力两种形式。不同认知水平的儿童感知和影响疼痛的方式不同,因而应根据患儿的年龄和认识发育阶段,选择个体化干预措施。

1. 舒适护理 对于婴儿或小年龄幼儿,可以通过喂养、安抚奶嘴等口腔刺激降低疼痛敏感性,摇晃、亲肤接触、按摩、襁褓包裹和袋鼠护理等也有利于缓解疼痛。冷敷或热敷适于稍大儿童的急性疼痛治疗。

2. 亲情抚慰 父母给予儿童的安抚能稳定孩子的情绪,缓解焦虑。医务人员应指导家长使用鼓励、赞扬的话语,避免道歉、批评或含糊消极的语言。

3. 音乐 可以缓解急慢性疼痛,减轻焦虑和抑郁症状,儿童自主选择的音乐比研究人员选择的音乐具有更大的镇痛效果。选择音乐时不局限于某种流派,开展形式可以是倾听,也可以是演奏,均应根据患儿的个体喜好选择,如有儿童偏爱有声读物,同样可以达到类似镇痛效果。

4. 游戏 根据患儿的年龄及认知水平选择合适的游戏方式。婴儿可以使用声光玩具、躲猫猫、吹泡泡等亲子互动游戏主动分散注意力;幼儿和学龄前儿童可以使用角色扮演游戏、智力游戏等;学龄期及更大儿童可以通过手机或电脑游戏、体感游戏及虚拟现实游戏等更有吸引力的游戏方式来降低疼痛体验和应激反应。

5. 物理治疗 水疗可舒缓全身肌肉紧张和激活疼痛控制闸门而减少疼痛感觉信息输入。运动

功能效贴通过改善局部软组织肿胀和持续传入多重感觉而有很好的镇痛效果,可用于急慢性局部疼痛的治疗。

6. 其他方法 深呼吸训练虽不能减轻疼痛水平,但有利于舒缓疼痛造成的焦虑和应激;正念催眠等调节情绪,缓解紧张焦虑,从而降低疼痛感受。小丑医生治疗可缓解儿童在医院环境中的紧张焦虑情绪,对舒缓疼痛有益;针灸治疗对于部分类型的疼痛有治疗作用,但此治疗本身会引起疼痛及患儿恐惧,故临床应用时应综合考虑。

(三)儿童常见慢性疼痛

儿童慢性疼痛的发生率较成年人低,易被忽视,且儿童常以某种姿势回避疼痛,以肢体畸形或放弃一部分的功能为代价来减轻疼痛,如斜颈、跛行等,故应尽早发现、尽早治疗。

1. 颈源性疼痛 是儿童最常见的头痛。本病持续存在,反复发作,严重影响儿童的学习和健康。发病年龄多为 7~15 岁,最小的仅 5 岁。早期多为前额部、枕部、耳后部、耳下部不适感,以后转为闷胀或酸痛感,逐渐出现疼痛,疼痛部位可扩展到前额、颞部、顶部、颈部。疼痛可有缓解期,随病程进展,疼痛逐渐加重,持续性存在,缓解期缩短,发作性加重。寒冷、劳累可诱发疼痛加重。本病的发生是由于小儿颈部肌肉、韧带及关节囊较薄弱,支架结构不稳定,减弱了对颈部的保护作用。疼痛部位常模糊不清,分布弥散并向远方牵涉,可出现牵涉性疼痛,部分患儿疼痛时伴有耳鸣、耳胀、眼部闷胀、颈部僵硬感,多数患者在疼痛发作时喜欢用手压疼痛处以求缓解。病程较长者注意力和记忆力降低,情绪低落、烦躁、易怒、易疲劳,学习成绩降低。检查可发现在耳下方颈椎旁及乳突下后方有明显压痛。病程较长者可有颈后部、颞部、顶部、枕部压痛点;有的患者局部触觉、针刺觉减弱,部分患者患侧嗅觉、味觉和舌颊部感觉减退;部分患者压顶试验和托头试验呈阳性。有的患者无明显体征,X 线检查多无特殊变化。

(1)一般性治疗:对于病程较短、疼痛较轻的患儿,可采取休息、头颈部针灸、牵引、理疗同时配合

口服非甾体抗炎免疫药。一部分患者的病情可好转。但对按摩要慎重，许多患儿经按摩后病情加重，有的还发生严重损伤。

（2）颈椎旁病灶注射：在第2颈横突穿刺，注入消炎镇痛药物，每7~14天治疗1次，经过2~3次治疗对多数颈源性头痛患儿具有良好治疗效果。

2. **小儿生长性疼痛** 这是一种原因不明，发生在儿童骨骼生长旺盛期之前的一种肢体痛症。此病临床并不少见，儿童主诉疼痛，但体格检查、实验室或影像学检查均无异常。学龄儿童的5%发生过此疼痛。发生疼痛最常见的年龄是11岁，疼痛部位以膝关节周围最常见，髋骨及股上段后侧次之，主要累及股部肌肉及腓肠肌。该病的发病机制尚不清楚，可能与儿童发育快，腿部负担过重，下肢骨骼充血有关，也有人认为系儿童膝关节韧带松弛，关节面受力不均衡，关节摇摆不稳而引起疼痛。本病随生长发育的成熟可完全自愈。疼痛发生时可对症处理，发生频繁时可口服非甾体抗炎免疫药。

3. **创伤后胸腹痛** 部分儿童在手术后或创伤后出现慢性胸腹部疼痛。这类疼痛的治疗包括瘢痕内或周围压痛点注射、肋间神经阻滞、椎旁神经根阻滞以及交感神经阻滞。当疗效不持久时，应考虑化学性胸腰部交感神经阻断。

4. **小儿癌症疼痛** 儿童的恶性肿瘤病谱与成人有所不同，大多数少年期肿瘤对化疗、放疗和手术治疗有较好适应性。对大多数儿童，注射、骨髓穿刺、感染和口腔黏膜炎症引起的疼痛需要镇痛治疗，尤其是晚期肿瘤恶化扩散引起的疼痛，不管是癌症本身导致的、还是癌周组织放射后产生的疼痛，均应参照WHO推荐的癌症疼痛治疗方案予以实施。镇痛按阶梯、口服为主、按时用药、用药个体化和注射具体细节的原则，并以患儿主诉疼痛得以满意控制为用药后对效果评估的唯一标准。在用药过程中应随时调整服药的剂量，一般情况下只要患儿仍然疼痛，就是所用药物不适应或用药剂量不足，此时不应对药效或/和患儿反应产生怀疑。

5. **物理疗法** 作为疼痛主要的辅助疗法，多与其他治疗方式相结合从而减轻患儿的疼痛，包括了神经电刺激、射频、激光、微波、超声治疗等。在儿童的慢性疼痛中，物理治疗主要作为辅助手段减轻患儿疼痛，且有助于患儿疼痛肢体功能的恢复。

超声治疗法作为一种疼痛治疗的新方向，主要通过将超声聚焦于人体内的靶区，利用其产生的热效应、机械效应及空化效应，使局部组织产生可逆或不可逆的损伤，降低感觉神经的敏感性，减少疼痛刺激向中枢的传导，达到缓解疼痛的目的。聚焦超声技术作为近年发展起来的一种无创性外科治疗手段，可作用于深部组织，对靶区外周围组织损伤小，具有操作简便、副作用少等优势，但是就超声治疗剂量最优化及疗效的提高方面，仍是有待进一步临床研究的课题。

六、预防与预后

既往虽然已有多种药物和非药物治疗应用于临床，忽视儿童疼痛以及治疗不足的现象仍然普遍存在，随着对疼痛认识水平的提高，儿童慢性疼痛的治疗也越来越受到关注。

儿童疼痛大部分预后良好，不影响健康，无后遗症。治疗小儿疼痛，并没有简单的方法，但将一些简单的事情做好则是可以提高治疗效果的，特别对那些需要镇痛但又是在儿科病房以外：如偏远地区的儿童，准确地评估疼痛，加强对家长的培训和采用多种镇痛药物安全有效地联合使用，都能够提高我们对疼痛患儿的治疗质量。

（吴 德）

第八节 神经源性膀胱

一、概述

神经源性膀胱(neurogenic bladder,NB)是一类由于神经系统病变导致膀胱和/或尿道功能障碍(即储尿和/或排尿功能障碍),进而产生一系列下尿路症状及并发症的疾病总称。根据神经病变的程度及部位的不同,神经源性膀胱的临床表现各有不同,常见的临床表现包括尿失禁、尿频、尿潴留、尿不尽、尿流无力等。有研究表明,神经源性膀胱的发病率在脊髓损伤(spinal cord injury,SCI)患者中为69%~92%,每年的发病率为14%~53%。

小儿神经源性膀胱病因以先天性为主,出生时最常见的病因是神经管闭合不全导致的脊髓发育不良,包括脊柱裂、脊膜膨出、脊髓脊膜膨出等,严重的肛门直肠畸形或肛门直肠畸形手术治疗后也可伴随神经源性膀胱。中枢神经系统疾病包括脑血管意外、颅脑病变、肿瘤、脊髓损伤等;交通事故是导致脊髓损伤最常见的原因,跳舞训练创伤所致脊髓损伤也是小儿近年来常见病因;除以上因素外,感染及免疫性疾病包括获得性免疫缺陷综合征、单纯疱疹脑炎、系统性红斑狼疮、脊髓灰质炎等,可能同时侵犯中枢及外周神经而导致神经源性膀胱;先天遗传因素如家族性淀粉样多发性神经病变(familial amyloidotic polyneuropathy,FAP)、强直性肌营养不良、遗传性痉挛性截瘫及医源性因素脊柱及盆腔手术意外、局部脊髓麻醉意外也有可能导致神经源性膀胱。

二、诊断与评定

(一)诊断

1. 病史 要重点了解神经系统病史、既往脊髓和盆腔手术史、围产期情况、下尿路症状和下肢症状出现的年龄以及缓解或加重情况等。

2. 临床症状 各种类型的尿失禁或排尿困难、尿流无力等。可伴有尿路感染、便秘或大便失禁。

3. 体格检查 要重点了解患儿背部和腰骶部中线是否有脊膜膨出、脂肪瘤、异常毛发分布、皮肤凹陷、瘘管、窦道、血管瘤或色素痣等,会阴部查体要注意鞍区感觉、肛门外括约肌张力和骶反射情况。

4. 辅助检查 对怀疑有泌尿系统感染者均应行血常规、尿常规、尿细菌培养和药物敏感试验等检查,以确定是否并发尿路感染并指导抗生素的应用。血液生化检查有助于发现反流性肾病及肾功能损害的程度。

影像学检查:①超声和X线检查:B型超声观察肾脏形态、测定残余尿量、膀胱颈部的开闭状态和膀胱壁厚度等,还能显示胎儿及新生儿(年龄<4~6个月)脊柱区各结构,是新生儿脊髓栓系早期诊断的首选方法。较大儿童脊柱X线片可发现脊柱畸形,如脊柱侧弯和腰骶椎裂等。②磁共振尿路成像(Uro-MRI)和放射性核素肾脏扫描:可用于评估肾脏功能、肾脏瘢痕及肾盂和输尿管排泄情况。MRI能清晰显示中枢神经病变情况,如脊柱和脊髓的畸形和损伤程度,以及脊髓发育情况包括脊髓圆锥的位置等。③膀胱尿道造影:能显示膀胱输尿管反流(vesicoureteric reflux,VUR)及反流程度,严重患儿膀胱形态呈"圣诞树"样改变,膀胱长轴变垂直、壁增厚和憩室形成。④膀胱镜检查:可发现后尿道瓣膜以及膀胱内各种病变,早期各种类型的神经源性膀胱内部情况大致正常,随着时间推移小梁逐渐增多,小室、憩室逐渐形成。

（二）评估

神经源性膀胱的专科评估主要是尿流动力学检查：尿流动力学检查能客观地反映逼尿肌、尿道内外括约肌各自的功能状态及其在储尿、排尿过程中的相互作用。它能对下尿路功能状态进行科学、客观及定量的评估。尿动力学检查是由一系列检查项目构成,常用尿动力学检查项目有：

1. 排尿日记 排尿日记不仅能评估每天的膀胱功能,提供膀胱容积等信息,还能发现尿流率减低、排尿容量减少、间歇流尿、排尿犹豫、尿潴留等膀胱障碍,并且有助于解释尿动力学检查的结果。

2. 自由尿流率 尿流率是单位时间排出的尿量(ml/s),反映膀胱的贮尿和排空功能,对排尿功能进行初步评估,但不能反映出病因和病变部位。简单而且非侵入性,易于重复,准确性受尿量的影响。从新生儿到 13 岁之间,膀胱容量的增长是非线性。新生儿期膀胱容量为 10~15ml,婴儿期膀胱容量为 38ml+2.5×月龄。儿童膀胱容量(bladder volume, BV)为 30ml×年龄 + 30ml。

3. 残余尿测定 建议排尿后即刻通过超声或导尿法进行残余尿测量。

4. 充盈期膀胱压力容积测定 可以评估充盈期膀胱感觉、膀胱压力 - 容积关系、逼尿肌稳定性、膀胱顺应性、最大膀胱测压容积等指标,同时要记录膀胱充盈过程中是否伴随尿急、疼痛、漏尿、自主神经反射亢进等异常现象。

5. 漏尿点压测定

（1）逼尿肌漏尿点压(detrusor leak point pressure,DLPP)测定：指在无逼尿肌自主收缩及腹压增高的前提下,测量膀胱充盈过程中出现漏尿时的最小逼尿肌压力,可预测上尿路损害危险。当 DLPP $\geq$ 40cmH$_2$O 时上尿路发生继发性损害的风险显著增加。在无逼尿肌自主收缩及腹压改变的前提下,灌注过程中逼尿肌压达到 40cmH$_2$O 时的膀胱容量称为相对安全膀胱容量,严重的膀胱输尿管反流可缓冲膀胱压力;若反流出现在逼尿肌压力达到 40cmH$_2$O 之前,则相对安全膀胱容量为开始出现反流时的膀胱容量。

（2）腹压漏尿点压(abdominal leak point pressure, ALPP)测定(可选)：指增加腹压、测量发生漏尿时的膀胱腔内压力,主要反映尿道括约肌对抗腹压增加的能力,该指标在神经源性膀胱患者中的应用价值有限。

6. 肌电图(EMG)检查 用以记录尿道外括约肌、尿道旁横纹肌、肛门括约肌或盆底横纹肌的肌电活动,间接评估上述肌肉的功能状态。尿动力学检查中的 EMG 一般采用募集电位肌电图,通常使用肛门括约肌贴片电极记录 EMG,反映整块肌肉的收缩和舒张状态。检查时同步进行充盈期膀胱测压或压力 - 流率测定,可反映逼尿肌压力变化与尿道外括约肌活动的关系、排尿期逼尿肌收缩与外括约肌活动的协调性,同心圆针电极肌电图仅在特殊情况使用。更精细的肌电图检查如运动单位肌电图、单纤维肌电图等,更多应用于神经生理方面的研究。

7. 尿道压力描记 主要用以测定储尿期尿道控制尿液的能力,在反映膀胱出口阻力中也具有一定价值。但影响尿道测压的因素较多,结果变异较大。

8. 影像尿动力学检查 该项目将充盈期膀胱测压及压力 - 流率测定同 X 线或 B 超等影像学检查同步结合起来,显示膀胱尿道形态及膀胱 - 输尿管反流存在与否,是目前尿动力学检查中评估神经源性膀胱最为准确的方法。

三、康复治疗

神经源性膀胱治疗目标包括首要和次要目标,首要目标为保护上尿路功能(保护肾脏功能),确保储尿期和排尿期膀胱压力处于安全范围内。次要目标为恢复部分下尿路功能,提高控尿／排尿能力,减少残余尿量,预防泌尿系统感染及结石形成等并发症,提高患者生活质量。当首要目标和次要目标矛盾时,保护肾脏功能维护生命应该优先。

（一）间歇性导尿术

间歇性导尿术被国际尿控协会推荐为协助神经源性膀胱患者排空膀胱最安全的首选措施,是协助膀胱排空的金标准。间歇性导尿术包括无菌间歇性导尿术(sterile intermittent catheterization,SIC)和清洁间歇导尿(clean intermittent catheterization,CIC)。CIC是一种安全的膀胱引流方法,适用于不能自主排尿,残余尿持续增多的患儿。CIC经尿道插管排出尿液,没有年龄限制,只是新生儿及婴幼儿需父母帮助实施。一般患儿6岁左右可以开始训练自行CIC。一般每天导尿4~6次。导尿时机的选择注意与喂养时间关联。家长需记导尿日记,如果每次导尿量超过安全容量,需要增加导尿次数。

(二) 药物治疗

1. 抗胆碱能制剂　是目前应用于神经源性膀胱最广泛的药物,主要针对逼尿肌反射亢进的患儿,降低或消除其膀胱逼尿肌的无抑制性收缩,减轻膀胱高压以改善膀胱功能。儿童常用抗胆碱能药物为奥昔布宁和托特罗定,口服用药常见。也有研究通过膀胱灌注药物直接作用于局部逼尿肌,从而避免全身反应,但主要用于成人,儿童暂无相关数据。针对膀胱逼尿肌无力或反射低下而造成尿潴留、尿流无力,拟胆碱能药物通过兴奋逼尿力收缩而促进膀胱正常功能,但其临床疗效尚不明确,无充分证据证明其有效性。

2. A型肉毒毒素　A型肉毒毒素是一种选择性乙酰胆碱阻断剂,可快速紧密地结合于神经肌肉终板,阻断神经递质的释放与传递。膀胱逼尿肌注射A型肉毒毒素可产生膀胱去神经支配效应。对于逼尿肌反射亢进或逼尿肌尿道括约肌失调的患儿,尤其是抗胆碱能药物效果不佳或不能耐受足够剂量时,本方法可供选择。但在儿童中的应用尚有待进一步观察

(三) 辅助排尿法

主要针对膀胱收缩无力的NB患儿。适宜手法辅助排尿的患者群有限,应严格指征慎重选择。Crede手法排尿指将双手置于耻骨联合上方膀胱顶部,缓慢按摩向膀胱体部挤压,将尿液挤出。Valsalva排尿是指排尿时通过Valsalva动作增加腹压将尿液挤出。扳机点排尿指骶上脊髓损伤的

患者,通过叩击耻骨上膀胱区、挤压阴茎、牵拉阴毛、摩擦大腿内侧、刺激肛门等刺激,诱发逼尿肌收缩和尿道括约肌松弛排尿。Crede手法排尿和Valsalva排尿均为通过外力挤压膀胱促进排空。扳机点排尿的本质是刺激诱发骶反射形成反射性排尿,其前提是具备完整的骶神经反射弧。由于手法辅助排尿可能导致膀胱压力超过安全范围,该类方法存在诱发或加重上尿路损害的潜在风险,因此不推荐常规使用此类方法。实施手法辅助排尿前必须通过影像尿动力学检查明确下尿路功能状态,以确定其安全性。

(四) 康复训练

1. 膀胱训练　主要有以下2种方法:①延迟排尿:即主动延迟排尿间隔时间,达到增加膀胱尿意容量,减少排尿次数,抑制膀胱活动亢进的目的。适用于:尿频、尿急、尿失禁或有逼尿肌不稳定、膀胱尿意容量小但膀胱实际容量正常(如麻醉后膀胱容量正常)、无明确的器质性下尿路梗阻的患儿。对于有严重低顺应性膀胱、器质性膀胱容量减少、有明确器质性下尿路梗阻的患儿禁用。②定时排尿:即按规定的排尿间隔时间表进行排尿,达到控制膀胱容量或减少尿失禁的发生或预防膀胱高压对上尿路损害的目的。适用于:膀胱感觉功能障碍、膀胱尿意容量巨大、严重的低顺应性膀胱,或者上述情况并发的患儿。应注意的是:低顺应性膀胱的患儿应根据膀胱测压结果,以逼尿肌压力$<40cmH_2O$时膀胱容量作为排尿量参考值,制定排尿间隔时间,并定期随访膀胱压力变化进行调整;对有残余尿或有VUR的可在第1次排尿间隔1~2分钟后做第2次排尿(二次排尿法)。

2. 盆底肌训练　盆底肌训练(即Kegel运动)主要用于较大儿童的压力性尿失禁治疗。盆底肌训练通过反复主动收缩和松弛包括尿道括约肌在内的泌尿生殖器周围的骨盆横纹肌以增强盆底肌的收缩能力。

3. 盆底电刺激　盆底电刺激的目的是促进盆底肌肉的反射性收缩,教育患者如何正确收缩盆底肌肉并提高患者治疗的依从性。对于盆底肌及尿

道括约肌不完全去神经化的患者,推荐使用经阴道或肛门电极进行盆底电刺激,以改善尿失禁,同时抑制逼尿肌不稳定收缩。盆底电刺激结合生物反馈治疗可以在增加盆底肌肉觉醒性的同时使肌肉被动收缩。

4. 生物反馈　通过特定的仪器将患儿不能直接感知的生物信号转化成患儿能通过五官感知的信号,如视觉或听觉信号,以帮助患儿建立相应的反应,从而达到治疗目的。它包括盆底肌肉生物反馈治疗和膀胱生物反馈治疗。膀胱生物反馈治疗是通过向患儿发出反映膀胱内压力变化情况的信号,提示患儿何时进行盆底肌收缩,通过强化训练,建立起条件反射以治疗急迫性尿失禁。通过记录盆底肌肌电图并采用图像和声音信号形式指导患儿进行正确收缩和松弛盆底肌的生物反馈疗法能有效治疗 DSD。

5. 膀胱腔内电刺激　膀胱腔内电刺激是通过将带有刺激电极的尿管插入膀胱内,电极以生理盐水作为介质刺激逼尿肌,通过逼尿肌与中枢间尚存的传入神经联系通路,诱导膀胱排尿时的感觉,从而继发性增加传出通路神经冲动,促进排尿或提高控尿能力。适应证为神经源性膀胱感觉减退合并收缩力低下的患者。目前对于中枢或外周神经不完全性损伤患者,膀胱腔内电刺激是唯一既能够改善膀胱感觉功能、又能够促进排尿反射的治疗方法。只有当逼尿肌与大脑皮质之间的传入神经通路完整,并且逼尿肌尚能收缩时,膀胱腔内电刺激才可能有效。

四、预防与预后

(一) 预防

几乎所有神经系统的病变都可以影响膀胱功能。所以只要有一部分的神经组织受到伤害,就可能影响膀胱的功能。预防神经源性膀胱,首先,应该对它的病因进行明确。防止神经损伤及防止神经功能退化。另外,一旦发生损伤,要预防神经源性膀胱的并发症,如泌尿系统结石和感染。导致结石和感染的原因是残余尿和长时间的持续导尿。持续导尿会使细菌侵入膀胱,亦能促成结石形成。因此防止膀胱结石和感染首先要解决残余尿的问题,即进行间歇性导尿,并多饮水,亦可口服维生素 C 酸化尿液,或口服抗菌药。对持续导尿儿应定期用 1% 的呋喃西林进行膀胱冲洗。

(二) 预后

神经修复与膀胱功能再恢复,一般来说比较困难,因此,本病预后不良,经常合并反复慢性尿路感染,或合并上尿路损害及感染,常致肾功能不全而致高血压、贫血等,而影响小儿生长发育,严重可致肾衰竭,或死于严重感染。

(张建奎)

第九节　神经源性肠

一、概述

神经源性肠(neurogenic bowel dysfunction,NBD)是一类由支配肠道的神经结构损伤或功能紊乱引起的感觉和 / 或运动障碍所致的肠功能障碍(即排便功能障碍),进而产生一系列肠道症状及并发症的疾病总称。根据神经病变的程度及部位的不同,神经源性肠的临床表现各有不同,常见的临床表现包括排便困难、排便时间延长、便秘、大便失禁、腹胀等症状。有统计显示,神经源性肠道功能障碍是脊髓损伤最常见的并发症之一,约占 63%~80%。该病在儿童和青少年中发病率占 0.7%~29.6%,可能与功能障碍或先天性解剖畸形或消化道和神经系统原因有关。便秘和大便失禁经常共存,有时还伴有"溢流"腹泻。

小儿神经源性肠病因以先天性为主,出生时最常见的病因是脊柱不完全闭合和胚胎神经管畸形导致的脊髓发育不良,包括隐性脊柱裂、脑膜膨出、脊膜膨出和脂肪-脊膜膨出、先天骶骨发育不全、肛肠畸形、椎管狭窄症(spinal vertebral canal stenosis,SVCS)等单独发生或合并其他先天性畸形等;中枢神经系统疾病包括脑血管意外、颅脑病变、肿瘤、脊髓损伤等,交通事故或运动不当是导致脊髓损伤最常见的原因;除以上因素外,感染及免疫性疾病包括吉兰-巴雷综合征、横向脊髓炎(transverse myelitis,TM)、脊髓灰质炎、急性播散性脑脊髓炎(acute disseminated encephalomyelitis,ADEM)、多发性硬化症(multiple sclerosis,MS)等,可能同时侵犯中枢及外周神经而导致神经源性肠;先天遗传因素为儿童常见病因,先天性肌肉营养不良症(congenital muscular dystrophy,CMD)、线粒体神经胃肠脑肌病(mitochondrial neurogastrointerestinal encephalomyopathy,MNGIE)、沃尔夫勒姆综合征、唐氏综合征(Down syndrome,DS)包括脊髓肌萎缩(spinal muscular atrophy,SMA)、肌萎缩性脊髓侧索硬化症(amyotrophic lateral sclerosis of the spinal cord,ALS)、进行性肌肉萎缩(progressive muscular atrophy,PMA)、进行性延髓性麻痹(progressive bulbar palsy,PBP)和原发性外侧硬化(primary lateral sclerosis,PLS),均为染色体基因病变导致;医源性因素常见于脊柱及盆腔手术意外、术后造成的括约肌损伤,局部脊髓麻醉意外也有可能导致神经源性肠。

二、诊断与评定

(一)诊断

1. 病史 要重点了解神经系统病史、胃肠道疾病史、既往脊髓和盆腔手术史、围产期情况等;了解发病前后的肠道功能和排便模式,如完成排便所需的时间、排便频率、大便的性状;了解有无使用直肠刺激、计划外排便、使用诱发排便的食物及影响肠道功能的药物史等。

2. 临床症状 各种类型的排便困难、便秘、大便失禁、腹胀等。可伴有尿失禁、尿路感染等神经源性膀胱障碍。

3. 体格检查 要了解患儿的神志、精神状态、认知能力及语言表达能力等,重点了解患儿背部和腰骶部中线是否有脊膜膨出、脂肪瘤、异常毛发分布、皮肤凹陷、瘘管、窦道、血管瘤或色素痣等;会阴部查体要注意鞍区感觉、肛门外括约肌张力和骶反射情况;是否有背部疼痛、下肢肌肉和力量的差异,或步态异常、不对称畸形及功能障碍。

4. 辅助检查 对怀疑有胃肠道感染者均应行血、大便常规检查;腹部超声、腹部X线和CT检查、结肠镜及直肠镜、表面肌电图、直肠动力学检查、盐水灌肠实验、大脑和/或脊髓MRI或CT扫描等。

(二)评估

神经源性肠的专科评估首先依据查体包括腹部叩诊(检查肠气)、触及粪块以及直肠触诊。在评估脊髓损伤患者的神经源性肠道功能障碍时,应注意观察患者肛门括约肌反射是否存在,腹部有无胀气,脐部周围听诊肠鸣音以了解肠蠕动情况。注意通过患者的脊髓损伤节段、程度以及综合情况评估其独立排便能力,进而综合评估患者的神经源性肠道功能障碍。肠道功能的状况取决于脊髓损伤的节段和程度等综合情况。不同节段的脊髓损伤,神经源性肠道功能障碍的类型不同。骶副交感神经中枢对肠道动力起着重要的调节作用,肛门括约肌主要由骶髓(S_{2-4})发出的阴部神经支配。由于脊髓损伤失去大脑皮质高级中枢的控制,因此脊髓低级中枢(S_{2-4}节段)的存在与否以及脊髓反射通路是否完整,成为影响脊髓损伤患者肠道功能的主要因素。临床上根据骶髓排便反射是否存在,将脊髓损伤后神经源性肠道功能障碍分为上运动神经元性损伤和下运动神经元性损伤两种类型:脊髓圆锥水平以上损伤,可导致上运动神经元性损伤,可引起肠易激综合征以及肛门外括约肌痉挛,造成粪便滞留,但此时骶髓排便反射存在;脊髓圆锥水平以下损伤,可导致下运动神经元性损伤,引起肠易激综合征以及大便干结,肛门外括约肌失张力,肛提肌缺乏控制,此时骶髓排便反射消失,常可引起大便失禁。

其次依据以下相关辅助检查,对肠道功能状态进行科学、客观及定量的评估:

1. **排便日记**　记录患者的饮食、睡眠、排便习惯以及药物使用情况,着重记录大便的量、性质、颜色,排便频率以及排便时间等,不仅能了解每天的肠道信息,还能发现有无排便困难、排便时间延长、便秘、大便失禁、腹胀等肠功能障碍。

2. **临床检查**

(1)大便常规:对于判断神经源性肠道功能障碍是必要而又基本的检验项目。可以了解肠道中有无细菌、病毒以及寄生虫感染。便常规检验包括化验粪便中有无虫卵、红细胞与白细胞,细菌敏感试验以及潜血试验等。

(2)腹部超声:可以测量肠道的直径和面积,作为一个重要的参数来评估脊髓损伤患者的肠道状况,有助于区别神经源性肠道的种类。

(3)腹部X线及CT:腹部X线片可快速、便捷地评估肠道粪便的分布和肠腔扩张的状态,可用于评估肠道的严重程度以及是否存在肠梗阻;必要时可拍摄腹部CT以进一步了解肠道状况。儿童脊柱X线片可发现脊柱畸形、骨盆畸形,如脊柱侧弯和腰骶椎裂等。

(4)结肠镜及直肠镜:较直观观察肠道有无结构性改变,并可在必要时取活组织进行检验,也用于评估脊髓损伤患者的神经源性肠道功能障碍。

(5)表面肌电图:运用表面电极从被检测肌肉的皮肤表面获得的神经肌肉系统活动时的生物电时间序列信号。该信号源自大脑皮质运动区,为众多外周肌肉运动单位电位的总和,即运动单位动作电位能够反映神经肌肉的活动状态,并且具有方便灵敏、数据客观等特点,在神经肌肉功能评定等方面具有重要的实用价值。由于盆底肌在调节排便规律以及控制排便等方面有重要的作用,因此表面肌电图可以作为评估脊髓损伤后神经源性肠道功能状况和盆底肌功能的量化指标,对进一步评估脊髓损伤患者盆底肌功能训练计划,改善神经源性肠道功能障碍具有一定的临床应用价值。

(6)小儿神经源性肠功能障碍评分(PNBDS):这是一种经过验证的、标准化的、以症状为基础的测量神经源性肠病患者肠道功能的方法。该评分系统最初用于脊髓损伤等神经系统疾病的成年患者,最初在8~88岁的患者中验证。随后,该方法在6~18岁的儿科人群中得到验证。PNBDS来源于15项问卷调查,包括肠道频率、肠道节制、肠道管理的独立性以及肠道症状和治疗对生活质量的影响。分数是根据生活质量加权的,范围从0到41。得分<8被认为没有肠功能障碍,而得分越高则表明NBD越严重。先前的研究已经显示了有效性和可靠性的良好测量,使其成为有用的监测工具,以评估当前肠道管理方案的有效性。

三、康复治疗

儿童和青少年神经源性肠(NBD)干扰了正常的自主排便控制,所有肠道管理策略的目的是让结肠尽可能排空,在上学、工作、运动和爱好、社会活动、旅行或睡眠不能及时上厕所的情况下,很少或根本不可能发生大便失禁或便秘。根据临床表现及评定结果,及早制订一个综合性的、个体化的肠道管理方案至关重要。从而实现降低便秘或者大便失禁的发生率;降低对药物的依赖性,帮助患者建立胃结肠反射、直结肠反射、直肠肛门反射;使大部分患者在厕所、便器上利用重力和自然排便的机制独立完成排便。

(一)排便制度

建立排便规律模式的目标。参照患者既往的习惯安排排便时间,养成每日定时排便的习惯(或者隔天排便)。通过训练逐步建立排便反射,也可在每日醒来、吃完饭或喝完热饮料后,利用胃肠道反射最强时尝试排便。

(二)饮食管理

膳食模式:鼓励均衡的饮食,包括水果、蔬菜和水的摄入,减少容易便秘的食物,如奶酪应该被限制。其中增加纤维含量通常被推荐。简单和安全,建议最小每日纤维摄入量(g/d)儿童和青少年 3~20岁的计算公式:年龄+5g(例如,3岁8g/d,10岁15g/d,20岁25g/d),成人25~35g/d。重要的是要理解可溶性和不可溶性纤维之间的区别。可溶性纤维亲水:它通过吸水,去除粪便中多余的液体,使粪便更成形,减少液体大便。包括植物果胶和树胶,通常存在于扁豆、豌豆、燕麦、大麦、苹果和柑橘类食物中。而不溶性纤维不溶于水,它在通过消化系统的过程中保持完整,向粪便中添加物质,从而起到成体泻药的作用。植物纤维素和半纤维素,包括全麦或麸皮制品、绿豆、土豆、花椰菜和坚果。但液体/纤维比例也很重要,不充分的液体摄入与纤维会使便秘更严重。

(三)液体摄入

口服液体摄入良好的水合作用是肠道管理成功的重要组成部分。充足的液体摄入优化渗透泻药和纤维的效果,对肠道整体健康也是必要的。纤维在肠道中吸收大量的水分,所以,如果不补充足够的水分,高纤维饮食可能会导致便秘。如果没有适当的液体摄入建议,高纤维饮食的摄入可能会加重某些对液体敏感的患者的便秘症状。应采用个性化的方法,将不溶性纤维作为体积形成剂,并考虑液体摄入量,以优化粪便浓度。根据正常儿童的体重,建议每日液体摄入量如下:5~10kg,2~4杯(500~1 000ml);10~20kg,4~6杯(1 000~1 500ml);20~30kg,6~7杯(1 500~1 750ml);30~40kg,7~8杯(1 750~2 000ml);40~50kg,8~9杯(2 000~2 250ml);50kg,9~10杯(2 250~2 500ml)的水。尽管这些保守性干预措施缺乏强有力的证据基础,但它们已被发现对NBD患者有效。

(四)排便体位

可采用使肛门直肠角增大的体位,即蹲位或者坐位,增加腹压,此时重力作用可使大便易于通过。若不能取蹲、坐位,则以左侧卧位较好。脊髓损伤者,可使用辅助装置协助排便。

(五)腹部按摩

腹部按摩能增强直肠蠕动动力,缩短结肠通过的时间,促进感觉反馈传入和传出,减轻腹胀,增加每周的大便次数。都具有明显的优势,无创、无风险,尤其对儿童有吸引力,而且可重复使用。小儿腹部按摩一般从盲肠右髂窝开始,以轻柔、压缩、沿顺时针方向揉捏,绕脐顶部至左髂窝,然后深入耻骨上区,以帮助气体和粪便沿着结肠流向直肠,每天至少15分钟。

(六)体育活动

有规律的活动可以刺激肠蠕动,从而减少便秘。鼓励年轻人建立每天的锻炼计划是很重要的,这可能包括定制的轮椅活动,如俯卧撑和必要时的转移。理疗师可以帮助制订这样的锻炼计划,它伤害性小,而且会对孩子的健康有其他好处,即使不能保证肠道的影响。

(七)药物治疗

1. **益生菌** 对于患有NBD的儿童使用益生菌没有具体的证据。但益生菌的使用可以普遍改善肠道健康和微生物多样性。益生菌可增加成人肠道频率和改善肠道稠度。当6个月以上的婴儿服用益生菌时,肠道频率得到改善。

2. **口服泻药** 分渗透和刺激泻药两种形成,渗透泻药用于改善硬大便的稠度。乳果糖(10g/15ml悬浮液)的反应可能需要24~48小时。聚乙二醇(PEG)/聚乙二醇3350(粉末与水混合)0.2~1.5g/(kg·d);起效时间为24~96小时。PEG涉及大量液体的摄入(通常成人袋为125ml,儿童袋为1/2),每天至少服用2次。刺激性泻药通过肠道收缩来增加排便频率。番泻苷起作用时间为6~10小时(2~6岁,2.5~5mg/d,1~2次;6~12岁,7.5~10mg/d,1~2次;12~18岁,15~20mg/d,1~2次)。小儿神经源性肠道对泻药的反应可能很不稳定,因此家长或护理人员需要被建议每隔几天分别增加或减少渗透性泻药和刺激性泻药的起始剂量,直到他们的孩子分别达到正确的大便浓度和频率。

3. **栓剂** 甘油和比索迪是常用的栓剂,前者足够温和,可用于婴儿,但往往对较大的儿童的NBD无效。后者是一种以氢化植物油或聚乙二醇(PEG)为基础的刺激性泻药。对于有扩展肛门的儿童（常见于脊柱裂），栓剂使用时可以通过按住臀部和/或鼓励孩子俯卧并保持相对静止，直到他们感到收缩或有便意。

（八）辅助排便法

1. 指式肛管直肠刺激　是一种成熟的技术，帮助肠道排便。它需要患者或护理人员将戴着手套、润滑过的手指插入直肠，在不损伤直肠黏膜前提下沿直肠壁做环形运动并缓慢牵伸肛管，通过扩张肛管和放松耻骨直肠肌，减少肛管直肠角，诱导排便反射，降低大便阻力，从而帮助排空，是一种安全有效的干预措施，以预防为主。

2. Brindley 型骶神经前根（S_1~S_4）刺激　可诱发排尿以定期排空膀胱。通常在刺激器植入前阻滞骶神经后根的传入，使逼尿肌无反射和间歇性尿失禁。传导阻滞也使排便必需的骶反射消失。这种刺激器可用于诱发排便刺激时直肠和括约肌同时收缩，停止后刺激肛门外括约肌立即舒张，而直肠则缓慢松弛，引起自发性排便。这种排便方法较反射性排便更快、更易控制。

3. 灌肠法　当栓剂或手指刺激无效时常采用灌肠法。长期使用能产生依赖性并有直肠损伤和自主反射异常等副作用。顺行性灌肠法（antegrade continence enema，ACE）主要用于大便失禁儿童的治疗，并发症较低，但要求患者手的功能良好。

4. 物理治疗　经皮神经电刺激（tranccutaneous electrical nerve stimulation，TENS）等无创电刺激被广泛用于治疗儿童肠道功能障碍。正常的肠功能依赖于感觉神经元的电脉冲从直肠传导到高级中枢，并通过运动神经元返回肛肠肌肉。由于这种自然的双向交流过程在神经性疾病中被中断，研究者试图通过提供替代人工电信号来恢复电环境。胫后神经刺激（posterior tibial nerve stimulation，PTNS）改善了 SCI 患者的肠功能障碍评分，但没有专门针对神经源性患者的数据或分析。生物反馈训练并没有长期的优势，尽管有有限的证据表明对功能性便秘有短期的益处。

（九）外科治疗

1. 骶神经调节（sacral neuromodulation，SNM）　是经皮电刺激技术的升级，它涉及沿骶神经根有创性植入电极，带来更有针对性的效果（例如：它可能集中在直肠和/或肛门括约肌），同时也存在神经损伤和引入感染的风险。SNM 最初用于控制下尿路症状，主要用于神经病变，最近也用于肠道功能障碍。SNM 通过刺激躯体神经和自主神经系统发挥作用，但其确切的作用模式尚不完全清楚，很少有研究提出其对中枢神经系统的影响。它对便秘的影响被认为是由于顺行压力序列的频率和振幅的增加，但这些是通过中央还是外周的行为模式介导的仍不清楚。在成人中，SNM 的随机对照试验在慢性便秘中没有显示出益处，所以目前仅用于大便失禁。对于顽固性功能性便秘的儿童和年轻人，SNM 已经显示出了一些持续的益处，尽管这是否足以证明其风险和安全性尚存争议。然而，SNM 在美国并没有被 FDA 批准用于治疗 18 岁以下儿童的肠功能障碍（16 岁以下儿童的膀胱功能障碍）。此外，对于更常见的 NBD 病因，如脊柱裂、脊髓损伤等脊髓解剖异常，在技术上可能不可行。

2. 肠道手术　建议的手术选择必须尊重儿童患者的发育年龄、任何合并症，以及家庭动态和环境，以便产生适当的个体化解决方案。儿童 NBD 的手术方式主要是建立人工的"上游"通道，以进行结肠灌洗灌肠，或通过马龙的顺行性节制灌肠（ACE）程序，或通过输卵管造瘘。许多青少年可以通过间歇插入导管或留置管独立进行顺行灌肠。儿童手术的最终选择是结肠造口术（粪便分流术）。肠造口术可出现许多并发症，包括改道性结肠炎、肠梗阻、造口局部缺血、造口回缩、造口脱垂、造口旁疝、造口旁瘘管和造口处静脉曲张破裂出血。多数并发症可另行手术矫正。

（十）康复训练

1. 模拟排便训练　根据患者个人习惯指导其进行模拟排便以养成规律排便习惯，如在早餐或午餐后指导患者进行排便，排便体位以坐位或蹲位为宜，尽量保持每天同一时间排便，同时在训练过程中可用手掌大小鱼际肌顺时针方向环形按摩腹部，每次 10 分钟，每天 3 次，促进肠道蠕动。

2. 盆底肌训练 指导患者进行腹式深呼吸、用力屏气、桥式运动及骶尾部按摩等训练，每项训练15~20次为1组，每天4组，并在训练完毕后指导患者或患者家属按升结肠—横结肠—降结肠—乙状结肠（即右下腹—右上腹—左上腹—左下腹）的顺序按摩腹部，以增加腹压及促进肠蠕动，每天按摩3次或4次，每次按摩5~10分钟。

3. 肛门刺激训练 引导患者取侧卧位并充分放松身心，橡胶手套上涂抹润滑油，先握拳在患者肛门由外向内按压5~8次，随后用示指或中指轻轻插入肛门，用手指顺时针刺激直肠壁做环形运动，每刺激10圈休息1~2分钟，刺激时间视患者括约肌强度、直肠内粪团硬度与量而定（轻度括约肌张力损伤刺激时间约4分钟，中度损伤刺激时间8~10分钟，重度损伤刺激时间约15分钟），以引起肛门括约肌反射为宜。

4. 生物反馈训练 首先向患者阐明训练原理、方法、流程及设备等信息，患者取侧卧位，在生物反馈治疗系统探头位置均匀涂抹耦合剂，插入患者肛门内3~4cm。引导患者进行缩肛训练，根据口令行最大收缩，并记录括约肌表面最大肌电信号，指导患者根据屏显轨迹进行括约肌收缩与扩张，尽可能保持反馈图形接近提示轨迹。训练频率每天1次，每次训练15分钟，训练过程中注意及时进行肯定与鼓励，通过口令引导患儿尽可能达到训练要求。

四、预防与预后

（一）预防

几乎所有神经系统的病变都可以影响肠道功能，所以只要有一部分的神经组织受到伤害，就可能影响肠道的功能。要想预防神经源性肠，首先，应该对它的病因进行明确。防止神经损伤及防止神经功能退化。另外，一旦发生损伤，要预防神经源性肠道的并发症。目前应在所有患有先天性或后天神经系统疾病的儿童和青少年中考虑、调查和治疗NBD，肠道管理应根据每个患儿及其家庭的个人需求和情况进行调整，外科手术必须在所有传统的保守治疗和药物治疗无效的前提下最终考虑。一种结构化且积极的治疗NBD的方法应该改善不良症状，提高儿童及其照顾者的生活质量，并将减少再次住院。

（二）预后

神经修复与肠道功能再恢复，一般来说比较困难，因此，本病预后不良，经常合并反复功能性胃肠道疾病，如胃肠功能紊乱的肠易激综合征、胃食管反流等疾病，预后取决于SCI患者的严重程度、位置和呈现合并因子。完全SCI的患者具有不太有利的预后。由于NBD的慢性本质，会严重影响生活质量。SCI的患者报告认为，肠功能障碍比膀胱功能障碍、性功能障碍、疼痛、疲劳或身体形象的感知更为严重。

（张建奎）

第十节 NICU康复管理

目前新生儿科和儿童康复科医务人员逐渐意识到重症新生儿早期评估和干预对这类儿童的日后发展非常重要，并积极进行了新生儿重症康复相关的工作和研究。但我国儿童重症康复，特别是新生儿重症监护病房（neonatal intensive care unit, NICU）康复的开展较国外滞后。一方面，危重新生儿这一特殊群体的脆弱性和结局不稳定性限制了对康复团队的开放性，同时新生儿医疗团队可能对康复治疗师在NICU的角色缺乏认同，对早期发育性评估和干预的长远意义认知不足，从而限制了学科间的合作基础；二是专业人才匮乏，在有学科合作基础的情况下，临床工作无法顺利开展，新生儿重症康复是儿童康复的高级实践领域,对治疗师的资质要求非常高,目前国内仍少有专业的康复团队介入 NICU 针对危重新生儿进行康复评估和干预。鉴于以上情况本节将对 NICU 如何进行康复管理进行介绍。

一、发展新生儿重症康复的任务

儿童康复医学是康复医学的亚专科,而新生儿重症康复医学又是儿童康复医学的亚专科,主要针对危重新生儿,包括如早产儿、缺血缺氧性脑病、颅内出血、新生儿吸入性肺炎、新生儿窒息、极低出生体重儿以及其他因素导致的危重新生儿。新生儿重症康复的疾病种类、临床特点、康复理论与技术、预后及家长的角色和期待等与儿童康复医学有共同点,但也有很大的差别。新生儿重症康复是针对 NICU 中的新生儿危重症进行早期发育评估,筛查可能存在发育障碍的危险因素,提供相应的康复训练方法并制订合理的措施进行早期干预,以减轻日后可能因基础疾病引发的各种功能障碍,从而提高患儿日后生活质量。

由于存在疾病的复杂性以及新生儿在生理、神经和发育方面的脆弱性,新生儿在 NICU 中需要特殊护理,同时正在经历压力和焦虑的父母也需要获得支持。新生儿重症康复被认为是儿童康复实践的高级水平,即将在 NICU 工作的康复治疗师需要通过经验丰富的新生儿物理治疗师或新生儿团队的直接指导和进行专门培训。

学习和研究早产及足月新生儿的发育理论、NICU 的特殊环境、护理相关的全面知识、康复实践的理论框架以及接受专业的临床实践培训,康复治疗师才能安全且有效地满足危重新生儿的神经发育需求,缓解焦虑父母的教育和情感需求,才能与新生儿治疗团队和谐合作。

二、新生儿重症康复的发展和现状

自 1970 年以来,NICU 为各种高危儿提供的发育性干预的类型和范围发生了巨大变化。在过去的几十年中,新生儿康复治疗师的角色也发生了巨大的变化。治疗师角色的演变有两个主要但又相互重叠的因素:①特殊婴儿护理所的发展以及 NICU 医疗技术的进步;② NICU 治疗和发育干预的理论框架发生了转变。

Julian Hess 医生在 20 世纪 40 年代建立了第一个特殊婴儿护理所。当时新生儿护理的主要原则是支持体温、控制医院感染、减少操作和提供特殊护理。有趣的是,利用安静的环境、幽暗的灯光使早产儿死亡率控制在 20%,这个数字在当时是非常少见的。依据 Hess 医生关于早产儿存活率提高的报告,美国多个地区开始实施以上的护理原则。从 1976 年开始,为满足高危新生儿的不同需求,美国儿科学会(American Academy of Pediatrics,AAP)将新生儿护理等级分成了 4 个级别,并在 2012 年进行了最后一次修订。第一级为正常婴儿护理所(well-baby nursery),第二级为特殊护理所(special care nursery),第三级为新生儿重症监护病房(neonatal intensive care unit,NICU),第四级为区域新生儿重症监护病房(regional NICU)。

新生儿进入重症监护病房后从有浮力、温暖、湿润、包裹、相对安静和黑暗的子宫环境过渡到无浮力、明亮、声音嘈杂、仪器环绕的环境,频繁的医疗操作常引起疼痛和不适。这种影响对新生儿是巨大的。在过去的几十年中,为减少 NICU 环境对新生儿的不良影响并促进各个系统的发育和成熟,相关研究和建议不断地深入和发展。经历了曲折且艰难的过程。如前所述,第一个特殊护理所昏暗和安静的环境提高了成活率,医学专家普遍认为新生儿对外部环境刺激的过于敏感,应模仿子宫内环境并限制声光暴露。但随着早产儿特殊护理理念的发展,NICU 的护理方式向提供感觉刺激的方向发生了转变。即使这样,与足月儿相比早产儿的预后和结局仍然较差。又有医学专家认为,早产儿由于早产而经历了感觉剥夺,可以通过提供感觉刺激来解决早产和足月儿之间的发育差距。心理学家、物理治疗师和职业治疗师纷纷加入到 NICU 中,率先发展了感觉刺激计划(sensory stimulation programs)。但该方案的效果也是非常有限的,并没有减少早产儿和足月儿之间在发育结局上的差距。目前指导NICU实践的理论框架是推荐个性化的、发育性的支持护理，其中感觉刺激的提供要与婴儿的独特需求、优势和脆弱性相匹配；最佳护理应包括调节环境以促进发育、识别婴儿的压力和不适以及提供以家庭为中心的护理。

近年来，新生儿物理治疗和新生儿重症康复在美国、欧洲以及澳大利亚等国家及地区发展趋于成熟。美国物理治疗协会（American Association of Physical Therapy，AAPT）制定了物理治疗师在NICU中的临床操作指南，描述了物理治疗师在其中的角色、能力要求、需掌握的知识和需接受的临床培训内容。最新指南版本是2009年发布的，包括两个部分：第一部分介绍了专业人员的能力要求、临床培训模块和临床决策的流程；第二部分为NICU治疗师临床实践的理论框架和循证证据。

目前在国内，已有部分康复医学专业人员意识到重症新生儿早期评估和干预的重要性，并积极进行了新生儿重症康复相关的工作和研究，引进国外经验丰富的NICU团队进行理论和实践培训。但从整体上看，我国儿科重症康复特别是新生儿重症康复的开展较国外滞后较多。目前国内仍少有专业的康复团队介入NICU针对危重新生儿进行康复评估和干预。

三、开展新生儿重症康复的意义

NICU是专门为危重新生儿配备接受诊断和治疗的场所。NICU的环境与宫内环境有显著差异，影响危重新生儿的差异因素来源于温湿度、噪声、光线、触摸、感觉以及营养物质的不同，又存在与母亲分离的负面情感因素。NICU中新生儿重症康复旨在最大限度地减少医疗活动和环境对新生儿造成的压力，并干预新生儿神经调节能力，指导和支持家庭参与干预。研究表明，高质量的发育护理可以改善肺结局，减少脑室内出血，缩短住院时间，并改善神经行为稳定性，最终优化神经发育结局。早期的发展性和支持性干预可以促进神经纤维髓鞘化的形成和建立大脑皮质各层良性循环

的发育，有利于后期运动、智力、语言及视听觉的发育，对危重新生儿的预后和远期发展有很重要的意义。

此外，新生儿治疗师在减轻父母的压力和焦虑上也起到非常重要的作用。治疗师通过指导父母与孩子互动、学习识别他们的行为暗示并做出反应、学习安全且适合发育的照护技巧，帮助他们体验父母的角色、减轻焦虑、增强亲子互动并建立亲子关系，从而改善家庭功能，最终优化婴儿的发育结局，增强婴儿认知和社会情感的发展。

四、新生儿重症康复的内容

新生儿重症康复的重点是通过对婴儿日常活动的观察及标准化的评估，制定个性化的干预策略，以支持婴儿的生理稳定性、自我调节和行为发育，最终目的是优化神经发育结果。

1. **新生儿重症康复团队** NICU是一个独特的环境，在生命早期，新生儿治疗团队通过协调解决神经行为、神经运动、神经内分泌、肌肉骨骼、感知觉和心理社会发育障碍等，为婴幼儿发展功能提供了基础。医疗人员（NICU医生和护士）与康复团队之间，以及康复团队与其他学科之间需密切合作，根据婴儿和家庭的需求提供个体化的康复措施。新生儿重症康复需结合物理治疗师（PT）、作业治疗师（OT）、言语（包括吞咽）治疗师（ST）等相关操作。

多学科团队合作可提供多方面和多层次的治疗和康复，团队需协作和规划，以避免重复工作。将团队发展、治疗目标和干预方法纳入NICU医疗内容有很重要的意义。治疗师可能存在一定的跨学科服务，如运动训练及食物吞咽可能都由OT执行。因为服务对象为一个整体，很难清晰分割开来。医疗操作也是影响新生儿生理和行为稳定的环境因素之一，跨学科服务可以将康复干预集中在一次完成，减少不同治疗师的多次操作对新生儿发育的影响，同时也能最大程度避免医院感染发生。

2. **新生儿重症康复的程序** NICU是一个独特的环境，在整个过程中康复团队成员应与NICU

的医务人员密切合作,始终贯彻以家庭为中心的原则,将干预方法和策略个体化,以满足婴儿和家庭的独特需求,最大限度地减少婴儿的损害,并尽可能改善远期发展。

新生儿重症康复始于全面康复评估和检查。治疗师应始终与 NICU 医护人员保持沟通,以确定康复评估的时机是否合适。为了让婴儿更好地入睡和保存能量以促进神经发育和生长,评估应安排在清醒及饥饱适中的时段。前期的病史采集、神经行为观察和标准化测试完成后则进入康复治疗程序。康复治疗计划应针对首次康复评定或上一次干预计划或再次康复评定的结果,最大程度地发挥婴儿在获取、探索、互动和喂养方面的角色。每一次干预措施应针对具体任务和目标导向,利用婴儿的新技能优势来促进其成长。干预的内容应基于新生儿的行为和生理指征从简单(例如,抚触、宁握护理)到复杂(例如,探索性运动、抗重力运动)。

在提供康复评估和治疗干预期间,应持续监测新生儿的生命体征和行为提示,注意与新生儿连接的各种监测管道和插管,同时为可能发生的风险事件做好预防措施。

需要特别注意的是,婴儿的觉醒状态对评估和干预影响较大。在昏昏欲睡和沉睡的状态下,主动动作、肌张力和反射等均会减弱,而在活动觉醒或哭闹状态下,反应会被放大。最佳的评估和干预时机是主动觉醒安静状态,一般在进食前或喂养护理前后。

此外,在可能的情况下,康复治疗师应将发育性干预融入婴儿的日间/夜间护理常规中。治疗师的干预措施应个体化,考虑婴儿的生理、感觉和神经功能以及环境,仔细评估并思考所有干预措施的相关性和益处。不相关的任何形式的干预,尤其是基于理论的干预,实际上都可能是有害的。例如,如果一个婴儿在白天和晚上的自主睡眠总是多次中断,那么他更需要的是睡眠保护,而不是治疗师提供的感觉体验和运动机会。

3. 新生儿重症康复评定　对危重新生儿进行康复检查和评估的目的在于确定:①导致活动受限和参与受限的身体功能和结构损伤;②婴儿的发育状况;③婴儿对压力的反应和自我调节;④正确体位摆放和操作的需求;⑤对环境的适应,以优化和促进婴儿的生长和发育.

新生儿重症康复评估程序基于婴儿发育理念,侧重于婴儿的自主神经、运动神经、社交行为与环境之间的相互作用。康复检查和评估始于全面的病史采集,包括婴儿在出生时和评估时的年龄和体重、母亲的既往病史、围产期病史以及婴儿的病史和家庭社会史等。评估的观察部分包括新生儿在温箱中的位置和姿势、婴儿的觉醒状态、自主稳定性、疼痛反应以及自发运动等。评估的操作部分包括反射评估、肌张力检查、运动表现和神经行为相关的标准化测试、经口喂养和口腔运动评估、视觉评估、听觉评估等。

4. 新生儿重症康复治疗的内容　NICU 康复治疗的总体计划和目标:①促进从出生到出院期间的正常发育和实现发育里程碑;②预防或最大程度地减少继发性损伤;③促进正常的肌张力和运动发育模式;④强化自我调节能力和觉醒状态的发育;⑤促进婴儿的角色(主动获取、社交互动、探索性游戏、喂养);⑥培训护理人员进行适当的操作、体位摆放和发育性活动;⑦促进父母的角色。

新生儿治疗师通过采用以下策略实现康复干预的目标:①确定并促进婴儿的运动模式、肌张力、姿势、行为(包括提示压力的征象)和生理稳定性;②促进觉醒状态和状态转换;③减少压力;④适合年龄的姿势和运动活动;⑤适当的操作技巧和体位摆放;⑥环境调整;⑦护理人员的教育等。

(1)发育性护理:发育性护理(developmental care)是在新生儿重症监护病房和与环境干预相关的研究中广泛使用的术语,是一种如何让早产儿在子宫外继续正常健康成长的照护方式,环境调节、睡眠保护、集中式的护理措施等都是支持婴儿发育的重要策略。常用的方法包括使用恒温箱促进新生儿体温调节、改变环境照明、限制噪声水平、非营养性吸吮、掌握鸟巢和袋鼠式护理等。

新生儿个体化发育性护理和评估计划(newborn

individualized developmental care and assessment program，NIDCAP）也包括在发育性护理内，自1986 年 Als 博士推广以来，已逐渐开始实施于新生儿重症监护病房内的早产儿和危重新生儿。NIDCAP 是一个高度结构化的系统，用于评估婴儿对护理事件的行为反应以及随后制订的个性化发育护理计划。NIDCAP 通常由整个新生儿重症监护病房的成员实施，由发育专家或物理治疗师提供个性化评估和建议，团队的所有成员都应遵循该计划。

（2）治疗师的直接干预：物理治疗师可基于具体的任务和目标给婴儿提供直接干预，模拟子宫内环境以促进新生儿行为组织或自我调节行为，减轻婴儿的疼痛和压力，并帮助父母学习如何为早产儿提供运动体验，从而改善身体功能或结构和 / 或活动受限的问题。直接干预包括但不限于促进运动或姿势控制、关节对线和活动范围、颅骨塑型、进食表现、环境调节以及护理期间的行为稳定性的各类治疗操作。

（3）体位摆放：对于早产儿，子宫内环境缺乏会对肌肉骨骼的对线、姿势和运动的获得产生重大影响。体位摆放不良的常见后遗症包括头颅畸形、颈部过度伸展、躯干伸展、肩胛骨后缩和骨盆前倾。促进类似于宫内姿势的体位摆放可以促进正确的颅骨塑型、肌肉骨骼对线、典型的运动模式、屈肌张力的发展、自我调节和安稳的睡眠。为了使体位摆放保持一致和保持良好的支持性，治疗师与护士的合作至关重要，因为护士是 NICU 的主要护理人员。

进行正确体位摆放的原则重点在于：对躯干和颈椎定期进行重新摆位、保持颈部在中立位、中线原则、促进屈曲模式（例如，四肢屈曲并贴近身体、躯干屈曲、双手合拢并贴近嘴巴）以及在三个面提供坚固稳定的边界。在婴儿的耐受范围内促进体位摆放的多样性对于促进发育、头部塑型、皮肤完整性以及减少挛缩风险非常重要。

（4）抚触和按摩：抚触和按摩可以帮助婴儿减轻压力和疼痛并提供感觉反馈。在新生儿重症监护病房中进行婴儿抚触和按摩的范围很广：对于最小的婴儿或初次进行干预的婴儿，可仅提供手保持静止的轻压（如宁握式抚触，治疗师用力将手放在婴儿的躯干、头部或臀部上，保持不动至几分钟）；到接近出院时，可提供全身婴儿按摩、视觉和前庭输入等。通常在喂奶前约 60 分钟提供抚触和按摩，并且像所有干预一样，需要根据婴儿的压力和生理指征对触觉输入的强度进行调整。

（5）治疗性运动：对于婴儿而言，引导、协助下的或自发的运动机会非常重要。治疗师可在各种姿势下促进婴儿的运动，以提供丰富的运动体验，实现最佳干预效果。这些运动机会通常是根据婴儿的体位变化（例如，仰卧、侧卧、俯卧、支撑直立）提供的。

治疗性运动的内容包括宁握式运动、探索性运动、引导性肢体运动、竖立姿势、躯干活动和膈式呼吸、不同体位的抗重力运动等。

（6）感觉刺激：新生儿在重症监护环境中，会暴露于过多的光线、嘈杂的声音和伤害性的医疗操作中。在制订发育性护理计划时，通常会通过环境调整技术来限制不良刺激所带来的负面效果，并鼓励为新生儿提供积极的感官体验（包括触觉、前庭、听觉和视觉）。由于多模式的感觉输入会损害婴儿的自主神经稳定性，尤其是耐受性差的婴儿。因此，应该每次只进行一种感觉输入，以让婴儿充分适应新的感觉。

（7）口部运动和喂养干预：在 NICU 中，物理、作业和言语治疗师可为新生儿护士、医生和家长，针对有非典型、不成熟和异常口腔感觉运动反应的婴儿提供喂养技术方面的指导。对象包括：有效营养性吸吮发育缓慢的婴儿；缺乏足够耐力和持续性而无法进行有效喂养的婴儿；喂养期间反复出现呼吸暂停、心动过缓和 / 或血氧下降的婴儿；吞咽持续性不成熟和配方奶过度不足的婴儿。

常用的干预方法包括：胃管喂养期的口腔刺激和非营养性吸吮；用少量母乳或配方奶开始营养性吸吮；喂养准备行为，如从少量营养性吸吮介入的技巧开始，然后逐渐增加奶嘴、体积、喂养的频率和时间。

（8）家庭支持和教育：家庭支持和教育是 NICU 中最重要的康复治疗干预措施之一。新生儿进入 NICU 发生在父母准备与孩子建立关系并了解父母的角色的关键时刻，这尤其令家长感到压力。此外，新生儿在 NICU 的不稳定和结局的不可预测性会进一步增加父母的压力和焦虑，降低他们承担父母角色的心理能力。婴儿的发育受到父母与其关系的影响，可以通过父母的教育和参与婴儿的照护来加强。将父母作为 NICU 团队中重要的成员是发育性支持护理的一部分，也叫作以家庭为中心的护理（family-centered care，FCC）。FCC 可缩短住院时间，改善婴儿与父母的关系，并改善长期不良结局。

在 NICU 的整个住院期间，对父母的教育应包括：婴儿当前和预期的发育、早产的后果、屈肌张力和屈曲姿势的重要性、对压力指标的解释以及促进行为组织的方式、头部姿势偏好和预防头部形状畸形的重要性、适当的操作技巧和姿势管理、进行促进发育里程碑的游戏活动以及随访计划和早期干预。

NICU 的父母常常无法掌握、无法完成父母的角色，并担心孩子的生存和发育结局。治疗师通过指导父母如何与脆弱的婴儿互动，学习婴儿的行为暗示并做出反应，可帮助他们保持父母的角色以及减轻其压力和抑郁水平。通过鼓励父母进行袋鼠式护理和母乳喂养可以促进 FCC 的实现，从而改善亲密关系并增强父母的作用。治疗师可通过教导如何用适合发育并且安全的方式照料婴儿的技巧来增强父母的能力。可使用多种教学策略为照护人员提供培训和教育，包括观察治疗疗程、口头指导和书面材料等。在从 NICU 向家庭环境过渡期间，动手实践可以增强父母的能力和信心。

（王景刚　黄美欢　曹建国）

第十一节　PICU 康复管理

一、概述

儿童重症监护病房（pediatric intensive care unit，PICU）主要救治患儿生命，涉及多病种、多系统、多脏器、多组织的救治，需要多专业、跨专业的专业团队和专业知识以及专业技能的要求，病情越重，并发症和后遗症的发生越多见且越严重，因此，近年来，针对功能障碍干预的儿童重症康复的开展越来越受到临床重视。儿童重症康复在儿童重症救治的早期，通过及时、合理的康复功能干预，对预防并发症和继发性功能残疾，改善预后及缩短病程具有重要意义。目前，国内外开展 PICU 重症康复尚在早期探索阶段。

二、儿童重症康复模式

1. **综合医院 PICU 康复模式**　综合医院 PICU 往往规模较小，收治患者不多，儿童康复治疗队伍不大，一般采用儿童康复医师会诊，儿童康复治疗师开展一些床旁康复治疗。

2. **专科医院 PICU 康复模式**　国内儿童医院 PICU 规模较大，收治儿童重症病种较多，医院有较好的儿童康复治疗团队，可在 PICU 内开展多种康复治疗。此外，国内儿童康复专科医院一般收治危重症恢复期患儿，或收治由其他儿童医院 PICU 转诊的危重症恢复期患儿。

3. **专科儿童重症康复模式**　目前国内也有儿

童康复专科收治经儿童康复医师会诊后,生命体征稳定,重症疾病恢复期的患儿转入儿童康复科进行亚重症康复训练,康复训练主要安排在儿童康复专科内进行,并能开展较全面的康复治疗。

前两种康复模式称为重症康复监护病房(intensive rehabilitation care unit,IRCU),后者又被称为康复重症监护病房(rehabilitation intensive care unit,RICU)。

三、儿童重症康复团队管理

1. 儿童重症康复的人才队伍建设 要开展儿童重症康复最关键的是人才队伍建设,其中,医师队伍建设尤为重要。从事儿童重症康复的医师应具备丰富的儿科临床经验,具有从事 PICU 的经历,同时又具备儿童康复的理念和知晓儿童康复治疗技术的基本理论和基本知识,能指导儿童康复治疗师和护理人员开展儿童重症康复的临床治疗和功能训练以及基础医疗护理。

2. 儿童重症康复的治疗场地建设 在 PICU 内开展儿童重症康复,应因地制宜,视 PICU 的场地、规模、人员和设施而开展。一般场地选择在 PICU 内的恢复区域内,一方面适宜和方便开展相应的功能训练,另一方面不影响和妨碍临床重症急救的处置;也可以视病情的需要,开展床旁训练。在康复专科内开展儿童重症康复,一般在重症康复病房内开展床旁功能训练,也可视病情稳定情况在康复治疗区内开展相应的功能训练。

3. 儿童重症康复常用治疗设施建设 PICU 内开展儿童重症康复训练,一般选用携带方便、治疗简单有效的治疗设施,不宜选用笨重、体积过大的治疗设施。例如,可配置:①床旁 CPM 机;②便携式肌电生物反馈治疗仪;③便携式电刺激治疗仪(低频或高频电治疗仪);④吞咽治疗仪;⑤经颅变频磁治疗仪;⑥经颅超声神经肌肉刺激治疗仪;⑦婴儿高压氧舱(需要设置独立房间);⑧电针或针灸治疗仪;⑨经颅电刺激治疗;⑩生物反馈治疗;⑪冲击波;⑫超声波治疗;⑬光疗仪;⑭蜡疗;⑮便携式脑电生物反馈治疗仪;⑯其他。

4. 儿童重症康复的制度建设

(1)重症康复的会诊:由 PICU 专科医师发出会诊邀请,康复专科医师负责会诊,通过询问病史、初筛评估,发现问题,制订康复目标,开出处方。

(2)重症康复处方:在治疗前,通过康复医师和治疗师的评定(初期评定),掌握患者各种功能障碍程度、致残原因、残存功能和康复潜力,以此为依据,预测康复的预后,拟订患儿康复的长、短期目标,制订行之有效的康复治疗方案,全面康复治疗。康复治疗到一定阶段再次评定(中期评定),判定治疗效果,更改短期目标,调整计划,制订新的治疗方案,继续康复治疗,通过反复再评定,确认患儿恢复已达最佳状态。治疗结束后,对患儿进行一次全面的评定(末期评定),需要决定患儿今后的去向,判断功能恢复到是否可回归家庭或回归社会(学校或幼儿园)。

(3)重症康复治疗的适应证:通过专业的功能评估,伴有的功能障碍或即将发生功能障碍的患儿均可作为康复治疗对象。

(4)重症康复介入时间:一般在经过心肺复苏,生命体征稳定后,视病情需要即可开展儿童重症康复治疗。

(5)重症康复的转运:生命体征稳定后,在早期的儿童重症康复治疗期间,经过康复专科医师会诊后可酌情考虑转入儿童康复病区(科)治疗。

(6)重症康复的伦理学:在生命抢救和减少并发症以及减轻功能障碍的阶段,应遵循有利原则、尊重原则、公正原则、互助原则。治疗决策涉及使患者获得最大受益、尊重患者自主权以及社会医疗资源的平均分配和均等享受等方面。

(7)重症康复的经济效益:康复医学科占用的后勤和管理资源相对较少(较少使用各种库房、设备维修、手术以及其他物资供应),因此属于占用资源最少的科室之一。重症康复医学强调在综合性医院中的早期康复、早期服务,使得临床科室的重危患者得到有效的帮助,增强体质,防止并发症和某些后遗症的发生,改善了全身各脏器、各系统的功能,大大有利于原发伤病的好转与治愈,大大节省医疗费用。开展早期重症康复使 PICU 周转率明显提高,提高医院的总体收入。

(8)重症康复的社会效益:重症康复的开展,不仅提高了医院的重症患儿的救治水平,挽救了生命,更主要的是可减少并发症,减轻功能障碍,缩短病程,减轻医疗负担,改善患者生活质量,提高医疗质量和医院声誉,也可减轻国家医保负担。

四、儿童重症康复医疗管理

1. 常见儿童重症康复评估技术

(1)儿童重症的临床评定:头颅影像学检查;脑电图检查;心脏 B 超检查;肌电图检查;脑干诱发电位检查;尿流动力学检查;血气分析、床旁 X 线检测、心电监护等。

(2)儿童重症康复的功能评定:意识障碍的评定;心肺功能的评定;吞咽障碍的评定;脊髓损伤的评定;膀胱残余量检测、小儿神经源性肠功能障碍评分、肌力的评定;肌张力的评定;关节活动度的评定;日常生活活动能力的评定等。

2. 儿童重症康复主要临床治疗
包括:心肺复苏治疗;呼吸支持治疗,包括普通氧疗,如鼻导管、面罩吸氧、无创或有创机械通气;ECMO 治疗,由人工膜肺和血泵组成,可以进行肺和心脏短期替代治疗;气管插管技术;呼吸机管理;促醒治疗;亚低温治疗;维持体温在 32~34℃ 的亚低温治疗有助于缺氧缺血性脑病患儿的器官保护作用;止惊与抗癫痫治疗;抗痉挛治疗;多器官功能衰竭治疗;抗休克治疗;抗感染治疗;营养与热量的供给;液体疗法;换血治疗;血液透析等。

3. 儿童重症康复护理专科技术
主要的护理技术包括:鼻饲插管技术、导尿插管技术、排便技术、气管插管护理技术、喂养技术、排痰引流技术、吸氧技术、静脉穿刺技术(包括深静脉穿刺技术)、皮肤护理、体位与姿势管理、心理干预、疼痛管理、抚触技术等。

4. 儿童重症康复主要治疗技术

(1)多感官训练:听觉,如通过幼儿歌曲、儿歌等;视觉,如通过光线、色彩、家庭照片及动画片等;味觉,如给予酸、甜、苦、辣等刺激;嗅觉,如给予刺激性气味的物品,如醋、酒、香水等;触觉(Rood 疗法),如给予不同质地、形状的物体,加强耳垂、足底、手指等敏感部位刺激;本体感觉刺激:全身各关节被动活动,关节挤压等。

(2)呼吸训练:意识清醒患儿,可通过呼吸训练并配合上肢上举带动胸廓来增进呼吸肌力,通过促进咳嗽反射等手段协助痰液排出;被动式肺康复,体外膈肌起搏器等;意识不清患儿可通过被动活动上肢带动胸廓运动来改善或维持肺顺应性。呼吸肌肉训练,包括增强吸气肌和腹肌训练等。

(3)胸肺物理治疗(chest physiotherapy,CPT):包括体位摆放,胸部叩击,震颤,指导性咳嗽,缩唇呼吸,手法膨肺,气管内吸痰,主动循环呼吸技术等,该技术可有效募集肺泡,能促进分泌物的清除,改善肺顺应性和气道阻力,有利于气体交换,减少呼吸机获得性肺炎。操作中应强度适中,动作轻柔,避免损伤。

(4)气道廓清治疗(airway clearance therapy,ACT):是一种规范化排痰技术,操作步骤包括以下几个方面:①确定排痰的部位;②确定排痰的体位;③排痰前准备,如放松训练;④叩击排痰部位;⑤压迫与振动;⑥咳嗽将痰咯出;⑦通过触诊和听诊确认痰是否排出;⑧记录排痰的部位、量、颜色、性状及气味等。体位引流的次数取决于引流分泌物的量及患者主观症状改善的程度。通常每天 2~4 次,一个引流部位每次时间为 5~10 分钟。

(5)心功能训练:主要的运动训练方法包括:①耐力有氧运动训练;②肌肉阻力／力量的运动训练;③呼吸运动训练。

(6)运动训练:包括床旁运动训练、肌肉牵伸治疗;关节活动训练、肌力训练:在不影响抢救工作的前提下,可进行康复体位摆放和适量的关节活动,良肢位的维持贯穿在早期康复的全过程,保持各关节的正常活动度,按各关节的正常生理功能做屈、伸、内收、外展、旋转等运动。

(7)吞咽训练:可采用手工口腔吞咽训练、低频电刺激治疗等。

(8)物理因子治疗:正中神经电刺激治疗;经颅磁刺激治疗(transcranial magnetic stimulation,TMS);低频、中频、高频电疗;经颅超声神经肌肉刺激治疗;经颅直流电刺激;冲击波治疗;蜡疗;生物反馈治疗;光疗(蓝光、激光等);水疗等。

(9)功能位与良姿位的摆放:重点预防和纠正去大脑强直、去皮质强直、角弓反张和扭曲痉挛等严重异常姿势;卧位时保持双肘伸展、双手腕稍背伸,手指握杯状;双下肢髋膝关节自然屈曲、踝关节背曲90°。

(10)矫形器与辅助工具:早期的介入主要作用在于并发症的预防和控制,如气垫床的使用,可有效防止压疮的产生;关节矫形器的佩戴,可在一定程度上降低痉挛造成的关节韧带及关节面的永久性损伤。

(11)针灸推拿治疗:采用醒脑开窍针法:头穴选神庭、百会、脑部、脑空及损伤组织的体表投影处等,体穴取人中、风府、内关、神门、劳宫、十宣、三阴交、涌泉等穴。

(12)高压氧治疗(hyperbaric oxygen,HBO):在生命体征相对稳定的情况下,应尽早进行高压氧治疗,高压氧治疗的禁忌证包括未经处理的气胸和纵隔气肿、活动性内出血及出血性疾病以及有氧中毒史。治疗对象包括:一氧化碳中毒、缺血缺氧性脑病、脑外伤、昏迷等。

总之,儿童重症康复的开展需要借助儿童重症医学与儿童康复团队的密切协助和合作,加强儿童康复医师、治疗师和康复护理的人才建设和培养,康复医疗质量的建设和提高是关键,这是分级诊疗和医疗市场改革下的必然发展趋势。儿童重症康复代表了儿童康复的最高医疗水平。

(陈 翔 黄婷婷)

参考文献

[1] SESHIA SS, BINGHAM WT, KIRKHAM FJ, et al. Nontraumatic coma in children and adolescents: diagnosis and management [J]. Neurologic clinics, 2011, 29 (4): 1007-1043.

[2] SHARMA S, KOCHAR GS, SANKHYAN N, et al. Approach to the child with coma [J]. The Indian Journal of Pediatrics, 2010, 77 (11): 1279-1287.

[3] EMAMI P, CZORLICH P, FRITZSCHE FS, et al. Impact of Glasgow Coma Scale score and pupil parameters on mortality rate and outcome in pediatric and adult severe traumatic brain injury: a retrospective, multicenter cohort study [J]. Journal of Neurosurgery, 2017, 126 (3): 760-767.

[4] MURPHY S, THOMAS NJ, GERTZ SJ, et al. Tripartite Stratification of the Glasgow Coma Scale in Children with Severe Traumatic Brain Injury and Mortality: An Analysis from a Multi-Center Comparative Effectiveness Study [J]. Journal of neurotrauma, 2017.

[5] NITA DA, MOLDOVAN M, SHARMA R, et al. Burst-suppression is reactive to photic stimulation in comatose children with acquired brain injury [J]. Clinical Neurophysiology, 2016, 127 (8): 2921-2930.

[6] CHENG Q, JIANG B, XI J, et al. The relation between persistent coma and brain ischemia after severe brain injury [J]. International Journal of Neuroscience, 2013, 123 (12): 832-836.

[7] XU KS, SONG JH, HUANG TH, et al. Clinical efficacy observation of acupuncture at suliao (GV 25) on improving regain of consciousness from coma in severe craniocerebral injury [J]. Zhongguo zhen jiu Chinese Acupuncture & Moxibustion, 2014, 34 (6): 529-533.

[8] AHMED S, EJAZ K, SHAMIM MS, et al. Non-traumatic coma in paediatric patients: etiology and predictors of outcome [J]. Journal of Pakistan Medical Association, 2011, 61 (7): 671.

[9] 李东良. 气管插管、机械通气治疗小儿呼吸衰竭 [J]. 中国医药指南, 2012, 17: 448-450.

[10] 何娟, 郑小妹, 吴楠, 等. 早期康复活动对重症监护病房呼吸衰竭患者康复的影响 [J]. 中国医药导报, 2016, 13 (24): 185-188.

[11] HAMMER J. Acute respiratory failure in children [J]. Paediatric Respiratory Reviews, 2013, 14 (2): 64-69.

[12] PISON CM, CANO NJ, CHERION C, et al. Multimodal nutritional rehabilitation improves clinical outcomes of malnourished patients with chronic respiratory failure: a randomised controlled trial [J]. Thorax, 2011, 66 (11): 953-960.

［13］ Canadian Cardiovascular Society Heart Failure Management Primary Panel, MOE GW1, EZEKOWITZ JA2, et al. The 2013 Canadian Cardiovascular Society Heart Failure Management Guidelines Update: focus on rehabilitation and exercise and surgical coronary revascularization [J]. Can J Cardiol, 2014, 30 (3): 249-263.

［14］ LABATE V, GUAZZI M. Past, present, and future rehabilitation practice patterns for patients with heart failure: the European perspective [J]. Heart Fail Clin, 2015, 11 (1): 105-115.

［15］ FORMAN DE. Rehabilitation practice patterns for patients with heart failure: the United States perspective [J]. Heart Fail Clin, 2015, 11 (1): 89-94.

［16］ SUN XG. Rehabilitation practice patterns for patients with heart failure: the Asian perspective [J]. Heart Fail Clin, 2015, 11 (1): 95-104.

［17］ 廖莹, 齐建光. 2013 年加拿大心血管协会儿童心功能衰竭诊疗指南解读 [J]. 中国医刊, 2015, 50 (12): 13-16.

［18］ DAPHNE T HSU, GAIL D PEARSON. Heart failure in children: part I: history, etiology, and pathophysiology. Circulation [J]. Heart Failure, 2009, 2 (1): 63-70.

［19］ JAYAPRASAD N. Heart Failure in Children [J]. Heart Views, 2016, 17 (3): 92-99.

［20］ ESTES S, IDDINGS JA, RAY S, et al. Comparison of Single-Session Dose Response Effects of Whole Body Vibration on Spasticity and Walking Speed in Persons with Spinal Cord Injury [J]. Neurotherapeutics, 2018, 15 (3): 684-696.

［21］ DOAN QV, BRASHEAR A, GILLARD PJ, et al. Relationship between disability and health-related quality of life and caregiver burden in patientswith upper limb poststroke spasticity [J]. PMR, 2012, 4 (1): 4-10.

［22］ 南登崑, 黄晓琳. 实用康复医学 [M]. 北京: 人民卫生出版社, 2009.

［23］ WANINGE A, ROOK RA, DIJKHUIZEN A, et al. Feasibility, test-retest reliability, and interrater reliability of the Modified Ashworth Scale and Modified Tardieu Scale in persons with profound intellectual and multiple disabilities [J]. Res Dev Disabil, 2011, 32: 613-620.

［24］ 程霜霜, 高晓平, 朱晓斐, 等. 脑卒中患者痉挛上肢肌肉协调性的表面肌电研究 [J]. 中华物理医学与康复杂志, 2017, 39: 342-346.

［25］ 王志娇, 肖农. 肉毒毒素在脑性瘫痪儿童治疗中的应用进展 [J]. 中华物理医学与康复杂志, 2010, 05: 397-399.

［26］ 曾凡. 巴氯芬联合痉挛肌低频治疗仪治疗痉挛型脑瘫患儿的临床效果 [J]. 临床合理用药杂志, 2021, 23:

175-176, 181.

［27］ 孔亚敏, 李华伟, 谢克功, 等. 生物力学矫形鞋垫对痉挛型脑性瘫痪足外翻患儿下肢功能及步态的影响 [J]. 中国儿童保健杂志, 2021, 29 (11): 1161-1166.

［28］ 黄晓琳. 燕铁斌康复医学. 6 版 [M]. 北京: 人民卫生出版社, 2018.

［29］ 窦祖林. 吞咽障碍评估与治疗 [M]. 2 版. 北京: 人民卫生出版社, 2019.

［30］ 中国吞咽障碍康复评估与治疗专家共识组. 中国吞咽障碍康复评估与治疗专家共识 (2013 年版) [J]. 中华物理医学与康复杂志, 2013, 35 (12): 916-929.

［31］ 中国吞咽障碍康复评估与治疗专家共识组. 中国吞咽障碍康复评估与治疗专家共识第一部分 评估篇 (2017 年版) [J]. 中华物理医学与康复杂志, 2017, 39 (12): 881-992.

［32］ 中国吞咽障碍康复评估与治疗专家共识组. 中国吞咽障碍康复评估与治疗专家共识第二部分 治疗与康复管理篇 (2017 年版) [J]. 中华物理医学与康复杂志, 2018, 40 (1): 1-10.

［33］ 中华医学会儿科学分会康复学组. 儿童重症康复技术 [J]. 中国实用儿科杂志, 2018, 33 (8): 70-573.

［34］ 中国康复医学会重症康复专业委员会呼吸重症康复学组. 中国呼吸重症康复治疗技术专家共识 [J]. 中国老年保健医学, 2018, 16 (5): 3-11.

［35］ 郝桂华, 于帮旭, 孙运波, 等. 机械通气患者拔管后吞咽障碍危险因素分析及护理对策 [J]. 中华护理杂志, 2012, 47 (10): 889-891.

［36］ ERTEKIN C. Electrophysiological evaluation of oropharyngeal Dysphagia in Parkinson's disease [J]. J Mov Disord, 2014, 7 (2): 31-56.

［37］ MACKAY LE, MORGAN AS, BERNSTEIN BA. Swallowing disorders in severe brain injury: risk factors affecting return to oral in-take [J]. Arch Phys Med R ehabil, 1999, 80: 365-371.

［38］ SPEYER R, CORDIER R, KIM JH, et al. Prevalence of drooling, swallowing, and feeding problems in cerebral palsy across the lifespan: a systematic review and meta-analyses [J]. Dev Med Child Neurol, 2019, 61 (11): 1249-1258.

［39］ 林紫, 郑显兰, 沈巧, 等. 儿童疼痛评估的研究进展 [J]. 全科护理, 2019, 17 (25): 3098-3101.

［40］ 王凤乔, 庄蕾, 张富军, 等. 儿童疼痛记忆的研究进展 [J]. 上海交通大学学报 (医学版), 2021, 41 (4): 546-549.

［41］ 中华医学会疼痛学分会疼痛新定义兴趣小组. 提出疼痛新定义有什么临床意义？ [J] 实用疼痛学杂志, 2019, 15 (2): 81-82.

［42］ RAJA SN, CARR DB, COHEN M, et al. The

revised International Association for the Study of Pain definition of pain: concepts, challenges, and compromises [J]. Pain, 2020, 161 (9): 1976-1982.

[43] HYLANDS-WHITE N, DUARTE RV, RAPHAEL JH. An overview of treatment approaches for chronic pain management [J]. Rheumatol Int, 2017, 37 (1): 29-42.

[44] BARRETO TW, SVEC JH. Chronic Neck Pain: Nonpharmacologic Treatment [J]. Am Fam Physician, 2019, 100 (3): 180-182.

[45] MANWORREN RC, STINSON J. Pediatric Pain Measurement, Assessment, and Evaluation [J]. Semin Pediatr Neurol, 2016, 23 (3): 189-200.

[46] KLEYE I, HEDÉN L, KARLSSON K, et al. Children's individual voices are required for adequate management of fear and pain during hospital care and treatment [J]. Scand J Caring Sci, 2021, 35 (2): 530-537.

[47] 那彦群, 叶章群, 孙颖浩, 等. 中国泌尿外科疾病诊断治疗指南 [M]. 北京: 人民卫生出版社, 2014: 267-329.

[48] PANICKER JN, FOWLER CJ, KESSLER TM. Lower urinary tract dysfunction in the neurological patient: clinical assessment and management [J]. Lancet Neurol, 2015, 14 (07): 720-732.

[49] STOFFEL JT. Detrusor sphincter dyssynergia: a review of physiology, diagnosis, and treatment strategies [J]. Transl Androl Urol, 2016, 5: 127-135.

[50] 文建国, 李云龙, 袁继炎, 等. 小儿神经源性膀胱诊断和治疗指南 [J]. 中华小儿外科杂志, 2015, 36 (3): 163-169.

[51] 胡丹, 陈玉霞, 肖农. 儿童神经源性膀胱治疗方式研究进展 [J]. 现代医院卫生, 2019, 35 (16): 2510-2513.

[52] MOSIELLO G, SAFDER S, MARSHALL D, et al. Neurogenic Bowel Dysfunction in Children and Adolescents [J]. Journal of Clinical Medicine, 2021, 10 (8): 1669.

[53] 张文豪, 杨德刚, 李建军, 等. 脊髓损伤后神经源性肠道功能障碍评估方法的研究进展 [J]. 中国康复理论与实践, 2018, 24 (04): 401-404.

[54] MIDRIO P, MOSIELLO G, AUSILI E, et al. Peristeen transanal irrigation in paediatric patients with anorectal malformations and spinal cord lesions: A multicentre Italian study [J]. Colorectal Dis, 2016, 18: 86-93.

[55] KELLY MS, HANNAN M, CASSIDY B, et al. Development, reliability and validation of a neurogenic bowel dysfunction score in pediatric patients with spina bifida [J]. Neurourol Urodynam, 2016, 35: 212-217.

[56] 谭菊香, 荣丽. 肠道功能训练改善脊髓损伤后便秘的效果研究 [J]. 护理研究, 2014, 28 (1): 64-65.

[57] 林丽芳. 不完全性脊髓损伤患者肠道功能评估与重建 [J]. 当代护士旬刊, 2014 (6): 50-52.

[58] HSIEH CH, DEJONG G, GROAH S, et al. Comparing rehabilitation services and outcomes between older and younger people with spinal cord injury [J]. Arch Phys Med Rehabil, 2013, 94 (4): 175-186.

[59] 朱黎婷, 朱毅. 脊髓损伤神经源性肠道功能障碍的诊断、评价和康复治疗现况 [J]. 中国康复医学杂志, 2013, 28 (12): 1163-1167.

[60] RAJINDRAJITH S, DEVANARAYANA NM, BENNINGA MA. Review article: Faecal incontinence in children: Epidemiology, pathophysiology, clinical evaluation and management [J]. Aliment Pharmacol Ther, 2013, 37: 37-48.

[61] 徐青, 高飞, 王磊, 等. 脊髓损伤后肠道功能障碍: 美国临床实践指南解读 [J]. 中国康复理论与实践, 2010, 16 (01): 83-86.

[62] MUGIE SM, BENNINGA MA, DI LORENZO C. Epidemiology of constipation in children and adults: A systematic review [J]. Best Pract Res Clin Gastroenterol, 2011, 25: 3-18.

[63] SWEENEY JK, HERIZA CB, BLANCHARD Y. Neonatal physical therapy. Part Ⅰ: clinical competencies and neonatal intensive care unit clinical training models [J]. Pediatric Physical Therapy, 2009, 21 (4): 296-307.

[64] SWEENEY JK, HERIZA CB, BLANCHARD Y, et al. Neonatal physical therapy. Part Ⅱ: Practice frameworks and evidence-based practice guidelines [J]. Pediatric Physical Therapy, 2010, 22 (1): 2-16.

[65] PALISANO RJ, CAMPBELL SK, ORLIN M. Physical Therapy for Children-E-Book [J]. 5th Ed. Elsevier Health Sciences, 2016.

[66] PELLETIER ES. Case Files in Physical Therapy Pediatrics. McGraw Hill Professional. Tecklin JS.(Ed.). (2014). Pediatric physical therapy [J]. 5th Ed. Lippincott Williams & Wilkins, 2015.

[67] 张海清, 陈艳妮. 新生儿重症脑康复的内容及模式 [J]. 中国实用儿科杂志, 2018, 33 (08): 574-578.

[68] 王宁华. 康复医学概论 [M]. 3 版. 北京: 人民卫生出版社, 2018.

[69] 肖农, 徐开寿. 儿童重症康复学 [M]. 北京: 人民卫生出版社, 2019.

[70] ROBERT DS. 重症康复医学重症监护后的遗留问题及康复治疗 [M]. 陈真, 主译. 上海: 上海科学技术出版社, 2018.

第十七章

精神心理疾病

第一节 概　　述

一、定义

精神障碍（mental disorders，MD）是一类表现为认知、情绪、行为等方面特征性改变的,具有诊断意义的精神方面的问题。儿童青少年期精神障碍是指发病年龄在儿童青少年时期的所有精神障碍的总称。包括通常起病于儿童青少年时期的精神障碍,如儿童智力障碍、抽动障碍、多动注意缺陷障碍等,也包括通常见于成年期但发病年龄在18岁以前的一些常见精神障碍,如精神分裂症、抑郁症、强迫症、焦虑症等。此外,破坏性、冲动控制及品行障碍和网络成瘾也是儿童青少年常见的精神障碍。

二、流行病学

1. **患病率**　2019年我国首个全国MD流行病学调查成人精神障碍终身患病率为16.57%;2021年中国首个儿童MD流行学调查结果显示儿童青少年的精神障碍总患病率为17.5%。

2. **病因**　目前为止精神障碍的确切病因仍未找到,缺乏特异性的体征或敏感的生物学标志物。与其他的躯体疾病一样也是生物、心理、社会因素相互作用的结果。虽然没有找到确切的病因和发病机制,但主要的致病因素包括遗传因素、神经发育异常、感染免疫、氧化应激、心理创伤、营养不良、缺血缺氧、理化损害等。每种精神障碍的具体致病因素将在各个疾病章节再描述。

三、治疗

1. **药物治疗**　药物治疗是指通过应用精神药物来改变患者思维、情绪、行为的一种治疗手段,目前是MD治疗的主要手段。药物种类主要包括:抗精神病药、抗抑郁药、心境稳定剂、抗焦虑药、中枢兴奋剂、促大脑代谢药等。

2. **物理治疗**　利用物理学中的电、磁、光、波、声、力等物理因子通过侵入或非侵入的方式达到治疗效果的一种方法。目前临床应用的主要方法包括:电痉挛治疗、经颅磁刺激、直流电刺激、迷走神经刺激、深部脑刺激等。

3. **心理治疗**　通过心理学的方法,有计划、有目的地改变患者的行为、减缓痛苦、治疗疾病、适应社会、健全人格的一种人际互动过程。心理治疗根据服务对象分为个体治疗、夫妻治疗、家庭治疗、团体治疗。根据治疗理论主要分为:认知行为治疗、精神分析、人本主义、系统思维论。

4. **康复治疗**　由于精神障碍具有治愈率低、复发率高、致残率高的特征,因此MD的康复更为重要。目前精神专科医院或综合医院的精神科主要任务是疾病的治疗。精神障碍的康复治疗主要是针对长期住院的慢性精神障碍患者,对于起病于儿童青少年期的各类精神障碍的康复治疗仍较缺乏。本章节重点介绍常见儿童青少年精神障碍的康复治疗。

（刘寰忠）

第二节 儿童抑郁症

一、概述

儿童抑郁症(childhood depression)指发生在儿童期,以显著而持续的情绪低落、兴趣减退为主要表现的一类精神障碍。儿童抑郁症患者常常伴有易激惹(脾气暴躁、不服从)、焦虑、行为问题和注意缺陷多动障碍,同时伴有躯体不适主诉,甚至出现幻觉、妄想等精神病性症状。儿童抑郁症识别率低、治愈率低、自杀率高,发病率逐年增高,严重危害我国未成年人身心健康和生命安全。

由于流行病学调查方法和工具不同,不同国家和地区所报道的患病率差异较大。西班牙流行病学结果显示儿童抑郁症患病率为 4%,芬兰为 6%,希腊为 8%,澳大利亚为 10%,而哥伦比亚儿童抑郁症患病率最高,达到 25%。据《中国国民心理健康发展报告(2019—2020)》显示,2020 年,中国青少年的抑郁检出率为 24.6%,其中轻度抑郁为 17.2%,重度抑郁为 7.4%。分年龄段来看,青少年抑郁检出率随年级的升高而升高,有部分青少年长期处于情绪低谷。2021 年 10 月公布的首次"中国儿童青少年精神障碍流行病学调查"显示,在 73 992 名被调查的 17 岁以下的儿童与青少年中,有 3.2% 的人被确诊抑郁障碍,4.8% 的人被确诊焦虑障碍,患病率是精神分裂症和孤独症的几十倍。

当儿童及青少年出现以下表现时,需警惕抑郁的可能:①易激惹或情绪暴躁;②对以前喜欢的休闲活动慢慢厌倦或丧失兴趣(例如不再进行体育活动,或不再上舞蹈和音乐课);③社交退缩或不再想和朋友"出去玩";④不去上学;⑤学习成绩下降;⑥睡眠觉醒模式改变(例如睡懒觉并拒绝去上学);⑦经常感到不明原因的身体不适、头痛或腹痛;⑧行为问题(比如变得更加违抗,离家出走,欺负他

人);⑨酗酒或其他物质滥用。

二、评定及诊断

(一) 评定

儿童抑郁症评定分为筛查和诊断两个层次。筛查是为了早识别、早诊断抑郁症。现有的各种筛查工具可用于识别儿童的抑郁症状,每种工具的项目数量、完成工具项目所需的管理时间及适合筛选的年龄都不相同。目前,儿童抑郁症主要有以下筛查工具:

1. **儿童抑郁量表**(children's depression inventory,CDI) 该量表是国内外最常用的评估儿童青少年抑郁症状量表。该量表涵盖 27 个条目,有 5 个分量表,用于评估消极情绪、低效能、快感缺失、低自尊和人际关系问题。该采用 3 级评分法,评估过去 2 周的抑郁状况,适用于 7~17 岁的儿童、青少年,具有良好的信效度。该量表得分为 0~54 分,推荐 19 分或 20 分为筛查抑郁的临界值。

2. **儿童抑郁障碍自评量表**(depression self-rating scale for children,DSRSC) 该量表共 18 个条目,同样采用 3 级评分法,不过该量表只评估过去 1 周被评估者的抑郁状况。该量表得分 0~36 分,适用于 8~13 岁的儿童、青少年,具有良好的信效度。一般取 14 分或 15 分为筛查抑郁的临界值。此外,有研究显示,该量表同样适用于 6~19 岁的被评估者。

3. **Reynolds 青少年抑郁量表**(Reynolds adolescent depression scale,RADS) 该量表共 30 个条目,采用 4 级评分法,得分 30~120 分,以 77 分为筛查抑郁的临界值,适用于 12~18 岁的儿童及青少年,信效度较好。

4. **Kutcher 青少年抑郁量表**(Kutcher adol-

escent depression scale,KADS) 该量表共 16 个条目,其中 15 个条目采用 4 级评分法,1 个条目采用 5 级评分法评估过去 1 周的抑郁状况,信效度良好,且对变化的敏感度较高。该量表有 6 个条目及 11 个条目简版,国外有研究认为,11 个条目简版测量治疗结局的灵敏度最高。

5. 流调用抑郁自评量表(center epidemiological studies of depression,CES-D) 该量表共 20 个条目,采用 4 级评分法评估过去 1 周的抑郁状况,得分 0~60 分,信效度良好,以 20 分为临界点筛查抑郁症状,28 分为临界点筛查抑郁症。

6. 贝克抑郁问卷(Beck depression inventory,BDI-II) 该量表共 21 个条目,采用 4 级评分法评价过去 2 周的抑郁状况,得分 0~63 分:0~13 分为无抑郁,14~19 分为轻度抑郁,20~28 分为中度抑郁,29~63 分为重度抑郁,已有研究证实其适宜应用于青少年抑郁调查。

7. 患者健康问卷(patient health questionnaire,PHQ) 该问卷有多种版本,均评估过去 2 周的抑郁情况,其中 PHQ-9 为 9 条目版,采用 4 级评分法,得分 0~27 分,以 10 分为诊断抑郁的临界点;PHQ-2 为 2 条目版,包括抑郁心境、快感缺失 2 个抑郁核心症状,采用 4 级评分法,得分 0~6 分,以 3 分为诊断抑郁临界点,该版本使用快速、简便而有效。

8. Achenbach 青少年自评量表(Achenbach youth self-report,YSR) 该量表共 119 个条目,包含 8 个维度,即焦虑/抑郁、孤僻/抑郁、躯体征状、社交困难、思维困难、注意困难、违纪行为及攻击行为,采用 3 级评分法评估过去 6 个月的抑郁状况,得分 0~238 分,适用于年龄 11~18 岁且具有五年级以上阅读水平的青少年,信效度较好。

9. 90 项症状自评量表(symptom check-list 90,SCL-90) 该量表共 90 个条目,采用 5 级评分法评定过去 1 周的症状,其中抑郁分量表共 13 个条目,国外测量其信效度良好,与汉密尔顿抑郁量表有较好相关性。

(二)诊断

目前,我国精神障碍诊断儿童抑郁症金标准依靠结构式的诊断和分类系统,主要有国际疾病分类(International Classification of Diseases,ICD)、《精神障碍诊断与统计手册》(The Diagnostic and Statistical Manual of Mental Disorders,DSM)和中国精神障碍分类与诊断标准(Chinese Classification and Diagnostic Criteria for Mental Disorders,CCMD)。最新版用于抑郁症诊断的 DSM-5 已于 2013 年 5 月发布;世界卫生组织于 2018 年 6 月 18 日正式发布的 ICD-11 已在 2022 年正式生效。DSM-5 中特别提到儿童抑郁症可能存在的特殊症状;在心境方面,儿童可能表现为易激惹,而非悲伤;在体重方面,儿童可表现为未达到应增加的体重。Mullen 等指出:儿童抑郁症患者可能表现出与成人不同的症状,比如更多的躯体不适,但随着年龄增长,其症状会与成人抑郁症状逐渐接近。

在临床工作中,要作出抑郁症的诊断要求存在以下表现:

1. 持续和普遍的悲伤与不快乐 患者常常诉说"心情不好,高兴不起来",终日愁眉苦脸、忧心忡忡,可出现典型的抑郁面容,表现为眉头紧锁,长吁短叹。严重者甚至痛不欲生、悲观绝望,有度日如年、生不如死感,常常主诉"活着没意思""心里非常难受"等。患者这种低落的情绪几乎在大部分时间都存在,且一般不随外界环境的变化而变化。

2. 对日常活动丧失乐趣 患者对各种过去喜爱的活动或事物丧失兴趣或兴趣下降,做任何事都提不起劲,即使勉强去做,也体会不到以前愉快的感觉。症状典型者对任何事物无论好坏等都缺乏兴趣,什么事情都不愿意做。例如患者在生病以前是很喜欢打篮球的人,现在对篮球却一点兴趣都没有。

3. 易激惹 患者一遇到刺激或不愉快的情况,即使极为轻微,也很容易产生一些剧烈的情感反应。以上的症状每天大部分时间存在,至少持续 2 周,而且症状导致患者社会功能受损或患者主观感到非常痛苦,以上症状并非物质使用或其他躯体疾病所致。

三、康复治疗

儿童抑郁症的治疗,让孩子的父母参与评估和治疗过程是非常有必要的。例如,可以让父母参与讨论选择哪种治疗方法及其相对风险和益处。但是,患儿父母参与的程度取决于患儿的年龄、所处的发育阶段、他们的愿望、所处的环境。儿童抑郁症常用康复治疗方法有心理治疗、药物治疗、物理治疗等。

（一）心理治疗

大量临床研究支持心理治疗是轻度儿童抑郁症的首选治疗方法。目前,常用的心理疗法有认知行为疗法（CBT）、人际心理疗法（IPT）、家庭疗法（FT）等。有学者应用网络荟萃分析证实 CBT 与 IPT 最有效。

1. 认知行为疗法　CBT 是一种具有强结构性的短程心理疗法,通过改变患者对自己、他人或事件的看法与态度来消除不良的情绪和行为。CBT 的核心理念为:情境只是诱发事件,认知才是反应产生的原因,问题的根源在于认知。典型的 CBT 主要过程如下:医生需与抑郁症患者进行一对一的沟通交流,最先以 2 次 / 周的频率进行心理治疗,1 个月后改为 1 次 / 周,每次心理干预的时间为 45~60 分钟。

治疗内容主要包括:①认知疗法:有效了解抑郁症患者的病情及病因,通过训斥不合理信念、认知家庭作业、转变自我暗示等方式帮助患者建立正确的认知观念;②行为治疗:主要是布置家庭作业,在实践中实行合理的新理念,对于不同患者采取不同的行为矫正技术。

2. 人际心理疗法　IPT 是一种简短的、以依恋为中心的心理疗法,旨在解决人际关系中的难题,缓解患者的抑郁情绪。IPT 具有高度结构化和时间限制性强的特点,因此需要大量的经验支持。成人版的 IPT 疗程一般在 12~16 周内,儿童青少年的疗程相对更短,且父母的参与感更强。在 IPT 治疗过程中,医生需帮助患者确定所处的困境,并培养其应对困境的能力,以改善患者的抑郁症状;当患者学会解决问题的方案后,可以此解决人际关系中出现的问题。最近的研究发现,相比于其他治疗方式,患者更能接受 IPT 且耐受性更好,这是因为与 CBT 相比,IPT 以更间接的方式改善症状,患者可能认为这是一种低刺激且过程相对愉悦的治疗,因此可接受性与耐受性更好。

（二）药物治疗

12 岁以下的抑郁症患者是一个特殊群体,因受制于语言、认知能力等因素,常规的心理治疗并不能充分发挥治疗作用,所以药物治疗成为儿童抑郁症患者及重度抑郁症患者的重要治疗手段。对于初发急性期或症状轻的儿童抑郁患者应首选心理治疗,但如在 4~6 周的心理治疗后患者病情无明显改善,或诊断为重度抑郁症,则有必要进行药物干预。

1. 一线治疗药物　氟西汀是儿童抑郁症的一线治疗药物。美国 FDA 批准氟西汀和艾司西酞普兰可用于青少年抑郁症,而氟西汀是唯一被批准可以用于青春期前儿童的抗抑郁药物。英国药监部门批准氟西汀可用于 8~18 岁中、重度抑郁症,特别是经过 4~6 次心理治疗没有疗效的儿童和青少年抑郁症患者。建议药物治疗与心理治疗同时进行。最近荟萃分析结果表明,氟西汀优于 CBT 和其他药物。同时考虑疗效和耐受性时,舍曲林和米氮平是儿童抑郁症的最佳选择。

氟西汀半衰期为 1~4 天,其主要代谢产物去甲氟西汀半衰期为 7~15 天。服用氟西汀治疗的儿童抑郁症患者偶尔漏服或者突然停药,不会出现停药反应。体重对氟西汀血药浓度影响比较大,因此对于儿童抑郁症患者应该从小剂量开始滴定,而且起始剂量比成人更小,可以 5mg/d 或者 10mg/d 起始。治疗过程中,大多数抗抑郁药物的半衰期在儿童身上远比青少年的低,为了达到有效治疗剂量的血药浓度获得满意的治疗效果,儿童抑郁症患者治疗剂量要稍高于成年人。因此,氟西汀治疗儿童抑郁症患者应当从 5~10mg/d 的低剂量开始,每周增加剂量,直到最低有效剂量20mg/d。

2. 二线、三线治疗药物 如果氟西汀无效,可以选择其他二线、三线儿童抗抑郁药物,如舍曲林和西酞普兰。目前的循证医学证据表明,舍曲林对于儿童抑郁症有一定疗效。西酞普兰也是三线儿童抗抑郁药物,其疗效可能差一些,而且过量时毒性更大,用于有自杀倾向的儿童抑郁症患者风险较大。艾司西酞普兰是西酞普兰具有治疗活性的消旋异构体。两项随机、双盲、对照试验结果证明其对于儿童抑郁症有效,已被美国FDA推荐用于治疗12~18岁儿童青少年抑郁症患者。

(三) 物理治疗

1. 重复经颅磁刺激术(repetitive transcranial magnetic stimulation,rTMS) rTMS是一种非侵入性无痛无创的绿色疗法,它是利用电生理治疗技术,使用高频磁刺激大脑左背外侧前额叶,增强局部神经元活动;使用低频磁刺激右前额叶,减弱局部神经元活动,两者均可产生抗抑郁作用。rTMS可以单独或联合药物治疗,但是对于病情严重,伴有自杀观念的抑郁患者不建议单独使用rTMS。rTMS辅助治疗儿童抑郁症效果较好,且比药物治疗更安全。低频经颅磁刺激能显著提高儿童抑郁障碍患者的认知功能及生活能力,且不良反应发生率低。

此外,低频经颅磁刺激联合认知疗法对儿童抑郁障碍的疗效显著,可用于早期干预。但是,有研究表明:rTMS治疗儿童青少年抑郁症存在短暂的副作用,如头痛、头皮不适、听力损害等。因此,有必要进一步确定rTMS在儿童青少年抑郁症患者中的临床耐受性、安全性和临床效果。

2. 电休克疗法(electroconvulsive therapy,ECT) 电休克疗法又称电痉挛治疗、电惊厥治疗,是利用短暂适量的电流刺激大脑,引起患者短暂意识丧失和全身抽搐的一种治疗精神障碍的方法,已被发现是一种有效和安全地治疗青少年精神障碍的方法。

电休克疗法一般在药物治疗及心理干预均无效时采用,对于难治性青少年抑郁症疗效显著,但会导致一些不良反应,并对认知功能有损害。临床指南提出,在不进行后续治疗的情况下,尽管是电休克治疗后缓解的严重抑郁症患者,6个月内也有80%出现复发,但是继续进行抗抑郁药物治疗、使用巩固或维持治疗可以预防复发。总之,在使用电休克疗法时应注意适应证、禁忌证及并发症。

四、预防及预后

预防的目标是降低儿童群体抑郁障碍发生率。对具有亚临床水平的抑郁障碍症状的个体应进行早期干预,减轻抑郁障碍症状并防止这些症状发展为抑郁发作。最有效的方案是聚焦于个体或团体的认知重建、社交问题解决、人际沟通技巧和应对事务技能的增进和自信心训练。预防项目通常在学校或诊所中以儿童或青少年团体活动形式进行。

父母在儿童成长中起着非常重要的作用。可以从以下几个方面着手做起,起到预防的目的:①父母有健康的心理状态和积极的生活态度,为孩子树立榜样。②创造良好的家庭氛围,家人之间互相尊重和信任、关系和谐、融洽,有困难互相鼓励和帮助。③良好的教养态度和方式。父母对孩子不要溺爱,鼓励以民主、平常的态度对待孩子,多给其鼓励和引导,而对其缺点、错误能恰如其分地批评指正。④培养孩子良好的兴趣爱好。⑤养成健康的作息习惯。

(张 凯)

第三节 强 迫 障 碍

一、概述

(一) 定义

强迫障碍(obsessive-compulsive disorders,OCD)是以持续性、反复的、侵入性的、非必要的强迫思维和以反复的强迫行为为特征的精神障碍。强迫症状的特点是同时存在有意识的强迫和反强迫,伴有明显的焦虑情绪,导致学习、生活和人际交往能力下降。但是,某些年幼儿童患者,有时不一定能认识到症状是不合理的或异常的。

(二) 流行病学

1. 患病率 国外流行病学调查显示儿童和青少年强迫障碍的患病率为 0.25%~4.0%,18 岁前终身患病率为 2%~3%。儿童期男性患病率高于女性,男女比为 3:2,少年期间男性和女性患病率相等。国内尚缺乏明确的流行病学调查结果。

2. 病因与发病机制

(1)遗传因素:强迫障碍患者亲属中精神障碍的患病率增高,40%~50% 同胞和 16% 子女患有精神障碍,强迫障碍先证者的父母患有强迫障碍的风险为 16%(对照组 3%)。单卵双生子强迫障碍或强迫性人格同病率 87%,双卵双生子同病率 47%。

(2)脑基底节 - 额叶系统异常:结构性和功能性脑影像学发现强迫障碍的边缘系统、额叶 - 基底节结构和功能异常。

(3)神经递质:强迫障碍患者 5- 羟色胺功能异常,对儿童青少年强迫障碍的研究发现血小板 5-羟色胺转运体的密度减少。此外,强迫障碍还可能与多巴胺等其他神经递质异常有关。

(4)心理因素:患者有胆怯、拘谨、要求自己完美无缺、优柔寡断等心理特点。有的患者起病与受严厉批评、学习负担过重、转学、父母离异等心理因素有关。

二、评定及诊断

(一) 常见的症状评估量表

1. 儿童耶鲁 - 布朗强迫量表(children's Yale-Brown obsessive-compulsive scale,CY-BOCS) 该量表为半结构化访谈式他评量表,评估受试者最近 1 周的表现,适用年龄范围 8~17 岁。该量表总计 10 个条目,强迫思维和强迫行为分别占 5 项,根据强迫症状严重程度评分,采用 0~4 分 5 级评分,评分越高说明强迫症状越严重。

2. 强迫症量表儿童版(obsessive compulsive inventory-child version,OCI-CV) 该量表适用年龄 7~17 岁。该量表总计 21 个条目,采用 0~2 分 3 级评分,评分越高说明强迫症状越严重。

3. 莱顿强迫问卷儿童版(Leyton obsessive inventory-child version,LOI-CV) 该量表共计 20 个条目,包括 4 个因子:一般强迫思维、整齐和清洁、幸运数字、检查和重复。总分越高说明强迫症状越严重。

4. 强迫障碍家庭适应性量表(患者版)[family accommodation scale for obsessive compulsive disorder (patient version),FAS-PV] 该量表用来评估强迫障碍家庭适应性行为的现状和程度,分为两个部分:第一部分罗列出近 1 周内的强迫思维和强迫行为清单,并要求患者确认最近的强迫症状;第二部分要求患者确认最近 1 周亲属可能改变其行为或日常以回应患者的强迫症状的可能方式(亲属可能改变患者的行为、适应行为的频率、痛苦程度及其他后果),第二部分总计 19 个条目,采用 0~4 分 5 级评分。评分分级为指导下一步的治疗提供基础。

（二）诊断标准

1. **症状** 主要表现为强迫思维、强迫行为或两者皆有。

2. 强迫观念或强迫行为须占据一定时间（例如，每天出现 1 小时以上）或这些症状引起具有临床意义的痛苦，或导致生活、家庭、社交、教育或其他重要功能方面的损害。

3. 强迫症状不能归因于某种物质（例如：毒品、药物）的生理效应或其他躯体疾病。

4. 该障碍不能用其他精神障碍的症状解释。

5. 自知力

（1）自知力良好：患者能够意识到强迫信念可能不是真的，或可以接受它们不是真的。

（2）自知力较差：患者意识到强迫信念可能是真的。

（3）自知力缺乏：在大部分或全部时间内，患者完全确信强迫信念是真的。

（4）某些年幼儿童患者，有时不一定能认识到强迫信念是不合理的或异常的。

（三）临床表现

1. **强迫思维** 反复进入头脑中的不需要或闯入性的想法、怀疑、表象或冲动。常见的形式有强迫穷思竭虑、强迫怀疑、强迫对立观念、强迫联想、强迫回忆、强迫意象。

2. **强迫行为** 反复做出一些无意义的动作和行为，一般继发于强迫思维或受其所驱使。常见的形式有强迫检查、强迫洗涤、强迫询问、强迫计数、强迫性仪式动作。

3. **其他症状**

（1）强迫情绪：强迫思维或是行为可引起明显的情绪反应，如焦虑、抑郁、恐惧、回避某些场景或是环境或是强迫他人顺从自己的强迫行为。

（2）抽动症状：儿童强迫障碍常合并抽动等肌肉的异常运动。抽动症状包括发声抽动、局部肌肉或肢体抽动（如耸肩、撇嘴、鼓掌等）。若是该行为按照某种特定顺序或发生在固定时间或继发于强迫思维，则该行为属于强迫症状而非抽动症状。

4. 儿童强迫障碍也有着特殊的强迫症状表现形式

（1）替代性强迫行为：儿童不仅自己有强迫行为，还要求父母或是其他主要抚养人来完成或是监督其完成强迫行为。

（2）感应性强迫行为：有的儿童强迫行为具有家庭感应性，父母和孩子出现同样的强迫行为，如强迫检查、强迫洗涤等。主要见于过度依恋的亲子关系。

三、康复治疗

（一）药物治疗

美国 FDA 批准可以用于治疗儿童强迫障碍药物（排序按照美国 FDA 批准强迫障碍适应证的时间顺序）：舍曲林（≥6 岁）、氟西汀（≥8 岁）、氟伏沙明（≥8 岁）和氯丙米嗪（≥10 岁）。CFDA 批准的包括：舍曲林（≥6 岁）、氟伏沙明（除强迫障碍外不应用于 18 岁以下的儿童青少年）和氯丙米嗪（5 岁以下儿童无相关资料）。治疗儿童强迫障碍的常用药物剂量范围：舍曲林 25~125mg/d，氟伏沙明 50~200mg/d，氟西汀 10~60mg/d，氯丙米嗪 25~200mg/d。药物治疗从小剂量开始，缓慢增加剂量，一般 6~8 周达到治疗剂量，10~12 周充分显效，少数患者 3 个月才能显效。若 10~12 周治疗后部分起效可换用药物。一般患者平均剂量即可达到治疗效果，加大剂量可能增加药物的不良反应。

（二）心理治疗

1. **心理教育** 对患者及家属进行强迫障碍相关知识的普及，使其了解强迫障碍的病因、发病率、临床表现、病程、治疗方式、康复及预防复发的方法，进一步加强医患沟通，提高患者治疗的依从性。

2. **支持性心理治疗** 通过倾听患者的讲述，理解其困惑及痛苦，给予适当的关心、安慰、支持及鼓励；协助患者寻求并整合身边可利用的资源，尤其是家庭亲属的理解、支持和帮助，根据需要也可扩展到学校、好友等范围，寻找更多的资源。

3. 认知行为治疗

（1）认知疗法策略：强迫障碍患者常有一些歪曲的不正确的认知观念、"全或无"思维、以偏概全、情绪化推理、过度引申或担心、理想化等。认知疗法是帮助患者识别歪曲的认知，矫正患者的思维方式，包括对不正确认知的解释、预测及其持有的核心信念，通过为认知真值寻找证据来评估认知的正确性，建立正确的认知和信念。

（2）暴露和反应预防（exposure and response prevention，ERP）：采用逐级暴露和自我实施的反应预防技术的行为治疗方法。通过反复且长时间地暴露在诱发强迫恐惧的刺激或情景中，戒除强迫行为的一种心理疗法。将诱发强迫恐惧的刺激或情景，按照引发患者焦虑的程度进行分级，然后逐步将患者暴露在焦虑情境中，并逐步延长暴露时间。要求患者戒除由于担心不利结局发生或为了减少焦虑痛苦而采取的强迫行为，目的是使患者体验焦虑，推迟、减少或消除能减轻焦虑的行为。由于患者可能会逃避或分散自己的注意力，在治疗过程中，需提醒患者将注意力集中在引发焦虑和强迫思维的情境中，在最大限度对患者进行有效暴露治疗的过程中，患者要忍受焦虑带来的痛苦，在此期间，还需记录患者焦虑和不安的评级、暴露的时间和频率。治疗频率为每周 1~2 次，每次治疗时间 1~2 小时，总治疗时间 20~30 小时。在短期治疗后，患者应每月逐步增加 ERP 治疗暴露时间，并维持 3~6 个月。

（3）家庭认知行为治疗（cognitive-behavioral family-based treatment，CBFT）：在原有暴露-反应预防的认知行为治疗基础上要求家属密切参与治疗，把家庭成员看作一个整体，向家长讲解强迫障碍及治疗原理，引导父母正确应对孩子的强迫症状，训练家属在患者的暴露练习中扮演"教练"角色，发展恰当的家庭互动模式，降低家属对患者强迫症状的顺应性。

（4）正念认知疗法：基于正念减压疗法，将认知行为疗法的认知元素和正念的理念与练习相结合，形成一个 8~10 周为周期的心理治疗方式。通过会谈（正念和治疗方案的介绍）、主题心理教育（强迫障碍和正念认知疗法）、建立信任及与想法建立健康新关系、主题教育（接纳为主题）、正念与暴露训练、培养对自我的接纳和宽恕、学习冒险、回顾治疗中所学的内容等，在此过程中，每天需完成一定时间的家庭作业，经过周期性团体心理干预，减轻患儿的强迫思维及行为。

（5）接纳承诺疗法（acceptance and commitment therapy，ACT）：基于关系框架理论的行为疗法，目的是改变个人与自己的想法、感受、记忆和身体感觉或害怕或回避的关系，帮助个人减少回避，对依恋有更好的认识，活在当下。针对强迫障碍患者，组织 8 周的心理治疗，治疗频率为每周 1 次，每次治疗时间 1 小时。重点在于改善使患者焦虑恐惧的想法、感受和身体感觉的关系，使其清晰认识到自己的目标并关注当下，并承诺改变行为。

（6）放松训练：采用深呼吸放松训练、腹式呼吸放松训练、意象放松训练等方法配合其他治疗过程，以减少患者的焦虑情绪。

（三）康复治疗

康复的基本原则：功能训练、全面康复、回归社会。功能训练是指采用各种方式对患者的心理、躯体、语言、日常生活、职业和社会活动进行训练；全面康复是指患者的生理、心理、社会和职业的整体康复；回归社会是指通过训练和康复使患者重返社会。

1. 康复的步骤

（1）康复前功能和症状评估：为了确定患者存在哪些功能损害及症状表现，康复前需要采用相应的评估手段对患者的功能及症状进行测评，通过测评的结果，对患者进行等级评定，根据等级制订相应的康复计划。

（2）康复计划的制订：确定康复目标，根据患者的诊断、症状、评估等级及个人要求，制订切实可行的康复目标；明确康复疗程，根据患者的康复目标、症状严重程度、家庭支持及其他因素制订个体化的康复疗程；制订康复措施及实施步骤，针对不同年龄阶段及不同症状表现及不同需求的患者制订明确的具体的康复措施、安排实施步骤,同时要求家属配合记录患者家庭作业及症状、行为等的改变。总结阶段,及时进行阶段性评估总结,为下一阶段的康复提供基础。

2. 康复的内容

(1)求助医生及家属的技能:在感觉不适的时候,能主动向医生或家属正确地描述自己的困惑及具体征状。在疾病出现复发迹象时,能敏锐地察觉,及时向医生或家属寻求帮助。

(2)药物的自我管理:在医生进行药物使用宣教的同时,主动了解药物的作用及不良反应,识别常见的药物不良反应,求助他人或学会简单处理,遵医嘱按时按量服药,切勿自行减量或停药,提高服药的依从性。

(3)解决问题的技能:儿童处于特殊的生长发育阶段,认知、情绪、行为不断发展变化,遇到问题若不能妥善解决可能会产生相应问题,因此训练儿童自己解决问题的能力显得尤为重要。首先,让儿童意识到问题是什么并表达出来;其次,引导儿童思考有哪些解决问题的方法和途径;再次,让儿童列出解决问题的可能的方法清单,总结各个方法的优缺点,比较出最优方案,做出决策;另外,自己去尝试,若是这样做的结果不好,可以尝试换另一种方法;最后,儿童多次经历了这样的处理问题的过程,逐渐形成独立思考解决问题的习惯。

(4)调节自身情绪训练:强迫障碍儿童可能会伴有焦虑、抑郁等情绪问题,在康复过程中要学会如何调整自己的情绪。首先,学会对自己心理暗示,当感到焦躁时予以自己积极的心理暗示或是想象自己开心时的状态;其次,通过运动释放自己的情绪和压力;最后,主动敞开心扉,学会倾诉。

(5)回归社区训练:对住院治疗的儿童,要为其回归社区作准备。首先,制订回归社区的计划;其次,进行社会沟通技巧训练;再次,学会处理生活中可能出现的问题或是压力;最后,学会规划每日的生活和学习。

(6)生活技能的训练:生活能力、人际交往技能、文体活动训练等。

四、预防及预后

(一)预防

1. 一级预防 通过消除或减少病因或致病因素防止或减少儿童强迫障碍的发生。儿童的心理发育健康基础在于身体发育的健康,在胎儿期尽量减少或避免能量、蛋白质、营养素等供给不足,避免接触环境或职业因素中可能存在的有害或有毒物质,尤其是在母亲孕早期。完善并普及产前诊断技术,防止具有严重传染病、智力障碍及先天畸形的胎儿出生,实现优生优育。

2. 二级预防 儿童强迫障碍表现形式多样,早期症状可能不显著,易被忽略,因此需要早期识别、早期诊断、早期治疗,争取疾病缓解后有良好预后,防止复发。二级预防是三级预防中最重要的环节。

3. 三级预防 主要是指治疗疾病、减轻损害、促进康复。通过住院治疗、药物治疗、心理治疗等方式在改善患儿症状的同时,把疾病给患者造成的损害降低到最低程度,使之尽快适应环境,恢复心理社会功能。

(二)预后

强迫障碍有10%起病于10~15岁,多数患儿缓慢潜隐起病,常无明显诱因或诱因微不足道,通常从出现症状到首次诊断之间间隔平均2年左右。病程常反复迁延,呈波动性,应激或情绪不良时加重。预后不良的指标有:发病年龄早,症状弥散且严重,病程长,合并其他精神障碍,首次治疗疗效差,反复住院。

(田仰华)

605

第四节　儿童焦虑症

一、概述

(一)定义

焦虑症(anxiety disorder,AD)是一种内心紧张不安、预测到似乎将要发生某种不利情况而又难以应付的不愉快体验。儿童焦虑及恐惧相关障碍是儿童和青少年时期常见的精神障碍。儿童通常表现为爱哭闹、黏人、依恋父母等,还可能表现为注意力不集中,学习成绩下降,不愿社交,并伴易惊醒、食欲下降等表现。可分为广泛性焦虑障碍、惊恐障碍、场所恐惧障碍、社交焦虑障碍、特殊恐惧障碍和分离性焦虑障碍。

(二)流行病学

1. 患病率　儿童广泛性焦虑障碍的患病率估计为5%,惊恐障碍在社区儿童青少年样本中的患病率从1%到2%不等。约有1.7%的儿童青少年患有场所恐惧障碍,社交焦虑障碍在儿童和青少年中的患病率估计在5%~10%。有研究显示儿童或青少年特殊恐惧障碍的患病率为7.63%,分离性焦虑障碍在儿童期的患病率高于青春期患病率,为3%~5%。其中惊恐障碍、场所恐惧障碍和特殊恐惧障碍在女生中的患病率高于男生。

2. 病因

(1)遗传因素:儿童焦虑与恐惧相关障碍有明显的家族遗传史,遗传学具有复杂和多因素的本质。

(2)神经生物学因素:儿童焦虑与恐惧相关障碍在神经生化方面主要涉及γ-氨基丁酸(GABA)、5-羟色胺(5-HT)和去甲肾上腺素(NE)神经生化系统。而研究也发现,神经影像学方面的异常以及CO_2超敏学说等均与儿童焦虑与恐惧相关障碍的发生有关。

(3)心理相关因素:童年创伤、应激生活事件、父母不良养育方式以及童年期不安全的依恋关系均可能是儿童产生焦虑的原因。此外,多数患儿具有较敏感、胆怯、内向等性格特点。

二、评定和诊断

(一)评定

目前针对儿童各类型焦虑障碍评定量表如下:

1. 儿童常用的焦虑评估工具为医用汉密尔顿焦虑量表(Hamilton anxiety scale,HAMA)总分≥14分可认为符合焦虑发作的严重程度标准。儿童焦虑性情绪障碍筛查表(the screen for child anxiety related emotional disorders,SCARED)为9~18岁儿童青少年焦虑症状自评量表,总分≥23分即有焦虑症状的可能。

2. 儿童常用的惊恐障碍的评估量表有儿童惊恐障碍严重程度量表(panic disorder severity scale,PDSS),PDSS量表总评分8~10分为轻度,11~13分为中度,14~16分为偏重,≥17分为重度。

3. 儿童常用的场所恐惧障碍的评估工具为广场恐怖症活动性调查表(mobility inventory for agoraphobia,MIA)、广场恐怖症认知问卷(agoraphobia cognitions questionnaire,ACQ)等。

4. 儿童常用的社交焦虑障碍评估工具为儿童社交焦虑量表(social anxiety scale for children,SASC),得分≥8分定义为高社交焦虑。

5. 儿童常用的特殊恐惧障碍的评估方法为儿童多维焦虑量表(multidimensional anxiety scale for children,MASC)、儿童恐惧调查表修订版(the fear survey schedule for children-revised,FSSC-R)和行为回避测试(behavioral avoidance test,BAT)等。

6. 儿童常用的分离性焦虑的评估量表有学龄前儿童焦虑量表(preschool anxiety scale, PAS),得分高于 37 的人具有分离性焦虑。此外,儿童版焦虑障碍访谈提纲(anxiety and related disorders interview schedule, ADIS)中的 SAD 模块也可用来评估分离性焦虑障碍。

(二) 儿童各类型焦虑障碍诊断标准(表 17-4-1)

表 17-4-1 儿童各类型焦虑障碍诊断标准

分类	核心临床特征	排除其他疾病	支持其他特征
广泛性焦虑障碍	表现为显著的焦虑症状,持续至少 6 个月内的大多数日子中存在以下要素: 1. 过度的焦虑和担忧 2. 运动性紧张 3. 自主神经活动亢进	需排除躯体疾病所致相关障碍,精神障碍相关焦虑及药源性焦虑	除了典型的焦虑症状外,可能会出现行为抑制问题,表现为孤僻独处、行为幼稚,常感身体不适,如胃痛、坐立不安等,并伴有学习成绩下降、注意力分散等;而在外显化行为有一定攻击性,表现为破坏东西、不听话、叫喊、不愿上学
惊恐障碍	诊断特点以包括惊恐发作(包括心悸或心率增快,出汗,震颤,气促,胸痛,头晕或眩晕,寒冷、潮热、濒死感)为主要临床症状,并在惊恐发作后 1 个月内存在预期焦虑和回避行为	需排除心血管疾病,其他躯体疾病或药物使用导致的惊恐发作	如果出现拒绝上学和无法解释的躯体征状等临床表现,或有惊恐障碍、广泛性焦虑障碍的家族史,应该怀疑惊恐障碍的存在
场所恐惧障碍	个体主动回避这些情境,或只有在特定情况下进入这些情境,或不得不带着强烈的恐惧或焦虑进入、忍受这些情境。症状持续至少数个月,且足够严重以导致显著的痛苦,或导致个人、家庭、社交、学业或其他重要领域功能的显著损害	需排除正常恐惧及广泛性焦虑障碍和强迫障碍	儿童如果采取一些策略(例如谈判、抱怨、拖延、哭泣)来避免去人多的地方,此时应高度怀疑场所恐惧障碍
社交焦虑障碍	对一个或多个社交场合如公共演讲或表演,有一种强烈的恐惧感。担心的焦点是个体的行为方式或表现出焦虑症状时会被他人做出负性评价,病程标准要求不少于 6 个月	需排除正常羞怯、躯体变形障碍、精神分裂症和场所恐惧障碍	处于青春期这个特殊发展阶段时,社交焦虑很常见,但是当这种焦虑阻碍个人参与所期望的活动或者在这种活动中出现明显痛苦时,就发展为社交焦虑障碍
特殊恐惧障碍	面对恐惧对象或情境时,通常会出现明显的主动回避行为,如果不能成功回避则要忍受强烈恐惧或焦虑。症状持续至少数个月,且足够严重以导致显著的痛苦,或导致个人、家庭、社交、学业、职业或其他重要领域功能的显著损害	需排除强迫障碍、精神分裂症以及其他疾病导致的恐惧障碍	具体的恐惧的对象可以分为 5 种不同的类型:动物、自然环境、血液注射损伤、特殊情境和其他特定对象
分离性焦虑障碍	18 岁以下并且当与依恋对象分离或者离开熟悉的环境时,表现出不现实的担心和过度的焦虑,病程持续 1 个月以上,达到严重干扰患者的正常生活、学习和社交活动的程度,则作出相应诊断	需排除广泛性发育障碍、精神分裂症、心境障碍、广泛性焦虑障碍以及其他原因所致的焦虑和恐惧障碍	当儿童与依恋对象分离或即将分离时,会出现"黏人"的行为,也经常难以独自入睡,同时会伴有胃痛、恶心和头痛等症状

三、康复治疗

(一) 心理治疗

常见心理治疗包括认知行为疗法(cognitive behavioral therapy,CBT),主要包括认知重建、问题解决、放松训练、焦虑管理训练、担忧暴露及预防复发等。而针对父母的 CBT 对缓解儿童焦虑有效,特别是提高父母的沟通技巧和解决问题的技能,缓解家庭冲突等。渐进式暴露疗法和眼动脱敏再加工疗法对于治疗特殊恐惧障碍具有较好的疗效。此外,支持性心理治疗、集体心理治疗、家庭治疗、人本主义干预以及心理动力学治疗等也具有一定疗效。而基于心理障碍元认知模型开发而来的元认知疗法(metacognitive therapy for children,MCT-c)是用于治疗儿童青少年广泛性焦虑障碍的新疗法。MCT-c 让患儿处于元认知思维模式中,使患者避免参与而非分析处理消极的想法,MCT-c 可与 CBT 互相弥补自身的不足。

(二) 药物治疗

儿童焦虑障碍首选心理治疗,对于中重度焦虑障碍患儿,尤其是具有严重的临床症状,共患其他严重精神障碍及自杀意念活行为、心理治疗无效等,可作为开始接受药物治疗的指征。目前部分选择性 5- 羟色胺再摄取抑制剂(SSRIs)可用于治疗儿童广泛性焦虑障碍,小剂量开始,逐步调整。5-羟色胺去甲肾上腺素再摄取抑制剂(SNRIs)中的度洛西汀被美国 FDA 批准可用于儿童青少年广泛性焦虑障碍的治疗,苯二氮䓬类不推荐用于儿童焦虑障碍治疗,对于症状较严重尤其是伴有睡眠障碍的患者,可作为辅助药物帮助快速控制症状。药物治疗前应与家长充分沟通并提前告知用药风险,定期随访,并密切监测自杀意念。

(三) 康复治疗

儿童焦虑障碍的康复治疗主要包括虚拟现实技术(VR)、生物反馈治疗和技能训练,通常与心理治疗联合一起改善患儿的焦虑症状。

1. 虚拟现实(virtual reality,VR)技术　VR 是一种高度灵活的工具,它使人们能够制定各种各样的心理困扰干预程序。VR 技术被广泛应用于儿童焦虑的治疗中,使用虚拟现实软件,可以在对象接受治疗的情况下重建与现实相对应的层次结构。控制环境的真实再现和所有感觉运动通道的参与所提供的真实存在感,使接受治疗的受试者能够以一种比他自己想象中更生动、更真实的方式体验虚拟场景,从而修复恐惧反应,修正与恐慌症状相关的误解认知,减少焦虑症状。

其中传统的 CBT 疗法中加入 VR 技术,将之命名为经验认知疗法(experience-cognitive therapy,ECT),通过控制环境的真实再现和所有感觉、运动通道的参与所提供的实际存在的感觉,使接受治疗的主体能够以比他通过自己的想象更生动和现实的方式生活在虚拟体验中,为广场恐怖提供一种新的治疗方向。

而虚拟现实暴露疗法对于儿童社交焦虑具有较好的疗效。治疗师可通过 VR 控制互动的内容、时长和难度,避免真实情境中可能出现的不可控因素和对患者的伤害,也有助于严格地保护个体的隐私。

2. 生物反馈治疗　生物反馈仪采用生物反馈的原理,将人体的生理指标如脑电、心率变异性和肌电等信号转化为容易理解的视觉、听觉形式展现出来,使个体了解自身的生理变化,通过反复的训练与治疗,帮助个体认知、调控自身的生理变化从而达到缓解和治疗紧张、焦虑等精神心理症状的目的。一定程度上更贴合儿童青少年心理需求,有助于改善患儿的临床依从性,提高焦虑障碍患儿的满意度。还有学者将生物反馈技术应用于虚拟现实暴露疗法中,用于治疗儿童特殊恐惧障碍,两者相结合会取得比较好的治疗效果。综合儿童心理发展的特点,对传统的生物反馈技术进行改良,使之更贴合不同年龄段儿童的知识结构和心理特点,提高人机交互的顺畅性是未来儿童生物反馈治疗的一个趋势。

3. 社交技能训练(social skills training,SST)　对于具有社交焦虑的儿童,可采用社交技能训练。训练内容有:①自我积极语言暗示;②双目对视训练；③当众演讲和语言训练；④外出挂牌暴露训练等。社交技能训练的目的是帮助个体缓解对恐怖情境的认知，减轻预期焦虑，从而减少恐怖性回避行为，提高社会交往能力，进一步改善社会功能和生活质量。社交技能训练联合 CBT 治疗对于缓解儿童社交焦虑具有更好的疗效。

四、预防及预后

（一）预防

学习压力、人际关系、突发性生活事件与儿童各类型焦虑障碍密切相关，在学校和家庭教育中，应尽可能减少这些压力源，增加社会支持，以提高学生应对这些生活事件的能力。同时需要注意儿童社交技能的培养与训练，提高自我效能感。而家长在儿童成长过程中需要增加儿童安全感，发展出安全性依恋。通过培养儿童青少年健全的人格、提高血压性心脏病理素质，有效地预防儿童焦虑障碍的发生。

（二）预后

由于儿童对焦虑障碍的生理或心理症状的描述不足或不准确导致儿童的焦虑障碍未引起临床足够的注意，较好的社会支持系统有助于儿童焦虑障碍的恢复。家长及学校应加强对儿童各类型焦虑症状的观察，并进行积极有效的干预治疗，促进良好的预后。

（刘寰忠）

第五节　精神分裂症

一、概述

（一）定义

精神分裂症（schizophrenia，SCZ）是一组病因未明的重性精神障碍，具有认知、思维、情感、行为等多方面精神活动的显著异常，并导致明显的职业和社会功能损害。早发型精神分裂症（early-onset schizophrenia，EOS）和儿童青少年精神分裂症（childhood-onset schizophrenia，COS）指 18 岁之前起病的精神分裂症。67% 的儿童在精神分裂症发病前已经表现出社交、运动和语言障碍，同时也会表现出学习障碍和情绪/焦虑障碍。虽然从神经生物学和症状学上看，儿童青少年精神分裂症和成人精神分裂症是一种连续的表现形式，但从临床严重程度、对心理发展的影响和不良预后来看，它可能代表了一种更严重的疾病形式。

（二）流行病学

国外有研究报道 13~17 岁儿童精神分裂症的患病率为 0.23%，12 岁以前发病的儿童精神分裂症患病率为（1.6~1.9）/10 万。国内文献报道儿童青少年精神分裂症患病率为 0.05%~0.08%，从美国 NIMH 的队列研究来看儿童青少年精神分裂症患病率不高于 0.04%。

（三）临床表现

儿童青少年精神分裂症临床表现与成人不完全相同，因为儿童青少年的大脑正处于发育期，认知功能不完善，造成其临床表现没有成人症状典型。

1. **感觉、知觉障碍**　主要为幻觉，以视、听幻觉为主。年龄小的患儿以视幻觉多见，年长患儿以听幻觉多见。幻觉特点以幻想性内容为主，比较具体和形象化。近年也有系统综述表明儿童青少年中更怪异的阳性症状发生率较成人更高。

2. **思维和语言障碍**　患儿常重复简单言语，含混不清或自言自语，言语难以理解，或出现模仿言语。也可出现思维松弛、思维破裂和逻辑倒错等。妄想内容常与幻觉有关，主要反映患者的日常生活和儿童所关心的事情。年长患儿较年幼患儿的妄想内容复杂、系统、持续、抽象,复杂的妄想一般在 12 岁以后出现。也可以出现类妄想性幻想,与患儿思维发育不完善、喜欢幻想的心理特点有关。

3. 情感障碍　情感淡漠和自发性情绪波动是儿童青少年精神分裂症的特征性症状之一。患者会表现出对事物无兴趣,对亲人不亲,孤僻冷漠,或无故紧张恐惧、激动、发怒。年龄大的患儿情感反应不协调更为明显。

4. 意志行为障碍　怪异行为,如刻板运动、模仿行为、违拗以及运动性兴奋或抑制。也常有冲动、伤人毁物行为。重者可表现为卧床、不语不动、不愿进食、大小便潴留等,夜间却能低声细语,呈亚木僵状态。

二、诊断与评定

目前国内外都没有制订专门用于儿童青少年的精神分裂症诊断标准,ICD-11 中关于精神分裂症的诊断标准、编码及分型如下:

(一)诊断标准

精神分裂症主要表现为多种精神心理过程的紊乱,包括:思维(例如,妄想、思维形式障碍),感知觉(例如,幻觉),自我体验的(例如,体验到感觉、冲动、思想、行为被外在力量控制),认知(如注意力、言语记忆和社会认知受损),意志(如动机缺乏),情感(如情感表达迟钝),及行为(如行为显得凌乱、漫无目的、无法预期,或不适当的情感反应干扰行为的组织条理性)。可存在精神运动性紊乱,包括紧张症。持续性的妄想、幻觉,思维障碍,被影响体验,被动体验,被控制体验可以是精神分裂症的核心表现。诊断要求症状必须持续至少 1 个月。症状不是另一种健康问题的临床表现(如脑肿瘤),也不是某种作用于中枢神经系统的物质或药物(如糖皮质激素)的效应,包括戒断效应(如酒精戒断)。

不包括:分裂型障碍(6A22)、精神分裂症性反应(6A22)、急性而短暂的精神病性障碍(6A23)。

(二)诊断分型

1. **6A20.0**　精神分裂症,首次发作(schizo-phrenia, first episode)。

该类别适用于症状和病程满足精神分裂症的诊断需求,且既往从未曾经历过符合精神分裂症诊断需求的发作的个体。

(1)6A20.00:精神分裂症,首次发作,目前为症状期(schizophrenia, first episode, currently sympto-matic)。

个体目前的症状和病程符合精神分裂症,首次发作定义的全部需求,或在最近 1 个月内曾符合这些需求。

(2)6A20.01:精神分裂症,首次发作,目前为部分缓解(schizophrenia, first episode, in partial remission)。

个体先前的症状与其持续时间满足精神分裂症,首次发作定义的全部需求。症状已经改善,至少 1 个月已不符合精神分裂症的诊断需求,但目前仍残留一些临床显著的症状,可伴或不伴功能损害。缓解可以是药物或其他治疗的效果。

(3)6A20.02:精神分裂症,首次发作,目前为完全缓解(schizophrenia, first episode, in full remission)。

个体先前的症状与其持续时间满足精神分裂症,首次发作定义的全部需求。症状已经改善,目前无残留任何显著的症状。缓解可以是药物或其他治疗的效果。

(4)6A20.0Z:精神分裂症,首次发作,未特定(schizophrenia, first episode, unspecified)。

2. **6A20.1**　精神分裂症,多次发作(schizo-phrenia, multiple episodes)。

该类别适用于症状和病程满足精神分裂症的诊断需求,且既往经历过满足精神分裂症全部诊断需求的发作的个体,在 2 次发作间有一段缓解期,缓解期可残留一些不明显的症状。缓解可以是药物或其他治疗的效果。

(1)6A20.10:精神分裂症,多次发作,目前为症状期(schizophrenia, multiple episodes, currently symp-tomatic)。

个体目前的症状和病程符合精神分裂症,多次发作定义的全部需求,或在最近 1 个月内曾符合这些需求。

（2）6A20.11：精神分裂症，多次发作，目前部分缓解（schizophrenia，multiple episodes，in partial remission）。

个体先前的症状与其持续时间满足精神分裂症，多次发作定义的全部需求。症状已经改善，至少1个月已不符合精神分裂症的诊断需求，但目前仍残留一些临床显著的症状，可伴或不伴功能损害。缓解可以是药物或其他治疗的效果。

（3）6A20.12：精神分裂症，多次发作，目前为完全缓解（schizophrenia，multiple episodes，in full remission）。

个体先前的症状与其持续时间满足精神分裂症，多次发作定义的全部需求。症状已经改善，目前无残留任何显著的症状。缓解可以是药物或其他治疗的效果。

（4）6A20.1Z：精神分裂症，多次发作，未特定（schizophrenia，multiple episodes，unspecified）。

3. 6A20.2　精神分裂症，持续性（schizophrenia，continuous）。

在过去至少1年的时间里，近乎所有病程均有满足精神分裂症定义的全部需求的症状。阈下症状期相较于整个病程是极其短暂的。

（1）6A20.20：精神分裂症，持续性，目前为症状期（schizophrenia，continuous，currently symptomatic）。

个体目前的症状和病程符合精神分裂症，持续性定义的全部需求，或在最近1个月内曾符合这些需求。

（2）6A20.21：精神分裂症，持续性，目前为部分缓解（schizophrenia，continuous，in partial remission）。

个体先前的症状与其持续时间满足精神分裂症，持续性定义的全部需求。症状已经改善，至少1个月已不符合精神分裂症的诊断需求，但目前仍残留一些临床显著的症状，可伴或不伴功能损害。缓解可以是药物或其他治疗的效果。

（3）6A20.22：精神分裂症，持续性，目前为完全缓解（schizophrenia，continuous，in full remission）。

个体先前的症状与其持续时间满足精神分裂症，持续性定义的全部需求。症状已经改善，目前

无残留任何显著的症状。缓解可以是药物或其他治疗的效果。

（4）6A20.2Z：精神分裂症，持续性，未特定（schizophrenia，continuous，unspecified）。

4. 6A20.Y　其他特定的精神分裂症（other specified schizophrenia）。

5. 6A20.Z　精神分裂症，未特定（schizophrenia，unspecified）。

（三）相关评估量表

1. 儿童情感障碍与精神分裂症定式检查问卷（K-SADS-PL）　根据DSM-4指定的一种半结构化的诊断面谈工具，旨在评估儿童青少年当前和过去的精神症状。根据该问卷的结果可进一步使用相关补充部分以探索和澄清疾病诊断，包含精神病性障碍、情感障碍、焦虑障碍、行为障碍、物质滥用和其他疾病。

2. 儿童简明精神病量表（brief psychiatric rating scale for children）　包含21个条目，用于临床评定儿童青少年的精神病性问题。

3. 个体和社会功能量表（the personal and social performance scale，PSP）　该量表主要评估患者4方面的功能：a项，社会中有用的活动（包括工作和学习）；b项，个人关系和社会关系；c项，自我照料；d项，扰乱及攻击行为。前3项共用一个评分标准，第4项（即d项）单独的一个评分标准。分别完成这4项的评分后，依据评分标准，评出一个总分。总分的范围是0~100分，分为10个等级。总分71~100分表示患者社会功能和人际交往无困难或有轻微困难；总分31~70分表示有不同程度的能力缺陷；30分以下表示功能低下，患者需要积极的支持或密切监护。

4. 儿童大体印象量表（children's global impressions scale）　临床大体印象量表的儿童版，用于评估临床治疗效果。

5. Bunny-Hamburg总体量表（Bunny-Hamburg global ratings）　包含精神病性分量表和抑郁分量表，一起使用时可用儿童精神分裂症的排除诊断（筛查准确率为62%，未服药治疗期准确率高达

85%)。

三、治疗与康复

(一) 药物治疗

一旦患儿被明确诊断为精神分裂症,应当尽快使用抗精神病药物进行治疗,既往研究显示早发型精神分裂症患儿从发病到接受抗精神病药物治疗的平均时间(duration of untreated psychosis,DUP)平均比成年期发病的精神分裂症患者长 3.5 倍,这与早发型精神分裂症病情的复杂性导致的延迟诊断以及儿童期的共病有很大关联。在抗精神病药物的应用中,多个国家的指南均推荐儿童青少年在首次使用抗精神病药时,应当是在接受过儿童青少年精神科培训的精神科医师指导下开始使用。

虽然儿童青少年精神分裂症患者的用药很多是超适应证用药,但初始为儿童青少年患者选用的药物最好是从美国 FDA 批准的治疗儿童青少年精神分裂症的药物开始。其中包括利培酮、阿立哌唑和喹硫平(都批准用于治疗 13 岁及以上的精神分裂症)、帕利哌酮(批准用于 12 岁及以上的青少年)。奥氮平被批准用于青少年精神分裂症患者(13 岁及以上),但考虑到体重增加和代谢副作用的风险,通常作为第二选择。一些传统的抗精神病药物,如氟哌利多醇、奋乃静和氯丙嗪,已获美国 FDA 批准用于儿童和青少年,但尚未像第二代药物一样在儿童人群中得到充分研究。经批准用于成人精神分裂症的抗精神病药物可作为儿童青少年精神分裂症的次要选择。然而,尚未在儿童青少年精神分裂症患者中进行系统研究的较新的药物在获得儿童青少年研究数据之前要尽量避免使用。

(二) 康复治疗

在儿童青少年精神分裂症患者的治疗和康复中,心理社会干预也是重要的治疗措施,特别是在精神分裂症发病前期和精神分裂症疾病稳定期至关重要。精神分裂症的心理社会干预一般包括心理教育、支持、职业和家庭干预等,目标包括减少症状、改善社会功能、提高生活质量和减少疾病复发风险。康复治疗中也需要解决常见的相关共病

情况,包括药物滥用和自杀。具体康复的策略包括关于疾病和治疗方法选择的教育、社会技能培训、疾病复发预防、基本生活技能培训和解决问题的技能。一些儿童青少年患者需要通过特殊的教育项目或者是职业培训项目来对疾病相关的认知和功能缺陷进行康复治疗。

1. 个体心理干预　精神病性疾病认知行为疗法(cognitive behavioral therapy for psychosis,CBT-p)旨在帮助患者理解和处理精神症状,防止疾病复发,改善患者对事件的情绪和行为反应的理解。CBT-p 的治疗师经常使用苏格拉底提问技术来探索患者对他们精神病经验的理解,帮助他们识别压力源和弱点,讨论最初疾病发作的诱因,以及识别防止复发的保护性因素。

个体弹力训练(individual resiliency training,IRT)来源于 CBT-p、疾病自我管理训练和精神康复。IRT 是一种以认知行为疗法为基础的干预方法,强调增强韧性和力量,以支持个体追求有意义的目标,并改善他们的疾病管理、社会功能、生活质量和幸福感。IRT 借鉴了疾病管理和康复计划的结构和早期对首发精神分裂症的心理治疗方法,强调积极心理学。IRT 包含 7 个标准模块,这些模块也被认为是所有首发精神分裂症患者康复治疗的基础,这些模块可以帮助构建治疗框架,支持患者设定康复目标和防止复发,提供关于精神障碍的心理教育,提供处理疾病每个发作期的结构,并增强个体弹力。标准模块包括以下内容:①治疗方向;②评估和治疗目标的设定;③关于精神分裂症的疾病健康教育;④预防疾病复发的计划;⑤处理当前疾病阶段的主要问题;⑥发展个体弹力:第一部分;⑦与治疗目标之间建立连接。IRT 也包含了 7 个个体化的模块:①处理负面感受;②应对症状;③成瘾物质的使用;④发展良好的人际关系;⑤对吸烟问题作出选择;⑥营养摄入与锻炼;⑦发展个体弹力:第二部分。IRT 通常是每周或者每 2 周进行一次,个体化模块的内容选择需要治疗师和患者根据治疗目标共同作出决定,治疗周期可以根据需要尽可能延长。

2. 团体治疗　考虑到早发精神分裂症患者的社会认知功能缺陷,以社会认知和社会技能为目标的团体疗法在促进精神分裂症患者的功能和负面症状方面已经证明是有效的。社会技能训练(social skills training,SST)是一种循证的干预,侧重于帮助个体学习和实践参与社会互动的技能(如提出请求,表达积极的感受)。SST 小组通常包括对社交技能的基本原理、技能的具体步骤、角色扮演练习、小组反馈和家庭作业的讨论。这种干预已被证明可以帮助个人在群体环境中学习和实践社会技能,并随后在社会中有效地运用。每周的会话次数和总周数取决于个体的需求和治疗环境。

认知增强疗法(cognitive enhancement therapy,CET)已显示出对早发精神分裂症康复的益处。CET 由计算机训练(专注于注意力、记忆力和解决问题的能力)、团体治疗(专注于换位思考、情绪管理、阅读非语言提示和理解社会情境)组成。CET 通常包括 60 小时的计算机培训和 45 周的小组培训。这种综合干预已被证明可以改善早发精神分裂症患者的社会认知和神经认知功能。

独立的社会认知训练干预旨在提高个体理解、解释和有效利用社会信息的能力,通常针对社会认知的一个或多个主要领域,如心理理论、情感知觉、社会知觉和归因风格。社会认知互动训练(social cognition interaction training,SCIT)已经在早发精神分裂症患者中进行了广泛的测试。SCIT 是一种 20~24 次的集体心理治疗,通常每周进行 1 次。总共包括 3 个阶段:情绪训练(例如,从脸部照片中识别情绪,情绪和思维之间的关系),弄清情境(例如,在社交情境中区分事实和猜测),整合(讨论信息如何应用于特殊的情境)。个体学习有效的社会认知策略,在群体中进行实践,并最终在日常互动中使用。

3. 家庭治疗　基于家庭的干预在减少精神分裂症复发和再住院方面有明显的益处,通常包括疾病健康教育、明确疾病对家庭的影响、沟通、问题解决和目标设定技能培训。疾病健康教育的目的在于提高患者和监护人对疾病的理解,对高情感表达的家庭成员进行指导。具体内容包括向家庭成员讲解:疾病的性质特征,精神障碍和药物治疗的基本知识,对待患者的正确态度,如何为患者提供某些支持(如督促服药、学习、锻炼等),如何分析与解决家庭矛盾与冲突等。

家庭危机干预目的是指导患者及其家庭成员应对应激的方法,减轻患者压力。要求家庭做到能接受患者精神症状的存在,能确认可能诱发精神病的应激源,能预防可能导致下次急性发作的应激源,能提供避免或降低疾病发作的对策,包括复发先兆症状、常见药物不良反应的识别与处理等。

4. 学校干预　对大多数受精神分裂症影响的儿童青少年来说,一个重要的康复里程碑是重新融入学校环境,取得满意的学业成绩可以说是儿童青少年精神分裂症患者康复的一个客观标准。学校往往是儿童青少年精神分裂症患者出现精神症状的第一个场所,而且对患者的治疗和康复也非常重要。

基于学校的干预首先应当是对教育工作者进行关于精神障碍的早期征兆和症状方面知识的相关培训,这对缩短 DUP 及减少疾病复发有着重要的意义,培训内容可包括用通俗的语言为教育工作者解释一些关于精神分裂症的症状,如幻觉、妄想、行为改变、性格改变等,并提供一些具体的例子。其次,在患者回归学校之前,学校应当对患者进行神经心理学及相应的学业能力的测试,通过测试了解患儿目前的学业水平,为他们制订相应的学习计划。此外,对于不同教育阶段的患者,应当在学校中为其采取相应的措施来促进他们的康复。例如在小学和中学里,对于患儿可以适当延长他们完成作业和考试的时间。

5. 其他心理治疗　对于儿童青少年患者,叙事治疗、绘画治疗及包括种花、浇水、手工等在内的康复训练也有助于患者实现心理社会康复。

儿童青少年精神分裂症患者在阳性症状、阴性症状以及认知和社会功能的严重程度方面存在巨大差异。在对患者进行康复治疗时,最重要的是需要根据每个患者的具体征状表现和对其问题的理解来调整治疗方法。物质滥用、童年创伤史或创伤后应激障碍也增加了一些个人的治疗复杂性。阴性症状、认知缺陷、社会和职业功能受损倾向于同时出现在儿童青少年精神分裂症患者中，临床医生可能很难与有阴性症状的患儿接触，而家人可能会指责这些患者"懒惰"或"缺乏动力"，这可能会放大家庭压力，阻碍康复。关于阴性症状的教育，花更多的时间去了解个体（例如，交朋友的技巧），放慢治疗的步伐以及将目标分解成小步骤都是有效的。教育过程的一个重要部分包括消除对阴性症状表明患者没有痛苦的误解，因为事实上有阴性症状的患者经常被这些症状困扰，这与生活质量差有关。因此，识别和标记这种痛苦可以作为建立应对这些症状的基本原理。另一项重要的发现是识别出有阴性症状的个体所表达的常见的功能失调信念，例如对自我效能的信念（例如，"我没有足够的精力或我没有什么可说的"）和预期的快乐（例如，"我不会玩得很开心"），这些被认为会削弱治疗反应，可以通过认知重组和行为实验来解决。此外，鉴于儿童青少年患者在认知功能方面的差异（例如，由于年龄、药物 / 电休克疗法的影响、症状），社会心理干预应适合每个人的认知能力康复。许多儿童青少年患者在生活中有创伤性经历，这可能与疾病治疗的经历有关（例如，非自愿住院、强制治疗、使用约束和 / 或警察介入）。IRT 包括一个"处理事件"的模块，旨在帮助个体整合、处理和理解经历精神障碍的创伤，而旨在促进儿童青少年患者中创伤经历的认知处理的干预措施已经显示出积极的结果。

文化和宗教因素也会影响患者和家庭接受治疗的意愿。例如，具有某些文化和宗教背景的个人可能不相信心理或精神药物治疗方法是适当的，并可能寻求其他选择。治疗师应该尝试在特定的个体和家庭的文化背景下工作，以最好地支持患儿的康复。治疗师应该对这些替代疗法持一种好奇的态度，更好地理解它们如何适应家庭的文化背景，更重要的是，评估患儿的任何潜在风险。

（三）物理治疗

1. 无抽搐电休克治疗　根据目前国内的电休克专家共识，无抽搐电休克治疗可以用于 13 岁以上的患儿。在伴有严重拒食、自杀未遂、自伤 / 伤人风险，因精神症状导致生命危险，对于具有紧张症特征的儿童青少年患者，或在药物治疗无效的情况下，可以考虑使用该治疗以快速缓解症状，挽救生命。

2. 重复经颅磁刺激（repetitive transcranial magnetic stimulation，rTMS）　目前 rTMS 治疗精神分裂症的证据有限，系统综述发现低频 rTMS 作用于颞叶皮质对阳性症状有一定治疗作用，尤其左颞叶皮质低频 rTMS（1Hz）对药物无效的幻听有疗效，左背外侧前额叶高频 rTMS（10Hz）对阴性症状可能有效，在临床实践中可以作为辅助治疗的一种手段。

四、预防及预后

有相当一部分儿童会出现精神病性体验，而这中间的一部分儿童会演变为精神分裂症，早期识别和特定阶段的专门治疗，包括以发展为导向的、心理社会和认知行为干预（见上一章节心理社会干预部分），以及专业的医学干预，有可能改变这种疾病进程。

精神分裂症发作越早，预后可能越差。儿童青少年分裂症长期预后差相关的其他因素包括：发病前社会功能低下、发病隐匿、智力功能低下和阴性症状。预后相对良好的因素包括：发病年龄较晚、病前社会功能良好、智商高于平均水平、急性起病、症状明确、有情感性症状以及临床分型为偏执型。

（耿　峰）

第六节　破坏性、冲动控制及品行障碍

一、概述

破坏性、冲动控制及品行障碍（disruptive, impulse control and conduct disorders），包括一组以情绪和行为自我控制障碍为特征的疾病，如对立违抗性障碍（oppositional defiant disorder）、间接性暴怒障碍（intermittent explosive disorder）、品行障碍（conduct disorder）、纵火狂（pyromania）、偷窃狂（kleptomania）等。破坏性、冲动控制及品行障碍在男性中多见，且首次发病年龄大多在儿童和青少年期，很少有对立违抗性障碍和品行障碍起病于成年期。

不同类型的破坏性、冲动控制及品行障碍的发病率不一样，以社区为基础的大型研究发现，大约3%的儿童符合对立违抗性障碍的诊断，但是不同的国家品行障碍的患病率存在明显的差异，患病率范围为1%~16%。间接性暴怒障碍的年患病率约为2.7%，终身患病率约为5.4%，男性患病率明显高于女性。全世界的品行障碍流行率为2%~2.5%，其中男孩的流行率为3%~4%，女孩的流行率为1%~2%，男性的患病率是女性的2倍。

但是目前关于破坏性、冲动控制及品行障碍的病因以及发病机制不明确，通常是遗传、环境和心理社会因素相互作用的结果。研究发现破坏性、冲动控制及品行障碍具有明显的家族聚集性，其一级亲属中大约1/3也患有类似疾病。目前关于破坏性、冲动控制及品行障碍的治疗主要是采取心理治疗以及患者出现冲动伤人行为时候予以对症治疗。

二、诊断及评定

（一）诊断

根据DSM-5诊断标准，对立违抗性障碍、间歇性暴怒障碍、品行障碍的具体诊断要点如下：

1. 对立违抗性障碍诊断要点

A. 一种愤怒的/易激惹的心境模式、争辩/对抗行为，或报复模式，持续至少6个月，以下列任意类别中至少4项症状为证据，并表现在与至少1个非同胞个体的互动中。

愤怒的/易激惹的心境：

（1）经常发脾气。

（2）经常易怒或容易生气。

（3）经常生气、怨恨、争辩的/对抗的行为。

（4）经常与权威人士争论，对于儿童和青少年来说，经常与成年人争论。

（5）经常积极地拒绝或违抗权威人士的要求或规则。

（6）经常故意惹恼他人。

（7）经常责备他人的错误或行为不端。

（8）报复，孩子在过去的6个月里至少有两次恶意或报复心理。

B. 该行为障碍与个体或他人在他目前的社会背景下（例如，家人、同伴、同事）的痛苦有关，或对社交、教育、职业或其他重要功能方面产生了负面影响。

C. 此行为不仅仅出现在精神病性、物质使用、抑郁或双相障碍的病程中。并且，也不符合破坏性心境失调障碍的诊断标准。

2. 间歇性暴怒障碍诊断要点

A. 无法控制攻击性冲动的反复的行为暴发，表现为下列两项之一：

（1）言语攻击（例如，发脾气、长篇的批评性发言、口头争吵或打架）或对财产、动物或他人的躯体攻击，平均每周出现2次，持续3个月。躯体性攻击没有导致财产的损失或破坏，也没有导致动物或他人的躯体受伤。

（2）在 12 个月内有 3 次行为暴发，涉及财产的损坏或损毁，和 / 或导致动物或他人躯体受伤的躯体性攻击。

B. 反复暴发过程中表达出的攻击性程度明显与挑衅或任何诱发的心理社会应激源不成比例。

C. 反复的攻击性暴发是非预谋的（即他们是冲动的和 / 或基于愤怒的），而不是为了实现某些切实的目标（例如，金钱、权力、恐吓）。

D. 反复的攻击性暴发引起个体显著的痛苦，或导致职业或人际关系的损害，或是与财务或法律的结果有关。

E. 实际年龄至少为 6 岁（或相当的发育水平）。

F. 反复的攻击性暴发不能用其他精神障碍（例如，重性抑郁障碍、双相情感障碍、破坏性心境失调障碍、精神病性障碍、反社会型人格障碍、边缘性人格障碍）来更好地解释，也不能归因于其他躯体疾病（例如，头部外伤、阿尔茨海默病）或某种物质（例如，滥用的毒品、药物）的生理效应。6~18 岁的儿童，其攻击性行为作为适应障碍的一部分出现时，不应考虑此诊断。

3. 品行障碍诊断要点

（1）一种重复和持久的行为模式，其中侵犯了他人的基本权利或主要的与年龄相适应的社会规范或规则，表现为在过去 12 个月中，表现为下列任意类别的 15 个标准中至少 3 项，且在过去的 6 个月内存在下列标准中的至少 1 项：

1）经常欺负、威胁或恐吓他人。

2）经常挑起肢体冲突。

3）曾对他人使用可能严重身体伤害的武器（如球棒、砖头、破瓶子、刀、枪）。

4）曾残忍地伤害他人。

5）曾残忍地伤害动物。

6）曾当着受害人的面夺取（如抢劫、抢钱包、敲诈勒索、持械抢劫）。

7）强迫他人与自己发生性关系。

8）破坏财产、故意毁坏他人财物的（放火以外的）。

9）故意纵火，意图造成严重破坏。

10）曾闯入别人的房子、建筑物或汽车。

11）经常说谎以获得物品或好处或规避责任（即"欺骗"他人）。

12）曾盗窃值钱的物品，但没有当着受害人面（例如，入店行窃，但没有破门而入、伪造）。

13）尽管父母禁止，仍经常夜不归宿，在 13 岁之前开始。

14）在父母或父母代理人家里时，曾至少 2 次离开家在外过夜，或曾 1 次长时间不回家。

15）在 13 岁之前就经常逃学。

（2）此行为障碍在社交、学业或职业功能方面引起有临床意义的损害。

（3）如果年满 18 岁或 18 岁以上，则不符合反社会人格障碍的标准。

（二）评定

只有在完成全面的临床检查，包括身体 / 神经检查，以及仔细审查患者的病史和医疗记录后，才能诊断为破坏性、冲动控制及品行障碍。在许多情况下，咨询神经科医生有助于排除性诊断，如头部损伤、记忆力减退和癫痫史，以及神经系统检查结果。必要时应进行脑电图、计算机断层扫描（CT）或磁共振成像（MRI）扫描和神经心理测试。

如果儿童被怀疑患有破坏性、冲动控制及品行障碍，应该向多个接触者（父母、兄弟姐妹、朋友、老师等）进行精神评估。在此之前应进行智力测试，以发现任何学习障碍或智力问题。确定可能导致对立行为的风险因素（例如，欺凌或不良的学校表现）也很重要。破坏性、冲动控制及品行障碍与注意缺陷多动障碍和焦虑症有很高的共患率，临床医生需要诊断和治疗任何共病。

有多种评估工具可以帮助临床医生识别破坏性、冲动控制及品行障碍，包括：

（1）儿童行为检查表。

（2）Conners 儿童行为检查表。

（3）儿童行为评估（the behavior assessment for children，BASC-2）。

（4）强度和困难问卷（strength and difficulties

questionnaire，SDQ）。

（5）儿童和青少年精神病评估。

（6）发展和幸福感评估（the development and well-being assessment，DAWBA）。

（7）破坏性行为诊断观察表。

三、康复治疗

（一）心理治疗

心理治疗对对立违抗性障碍有效，例如基于认知行为疗法（CBT）的愤怒管理训练可以有效地治疗愤怒问题。在年龄较大的孩子中，解决问题的技能培训和采取观点也是CBT的组成部分，可能会减轻攻击性行为。间歇性暴怒障碍的认知行为治疗常包括放松训练、认知重建和应对技巧训练。心理治疗是品行障碍干预的主要方法，有效的心理治疗需要建立家庭、学校和社区共同参与的整合式的干预方案，同时治疗需要解决环境中的一些有害因素。只有实施积极、强化的干预措施才能取得较好的效果。

（二）药物治疗

由于心理社会干预是治疗破坏性、冲动控制及品行障碍的一线治疗方法，药物通常被用于攻击性和破坏性行为，以及合并症的治疗，应该是首选，并仔细考虑潜在的副作用。

（三）康复治疗

1. 家长管理培训 家长管理培训的原则是使用操作性条件反射来减少不想要的行为、促进亲社会行为。这种康复治疗的方法主要是包括教导家长识别孩子的问题行为以及积极地互动，并酌情施加惩罚或者奖励措施。这些措施可以用来增加积极行为或互动频率，同时减少反社会或者其他对立行为。该康复项目每周需要花费2小时且需要持续13~16周，期间向父母播放正确或不正确的儿童管理方法的视频，然后要求他们排练不同的方法，并在家里完成每周的活动，并通过电话报告进展情况。

2. 学校干预 改善患者的在学校表现、同伴关系和解决问题技巧在治疗破坏性、冲动控制及品行障碍方面特别有用，这可能包括：教育和教师改善课题行为，防止对立行为或此类行为升级的技术，以及促进遵守课堂规则。

3. 经颅磁刺激（transcranial magnetic stimulation，TMS） 经颅磁刺激（TMS）和重复经颅磁刺激（rTMS）是一种间接和非侵入性的方法，通过线圈产生穿过头皮的磁场来诱导运动皮质兴奋性的改变。经颅磁刺激已经成为研究人类大脑功能的关键方法。此外，由于重复经颅磁刺激可以在大脑中保存长期的治疗效果，所以被认为能够诱导可塑性。经颅磁刺激工具似乎是治疗神经和精神障碍的一种潜在疗法。既往研究经颅磁刺激在精神障碍有广泛的应用，例如精神分裂症、情感障碍、强迫症障碍、物质滥用、孤独症谱系障碍以及注意缺陷多动障碍中有广泛的应用，而且都有较好的治疗效果。不仅如此，在神经病学同样有广泛的应用，例如，既往研究发现重复经颅磁刺激可以缓解阿尔茨海默病、脑卒中、帕金森病、亨廷顿病、轻度创伤脑损伤、意识障碍以及癫痫。但是目前没有重复经颅磁刺激治疗破坏性、冲动控制及品行障碍的相关研究。这提示需要更多的研究者去填补这一空白。

4. 经颅直流电刺激（transcranial direct current stimulation，tDCS） 经颅直流电刺激（tDCS）是一种廉价、易用、相对安全的无创脑刺激技术。经颅直流电刺激的作用机制是通过2个头皮电极长时间施压弱电流，按照预先指定的参数最终导致皮层极化或者超极化。目前主要用于治疗疼痛、帕金森病、其他运动障碍、运动脑卒中、脑卒中后失语、多发性硬化症、癫痫、意识障碍、阿尔茨海默病、耳鸣、抑郁症、精神分裂症、成瘾的和由于退行性脑部疾病导致的认知能力下降等。一项分析经颅直流电刺激是否可以改善健康和精神病成人人群的冲动性（根据冲动的多维特征，研究根据他们评估的维度进行分类。确定了5个维度进行分析：反应抑制、冒险、计划、延迟折扣和渴求）的荟萃分析显示，经颅直流电刺激对冲动性障碍有很好的效果，经颅直流电刺激应作为冲动性障碍的治疗工具的方案。

但是目前检索文献没有发现关于经颅直流电刺激治疗破坏性、冲动控制及品行障碍的研究。但是根据经颅直流电刺激的作用机制以及它在其他精神病中的治疗效果,经颅直流电刺激可以为直流破坏性、冲动控制及品行障碍提供一种新思路。

四、预防及预后

破坏性、冲动控制及品行障碍患儿可能在社会、学术和职业生活中遭受重大损害,并且经常与父母、老师和同伴发生冲突。破坏性行为也与社会成本增加和成年后心理社会适应不良有关。其中轻度至中度形式的对立违抗性障碍通常会随着年龄的增长而改善,但是重度的对立违抗性障碍可能

会在一部分个体中演变为品行障碍。鉴于与品行障碍相关的巨大个人和社会成本及其异常行为将持续在整个生命周期中,早期识别、早期干预非常重要。目前已经确定品行障碍的几个可改变的环境和个人风险因素,可以通过预防工作在生命早期针对这些因素进行早期识别、干预。一般来说,间歇性暴怒障碍的发作时间是间歇性的,但是核心特征会持续很多年,表现出慢性、持续性病程。破坏性、冲动控制及品行障碍同时合并智力低下、注意缺陷多动障碍预示着预后不良,家庭关系良好以及早发现、早治疗都与预后良好有关。

(刘寰忠)

第七节 网 络 成 瘾

一、概述

(一) 定义

近年来,随着互联网和社交媒体使用量的显著增加,网络成瘾(Internet addiction,IA)被认为是 21 世纪新的成瘾性疾病,其主要表现是对互联网过度使用并失去控制,停止后存在明显戒断表现,并且已经影响使用者身心健康、学习工作,甚至严重的网络成瘾与自杀及精神障碍密切相关。网络成瘾是一个较为宽泛的概念,根据成瘾对象的不同分为多个亚型,主要包括网络游戏成瘾、网络色情成瘾、邮件/信息成瘾、网络关系成瘾(Facebook、Twitter等社交软件的成瘾)、网络赌博成瘾、网络购物成瘾等类型,其共同特征是:①过度使用:表现为上网时间长度因超过预期导致会忘记时间或者忽略其他事情;②戒断表现:表现为当无法使用网络时出现负性情绪或冲动行为;③耐受性增加:表现为需要花费更多时间或精力来使用网络;④负性后果:通常表现为好争论、说谎、成绩下降、社会退缩以及

易疲劳等。DSM-5 中则将“网络游戏障碍”纳入需要进一步研究的诊断分类章节,其在概念中仅强调在线游戏的成瘾,而 ICD-11 中将网络游戏成瘾的诊断名称命名为“游戏障碍”,纳入物质及行为成瘾章节,其中包括在线游戏、离线游戏或其他未特定游戏。本章节将对网络游戏成瘾进行重点探讨。

(二) 流行病学

据报道,截至 2019 年,全球有近 43.9 亿互联网用户,中国互联网用户接近 8.4 亿,据估计到 2023 年,中国的互联网用户数量将激增至 9.75 亿,随着全球范围内网络使用的逐渐增高,IA 在青少年和儿童中尤为普遍,对青少年和儿童的成长产生很多负性的影响。世界范围内 IA 的流行率有地区差异,但不同地区和文化背景下的研究表明 IA 是一个社会普遍性的问题,中国内地普遍性网络游戏成瘾的流行率在 12.6%~67.5% 不等,其中以青少年较为多见,中国香港地区的青少年 IA 的当地流行率在 3.0%~26.8% 不等,韩国青年为 13.1%。

2010 年北京朝阳区的流行病学调查发现中学生的网络成瘾患病率为 9.64%，2021 年调查显示中国大学生 IA 患病率男性为 7.21%，女性为 8.17%。Guo WJ 等人使用 Young 网络成瘾测试问卷（20 项）对 37 187 名本科生进行调查发现：1 254 名（38.0%）学生有轻度网络成瘾，2 057 名（6.4%）学生有中度网络成瘾，67 名（0.2%）学生有重度网络成瘾。而中国内地的青少年 IA 的患病率从 10.4% 到 26.5% 不等，其风险因素主要有性别、情绪问题、家庭背景、教养方式、心理因素、痛苦、自杀、冲动、攻击和睡眠问题等。

二、评定和诊断

（一）评定

研究者依据各自对网络成瘾的界定开发了多种类型的问卷或量表。最初的网络依赖的问卷借鉴了 DSM-4 中对毒品成瘾和物质滥用的诊断标准，设计出与传统成瘾类似的量表来进行评定。1998 年 Young KS 参照病理性赌博的诊断标准，制定了一个有 8 个条目的量表，形成网络成瘾的测量工具"网络成瘾诊断问卷"（diagnostic questionnaire for internet addiction, YDQ）。该量表总计 8 个条目，如果被试者对其中的 5 个条目给予肯定回答，就被诊断为网络成瘾。在该量表的基础上，Young KS 又发展了一个包含 20 个题目的评估工具"网络成瘾测试问卷"（Internet addiction test, IAT），该量表一共由 20 道题目组成，每道题有 5 个选择项目，属于五级评分量表，1= 几乎没有，2= 偶尔，3= 有时，4= 经常，5= 总是，该量表要求被试根据自己的情况完成问卷。最后是根据被试在该量表上所得的总分来判定被试是否有网络成瘾以及网络成瘾的程度。得分越高表示网络依赖水平越高，网络使用带来更多的问题。评估过去的一个月内网络成瘾的严重程度，依照 Young 的得分分为：无成瘾（0~30 分）；轻度成瘾（31~49 分），表示你可能在网络使用上时间过长，但你能控制你的应用，尚未沉溺网络；中度成瘾（50~79 分），代表上网已

经给你带来一些问题，你应该审视上网对你生活的影响；重度成瘾（80~100 分），表示你的网络应用对你的生活造成重大影响，你应该衡量网络使用对你生活的影响并重视其带来的问题。目前该量表在不同的文化背景下对于网络成瘾的筛查得到广泛的应用。2008 年范方编制了青少年网络成瘾预测问卷（internet addiction prediction test, IAPT），IAPT 根据五因子模型（神经质、焦虑、时间管理、自尊、行为问题）分为 55 个条目，可用于青少年网络成瘾的预测。2016 年由刘炳伦等人根据项目反应理论（item response theory, IRT）编制的网络依赖诊断量表（diagnostic scale for internet addiction disorder, DSFIAD），初步的研究显示该量表具有良好的信度和效度。2019 年陆茜等人对 IAT 量表进行了中文版本的信效度检验，提示中文版本的量表具有良好的信效度，可以用于大学生病态网络使用的筛查。

（二）诊断

1994 年《精神障碍诊断与统计手册》（第 4 版）（Diagnostic and Statistical Manual of Mental Disorders, 4th edition, DSM-4）中用于其他类型成瘾现象的诊断标准作为替代性标准，界定的角度主要有"过度使用网络""冲动控制障碍""使用快感"和"负面影响"等方面来诊断网络成瘾。2013 年 5 月，美国精神病学协会（APA）提议将"网络游戏成瘾"放在 DSM-5 的附录中，作为一种需要进一步研究的临床现象，这也在某种程度上认可了将"网络游戏成瘾"作为一种精神障碍的界定。2017 年 4 月发布的国际疾病分类第 11 版（ICD-11）精神与行为障碍（草案）新增"游戏障碍"的诊断分类，并纳入物质使用或成瘾行为所致障碍章节。这意味网络成瘾已经成为公众所接受并重视的一种精神障碍。过度游戏群体与物质依赖群体有着类似的临床表现，并给个体带来明显的社会功能损伤，所以清晰的游戏障碍的诊断分类更有可能利于规范游戏障碍的评估、诊断和治疗的过程，见表 17-7-1。

表 17-7-1　ICD-11 与 DSM-5 中网络游戏障碍诊断要点

ICD-11 中游戏障碍的诊断要点	DSM-5 中网络游戏障碍的建议诊断标准
过去 12 个月内持续的失控性游戏行为（包括网络游戏、离线游戏及其他未特定游戏）	持续地反复地使用网络来参与游戏，经常与其他人一起游戏，导致临床显著的损害或痛苦，在 12 个月内表现为下述（或更多）标准
游戏优先于其他一切活动，甚至成为日常生活的主题；对游戏存在心理渴求	1. 沉迷于网络游戏（个体想着先前的游戏活动或预期玩下一个游戏；网络游戏成为日常生活的主要活动）
尽管导致不良后果仍然继续玩游戏的行为	2. 当网络游戏被停止后出现戒断症状（这些症状通常被描述为烦躁、焦虑或悲伤，但没有药物戒断的躯体体征）
该行为模式严重到导致人格、家庭、社会、教育、职业及其他重要功能领域受损	3. 耐受，需要花费逐步增加的时间来参与网络游戏
其他特征包括：沉浸在游戏的虚拟世界；对游戏产生"耐受性"，即需要更多的游戏时间、更具有挑战的游戏才能带来满足；对游戏产生"戒断"，即突然停止或减少游戏（如因父母或他人管教），产生攻击行为或暴力	4. 不成功地试图控制自己参与网络游戏 5. 作为结果，除了网络游戏以外，对先前的爱好和娱乐失去兴趣 6. 尽管有心理社会问题仍然过度使用网络游戏 7. 向家人、治疗师或他人隐瞒沉迷网络游戏的时间或程度 8. 使用网络游戏来逃避或缓解负性心境（例如无助感、内疚、焦虑） 9. 由于参与网络游戏，损害或失去重要的关系、工作／教育／职业机会

注：ICD-11 中游戏有害性使用（hazardous gaming）：游戏模式明显增加了个体或他人的躯体损伤或精神损伤的风险，损伤可能来自频繁游戏花费的大量时间，或忽略其他活动或优先事项，游戏相关的危险行为，或游戏的不良后果。尽管意识到对个体或他人增加了伤害的风险，但游戏模式仍持续存在。游戏有害性使用是指存在对自身或他人损伤的风险，但尚未达到造成个体或他人的躯体或精神损伤。而 DSM-5 中没有该诊断分类。

三、康复治疗

由于网络成瘾的发病机制尚不清晰，现阶段对网络成瘾的治疗仍缺乏有效的干预手段，因其常伴随其他精神症状，如情绪方面的问题，也增加了疾病的诊疗难度。故不同的研究者从各自专业角度出发提出了不同的干预措施和流程。当前在网络依赖的治疗手段上，主流的治疗方法是采取以心理治疗为主，药物治疗和物理治疗为辅的干预措施。

（一）药物治疗

药物疗法是网络成瘾治疗中重要的组成部分，药物对戒网初期出现的戒断反应具有较好的疗效，尤其是情绪方面的问题，抗抑郁药物的使用能明显提高临床疗效，主要涉及 5-HT 再摄取抑制剂：西酞普兰、氟西汀、安非他酮、艾司西酞普兰。研究显示安非他酮能有效改善成瘾症状，缩短上网游戏时间，降低网络渴求。有研究显示东莨菪碱可以通过改变机体内多巴胺等神经递质的含量降低，降低网络使用的奖赏效益，从而达到改善网瘾的目的。

（二）心理治疗

1. 认知 - 行为疗法（CBT）　CBT 的有效性在其他成瘾类型，比如毒品、赌博成瘾、物质滥用等的治疗过程中得到广泛的验证，是戒瘾中最常用的心理疗法之一。认知 - 行为疗法强调认知活动在心理或行为问题的发生和转归中的作用，在治疗过程中采用认知矫正技术和行为治疗技术来达到治疗患者的目的。许多研究证明认知行为疗法在网络依赖的干预中能有效改善成瘾症状，缩短上网时间，降低网络渴求等。认知行为疗法每个疗程常常需要数个月的时间。总体来说，认知行为疗法通常从以下几个方面着手：辨识危害，辨识由于不恰当网络应用所带来的成瘾症状；尝试控制，如学会自我管理，自我控制网络应用时间等；成功经验分享，与父母、同伴分享成功的经验；改变对网络的认知，认识到网络的多面性，尝试去处理网络相关内容；停止不恰当网络使用，促使他们意识到自己的成瘾行为并进行克制；其他问题：学会制订学业计划，去参加能抑制网络滥用的活动等。认知行为疗法主要形式为个体咨询,由成年治疗者提供支持。Wolfling K 等人提出了以下方法:①开始阶段(1~3 个会谈时间):建立行为改变和发展的动机,与治疗师和团队建立信任的联盟,确定治疗目标,加强心理教育。②行为矫正(4~12 个会谈时间):为每位患者详细网络成瘾行为的发展和维持,在此过程中识别和改变触发网络使用的具体线索,进行行为和认知的分析,重建认知;这个过程将重点训练来访者的情绪状态的辨别、压力管理、社交技能以及重建替代行为,提高自我效能感。开始暂时地完全戒除任何网络使用的行为(持续 6 周)并积极探索替代活动,并在治疗性环境下进行一些暴露训练。③维持及预防复发(13~15 个会谈时间):重建替代行为、个人复发的预防、停止技术、应激计划、日常生活中治疗工具的使用,指导如何健康合理地使用互联网;识别高风险的互联网使用触发条件,创建个体应急计划,制定个体化策略预防复发,巩固替代行为和强调获益。

2. 团体心理治疗 目前对青少年网络成瘾的患者使用团体心理治疗主要是建立在德国心理学家 Lewen 提出的心理场理论基础之上,在团体内的人际交互作用下及各种心理治疗理论及技术的辅助下,协助个体认识自我、探索自我,调整并改善与他人的关系,学习新的态度与方式,从而促进自我发展及自我实现的过程。在团体治疗中发现各成员存在的心理问题并进行探讨,提出具有针对性的解决方案,确保每名成员均能够掌握自助方式,最终能够有效地消除心理障碍,改善自身的不良行为。在网络成瘾患者中,他们对网络有着共同的心理体验和认知,也对存在的问题容易产生共鸣,这样在团体的心理治疗过程中就容易产生"向心力"和"心理场"。心理治疗师应协助网络成瘾者找到适合自己的、与求助者当前的生活困扰密切相关的团体,鼓励他们找到同自己有着相同困扰的人作为团体中的伙伴,以便大家共同努力改善现状并分享经验。陈清等人的研究发现团体心理治疗对青少年网络成瘾具有较好的效果,能够降低消极应对,提升积极应对,被推荐为青少年网络成瘾的首选治疗方式之一。

(三) 物理治疗及其他干预手段

少数中国学者尝试将中医治疗对网络依赖进行干预,吴鎏桢等人对 18 人施以 2/100Hz 经皮穴位电刺激发现能够有效地改善网瘾综合征,减少青少年网络成瘾者的网络使用时间。有学者尝试将电刺激厌恶疗法与其他疗法相结合,尝试建立上网行为与厌恶之间的条件反射,进而达到治疗网络依赖的效果。当然,这些方法也存在一定的争议。目前对于青少年网络成瘾的诊断评定工具仍存在不完善的地方,需要研制更加标准化、科学化的测评工具;对于青少年网络成瘾的发病机制也不十分明了。国内对青少年网络成瘾的干预治疗尚处于起步阶段,干预措施以心理治疗为主,药物治疗为辅,但两者相结合的综合治疗模式将是今后治疗的方向。

四、预防及预后

网络成瘾与其他成瘾行为具有类似的特点,一旦成瘾,治疗起来较为困难,所以预防显得尤为重要。日常生活中家长和老师能够在网络成瘾的预防中起到重要的作用,要通过积极关注青少年儿童身心健康,提高其心理弹性及情绪管理的能力,增强自信,重视社会支持;倾听孩子的内心,了解孩子的网络使用的需要;家长要以身作则,共同约定上网时间;增加户外运动,寻找有归属感、愉悦感、成就感和意义感的生活;养成良好的网络使用习惯;对于孩子健康上网行为要给予积极的关注,加强管理。鉴于网络成瘾对青少年儿童健康及行为的影响,建议对青少年和儿童进行网络成瘾筛查,并对青少年儿童进行必要的健康网络使用培训,提供家长关于网络使用及网络成瘾的一些必要信息,以期对孩子过度网络使用进行早期识别和干预,必要时及时寻求专业的帮助。目前对于网络成瘾的预后尚无确切的文献报道,有文献指出情绪问题和家庭教养方式可能会增加网络成瘾的起病和维持,通过干预网络成瘾伴发的精神障碍及相关风险因素的干预也是治疗及改善预后的方向之一。

(张 凯 刘寰忠)

参考文献

［1］G PERUGI, P MEDDA, C TONI, et al. The Role of Electroconvulsive Therapy (ECT) in Bipolar Disorder: Effectiveness in 522 Patients with Bipolar Depression, Mixed-state, Mania and Catatonic Features [J]. Current neuropharmacology, 2017, 153: 359-371.

［2］郭兰婷. 儿童青少年精神病学 [M]. 2 版. 北京：人民卫生出版社，2016.

［3］郝伟. 精神病学 [M]. 8 版. 北京：人民卫生出版社，2018.

［4］THOMSEN PH. Obsessive-compulsive disorder in children and adolescents. Self-reported obsessive-compulsive behaviour in pupils in Denmark [J]. Acta Psychiatr Scand, 1993, 88: 212-217.

［5］FOMBONNE E, SIMMONS H, FORD T, et al. Prevalence of pervasive developmental disorders in the British nationwide survey of child mental health [J]. J Am Acad Child Adolesc Psychiatry, 2001, 40 (7): 820-827.

［6］GELLER DA. Obsessive-compulsive and spectrum disorders in children and adolescents [J]. Psychiat Clin N Am, 2006, 29 (2): 353-370.

［7］中华医学会精神医学分会《中国强迫症防治指南》编写组. 中国强迫症防治指南 2016（精编版）[J]. 中华精神科杂志，2016，49 (6): 353-366.

［8］WALITZA S, VAN AMERINGEN M, GELLER D. Early detection and intervention for obsessive-compulsive disorder in childhood and adolescence [J]. Lancet Child Adolesc Health, 2020, 4 (2): 99-101.

［9］曹倖，王建平，王馨蕊，等. 强迫量表儿童版在中国青少年中应用的信效度 [J]. 中国临床心理学杂志，2013，21 (4): 553-557.

［10］李占江，王极盛，莱顿. 强迫问卷（儿童版）的信效度研究 [J]. 中国临床心理学杂志，1999，7 (2): 94-96.

［11］WU MS, PINTO A, HORNG B, et al. Psychometric properties of the Family Accommodation Scale for Obsessive-Compulsive Disorder-Patient Version [J]. Psychol Assess, 2016, 28 (3): 251-262.

［12］邹涛，姚树桥，朱熊兆，等. MASC 中文版信效度的分析及与西方样本的比较 [J]. 中国临床心理学杂志，2007，15 (5): 452-455.

［13］吴文峰，卢永彪，谭芙蓉，等. 儿童抑郁量表中文版在中小学生中的信效度 [J]. 中国心理卫生杂志，2010，24 (10): 775-779.

［14］NAZEER A, LATIF F, MONDAL A, et al. Obsessive-compulsive disorder in children and adolescents: epidemiology, diagnosis and management [J]. Transl Pediatr, 2020, 9 (Suppl 1): S76-S93.

［15］GRANT JE. Clinical practice: Obsessive-compulsive disorder [J]. N Engl J Med, 2014, 371 (7): 646-653.

［16］张治坤，郁缪宇. 基于家庭的心理治疗对强迫障碍治疗的研究进展 [J]. 中国继续医学教育，2020，12 (14): 125-127.

［17］张天然. 正念认知疗法对强迫症的疗效研究 [D]. 上海：上海市精神卫生中心，2018.

［18］WALTER HJ, BUKSTEIN OG, ABRIGHT AR, et al. Clinical Practice Guideline for the Assessment and Treatment of Children and Adolescents With Anxiety Disorders-ScienceDirect [J]. Journal of the American Academy of Child & Adolescent Psychiatry, 2020, 59 (10): 1107-1124.

［19］乔万通. 广场恐怖症研究综述 [J]. 科教导刊（上旬刊），2017，307 (19): 164-165, 187.

［20］任颖，苏林雁，黄广文，等. 儿童焦虑障碍的行为特征 [J]. 中国临床康复，2005，9 (08): 94-95.

［21］STRAWN JR, LAURA G, NEIL R, et al. Pharmacotherapy for generalized anxiety disorder in adult and pediatric patients: an evidence-based treatment review [J]. Expert Opinion on Pharmacotherapy, 2018, 19 (10): 1057-1070.

［22］ESBJØRN BH, NORMANN N, CHRISTIANSEN BM, et al. The efficacy of group metacognitive therapy for children (MCT-c) with generalized anxiety disorder: An open trial [J]. J Anxiety Disord, 2018, 53: 16-21.

［23］OLLENDICK TH, RAISHEVICH N, DAVIS TE, et al. Specific phobia in youth: phenomenology and psychological characteristics [J]. Behavior therapy, 2010, 41 (1): 133-141.

［24］SUVEG C, ASCHENBRAND SG, KENDALL PC. Separation anxiety disorder, panic disorder, and school refusal [J]. Child and adolescent psychiatric clinics of North America, 2005, 14 (4): 773-795.

［25］ELKINS RM, PINCUS DB, COMER JS. A psychometric evaluation of the panic disorder severity scale for children and adolescents [J]. Psychol Assess, 2014, 26 (2): 609-618.

［26］KIM SJ, KIM BN, CHO SC, et al. The prevalence of specific phobia and associated co-morbid features in children and adolescents [J]. J Anxiety Disord, 2010, 24

(6): 629-634.

［27］ 汪向东, 王希林, 马弘. 心理卫生带量表手册 [M]. 北京: 中国心理卫生社, 1993: 216-217.

［28］ 契维, 肖泽萍. 焦虑障碍心理治疗疗效的循证研究 [J]. 中国医药指南, 2010, 8 (10): 43-45.

［29］ MASI G, PARI C, MILLEPIEDI S. Pharmacological treatment options for panic disorder in children and adolescents [J]. Expert Opin Pharmacother, 2006, 7 (5): 545-554.

［30］ 叶孟姚, 李毅. 虚拟现实暴露疗法治疗特殊恐惧障碍的问题及应对策略 [J]. 医学与哲学, 2021, 42 (07): 48-52.

［31］ SPENCE SH, DONOVAN C, BRECHMAN-TOUSSAINT M. The treatment of childhood social phobia: the effectiveness of a social skills training-based, cognitive-behavioural intervention, with and without parental involvement [J]. Journal of Child Psychology and Psychiatry, and Allied Disciplines, 2000, 41 (6): 713-726.

［32］ KAMPMANN IL, EMMELKAMP PM, MORINA N. Meta-analysis of technology-assisted interventions for social anxiety disorder [J]. J Anxiety Disord, 2016, 42: 71-84.

［33］ STOLL RD, PINA AA, SCHLEIDER J. Brief, Non-Pharmacological, Interventions for Pediatric Anxiety: Meta-Analysis and Evidence Base Status [J]. Journal of clinical child and adolescent psychology: the official journal for the Society of Clinical Child and Adolescent Psychology, American Psychological Association, Division 53, 2020, 49 (4): 435-459.

［34］ ESSAU CA, OLAYA B, SASAGAWA S, et al. Integrating video-feedback and cognitive preparation, social skills training and behavioural activation in a cognitive behavioural therapy in the treatment of childhood anxiety [J]. Journal of Affective Disorders, 2014, 167: 261-267.

［35］ BOTELLA C, FERNÁNDEZ-ÁLVAREZ J, GUILLÉN V, et al. Recent Progress in Virtual Reality Exposure Therapy for Phobias: A Systematic Review [J]. Current Psychiatry Reports, 2017, 19 (7): 42.

［36］ WRIGHT A, BROWNE J, MUESER KT, et al. Evidence-Based Psychosocial Treatment for Individuals with Early Psychosis [J]. Child Adolesc Psychiatr Clin N Am, 2020, 29 (1): 211-223.

［37］ ARMANDO M, PONTILLO M, VICARI S. Psychosocial interventions for very early and early-onset schizophrenia: a review of treatment efficacy [J]. Curr Opin Psychiatry, 2015, 28 (4): 312-323.

［38］ DRIVER DI, THOMAS S, GOGTAY N, et al. Childhood-Onset Schizophrenia and Early-onset Schizophrenia Spectrum Disorders: An Update [J]. Child Adolesc Psychiatr Clin N Am, 2020, 29 (1): 71-90.

［39］ ABIDI S, MIAN I, GARCIA-ORTEGA I, et al. Canadian Guidelines for the Pharmacological Treatment of Schizophrenia Spectrum and Other Psychotic Disorders in Children and Youth [J]. Can J Psychiatry, 2017, 62 (9): 635-647.

［40］ KRAUSE M, ZHU Y, HUHN M, et al. Efficacy, acceptability, and tolerability of antipsychotics in children and adolescents with schizophrenia: A network meta-analysis [J]. Eur Neuropsychopharmacol, 2018, 28 (6): 659-674.

［41］ HINES S, COMAN DC. School-Based Approaches in Youth with Psychosis [J]. Child Adolesc Psychiatr Clin N Am, 2020, 29 (1): 241-252.

［42］ RADWAN K, CUCCARO EF. Comorbidity of disruptive behavior disorders and intermittent explosive disorder [J]. Child and Adolescent Psychiatry and Mental Health, 2020, 14: 24.

［43］ SHAO Y, QIAO Y, XIE B, et al. Intermittent Explosive Disorder in Male Juvenile Delinquents in China [J]. Frontiers in Psychiatry, 2019, 10: 485.

［44］ COCCARO, EMIL F. Intermittent explosive disorder as a disorder of impulsive aggression for DSM-5 [J]. American Journal of Psychiatry, 2012, 169: 577.

［45］ DANIEL A, GORMAN, DAVID M, et al. Canadian guidelines on pharmacotherapy for disruptive and aggressive behaviour in children and adolescents with attention-deficit hyperactivity disorder, oppositional defiant disorder, or conduct disorder [J]. Canadian Journal of Psychiatry. Revue canadienne de psychiatrie, 2015, 60 (2): 62-76.

［46］ GUO W, TAO Y, LI X, et al. Internet addiction severity and risk for psychopathology, serious mental illness, and suicidalities: a cross-sectional study [J]. Lancet, 2019, 394: 88.

［47］ SHEN Y, WANG L, HUANG C, et al. Sex differences in prevalence, risk factors and clinical correlates of internet addiction among chinese college students [J]. J Affect Disord, 2021, 279: 680-686.

［48］ BU H, X CHI, D QU. Prevalence and predictors of the persistence and incidence of adolescent internet addiction in Mainland China: A two-year longitudinal study [J]. Addict Behav, 2021, 122: 107039.

［49］ CHUNG TWH, SMY SUM, MWL CHAN. Adolescent Internet Addiction in Hong Kong: Prevalence,

Psychosocial Correlates, and Prevention [J]. J Adolesc Health, 2019, 64 (6S): S34-S43.

［50］XU LX, WU LL, GENG XM, et al. A review of psychological interventions for internet addiction [J]. Psychiatry Res, 2021, 302: 114016.

［51］李振英, 郭向晖. 朝阳区 2366 名中学生网络成瘾现况及影响因素分析 [G]. 中华预防医学会儿少卫生分会第九届学术交流会暨中国教育学会体育与卫生分会第一届学校卫生学术交流会暨中国健康促进与教育协会学校分会第三届学术交流会论文集, 2011: 860-863.

［52］KUSS DJ, AM KRISTENSEN, O LOPEZ-FERNANDEZ. Internet addictions outside of Europe: A systematic literature review [J]. Computers in Human Behavior, 2021, 115: 106621.

［53］GAO T, QIN Z, HU Y, et al. Trajectories of depression and anxiety in Chinese high school freshmen: Associations with Internet addiction [J]. J Affect Disord, 2021, 286: 180-186.

［54］ZHANG RP, BAI BY, JIANG S, et al. Parenting styles and internet addiction in Chinese adolescents: Conscientiousness as a mediator and teacher support as a moderator [J]. Computers in Human Behavior, 2019, 101: 144-150.

［55］YOUNG KS. Caught in the Net: How to Recognize the Signs of Internet Addiction and a Winning Strategy for Recovery [J]. New York: John Wiley & Sons, 1998: 248.

［56］SELA Y, BAR-OR R L, KOR A, et al. The Internet addiction test: Psychometric properties, socio-demographic risk factors and addictive co-morbidities in a large adult sample [J]. Addict Behav, 2021, 122: 107023.

［57］范方, 苏林雁, 曹枫林, 等. 青少年网络成瘾预测问卷初步编制及信效度检验 [J]. 中国临床心理学杂志, 2008 (01): 1-4.

［58］陆茜, 吴欧, 赵贞卿, 等. 中文版网络成瘾量表的信效度研究 [J]. 伤害医学 (电子版), 2019, 8 (01): 17-23.

［59］钟娜, 杜江, Vladimir Poznyak, 等. 游戏障碍的研究进展及作为 ICD-11 精神与行为障碍 (草案) 新诊断分类的争议 [J]. 中华精神科杂志, 2018, 51 (02): 149-152.

［60］林志雄, 邹晓波, 谢博, 等. 青少年网络成瘾心理药物联合治疗 [J]. 神经疾病与精神卫生, 2006, 19 (02): 127-129.

［61］张疆莉. 药物和心理综合治疗网络成瘾患儿的效果 [J]. 实用儿科临床杂志, 2010, 25 (12): 919-920.

［62］ZAJAC K, MK GINLEY, R CHANG. Treatments of internet gaming disorder: a systematic review of the evidence [J]. Expert Rev Neurother, 2020, 20 (1): 85-93.

［63］刘悦, 杨国栋, 姚新民. 药物干预和心理疏导治疗网络成瘾综合征 40 例临床疗效观察 [J]. 中国药物滥用防治杂志, 2007, 13 (02): 88-91.

［64］WOLFLING K, MÜLLER K W, DREIER M, et al. Efficacy of Short-term Treatment of Internet and Computer Game Addiction: A Randomized Clinical Trial [J]. JAMA Psychiatry, 2019, 76 (10): 1018-1025.

［65］HAN J, SEO Y, HWANG H, et al. Efficacy of cognitive behavioural therapy for internet gaming disorder [J]. Clin Psychol Psychother, 2020, 27 (2): 203-213.

［66］KING DL, PH DELFABBRO. The cognitive psychology of Internet gaming disorder [J]. Clin Psychol Rev, 2014, 34 (4): 298-308.

［67］陈清, 廖燕. 团体心理治疗在青少年网络成瘾中的应用 [J]. 中国现代药物应用, 2021, 15 (11): 237-240.

［68］吴鎏桢, 阎俊娟, 韩济生. 2/100Hz 经皮穴位电刺激对 27 例青少年网络成瘾症的治疗作用 [J]. 中国药物依赖性杂志, 2007 (01): 32-35.

［69］杨国栋, 刘悦, 方政华. 药物干预加心理疏导治疗网络成瘾综合征 6 例报告 [J]. 中国药物滥用防治杂志, 2005 (01): 37-39.

［70］PENG C, WANG M, CHENG J, et al. Association between internet addiction and suicidal ideation, suicide plans, and suicide attempts among Chinese adolescents with and without parental migration [J]. Computers in Human Behavior, 2021, 125: 106949.

［71］MO PKH, CHAN V, WANG X, et al. Gender difference in the association between internet addiction, self-esteem and academic aspirations among adolescents: A structural equation modelling [J]. Computers & Education, 2020, 155: 103921.

［72］LO CKM, HO FK, EMERY C, et al. Association of harsh parenting and maltreatment with internet addiction, and the mediating role of bullying and social support [J]. Child Abuse Negl, 2021, 113: 104928.

［73］GUO J, HUANG N, FU M, et al. Social support as a mediator between internet addiction and quality of life among Chinese high school students [J]. Children and Youth Services Review, 2021, 129: 106181.

［74］MARTINS MV, FORMIGA A, SANTOS C, et al. Adolescent internet addiction-role of parental control and adolescent behaviours [J]. Int J Pediatr Adolesc Med, 2020, 7 (3): 116-120.

［75］TOOZANDEHJANI A, MAHMOODI Z, RAHIMZADEH M, et al. The predictor role of Internet addiction in high-risk behaviors and general health status among Alborz students: A structural equation model [J]. Heliyon, 2021, 7 (5): e06987.

第十八章
其他疾病

第一节 概 述

随着康复理念的逐渐普及,康复技术的逐渐推广,纳入康复治疗的病种亦逐渐增多。除前面所述的疾病外,尚有其他疾病需要进行康复治疗,本章介绍遗尿症、睡眠障碍、视觉障碍和听力障碍的康复。

小儿遗尿症(nocturnal enuresis),又称夜遗尿,发病率高,对患儿身心影响大。对于遗尿症,应进行结构、功能、心理等多层次评估,从生活习惯、药物治疗、心理干预等多方面进行康复,全面解除患儿身心问题。

睡眠障碍(sleep disorder)是指各种原因引起的睡眠觉醒节律紊乱,导致睡眠质量异常,睡眠各阶段生理或行为异常的临床综合征。睡眠障碍问题在儿童时期并不罕见,如发作性睡病、不宁腿综合征、阻塞性睡眠呼吸暂停综合征等,可从儿童时期发病,持续终生,某些慢性疾病、心理障碍性疾病可伴发睡眠障碍。睡眠障碍可影响儿童生长、智力、情绪情感、行为发育,使其社会功能受损,需早发现、早干预。本章主要介绍发作性睡病、阻塞性睡眠呼吸暂停综合征及失眠障碍的康复。

视觉障碍为视觉传入通路及传出通路受损导致视觉功能异常,产生视力下降、斜视、眼球运动异常、代偿头位等症状的疾病。其病因包括各种眼部炎症、全身代谢和循环障碍所致眼病病变、母孕期围产因素、眼外伤等。儿童处于发育的重要阶段,视觉障碍又导致或加重运动、认知及其他感知觉异常,进一步加重发育障碍。因此,早期进行视觉康复,加强患儿的视觉能力,提高学习能力,使他们可以接受教育,这对视觉障碍儿童、家庭及整个社会来说都具有重大意义。

听力障碍是指听觉系统中传音、感音器官或各级神经中枢发生的器质性或功能性异常,而导致听力不同程度的减退,是一种常见的感官残疾,是儿童时期主要残疾之一。儿童神经系统疾病常常伴发有听力障碍,如脑瘫、癫痫、儿童脑白质病等,而听力障碍对于儿童的言语发育和身心发育有着严重的影响,给家庭带来较大困扰,同时也给社会带来沉重的负担,因此需要早期发现、早期诊断和早期干预。

(马丙祥)

第二节　遗　尿　症

一、概述

小儿遗尿症（nocturnal enuresis），又称夜遗尿，为儿科常见病。国际儿童尿控协会（International Children's Continence Society，ICCS）对其定义为：5 岁及 5 岁以上儿童睡眠中间断发生尿失禁。在《中医儿科临床诊疗指南·小儿遗尿症（修订）》中定义为：3~5 岁小儿，每周至少有 5 次夜间无意识排尿行为，持续至少 3 个月，也可诊断为遗尿症，从而使这部分年龄较小的遗尿儿童可以得到及早的干预与指导。该病发病率高，据国外资料统计，16%的 5 岁儿童、10% 的 7 岁儿童和 5% 的 11~12 岁儿童患有不同程度夜遗尿，青春期和成年早期仍有 1%~3% 受到夜遗尿困扰。2017 年由中国儿童遗尿疾病管理专家协作组开展的中国儿童和青少年遗尿症流行病学调查初步数据显示，5 岁儿童遗尿症患病率高达 15.2%。

遗尿症可分为原发性遗尿症（primary nocturnal enuresis，PNE）和继发性遗尿症（secondary nocturnal enuresis，SNE）；原发性遗尿症是指尿床从婴儿期延续而来，从未有过 6 个月以上的不尿床期，并且排除先天性疾病、泌尿系统感染、神经肌肉疾病等继发性因素，即为原发性遗尿症；继发性遗尿症是指曾有过 6 个月以上的不尿床期后出现尿床。临床常见原发性遗尿症，约占遗尿症患者的 70.0%~80.0%。根据是否伴有其他下尿路症状，可以将遗尿症分为单症状性遗尿症（monosymptomatic nocturnal enuresis，MNE）和非单症状性遗尿症（nonmonosymptomatic nocturnal enuresis，NMNE）。

多种因素均可导致遗尿症，常见因素包括遗传因素、家庭环境因素、精神心理因素、觉醒障碍、排尿控制神经异常、隐性脊柱裂、膀胱功能障碍、尿道异常、泌尿系统感染、呼吸睡眠暂停、打鼾及夜间抗利尿激素分泌不足等。目前多认为夜间抗利尿激素分泌不足导致的夜间尿量增多和膀胱功能性容量减小，是单症状性夜遗尿的主要病因，睡眠觉醒障碍是发病的前提，即遗尿症发生是由于夜间尿量与夜间膀胱容量之间不匹配所导致，发生这种不匹配时患儿不能觉醒。

二、诊断与评定

（一）诊断

中国儿童遗尿疾病管理协作组于 2014 年制定了《中国儿童单症状性夜遗尿疾病管理专家共识》，诊断要点包括：

1. 患儿年龄 ≥ 5 岁。

2. 患儿睡眠中不自主排尿，每周 ≥ 2 次，并持续 3 个月以上。

3. 对于大年龄儿童诊断标准可适当放宽夜遗尿次数。

对于夜遗尿程度的判断，各国仍采用美国精神病学协会（APA）制定的标准。每周 2~3 个夜晚尿床属于轻度遗尿，4~6 个夜晚尿床属于中度遗尿，7 个夜晚均尿床属于重度遗尿。

（二）评定

遗尿影响儿童的健康发育及生活质量，对遗尿症患儿应高度重视。如临床疑似遗尿症，除了进行病史采集、体格检查和相关实验室检查外，还需要进行如下评估：

1. **排尿日记**　排尿日记是评估儿童膀胱容量和是否存在夜间多尿的主要依据，同时也是单症状性夜遗尿具体治疗策略选择的基础。排尿日记中涉及的日间最大排尿量（maximum voided volume，MVV）指除清晨第 1 次排尿以外的日间最大单次排尿量,而夜间总尿量(total voided volume,TVV)应包括夜间尿布增重或夜间排尿量与清晨第 1 次尿量之和。连续记录日间排尿日记,测量 MVV,可判断膀胱功能,若 MVV 低于预期膀胱容量的 65%,提示膀胱容量偏小,使用报警器效果好;连续记录夜间排尿日记,测量夜间尿量,若 MVV>预期膀胱容量的 130%,提示存在夜间多尿,夜间多尿患儿使用去氨升压素(desmopressin)效果好。填写前医生应充分向家长解释完善排尿日记对明确病因以及成功治疗的重要性,并详细讲解排尿日记的具体记录方法,以确保数据记录的准确性和真实性。排尿日记应在做到睡前 2 小时限水、睡前排空膀胱之后进行,需详细记录至少 3~4 个白天(上学期间可于周末记录)和连续 7 个夜晚饮水、遗尿以及尿量等情况。应向患儿家庭提供收集和测量尿量的容器(如量杯或量筒),如有需要时提供可称重的尿布或纸尿裤。

2. B 超检查 可检查遗尿症患儿泌尿系统情况,排除器质性疾病,还可安全无创地检测患儿的功能性膀胱容量(functional bladder capacity,FBC)、膀胱壁厚度、残余尿量,协助了解其膀胱功能,指导制订用药方案。

3. X 线检查 腰骶椎 X 线片能够排除脊柱方面疾病,确诊隐性脊柱裂并明确隐性脊柱裂部位和范围。隐性脊柱裂可显著影响遗尿治疗预后,伴有隐性脊柱裂者治疗效果较差。为筛查遗尿患儿有无隐性脊柱裂及了解预后情况,推荐 X 线检查作为遗尿症常规检查项目。

4. 尿动力学检查 存在可疑 NMNE、继发性遗尿或治疗 1 年以上无效时推荐进行尿动力学检查(自由尿流率联合残余尿量检查,必要时进行膀胱测压),以明确是否存在下尿路功能障碍(lower urinary tract dysfunction,LUTD)。其中,自由尿流率联合残余尿量超声测定是筛选患儿是否存在 LUTD 的最常用方法,同时判断是否需要侵入性尿流动力学检查。侵入性尿流动力学检查主要包括膀胱压力 - 容积、压力 - 流率、尿道压力和影像尿动力学检查,其中影像尿动力学检查可准确形象地

显示遗尿症患儿逼尿肌括约肌协同失调、膀胱输尿管反流以及膀胱尿道形态等。

5. 自我意识的评价 遗尿症患儿可有个性化的改变,较正常儿童有更明显的孤僻、焦虑和抑郁情绪,可采用国际广泛应用的儿童自我意识量表(Piers-Harris children's self-concept scale,PHCSS)进行调查。该量表是美国心理学家 Piers 和 Harris 编制并修订的儿童自评量表,适用于 8~16 岁儿童,主要用于评价儿童自我意识,其信度和效度较好。该量表共包括 80 个问题,用于了解儿童如何看待自己。如果儿童认为问题符合自己的实际情况,则在相应的题号后的"是"上划圈;如果不符合实际情况,则在相应的题号后的"否"上画圈。要求对每个问题均做回答并且要求每个问题只能有一种回答。量表分别从行为、学业、躯体外貌、情绪、合群、幸福与满足感 6 个方面综合评价患儿自我意识状态,量表为正性积分,即得分高者表明该项评价好。

三、康复治疗

(一) 基础治疗

加强对夜遗尿患儿家长的教育,向其讲解关于儿童夜遗尿的基本信息。夜遗尿并不是儿童的过错,家长不应就此对其进行责罚。同时,积极的生活方式指导是儿童夜遗尿治疗的基础,某些夜遗尿儿童仅经生活方式、生活习惯的调整,夜遗尿症状便可消失。对于小年龄儿童、遗尿对生活影响小的儿童可首先进行基础治疗,且基础治疗贯穿夜遗尿治疗的全过程。

1. 调整作息习惯 帮助家庭规律作息时间,鼓励患儿白天正常饮水,保证每日饮水量。避免食用含茶碱、咖啡因的食物或饮料。晚餐宜早,且宜清淡,少盐少油,饭后不宜剧烈活动或过度兴奋。尽早睡眠,睡前 2~3 小时应不再进食,睡前 2 小时禁止饮水及食用包括粥汤、牛奶、水果、果汁等含水分较多的食品。

2. 奖励机制 家长应在医师的帮助下树立家庭战胜遗尿的信心,不断强化正性行为和治疗动

机。家长不应责备患儿,应该多一些鼓励,减轻孩子对疾病的心理负担,让孩子自己积极地参与到治疗过程中。

3. 养成良好的排尿、排便习惯 养成日间规律排尿(每日 4~7 次)、睡前排尿的好习惯,部分家长尝试闹钟唤醒。同时,建议多食用纤维素丰富的食物,每日定时排便,对伴有便秘的患儿应同时积极治疗便秘。

4. 记录排尿日记 指导家长认真记录"排尿日记",以帮助评估儿童夜遗尿的个体化病情并指导治疗。

（二）觉醒治疗

1. 警铃疗法 在英国国家卫生与临床优化研究所(National institute for Health and Care Excellence,NICE)和 ICCS 遗尿症诊疗指南中均作为一线治疗推荐,且推荐证据等级较高。为患儿夜晚睡眠中发生遗尿时感应器报警唤醒患儿,反复训练以期最终使患儿建立膀胱胀满 - 觉醒的条件反射,使患儿觉醒排尿。如果尿床开始的时候儿童不能被铃声或震动唤醒,则需要儿童的监护人将其唤醒,使其在清醒的状态下排尿。由此逐渐建立起患儿膀胱充盈和大脑觉醒之间的联系,渐渐实现患儿膀胱充盈到一定程度时可以自行觉醒。遗尿警铃需要连续使用 2~4 个月或使用到连续 14 天不尿床。睡前限水和排空膀胱会降低遗尿警铃的治疗效果,在停止使用警铃之前应隔天强化训练(如睡前多喝水以增加膀胱逼尿肌的张力),连续 14 天干床后方可停止使用警铃。以往使用遗尿警铃治疗后复发并不影响再次警铃治疗的效果。

2. 闹钟唤醒训练 目前国内临床主要应用闹钟唤醒训练。从治疗开始起,要求家长每天在患儿夜晚经常发生尿床提前 0.5~1 小时用闹钟将患儿及时唤醒,起床排尿,使唤醒患儿的铃声与膀胱充盈的刺激同时呈现。经过一段时间的训练后,条件反射建立,患儿就能够被膀胱充盈的刺激唤醒达到自行控制排尿的目的。但是闹钟唤醒训练需要长时间的教育指导、鼓励反馈和长期随访的支持,短期症状改善并不明显,闹钟治疗在应用时依从性较

差,早期退出率较高。闹钟设置时机、声音选择、反馈方式等需要个体化方案,治疗前应评估条件是否有利于闹钟治疗,取得孩子和家长的积极配合尤为重要。多数单一症状夜间遗尿症患儿,仅给予行为训练和唤醒训练治疗即可达到治愈目标。

（三）药物治疗

药物治疗中,去氨加压素是精氨酸升压素合成类似物,模拟天然抗利尿激素,睡前服用后可减少夜间尿量,改善觉醒困难,药物起效快,作用时间短,服药方便,因此是国内外遗尿诊疗指南或专家共识推荐的一线治疗药物,适用于存在夜间多尿的遗尿患儿。应用时需要注意配合基础行为治疗基础上,保障良好的依从性和用药安全。规律服药,建议睡前 1 小时服药,服药前 1 小时开始限制饮水至服药后 8 小时。

（四）生物反馈治疗

生物反馈治疗是一种行为学治疗方法,原理是将人体内部极微弱的、通常不能觉察的生理活动及生物电活动的信息加以放大,成为可见的波形和可听到的声音显示出来,个体借助于视觉、听觉器官,通过反馈信息了解自身变化,并根据变化逐渐学会在一定程度上控制和纠正这些活动的过程。将之用于盆底肌的训练,则可以改善盆底肌的舒缩,强化盆底肌群,从而治疗部分排泄异常的疾病如遗尿症等。

生物反馈治疗适用于存在膀胱尿道功能紊乱的遗尿症儿童。生物反馈治疗对改善原发性遗尿症患儿的最大尿流率和尿量,帮助建立正常的尿流曲线和调整逼尿肌 - 括约肌收缩协调性有一定作用。治疗需要专用设备和软件,同时需要患儿对治疗的依从性和一定的理解力,适用于较大年龄患儿。

（五）膀胱功能训练

膀胱功能训练有利于加强排尿控制和增大膀胱容量。可督促患儿白天尽量多饮水,并尽量延长 2 次排尿的间隔时间使膀胱扩张。训练患儿适当憋尿以提高膀胱控制力,当患儿排尿时鼓励时断时续排尿,然后再将尿排尽,以提高膀胱括约肌的控

制能力。也可通过生物反馈治疗训练膀胱功能,治疗频率一般为每周 1~2 次,疗程至少持续 3 个月。

(六) 心理治疗

由于很多遗尿症患儿具有羞愧自卑的心理倾向,家长应设法减轻患儿心理压力,避免批评和羞辱患儿,有研究报道惩罚患儿会对治疗产生负效果。诊断遗尿症后,应首先告知患儿及家属遗尿症的可能病因,并进行思想教育和心理安慰,使其树立遗尿是可以治愈的信心。如发现患儿伴有心理行为障碍如多动症,应同时给予积极治疗。心理治疗可提高治疗依从性,最好配合其他治疗同时应用。

(七) 传统康复治疗

传统康复治疗遗尿症包括内治法与外治法两大类。内治法包括中医辨证论治:从肾论治、从肺脾肾论治、从心论治、从湿热论治、从心肾论治、从脾论治、五脏并治,单方单药,中成药,膏方;外治法包括针灸:体针、芒针、电针、穴位注射、灸法、针灸综合治疗,推拿按摩法,穴位贴敷法,刮痧疗法,其他疗法等。

针灸对遗尿症有较好的疗效,可以作为遗尿症短期治疗的选择之一。取穴多选肾俞、膀胱俞、次髎、百会、印堂、气海、关元、足三里、三阴交、遗尿点(手小指末端横纹中点)等,但是针灸治疗对患儿有一定创伤和压力,需要家长和患儿的配合,且容易复发。

四、预防及预后

(一) 预防

1. 减少膀胱容量 夜遗尿的孩子应从下午 4 点以后就不再吃流质饮食,少喝水。临睡前尽可能排空膀胱内的尿液。

2. 对饮食的要求 晚餐后少吃甜食和高蛋白饮料,不要过咸,以免引起口渴,晚饭后尽量少喝水和饮料、牛奶等,可吃少量水果。晚饭同时家长应该给孩子以鼓励,并提醒孩子夜间起床排尿。切勿因遗尿而惩罚或责备孩子。

3. 合理生活习惯 应养成孩子按时睡眠的习惯,睡前家长不可逗孩子,不可让孩子兴奋,不可让孩子剧烈活动,不可看惊险紧张的影视片,以免使孩子过度兴奋。注重孩子的大小便训练是预防遗尿症的基本措施,同时养成良好的卫生习惯,去除局部刺激因素。

(二) 预后

本病预后一般良好。但如果长期不愈,可危害患者身心健康,常常表现为缺乏自信心、自卑、焦虑、恐惧集体生活,严重者甚至会导致孩子成年后难以和他人沟通、偏执、具有暴力倾向等,影响孩子的学习和生活,也给家长带来诸多麻烦。

(马丙祥)

第三节 睡 眠 障 碍

一、概述

睡眠障碍(sleep disorder)是指各种原因引起的睡眠觉醒节律紊乱,导致睡眠质量异常,睡眠各阶段生理或行为异常的临床综合征。睡眠障碍更多见于成人,严重影响患者生存质量,增加意外事故的发生率,是危害人类健康的重要原因之一。睡眠障碍问题在儿童时期并不罕见,如发作性睡病、不宁腿综合征、阻塞性睡眠呼吸暂停综合征等,可从儿童时期发病,持续终生,某些慢性疾病、心理障碍性疾病可伴发睡眠障碍。

睡眠几乎占据了人类生命的 1/3 时间,具有多方面的生理意义,能够消除疲劳、恢复体力和精力、提高机体免疫力等。高质量睡眠对人类的健康具有非常重要的意义。儿童时期，睡眠还具有促进生长发育的特殊意义，如生长激素的分泌主要在夜间深睡眠状态下达到高峰，细胞、组织的生长主要在该时间段进行。睡眠障碍可能导致广泛的躯体和情绪问题。儿童长期睡眠时长不足、睡眠质量差，可导致生长激素分泌减少，从而影响身高增长。此外，睡眠不足对儿童智力发育也有很大影响，长期睡眠不足致使脑细胞得不到充分休息和发育，出现注意力、记忆力、反应能力下降，导致分析和解决问题的能力不足。睡眠障碍可导致儿童情绪低落、焦躁不安、易发脾气等，长期熬夜还会出现肥胖、视力下降、抵抗力下降等现象。

多数健康成人每晚约需要 7.5~8.5 小时不被打断的睡眠才能感到休息充足，精力充沛。与成人相比，儿童时期的睡眠时间普遍较长。新生儿平均每天睡眠 16~20 小时，通常情况下，母乳喂养的孩子每次睡眠 2~3 小时，人工喂养的孩子每次睡眠 3~4 小时，没有明显的昼夜节律。一般 2~4 个月的婴儿开始形成睡眠昼夜节律。婴儿期夜间睡眠时间通常为 9~12 小时，日间睡眠时间 2~5 小时，睡眠次数随年龄增长逐渐减少，到 1 岁时日间睡眠减至 1~2 次，1 岁 6 个月时，多数儿童开始睡一整夜。婴儿期疾病、出牙、环境改变及发育中的明显进展会打破婴儿原有作息规律，出现暂时性睡眠不安。幼儿期睡眠时间为每天 12~14 小时，日间睡眠一般在下午进行，此期睡眠时间基本保持稳定，也有部分 2~3 岁儿童日间难以入睡或不睡，夜间也可能醒来，这可能与不良的睡眠习惯有关。学龄前儿童通常每天需要 11~13 小时的睡眠，学龄期儿童因受到学业、培训等的影响，睡眠时间相对减少，约每天 10~11 小时。为满足休息及生长的需求，青少年时期最好能够保证每天 9.5 个小时的睡眠。年长儿，疾病、生活规律变化、意外事件、学习压力、心理问题等均可对睡眠产生影响。早期睡眠问题若得不到积极有效的处理，非常容易转变为慢性睡眠障碍，甚至延至成人期，需要引起家庭和社会的关注。

在整个睡眠过程中脑电图和躯体的生理活动呈现周期性变化，根据对睡眠时脑电图及眼动、肌电、呼吸等生理参数的研究，将睡眠划分为非快速眼动睡眠期（non rapid eye movement sleep，NREM）和快速眼动睡眠期（rapid eye movement sleep，REM），其中 NREM 睡眠期分为第一期（思睡期）、第二期（浅睡期）、第三期（中睡期）、第四期（深睡期）。

国际睡眠障碍分类第 3 版（international classification of sleep disorders，ICSD3）将睡眠障碍分为失眠（insomnia）、呼吸相关睡眠障碍（sleep ralated breathing disorders）、中枢嗜睡性疾病（central disorders of hypersomnolence）、昼夜节律睡眠觉醒障碍（circadian rhythm sleep-wake disorders）、异态睡眠（parasomnias）、运动相关睡眠障碍（sleep related movement disorders）、其他睡眠障碍（other sleep disorders）。

临床常见的睡眠障碍有发作性睡病（narcolepsy）、阻塞性睡眠呼吸暂停综合征（obstructive sleep apenea syndrome，OSAS）和失眠障碍。

二、诊断和评定

（一）诊断

1. 发作性睡病（narcolepsy） 发作性睡病是一种慢性睡眠障碍性疾病，是与快速眼动期相关的睡眠异常，患者在觉醒期突然进入 REM 期，导致睡眠发作。本病主要临床表现为日间过度睡眠和猝倒发作，其他不典型症状包括睡眠麻痹、入睡前幻觉、焦虑抑郁状态、注意力及认知能力下降等。该病在不同国家和种族的患病率差异较大，在不同年龄段的发病率也不同，起病年龄以儿童和青少年为主。

发作性睡病的睡眠过多常在发病后几周或几个月内发展，以后保持稳定，约 1/3 患者的猝倒、睡眠瘫痪及幻觉随年龄增大而改善。ICSD3 和《中国发作性睡病诊断与治疗指南》根据该病的临床表现和脑脊液中下丘脑分泌素 -1（Hcrt-1）的含量将发作性睡病分为 Ⅰ 型、Ⅱ 型。

发作性睡病的诊断标准：①患儿主诉白天过度嗜睡或突发肌无力；②白天反复打盹或进入睡眠；③强烈情感诱发突然双侧肌张力丧失，

猝倒;④相关症状包括睡眠麻痹、入睡前幻觉、自动症样行为及睡眠片段;⑤睡眠多导仪监测显示以下一项或多项:睡眠潜伏期<10分钟,快动眼睡眠潜伏期 REM<20分钟,MLST 显示平均睡眠潜伏期 ≤ 8分钟,2次或以上异常快动眼睡眠;⑥ HLA 分型显示 DQB1*0602 或 DR2 阳性;⑦无医学或精神疾病可以解释上述症状。符合①、②、③、⑤或①、④、⑤、⑦即可诊断。

2. 阻塞性睡眠呼吸暂停综合征 儿童和成人阻塞性睡眠呼吸暂停综合征均是与睡眠有关的一种最常见的呼吸功能紊乱。夜间睡觉打鼾是该病的一个特征性标志,但不是特有的症状。鼾声通常是呼吸道上部软组织振动所致,通常是阻塞性睡眠呼吸暂停综合征最早出现的症状。但也有部分严重的 OSAS 患者没有严重的鼾声,临床医务人员及患者家属需提高警惕。儿童 OSAS 是指在睡眠过程中出现以上气道阻力增加和 / 或呼吸暂停为特征的呼吸功能紊乱,症状包括习惯性打鼾、睡眠扰乱、神经行为异常,并发症包括认知功能缺损、心理行为问题、发育异常等。OSAS 的呼吸道阻塞分为完全性和不完全性,儿童 OSAS 多为不完全性阻塞。呼吸暂停是指口鼻气流停止,按照小儿的年龄不同,婴儿呼吸暂停 3.5 秒以上、儿童呼吸暂停 5 秒以上,伴有或不伴有低通气,可以诊断为儿童 OSAS。

3. 失眠障碍(insomnia disorder) 指个体经常难以入睡或保持睡眠,表现为入睡困难、睡眠时长不足、醒后仍感疲劳等,属于睡眠障碍性疾病。同时,失眠是多种躯体、精神和行为疾病所具有的常见临床表现,严重影响人们身心健康、生活质量和工作效率。睡眠时间表的改变可能会导致儿童和青少年失眠。

美国精神医学学会发布的《精神障碍诊断与统计手册》(第 5 版)(DSM-5)指出当有以下状况时,可诊断为失眠障碍:

(1)个体没有足够的睡眠或好的睡眠,由于以下至少一个症状导致:①入睡问题(没有父母或照顾者的帮助,儿童可能难以入睡);②保持睡眠的困难(经常醒来,或是在醒来后难以重新入睡);③早醒,不能再次睡着。

(2)睡眠问题导致严重的痛苦或损害社交、职业、学业、行为或其他重要功能。

(3)每周至少 3 个晚上出现失眠问题。

(4)问题持续至少 3 个月。

(5)失眠不是由于其他睡眠 - 觉醒障碍,例如发作性睡病或睡眠异态所致。失眠也不是由于毒品、酒精或药物所致。其他精神障碍或者躯体疾病不是失眠的主因。

失眠的客观诊断标准应根据多导睡眠图结果来判断:①睡眠潜伏期延长>30分钟;②实际睡眠时间减少,每夜<6小时;③觉醒时间增多,每夜超过 30分钟。

失眠可以是急性的、间歇性的、持续性的或慢性的。急性失眠,又称为情境性失眠,失眠症状持续数天或数周,经常是生活事件、睡眠时间表或睡眠环境的改变所致。间歇性失眠,失眠症状每月至少 1 次,但少于 3 个月。持续性失眠,失眠症状发生 3 个月或更长时间,在生活事件、睡眠时间表或睡眠环境改变之后。慢性失眠,又称复发性失眠,指 1 年中有 2 次或更多次的失眠发作重复出现。

(二)评估

实验室检查和睡眠分析的常用指标如下:

1. 常用辅助检查 多次睡眠潜伏期试验和全夜多导睡眠图描记术是两种常用的诊断睡眠障碍的分析方法,为明确病因常需选择其他辅助检查进行参考。对睡眠呼吸暂停者应行上呼吸道及头面部影像学检查排除上气道狭窄,行心电图或心脏超声排除心律失常等心脏疾病。对遗尿症者应进行腰骶椎 X 线摄片排除脊柱裂,尿常规检查排除尿崩症、糖尿病或泌尿系统感染。怀疑癫痫者应进行脑电图监测。

(1)多次睡眠潜伏期试验(multiple sleep latency test,MSLT):是检查在缺乏警觉因素情况下自然睡眠倾向性的睡眠试验,对于发作性睡病和白天过度睡意的诊断具有重要意义。MSLT 由 4~5 个程序化小睡试验组成,每次小睡试验间隔 2 小时,一般在 9:00、11:00、13:00、15:00 和 17:00 等时间点进行。将患者置于安静、舒适的暗室内描记多导睡眠图（polysomnography，PSG）。每次小睡记录 20 分钟，之后使患者保持清醒直至下一次记录开始。通过分析每次小睡的潜伏期及平均睡眠潜伏期，以及 REM 是否出现及其潜伏期，判断是否存在警觉度下降及嗜睡倾向。成人平均多次睡眠潜伏期应>10 分钟。8~10 分钟为可疑，少于 8 分钟则属异常。儿童尚无统一标准。

（2）全夜多导睡眠图描记术：是诊断睡眠障碍的重要方法。记录参数包括脑电图、眼动图、肌电图、心电图、血氧饱和度测定、呼吸运动和气流监测等。PSG 可准确而客观地记录睡眠期间相关生理活动，准确判断睡眠周期，对多种睡眠障碍，例如原因不明的嗜睡、频繁唤醒、鼾症或睡眠呼吸暂停等，均具有重要诊断意义。

2. 常用睡眠分析指标 根据 PSG 检查结果，可对睡眠的结构和过程进行客观分析，常用的具有诊断意义的睡眠分析包括以下几种：

（1）REM 睡眠的分析指标，一般包括：① REM 睡眠潜伏期，指从入睡开始到 REM 睡眠出现的时间，年长儿或成人通常为 70~90 分钟。临床上 REM 睡眠潜伏期的缩短，主要见于发作性睡病和内源性抑郁症。发作性睡病可以在一入睡后不经过 NREM 睡眠而直接进入 REM 睡眠，称为"REM 起始睡眠"（REM-onset sleep）。多数抑郁症患者 NREM 第三、四期睡眠减少，REM 睡眠（特别是第一个 REM 睡眠期）潜伏期缩短，快速眼动的强度增加。REM 睡眠潜伏期的延长，多见于睡眠零乱的患者，常因为失眠或因睡眠中呼吸障碍和不自主运动等，NREM 睡眠受到不断的干扰，以致难以进入 REM 睡眠。② REM 睡眠次数：正常成人全夜 REM 睡眠次数一般为 4~5 次。③ REM 睡眠时间和百分比：正常年长儿或成人 REM 睡眠占全夜睡眠时间的 20%~25%。④ REM 活动度、REM 强度和 REM 密度：将 REM 睡眠的每分钟分为 0~8 共 9 个单位，算出每个 REM 睡眠期中快速眼球运动的活动时间，之后折合成单位数，再将每个阶段的单位数相加，即为 REM 活动度。正常为 40~80 个单位。REM 强度为 REM 活动度与总睡眠时间之比，正常为 10~20。REM 密度为 REM 活动度与 REM 睡眠时间之比，正常为 50~90。三项指标增加可见于抑郁症、神经衰弱、境遇性失眠等疾病。

（2）睡眠潜伏期（sleep latency）：即从 PSG 记录开始至 NREM 第一期出现（至少持续 3 分钟）的时间，也称入睡潜伏期。正常时间为 10~30 分钟，一般入睡潜伏期超过 30 分钟为入睡困难。

（3）总睡眠时间：指实际睡眠的总时间，正常变异很大，因个人、年龄和生活环境而异。

（4）睡眠效率（sleep efficiency，SE）：总睡眠时间与睡在床上的总时间之比。一般以>80% 作为正常的参考标准，睡眠效率与年龄密切相关，儿童睡眠效率一般较高。

（5）睡眠维持率：指总睡眠时间与入睡开始到晨间觉醒之间的时间之比。临床通常以>90% 作为正常参考标准。

（6）睡眠觉醒次数和时间：采用多导睡眠脑电图检查，觉醒的标准是在睡眠分期的任一时段中，觉醒脑电活动超 50%。正常成人全夜睡眠中>5 分钟的觉醒次数应少于 2 次，觉醒总时间不超过 40 分钟。

（7）觉醒比：睡眠中总觉醒时间与总睡眠时间之比。

（8）NREM 各期的比例：不同年龄组差异很大，正常成人 NREM 睡眠总时间通常占睡眠时间的 75%~80%。其中第一期通常占 2%~5%；第二期占 45%~55%；第三期占 3%~8%；第四期占 10%~15%。

3. 常用睡眠障碍相关评估量表 睡眠相关评估量表多为主观性筛查评估工具，且对年龄段区分应用，目前尚无可应用于所有年龄段的睡眠评估量表，这为临床睡眠问题研究带来了一定的困难。

（1）Epworth 嗜睡评分量表（Epworth sleepiness scale，ESS）：该量表是目前国际公认的一种较简易的嗜睡评估量表，用于评估受试者主观嗜睡程度。量表由 8 个与日常生活相关的特定活动性问题组成,每个问题分为4个程度等级,敏感性和特异性高,但尚缺乏在儿童群里的应用数据。

(2)儿科日间嗜睡量表(pediatric daytime sleepiness scale,PDSS):量表分8个条目4个等级,总分≥15分提示存在日间嗜睡问题,中文版PDSS具有较高的信度和效度。

(3)儿童睡眠习惯问卷(children's sleep habits questionnaire,CSHQ):适用年龄为4~12岁,涉及45个条目,8个维度,能够反映睡眠质量整体情况。

(4)匹兹堡睡眠质量指数(Pittsburgh sleep quality index,PSQI):适用于睡眠障碍患者、精神障碍患者评价睡眠质量,同时也适用于一般人睡眠质量的评估。用于评定被试者最近1个月的睡眠质量,由19个自评和5个他评条目构成,总分范围为0~21,得分越高,表示睡眠质量越差。

儿童神经系统疾病、精神行为类疾病常共患睡眠障碍。研究表明,高达85%的神经发育障碍儿童存在睡眠问题,约51.9%~71.11%的脑瘫患儿存在睡眠障碍,主要表现为睡眠不安、入睡困难、睡眠规律不稳定。持续的睡眠障碍对此类患儿的认知发育、情绪行为、体格生长、机体免疫等产生广泛损害,甚至加重原发疾病症状,影响预后转归。但是对于此类患儿共患睡眠障碍尚缺乏针对性的、精准的评估。睡眠量表问卷等主观评估工具是发现儿童睡眠问题的重要手段,国内外目前常用的睡眠评估量表有儿童睡眠习惯问卷、儿童睡眠障碍量表、睡眠日记、简明婴儿睡眠问卷、儿童睡眠问卷。多导睡眠监测、睡眠体动记录仪等现代检测手段在神经发育障碍儿童中尚未普及应用,缺乏全面、精细的数据分析。

三、康复治疗

睡眠障碍的康复治疗以控制发作症状,改善睡眠质量为目的,提升患者家庭和社会日常活动参与度。

(一)发作性睡病

发作性睡病的治疗目的为减少日间过度睡眠,改善夜间睡眠,控制猝倒发作。主要治疗方法包括

药物治疗和心理治疗。近年来,中医药方法治疗发作性睡病亦见到较多报道。改善生活方式,有计划地增加白天小憩时间,避免持续长时间学习或重复性工作,避免长时间骑行或驾驶等,对于改善疾病症状,提高患者生活质量有所帮助。单独调整生活习惯对该疾病患者帮助有限,需要考虑长期乃至终身治疗,用药时应注意药物的副作用。

1. **药物治疗** 发作性睡病的治疗主要包括治疗日间过度嗜睡的中枢神经系统兴奋剂,及改善猝倒、睡眠瘫痪或入睡前幻觉的抗抑郁药物。常用的中枢兴奋剂有莫达非尼、哌甲酯、安非他明等,其中莫达非尼为治疗发作性睡病的一线用药,是治疗日间嗜睡的首选药物。γ-羟丁酸钠能有效改善睡眠结构、减少嗜睡和夜间睡眠障碍,控制猝倒发作,是发作性睡病的一线用药。发作性睡病治疗的目的是维持患者处于合适的醒觉和警觉状态,由于药物均有一定的副作用,所以治疗药物剂量应个体化,以达到最佳治疗效果而较小的副作用。

2. **心理治疗** 由于发作性睡病起病隐匿,不易觉察,早期诊断困难,易于延误诊疗,且难以治愈,患者大多对疾病的诊断和治疗缺乏信心。由于患者常年白天过度睡意发作,加上患者易出意外或事故,长期不能正常学习和工作,易导致抑郁状态,影响心理健康和生活质量。家庭教育和情感支持是全部管理计划中最关键的部分,治疗和管理的最终目的是提高患者的生活质量。当患者出现持续性的抑郁表现时,应尽早进行心理健康评估,必要时可应用抗抑郁药物。

3. **生活指导** 良好的睡眠卫生习惯是全部管理计划中的基础部分,舒适的睡眠环境,规律的睡眠时间表及足够的夜间睡眠,可提高患者的睡眠质量。推荐日间短暂小睡作为治疗计划的一部分,对儿童主张每隔3~4小时重复15~20分钟的小睡,有利于保持清醒,减少兴奋药物的应用。

4. **职业指导** 发作性睡病常在儿童或青少年时发病,通常持续终生,需要接受长期的治疗和支持,应指导患者选择合适的职业。发作性睡病的青

少年应避免驾车、酗酒或在瞌睡时从事危险的活动。应鼓励患儿参加健康有益的文体活动,有助于全面的治疗。

5. 中医药治疗 中医古籍无发作性睡病病名记载,根据其主要症状为日间嗜睡,可归于"多寐"范畴。从阴阳辨证分析,归于阴盛阳虚,从脏腑辨证分析,多归于脾虚。多数医家认为该病基本病机为脾虚湿困,阳气不升,致使嗜卧懒动,夜眠不安,心情郁闷,形体肥胖。治疗上,应以健脾化湿,扶阳理气为主,佐以开窍化痰,通络醒神等。纵观发作性睡病的中药治疗,从虚论治多用补中益气汤、归脾汤、肾气丸等,从湿论治多用温胆汤、二陈汤、苓桂术甘汤等,从痰论治多用涤痰汤、黄连温胆汤、清气化痰汤等,从瘀论治多用通窍活血汤、血府逐瘀汤等。目前中医针刺治疗发作性睡病普遍循证等级不高,多采用头针配合体针治疗,选穴以百会、四神聪、神门、内关、足三里、申脉、照海为主,痰湿明显可加丰隆,脾肾阳虚者可加脾俞、肾俞。艾灸足三里可健脾强体,艾灸督脉可扶助阳气,均可辨证治疗发作性睡病。

(二)阻塞性睡眠呼吸暂停综合征

1. 一般治疗 对夜间睡眠打鼾而日间没有嗜睡或其他严重症状的患者,首先治疗可能存在的基础疾病,如甲状腺功能减退、鼻腔阻塞、扁桃体或腺样体肿大等;其次嘱患者尝试建立正常睡眠规律,尽可能改善睡眠质量。儿童患者一般病情较轻,或有明确基础疾病,一般基础疾病治愈后(如扁桃体、腺样体切除),病情可获缓解。

2. 特殊治疗 目前公认鼻部持续性正压呼吸疗法(continuous positive airway pressure,CPAP)是治疗阻塞性睡眠呼吸暂停综合征最有效的方法。其他可选择的方法包括鼻中隔手术、悬雍垂软腭成形术等。

(三)失眠障碍

多数情况下,急性失眠障碍经去除诱因后症状可明显改善或消失,慢性失眠障碍可能需要较长时间的治疗,但多数情况下,治疗是有效的,需要患者的配合与耐心。经报道的治疗失眠障碍的方法有

很多,此处列出常用的几种。

1. 建立良好的睡眠习惯 良好的睡眠习惯是治疗失眠的基础,它包括每天保持固定的作息时间;避免兴奋神经的饮食物或药物的使用;睡眠环境要安静、舒适、黑暗、温度适宜;入睡前可进行一些平和、放松、有助于睡眠的活动,帮助作好入睡前的身心准备。

2. 限制在床上的时间 人们在非常困倦的情况下会很容易入睡,并且不容易醒来,所以要限制非睡眠情况下的床上时间,尽量在困意浓重的情况下上床睡觉,睡醒就起床。每次提前15分钟培养睡意,直到调整到治疗的目标时间。如果上床20分钟后仍然无法入睡,就应起床做一些放松的事情(可以看书,放空思想,但是不可以看电视、手机等电子产品),等到困乏时再睡下,如果超过20分钟还无法入睡,应再起来,直到在这个过程中睡着。

3. 放松疗法 失眠障碍患者通常都会对睡眠有负面想法,所以应建立对待睡眠的积极态度。医师及治疗师应教会儿童放松的方法,例如在入睡前深呼吸,想象平静的画面、海面等,或者想一些有趣轻松的事情。去除导致患儿紧张、焦虑的因素,如不在睡眠环境中放置钟表、书包、作业等,睡前不进行剧烈运动,不看易于引起兴奋、恐惧的书籍、电视等。

4. 认知行为治疗 在心理治疗室进行,对患儿进行健康教育,消除不正确的睡眠观念及对失眠的恐惧心理,建立正确的睡眠认知,改善不良睡眠习惯,指导并纠正睡眠行为,是目前治疗失眠的重要康复治疗方法。近年来电子化认知行为疗法、网络化认知行为疗法等融合了信息技术手段的认知行为治疗也得到越来越多的研究与应用。

5. 音乐疗法 舒缓的音乐,可以缓解紧张焦虑情绪,引发人体共振,达到身心放松效果,能够缩短睡眠潜伏期,诱导入眠,延长睡眠时间,改善睡眠质量。

6. 虚拟现实技术(virtual reality,VR) 让患儿在安静的房间中佩戴VR眼镜,选择相应场景,进行场景沉浸式体验,依次进行松弛治疗、音乐治疗、

催眠治疗,可改善患儿失眠症状。具有高沉浸感、高安全性、操作简便、可重复性等优点。

7. 重复经颅磁刺激治疗 低频重复经颅磁刺激治疗可以降低局部脑组织代谢物水平,促进脑内5-羟色胺、褪黑素释放,降低多巴胺水平,调节睡眠-觉醒周期,增加非快速眼球运动睡眠,从而改善睡眠质量。同时,重复经颅磁刺激治疗对于共患抑郁障碍、焦虑障碍也具有辅助治疗作用。

8. 药物治疗 镇静剂及有镇静作用的抗抑郁药常用于治疗失眠障碍,但对于儿童和青少年失眠患者,通常不建议积极应用药物治疗。药物治疗一般在健康教育及心理行为治疗无效的基础上考虑。药物应用一般从小剂量开始,逐步调整,治疗过程中要严密监测副作用。

9. 中医治疗 失眠障碍归属于中医"不寐""不得眠""不得寐"等,中医学认为该病病机复杂,五脏不调,或肝郁气滞、肝血不足,或心火亢盛,或心肾不交,或脾胃不和,或心脾两虚等导致五神不安而致失眠,总的病机为阳盛阴衰、阴阳失交。治疗应"谨察阴阳所在而调之,以平为期",补虚泻实,因势利导,调和五脏阴阳,使机体恢复阴平阳秘的健康状态,则睡眠趋于规律。中医药治疗方法多种多样,包括中药汤剂内服、膏方调养等内治法,针灸、推拿、药浴、贴敷等外治法,在运用时要注意辨证论治。如肝郁气滞型失眠可选用逍遥散、柴胡加龙骨牡蛎汤加减,肝血不足应用酸枣仁汤加减,心肾不交型失眠应用交泰丸加减,脾胃不和型应用半夏泻心汤,心脾两虚型应用归脾汤加减等。

四、预防及预后

(一)预防

1. 帮助儿童建立规律睡眠时间表 这一项非常重要。根据年龄阶段不同,逐渐控制日间睡眠时间,夜间睡眠时间不宜过晚,睡前不宜剧烈活动或运动,不宜玩手机、看动画片或电视节目等。

2. 建立合理的生活习惯 做好饮食、运动、睡眠管理,建立良好生活习惯。晚餐宜清淡且营养丰富,睡前不宜过饱。每天保持适量的户外活动,参加适当的体能活动和家务劳动,劳逸结合。

3. 注意儿童心理健康 部分学龄前儿童和学龄儿童睡眠障碍常常由于长期的思想矛盾或精神负担过重引起,家长要积极、科学引导,帮助患儿解除思想包袱,有助于建立健康的睡眠节律,促进睡眠障碍恢复。

(二)预后

儿童时期睡眠障碍经积极治疗,多数预后良好。但睡眠障碍可以是某些疾病的并发症状,故其预后各不相同。

(李瑞星)

第四节 视 觉 障 碍

一、概述

视觉是外界视觉刺激转变为神经冲动信号转导至视觉中枢并产生认知的过程,可分为视觉传入通路及传出通路,如传入或传出通路受损将导致视觉障碍,产生视力下降、斜视、眼球运动异常、代偿头位等症状。儿童处于发育的重要阶段,视觉障碍又导致或加重运动、认知及其他感知觉异常,进一步加重发育障碍。

正常儿童视觉功能的发育主要在2岁前完成。足月新生儿可看见眼前近距离物体,视力不超过0.01,其注视及追视反应欠佳,眼球对线不稳定,多数存在眼外斜;2~3个月的婴儿视力约为0.02,能较好地注视及追视物体,眼球能逐渐调整至中线位；4 个月的婴儿视力约为 0.05，眼球对线及稳定性达到成人水平；1 岁的婴儿视力约为 0.2，2 岁时为 0.5，4 岁时达 1.0，基本接近成人视力，其中小儿立体视觉功能在 6 个月 ~7 岁逐渐发育完善。

全世界大约有 700 万低视力儿童，平均每年新增 50 万盲童。全球低视力儿童人数大约是失明儿童人数的 12 倍之多，在防治视力损害和失明的全球经济成本中，约 1/3 来源于儿童。根据 2006 年第二次全国残疾人抽样调查的数据显示，我国各类残疾人中视力残疾者约 1 233 万人，其中视觉障碍儿童约 13 万人。视觉障碍儿童虽然只占视力残疾人口的一小部分，但由于儿童存活年数多，致残时间长，对家庭和社会是一个巨大的负担。由于儿童教育大多通过视觉输入，视觉障碍对儿童自身尤其是心理和认知功能的发展会产生极大的影响，但 80% 以上的视觉障碍是可以预防的。其病因包括各种眼部炎症、全身代谢和循环障碍所致眼病病变、母孕期围产因素、眼外伤等。因此，早期进行视觉康复，加强患儿的视觉能力，提高学习能力，使他们可以接受教育，这对视觉障碍儿童、家庭及整个社会来说都具有重大意义。

二、诊断及评定

(一) 常见的儿童视觉障碍性疾病

1. **视神经萎缩**（optic atrophy）　视神经萎缩是指由各种疾病引起视网膜节细胞及其轴突发生的疾病，一般为发生于视网膜至外侧膝状体之间的神经细胞轴突变性，可分为先天性视神经萎缩和遗传性视神经萎缩。前者是指由于多种原因可造成视神经损伤或视神经萎缩，可一侧，也可两侧视神经同时受损；而后者是指与遗传因素有关的一类特发性视神经萎缩。视神经萎缩不是单独的一种疾病，任何疾病造成视网膜神经节细胞和轴突的不可逆性损害均可导致视神经萎缩。

2. **低视力**（low vision）　低视力指经过手术、各种药物等治疗及标准的屈光矫正后的视力仍达不到患者需要的标准，主要包括视力下降和视野缩小，其诊断标准为最佳矫正视力为 0.05~0.3，或是

中心视野半径不足 10°，其中双眼中好眼的最佳矫正视力介于 0.05~0.1 为一级低视力，最佳矫正视力介于 0.1~0.3 为二级低视力，<0.05 为盲。导致儿童低视力常见原因有屈光不正、弱视、先天性白内障及早产儿视网膜病变等，因此，针对这些病因早期预防及治疗，有利于视觉发育敏感期的儿童及时恢复视功能，改善生活质量，减少视力残疾的发生。

3. **斜视**（heterotropia）　斜视是儿童常见的一类眼科疾病，是因眼球位置或运动异常引起的双眼视轴分离，从而造成视觉功能及外观的异常，在出生后 6 个月 ~5 岁的发生率约为 2%~4%。目前的斜视危险因素包括屈光参差和屈光不正、遗传、高龄产妇、早产、母孕期间吸烟、神经系统发育障碍、低 Apgar 评分等。引起斜视的常见原因为眼球运动肌肉发育不平衡或神经冲动异常引起双眼运动不协调，或由屈光不正引起的调节集合比例失调。斜视按病因及发病机制不同，可分为共同性内斜视、共同性外斜视和麻痹性斜视三种类型。

(1) 共同性内斜视：发病率最高，通常在双眼单视功能无法保持稳定或尚未完善巩固的婴幼儿时期发病，且随年龄增长而逐渐减低。

(2) 共同性外斜视（concomitant exotropia）：是指两眼视轴互相不平行，不能同时注视同一目标，临床上表现出眼位不正。

(3) 麻痹性斜视（paralytic strabismus）：是由于支配眼肌运动的神经核、眼外肌本身麻痹以及包括动眼、滑车和外展在内的视神经病变所致的斜视。患者由于眼位异常、眼功能障碍，不能精确地将其所接受的视觉刺激和信号传送至大脑，使其学习能力和智力发育受到一定程度的影响，进一步阻碍患儿运动协调功能的恢复。斜视还可导致立体视觉障碍、弱视、复视、代偿性头位及视觉紊乱等异常表现。而有的学者研究发现在脑瘫患儿中，痉挛型脑瘫患儿发生率最高，可高达 53.16%。

4. **皮质盲**（cortical blindness）　皮质盲又称中枢神经盲，是一种因两侧枕叶视皮质区暂时性或永久性、器质性或机械性破坏而完全失去视觉感觉的疾病，临床主要表现为黑矇、视物不清、无眨眼运

动、瞳孔对光、集合等反射存在,眼底检查多为正常。约50%由局灶性、闭塞性脑血管病引起,少见于脑炎、脑肿瘤、脑外伤、缺氧、变性、脱髓鞘病等,也可为一氧化碳中毒、癫痫发作后、脑血管造影和偏头痛的并发症之一,临床中儿童皮质盲的形成与脑组织缺氧有密切关系,最常见的为脑炎或脑膜炎、低血糖脑病及外伤后导致。

5. 眼球震颤(nystagmus) 眼球震颤是眼球节律地往返运动,包括跳动性眼球震颤及摆动性眼球震颤。视觉传入异常可致感觉缺陷型眼球震颤,传出通路病变可致运动缺陷型眼球震颤。按出现时间可分为先天性眼球震颤、获得性眼球震颤。前者一般于生后6个月内出现,占儿童眼球震颤的87.3%,多与神经发育异常有关,病因尚不完全明确。根据眼震的形式分为水平型、垂直型、旋转型,以水平型为常见,通常以快相方向表示眼球震颤方向,慢相为代偿性恢复注视位的运动,常由视觉系统、眼外肌、内耳迷路及中枢神经系统的疾病引起。向左看时眼震向左,向右看时眼震向右的眼震,称为双向性眼震。向上看时出现垂直性眼震,向侧面看时出现水平眼震,称为多向性眼震。

临床表现主要分为:①跳动型:眼球呈明显速度不同的往返运动,当眼球缓慢地转向另一方向到达一定程度之后,又突然以急跳式运动返回,此型震颤有慢相和快相的表现,慢相为生理相,快相是慢相的矫正运动,而快相方向作为眼球震颤的方向,与病因有关;②摆动型:眼球的摆动犹如钟摆,没有快相和慢相。其速度和幅度两则相等,多见于双眼黑矇和弱视患者。此外,儿童眼球震颤需警惕中枢神经系统病变或视力下降,常见于遗传代谢性疾病,眼球震颤形式多样,且随年龄增长可变化,预后与基础疾病相关。

6. 白内障 先天性白内障(congenital cataract)系指大多数在出生前已存在及一小部分生后才逐渐形成的具有先天遗传或发育障碍的白内障,是儿童常见眼病,可为家族性发病或散发,可伴发其他眼部异常或遗传性、系统性疾病。儿童白内障在世界范围的总体患病率为0.03‰~2.23‰,每年的

发病率为0.18‰~0.36‰,在我国儿童白内障的发病率接近0.05%。其发生与遗传因素有关,其中常染色体显性遗传最多见。也可与环境因素有关,如母亲在妊娠早期感染,尤其是风疹病毒的感染,妊娠期营养不良、放射线照射、服用某些药物、妊娠期系统性疾病以及维生素D缺乏等都可以造成胎儿的晶状体混浊。此外,早产、低出生体重儿、缺氧、吸氧史、中枢神经系统损害等也是影响因素。还有一些病因不明的特发性白内障,可使晶状体发生混浊。

婴幼儿白内障主要症状为白瞳症。新生儿出生后瞳孔区有白色称为白瞳症,其中最常见的即先天性白内障。由于混浊的部位、形态和程度不同,因此视觉障碍情况也不同。

(二)诊断

1. 病史及体格检查

(1)问诊:应详细询问患儿家族史,包括父母是否近亲结婚、母亲孕期用药、感染情况,是否有不良嗜好如酗酒、吸烟;患者是否早产或有吸氧史,围产期是否有产伤、窒息及低血糖脑病史,有无高热、抽搐、外伤史,用药详情和饮食结构,生活环境、动物接触史、疫区生活史及传染性疾病史等,家族遗传病史能提供重要的病因信息。

(2)眼科检查:包括眼位、眼球运动情况,同时应注意检查眼睛光源的强弱、瞳孔的大小、轴性近视、偏大偏淡的视盘,对视盘颜色变浅或苍白者,应同时观察视盘周围神经纤维层是否变薄,有无扇形萎缩,楔形、裂缝状缺损,相应区视网膜血管裸露程度,有无视网膜动脉变细,黄斑中心凹反射消失及遗传性视网膜小点。配合的患者,可做矫正视力及视野检查。

(3)神经系统检查:部分视觉障碍患者可伴神经系统或其他系统异常,如脑瘫、共济失调、癫痫、智力障碍和周围神经病变等罕见综合征,常需多学科合作全面检查,尤其是内分泌、神经系统检查。

2. 电生理学检查

(1)视觉诱发电位(visual evoked potential,VEP):是大脑皮质枕叶区对视刺激发生的电反应,是代表

视网膜接受刺激,经视路传导至枕叶皮质而引起的电位变化。VEP 是了解从视网膜到视觉皮质,即整个视觉通路功能完整性检测。依据 P_{100} 潜伏期和波幅分析通路损害在视网膜、视交叉前或视交叉后的水平,对损害程度、治疗效果及预后做出客观评估。

(2)眼电图(electro-oculogram,EOG):是一种检测眼静电位,随光适应改变而产生缓慢变化的一种客观定量的视网膜功能检查方法。EOG 异常只表明视网膜第一个神经元突触前的病变,也即视网膜最外层的病变,能较客观地反映出器质性病变。

(3)视网膜电图(electroretinogram,ERG):是视网膜的视感细胞在光的刺激下产生的一组复合的电位变化,可以用电极引出,通过适当的放大描记装置把它记录下来,即为视网膜电图。通过视网膜电图可了解视网膜的功能,视网膜节细胞前各种结构成分受累可导致 ERG 异常。

3. 影像学检查 眼部 CT 主要用于眼球、眼眶及眶周围组织病变,尤其适合于眶骨及眶内眼球内金属异物的残留等,而眼部 MRI 可用于眼球、眼眶及眶周围的软组织,此外,荧光素眼底血管造影主要用于各种黄斑疾病,各种视网膜、脉络膜、视神经疾病以及各种全身性疾病所引起的视网膜病变。

4. 基因检测 近年随着分子生物学的发展和基因检测的临床应用,通过血液或其他体液进行基因检测,能够进一步诊断遗传性疾病导致的视觉障碍。

(三)康复评定

1. 视功能评定 视功能描述的是视觉系统的基本功能,主要包括视野、形觉、色觉、立体视及视神经传导功能等。大部分视功能检查是为了医疗和诊断的目的而发展起来的,视功能检查通常是在仅有一个参数改变条件下的测量,相对容易得到客观的结果。

(1)视力检查:主要检查的是中心视力,即检查视网膜黄斑区中心凹视敏度,从而可简单迅速地了解到视功能的初步情况,同时也是视觉障碍诊断、观察病情进展情况及治疗后疗效的主要参考指标。

检查视力一般分为远视力和近视力两类,远视力多采用国际标准视力表。而常规字母或数字视力表不适用于儿童脑源性视力损伤,可采用融入了视动性眼球震颤和选择性观看两种方法的 Teller 视敏度卡来快速判断患儿的视力。国外广泛用于 3 岁以下无法表达的婴幼儿或有认知障碍、语言障碍的儿童。

(2)视野检查:反映视网膜黄斑中心凹以外的视觉细胞功能,分为动态与静态检查,属于主观检查,需要患儿配合且费时较长。一般视野检查属动态检查,是利用运动着的视标测定相等灵敏度的各点,所连之线称等视线,记录视野的周边轮廓。静态视野检查法,是视标不动,通过逐渐增加视标刺激强度来测量视野中某一点的光敏度或光阈值的方法。

(3)对比度检查:通过测量不同对比度 E 字视力表的视力,可以描绘出对比敏感度视力曲线,对比敏感度检查是近年眼科发展起来的新学科,它是一种比视力更敏感的形觉检查方法,不仅包括有高对比度、细小目标,还有低对比度、粗大目标,对视觉障碍儿童检查更有意义。它被认为比视力更能全面反映视功能。由于在日常生活中所见景和物很少是 100% 高对比度,因此对比度检查对视觉障碍患者的正确评估更为重要。

(4)色觉检查:是指医学上对于颜色识别认知的检查,反映人眼视觉系统空间敏感度。虽然单纯色觉障碍对健康儿童可能无明显影响,但对视觉障碍儿童则意义不同。如果合并其他疾病可能使视觉问题更突出。了解色觉损害的意义在于帮助正确诊断疾病,监测视觉障碍儿童的眼部或神经系统疾病的发展情况,预测患者所关注的色觉障碍的前景,并进行有效的遗传咨询。

(5)暗适应检查:是指当眼从明处进入暗处时,开始对周围物体辨认不清,随后能逐渐看清暗处的物体,视觉敏感度逐渐增加,最后达到最佳状态的过程。

(6)立体视觉检查:是感受三维视觉空间,感知深度的能力检查,包括同视机、颜氏立体视觉检查图等。

（7）屈光度数：对首次就诊的年龄<7岁的儿童，常用1%阿托品眼膏连续散大瞳孔3天后检影验光；对伴有斜视的患儿需连续使用阿托品眼膏3~7天后检影验光确定屈光度数，再根据验光结果配戴合适的屈光矫正眼镜。

（8）斜视及眼球运动：采用33cm角膜映光法可以粗略判断斜视的角度；同视功能精确判断斜视的程度及类型。对眼球震颤患儿可以做眼震电图，有助于判断眼球震颤的原因是来自眼部还是前庭或中枢；对提示有中枢性眼球震颤的患儿，应行头颅影像学常规检查和脑电图检查，以明确视觉中枢异常的性质和部位。

（9）视觉功能评估量表（functional vision questionnaire，FVQ）：用于评估脑瘫患儿以及其他不能语言表达儿童的视觉功能。该量表可反映在灯光和昏暗房间里的视觉反应以及与交流和日常生活行为相关的且在运动中有方向性的视觉功能等。

2. 功能性视力（functional vision）**评定** 功能性视力是指为了特殊目的而对视功能的使用，描述的是与视觉相关的活动中人的功能情况。对于人的视觉技巧和视觉使用能力不容易做到精确测量，必须更多地依靠主观的、描述性的评估。功能性视力的评估是对视觉障碍儿童进行早期干预的关键，可为制订有效的视功能训练计划提供指导和帮助。在功能性视力评估中，视觉使用能力主要从交流、空间定向和移动、日常生活活动、持续的近距离任务四个方面进行评估。视功能损害是引起功能性视力降低的直接原因，但他们的关系不是固定不变的，功能性视力可通过训练和相关服务得到提高。

三、康复治疗

（一）视觉功能训练

视觉的发育不能自然产生，对于视功能受到损害的儿童，必须通过训练才能获得视觉使用能力。常用基本的视觉技能包括固视、追踪、扫视和辨认细节能力等，而交流、阅读和日常生活活动等是对这些基本视觉技能的综合运用。对于婴幼儿的视功能训练，要根据不同发育阶段及评估结果采取不同的训练方案。对于经过眼科一般治疗及常规视觉刺激训练后视力不能提高的儿童低视力患者，可以利用其残余的视觉功能进行低视力康复训练：①感知运动康复训练：包括触觉训练、听觉训练、味觉和嗅觉训练、剩余视觉训练、运动觉训练等；②初步认知康复训练；③生活技能康复；④定向行走康复；⑤个体矫正：如身体治疗、职业治疗、感知运动整合等。鉴于脑源性视觉损伤患儿表现出视功能异常的复杂性和多样性，医务工作者不仅需要对其进行早期而适宜的专科治疗，同时也需要针对患者拟定个体化视觉康复方案。尽早运用正确的视觉康复治疗方法，可以使脑源性视觉损伤患者的大脑视觉区、视觉联络区得以发展，加强大脑与眼的联系和配合，逐渐感受视觉并掌握运用视觉的能力，促进其视力进步和视觉发展。同时脑源性视觉损伤患儿常常伴有认知及运动障碍，较难完成一些需要互动的主动视觉训练，因此被动视觉刺激模式更多用于儿童脑源性视觉损伤患者的视觉康复治疗。

（二）助视器应用

光学和非光学助视器均可改善低视力患者的活动能力，也为低视力儿童所使用的设备，可以使低视力患儿能看清楚他本来看不到或看不清的东西。凡是能提高视觉障碍患儿视力的任何装置或设备均称为助视器。助视器主要分为光学助视器（凸透镜、棱镜、平面镜、望远镜）、非光学助视器（大字印刷品、闭路电视等），常用的助视器包括眼镜助视器、手持放大镜、立式放大镜、望远镜式助视器、条状放大镜。低视力学龄儿童使用放大镜有助于阅读能力的提高，但同时需要考虑儿童的调节能力和适应能力，年龄较小的低视力儿童使用光学助视器会阻碍其对周围环境的整体认识，应同时用图画、卡片教其认识和理解周围的环境。

（三）手术治疗

先天性白内障导致的视觉障碍患者主要是以手术治疗为主，手术的主要目的就是摘除混浊的晶状体，防止后发性白内障形成，尽量维持眼内结构的完整性，保持透明的屈光间质，为术后矫治屈光不正和治疗弱视提供有效的保证。目前超声乳化、后囊膜切开联合前部玻璃体切割及囊袋内人工晶状体植入是治疗先天性白内障的一种理想的手术方法,可有效提升视力。

(四)中医治疗

在中医学理论中,视觉障碍属于中医眼科学中"小儿青盲、能近怯远、胎患内障、视瞻昏渺、目暗不明"等范畴。祖国医学认为视觉障碍可能因先天禀赋不足、肝肾精亏、气血亏虚、经脉不通、目窍失养所致。故治则常以补益肝肾、益气养血、活血通络等为主。针刺眼部特定穴位如睛明、球后、攒竹等,可改善眼内动脉循环及改善视觉通路状况,同时可增强组织代谢,改善微循环,改善视神经的缺氧状态以及视神经和视网膜的血流灌注,从而使未发生严重病变的感光组织发生可逆性改变,有利于视神经细胞功能的恢复。

(五)特殊教育

视觉康复能促进视觉障碍儿童接受教育,而特殊教育则有利于低视力儿童的康复。视觉障碍儿童在学校不仅能学习文化知识,而且在特殊教育工作者的帮助下,还能学到如何使用视觉能力去学习、交流和参加一些活动。同时要注意对视觉障碍患者进行心理教育,从而提高其社会适应能力和社交能力。有学者认为,为普通学校培训特殊教育工作者,为视觉障碍儿童进入普通学校学习提供更好的条件,能使他们有更多的机会融入主流教育环境,进而为融入社会打下良好基础(视频18-4-1)。

视频18-4-1 视觉障碍治疗

四、预防及预后

(一)预防

相对于治疗而言,有效的预防措施对视觉障碍儿童具有更重要的意义。预防视觉障碍的有效措施分为以下几个方面:①应加强遗传咨询,提倡优生优育;②减少先天性白内障、青光眼等眼病的发生;③教育儿童避免危险游戏,防止眼外伤;④合理营养,多吃富含维生素A的食品,预防营养缺乏性眼病的发生;⑤预防接种麻疹、风疹疫苗;⑥出生后的婴儿提供广谱抗生素,预防新生儿眼炎;⑦早期诊断和治疗细菌性角膜溃疡,并加强眼库建设,提供角膜移植服务。因此,积极实施儿童视觉筛查计划,接受眼科专家定期检查,宣传眼的卫生知识,以便有效降低儿童低视力的发病率,防止或减轻视力损害。

(二)预后

引起视觉障碍的疾病不同,病因不同,引起视力损失程度不同,预后也不同。视神经萎缩预后一般较差,继发性者预后相对较好,但也要取决于病因及损失程度。斜视及白内障早期诊断、早期手术治疗,其预后相对较好。皮质盲目前无有效的措施,其预后相对较差。所有视觉障碍儿童的治疗都重在优化儿童眼科疾病的早期检测,制订儿童眼睛健康计划有助于消除视觉障碍患儿未被发现的视觉缺陷。大力开展常规视力筛查、开设儿童视觉障碍门诊、开展眼科卫生宣传,为视觉障碍患儿提供康复救助和学习教育,形成并建立完善的低视力服务体系,能最大程度挽救患儿残余视力,实现视觉障碍儿童的视觉康复。

(朱登纳)

第五节　听力障碍

一、概述

听力障碍（dysaudia）是指听觉系统中传音、感音器官或各级神经中枢发生的器质性或功能性异常，而导致听力不同程度的减退，是一种常见的感官残疾。儿童听力障碍是指自出生后至14岁以内所发生的与听力损害有关的疾病，可以于患儿刚出生时发病，也可以于患儿年龄较大时发生，可以单侧发病，也可以双侧发病，儿童在其成长发育过程中各阶段都有发生新的听力障碍的可能，特别是永久性听力障碍。从出生到3岁是大脑可塑性最强的阶段，该阶段的语言刺激和听觉形成是语言发育的关键，听力障碍势必会影响其语言发育，进而在语言相关的发育领域起着连锁反应，如读写能力、心理发育及智力发育；同时儿童神经系统疾病常常伴发有听力障碍，如脑瘫、癫痫、儿童脑白质病等，而听力障碍对于儿童的言语发育和身心发育有着严重的影响，给家庭带来较大困扰，同时也给社会带来沉重的负担，因此需要早期发现、早期诊断和早期干预。

听力障碍为人耳听觉功能损失的总称。按照病变性质可分为器质性听力障碍和功能性听力障碍两大类。功能性听力障碍多与精神心理有关。器质性听力障碍按病变部位可分为传导性、感音神经性和混合性听力障碍，儿童主要为器质性听力障碍。

听力障碍是儿童期的主要残疾之一，全世界约有3 200万儿童患有不同程度的听力障碍，2006年第二次全国残疾人抽样调查显示，我国现有听力障碍人数为2 780万，其中0~6岁听力障碍儿童有80万，且每年新增约3万。

二、诊断及评定

（一）常见的听力障碍性疾病

1. 传导性耳聋（conduction deafness）　传导性耳聋是由于外耳和／或中耳的先天性或后天性疾病致使外界声波传至内耳过程障碍，从而引起听力障碍的一类疾病。根据导致听力障碍的病因分为先天性疾病和后天性疾病，前者常见有外耳道闭锁、中耳畸形（包括鼓膜、听骨、蜗窗、前庭窗和鼓室腔发育不全等），后者包括外耳道疾病，如外耳道异物、耵聍栓塞、炎性肿胀、肿瘤阻塞及瘢痕闭锁等，及中耳疾病，如鼓膜炎、分泌性中耳炎、化脓性中耳炎及其后遗症、鼓室硬化症（耳硬化症）、中耳癌等，其中中耳炎是最常见的疾病，多见于儿童。1岁前约有50%的婴儿罹患中耳炎，3岁前罹患中耳炎则高达80%。儿童中耳炎的病程迁延，可引起听力、注意力及认知能力下降，从而影响患儿的生活质量，严重者可以并发颅内外并发症而危及生命。主要包括儿童急性中耳炎、儿童分泌性中耳炎、儿童慢性化脓性中耳炎。分泌性中耳炎是指不伴有急性中耳炎症状或体征的中耳积液，是儿童最常见耳部疾病之一，约80%的儿童至少发生过一次分泌性中耳炎，且学龄前儿童发病率最高。

2. 感音神经性聋（sensorineural hearing loss）　感音神经性聋是指听觉传导通路中与声音感受和分析相关的内耳、听神经、听觉中枢的器质性病变引起的听力减退或丧失，多由于内耳发育畸形所致，病变可位于螺旋器的毛细胞、听神经或各级听觉中枢，导致声音感受及神经冲动传导发生障碍。螺旋器发生病变后，不能将声波转变为神经兴奋或神经中枢通路发生障碍不能将神经兴奋传入。

儿童感音神经性聋的病因主要由于内耳,尤其是耳蜗、前庭神经发育异常所致。

感音神经性聋的分类方法众多,如按解剖部位分为耳蜗性、神经性及中枢皮质性耳聋;按照听力障碍出现时间分为先天性及后天性耳聋;按照病因分为感染性、中毒性、噪声性、自身免疫性及特发性耳聋等。不同病因及不同性质的感音神经性聋的病史及临床表现各异,虽然耳蜗性聋及神经性聋在纯音听力图上的表现相同,但各有其不同的听力学表现特点,临床上通常据此对两者进行鉴别。

3. 混合性耳聋 耳的传音和感音系统同时受损所引起的耳聋称为混合性耳聋,如化脓性中耳炎合并迷路炎、爆震导致鼓膜穿孔合并内耳损伤等。

4. 大前庭导水管综合征 大前庭导水管综合征以异常扩大的前庭导水管,表现为波动性、进行性感音神经性聋为特征,是儿童听力损害的常见原因。一般认为 40% 为单发,60% 常伴有其他先天性的内耳畸形,如异常增大的前庭、半规管、耳蜗发育不全等。大前庭导水管综合征可分为非综合征性及综合征性,后者如:Pendred 综合征、Branchiootorenal 综合征以及大前庭导水管综合征、进行性感音神经性聋及远端肾小管酸中毒为特征的综合征。通常将由影像诊断的大前庭导水管综合征引起的进行性感音神经性聋视为一独立的临床疾病。影像学检查是目前诊断前庭导水管扩大的金标准。其主要临床表现为:①多数患者出生后听力正常,耳聋在婴幼儿期出现,表现为渐进性和波动性的听力下降,也有直到十几岁时才出现渐进性的感音神经性聋,少数出现在青春期或成年以后。②一般以突发性聋形式出现,也可呈缓慢、波动性听力下降的感音神经性聋。③耳聋多为双侧,听力障碍的变化范围很大,可以从轻度到极重度,严重者可有言语障碍。④大龄儿童或成年人会主诉有耳鸣。耳鸣多为高调,也可为低调或不定声调的耳鸣,其强度不定,但与耳聋程度多无相关性。⑤约 1/3 患者有前庭症状,可反复发作眩晕,也可有平衡障碍和共济失调症状。⑥部分患者有明确的头部碰撞后诱发耳聋或耳聋加重病史。该

病为常染色体隐性遗传病,家庭中多为单个病例发病,越来越多的研究发现大前庭水管综合征与 *SLC26A4* 基因突变有密切关系。

(二) 诊断

1. 病史及体格检查

(1)病史询问:非常重要,有些病例通过病史就能够得出准确的诊断。病史采集包括母亲妊娠期有无感染及用药史、患儿出生时情况、新生儿听力筛查情况、监护人观察婴幼儿日常对声音的反应情况、言语发育(包括言语前期和言语期)、智力和肢体运动发育情况,患病及其他器官的异常和用药史。此外,还应包括家族史和其他听力损失的高危因素。

(2)体格检查:体格检查包括常规体检和耳鼻咽喉专科检查。常规体检又包括一般情况、生长发育和伴随畸形,要关注皮肤、毛发、颅面、眼、颈、心脏和肾脏等,以排除各种伴有听力损失的综合征;专科体检要注意耳部检查,包括耳郭、外耳道、鼓膜和锤骨柄的异常,是否有中耳炎(如鼓膜充血、穿孔和鼓室积液)的征象等。鼻部检查:应排除鼻腔狭窄、鼻孔闭锁及鼻腔感染。咽喉部检查:应注意是否有扁桃体和腺样体的增生和炎症。

2. 听力学检查 听力学检查的目的首先是判断有无听力障碍,其程度如何,此为听力障碍的定量诊断;此外,为了对听力障碍进行治疗和干预,还需确定听力障碍的性质和部位,此为定性和定位诊断。只有具备这三方面的信息,才是全面准确的听力学诊断。

(1)定量诊断:按照世界卫生组织的标准,根据 500、1 000、2 000 和 4 000Hz 四个频率的平均听阈(dBHL)进行听力障碍分级,26~30dBHL 为轻度,31~60dBHL 为中度,61~80dBHL 为重度,80dBHL 以上为极重度听力障碍。行为听力测试是定量诊断的金标准,因为只有行为听力测试的结果是以 dBHL 表示的,但对于不能配合或年龄太小者只能应用短纯音听性脑干反应(tone-burst auditory brainstem response,tbABR)及听性稳态反应(auditory steady-state response,ASSR)等无需患

儿配合的客观听力测试方法。ABR由一系列发生于声刺激后10毫秒以内的波组成,典型的ABR波形共有7个波,分别以罗马数字Ⅰ~Ⅶ命名,随着刺激声强度的下降,各波潜伏期延长、波幅下降,直到消失,其中Ⅴ波是最后消失的一个波,因此通常以能够引出Ⅴ波的声信号的最小强度来确定阈值。听阈应定期复查,以确定是暂时性、永久性或进行性听力障碍。

(2)定性诊断和定位诊断:对中耳疾病敏感的检测方法有声导抗、短声听性脑干反应(click auditory brainstem response,cABR);对内耳疾病敏感的检测方法有cABR、耳声发射(otoacoustic emission,OAE);对蜗后病变的诊断方法有cABR或者借助两种以上方法综合评估,如cABR和OAE。儿童中耳疾病的患病率很高,声导抗测试是评估中耳功能状态的首选方法,鼓室导抗图是中耳疾病最敏感的指标,但当鼓室导抗图异常时,只能说明存在中耳病变,至于该病变是否是造成听力障碍的主要原因,即听力障碍是传导性聋还是混合性聋还需结合其他听力学检查结果来判断。cABR对脑干以下听觉通路的功能有很强的定位诊断作用。耳蜗微音电位(cochlear microphonic,CM)是一种交变电流,健康耳蜗的CM主要来源于外毛细胞。cABR对脑干以下听觉通路的功能有很强的定位诊断作用。婴幼儿ABR正常与否从以下几个方面判断:①各波的潜伏期和波间期;②Ⅴ波阈值;③后续波是否存在;④当ABR严重异常时,CM是否能引出等。cABR在传导性聋、感音神经性聋或听神经病等疾病都有特征性表现。OAE是一种产生于耳蜗、经听骨链及鼓膜传导释放入外耳道的音频能量,反映耳蜗外毛细胞的主动反应功能,OAE正常,说明外毛细胞功能正常;而OAE异常,则有可能是外毛细胞异常,也有可能是中耳病变,或者是两者兼而有之。

传导性耳聋鼓室图为B型或C型(1 000Hz探测音多为无正峰/平坦型)、镫骨肌声反射引不出;气导短声ABR反应阈值>35dBnHL,Ⅰ、Ⅲ和Ⅴ波各波潜伏期延长,但波间期在正常范围;骨导ABR阈值正常;瞬态诱发耳声发射和/或畸变产物耳声发射引不出。感音神经性聋鼓室图为A型(226Hz)或正峰型(1 000Hz),短ABR反应阈值>35dBnHL,瞬态诱发耳声发射和/或畸变产物耳声发射异常。

对于小儿听力疾病的诊断,没有一种听力测试方法能够同时对听力障碍进行定量、定性及定位三方面诊断,需要根据每个患儿的实际情况,选择一组方法来达到全面诊断的目的,这就是各种听力测试结果之间的相互补充。各种听力测试方法在定性、定量和定位诊断都至少有一个方面的作用,两种听力学测试方法的结果是否一致,就是听力测试方法之间的交叉印证。

3. 影像学检查 颞骨CT检查一般采用高分辨率CT薄层扫描,了解有无中耳、内耳及内听道畸形,双侧听力障碍患儿建议常规行此检查。为减少放射线对婴幼儿的辐射损伤,6月龄以下不作为常规推荐。MRI有助于了解内耳膜迷路、蜗神经及脑发育情况,对内耳高分辨率CT扫描无异常发现的单侧或者双侧极重度聋儿,推荐行此检查。该检查对人工耳蜗植入术前蜗神经的形态评估具有重要价值。

4. 基因检测 目前尽管基因检测技术能够检出所有突变,通过建立生物信息数据分析软件包能分析出庞大数据信息,仍有部分检测出的基因碱基改变需要通过进一步的分析与功能验证才能明确有无致病性。

(三)康复评定

1. 言语评定 听力障碍往往会影响患儿语言功能的发育,因此对于听力障碍患儿的言语评估也是必不可少的。言语评定能够发现和确定患儿是否存在语言发育迟缓以及是什么类型的语言发育迟缓,同时可以判断患儿的语言发育所处阶段,能够为患儿的康复训练提供准确的依据。常用的评定方法为汉语儿童语言发育迟缓评定法,即S-S语言发育迟缓检查法。S-S法适用于各种原因引起的语言发育迟缓,原则上适合1~6.5岁的语言发育迟缓儿童。有些儿童的年龄虽已超出此年龄段,但其语言发展的现状未超出此年龄段水平,亦可应用。将评价结果与实际年龄语言水平阶段比较,如果被试测定结果低于相应阶段,即可诊断为语言发育迟缓。

2. 智力评定 临床过程中听力障碍患者常常伴有智力发育落后,而智力是一种综合的认识方面的特征,主要包括感知记忆能力、抽象概括能力、创造力,其中抽象概括能力是智力的核心成分,因此智力功能的评估是包括思维能力、想象能力和实践活动能力的综合评估。涵盖了整体精神状态和特殊精神状态的部分内容,常用诊断量表:皮博迪图片词汇测验(PPVT)适用的年龄范围为 2.5~18 岁;丹佛发育筛选测验(DDST)是目前最普遍的发育筛查量表,用于早期发现 2 个月 ~6 岁小儿智力发育问题;韦氏儿童智力量表(WISC)、韦氏幼儿智力量表(WPPSI)评估 4~16 岁儿童智力水平的智力测验工具;格塞尔发育诊断量表(GDDS)适用于 0~6 岁的患儿智力发育诊断检查,能全面反映婴幼儿智力、运动、语言等的发育水平,是制订康复计划的重要依据之一;斯坦福 - 比奈智力量表(SBIS)是一种年龄量表,以年龄作为测量智力的标尺,规定某个年龄应该达到的某一智力水平。

三、康复治疗

对有听力障碍患儿能够找出病因的应进行去除病因治疗,包括耳道内耵聍取出及中耳炎的治疗等。对先天性听力障碍婴幼儿而言,早期发现(1 个月内)、及时诊断(3 个月内)和尽早(6 个月内)采取积极有效的干预措施,加以科学的听觉言语康复训练,可使其获得正常或接近正常的言语发育,最终融入社会。

(一)药物治疗

发病初期及时正确用药是治疗成功的关键。首先应根据听力障碍病因与类型选择适当药物。常用药物有血管扩张剂、降低血液黏稠度药物、血栓溶解药物、B 族维生素、能量制剂等,必要时可使用类固醇激素,亦可配合高压氧治疗。对病毒或细菌感染引起的急慢性中耳炎造成的听力障碍早期可局部治疗,可用抗炎止痛类药物(如苯酚滴耳剂)、鼻腔用减充血剂,或局部理疗清洁耳道,引流脓液,应用抗生素滴耳剂(如氧氟沙星滴耳剂),禁用耳毒性药物;对自身免疫性聋可试用类固醇激素和免疫抑制剂;有报道糖皮质激素治疗突发性耳聋具有确切的疗效,越早应用激素疗效越好。在分子水平查明遗传缺陷的遗传性聋,可探索相应的基因治疗为感音性聋的治疗提供新的生物治疗模式。

(二)佩戴助听器

婴幼儿期及学龄前期是儿童听觉言语 - 语言发育的关键时期,此时发生的听力问题如果得不到及时有效的康复,将导致严重的言语 - 语言障碍,严重影响正常的学习与生活。助听器验配是婴幼儿早期听力干预的康复治疗方法,目的是使患儿获得最佳听觉效果,为进一步的言语及语言康复训练提供先决条件,最终获得较好的言语 - 语言发展,实现与正常儿童一样健康成长。对于已确诊患儿应尽早验配助听器,尤其 1 岁以内的婴儿不应该放弃助听器验配,对于<6 月龄且听力障碍程度为轻度的婴儿,验配助听器时要慎重,力求做到适度干预。双侧听力障碍者给予双侧助听器验配,一侧植入人工耳蜗的患儿,建议对侧验配助听器。根据患儿具体情况,应保证助听器的各项电声学特性满足儿童发育过程中对频响和输出等参数的要求,在条件许可的情况下尽量选择高品质助听器,尤其是抑制反馈的性能要好。

(三)人工耳蜗植入

随着科学技术发展,人工耳蜗从单导到多导、言语编码策略的不断完善,现已取得很大进展,成为双耳重度或极重度感音神经性聋患儿听力康复的重要手段,特别是对先天性耳聋患儿带来福音。对于重度或极重度感音神经性听力损失的婴幼儿,植入年龄一般推荐 12 月龄左右,在一些特殊情况下,植入年龄可以提早或推迟。对于年龄<12 月龄的婴儿通常要求有效验配助听器,观察使用助听器 3 个月以上的听觉言语康复效果,如果无效或效果不明显,则需尽快植入人工耳蜗。若术前患儿能配戴 3~6 个月助听器并进行听力康复训练,则有助于

术后言语能力的提高。目前不建议为 6 个月以下的患儿植入人工耳蜗，但脑膜炎导致的耳聋因面临耳蜗骨化的风险，建议在手术条件完备的情况下尽早手术。6 岁以上的儿童或青少年需要有一定的听力言语基础，自幼有助听器配戴史和听觉言语康复训练史。双耳重度或极重度感音神经性聋，经综合听力学评估，重度聋患儿配戴助听器 3~6 个月无效或者效果不理想，行人工耳蜗植入；极重度聋患儿可考虑直接行人工耳蜗植入。

(四) 手术治疗

先天性外、中耳畸形的患者可以进行耳郭再造和听力重建术。有报道对先天外、中耳畸形的患者进行耳郭再造和听力重建术后远期效果不佳，认为术后并发症较多。近年，有科技工作者进行振动声桥耳蜗植入治疗先天性外、中耳畸形取得良好效果。

(五) 听觉和语言训练

先天性耳聋患儿不经听觉言语训练，必然成为聋哑人；双侧重度听力障碍若发生在幼儿期，数周后言语能力即可丧失，即使已有正常言语能力的较大儿童，耳聋发生以后数月，原有的言语能力可逐渐丧失。因此，对经过治疗无效的中重度、重度或极重度耳聋学龄前儿童，在佩戴助听器或行人工耳蜗植入术后，利用患儿的残余听力，需要进行听觉功能训练和言语 - 语言康复训练，听觉功能训练主要从听觉察觉、听觉注意、听觉定位、听觉识别、听觉记忆、听觉选择及听觉反馈方面进行逐一训练，促进患者的听觉功能正常发育；言语 - 语言康复主要从音素、音节、单词以及短句训练进行言语康复，能使听力障碍患儿的语言早期康复。通过听觉和语言训练，以唤醒听觉感受器，培养患儿聆听习惯和对声音的辨别能力，配合系统的发音和讲话训练，可恢复患儿语言功能，达到聋而不哑的目的（视频 18-5-1）。

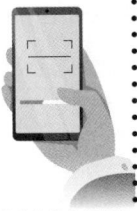

视频 18-5-1 听力障碍治疗

四、预防及预后

(一) 预防

听力障碍患者应早期发现，早期诊断，及时治疗，尽量恢复听力，听力无法恢复者应尽量保留和利用残余听力。听力障碍的预防比治疗更为重要，也更为有效，可应用以下几个方面开展预防工作。

1. 广泛宣传近亲结婚的危害性，避免近亲结婚，以减少遗传性疾病的发生；及时治疗妊娠期疾病，孕妇用药要谨慎；加强优生优育工作，对婴幼儿进行常规听力筛选，尽早诊断，及时治疗，对于有残余听力者，应尽早进行听觉语言训练。

2. 积极防治急性传染病，做好卫生宣传，预防各种传染病的发生和传播。

3. 宣传各种耳毒性药物对内耳的毒害作用，严格掌握耳毒性药物应用的适应证，尤其是氨基糖苷类抗生素，对有家族药物中毒史者、肾功能不全、婴幼儿和孕妇应慎用。必须应用这类药物时，尽量减少剂量和缩短用药时间，可同时应用血管扩张剂、B 族维生素、钙剂等药物。此外，针对听力诊断异常或听力障碍高危的婴幼儿，应进行定期随访。听力诊断异常的婴幼儿，3 岁前每 3~6 个月随访并评估 1 次；通过新生儿听力筛查，但伴有听力损失高危因素的婴幼儿，3 岁以内每年至少做 1 次诊断性听力学评估。

(二) 预后

随着新生儿听力筛查工作的深入开展，提高听力疾病诊断准确性的要求也越来越高，引起听力障碍的疾病种类繁多，病因不同，引起听力障碍的部位及程度不同，预后也不同。儿童中耳炎引起的听力障碍经过及时规范的治疗，其预后相对较好，少数病情迁延、反复的需进行手术治疗以改善听力；由于感音神经性聋的病因及发病机制尚不清楚，治疗亦无肯定疗效，需在努力寻找病因的基础上，针对潜在疾病进行相应治疗，主要是以恢复听力，尽量保存和利用残留听力，早期诊断，及时治疗，早期配戴助听器和进行人工耳蜗植入，及时进行听觉及语言康复训练，也在一定程度上能够改善听力障碍。

（朱登纳）

参考文献

［1］NIEUWHOF-LEPPINK AJ, HUSSONG J, CHASE J, et al. Definitions, indications and practice of urotherapy in children and adolescents: A standardization document of the International Children's Continence Society (ICCS) [J]. J Pediatr Urol, 2021, 17 (2): 172-181.

［2］NEVÉUS T, FONSECA E, FRANCO I, et al, Management and treatment of nocturnal enuresis-an updated standardization document from the International Children's Continence Society [J]. J Pediatr Urol, 2020, 16 (1): 10-19.

［3］中国儿童遗尿疾病管理协作组. 中国儿童单症状性夜遗尿疾病管理专家共识 [J]. 临床儿科杂志, 2014, 32: 970-975.

［4］王仲易, 杜可, 李晨, 等. 中医儿科临床诊疗指南·小儿遗尿症 (修订)[J]. 中医儿科杂志, 2018, 14: 4-8.

［5］文建国, 张潍平, 翟荣群. 儿童遗尿症诊断和治疗中国专家共识 [J]. 中华医学杂志, 2019 (21): 1615-1620.

［6］刘小梅, 王佳. 儿童遗尿症分级诊疗与管理 [J]. 北京医学, 2019, 41 (11): 973-975.

［7］倪鑫. 中国儿童阻塞性睡眠呼吸暂停诊疗指南计划书 [J]. 中国循证医学杂志, 2020, 20 (1): 102-107.

［8］SHIMIZU M, ZERINGUE MM, ERATH SA, et al. Trajectories of sleep problems in childhood: associations with mental health in adolescence [J]. Sleep, 2021, 44 (3).

［9］THORPY MJ, DAUVILLIERS Y. Clinical and practical considerations in the pharmacologic management of narcolepsy [J]. Sleep Med, 2015, 16 (1): 9-18.

［10］SHARMA SK, KATOCH VM, MOHAN A, et al. Consensus and evidence-based Indian initiative on obstructive sleep apnea guidelines 2014 (first edition) [J]. Lung India, 2015, 32 (4): 422-434.

［11］王广海, 江帆. 青少年睡眠健康及常见睡眠障碍 [J]. 中华儿科杂志, 2019,(09): 733-736.

［12］肖婷, 张黎. 儿童低视力康复概况 [J]. 中国斜视与小儿眼科杂志, 2015, 23 (2): 45-46.

［13］任骁方, 肖林, 刘娜. 重视我国儿童视觉障碍的康复需求 [J]. 中华眼科医学杂志: 电子版, 2015, 5 (2): 60-62.

［14］张聪, 赵雪晴, 孙汉军. 儿童脑源性视力损伤的研究进展及展望 [J]. 中华眼科杂志, 2019, 55 (6): 469-474.

［15］段晓玲, 肖农. 重视儿童神经发育障碍性疾病中的视觉障碍 [J]. 中华儿科杂志, 2020, 58 (11): 871-874.

［16］冯张青, 李俊红. 重视儿童白内障手术时机、手术方法及术后并发症处理方式的选择 [J]. 中华眼科医学杂志 (电子版), 2019, 9 (1): 1-6.

［17］莫玲燕. 儿童听力疾病的诊断 [J]. 听力学及言语疾病杂志, 2012, 5 (20): 405-409.

［18］董航, 高秀娥, 贾秀红. 儿童听力障碍致病因素的研究进展 [J]. 国际儿科学杂志, 2017, 44 (11): 783-787.

［19］陈敏, 张雪溪, 刘薇, 等. 低龄儿童分泌性中耳炎诊疗进展 [J]. 中国耳鼻咽喉头颈外科, 2016, 23 (08): 448-453.

［20］王勤学, 马玉强, 程清风, 等. 儿童听力障碍的诊断分析策略 [J]. 中国药物与临床, 2018, 18 (8): 1319-1321.

［21］吴皓, 黄治物. 婴幼儿听力损失诊断与干预指南 [J]. 中华耳鼻咽喉头颈外科杂志, 2018 (03): 181-188.

中英文名词对照索引

R

S